Das
ICU
Buch

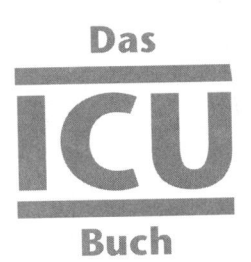

Paul L. Marino

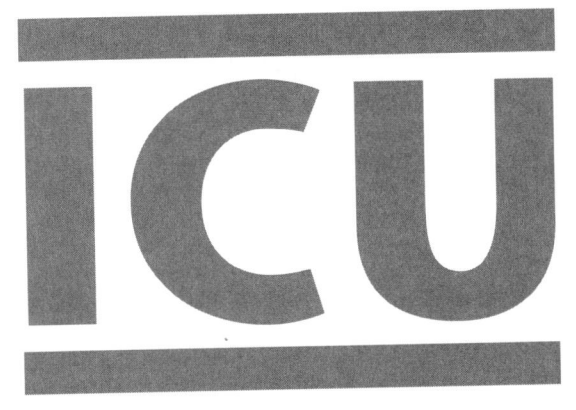

Das ICU Buch

Praktische Intensivmedizin

Deutsche Bearbeitung

von Kai Taeger

unter Mitarbeit von

M. Bucher, J. Drescher, Ch. Farnhammer, P. Fehervary, F. Göbel, E. Hansen, W. Jakob,
G. Kerschbaum, C. Keyl, J. Koppenberg, P. Lemberger, M. Merz,
Ch. Metz, St. Nickl, Ch. Prasser, J. Schickendanz, A. Schneider, U. Wegenhorst,
Ch. Wiesenack, K. Wülfing-Palitzsch, M. Zimmermann

201 Abbildungen

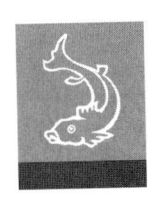

Urban & Fischer München · Jena

Anschrift des Herausgebers:

Professor Dr. med. Kai Taeger
Klinik für Anästhesiologie
Klinikum der Universität Regensburg
Franz-Josef-Strauß-Allee 11
93042 Regensburg

Lektorat: Dr. med. Thomas Hopfe, München
Redaktion: Petra Münzel M.A., Helga Staudinger M.A., Walburga Rempe-Baldin, München
Herstellung: Renate Hausdorf, München

Die Deutsche Bibliothek – CIP-Einheitsaufnahme

Ein Titelsatz für die Publikation ist bei der Deutschen Bibliothek erhältlich
ISBN 3-437-22706-8

Wichtiger Hinweis für den Benutzer

Die in diesem Werk enthaltenen Angaben zu diagnostischen und therapeutischen Maßnahmen sind durch die Erfahrungen der Autoren und den aktuellen Stand der Wissenschaft bei Drucklegung begründet. Autoren und Herausgeber haben große Mühe darauf verwandt, daß die Angaben zu Dosierungen, Nebenwirkungen, Kontraindikationen usw. exakt dem Wissensstand bei Fertigstellung des Werkes entsprechen. Dennoch ist der Benutzer aufgefordert, die Packungsbeilage der verwendeten Präparate zu prüfen, um sich in eigener Verantwortung zu versichern, ob die dort angegebenen Empfehlungen von den Angaben in diesem Buch abweichen.

Alle Rechte, auch die des Nachdrucks, der Wiedergabe in jeder Form und der Übersetzung in andere Sprachen, behalten sich Urheber und Verleger vor. Es ist ohne schriftliche Genehmigung des Verlages nicht erlaubt, das Buch oder Teile daraus auf photomechanischem Weg (Photokopie, Mikrokopie) zu vervielfältigen oder unter Verwendung elektronischer bzw. mechanischer Systeme zu speichern, systematisch auszuwerten oder zu verbreiten (mit Ausnahme der in den §§ 53, 54 URG ausdrücklich genannten Sonderfälle).

DTP: Adolf Schmid, Freising
Druck: Appl, Wemding
Bindung: Großbuchbinderei Monheim

Alle Rechte vorbehalten
2. Auflage 1999
© 2000 Urban & Fischer Verlag · München · Jena
00 01 02 03 04   6 5 4 3 2 1

Die 2. Auflage der amerikanischen Ausgabe dieses Buches ist bei Williams & Wilkins unter dem Titel „The ICU Book" erschienen. © 1998 Paul L. Marino

I would especially commend
the physician who,
in acute diseases, by which
the bulk of mankind
are cutoff, conducts the treatment
better than others.

HIPPOKRATES

Vorwort der Übersetzer zur zweiten Auflage

Mit der zweiten Auflage des ICU-Buchs liegt eine vollständig umgeschriebene Fassung vor. Zahlreiche Kapitel wurden neu aufgenommen, die in der ersten Auflage sehr vermißt wurden. Das Prinzip der ersten Auflage wurde beibehalten, um auf der Basis von Physiologie, Pharmakologie und pathophysiologischer Überlegungen zu einem rationalen Therapiekonzept zu gelangen. Die Übertragung des Textes ins Deutsche und der Versuch, für die Vereinigten Staaten gültige Angaben zu Medikamenten, Meßverfahren und Maßen auf unsere Verhältnisse zu übertragen, ist mit der größtmöglichen Sorgfalt geschehen. Dennoch können Irrtümer niemals ganz ausgeschlossen werden. Der Leser ist deshalb aufgefordert, Angaben zu Medikamenten und Dosierungen selbst zu überprüfen. Die Übersetzer sind für Hinweise auf Fehler jederzeit dankbar.
Mit dieser 2. Auflage des Marino steht ein Lehrbuch der Intensivmedizin zur Verfügung, das dem jüngeren Arzt den Einstieg in die Intensivmedizin erleichtert und auch für den Erfahrenen eine wertvolle Hilfe für seine tägliche Arbeit ist.

Regensburg, im November 1998

Vorwort zur zweiten Auflage

Mit der zweiten Auflage des ICU-Buches wurde die Absicht der ursprünglichen Fassung beibehalten, nämlich die Zusammenstellung eines generellen Lehrbuchs für die (nichtpädiatrische) Intensivstation, unabhängig von den Besonderheiten der jeweiligen fachspezifischen Intensivstation. Durch die Betonung grundlegender Prinzipien sollte das Werk auch für die Betreuung von Patienten außerhalb der Intensivstation von Nutzen sein. Wie schon in der ursprünglichen Ausgabe, werden hochspezialisierte Bereiche der Intensivmedizin wie Verbrennungen, Traumaversorgung und geburtshilfliche Notfälle nicht abgedeckt, weil es dazu fachkompetente und umfassende Lehrbücher gibt.

Die zweite Auflage ist eine vollständig neu bearbeitete Version des Originaltextes, mit aktualisierten Literaturhinweisen und neuen Abbildungen. Das Literaturverzeichnis am Ende des Buchs hat darüber hinaus folgende Eigenschaft: Zu den Übersichtsartikeln ist jeweils die Zahl der darin zitierten Arbeiten angegeben, um dem Leser einen Eindruck von der Ausführlichkeit der Übersicht zu liefern. Hinzugekommen sind zehn neue Kapitel zu Themen wie Oxidationsschaden (Kap. 3), Analgosedierung (Kap. 8), Beurteilung der Gewebeoxygenierung (Kap. 13), Infektion, Entzündung und Multiorganversagen (Kap. 31), der immunsupprimierte Patient (Kap. 34), neurologische Störungen (Kap. 50, 51, 52), pharmazeutische Gifte und Antidote (Kap. 53) und Anpassung der Medikamentendosierung bei Nierenfunktionsstörung, Leberversagen und Medikamentenwechselwirkung (Kap. 54). Auch der Anhang wurde vollständig überarbeitet und um zahlreiche Tabellen mit Meßgrößen, Umrechnungen und ausgewählten Vitaldaten ergänzt.

Nach wie vor bleibt diese Auflage das Werk eines einzigen Autors. Deshalb ließ sich das Einfließen von persönlichen Ansichten und Vorlieben in den Text nicht vermeiden. Es bleibt zu hoffen, daß dies keine Unzulänglichkeit darstellt, zumindest keine unannehmbare.

Vorwort zur ersten Auflage

In den letzten Jahren ist man von einem einheitlichen Zugang auf intensivpflichtige Erkrankungen abgekommen und hat die Disziplin der Intensivmedizin unter diversen anderen Disziplinen aufgeteilt wie einen Besitzstand. Diese Besitzansprüche führten zu einem uneinheitlichen Nebeneinander von Intensivstationen (zehn Varianten bei der letzten Zählung), die nur wenig Kontakt untereinander pflegen. Auf der anderen Seite sind die Routineabläufe auf allen Intensivstationen bemerkenswert ähnlich, da auf intensivpflichtige Erkrankungen kein Besitzanspruch erhoben werden kann. Das ICU-Buch will diese gemeinsame Basis der Intensivversorgung und die grundlegenden Prinzipien von intensivpflichtigen Erkrankungen darstellen und nicht auf die Einzelinteressen der verschiedenen Intensivstationen eingehen. Wie der Titel impliziert, ist dies ein allgemeines Werk für alle Intensivstationen, unabhängig davon, welche Gebietsbezeichnung auf der Eingangstür steht.

Das vorliegende Werk unterscheidet sich von anderen auf diesem Gebiet, indem es weder einen panoramaartigen Überblick noch einen übertrieben tiefen Einblick in Einzelgebiete gibt. Ein großer Teil der Informationen stammt aus zehn Jahren praktischer Arbeit auf Intensivstationen, davon die letzten drei Jahre sowohl auf einer Inneren als auch auf einer chirurgischen Intensivstation. Die täglichen Visiten sowohl mit dem chirurgischen als auch mit dem medizinischen Team bildeten die Grundlage für die hier niedergelegte Idee einer generellen Intensivversorgung.

Wie schon die Kapitelüberschriften zeigen, ist das Werk eher problem- als krankheitsorientiert, und jedes dieser Probleme wird aus der Sicht des Intensivmediziners dargestellt. Statt eines Kapitels über gastrointestinale Blutungen gibt es ein Kapitel über die Prinzipien der Volumentherapie und zwei weitere über Volumenersatzmittel. Dies gibt die eigentlichen Aufgaben des Intensivmediziners bei einer Blutung im Gastrointestinaltrakt wieder, nämlich die Beherrschung der Folgen des Blutverlustes. Die anderen Aspekte des Problems, wie die Lokalisierung der Blutungsstelle, sind Aufgabe anderer Spezialisten. So läuft die Arbeit auf der Intensivstation, und dies zeichnet die Intensivversorgung aus. Spezielle Themen wie Verbrennungen, Schädel-Hirn-Trauma und gynäkologische Notfälle werden in diesem Werk nicht behandelt. Es handelt sich dabei um besondere Untereinheiten mit eigener Literatur und eigenen Spezialisten. Diesen Themen einige wenige Seiten zu widmen, würde nur der Vervollständigung des Überblicks dienen und kaum von instruktivem Wert sein.

Die Betonung der Grundlagen im ICU-Buch soll nicht nur bei der Patientenversorgung als Basis dienen, sondern auch einen fundierten Grundstock für den Umgang mit Problemen in der Klinik bieten. Es besteht die Neigung, über die Grundlagen hinwegzuhuschen, um die theoretische Ausbildung schnell hinter sich zu bringen. Das aber führt zu empirischem Vorgehen und zu irrationalen praktischen Angewohnheiten. Ob ein Fieber behandelt oder nicht behandelt werden sollte oder ob eine Blutdruckmanschette genaue Werte liefert – das sind Fragen, die am Anfang der Ausbildung genau analysiert werden müssen, um die Fähigkeit zu trainieren, klinische Probleme effektiv zu lösen. Der forschende Blick muß an die Stelle der überhasteten technischen Annäherung an klinische Probleme treten, damit es eine Fortentwicklung der Medizin gibt. Das ICU-Buch hilft, diesen Blick zu entwickeln.

Die Entscheidung für eine Ein-Mann-Autorenschaft – vernünftig oder nicht – war von dem Wunsch getragen, eine einheitliche Sicht darzustellen. Ein großer Teil der Information wird gestützt durch Publikationen, die am Ende dieses Buches aufgelistet sind; Anekdotisches ist auf ein Minimum reduziert. In dieser Bestrebung sind einige Mängel unvermeidlich, einige Versäumnisse wahrscheinlich, und manches Vorurteil tritt an die Stelle eines soliden Urteils. Meine Hoffnung ist, daß diese Unzulänglichkeiten sich in Grenzen halten.

Inhaltsverzeichnis

Vorwort der Übersetzer zur zweiten Auflage VII
Vorwort zur zweiten Auflage IX
Vorwort der ersten Auflage X

Teil I

Naturwissenschaftliche Grundlagen 1
1 Zirkulatorischer Blutfluß 3
2 Respiratorischer Gastransport 17
3 Die Gefahr einer Schädigung durch Oxidanzien 29

Teil II

Standards in der Patientenversorgung 47
4 Der vaskuläre Zugang 49
5 Der intravasale Verweilkatheter 70
6 Gastrointestinale Prophylaxe 86
7 Venöse Thrombembolie 97
8 Analgosedierung 110

Teil III

Hämodynamisches Monitoring 125
9 Der arterielle Blutdruck 127
10 Der Pulmonalarterienkatheter 136
11 Zentraler Venendruck und Wedge-Druck 147
12 Die Thermodilution: Methoden und Anwendungen 157
13 Die Gewebeoxygenierung 164

Teil IV

Störungen der Kreislauffunktion 179
14 Blutung und Hypovolämie 181
15 Kolloidaler und kristalloider Flüssigkeitsersatz 198
16 Akute Herzinsuffizienz 209
17 Herzstillstand 224
18 Hämodynamisch wirksame Medikamente 241

Teil V

Myokardiale Störungen 259
19 Therapie des akuten Myokardinfarkts 261
20 Tachyarrhythmien 275

Teil VI

Akute respiratorische Insuffizienz 293
21 Hypoxämie und Hyperkapnie 295
22 Oxymetrie und Kapnographie 309
23 Acute Respiratory Distress Syndrome (ARDS) 323
24 Sauerstofftherapie 337
25 Pharmakotherapie im Bereich der Atemwege 349

Teil VII

Maschinelle Beatmung 365
26 Prinzipien der maschinellen Beatmung 367
27 Beatmungsmuster 378
28 Der beatmungspflichtige Patient 390
29 Entwöhnung von der maschinellen Beatmung 406

Teil VIII

Infektionen und entzündliche Erkrankungen 419
30 Der Fieberpatient 421
31 Infektion, Entzündung und Multiorganschaden 437
32 Nosokomiale Pneumonie 449
33 Sepsis, ausgehend von Abdomen und Becken 463
34 Der immunsupprimierte Patient 476
35 Antimikrobielle Therapie 489

Teil IX

Störungen des Säure-Basen-Haushalts 505
36 Interpretation des Säure-Basen-Status 507
37 Organische Azidosen 517
38 Metabolische Alkalose 530

Teil X

Volumen- und Elektrolytstörungen 539
39 Akute Oligurie 541
40 Hypertone und hypotone Syndrome 552
41 Kalium 566
42 Magnesium 577
43 Kalzium und Phosphat 587

Teil XI

Therapie mit Blutkomponenten 603
44 Transfusion von Erythrozyten 605
45 Störungen der Thrombozyten und deren Substitution 620

Teil XII

Ernährung und Stoffwechsel 629
46 Nahrungs- und Energiebedarf 631
47 Enterale Ernährung 644
48 Parenterale Ernährung 658
49 Störungen der Nebennieren- und Schilddrüsenfunktion
    bei Intensivpatienten 668

Teil XIII

Neurologische Störungen 677
50 Störungen der mentalen Funktion 679
51 Bewegungsstörungen 691
52 Der Apoplex und verwandte Krankheitsbilder 701

Teil XIV

Pharmakologische Aspekte 711
53 Pharmazeutische Giftstoffe und Antidote 713
54 Dosierungsanpassungen auf Intensivstation 736

Teil XV

Anhang 745
1 Einheiten und Umrechnungen 747
2 Ausgewählte Referenzbereiche 752
3 Score-Systeme für die Klinik 759
4 Statistische Daten aus dem amerikanischen Gesundheitswesen 764

Literatur 769
Sachverzeichnis 855

Teil I

Naturwissenschaftliche Grundlagen

*The first step
in applying
the scientific method
consists in being curious
about the world.*

Linus Pauling

KAPITEL 1

Zirkulatorischer Blutfluß

When is a piece of matter said to be alive?
When it goes on "doing something", moving, exchanging
material with its environment.

ERWIN SCHRÖDINGER

Ein Erwachsener besteht schätzungsweise aus 100 Trillionen Zellen, die ständig Stoffe mit der Umwelt austauschen müssen, um am Leben bleiben zu können. Um dies zu bewerkstelligen, beinhaltet das Kreislaufsystem ein Gefäßnetzwerk, das sich über mehr als 96 000 km erstreckt (mehr als das Zweifache des Erdumfangs) und durch das durchschnittlich 8000 Liter Blut pro Tag gepumpt werden [1]. Dieses Kapitel befaßt sich mit dem Blutfluß durch das Kreislaufsystem und das Herz (Herzminutenvolumen) sowie mit dem Fluß durch die entfernten Regionen des Kreislaufs (peripherer Blutfluß). Die meisten Begriffe sind alte Bekannte aus der Physiologievorlesung, jedoch werden sie hier auf die tägliche Praxis am Krankenbett übertragen.

Herzzeitvolumen

Der zirkulatorische Fluß entsteht durch die Kontraktionen des Herzmuskels. Da Blut eine nichtkomprimierbare Flüssigkeit ist, die durch einen geschlossenen, hydraulischen Kreislauf fließt, muß das von der linken Seite des Herzens (in einem bestimmten Zeitraum) ausgeworfene Blutvolumen gleich dem Blutvolumen sein, das (in dem gleichen Zeitraum) zur rechten Seite des Herzens zurückfließt. Diese Überlegungen zur Erhaltung der Masse (Volumen) in einem geschlossenen, hydraulischen System sind bekannt als Kontinuitätsprinzip [2]. Dieses besagt, daß der Volumenfluß des Blutes (volumetrische

Tabelle 1-1 Referenzbereiche hämodynamischer Parameter bei Erwachsenen.

Parameter	Normalbereich
ventrikulärer enddiastolischer Druck (EDP)	R: 1–6 mmHg L: 6–12 mmHg
ventrikuläres enddiastolisches Volumen (EDV)*	R: 80–150 ml/m^2 L: 70–100 ml/m^2
Schlagvolumen (SV)*	40–70 ml/m^2
Herzminutenvolumen (HZV)*	2,4–4,0 l/min $\times$ m^2
pulmonal-vaskulärer Widerstand (PVR)*	20–120 dyn.s/cm^5
systemisch-vaskulärer Widerstand (SVR)*	700–1600 dyn.s/cm^5

* Bezeichnet einen Parameter, der in Relation zur Körperoberfläche ausgedrückt wird.
R = rechts
L = links

Flußrate), der durch die Schlagauswurfleistung des Herzens bestimmt wird, entlang allen Punkten des Kreislaufsystems gleich sein muß. Folglich bestimmen die Kräfte, die die kardiale Auswurfleistung bestimmen, auch den volumetrischen Blutfluß.

Die Determinanten der Herzauswurfleistung, die gemessen oder unter klinischen Bedingungen erhoben werden können, sind in Tabelle 1-1 aufgeführt. Sie werden kurz in den nachfolgenden Abschnitten beschrieben.

Vorlast

Wird an das eine Ende eines ruhenden Muskels ein Gewicht angebracht, wird der Muskel auf eine neue Länge gedehnt. In dieser Situation steht das Gewicht für eine Kraft namens Vorlast, die der Last entspricht, die einem Muskel vor Beginn der Kontraktion auferlegt wurde. Die Vorlast führt indirekt zu einer Zunahme der Muskelkontraktionskraft. Die Vorlast dehnt den Muskel bis zu einer neuen Ruhelänge, und der Zuwachs an Muskellänge führt dann zu einer kraftvolleren Muskelkontraktion (gemäß der Längen-Spannungs-Beziehung des Muskels).

Druck-Volumen-Kurven

Beim gesunden Herzen ist die Vordehnung des ruhenden Herzmuskels eine Funktion des Volumens der Ventrikel am Ende der Diastole. Daher spiegelt das ventrikuläre enddiastolische Volumen (EDV) die Vorlast des gesunden Herzens wider [3].

Die Druck-Volumen-Kurven in Abbildung 1-1 zeigen den Einfluß der Vorlast auf die mechanische Leistung des linken Ventrikels während der Diastole (untere Kurven) und der Systole (obere Kurven). Die durchgezogenen Linien repräsentieren die normalen Druck-Volumen-Verhältnisse während der Diastole und der Systole. Man beachte den steilen Anstieg der obersten Kurve, der verdeutlicht, daß geringe diastolische Volumenänderungen große Veränderungen des systolischen Drucks bewirken.

Die normale Beziehung zwischen diastolischem Volumen (Vorlast) und der Stärke der ventrikulären Kontraktion wurde unabhängig voneinander von Otto Frank und Ernest Starling beschrieben und ist bekannt als Frank-Starling-Gesetz [3]. Diese Beziehung kann wie folgt formuliert werden:

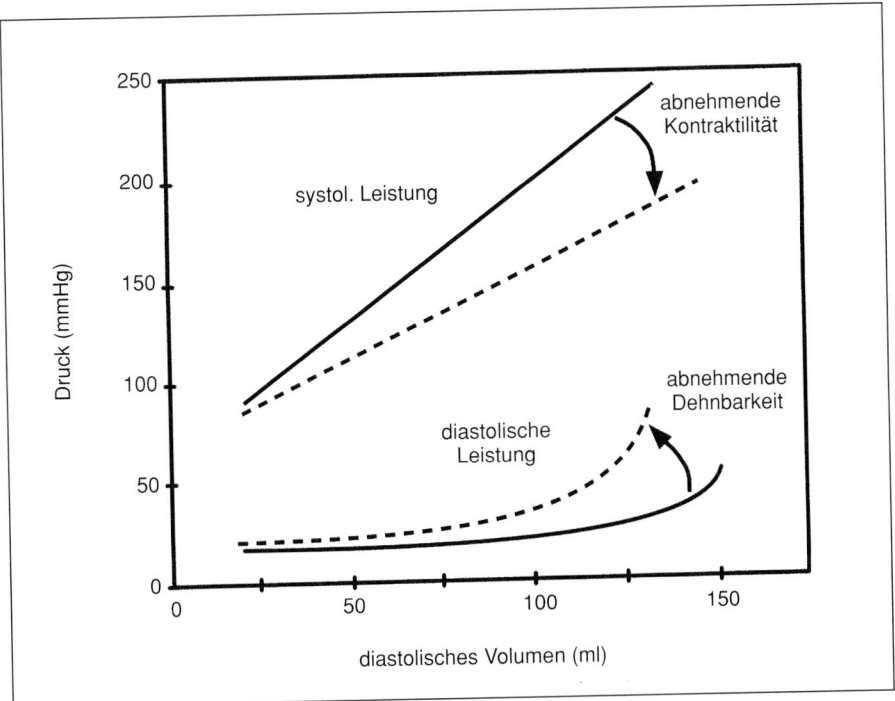

Abb. 1-1 *Druck-Volumen-Kurven des gesunden Ventrikels. Die durchgezogenen Linien geben die normalen Druck-Volumen-Verhältnisse wieder.*

    Beim gesunden Herzen ist das diastolische Volumen (Vorlast) der entscheidende Faktor, der die Stärke der ventrikulären Kontraktion bestimmt.

Dies impliziert, daß die Auswurfleistung des gesunden Herzens hauptsächlich Ausdruck des diastolischen Volumens ist. Somit stellt das Aufrechterhalten eines adäquaten diastolischen Volumens die effektivste Maßnahme zur Erhaltung des Herzzeitvolumens dar. Dies unterstreicht die Bedeutung der Vermeidung von Hypovolämie und der Korrektur bestehender Volumendefizite.

Ventrikelfunktionskurven

Da sich das ventrikuläre enddiastolische Volumen nicht so leicht am Krankenbett messen läßt, wird in der klinischen Praxis üblicherweise der ventrikuläre enddiastolische Druck (EDP) zur Beurteilung der ventrikulären Vorlast herangezogen (zum enddiastolischen Druck s. Kap. 11). Die Beziehung zwischen enddiastolischem Druck (Vorlast) und Schlagvolumen (systolische Leistung) wird zur Überwachung des Frank-Starling-Mechanismus unter klinischen Bedingungen genutzt. Die Kurven, die diese Beziehung beschreiben, sind als Ventrikelfunktionskurven bekannt (Abb. 1-2) [4]. Leider kann aber die Interpretation der Ventrikelfunktionskurven irreführen, wie in den nachfolgenden Abschnitten dargestellt wird.

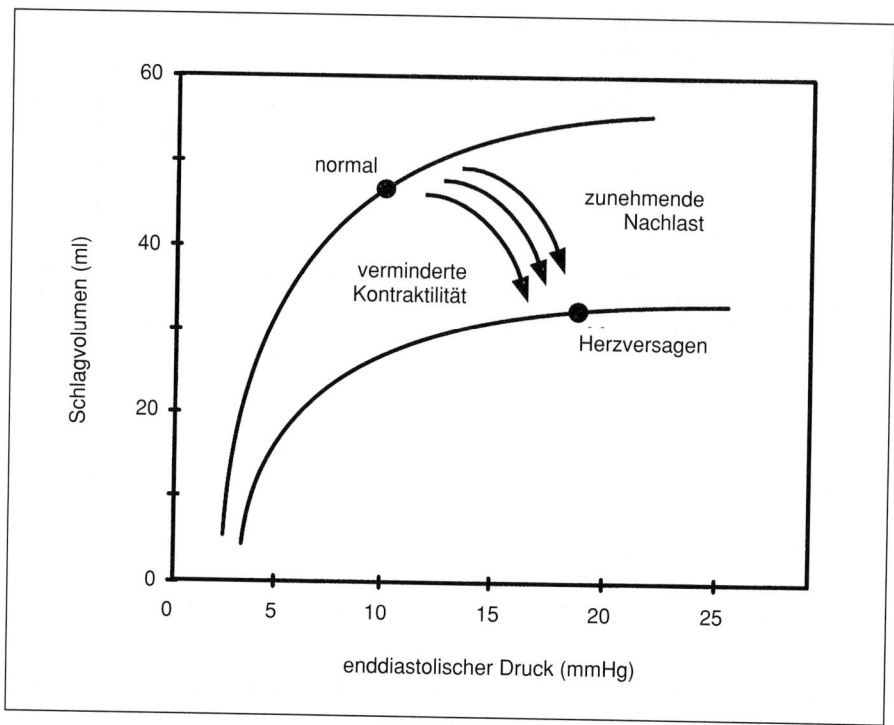

Abb. 1-2 *Ventrikelfunktionskurven.*

Ventrikuläre Compliance

Die Vordehnung des Herzmuskels wird nicht nur durch das Blutvolumen in den Herzkammern bestimmt, sondern ebenso durch die Dehnbarkeit der Ventrikelwand bei einem vorgegebenen Kammervolumen. Letztere Eigenschaft bezeichnet man als Compliance (Dehnbarkeit) des Ventrikels.
Die Compliance definiert sich durch folgende Beziehung zwischen Änderungen des EDP und des enddiastolischen Volumens (EDV) [5]:

$$\text{Compliance} = \Delta \text{EDV}/\Delta \text{EDP}$$

Die unteren Kurven in Abbildung 1-1 zeigen die enddiastolischen Druck-Volumen-Verhältnisse für den gesunden Ventrikel und einen nichtdehnbaren (steifen) Ventrikel. Wenn die Compliance eines Ventrikels beginnt nachzulassen (z.B., wenn der Ventrikel hypertrophiert), ist die Veränderung des diastolischen Volumens – relativ gegenüber der Veränderung des diastolischen Drucks – zunächst gering. Im frühen Stadium dieses Prozesses bleibt das EDV normal, jedoch steigt der EDP überdurchschnittlich an. Nimmt die Compliance weiter ab, kann der steigende EDP den venösen Einstrom in das Herzen vermindern und dadurch eine Reduktion des EDV verursachen. Die Verringerung des EDV führt dann zu einer Abnahme der ventrikulären Kontraktionskraft.

Dies veranschaulicht, wie Veränderungen der ventrikulären Compliance in eine Änderung des Schlagvolumens münden können und wie diese Änderungen des Schlagvolumens von Veränderungen der systolischen Funktion unabhängig sein können.
Die eine Abnahme der ventrikulären Compliance begleitende Verminderung der Herzauswurfleistung ist als diastolisches Herzversagen bekannt [6]. Der Unterschied zwischen einem durch systolische und einen durch diastolische Dysfunktion verursachten Herzversagen wird in Kapitel 16 dargestellt.

Die Messung der Vorlast

Änderungen der ventrikulären Compliance beeinflussen auch die Aussagekraft des EDP als Maßstab für das EDV. So wird zum Beispiel bei einer Abnahme der ventrikulären Compliance, unabhängig von dem vorliegenden EDV, ein höherer EDP als erwartet vorliegen. Die Schätzung der aktuellen Vorlast (EDV) anhand der EDP wird bei einem steifen Ventrikel somit zu hoch ausfallen. Bei der Heranziehung des EDP als Index für die ventrikuläre Vorlast sind also folgende Punkte zu beachten:

> Der EDP gibt nur bei normaler ventrikulärer Compliance die Vorlast genau wieder. Nur bei konstanter ventrikulärer Compliance reflektieren die Veränderungen des EDP exakt die Veränderungen der Vorlast.

Der Einfluß der ventrikulären Compliance auf die Bestimmung der Vorlast taucht nochmals in Kapitel 11 auf. Kapitel 16 beschreibt die Bedeutung einer exakten Vorlastmessung zur Differenzierung systolischer und diastolischer Formen des Herzversagens.

Nachlast

Wird an das eine Ende eines sich kontrahierenden Muskels ein Gewicht angebracht, muß die Kraft der Muskelkontraktion zunächst die entgegenwirkende Kraft des Gewichts überwinden, bevor der Muskel seine Länge verkürzen kann. In dieser Situation steht das Gewicht für eine Kraft namens Nachlast – der Last, die nach dem Beginn der Kontraktion auf den Muskel einwirkt. Die Nachlast ist eine entgegenwirkende Kraft, die die Kraft einer Muskelkontraktion bestimmt, die nötig ist, um eine Muskelverkürzung auszulösen (d.h. eine isotone Muskelkontraktion). Beim gesunden Herzen ist die Nachlastkraft gleichzusetzen mit der während der Systole entstehenden ventrikulären Wandspannung [3]. Der Marquis de Laplace leitete 1820 aus Beobachtungen an Seifenblasen die Determinanten der ventrikulären Wandspannung ab. Diese Beobachtungen waren die Grundlage für das Laplace-Gesetz, das besagt, daß die Oberflächenspannung (T) einer dünnwandigen Kugel in direktem Verhältnis zum inneren Druck (P) und Radius (r) dieser Kugel steht: $T = P \times r$.
Da die Ventrikel keine dünnwandigen Kugeln sind, wird das Laplace-Gesetz für das gesunde Herz um einen Faktor ergänzt, der die mittlere Dicke der Ventrikelwand berücksichtigt [5]: $T = P \times r/t$. Dabei entspricht T der systolischen Ventrikelwandspannung, P dem transmuralen Ventrikeldruck am Ende der Systole, r dem enddiastolischen Kammerradius und t der mittleren Dicke der Ventrikelwand. Die die ventrikuläre Wandspannung bestimmenden Kräfte sind in Abbildung 1-3 dargestellt.

Pleuradrücke

Da die Nachlast eine transmurale Kraft ist, wird sie auch durch die an der Herzoberfläche wirkenden Pleuradrücke beeinflußt. Negative Pleuradrücke erhöhen den transmuralen

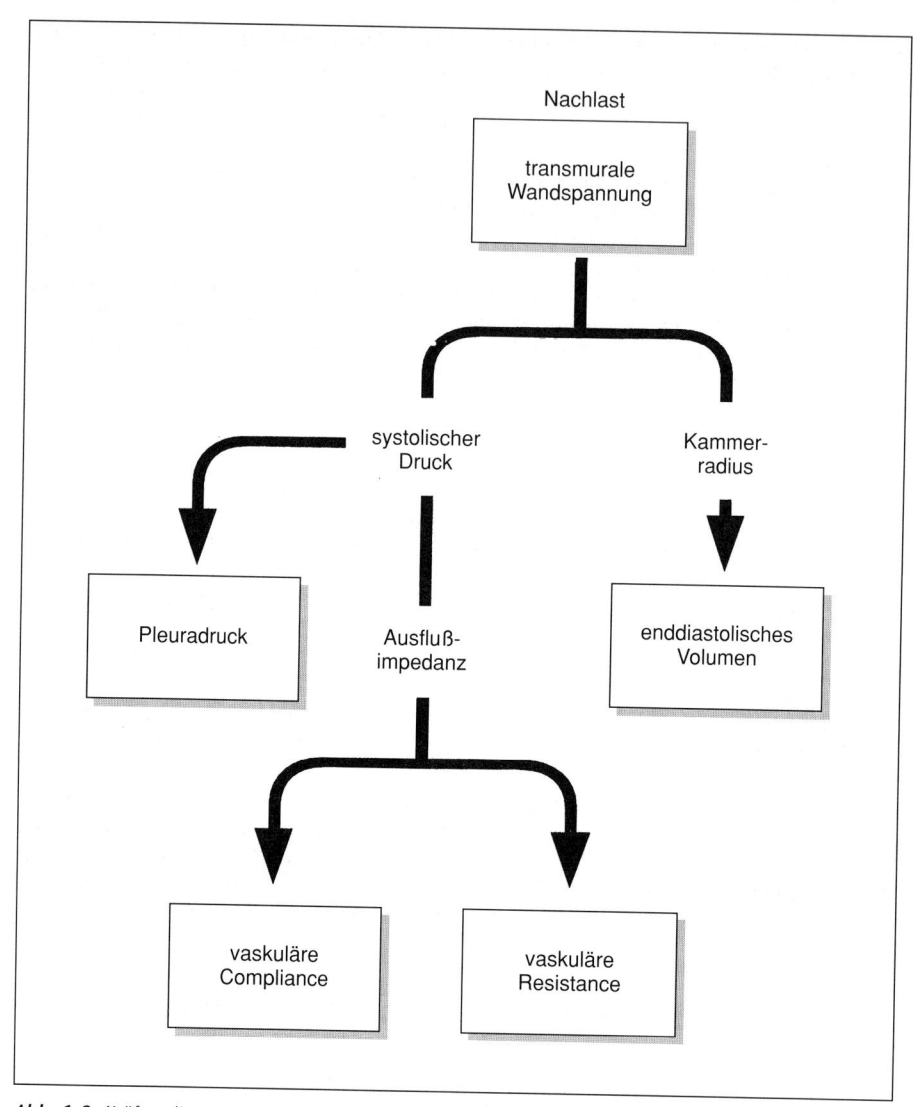

Abb. 1-3 *Kräfte, die zur ventrikulären Nachlast beitragen. Die Kräfte mit Rahmen sind leicht zu bestimmen oder zu messen.*

Druck und die ventrikuläre Nachlast, während positive Pleuradrücke den entgegengesetzten Effekt haben.
Das Herz umgebende negative Drücke können die ventrikuläre Entleerung behindern, indem sie der nach innen gerichteten systolischen Kammerwandkontraktion entgegenwirken [7]. Dieser Effekt ist für den Abfall des systolischen Blutdrucks (der einem ver-

ringerten Schlagvolumen entspricht) während der Inspirationsphase bei Spontanatmung verantwortlich. Ist dieser inspirationsabhängige Druckabfall größer als 15 mmHg, bezeichnet man diese Situation als Pulsus paradoxus (was eine falsche Bezeichnung ist, da es sich nicht um eine paradoxe, sondern eine überschießende Version der normalen Reaktion handelt).

Positive Pleuradrücke können durch eine Unterstützung der Einwärtsbewegung der Kammerwand während der Systole die ventrikuläre Entleerung fördern [7]. Schnelle und kräftige Anstiege der herzumgebenden positiven Drücke dürften auch eine massageähnliche Wirkung entfalten, durch die Blut aus dem Herzen und den großen Thoraxgefäßen ausgeworfen wird. Man nimmt an, daß es deshalb möglich ist, durch kräftiges Husten die Kreislauffunktion bei Patienten mit ventrikulärer Tachykardie aufrechtzuerhalten [8]. Tatsächlich scheinen positive Pleuradruckschwankungen für die hämodynamischen Effekte der Herzdruckmassage am geschlossenen Thorax verantwortlich zu sein, wie in Kapitel 18 besprochen [8].

Impedanz versus Resistance

Eine Hauptkomponente der Nachlast ist der Widerstand der Aorta und der großen proximalen Arterien gegen den ventrikulären Ausstrom.
Die gesamte dem pulsatilen Fluß entgegenwirkende hydraulische Kraft nennt man **Impedanz** [9]. Diese Kraft setzt sich aus zwei Komponenten zusammen:
– einer Kraft, die der Geschwindigkeit der Flußänderung entgegenwirkt, bekannt als Compliance
– einer Kraft, die dem mittleren oder volumetrischen Fluß entgegenwirkt, bekannt als **Resistance**

Die vaskuläre Compliance kann am Krankenbett nicht so ohne weiteres gemessen werden [10]. Unter der Voraussetzung aber, daß die hydraulische Resistance sich analog der elektrischen Resistance verhält, kann man sich die vaskuläre Resistance herleiten. So besagt das Ohmsche Gesetz, daß der Flußwiderstand eines elektrischen Stroms (R) direkt proportional dem Spannungsabfall über dem Stromkreis (U) und umgekehrt proportional dem Stromfluß (I) ist: $R = U/I$. Das hydraulische Analogon erklärt, daß der Flußwiderstand einer Flüssigkeit durch eine Röhre direkt proportional dem Druckabfall entlang der Röhre ($P_{ein} - P_{aus}$) und umgekehrt proportional dem Volumenfluß (Q) ist:

$$R = (P_{ein} - P_{aus})/Q$$

Wendet man diese Beziehung auf den systemischen und pulmonalen Kreislauf an, entstehen folgende Ableitungen:

systemischer Gefäßwiderstand (SVR) = (MAP – ZVD)/HZV
pulmonaler Gefäßwiderstand (PVR) = (PAP – LAP)/HZV

(MAP = mittlerer arterieller Blutdruck, ZVD = zentralvenöser Druck,
PAP = mittlerer Pulmonalarteriendruck, HZV = Herzzeitvolumen)
Der Gefäßwiderstand wird in Druck pro Volumen pro Zeiteinheit angegeben. Da die Drücke in mmHg gemessen werden, würde die Einheit „mmHg pro ml/s" lauten. Jedoch hat die Abneigung, Druck in mmHg anzugeben, in der Praxis dazu geführt, daß der Gefäßwiderstand in CGS-Einheiten (Zentimeter-Gramm-Sekunde) oder $dyn \times s/cm^5$ angegeben wird. Die Umrechnung lautet $dyn \times s/cm^5 = 1333 \times mmHg/ml/s$.

Klinisches Monitoring

Die Nachlast besteht aus mehreren der ventrikulären Entleerung entgegenwirkenden Kräften, die meisten dieser Kraftkomponenten aber lassen sich unter klinischen Bedingungen nicht leicht oder nicht zuverlässig messen. Daher wird der oben hergeleitete Gefäßwiderstand häufig als einziges Maß für die ventrikuläre Nachlast eingesetzt. Wie vielleicht schon erwartet, ist aber der Gefäßwiderstand kein genaues Maß für die gesamte ventrikuläre Nachlast [11].

Eine Verschiebung der Höhe und Steigung der Ventrikelfunktionskurve könnte ein indirektes Zeichen für Veränderungen der Nachlast sein, wie Abbildung 1–2 zeigt. Jedoch werden Verschiebungen der Ventrikelfunktionskurve auch durch eine veränderte Kontraktilität des Myokards verursacht. Und da es nicht möglich ist festzustellen, ob die myokardiale Kontraktilität während der klinischen Messungen konstant bleibt, kann eine Verschiebung der Ventrikelfunktionskurven nicht als Hinweis für eine Änderung der Nachlast gewertet werden.

Kontraktilität

Die Kontraktion quergestreifter Muskeln wird Interaktionen zwischen kontraktilen Proteinen zugeschrieben, die in parallelen Reihen im Sarkomer angeordnet sind. Die Anzahl der ausgebildeten Brücken zwischen den nebeneinanderliegenden Reihen der kontraktilen Elemente bestimmt den kontraktilen Zustand oder die **Kontraktilität** der Muskelfaser. Die Kontraktilität des Muskels spiegelt sich in der Kraft und der Geschwindigkeit der Muskelkontraktion wider [3].

Der kontraktile Zustand des gesunden Herzmuskels zeigt sich in der systolischen Leistung der Ventrikel. Dies ist in den oberen Kurven der Abbildung 1-1 dargestellt. Die systolischen Drücke entsprechen in dieser Abbildung einer isovolumetrischen Kontraktion (d.h., die Drücke werden vor Öffnung der Aortenklappe erzeugt), wodurch der Einfluß der Ausflußimpedanz (Nachlast) auf den systolischen Druck unberücksichtigt bleibt. Folglich geben die Veränderungen des systolischen Drucks bei beliebigem vorgegebenem diastolischem Volumen (konstanter Vorlast) Veränderungen der myokardialen Kontraktilität wieder.

Klinisches Monitoring

Änderungen der myokardialen Kontraktilität verändern die Höhe und Steigung der Ventrikelfunktionskurve, wie in Abbildung 1-2 demonstriert. Wie eben erwähnt, können Lageveränderungen der Ventrikelfunktionskurven auch aus Änderungen der ventrikulären Nachlast resultieren. Da es nicht möglich ist zu kontrollieren, ob die Nachlast konstant bleibt, ist eine Verschiebung der Ventrikelfunktionskurve keine verläßliche Nachweismethode für eine veränderte myokardiale Kontraktilität [4].

Peripherer Blutfluß

Das ausgeworfene Schlagvolumen fließt durch eine große Zahl von Gefäßkanälen, die in ihrer Weite beträchtlich variieren können. Im Mittelpunkt des restlichen Kapitels stehen die Faktoren, die den Fluß durch diese Gefäßkanäle bestimmen.
Achtung: Die Determinanten des Flusses durch Blutgefäße sind von idealisierten hydraulischen Modellen abgeleitet, die erheblich von den realen Gegebenheiten eines funktio-

nierenden Kreislaufs abweichen. So ist z.B. der Fluß in kleinen Röhren normalerweise gleichmäßig bzw. nichtpulsatil und entspricht daher nicht dem kontinuierlich wechselnden pulsatilen Fluß, wie er in vielen Regionen der natürlichen Zirkulation vorkommt. Aufgrund von Diskrepanzen wie dieser sollte die nachfolgende Beschreibung des Blutflusses mehr als eine qualitative denn als eine quantitative Beschreibung der Strömungen in Blutgefäßen verstanden werden.

Fluß in starren Röhren

Wie bereits erwähnt, besagt das hydraulische Analogon zum Ohmschen Gesetz, daß ein gleichmäßiger, volumetrischer Fluß (Q) durch eine starre Röhre proportional dem Druckgradienten zwischen Zu- und Abfluß der Röhre ($P_{ein} - P_{aus}$) und die Proportionalitätskonstante der Strömungswiderstand (R) ist:

$$Q = (P_{ein} - P_{aus}) \times 1/R$$

Der Fluß von Flüssigkeiten durch kleine Röhren wurde unabhängig voneinander von einem deutschen Ingenieur (G. Hagen) und einem französischen Physiker (J. Poiseuille) beschrieben, deren Beobachtungen in der unten gezeigten Gleichung kombiniert sind, dem Hagen-Poiseuilleschen Gesetz [12, 13]:

$$Q = (P_{ein} - P_{aus}) \times (\pi \times r^4 / 8 \times \eta \times L)$$

Diese Gleichung kennzeichnet als Komponenten des Strömungswiderstands den inneren Radius (r), die Länge der Röhre (L) und die Viskosität der Flüssigkeit (μ). Da der letzte Term des Hagen-Poiseuilleschen Gesetzes reziprok dem Widerstand ist (1/R), wird der Strömungwiderstand des gleichmäßigen, volumetrischen Flusses ausgedrückt als

$$R = 8 \times \eta \times L / \pi \times r^4$$

Die Bestandteile des Hagen-Poiseuilleschen Gesetzes zeigt Abbildung 1-4. Beachte, daß sich der Fluß entsprechend der vierten Potenz des Innenradius der Röhre verändert. So hat die Verdoppelung des Röhreninnenradius eine Versechzehnfachung des Blutflusses zur Folge: $(2 \times r)^4 = 16r$. Der Einfluß der anderen Widerstandsdeterminanten auf den Blut-

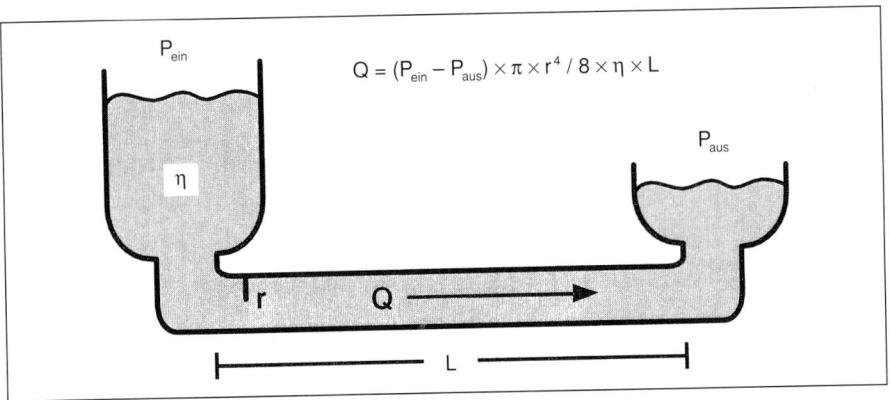

Abb. 1-4 Kräfte, die den gleichmäßigen Fluß in starren Röhren bestimmen: P_{ein} = Druck am Anfang des Rohrs, P_{aus} = Druck am Ende des Rohrs, Q = Fluß, η = Viskosität, r = Radius, L = Länge.

fluß ist viel geringer ausgeprägt: So führt eine Verdoppelung der Röhrenlänge oder der Flüssigkeitsviskosität nur zu einer 50%igen Verminderung der Flußrate.

Eine weitere praktische Bedeutung haben die Röhrenabmessungen als Einflußgrößen auf die Flußrate durch Gefäßkatheter, wie in Kapitel 4 dargestellt.

Fluß in Röhren mit variierendem Durchmesser

Laut Hagen-Poiseuilleschem Gesetz muß, wenn das vom Herzen abströmende Blut in Gefäße mit abnehmenden Durchmesser gelangt, der Flußwiderstand steigen und die Flußrate sinken. Das oben beschriebene Kontinuitätsgesetz besagt jedoch, daß der Blutfluß an allen Punkten des Kreislaufs gleich bleibt. Dieser scheinbare Widerspruch kann gelöst werden, wenn man die Beziehung zwischen Flußgeschwindigkeit und Querschnitt einer Röhre betrachtet. In einer starren Röhre mit unterschiedlichem Durchmesser ist die Flußgeschwindigkeit (v) an jedem Punkt entlang der Röhre direkt proportional zur volumetrischen Flußrate (Q) und umgekehrt proportional zum Querschnitt der Röhre (A). Diese Beziehungen beschreibt folgende Gleichung [2]:

$$v = Q/A$$

Bei konstantem Fluß bewirkt eine Verringerung des Querschnitts der Röhre einen Anstieg der Flußgeschwindigkeit. Dies entspricht dem Funktionsprinzip der Düse eines Gartenschlauchs und ist die Grundlage für die Jet-Ventilation.

Die Gleichung kann so umgestellt werden, daß sich $Q = v \times A$ ergibt. Diese Beziehung zeigt an, daß entsprechende umgekehrt proportionale Änderungen der Geschwindigkeit

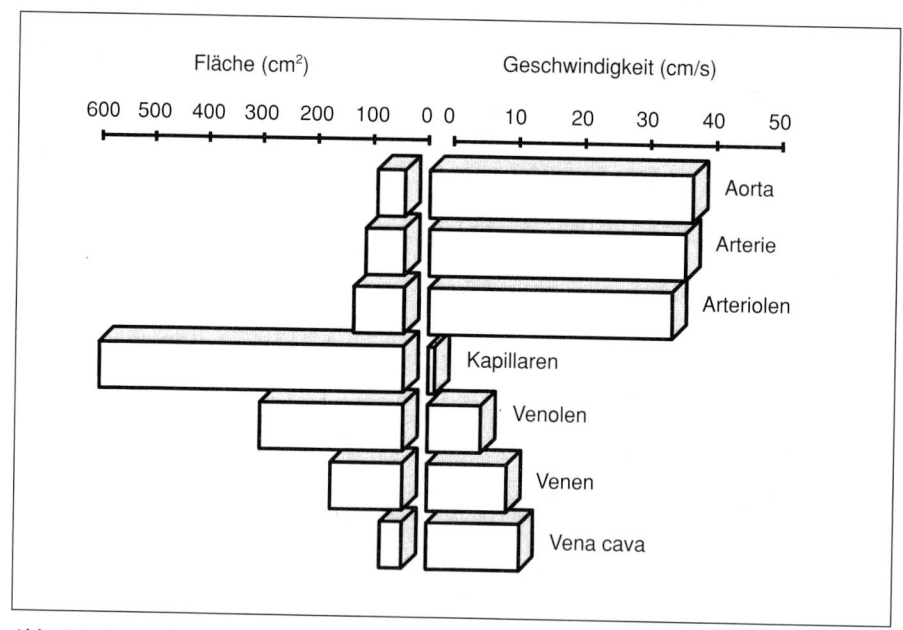

Abb. 1-5 Regionale Unterschiede der Flußgeschwindigkeit und Querschnittsflächen im Kreislaufsystem des Menschen (mod. nach [13]).

und der Querschnittsfläche eine konstante volumetrische Flußrate ergeben. Dies bedeutet, daß der Blutfluß in sich verjüngenden Blutgefäßen unverändert bleiben kann, wenn die Flußgeschwindigkeit und der Gefäßquerschnitt sich im gleichen Maße und entgegengesetzt verändern. Der Trick besteht darin, anstatt des Querschnitts eines einzigen Gefäßes den Gesamtgefäßquerschnitt einer Gefäßregion in Betracht zu ziehen. Dadurch läßt sich der scheinbare Widerspruch zwischen dem Kontinuitätsgesetz und dem Hagen-Poiseuilleschen Gesetz lösen.

Aufbau des Kreislaufsystems

Abbildung 1-5 zeigt die Veränderungen von Flußgeschwindigkeit und Querschnitt in verschiedenen Abschnitten der Zirkulation [13]. Wie erwartet, ergeben sich umgekehrt proportionale Änderungen von Querschnitt und Flußgeschwindigkeit, wenn das Blut in die Peripherie fließt.
Die hohen Flußgeschwindigkeiten in den proximalen Arterien erscheinen gut geeignet, das Blut schnell zur Mikrozirkulation zu befördern, um den Zeitraum für den Diffusionsaustausch mit den Geweben zu verlängern. Die geringe Geschwindigkeit und große Querschnittsfläche in den Kapillaren sind für den Diffusionsaustausch ausgelegt. Diese Merkmale zeugen von einem vernünftigen Aufbau des Kreislaufsystems.

Fluß in komprimierbaren Röhren

Die oben beschriebenen Strömungsverhältnisse beziehen sich auf den Fluß durch starre Röhren. Blutgefäße sind aber keine starren Röhren. Die Determinanten des Flusses durch komprimierbare Röhren werden mit Hilfe des in Abbildung 1-6 dargestellten Aufbaus erklärt [14]. Dieser Aufbau zeigt eine Röhre mit komprimierbaren Wänden, die durch einen Behälter mit Flüssigkeit geleitet ist. Der Flüssigkeitsstand im Behälter kann verändert werden, um den äußeren Druck auf die Röhre zu variieren.
Wie schon erwähnt, ist der Fluß in einer starren Röhre proportional zur Druckdifferenz zwischen Zu- und Abfluß der Röhre ($P_{ein} - P_{aus}$). Dies ist ebenso für komprimierbare Röhren der Fall, solange der äußere Druck nicht groß genug ist, die Röhre zu komprimieren. Über-

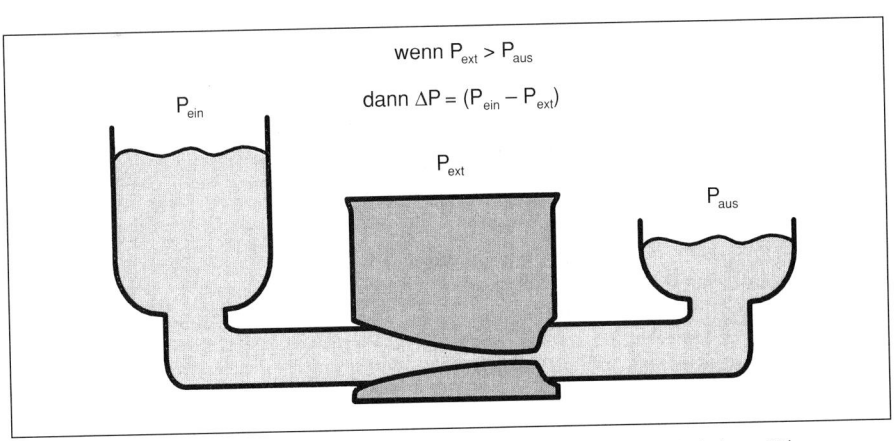

Abb. 1-6 Der Einfluß einer externen Kompression auf den Fluß durch komprimierbare Röhren. P_{ext} = extravaskulärer Druck, P_{aus} = Druck am Röhrenende, P_{ein} = Zuflußdruck.

steigt jedoch, wie in Abbildung 1-6, der äußere Druck den Ausflußdruck ($P_{ext} > P_{aus}$) und komprimiert die Röhre, wird die treibende Kraft für den Fluß durch die Druckdifferenz zwischen dem Zuflußdruck und dem äußeren Druck ($P_{ein} - P_{ext}$) bestimmt. In dieser Situation ist der treibende Druck für den Fluß unabhängig vom Druckgradienten über die Röhre.

Der Pulmonalkreislauf

Eine Gefäßkompression wurde für den zerebralen, pulmonalen und systemischen Kreislauf nachgewiesen. Die extravaskuläre Kompression hat eine besondere Bedeutung für Patienten, die eine maschinelle positive Druckbeatmung benötigen [14]. In dieser Situation können die Drücke in den Alveolen die Drücke in den benachbarten pulmonalen Kapillaren übersteigen, und die sich ergebende Kapillarkompression verändert die treibende Kraft für den Blutfluß durch die Lungen, wie in Abbildung 1-6 illustriert. Während sich der treibende Druck für die Lungendurchblutung normalerweise aus der Differenz zwischen dem mittleren Pulmonalarteriendruck und dem linken Vorhofdruck ergibt (PAP – LAP), entspricht der treibende Druck bei der Kompression pulmonaler Kapillaren der Differenz zwischen dem Pulmonalarteriendruck und dem alveolären Druck (PAP – P_{alv}). Der pulmonale Gefäßwiderstand (PVR) unterscheidet sich dann wie folgt:

$$\text{normal:} \quad PVR = (PAP - LAP) / HZV$$
$$\text{wenn } P_{alv} > LAP: \quad PVR = (PAP - P_{alv}) / HZV$$

Die Probleme, die durch die Lungengefäßkompression entstehen, werden in den Kapiteln 11 und 26 erörtert.

Viskosität

Feste Stoffe widersetzen sich einer Verformung, wohingegen sich Flüssigkeiten ständig verformen (d.h. fließen), sich jedoch einer Änderung der Geschwindigkeit der Verformung (d.h. der Flußrate) widersetzen. Der inhärente Widerstand einer Flüssigkeit gegen Veränderungen der Flußrate findet Ausdruck in der Viskosität der Flüssigkeit [12, 15]. Wirkt eine Kraft, die die Flußrate verändert (d.h. eine Scherkraft), verhält sich die Flußrate umgekehrt proportional zur Viskosität der Flüssigkeit. So nimmt die Strömung einer Flüssigkeit als Reaktion auf eine Scherkraft um so geringer zu, je höher die Viskosität dieser Flüssigkeit ist.
Der Einfluß der Viskosität läßt sich leicht zeigen indem man den Fluß von Zuckersirup (hohe Viskosität) und von Wasser (niedrige Viskosität) vergleicht, sobald man sie der Schwerkraft aussetzt (d.h., wenn beide ausgegossen werden).

Blutviskosität

Die Viskosität von Vollblut wird bestimmt durch die Anzahl und das Ausmaß der Wechselwirkungen zwischen Plasmafibrinogen und den zirkulierenden Erythrozyten [15, 16]. Die Konzentration der zirkulierenden Erythrozyten (d. h. der Hämatokrit) ist die wesentliche Determinante der Vollblutviskosität. Die Abhängigkeit von Hämatokrit und Blutviskosität ist in Tabelle 1-2 dargestellt. Beachte, daß die Viskosität sowohl in absoluten Einheiten (Centipoise) als auch als relativer Wert (das Verhältnis der Viskosität von Blut zur Viskosität von Wasser) angegeben wird.
Vollblut mit einem normalen Hämatokrit (z.B. 40%) hat eine drei- bis viermal höhere Viskosität als Wasser. Daher muß der Kreislauf einen drei- bis viermal größeren Druck erzeugen, um Vollblut mit einem normalen Hämatokrit über eine bestimmte Distanz zu

Tabelle 1-2 Blutviskosität als Funktion des Hämatokrits (Daten aus Documenta Geigy Scientific Tables. 7th. ed. Basel: Documenta Geigy 1966:557–558).

Hämatokrit	Viskosität	
	relative	absolute (Centipoise [cP])
0	1,4	
10	1,8	1,2
20	2,1	1,5
30	2,8	1,8
40	3,7	2,3
50	4,8	2,9
60	5,8	3,8
70	8,2	5,3

transportieren, als es für Wasser erforderlich wäre. Das zellfreie Blut (Hämatokrit 0%) in Tabelle 1-2 entspricht Plasma und hat eine Viskosität, die der von Wasser sehr nahe kommt. Somit ist für den Transport von Plasma nicht annähernd soviel Arbeit notwendig wie für den Transport von Vollblut. Diese unterschiedliche Arbeitsbelastung kann wesentliche Bedeutung für den Patienten mit koronarer Herzkrankheit oder eingeschränkter kardialer Reserve erlangen.

Weitere Faktoren mit Einfluß auf die die Viskosität sind Körpertemperatur und Flußrate [16]. Die Viskosität steigt als Reaktion auf eine Abnahme von Temperatur und Flußrate. Möglicherweise ist die Zunahme der Blutviskosität in Low-flow-Situationen ein Adaptationsmechanismus mit dem Ziel, die Gerinnung in Regionen zu fördern, aus denen es blutet [15]. Jedoch kann ein Anstieg der Viskosität einer weiteren Reduktion des Blutflusses Vorschub leisten und so ein ischämisches Geschehen auslösen. Die Neigung zum Viskositätsanstieg bei Abnahme des Blutflusses ist ein Problem bei Intensivpatienten und bedarf weiterer Untersuchungen.

Hämodynamische Effekte

Das Hagen-Poiseuillesche Gesetz besagt, daß sich der Blutfluß im gleichen Verhältnis ändert wie die Blutviskosität (wenn alle anderen Variablen konstant bleiben); somit wird sich bei Halbierung der Viskosität der Blutfluß verdoppeln [15]. Der Graph in Abbildung 1-7 zeigt die hämodynamischen Effekte einer fortschreitenden Abnahme der Blutviskosität.

Bei diesem Fall handelt es sich um einen älteren Mann mit sekundärer Polyzythämie, bei dem eine Reduktion der Viskosität durch eine zunehmende (isovolämische) Hämodilution erzielt werden konnte. Die Abbildung zeigt, daß die zunehmende Reduktion der Viskosität mit einer progressiven Zunahme des Herzzeitvolumens verbunden war. Die überproportionale Steigerung des Herzzeitvolumens könnte dadurch bedingt sein, daß hohe Flußraten die Viskosität erniedrigen können und somit eine Flußsteigerung selbst eine weitere Flußsteigerung auslösen kann.

Die Möglichkeit, den Blutfluß über die Veränderung des Hämatokrits zu modulieren, wird in Kapitel 44 genauer dargelegt.

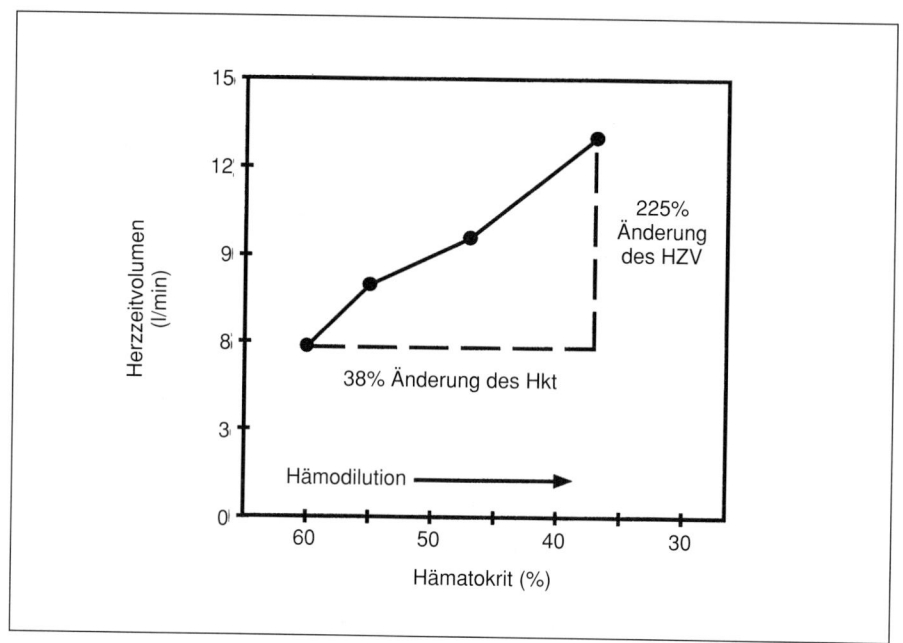

Abb. 1-7 Die Auswirkung einer progressiven Hämodilution auf das Herzzeitvolumen eines Patienten mit Polyzythämie. HZV = Herzzeitvolumen (aus LeVeen HH et al. Lowering blood viscosity to overcome vascular resistance. Surg Gynecol Obstet 1980; 150: 139–149).

Klinisches Monitoring

Viskosität wird gemessen, indem man eine flüssige Probe zwischen zwei gegeneinander verschiebliche parallele Platten einbringt und dann den Widerstand oder die „Zähigkeit" beim Verschieben der Platten registriert. Das Instrument, das dies leistet, nennt man ein Viskosimeter. Die Meßeinheit der Viskosität ist das Poise (oder $dyn \times s/cm^2$) im CGS-System und die Pascalsekunde ($Pa \times s$) im SI-System. Die Umrechnung der Einheiten erfolgt im Verhältnis 1 Poise = 0,1 $Pa \times s$. Die Viskosität kann auch als relativer Wert angegeben werden (im Verhältnis zur Viskosität des Wassers), was vielleicht der Einfachheit halber zu bevorzugen ist.

Der größte Nachteil beim Monitoring der Viskosität ist deren Neigung, je nach Temperatur, Hämatokrit und Flußrate zu variieren. Daher können lokale Bedingungen in der Mikrozirkulation Veränderungen der Blutviskosität verursachen, die bei der in-vitro-(Viskosimeter-)Messung der Viskosität unentdeckt bleiben. Zwar gilt die Messung bei ausreichendem Blutfluß als hinreichend genau, bei einem Schwerkranken mit vermutlich niedrigem Blutfluß, der von der Messung der Blutviskosität besonders profitieren könnte, ist die Verläßlichkeit der Messung aber wahrscheinlich nicht gegeben. Eine geeignetere Anwendung der Viskositätsmessung wäre die Überwachung der Effekte von Erythrozytenkonzentraten auf die Blutviskosität, um den Zeitpunkt bestimmen zu können, ab dem die Hämokonzentration kontraproduktiv ist.

KAPITEL 2

Respiratorischer Gastransport

> Respiration is thus a process
> of combustion, in truth very slow, but otherwise
> exactly like that of charcoal.
>
> ANTOINE LAVOISIER

Eine der elementaren Grundlagen des aeroben Lebens ist die Verbrennungsreaktion, bei der Sauerstoff die in organischen Brennstoffen gelagerte Energie freisetzt und Kohlendioxid als chemisches Nebenprodukt entsteht. Aufgabe des aeroben Metabolismus ist die Verbrennung von Nährstoffen. Der Kreislauf unterstützt diesen Vorgang auf doppelte Weise: Er liefert den für die Reaktion benötigten Sauerstoff und transportiert das entstehende Kohlendioxid ab. Da beide Prozesse dem gleichen Zweck dienen, wird der Transport von Sauerstoff und Kohlendioxid im Blut als die **respiratorische Funktion des Blutes** bezeichnet.

Dieses Kapitel beschreibt die grundlegenden Merkmale der beiden Transportsysteme und veranschaulicht die zentrale Rolle des Hämoglobins beim Sauerstoff- und Kohlendioxidtransport.

Sauerstofftransport

Sauerstoff ist das am häufigsten vorkommende Element auf der Erdoberfläche [1]. Da es sich jedoch in Wasser nur schlecht löst, steht es für die Zellen im Körperinneren nicht zur Verfügung. So sind wir einerseits zum Überleben auf eine stetige Versorgung mit diesem Element angewiesen, andererseits stellen wir eine natürliche Barriere dagegen dar. Möglicherweise liegt der Grund für letzteres in der Rolle des Sauerstoffs bei der Förde-

rung oxidativer Schäden, wie in Kapitel 3 besprochen. Zunächst gehen wir aber davon aus, daß Sauerstoff ein wunderbares Element ist.
Das Sauerstofftransportsystem läßt sich in vier Komponenten unterteilen:
- O_2-Gehalt des Blutes
- O_2-Transport im arteriellen Blut
- O_2-Aufnahme aus der Mikrozirkulation
- O_2-Extraktionsrate

Sauerstoffgehalt des Vollblutes

Die Konzentration des Sauerstoffs im arteriellen Blut (Ca_{O_2}), oft auch als Sauerstoffgehalt bezeichnet, läßt sich mit Hilfe der folgenden Gleichung berechnen:

$$Ca_{O_2} = (1{,}34 \times Hb \times Sa_{O_2}) + (0{,}003 \times Pa_{O_2})$$

Der erste Teil der Gleichung beschreibt den Anteil des Sauerstoffs am Hämoglobin: $1{,}34 \times Hb \times Sa_{O_2}$. Dies bedeutet, daß 1 g Hämoglobin (Hb) 1,34 ml Sauerstoff binden kann, wenn es vollständig mit Sauerstoff gesättigt ist. Die arterielle Sauerstoffsättigung (Sa_{O_2}) wird als Fraktion angegeben und nicht in Prozent (z.B. 1,0 anstatt 100%). Tatsächlich kann 1 g Hämoglobin bei voller Sättigung 1,39 ml Sauerstoff binden [2]. Allerdings besteht ein kleiner Teil des zirkulierenden Hämoglobins aus kaum sauerstoffbindenden Formen (z.B Methämoglobin, Carboxyhämoglobin), so daß die geringere Bindungskapazität von 1,34 ml/g das Verhalten des gesamten zirkulierenden Hämoglobins exakter wiedergibt. Der am Hämoglobin gebundene Sauerstoff bei einer Hämoglobinkonzentration von 15 g/dl und einer O_2-Sättigung von 98% ist also

$$1{,}34 \ (ml/g) \times 15 \ (g/dl) \times 0{,}98 = 19{,}7 \ ml/100 \ ml$$

Da die Hämoglobinkonzentration in g/dl (g/100 ml) angegeben wird, ergibt sich für die Konzentration des an Hämoglobin gebundenen Sauerstoffs die Angabe in ml/100 ml (Volumenprozent).
Der Anteil des im Plasma physikalisch gelösten Sauerstoffs wird durch die in Tabelle 2-1 angeführten Löslichkeitskoeffizienten bestimmt. Bei einer normalen Körpertemperatur von 37 °C beträgt die Löslichkeit von Sauerstoff im Plasma 0,028 ml/l × mmHg. Um die Konzentration in ml/100 ml zu erhalten, wird der Löslichkeitskoeffizient durch 10 dividiert, womit man den zweiten Teil der oben genannten Gleichung erstellen kann: $0{,}003 \times Pa_{O_2}$. Somit entspricht bei einem Pa_{O_2} von 100 mmHg die erwartete Konzentration des gelösten Sauerstoffs

$$0{,}003 \ (ml/100 \ ml \times mmHg) \times 100 \ mmHg = 0{,}3 \ ml/100 \ ml$$

Die Gesamtkonzentration des Sauerstoffs im arteriellen Blut ist danach 19,7 + 0,3 = 20 ml/100 ml oder 200 ml/l. Führt man diese Rechnung mit einer O_2-Sättigung von 75% durch, erhält man den O_2-Gehalt in gemischt-venösem Blut (Pulmonalarterie), wie in Tabelle 2-2 dargestellt.
Ein Vergleich der totalen und der gelösten Sauerstoffkonzentrationen in Tabelle 2-2 zeigt, daß das Hämoglobin 98,5% des Sauerstoffs im arteriellen Blut und 99,5% des Sauerstoffs im gemischt-venösen Blut transportiert. Wären wir lediglich auf die im arteriellen Blut physikalisch gelösten 3 ml/l Sauerstoff angewiesen, wäre ein Herzzeitvolumen von 89 l/min nötig, um einen normalen O_2-Gesamtkörperverbrauch von 250 ml/min aufrechtzuerhalten.

Tabelle 2-1 Löslichkeit von O_2 und CO_2 im Plasma.

Temperatur (°C)	ml O_2/l × mmHg*	ml CO_2/l × mmHg**
25	0,033	0,892
30	0,031	0,802
35	0,028	0,713
37	0,028	0,686
40	0,027	0,624

* aus Christoforites C et al. J Appl Physiol 1969;26:56.
** aus Severinghaus JW et al. J Appl Physiol 1956;9:189.

Tabelle 2-2 O_2- und CO_2-Konzentrationen im Vollblut (Temperatur = 37 °C, Hämoglobin 15 g/dl).

	Arteriell	Venös	a-v Differenz
P_{O_2}	90 mmHg	40 mmHg	50 mmHg
gelöster O_2	3 ml/l	1 ml/l	2 ml/l
gesamter O_2	200 ml/l	150 ml/l	50 ml/l
P_{CO_2}	40 mmHg	45 mmHg	5 mmHg
gelöstes CO_2	26 ml/l	29 ml/l	3 ml/l
gesamtes CO_2	490 ml/l	530 ml/l	40 ml/l

P_{O_2} = Sauerstoffpartialdruck
P_{CO_2} = Kohlendioxidpartialdruck

Hämoglobin versus Pa_{O_2}

Um den verschieden starken Einfluß von Hämoglobin und Pa_{O_2} auf den O_2-Gehalt des Blutes zu verdeutlichen, zeigt Tabelle 2-3 die unterschiedlichen Auswirkungen von Anämie und Hypoxie auf die arterielle Oxygenierung. Eine Reduktion des Hämoglobins um 50% (von 15 auf 7,5 g/dl) führt auch zu einer 50%igen Reduktion des Ca_{O_2}. Dagegen resultiert aus einer Halbierung des Pa_{O_2} (von 90 auf 45 mmHg) nur ein Abfall des Ca_{O_2} um 20% (was einem O_2-Sättigungsabfall von 18% entspricht). Diese Beispiele unterstreichen die folgenden Feststellungen:

> Änderungen der Hämoglobinkonzentration haben eine viel größere Auswirkung auf die arterielle Oxygenierung als Änderungen des Pa_{O_2}.
> Eine Hypoxämie (ein Abfall des Pa_{O_2}) hat einen verhältnismäßig geringeren Einfluß auf die arterielle Oxygenierung, wenn die begleitende Sa_{O_2}-Änderung gering bleibt.

Der Pa_{O_2} beeinflußt die Blutoxygenierung nur in dem Maße, in dem er die Sättigung des Hämoglobins mit Sauerstoff beeinflußt. Daher ist die Sa_{O_2} ein verläßlicheres Maß für die arterielle Oxygenierung als der Pa_{O_2}.

Die Hämoglobinmasse

Die Hämoglobinkonzentration wird üblicherweise eher in Gramm pro Deziliter angegeben als in Gramm pro Liter, was zu einer Unterschätzung der Größe des Hämoglobin-

Tabelle 2-3 Auswirkungen von Anämie und Hypoxämie auf die arterielle Oxygenierung.

Parameter	Normal	Hypoxämie	Anämie
Pa_{O_2}	90 mmHg	45 mmHg	90 mmHg
Sa_{O_2}	98%	80%	98%
Hämoglobin	150 g/l	150 g/l	75 g/l
Ca_{O_2}	200 ml/l	163 ml/l	101 ml/l
Änderung der Ca_{O_2}		18,6%	49,5%

Pa_{O_2} = Sauerstoffpartialdruck
Sa_{O_2} = arterielle Sauerstoffsättigung
Ca_{O_2} = arterieller Sauerstoffgehalt

pools führen kann. So bedeutet z.B. eine Hämoglobinkonzentration von 15 g/dl, daß in einem Liter Vollblut 150 g Hämoglobin enthalten sind. Somit sind in einem normalen Blutvolumen von 5,5 l 0,825 kg Hämoglobin enthalten! Man bedenke, um dies in Relation zu setzen, daß das Herz ein Normalgewicht von 0,3 kg hat, oder anders gesagt, ein Drittel der Masse des zirkulierenden Hämoglobins. Somit muß das Herz dreimal sein Eigengewicht bewegen, um das Hämoglobin durch den Kreislauf zu bewegen. Das stellt für das Herz eine beachtliche Last dar.

Warum der Hämoglobinpool so groß ist, ist unklar, denn er ist weitaus größer als für den Sauerstofftransport nötig. Die Antwort mag darin liegen, daß Hämoglobin neben dem Sauerstofftransport weitere Aufgaben erfüllt, wie sie weiter unten in diesem Kapitel erläutert werden.

Sauerstoffangebot ($\dot{D}_{O_2}$)

Die Parameter des Sauerstofftransports sind in Tabelle 2-4 dargestellt. Der Transport im arteriellem Blut wird durch das Sauerstoffangebot ($\dot{D}_{O_2}$) beschrieben, das als Produkt aus Herzzeitvolumen (HZV) und dem arteriellen Sauerstoffgehalt (Ca_{O_2}) definiert ist:

$$\dot{D}_{O_2} = HZV \times Ca_{O_2} = HZV \times (1{,}34 \times Hb \times Sa_{O_2}) \times 10$$

Tabelle 2-4 Parameter des Sauerstoff- und Kohlendioxidtransports.

Parameter	Gleichungen	Normalbereich
Sauerstoffangebot ($\dot{D}_{O_2}$)	$HZV \times 13{,}4 \times Hb \times Sa_{O_2}$	520–570 ml/min × m²
Sauerstoffaufnahme ($\dot{V}_{O_2}$)	$HZV \times 13{,}4 \times Hb \times (Sa_{O_2} - Sv_{O_2})$	110–160 ml/min × m²
Sauerstoffausschöpfung (O_2ER)	$(Sa_{O_2} - Sv_{O_2})/Sa_{O_2}) \times 100$	20–30%
Kohlendioxidelimination ($\dot{V}_{CO_2}$)	$HZV \times (Cv_{CO_2} - Ca_{CO_2})$	90–130 ml/min × m²
respiratorischer Quotient (RQ)	$\dot{V}_{CO_2}/\dot{V}_{O_2}$	0,75–0,85

Hb = Hämoglobin
Sa_{O_2} = arterielle Sauerstoffsättigung
Sv_{O_2} = gemischt-venöse Sättigung
Cv_{CO_2} = venöser Kohlendioxgehalt
Ca_{CO_2} = arterieller Kohlendioxidgehalt
HZV = Herzzeitvolumen

Man beachte, daß der physikalisch gelöste Sauerstoff nicht berücksichtigt ist. Der Faktor 10 verwandelt die Dimension in ml/min. Wird der Herzindex (Herzzeitvolumen, geteilt durch Körperoberfläche) zur Herleitung des $\dot{D}_{O_2}$ benutzt, wird der Wert in ml/min × m² angegeben.
Aus Tabelle 2-4 ist zu entnehmen, daß der Normalbereich des $\dot{D}_{O_2}$ zwischen 520 und 570 ml/min × m² liegt.

Sauerstoffaufnahme ($\dot{V}_{O_2}$)

Die Sauerstoffaufnahme aus der Mikrozirkulation ist eine Funktion des Herzminutenvolumens und der Differenz des Sauerstoffgehalts in arteriellem und gemischt-venösem Blut, d.h.

$$\dot{V}_{O_2} = HZV \times (Ca_{O_2} - C\bar{v}_{O_2})$$

Da Ca_{O_2} und $C\bar{v}_{O_2}$ den gleichen Term für die Hämoglobinbindung beinhalten (1,34 × Hb), kann umformuliert und folgende Gleichung aufgestellt werden:

$$\dot{V}_{O_2} = HZV \times 13,4 \times Hb \times (Sa_{O_2} - S\bar{v}_{O_2})$$

Der Faktor 1,34 wurde zur Umrechnung der Einheiten mit 10 multipliziert. Diese Beziehung ist schematisch in Abbildung 2-1 abgebildet.
Wie aus Tabelle 2-4 ersichtlich, liegt der Normalbereich für die $\dot{V}_{O_2}$ zwischen 110 und 160 ml/min × m².

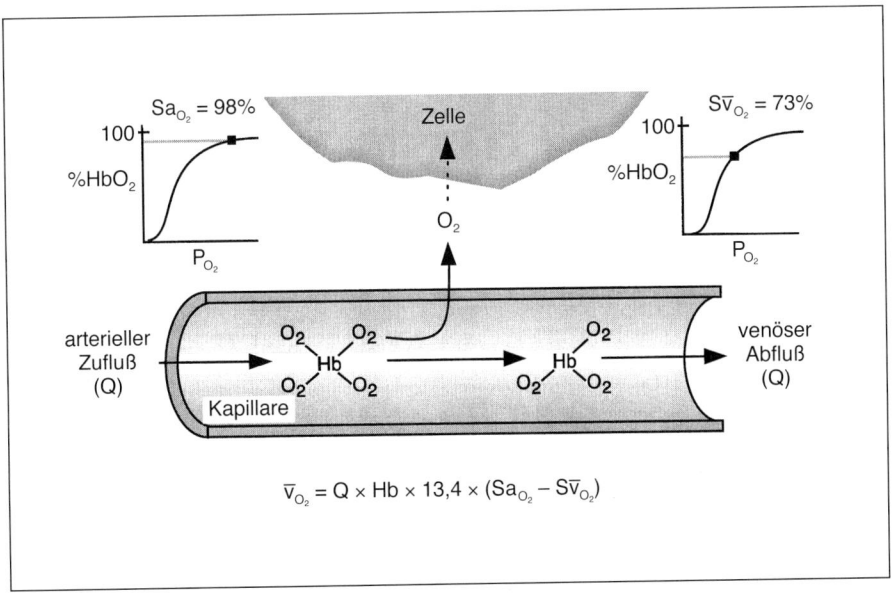

Abb. 2-1 *Schematische Darstellung der Sauerstoffaufnahme aus der Mikrozirkulation. Sa_{O_2} = arterielle Sauerstoffsättigung, $S\bar{v}_{O_2}$ = venöse Sauerstoffsättigung, Hb = Hämoglobin, P_{O_2} = Sauerstoffpartialdruck.*

Sauerstoffextraktionsrate (O_2ER)

Die Sauerstoffextraktionsrate (O_2ER) gibt das Verhältnis von O_2-Aufnahme zum Sauerstoffangebot ($\dot{V}_{O_2}/\dot{D}_{O_2}$) wieder. Sie verkörpert den Anteil des zur Mikrozirkulation transportieren Sauerstoffs, der vom Gewebe aufgenommen wird. Das Verhältnis kann durch Multiplikation mit 100 in eine Prozentangabe umgewandelt werden.

$$O_2ER = \dot{V}_{O_2}/\dot{D}_{O_2} \times 100$$

Die normale O_2ER beträgt 0,2–0,3 (20–30%), was bedeutet, daß 20–30% des zu den Kapillaren transportierten Sauerstoffs ins Gewebe aufgenommen wird. Somit wird nur ein kleiner Teil des im Kapillarblut verfügbaren Sauerstoffs zur Unterhaltung des aeroben Metabolismus genutzt.

Die Sauerstoffaufnahme des Gewebes ist variabel und kann in Situationen mit beeinträchtigtem Sauerstoffangebot auf Werte von 0,5–0,6 ansteigen. Bei trainierten Athleten kann die O_2ER während maximaler Belastung 0,8 betragen [3].

Veränderungen der O_2-Extraktion spielen eine wichtige Rolle bei der Aufrechterhaltung der Sauerstoffaufnahme unter variablem Sauerstoffangebot, wie im folgenden Abschnitt beschrieben.

Regulation der Sauerstoffaufnahme

In Situationen von stark variierendem Sauerstoffangebot gewährleistet das Sauerstofftransportsystem in der Regel eine konstante Sauerstoffaufnahmerate ($\dot{V}_{O_2}$) [3]. Dies wird durch kompensatorische Veränderungen der O_2ER als Antwort auf Änderungen des $\dot{D}_{O_2}$ erreicht. Die O_2ER beschreibt das Verhältnis zwischen $\dot{V}_{O_2}$ und $\dot{D}_{O_2}$, also $O_2ER = \dot{V}_{O_2}/\dot{D}_{O_2}$. Dies läßt sich auch zu folgender Gleichung umformen:

$$\dot{V}_{O_2} = \dot{D}_{O_2} \times O_2ER$$

Danach bleibt die $\dot{V}_{O_2}$ konstant, wenn bei einem Abfall des $\dot{D}_{O_2}$ die O_2ER proportional ansteigt. Bei einer fixierten O_2ER aber folgt einer Abnahme des $\dot{D}_{O_2}$ eine proportionale Abnahme der $\dot{V}_{O_2}$. Ob und wie stark sich $\dot{V}_{O_2}$ als Reaktion auf Veränderungen des O_2-Angebots ändert, hängt also von der Anpassungsfähigkeit der O_2-Extraktion ab. Die normale Beziehung zwischen $\dot{D}_{O_2}$ und $\dot{V}_{O_2}$ wird im nächsten Abschnitt beschrieben.

Die $\dot{D}_{O_2}$-$\dot{V}_{O_2}$-Kurve

Die Beziehung zwischen O_2-Angebot und O_2-Aufnahme wird durch die Kurve in Abbildung 2-2 beschrieben, wobei das O_2-Angebot die unabhängige Variable darstellt. Sinkt das O_2-Angebot unter den Normalwert, so steigt die O_2ER proportional an, und $\dot{V}_{O_2}$ bleibt konstant. Erreicht die O_2ER ihr Maximum (0,5–0,6), wird ein weiterer Abfall des $\dot{D}_{O_2}$ von einem proportionalen Abfall der $\dot{V}_{O_2}$ begleitet. Im linearen Teil der Kurve, unterhalb des kritischen Wertes des $\dot{D}_{O_2}$, ist die $\dot{V}_{O_2}$ angebotsabhängig und die Produktion von Adenosintriphosphat (ATP) wird limitiert vom Sauerstoffangebot. Diesen Zustand der sauerstofflimitierten Energieproduktion nennt man Dysoxie [4].

Kritisches O_2-Angebot

Den $\dot{D}_{O_2}$-Wert, ab dem die $\dot{V}_{O_2}$ angebotsabhängig wird, nennt man kritisches Sauerstoffangebot. Ab diesem Wert ist die Energieproduktion in den Zellen sauerstofflimitiert (Dys-

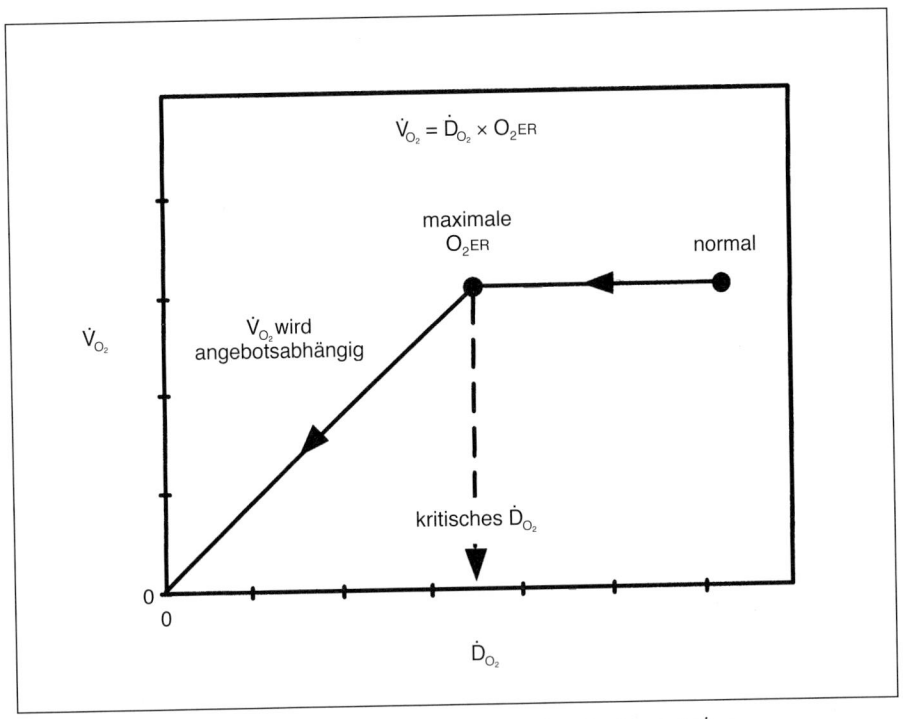

Abb. 2-2 *Die Kurve beschreibt die normale Beziehung zwischen O_2-Angebot ($\dot{D}_{O_2}$) und O_2-Aufnahme ($\dot{V}_{O_2}$). O_2ER = Sauerstoffextraktionsrate.*

oxie). Der kritische $\dot{D}_{O_2}$-Wert liegt bei narkotisierten Patienten bei etwa 300 ml/min × m², kann jedoch bei kritisch Kranken in dem weiten Bereich von 150 bis 1000 ml/min × m² schwanken [3]. Ungeachtet der Ursache dieser Schwankungen bedeutet dies, daß das kritische $\dot{D}_{O_2}$ für jeden Patienten auf einer Intensivstation einzeln bestimmt werden muß.

Angebotsabhängige $\dot{V}_{O_2}$

Bei kritisch kranken Patienten kann die $\dot{D}_{O_2}$-$\dot{V}_{O_2}$-Beziehung über einen weiten Bereich linear sein. Diese versorgungsabhängige $\dot{V}_{O_2}$ kann die Folge dreier möglicher Zustände sein [3, 4, 5, 6]:
- Einer dieser Zustände ist die pathologische Angebotsabhängigkeit, bei der die ATP-Produktion durch das Angebot an Sauerstoff limitiert wird (Dysoxie). Zu diesem Zustand kommt es in den sehr niedrigen Bereichen des $\dot{D}_{O_2}$ in Abbildung 2-2.
- Ein weiterer Zustand ist die physiologische Angebotsabhängigkeit, bei dem $\dot{V}_{O_2}$ die unabhängige Variable darstellt und sich $\dot{D}_{O_2}$ als Antwort auf eine primäre Veränderung der Stoffwechselrate ändert [6]. Dieser Zustand ist für die lineare $\dot{D}_{O_2}$-$\dot{V}_{O_2}$-Beziehung während eines Trainings und vielleicht für die Angebotsabhängigkeit bei kritisch kranken Patienten verantwortlich. Sehr wichtig ist die Feststellung, daß eine lineare $\dot{D}_{O_2}$-$\dot{V}_{O_2}$-Beziehung nicht das Ergebnis eines pathologischen Prozesses sein muß.

– Schlußendlich könnte die Angebotsabhängigkeit ein Artefakt darstellen, wenn $\dot{V}_{O_2}$ berechnet und nicht direkt gemessen wird. Diese Möglichkeit wird detaillierter in Kapitel 13 besprochen.

Die Beziehung zwischen $\dot{D}_{O_2}$ und $\dot{V}_{O_2}$ stellt eine wichtige Komponente der Überwachung des Sauerstofftransports auf der Intensivstation dar und kann genutzt werden, Gewebsischämien aufzudecken (z.B. pathologische Angebotsabhängigkeit) oder um therapeutische Strategien zu entwickeln (z.B. Erhöhung des $\dot{D}_{O_2}$ bei bereits maximaler O_{2ER}). Die Anwendung des Sauerstofftransport-Monitorings bei der Behandlung kritisch kranker Patienten wird in Kapitel 13 erläutert.

Kohlendioxidtransport

Kohlendioxid ist das wichtigste Endprodukt des oxidativen Stoffwechsels und kann aufgrund seiner Fähigkeit, sich durch Hydratation in Kohlensäure umzuwandeln, bei Akkumulation Probleme verursachen [7]. Wie wichtig die CO_2-Elimination ist, zeigt sich in der Arbeitsweise des Atmungskontrollsystems, das für die Regulierung des Kohlendioxids und die Förderung seiner Elimination über die Lunge sorgt: Ein Anstieg des P_{CO_2} um 5 mmHg kann zu einer Verdoppelung des Atemminutenvolumens führen. Der arterielle P_{O_2} müßte, um eine ähnliche Steigerung der Ventilation zu erreichen, auf 55 mmHg abfallen [8]. Somit beobachtet das Atmungskontrollsystem das CO_2 scharf, schenkt dem Sauerstoff dagegen wenig Beachtung (wohingegen die Kliniker den Sauerstoff scharf beobachten und dem CO_2 wenig Beachtung schenken).

Gesamtkörper-CO_2

Kohlendioxid ist in Wasser löslicher als Sauerstoff und kann sich somit freier in den Körperflüssigkeiten bewegen. Der Gesamtkörpergehalt an CO_2 wird mit 130 l angegeben [9]. Wenn man bedenkt, daß im Körper eines durchschnittlichen Erwachsenen nicht mehr als 40–50 l Wasser enthalten sind, erscheint dies eigenartig. Die Erklärung dafür ist, daß CO_2 mit Wasser eine chemische Reaktion eingeht. Dies erlaubt großen Volumina von CO_2, in Lösung zu gehen, da in der Reaktion mit Wasser CO_2 dissoziiert, und der Gradient, der das Gas in Lösung bringt, aufrechterhalten bleibt. Das Öffnen einer warmen Champagner- oder Bierflasche zeigt, wieviel CO_2 in einer Flüssigkeit vorhanden sein kann.

CO_2-Gehalt des Vollblutes

Im Gegensatz zum Sauerstoff kann der CO_2-Gehalt des Vollblutes nicht durch einfache Gleichungen berechnet werden. Der Grund dafür ist einleuchtend, wenn man den CO_2-Transportprozeß betrachtet (s.u.). Immerhin kann durch Verwendung des in Tabelle 2-1 aufgeführten Löslichkeitskoeffizienten von CO_2 die Fraktion des im Plasma gelösten CO_2 bestimmt werden. Bei einer normalen Körpertemperatur von 37 °C beträgt die Konzentration des gelösten CO_2 0,686 ml/l × mmHg. Bei einem P_{CO_2} von 40 mmHg beträgt das gelöste CO_2 im arteriellen Blut (40 × 0,68) = 26 ml/l (s. Tab. 2-2). Vergleicht man dies mit dem Gesamt-CO_2-Gehalt, wird offensichtlich, daß nur ein kleiner Teil des CO_2 in gelöster Form vorliegt.

Transportschema

Das Kernstück des CO_2-Transports ist die Hydratationsreaktion. Abbildung 2-3 zeigt, wie diese Reaktion am Transportprozeß beteiligt ist. Der erste Schritt der Hydratationsreak-

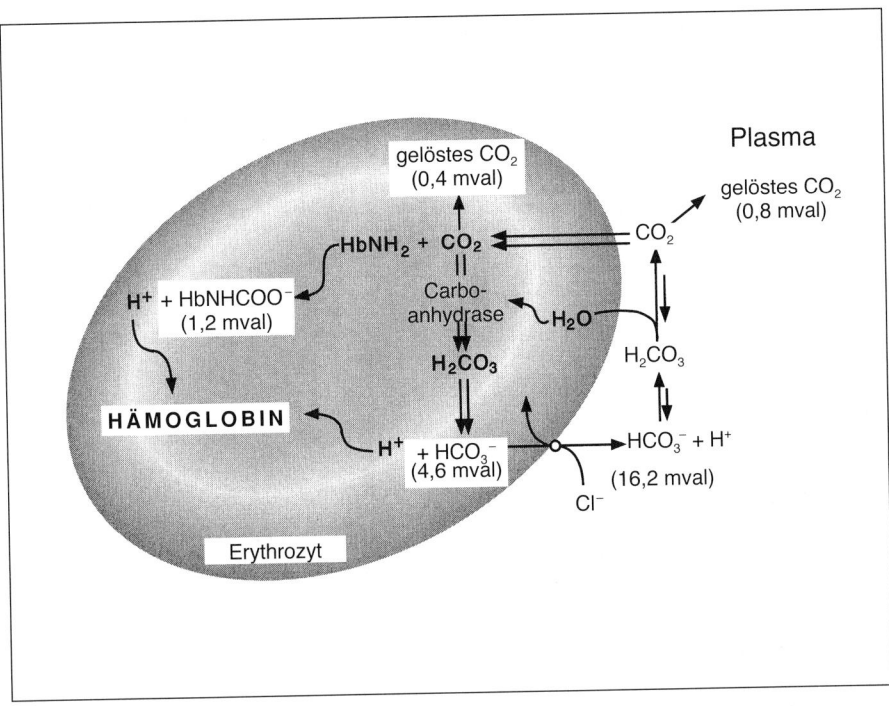

Abb. 2-3 *Die am CO_2-Transport beteiligten chemischen Reaktionen. Die angegebenen Werte beziehen sich auf die Mengen in 1 l Vollblut (venös). Die Doppelpfeile zeigen bevorzugte Reaktionswege an. Hb = Hämoglobin.*

tion ist die Bildung von Kohlensäure (H_2CO_3). Normalerweise ist dies eine langsam ablaufende Reaktion und benötigt bis zur Beendigung ca. 40 Sekunden [10]. Durch die Anwesenheit des Enzyms Carboanhydrase wird die Reaktion erheblich beschleunigt und benötigt weniger als 10 Millisekunden [10]. Die Carboanhydrase findet sich lediglich in den Erythrozyten und ist im Plasma nicht vorhanden. Daher wird CO_2 nur in den Erythrozyten schnell hydratisiert und quasi in die Erythrozyten hineingezogen.
Die Kohlensäure dissoziiert in Wasserstoff- und Bikarbonat-Ionen. Ein großer Teil des in den Erythrozyten entstandenen Bikarbonats wird im Austausch mit Chlorid ins Plasma zurückgepumpt. Das in den Erythrozyten entstandene Wasserstoff-Ion wird in den Erythrozyten durch Hämoglobin gepuffert. So wird das in die Erythrozyten aufgenommene CO_2 aufgespalten, und die Bruchstücke werden gelagert (Hämoglobin) oder ausgeschleust (Bikarbonat), um in den Erythrozyten wieder Platz für neu aufzunehmendes CO_2 zu schaffen. Diese Prozesse schaffen zusammen mit der durch Carboanhydrase beschleunigten Hydratationsreaktion in den Erythrozyten ein Auffangbecken für große CO_2-Volumina. Eine kleine CO_2-Fraktion reagiert in den Erythrozyten mit freien Aminogruppen des Hämoglobins. Dadurch entsteht Carbamino-Hb, das in Wasserstoff-Ionen und Carbaminoreste ($HbNHCOO^-$) dissoziiert. Diese Reaktion spielt keine große Rolle für den CO_2-Transport.

Umrechnung der Einheiten

Addiert man die Werte aus Abbildung 2-3, beträgt der Gesamt-CO_2-Gehalt des Vollblutes 23 mval/l. Davon befinden sich 17 mval/l im Plasma und 6 mval/l in den Erythrozyten. Dem Anschein nach ist also das meiste CO_2 im Plasma zu finden, was aber irreführend ist, da ein großer Teil davon als Bikarbonat vorliegt, das aus den Erythrozyten stammt. Da das CO_2 eine jederzeit verfügbare Quelle für Ionen (Wasserstoff und Bikarbonat) ist, wird die CO_2-Konzentration oft in mval/l angegeben, wie in Abbildung 2-3. Die Umrechnung basiert auf folgenden Gegebenheiten: 1 mol CO_2 hat ein Volumen von 22,3 l, somit entspricht 1 mmol annähernd 22,3 ml und 1 mmol/l CO_2 entspricht ungefähr 22,3 ml/l oder 2,23 ml/100 ml (Vol.-%). Daraus folgt

$$CO_2 \text{ (mval/l)} = CO_2 \text{ (ml/100 ml)} / 2{,}23$$

Hämoglobin als Puffer

Wie schon besprochen, ist die Hämoglobinmasse im zirkulierenden Blut weitaus größer, als für den Transport von Sauerstoff notwendig wäre. Der Transport dieses überschüssigen Hämoglobins stellt eine beachtliche Arbeitsbelastung für das Herz dar. Das Kreislaufsystem wäre ein energetisch ineffizientes System, würde das überschüssige Hämoglobin nicht für andere vitale Funktionen benötigt. Abbildung 2-3 zeigt, daß Hämoglobin eine wichtige Rolle beim Transport von Kohlendioxid spielt. Berücksichtigt man das große Volumen von CO_2 im Blut, wird die Größe des Hämoglobinpools verständlicher.

Das Hämoglobin übernimmt beim CO_2-Transport die Aufgabe eines Puffers für die bei der Hydratation in den Erythrozyten entstehenden Wasserstoff-Ionen. Die Fähigkeit von Hämoglobin, als Puffer zu fungieren, ist seit 1930 bekannt, doch hat diese Eigenschaft des Hämoglobins wenig Beachtung gefunden. Die Pufferkapazität des Hämoglobins findet sich in Tabelle 2-5 [11]. **Man beachte, daß die Gesamtpufferkapazität des Hämoglobins sechsmal größer ist als die Pufferkapazität aller Plasmaproteine zusammen.** Zu einem kleinen Teil ist dieser Unterschied der größeren Pufferkapazität des Hämoglobinmoleküls zuzuschreiben, der Großteil kommt jedoch durch die enorme Größe des Pools an zirkulierendem Hämoglobin zustande.

Die Pufferwirkung von Hämoglobin beruht auf den Histidinresten des Moleküls. Die Imidazolgruppe des Histidins ist verantwortlich für die Pufferwirkung und ist am effektivsten bei einem pH von 7,0 (der pK-Wert von Imidazol liegt bei 7,0; Puffer sind am wirksamsten in einem Bereich von einer pH-Stufe ober- und unterhalb des pK). Somit ist Hämoglobin im Normalbereich des Blut-pH-Werts ein effektiver Puffer. Tatsächlich ist zu erwarten, daß Hämoglobin effektiver puffern kann als Bikarbonat, da der pK der Kohlensäure mit 6,1 außerhalb des normalen pH-Bereichs des Blutes liegt.

Tabelle 2-5 Pufferkapazität der Proteine des Blutes.

	Hämoglobin	Plasmaproteine
inhärente Pufferkapazität	0,18 mval H$^+$/g	0,11 mval H$^+$/g
Konzentration im Vollblut	150 g/l	38,5 g/l
Gesamtpufferkapazität	27,5 mval H$^+$/l	4,24 mval H$^+$/l

Folglich nimmt das Hämoglobin beim CO_2-Transport die zentrale Stellung ein, da es die Säureäquivalente des CO_2 binden kann. Durch die Bindung von Wasserstoff-Ionen durch Hämoglobin wird eine Art Auffangbecken geschaffen, das den CO_2-Fluß in die Erythrozyten aufrechterhält. Das Hämoglobin kann diese Aufgabe nur dank seiner großen Masse erfüllen.

Haldane-Effekt

Hämoglobin hat in ungesättigter Form eine größere Pufferkapazität. Völlig ungesättigtes Blut kann zusätzlich 60 ml/l CO_2 binden. Der Anstieg des CO_2-Gehalts im ungesättigten Blut ist als Haldane-Effekt bekannt. Wie aus dem Diagramm in Abbildung 2-4 ersichtlich, ist der Haldane-Effekt für einen nicht unerheblichen Teil der Veränderung des CO_2-Gehalts zwischen arteriellem und venösem Blut verantwortlich. Dies bestätigt die wichtige Rolle von Hämoglobin für den CO_2-Transport.

CO_2-Elimination ($\dot{V}_{CO_2}$)

CO_2 wird zwar für den Transport im peripher-venösen Blut zerlegt, beim Erreichen der Lungen jedoch wieder zusammengefügt. Der nächste Schritt ist die Elimination über die Lungen (Abb. 2-5). Die Elimination von CO_2 ($\dot{V}_{CO_2}$) ist eine Ficksche Beziehung wie die $\dot{V}_{O_2}$, jedoch mit vertauschten arteriellen und venösen Komponenten.

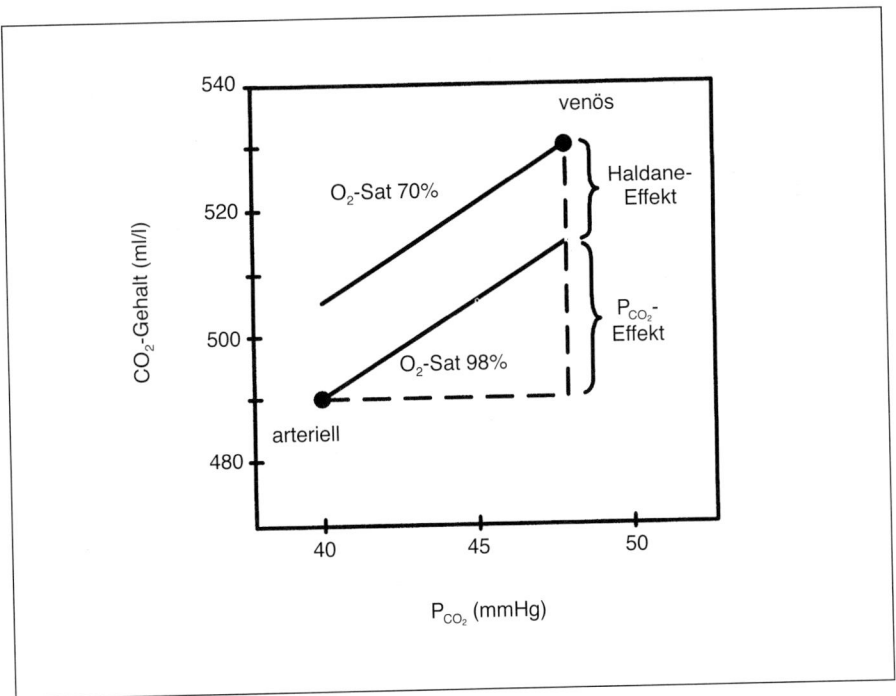

Abb. 2-4 *Das Diagramm zeigt die Faktoren, die zum Anstieg des CO_2-Gehalts vom arteriellen zum venösen Blut beitragen. Sat = Sättigung, P_{CO_2} = Kohlendioxidpartialdruck.*

Da es keine einfach abzuleitenden Gleichungen für den CO_2-Gehalt im Blut gibt, wird die $\dot{V}_{CO_2}$ üblicherweise direkt gemessen. Wird die $\dot{V}_{CO_2}$ in Volumen/Zeit angegeben, liegt der normale Wert bei ca. 80% der $\dot{V}_{O_2}$ (Tab. 2-4). Das Verhältnis $\dot{V}_{CO_2}/\dot{V}_{O_2}$ beträgt demnach normalerweise 0,8. Dieses Verhältnis ist als „Respiratorischer Quotient" (RQ) bekannt und variiert je nach Art der metabolisierten Nahrung (weitere Informationen zum RQ s. Kap. 46).

Säureausscheidung

Wird $\dot{V}_{CO_2}$ in mval/l ausgedrückt, beschreibt der Parameter die Rate der gasförmigen Säureausscheidung. Wie aus Abbildung 2-5 ersichtlich, beträgt diese Rate normalerweise 10 mval/min oder 14400 mval/24 h. Während Belastung kann die Exkretion volatiler Säuren über die Lunge auf 40000 mval/24 h ansteigen. Bedenkt man, daß über die Nieren nur 40–80 mval/24 h ausgeschieden werden können, stellen die Lungen eindeutig das Hauptorgan zur Säureexkretion aus dem menschlichen Körper dar und nicht die Nieren. Diese Darstellungsweise der CO_2-Elimination betont die Säurelast des Stoffwechsels. Die Berücksichtigung dieser Produktionsseite des Stoffwechsels ist eine wichtige Ergänzung zu der gängigen angebotslastigen Darstellung des Metabolismus.

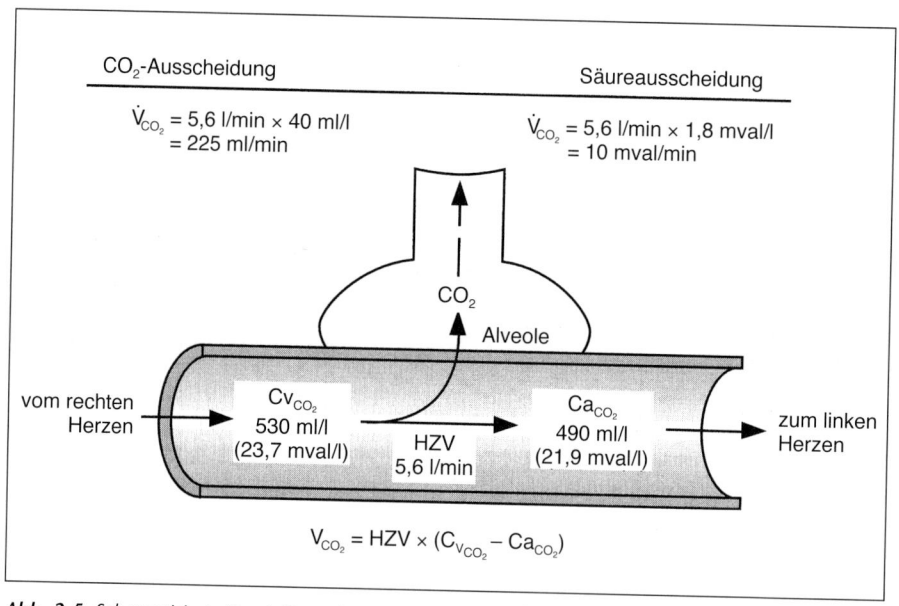

Abb. 2-5 *Schematisierte Darstellung der CO_2-Elimination ($\dot{V}_{CO_2}$) über die Lunge. Die gepunktete Linie zeigt die alveolo-kapilläre Trennschicht. $C_{v_{CO_2}}$ = venöse Kohlendioxidkonzentration, $C_{a_{CO_2}}$ = arterielle Kohlendioxidkonzentration, HZV = Herzzeitvolumen.*

KAPITEL 3

Die Gefahr einer Schädigung durch Oxidanzien

> All human things
> are subject to decay.
>
> JOHN DRYDEN

Die Behandlung kritisch kranker Patienten wird von der Vorstellung beherrscht, die Unterstützung der Sauerstoffversorgung der vitalen Organe sei eine in jedem Fall notwendige und lebenserhaltende Maßnahme. So wird Sauerstoff großzügig und unkontrolliert verabreicht, während die Eigenschaft des Sauerstoffs, organische Stoffe (Kohlenstoffgerüste) abzubauen und zu zersetzen, übersehen oder unterschätzt wird. Entgegen der Ansicht, daß Sauerstoff beim kritisch kranken Patienten Zellen vor Schädigungen schützte, deuten in den letzten 15 Jahren gesammelte Erkenntnisse darauf hin, daß es der Sauerstoff ist, der für Zellschäden verantwortlich ist, die eine kritische Krankheit begleiten. Diese Fähigkeit des Sauerstoffs, als letales Toxin zu fungieren, hat ungeheure Bedeutung für die Art und Weise, wie wir kritisch kranke Patienten behandeln.

Die Oxidationsreaktion

Eine Oxidationsreaktion ist (Anmerkung der Übersetzer: in vielen Fällen) eine chemische Reaktion zwischen Sauerstoff und einer anderen chemischen Substanz. Da Sauerstoff dabei Elektronen von anderen Atomen und Molekülen abzieht, wird die **Oxidation** auch **als Verlust von Elektronen bei Atomen und Molekülen** beschrieben. Die chemische Substanz, die die Elektronen entzieht, nennt man ein Oxidationsmittel oder Oxidans. Den begleitenden Vorgang (z.B. den Verlust eines Elektrons durch ein Atom oder Molekül) nennt man eine Reduktion, und den Reaktionspartner, der das Elektron abgibt, nennt man Reduktionsmittel. Da die Oxidation eines Atoms oder Moleküls von der Reduktion eines anderen Atoms oder Moleküls begleitet sein muß, bezeichnet man die gesamte Reaktion als Redoxreaktion.

Reagiert ein organisches Molekül (ein Molekül mit einem Kohlenstoffgerüst) mit Sauerstoff, werden Elektronen von den Atomen in dem Kohlenstoffmolekül abgezogen. Dadurch werden eine oder mehrere kovalente Bindungen aufgebrochen, und, wie bei jedem Bruch einer Bindung, wird Energie in Form von Wärme und Licht (und manchmal Geräuschen) freigesetzt. Das organische Molekül zerbricht dabei in kleinere Fragmente. Das Ausgangsmolekül wird dabei so lange oxidativ gespalten, bis keine weitere Oxidation durch O_2 möglich ist, also O_2-stabile kleinste Moleküle entstanden sind. Da organische Substanzen zum größten Teil aus Kohlenstoff und Wasserstoff zusammengesetzt sind, verbleiben als Endprodukte der Oxidation meist einfache Kombinationen aus Sauerstoff mit Kohlenstoff und Wasserstoff: Kohlendioxid und Wasser.

Der Sauerstoffmetabolismus

Sauerstoff selbst ist ein schwaches Oxidationsmittel, jedoch sind einige seiner Metaboliten potente Oxidanzien mit der Fähigkeit, weitreichende und tödliche Zellschäden zu verursachen [1]. Der Umstand, daß der Sauerstoffmetabolismus stärkere Oxidanzien hervorbringen kann als das Ausgangsmolekül, liegt in der atomaren Struktur des Sauerstoffmoleküls begründet, die im folgenden beschrieben wird.

Das Sauerstoffmolekül

Sauerstoff ist in seinem natürlichen Zustand ein zweiatomiges Molekül, wie in Abbildung 3-1 oben durch das bekannte O_2-Symbol gezeigt. Das Orbitaldiagramm rechts vom O_2-Symbol zeigt die Anordnung der äußeren Elektronen des Sauerstoffmoleküls. Die Kreise im Diagramm repräsentieren die Orbitale (ein Orbital ist ein Energiefeld, das mit Elektronen besetzt sein kann; dies ist nicht zu verwechseln mit einem Orbit, der einen räumlichen und zeitlichen Pfad beschreibt). Die Pfeile im Diagramm stehen für Elektronen mit gleichem oder entgegengesetztem Spin (angedeutet durch die Pfeilrichtungen). Man beachte, daß eines der Sauerstofforbitale zwei Elektronen mit entgegengesetztem Spin enthält und die beiden anderen Orbitale jeweils ein einzelnes Elektron enthalten, deren Spins gleichgerichtet sind. Das Orbital mit den gepaarten Elektronen gehorcht einer der Grundregeln der Quanten: Ein Orbital kann mit zwei Elektronen besetzt sein, wenn diese einen entgegengesetzten Spin besitzen. Daher sind die beiden äußersten Orbitale, die jeweils nur ein Elektron besitzen, nur zur Hälfte gefüllt, und ihre Elektronen sind ungepaart. **Ein Atom oder Molekül, das ein oder mehrere ungepaarte Elektronen in seinen äußeren Orbitalen besitzt, wird als freies Radikal bezeichnet** [2] (der Ausdruck „frei" soll dabei anzeigen, daß das Atom oder Molekül in der Lage ist, unabhängig zu existieren – es lebt „frei").

Aufgrund ihrer ungepaarten Elektronen sind freie Radikale hochreaktive chemische Substanzen. Jedoch sind nicht alle freien Radikale hochreaktiv, so z.B. der Sauerstoff, der trotz seiner beiden ungepaarten Elektronen nicht hochreaktiv ist. Der Grund für die träge Reaktivität von Sauerstoff ist der gleichgerichtete Spin seiner beiden ungepaarten Elektronen. Zwei Elektronen können nie das gleiche Orbital besetzen, wenn ihr Spin die gleiche Richtung besitzt. Daher kann dem Sauerstoff kein Elektronenpaar hinzugefügt werden, da sonst in einem der Orbitale zwei Elektronen mit gleichgerichtetem Spin wäre, was quantenmechanisch nicht möglich ist. Aufgrund dieser Einschränkung kann der

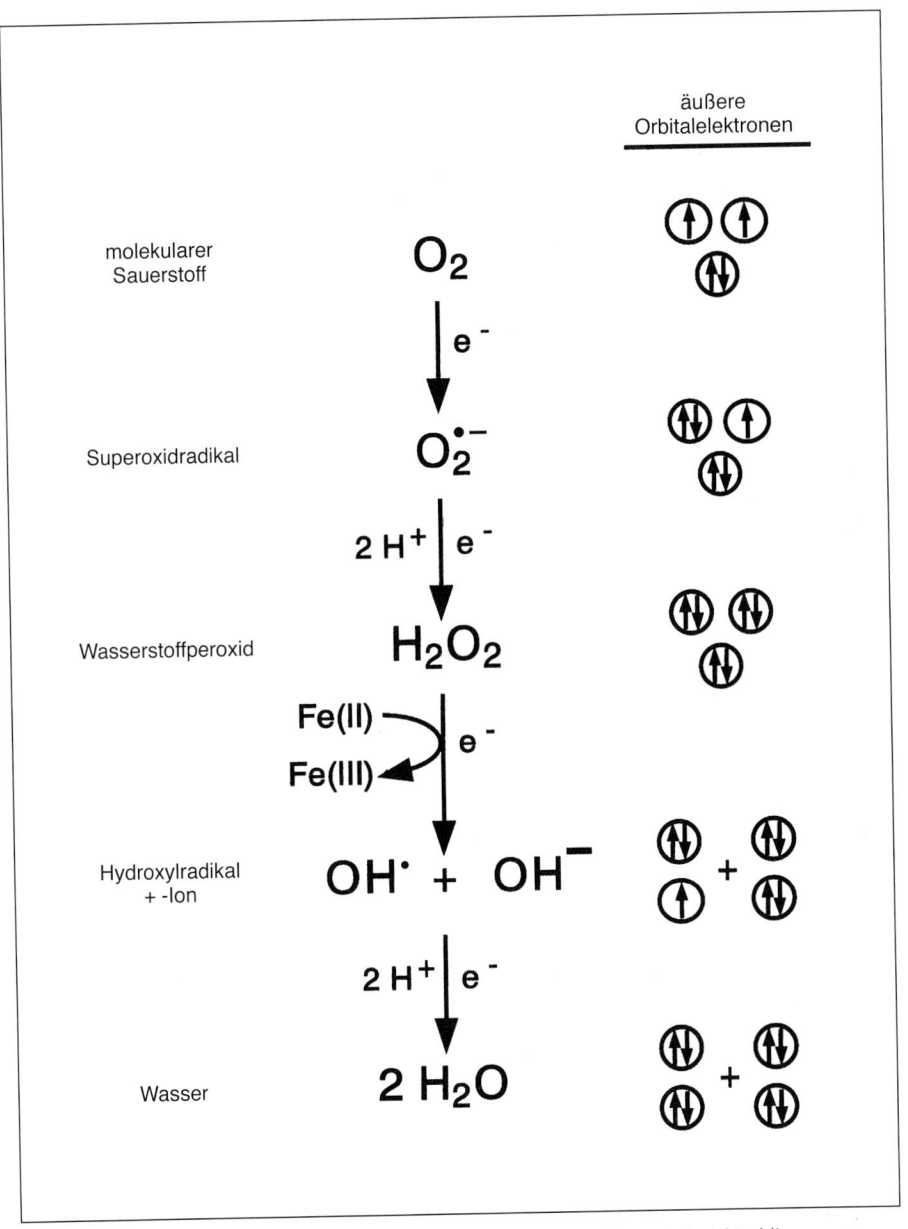

Abb. 3-1 Die Verstoffwechselung von molekularem Sauerstoff zu Wasser. Die Orbitaldiagramme auf der rechten Seite der Abbildung zeigen die Elektronenkonfigurationen (Pfeile) in den äußeren Orbitalen der jeweiligen Reaktionspartner. Die oberen Orbitale in jedem Diagramm sind am weitesten vom Atomkern entfernt. Reduktionen durch einzelne Elektronen werden durch e⁻ angezeigt.

Sauerstoff nur einzelne Elektronen aufnehmen, was einerseits die Anzahl der notwendigen Reaktionen erhöht, um molekularen Sauerstoff zu Wasser zu reduzieren, und andererseits mehr hochreaktive Zwischenprodukte erzeugt.

Der Stoffwechsel

Sauerstoff wird ganz am Ende der Elektronentransportkette metabolisiert, wo Elektronen und Protonen, die den Transportprozeß beendet haben, zur Akkumulation übrigbleiben. Die komplette Reduktion von molekularem Sauerstoff zu Wasser erfordert die Aufnahme von vier Elektronen und vier Protonen, wie in der Reaktionssequenz in Abbildung 3-1 dargestellt. Zu jeder Reaktionsstufe wird in dieser Sequenz ein Orbitaldiagramm gezeigt, um die Veränderungen bei jedem Reaktionsschritt zu verdeutlichen.

Superoxidradikal

Die erste Reaktion fügt dem Sauerstoff ein Elektron hinzu und bildet das Superoxidradikal-Anion.

$$O_2 + e^- \rightarrow \dot{O}_2^-$$

Man beachte den hochgestellten Punkt am Superoxidsymbol. Dieser deutet ein ungepaartes Elektron an und ist das gebräuchliche Symbol für freie Radikale. Das Superoxidradikal-Anion besitzt ein ungepaartes Elektron und ist daher weniger ein freies Radikal als der Sauerstoff.

Superoxid ist weder ein hochreaktives Radikal noch ein potentielles Oxidans [3]. Trotzdem wurde es mit Krankheitsbildern in Verbindung gebracht, die mit ausgedehnten Gewebeschäden einhergehen, wie dem Reperfusionsschaden, der einer Phase der Ischämie folgt [2]. Die Toxizität von Superoxid kann möglicherweise auf die große Produktionsmenge zurückgeführt werden, die auf täglich 1 Milliarde Moleküle pro Zelle oder 1,75 kg bei einem Erwachsenen von 70 kg geschätzt wird [4].

Wasserstoffperoxid

Durch das Hinzufügen eines Elektrons wird aus Superoxid Wasserstoffperoxid, ein starkes Oxidationsmittel (und die Ursache des sauren Regens in der Atmosphäre). [5]

$$\dot{O}_2^- + e^- + 2 H^+ \rightarrow H_2O_2$$

Wasserstoffperoxid ist sehr beweglich und durchdringt Zellmembranen problemlos. Es wirkt als starkes Zellgift und ist für seine Fähigkeit bekannt, endotheliale Zellen zu zerstören. Es ist selbst kein freies Radikal, aber es bildet ein freies Radikal (Hydroxylradikal), das dann seine Toxizität entfaltet.

Wasserstoffperoxid wird durch eine Sauerstoff-Sauerstoff-Einfachbindung locker zusammengehalten (diese Bindung ist durch das untere Orbital im Orbitaldiagramm von Wasserstoffperoxid repräsentiert). Diese Bindung kann leicht aufbrechen, wobei zwei Hydroxylradikale mit jeweils einem ungepaarten Elektron entstehen. Ein Elektron wird an eines der Hydroxylradikale abgegeben, wobei ein Hydroxyl-Ion (OH⁻) und ein Hydroxylradikal (ȮH) entstehen.

Das Elektron stammt von Eisen in seiner reduzierten Form Fe(II), das bei der Reaktion als Katalysator dient. Eisen ist bei vielen Reaktionen von freien Radikalen beteiligt und wird als starker Förderer der Oxidation angesehen. Die Rolle der Übergangsmetalle bei den Reaktionen freier Radikale wird nochmals weiter unten in diesem Kapitel diskutiert.

Hydroxylradikal

Die durch Eisen katalysierte Dissoziation von Wasserstoffperoxid setzt sich wie folgt fort:

$$H_2O_2 + Fe(II) \rightarrow OH^- + OH^\bullet + Fe(III)$$

(Man beachte, daß entsprechend der Empfehlung der International Union of Chemistry zur Kennzeichnung der Oxidationszahl römische Zahlen anstelle von Pluszeichen verwendet wurden.)

Das Hydroxylradikal ist die Nummer Eins unter den freien Radikalen. Es ist eines der reaktivsten Moleküle der Biochemie und reagiert oft mit anderen chemischen Substanzen, die bis zu fünf molekulare Durchmesser von seinem Entstehungsort entfernt sind [2]. Die hohe Reaktivität limitiert die Beweglichkeit des Hydroxylradikals, und dies könnte als Schutzmechanismus zur Begrenzung der Toxizität dienen. Trotzdem bleibt das Hydroxylradikal immer gefährlich, da es in der Lage ist, jedes Molekül des menschlichen Körpers zu oxidieren.

Hypochlorige Säure

Der Sauerstoffmetabolismus in neutrophilen Granulozyten hat einen zusätzlichen Stoffwechselweg (in Abb. 3-1 nicht dargestellt). Dieser nutzt für die Chlorierung von Wasserstoffperoxid ein Myeloperoxidaseenzym, wobei eine hypochlorige Säure (Hypochlorit) entsteht.

$$H_2O_2 + 2\ Cl^- \rightarrow 2\ HOCl$$

Werden neutrophile Granulozyten aktiviert, verzwanzigfacht sich die Umwandlung von Sauerstoff zu Superoxid. Dies wird als „respiratory burst" bezeichnet, ein unglücklich gewählter Begriff, da der gesteigerte O_2-Verbrauch nichts mit dem Energiestoffwechsel zu tun hat. Hat der gesteigerte Stoffwechselfluß die Stufe des Wasserstoffperoxids erreicht, werden ca. 40% in die Hypochloritproduktion umgeleitet, und der Rest wird in Hydroxylradikale umgewandelt [6].

Hypochlorit ist der aktive Bestandteil der im Haushalt verwendeten Bleichmittel. Es ist ein starkes keimtötendes Mittel und benötigt zur Ausbildung letaler Schäden bei Bakterien nur Millisekunden [7].

Wasser

In der letzten Reaktion des Sauerstoffmetabolismus wird ein Elektron zum Hydroxylradikal hinzugefügt, und es entstehen zwei Wassermoleküle.

$$OH^\bullet + OH^- + e^- + 2\ H^+ \rightarrow 2\ H_2O$$

Die Verstoffwechselung eines einzelnen Sauerstoffmoleküls benötigt also vier chemische Reaktionen, wobei jeweils ein Elektron hinzugefügt wird. Dieser Prozeß benötigt somit vier Reduktionsäquivalente (Elektronen und Protonen).

Unter normalen Umständen laufen etwa 98% des Sauerstoffstoffwechsels vollständig ab. Weniger als 2% der Stoffwechselprodukte entweichen in das Zytoplasma [3]. Dies ist der Cytochromoxidase zu verdanken, die die Reaktion so reguliert, daß das Entweichen jeglicher Radikale weitgehend blockiert wird. Dies ist notwendig, da freie Radikale in der Lage sind, Kettenreaktionen auszulösen (s. nächsten Abschnitt).

Vorgeschlagenes Schema

Das Superoxidradikal ist beweglich, aber nicht toxisch, während das Hydroxylradikal toxisch, aber nicht beweglich ist. Verbindet man die Vorteile der beiden Oxidationsmittel, so ergibt sich ein Schema, bei dem das bewegliche Oxidans als Transportvehikel dient, das entfernte Gebiete erreichen kann. Einmal an der gewünschten Stelle angelangt, könnte dieser Metabolit dann Hydroxylradikale bilden, um einen lokalen Schaden anzurichten [3]. Ein solches Schema erscheint intuitiv bestechend, unabhängig von seiner Gültigkeit.

Reaktionen freier Radikale

Die zerstörenden Wirkungen der Oxidation beruhen größtenteils auf der Reaktion freier Radikale. Dieser Abschnitt beschreibt die beiden prinzipiellen Möglichkeiten der Reaktion freier Radikale: jene, die freie Radikale und Nichtradikale einbeziehen, und solche, die zwei Radikale einbeziehen.

Radikale und Nichtradikale

Reagiert ein freies Radikal mit einem Nichtradikal, verliert das Nichtradikal ein Elektron und wird in ein freies Radikal umgewandelt. Folglich erzeugt die Vereinigung eines Radikals und eines Nichtradikals ein neues Radikal (dies erklärt die Überlebensfähigkeit des freien Radikals).

Freie Radikale sind in der Natur oft sehr reaktiv. Diese Art der Radikale regenerierenden Reaktion neigt zur Wiederholung, zur Auslösung einer Serie sich selbst unterhaltender Reaktionen, die allgemein als **Kettenreaktion** bekannt sind [3].

Eines der charakteristischsten Merkmale von Reaktionen freier Radikale ist ihre Tendenz, Kettenreaktionen auszulösen. Feuer ist ein Beispiel für eine Kettenreaktion mit der Beteiligung freier Radikale und verdeutlicht ein sehr wichtiges Merkmal der Kettenreaktionen: die Neigung, weitreichende Schädigungen auszulösen. Weiter unten wird eine Kettenreaktion beschrieben, die weitreichende Organschädigungen auslösen kann.

Lipidperoxidation

Die beim Verderben von Nahrung entstehende Ranzigkeit ist auf die oxidativen Veränderungen mehrfach ungesättigter Fettsäuren zurückzuführen [8]. Dies ist der gleiche Prozeß, der auch für die oxidative Schädigung von Membranlipiden verantwortlich ist, genannt Lipidperoxidation. Die lipophile Innenseite von Zellmembranen ist reich an mehrfach ungesättigten Fettsäuren (z.B. Arachidonsäure). Der charakteristisch niedrige Schmelzpunkt dieser Fettsäuren könnte für die Fluidität der Zellmembranen verantwortlich sein. Die Oxidation erhöht den Schmelzpunkt der Fettsäuren und vermindert somit die Fluidität der Membran. Die Membranen verlieren schließlich ihre selektive Permeabilität und werden undicht, was die Zellen für eine osmotische Zerstörung anfällig macht [8].

Die Peroxidation von Membranlipiden erfolgt wie in Abbildung 3-2 dargestellt. Der Reaktionsablauf wird durch ein starkes Oxidans initiiert, z.B. ein Hydroxylradikal, das ein vollständiges Wasserstoffatom (Proton und Elektron) von einem der Kohlenstoffatome einer mehrfach ungesättigten Fettsäure entzieht. Dadurch entsteht ein Kohlenstoffradikal (C·), das dann in ein Peroxidradikal (COO·) umgewandelt wird. Dieses kann wiederum

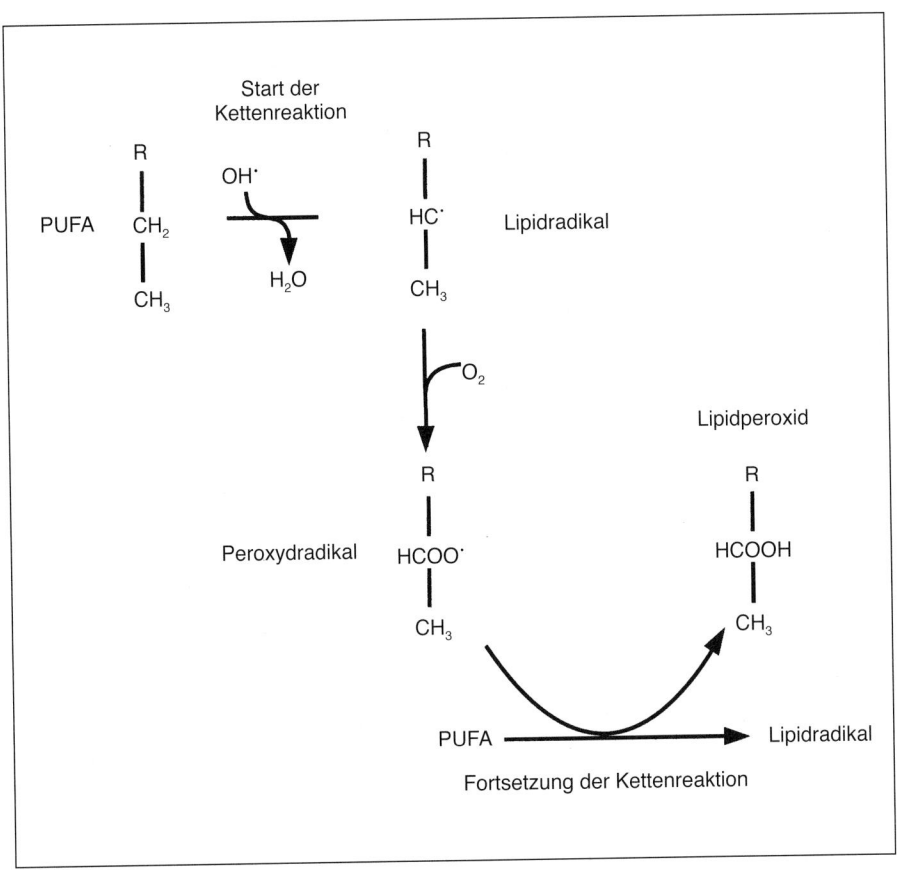

Abb. 3-2 *Der Reaktionsablauf der Peroxidation mehrfach ungesättigter Fettsäuren (PUFA) in Zellmembranen.*

einer benachbarten Fettsäure ein Wasserstoffatom entziehen und eine neue Reaktionsserie auslösen. Die letzte Folgereaktion führt zu einer sich selbst unterhaltenden Kettenreaktion, die sich fortsetzt bis das Substrat (d.h. die Fettsäure) aufgebraucht ist. (Der letztere Mechanismus ist die Grundlage für die antioxidative Wirkung von Vitamin E, das später besprochen wird.)

Auswirkungen

Reaktionen freier Radikale werden mit der Pathogenese von über 100 Krankheiten in Verbindung gebracht, wobei nicht geklärt ist, ob die oxidative Schädigung eine Ursache oder eine Folge der Krankheit ist [9, 10]. Jedoch **ist eine Kettenreaktion ein unabhängiger Prozeß** (d.h. unabhängig vom auslösenden Mechanismus), **und wenn dieser Gewebsschäden verursacht, wird er zu einem unabhängigen pathologischen Prozeß** (eine primäre Krankheit).

Radikal und Radikal

Teilen sich zwei Radikale ihre ungepaarten Elektronen, bilden sie eine kovalente Bindung. Dieses eliminiert die freien Radikale, nicht aber notwendigerweise das Toxizitätsrisiko. Im unten angeführten Beispiel wirkt das Produkt der Radikal-Radikal-Reaktion sehr viel zerstörerischer als beide Radikale zusammen.

Stickstoffmonoxid-Umwandlung

Dem Stickstoffmonoxid wurde unter den freien Radikalen aufgrund seiner günstigen Wirkungen als Vasodilatator, Neurotransmitter und Bakterizid eine eigene Kategorie zugeteilt [11]. Die Hochachtung vor dem Stickstoffmonoxid war so ausgeprägt, daß es 1992 vom „Science Magazine" zum „Molekül des Jahres" gekürt wurde. Übersehen wurde, daß Stickstoffmonoxid trotz seines vorteilhaften Wirkprofils in Anwesenheit von Superoxid zu einem Toxin werden kann. Die Reaktion von Superoxid mit Stickstoffmonoxid generiert ein starkes Oxidans mit dem Namen Peroxynitrit, dessen Oxidationspotential 2000mal höher ist als das des Wasserstoffperoxids [12]. Peroxynitrit kann entweder direkt Gewebsschädigungen verursachen oder zerfallen und Hydroxylradikale und Stickstoffdioxid erzeugen.

$$NO^{\cdot} + O_2^{\cdot -} \rightarrow ONOO^- \text{ (Peroxynitrit)}$$

$$ONOOH \rightarrow OH^{\cdot} + NO_2$$

Die Verwandlung von Stickstoffmonoxid in einen Verursacher oxidativer Schädigung verdeutlicht, daß freie Radikale auch indirekt oxidative Schäden fördern können.

Antioxidativer Schutz

Den Beweis für einen endogenen antioxidativen Schutz liefert die simple Beobachtung, daß mit Eintritt des Todes ein beschleunigter Zerfallsprozeß einsetzt. Dieser Abschnitt befaßt sich mit Substanzen, denen eine herausragende Schutzfunktion zugesprochen wird.

Als Antioxidans gilt per Definition jegliche chemische Substanz, die die Oxidation eines oxidierbaren Substrats verringern oder verzögern kann [2]. Die nichtenzymalen Antioxidationsmittel sind in Tabelle 3-1 aufgeführt.

Enzymatische Antioxidationsmittel

Man kennt drei Enzyme mit antioxidativer Funktion, dargestellt in Abbildung 3-3. Man beachte, daß der Reaktionsablauf in dieser Abbildung dem in Abbildung 3-1 entspricht.

Superoxiddismutase

Die Entdeckung des Superoxiddismutase-Enzyms (SOD) 1969 war der erste Hinweis auf die Aktivität freier Radikale im menschlichen Körper, wodurch ein ungeheures Interesse für freie Radikale entfacht wurde. Welche Rolle die SOD als Antioxidans spielt, ist nicht geklärt. Tatsächlich fördert die SOD die Bildung von Wasserstoffperoxid, einem Oxidationsmittel. **Wie kann ein Enzym, das die Bildung eines Oxidationsmittels fördert, als Antioxidans bezeichnet werden?**

Tatsächlich kann, da der metabolische Weg über das Wasserstoffperoxid läuft und da die Katalase- und Peroxidasereaktionen nicht in der Lage sind, ihren Umsatz entsprechend zu erhöhen, bei ansteigender Aktivität der SOD der Wasserstoffperoxidspiegel ansteigen. Unter diesen Umständen kann die SOD als Prooxidans fungieren [13]. Somit wirkt SOD zumindest nicht immer als Antioxidans.

Katalase

Die Katalase ist ein eisenhaltiges Hämoprotein, das Wasserstoffperoxid zu Wasser reduziert. Es ist in den meisten Zellen vorhanden, am wenigsten aber in Herzmuskelzellen und Neuronen. Eine Hemmung der Katalase erhöht die Toxizität von Wasserstoffperoxid gegenüber endothelialen Zellen nicht [14]. Daher bleibt die Rolle dieses Enzyms als Antioxidationsmittel unklar.

Glutathionperoxidase

Das Peroxidaseenzym reduziert Wasserstoffperoxid zu Wasser, indem es Elektronen von reduziertem Glutathion entfernt und diese auf Wasserstoffperoxid überträgt. Glutathion

Tabelle 3-1 Endogene und exogene Antioxidationsmittel.

Antioxidans	Wirkung(en)	Kommentar
Selen	Kofaktor der Glutathionperoxidase; liegt die Selenkonzentration im Blut unter der Norm, ist die Enzymaktivität herabgesetzt	obwohl essentieller Nahrungsbestandteil, wird es nicht routinemäßig verabreicht; kann als Selensalz i.v. gegeben werden, empfohlene Menge: 70 µg/d (m) 55 µg/d (f) maximale, sichere Dosis: 200 µg/d
Glutathion	aufgrund einer SH-Gruppe eines Cysteinrests ein Reduktionsmittel	bedeutendes intrazelluläres Antioxidans; De-novo-Synthese in den Zellen; kann Zellmembranen nur schwer passieren
N-Acetylcystein	Mukolytikum, das als Glutathionanalogon wirkt	nachweislich effektiver exogener Glutathionersatz bei Paracetamolintoxikation (s. Kap. 53); wirksam bei oraler und i.v. Applikation
Vitamin E	blockiert das Fortschreiten der Lipidperoxidation in Zellmembranen und zirkulierenden Lipoproteinen	wichtigster antioxidativer Schutz gegen oxidative Schäden von Membranlipiden; Serumkonzentration (korrigiert für Gesamtlipide) ist bei Intensivpatienten, trotz Substitution, häufig zu niedrig

Fortsetzung nächste Seite

Tabelle 3-1 (Fortsetzung).

Antioxidans	Wirkung(en)	Kommentar
Vitamin C	Reduktionsmittel; kann Vit. E in seine aktive Form zurückverwandeln (kooperative Wirkung); kann als Prooxidans bei der Erhaltung des Eisens in seiner zweiwertigen Form wirken	antioxidative Rolle unklar; vielleicht in Augen und Lunge wichtig; Wirkung hauptsächlich extrazellulär; Risiko prooxidativer Wirkungen in Anwesenheit von Übergangsmetallen ist eine Grund zur Sorge
1. Coeruloplasmin 2. Transferrin 3. Albumin 4. Harnsäure	Hauptantioxidanzien im Plasma; die meisten wirken durch Förderung der Eisen- [1,2,3,4] und Kupferbindung [1,3,4]; Albumin ist eine potente Fängersubstanz für HOCl	wichtigste antioxidative Wirkung: Entfernung von freiem Eisen und Kupfer aus dem Plasma; Coeruloplasmin ist für die meisten antioxidativen Wirkungen im Plasma verantwortlich
Aminosteroide, Methylprednisolon (MP) hochdosiert	verhindern die Lipidperoxidation mittels einer nichtglukokortikoiden Wirkung; die dafür benötigte Dosis von MP liegt bei 30 mg/kg KG i.v. (Ann Emerg Med 1993; 22:1022–1027)	hochdosiertes MP wurde erfolgreich bei akutem spinalem Trauma eingesetzt, wenn es innerhalb von 8 h nach Trauma gegeben wurde (J Neurosurg 1992; 76:23–31); Aminosteroide (Nichtglukokortikoide) werden für den Einsatz bei Schädel-Hirn- und spinalem Trauma untersucht

wird in seine reduzierte Form durch eine Reduktase zurückgeführt, die die Reduktionsäquivalenzen von NADPH übernimmt. Die gesamte Reaktion läßt sich wie folgt beschreiben:

Peroxidasereaktion: $H_2O_2 + 2\ GSH \rightarrow 2\ H_2O + GSSG$

Reduktasereaktion: $NADPH + H + GSSG \rightarrow 2\ GSH + NADP$

mit GSSG als oxidiertem und GSH als reduziertem Glutathion.

Selen

Die Aktivität der Glutathionperoxidase ist beim Menschen abhängig vom Spurenelement Selen. Selen ist ein essentieller Nahrungsbestandteil mit einer empfohlenen täglichen Menge von 70 µg für Männer und µ55 g für Frauen [15]. Trotz dieser Empfehlung ist Selen in den meisten Regimen der totalen parenteralen Ernährung nicht enthalten. Da das Fehlen einer täglichen Selensubstitution bereits nach einer Woche zu einem meßbaren Aktivitätsverlust der Glutathionperoxidase führt, scheint die routinemäßige Selenapplikation gerechtfertigt [16]. Jedoch gibt es beim Menschen keine klar abgrenzbare Selenmangelerkrankung, wodurch die geringe Motivation für eine routinemäßige Selengabe zu erklären ist.

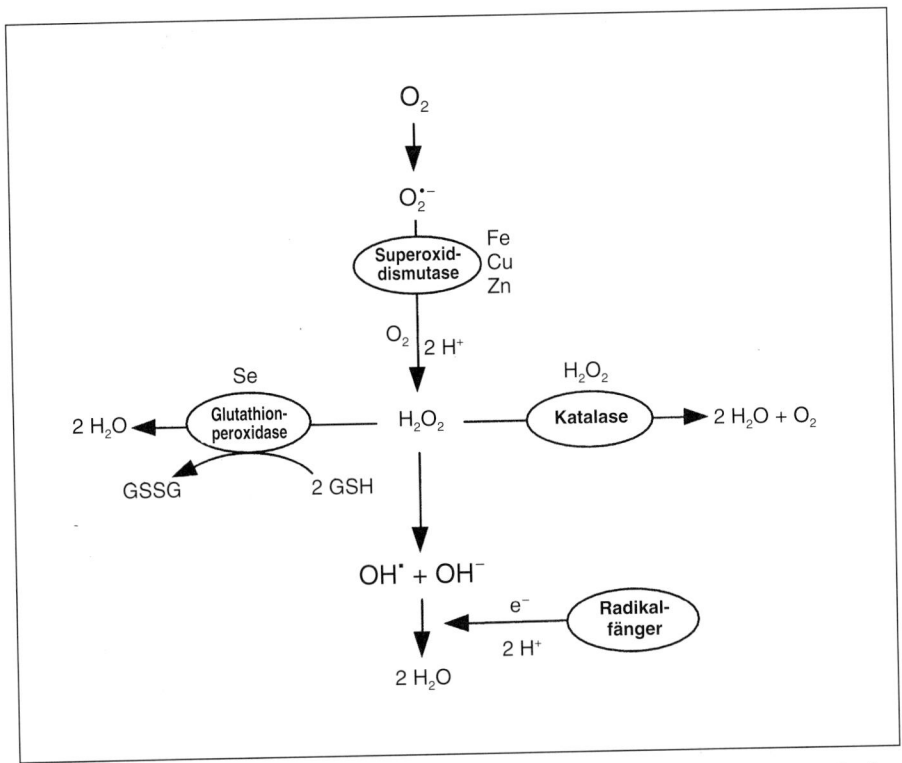

Abb. 3-3 *Die Wirkung von drei antioxidativen Enzymen und eines freien Radikalfängers. Der Reaktionsablauf beschreibt den Sauerstoffmetabolismus, wie in Abbildung 3-1 dargestellt. Kofaktoren der Superoxiddismutase sind Eisen (Fe), Zink (Zn) und Kupfer (Cu), sie treten jedoch nie alle zusammen in ein und demselben Enzym auf. Ein Kofaktor der Glutathionperoxidase ist Selen (Se). GSH = reduziertes Glutathion (Tripeptid), GSSG = oxidiertes Glutathion (Hexapeptid).*

Der Selenstatus kann anhand der Selenkonzentration im Vollblut überwacht werden. Der Normalbereich liegt zwischen 0,5 und 2,5 mg/l. Selen kann als Natriumselenit i.v. verabreicht werden. Die Höchstdosis pro Tag, die als sicher angesehen wird, ist 200 µg, aufgeteilt in Dosen zu 50 µg i.v. alle sechs Stunden.

Nichtenzymatische Antioxidationsmittel

Glutathion

Eines der wichtigsten Antioxidantien im menschlichen Körper ist das schwefelhaltige Tripeptid Glutathion (Glycin-Cystein-Glutamin), das in den meisten Zellen in millimolaren Konzentrationen vorliegt (0,5–10 mM/l) [18, 19]. Glutathion ist aufgrund einer Sulfhydrylgruppe am Cysteinrest des Moleküls ein Reduktionsmittel. Es liegt normalerweise im reduzierten Zustand (GSH) vor, in einem Verhältnis der reduzierten zur oxidierten Form von 10 : 1.

Die antioxidative Hauptwirkung von Glutathion besteht in der direkten Reduktion von Wasserstoffperoxid zu Wasser, wodurch Wasserstoffperoxid von der Bildung von Hydroxylradikalen abgehalten wird. Glutathion findet sich in allen Organen, insbesondere aber in der Lunge, der Leber, dem Endothel und der intestinalen Mukosa.

Es ist in erster Linie ein intrazelluläres Antioxidans. Die Plasmakonzentration des Glutathions ist um drei Größenordnungen geringer als die intrazelluläre.

Glutathion kann die Zellwände nicht direkt passieren. Es wird deshalb in seine Aminosäurebestandteile zerlegt und auf der anderen Seite der Membran wieder zusammengesetzt. Es wird in jeder Körperzelle synthetisiert und überwiegend in den Zellen gespeichert. Exogen zugeführtes Glutathion hat nur eine geringe Auswirkung auf die intrazelluläre Konzentration, was den therapeutischen Nutzen dieser Substanz begrenzt [20].

N-Acetylcystein

N-Acetylcystein, ein beliebtes Mukolytikum, ist ein sulfhydrylhaltiges Glutathionanalogon, das die Zellmembranen problemlos passieren kann. N-Acetylcystein ist als Glutathionanalogon bei Paracetamolintoxikation wirksam, die das Ergebnis einer Überlastung des Glutathion-Entgiftungsweges ist (s. Kap. 53). Damit ist für N-Acetylcystein der Leistungsnachweis als exogenes Glutathionanalogon erbracht.

N-Acetylcystein könnte sich als wertvolles Antioxidans für den therapeutischen Gebrauch entpuppen. Es schützt das Myokard vor ischämischen Schäden und wurde erfolgreich zur Verringerung der Inzidenz von Reperfusionsschäden während Herzkatheteruntersuchungen eingesetzt [21]. Es wurde auch mit einigem Erfolg zur Behandlung kritisch kranker Patienten mit ARDS und SIRS angewandt [22, 23].

Vitamin E

Vitamin E (α-Tocopherol) ist ein fettlösliches Vitamin, das hauptsächlich als Antioxidans durch die Antagonisierung der peroxidativen Membranlipidschädigungen zur Wirkung kommt. Es ist als einziges Antioxidans in der Lage, die Lipidperoxidationskettenreaktion zu unterbrechen (Abb. 3-4). Vitamin E ist an der lipophilen Innenseite der Zellmembran angesiedelt, wo auch die mehrfach ungesättigten Fettsäuren zu finden sind. Erreicht eine sich fortpflanzende Lipidperoxidationskettenreaktion das Vitamin E, wird es zu einem freien Radikal oxidiert, wodurch jede angrenzende mehrfach ungesättigte Fettsäure vor der Oxidation bewahrt wird. Das Vitamin-E-Radikal hat eine schwache Reaktivität, und dies unterbricht die Peroxidationskettenreaktion. Diese Wirkung hat dem Vitamin E den Titel „Kettenreaktion-unterbrechendes" Antioxidans eingebracht.

Das Vitamin-E-Radikal wird wieder in Vitamin E umgewandelt. Vitamin C kann bei dieser Reaktion als Elektronendonator wirken.

Ein Vitamin-E-Mangel dürfte bei kritisch kranken Patienten verbreitet sein [24]. Die normale Vitamin-E-Plasmakonzentration liegt bei 1 mg/dl. Ein Wert unter 0,5 mg/dl belegt eine Mangelsituation [25]. Bedenkt man die wichtige Rolle von Vitamin E als Antioxidans, erscheint es ratsam, den Vitamin-E-Status bei Patienten mit einem Risiko für Oxidationsschäden zu kontrollieren (s. Tab. 3-2).

Vitamin C

Vitamin C (Ascorbinsäure) ist ein Reduktionsmittel, das Elektronen an freie Radikale abgeben kann, um deren Elekronenorbitale aufzufüllen. Es ist ein wasserlösliches Antioxidans und wirkt hauptsächlich im Extrazellularraum. In der Lunge findet sich Vitamin C

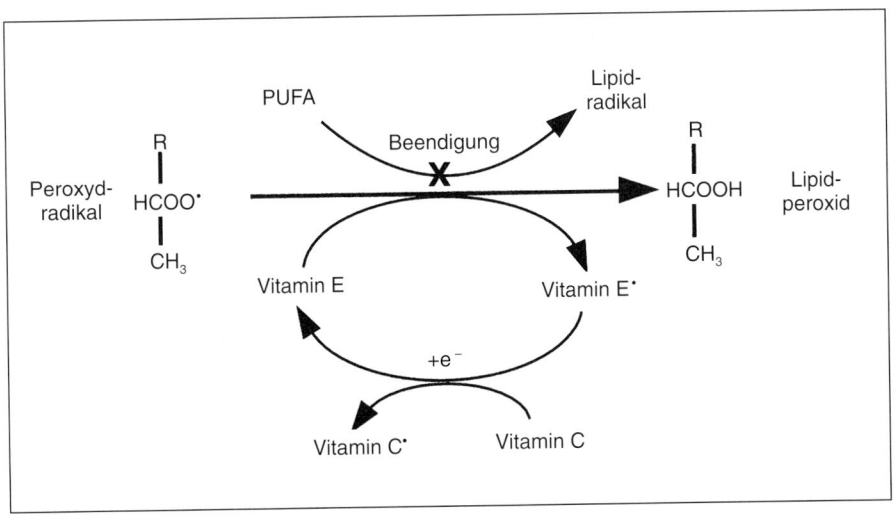

Abb. 3-4 *Die Kettenreaktions-unterbrechende Wirkung von Vitamin E, die die Lipidperoxidation in Zellmembranen beendet.*

im Überfluß, wo es möglicherweise durch die Inaktivierung von über die Luftwege aufgenommenen Schadstoffen eine protektive Rolle spielt.

Das Problem bei Vitamin C besteht darin, daß es in der Anwesenheit von Eisen und Kupfer die Bildung von Oxidanzien eher beschleunigt als verlangsamt [26, 27, 28]. Vitamin C reduziert Fe(III) zu Fe(II), und dies unterstützt normalerweise die Resorption von Eisen aus dem Intestinaltrakt. Jedoch kann, wie bereits beschrieben, Fe(II) die Entstehung von Hydroxylradikalen fördern. Daher kann Vitamin C als Pro-Oxidans wirken, da es Eisen in seiner reduzierten oder Fe(II)-Form erhält. Die beteiligten Reaktionen sind:

$$\text{Ascorbat} + Fe(III) \rightarrow Fe(II) + \text{Dehydroascorbat}$$

$$Fe(II) + H_2O_2 \rightarrow OH^{\bullet} + OH^{-} + Fe(III)$$

Mehrere bei Intensivpatienten häufig auftretende Umstände können den Konzentrationsanstieg von freiem Eisen fördern. Dazu gehören Entzündungen, Bluttransfusionen und die Verringerung von Bindungsproteinen. Daß diese Umstände so häufig sind, weckt ernsthafte Bedenken bezüglich des Einsatzes von Vitamin C als exogenem Antioxidationsmittel bei Intensivpatienten.

Antioxidationsmittel im Plasma

Plasmabestandteile mit antioxidativer Aktivität sind am Ende der Tabelle 3-1 aufgeführt. Der Hauptteil der antioxidativen Aktivität im Plasma läßt sich auf zwei Proteine zurückführen, die nur 4% des Gesamtproteinbestands des Plasmas ausmachen [27]: Coeruloplasmin (das Kupfertransport- oder -lagerprotein) und Transferrin. Transferrin bindet Eisen in der Fe(III)-Form, und Coeruloplasmin oxidiert Eisen in der Fe(II)- zur Fe(III)-Form. Daher unterstützt Coeruloplasmin das Transferrin bei der Eisenbindung, und beide Proteine begrenzen somit das freie Eisen im Plasma. Aus diesem Grund ist die Eisensequestration als die bedeutendste antioxidative Aktivität im Plasma bezeichnet worden [24]. Dies stimmt mit der Wirkung von Fe(II) überein, das die Entstehung freier Radikale fördert, wie in Abbildung 3-1 gezeigt.

Oxidativer Streß

Das Risiko und das Ausmaß von oxidationsinduzierten Gewebsschädigungen werden durch das Gleichgewicht zwischen oxidierenden und antioxidativen Aktivitäten bestimmt. Übersteigt die oxidierende Aktivität die neutralisierende Kapazität der Antioxidationsmittel, kann die übersteigende oder ungehinderte oxidierende Aktivität Gewebsschäden fördern. Dieser Umstand der ungehinderten biologischen Oxidation ist als oxidativer Streß bekannt [29].

Prädisponierende Situationen

Jegliches Ungleichgewicht zwischen den Aktivitäten von Oxidations- und Antioxidationsmitteln kann zu einer ungehinderten Oxidation führen. Die Box-plot-Diagramme in Abbildung 3-5 zeigen die Auswirkungen von zwei Situationen, die ein oxidatitv-anti-

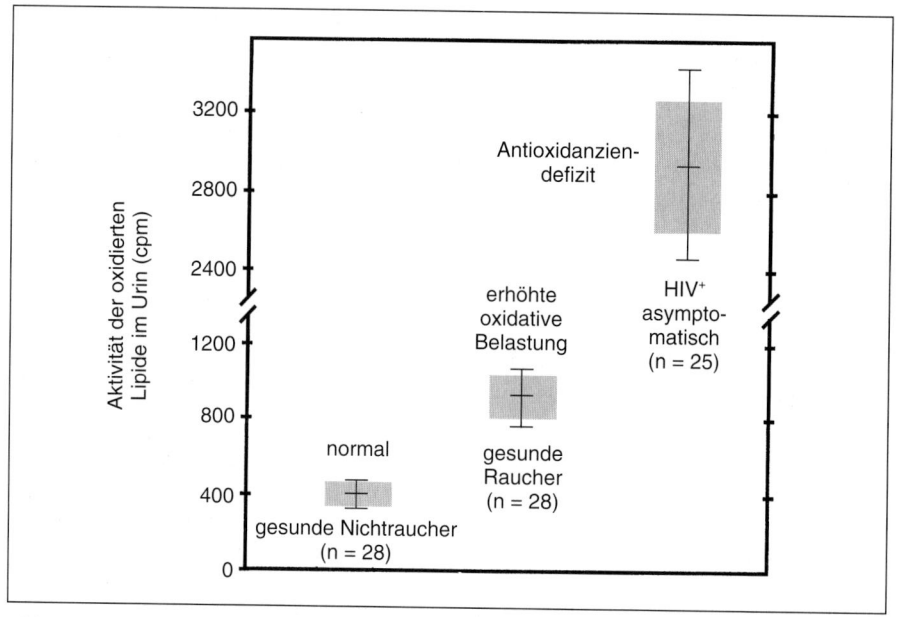

Abb. 3-5 Die Box-plot-Diagramme zeigen den Einfluß prädisponierender Situationen auf den oxidativen Streß. Die vertikale Achse entspricht der Lipidhydroperoxidase-Aktivität im Urin, gemessen als spontan auftretende Chemolumineszenz und registriert in Anzahl pro Minute (cpm= counts per minute). Die drei Gruppen mit Erwachsenen weisen eine gleiche Altersverteilung auf, n gibt die Anzahl der Probanden pro Gruppe wieder. Die Kontrollgruppe ist links dargestellt. HIV = human immunodeficiency virus (aus Millili J, Marino PL, Nusbaum M. The pattern of spontaneous chemiluminescence in humans and its use in measuring oxidant stress. Proceedings of the First International Conference on Clinical Chemiluminescence. Berlin: Humboldt University Press, 1994).

oxidatives Ungleichgewicht fördern, auf das Ausmaß von oxidativem Streß beim Menschen. Der Index für oxidativen Streß ist in dieser Studie die Lipidhydroperoxidaseaktivität im Urin, gemessen als spontan auftretende Chemolumineszenz und registriert als Anzahl pro Minute (cpm). Gesunde, nichtrauchende Erwachsene (die Kontrollgruppe) zeigen die geringsten Anzeichen für oxidative Aktivität. Eine erhöhte oxidative Belastung zeigt die Gruppe der starken Raucher (der Rauch eines Zigarettenzugs enthält ungefähr eine Milliarde freier Radikale). Die Auswirkungen eines Mangels an antioxidativer Protektion sind für eine Patientengruppe mit HIV-Infektion dargestellt (Glutathionmangel ist bei HIV-Infektion häufig) [30].

Jede dieser prädisponierenden Bedingungen geht im Vergleich zur Aktivität bei den gesunden Kontrollpersonen einher mit einer signifikanten Erhöhung der oxidativen Aktivität. Man beachte auch, daß der oxidative Streß bei HIV-Patienten besteht, selbst wenn sie symptomfrei sind. Dies untermauert die Ansicht, daß oxidativer Streß eine Ursache und nicht eine Konsequenz eines Organschadens ist.

Klinik

Wie schon angemerkt, werden Oxidanzien mit der Pathogenese von über 100 Erkrankungen in Verbindung gebracht; die auf einer Intensivstation am wahrscheinlichsten anzutreffenden sind in Tabelle 3-2 aufgeführt [9]. Für jedes dieser klinischen Bilder ist die ungehinderte biologische Oxidation dokumentiert worden [9, 10, 30, 31, 32, 33, 34, 35]. Dies ist zwar kein Beweis für eine kausale Rolle der Oxidation (dies würde den Nachweis erfordern, daß eine antioxidative Therapie die Prognose verbessern kann); die Neigung der Oxidation, unabhängigen und fortschreitenden Gewebsschaden zu verursachen (z.B. durch Kettenreaktionen), ist jedoch Grund genug für die Vermutung, daß oxidationsinduzierte Schäden eine Rolle bei diesen Krankheiten spielen.

Entzündung

Die meisten der in Tabelle 3-2 aufgeführten klinischen Bilder werden von einer Entzündung begleitet, und gerade die Krankheitsbilder mit multipler Organbeteiligung sind oft mit einer fortschreitenden, systemischen Entzündungsreaktion assoziiert. Aufgrund dessen wird die Entzündung für den Hauptaggressor bei den pathologischen Formen oxidativer Schäden gehalten. Die Freisetzung von freien Radikalen aus aktivierten neutrophilen Granulozyten und Makrophagen erzeugt eine oxidationsreiche Umgebung. Die Fähigkeit der Wirtszellen, diesem oxidativen Angriff standzuhalten, ist vielleicht der entscheidende Faktor, der den Verlauf einer Entzündung bestimmt. Im Idealzustand würden von Leukozyten freigesetzte Oxidanzien alle eindringenden Mikroben vernichten, ohne dabei die Wirtszellen in Mitleidenschaft zu ziehen. Im ungünstigsten Fall würden die entzündungsbedingten Oxidanzien sowohl den Eindringling als auch den Wirt zerstören. Diese Vorstellung erscheint auf den ersten Blick interessant und unterstreicht den Nutzen einer routinemäßigen Verabreichung von Antioxidanzien bei entzündlichen Erkrankungen.

Antioxidative Therapie

Der Nutzen der Aufrechterhaltung eines antioxidativen Schutzes ist unbestritten, da der Verlust der antioxidativen Verteidigung als Ursache für Gewebsschäden bekannt ist. Das beste Beispiel dafür stellt der beschleunigte Verfall dar, der nach dem Tod einsetzt. Daher sollte eine Supplementierung mit Antioxidanzien bei Patienten, die länger als einige Tage auf der Intensivstation verbringen, als Routinemaßnahme durchgeführt werden.

Tabelle 3-2 Klinische Bilder, die mit oxidativem Streß assoziiert sind (nur Krankheitsbilder, die bei Intensivpatienten häufig sind).

Zielorgane	Klinische Bilder	Kommentare
Lunge	ARDS, Asthma, pulmonales Reperfusionsödem, Säureaspiration, pulmonale Sauerstofftoxizität	die Lunge ist vulnerabel für Schädigungen über die Luftwege (z.B. hohe FiO_2) und über die Mikrozirkulation (z.B. Sequestration von Leukozyten); der Schutz vor O_2 wird unterstützt durch die hohen Konzentrationen von Glutathion und Vitamin C im Epithel der unteren Luftwege
Herz	akuter Myokardinfarkt, Reperfusionsschaden durch Angioplastie, Kardioplegie Koronarverschluß, Thrombolyse	Oxidanzien spielen am wahrscheinlichsten eine Rolle im „stunned" Myokard, in Verbindung mit einem Reperfusionsschaden
Nervensystem	Schlaganfall, Schädel-Hirn-Trauma, Reanimationsfolgeschäden, spinale Schädigung	Lipidperoxidation ist eine bekannte Form des Oxidationsschadens im Gehirn und im Rückenmark; Steroide, die die Lipidperoxidation verhindern, werden für die Anwendung bei Schädigung des Nervensystems untersucht (s. Tab. 3-1)
Gastrointestinaltrakt	medikamenteninduzierte Schleimhautschädigung, intestinale Ischämie, peptische Ulzera	der Darm ist empfindlich gegenüber Reperfusionsschäden, was möglicherweise auf die in der Darmwand im Überfluß vorkommende Xanthindehydrogenase (eine Quelle für O_2 während der Ischämie) zurückzuführen ist
Niere	akutes Nierenversagen durch Aminoglykoside, Ischämie, Myoglobinurie	Wasserstoffperoxid und Eisen spielen möglicherweise eine wichtige Rolle bei die Niere betreffenden Oxidationsschäden
mehrere Organe	kardiopulmonaler Bypass, Multiorganversagen, Polytrauma, Reanimationsfolgeschäden, septischer Schock, thermische Schädigung	Entzündungen sind unter diesen Bedingungen eine übliche Quelle für Oxidationsprodukte; Stickstoffmonoxid kann beim septischen Schock eine Hypotonie fördern; der Einsatz von Mitteln, die die Stickstoffmonoxidproduktion hemmen, wird beim septischen Schock untersucht (Ann Pharmacother 1995; 29:36–46)

Bei Patienten mit einem der klinischen Bilder aus Tabelle 3-2 wäre es empfehlenswert, einige der endogenen Antioxidanzien zu überwachen (Vitamin E, C und Selen). Eine reduzierte Antioxidanskonzentration im Blut (oder in einer anderen Körperflüssigkeit) muß nicht unbedingt einen Mangelzustand anzeigen (es könnte auch einen Hinweis darauf geben, daß das Antioxidans verbraucht wird), es wäre jedoch sicherlich eine Indikation für den Einsatz von Antioxidanzien.

Der tatsächliche Nutzen der Antioxidanstherapie wird durch klinische Studien ermittelt werden, einige davon laufen derzeit.

Stoffwechselunterstützung

Der Hang des aeroben Stoffwechsels zur Toxinbildung hat große Auswirkungen auf das Vorgehen bei der Stoffwechselunterstützung kritisch kranker Patienten. Übersteigen die metabolisch generierten Oxidanzien die körpereigene antioxidative Abwehr, fördert die übliche Praxis der Stoffwechselunterstützung (Erhöhung des Sauerstoff- und Nahrungsangebots) nur die Bildung weiterer toxischer Metabolite. Der richtige Ansatz besteht hier in der Unterstützung der antioxidativen Abwehr.

Durch Berücksichtigung der Ausstoßseite des Stoffwechsels fügen solche Maßnahmen dem Konzept der Stoffwechselunterstützung eine neue Dimension hinzu. Man halte sich nur vor Augen, daß der Stoffwechsel einer Maschine gleicht (z.B. einem Energiekonverter) und wie alle Maschinen Abgase produziert, die schädigende Nebenprodukte der Verbrennung enthalten. Der Auspuff eines Automotors gibt Schadstoffe an die Atmosphäre ab, ebenso gibt ein metabolischer Motor Schadstoffe an die „Biosphäre" ab.

Teil II

Standards in der Patientenversorgung

We are constantly misled
by the ease with which our minds
fall into the ruts of one
or two experiences.

SIR WILLIAM OSLER

KAPITEL 4

Der vaskuläre Zugang

*He who works with his hands is a laborer.
He who works with his head and his hands
is a craftsman.*

FRANZ VON ASSISI

Die Versorgung kritisch kranker Patienten verlangt zur Überwachung und zur Intervention einen oder mehrere Zugänge zum vaskulären System. Dieses Kapitel bietet einige Richtlinien zum Anlegen vaskulärer Katheter einschließlich einer knappen Beschreibung der gängigen perkutanen Zugangswege [1, 2, 3]. Der Schwerpunkt liegt hier auf der handwerklichen Grundfertigkeit beim Anlegen eines vaskulären Zugangs. Die eigentliche Tätigkeit der vaskulären Kanülierung ist eine Fertigkeit, die erst am Patientenbett erlernt wird.

Vorbereitung der vaskulären Kanülierung

Händewaschen

Das Händewaschen vor dem Legen eines vaskulären Zugangs ist obligatorisch (und wird doch oft übersehen). Das Schrubben mit einer antimikrobiellen Reinigungslösung reduziert jedoch die Inzidenz einer katheterassoziierten Sepsis nicht, daher ist die Verwendung von Wasser und Seife ausreichend [4].

Allgemeine Vorsichtsmaßnahmen

1985 führte das Centers for Disease Control in den USA Regeln für den Umgang mit Blut und Körperflüssigkeiten ein, die als allgemeine Vorsichtsmaßnahmen bekannt sind [5]. Dieses Vorgehen basiert auf der Annahme, daß alle Patienten bis zum Beweis des Gegen-

Tabelle 4-1 Empfohlenes Vorgehen bei Nadelstichverletzungen.

Quelle	Exponierte Person	Vorgehen
HbsAG-positiv	nicht geimpft	Hepatitis-B-Immunglobulin 0,06 ml/kg KG innerhalb 24 h; Hepatitis-B-Impfstoff 1,0 ml innerhalb 7 Tage; Wiederholungsgabe nach 1 und 6 Monaten
	geimpft, Anti-HBs-Titer nicht bekannt	Bestimmung von anti-HBs, bei nicht ausreichendem anti-HBs-Titer: – Gabe von Hepatitis-B-Immunglobulin 0,06 ml/kg KG innerhalb 24 h – Gabe einer Boosterdosis (1,0 ml) des Hepatitis-B-Impfstoffs
	geimpft, Anti-HBs-Titer ausreichend innerhalb der letzten 2 Jahre	Bestimmung von Anti-HBs, bei nicht ausreichendem anti-HBs-Titer: Gabe einer Boosterdosis (1,0 ml) des Hepatitis-B-Impfstoffs
Hepatitis-B-Status unbekannt	nicht geimpft	Hepatitis-B-Impfstoff 1,0 ml innerhalb von 7 Tagen, Repetitionsdosis nach 1 und 6 Monaten
	geimpft, Anti-HBs-Titer nicht bekannt	Bestimmung von Anti-HBs, bei nicht ausreichendem anti-HBs-Titer: Gabe einer Boosterdosis (1,0 ml) des Hepatitis-B-Impfstoffs
HIV-positiv	Risiko einer Serokonversion ist kleiner als 1 zu 100 [7]	Konsultation des hygienebeauftragten Arztes für Empfehlungen zur Chemoprophylaxe; exponierte Personen sollten: – bald nach der Exposition den HIV-Status bestimmen lassen und dies 6, 12 und 24 Wochen nach der Exposition wiederholen – jede febrile Krankheit, die innerhalb 12 Wochen nach Exposition auftritt, melden – in den ersten 12 Wochen nach Exposition kein Blut spenden und geeignete Schutzmaßnahmen beim Geschlechtsverkehr anwenden [5]
unbekannter HIV-Status	geschätztes Risiko einer Serokonversion bei 1 zu 10 000 [8]	ist von einem hohen HIV-Risiko auszugehen, Befolgen der oben genannten Empfehlungen

Die Hepatitis-B-Empfehlungen stammen von der ACP Task Force on Adult Immunization and Infectious Disease Society of America. Guide for Adult Immunization. 3rd ed. Philadelphia: American College of Physicians, 1994 (mit Erlaubnis). HbsAG = Hepatitis-B-Oberflächenantigen, anti-HBs = Antikörper gegen das Hepatitis-B-Oberflächenantigen, HIV = human immunodeficiency virus.

teils als potentielle Träger des Human Immunodeficiency Virus (HIV) oder anderer Krankheitserreger im Blut (z.B. Hepatitisvirus) einzustufen sind.
Die folgenden Empfehlungen beziehen sich auf die Anlage von vaskulären Kathetern:
- Verwenden Sie bei allen Gefäßpunktionen Schutzhandschuhe.
- Verwenden Sie bei allen Kanülierungen sterile Handschuhe; Ausnahme: Legen eines kurzen Katheters in eine periphere Vene.
- Hauben, OP-Kittel, Mundschutz und Schutzbrillen sind nicht notwendig, es sei denn, es sind Blutspritzer zu erwarten (z.B. bei einem Traumapatienten). Diese Hilfsmittel führen nicht zu einer Reduktion der Inzidenz einer katheterbedingten Sepsis [6].
- Vermeiden Sie Nadelstichverletzungen. Ein Wiedereinführen der Kanüle in die Schutzkappe oder das manuelle Entfernen der Nadel von der Spritze verbietet sich. Entsorgen Sie alle scharfen Instrumente sofort nach Gebrauch in durchstichsichere Behälter.
- Kommt es während der Prozedur zu einer Nadelstichverletzung, befolgen Sie die Empfehlungen in Tabelle 4-1.

Nadelstichverletzungen werden bei Medizinstudenten und AiPlern in bis zu 80% beobachtet [9]. Daher sollte bei Patienten mit bekanntem Risiko für eine Übertragung von HIV oder viraler Hepatitis die Gefäßpunktion nur von erfahrenen Assistenten oder Oberärzten durchgeführt werden.

Latexallergie

Der zunehmende Gebrauch von Gummihandschuhen (aus Latex oder Vinyl) als Schutz vor HIV-Infektionen hat zur vermehrten Beobachtung allergischer Reaktionen auf Latex geführt [10]. Diese Reaktionen äußern sich als Kontaktdermatitis (urtikarielle Veränderungen an den Händen oder im Gesicht) oder als Konjunktivitis, Rhinitis oder Asthma. Die letzten drei Manifestationsformen sind Reaktionen auf Latexpartikel in der Raumluft und erfordern keinen direkten körperlichen Kontakt mit den Handschuhen. Sie treten häufig auf, wenn der Betroffene einen Bereich betritt, in dem Latexhandschuhe benutzt werden. Daher sollte bei jedem Mitarbeiter, der beim Aufenthalt auf der Intensivstation atopische Symptome entwickelt, eine Latexallergie vermutet werden. Bei einem solchen Verdacht wird der Wechsel zu Vinylhandschuhen das Problem beseitigen. Da sich die Latexallergie auch als Anaphylaxie manifestieren kann, sollte bei vermuteter Latexallergie der Wechsel zu Vinylhandschuhen nicht aufgeschoben werden.

Hautreinigung

Agenzien, die die Mikroflora der Haut reduzieren, nennt man Antiseptika, wohingegen Agenzien, die die Mikroflora auf Materialien reduzieren, Desinfektionsmittel genannt werden. Gängige antiseptische Agenzien sind in Tabelle 4-2 aufgelistet [11, 12]. Die am häufigsten eingesetzten antiseptischen Agenzien sind Alkohol und Jod, da beide ein breites Spektrum antimikrobieller Aktivität besitzen. Alkohol (gewöhnlich als 70%ige Lösung verwendet) hat eine schlechte Wirksamkeit auf schmutziger Haut (da es keine Detergenswirkung hat) und wird daher oft in Kombination mit anderen antiseptischen Agenzien angewandt. Die derzeit am häufigsten verwendete antiseptische Lösung ist ein Polyvidon-Jod-Präparat, auch als Jodophor bekannt, ein wasserlöslicher Komplex aus Jod und einem Trägermolekül. Das Jod wird vom Trägermolekül langsam abgegeben und vermindert die hautreizenden Effekte des Jods. Dieses Präparat sollte für mindestens zwei Minuten auf der Haut belassen werden, damit ausreichend Zeit zur Ablösung des Jods vom Trägermolekül bleibt.

Tabelle 4-2 Gängige Antiseptika.

Antiseptisches Agens	Kommerzielle Präparate	Antimikrobielles Spektrum	Vorteile	Nachteile
Alkohol	50- bis 90%iger Äthylalkohol oder Isopropylalkohol	Bakterien (Gram-positive oder -negative), HIV, Pilze, Mykobakterien	breites Wirkspektrum, schneller Wirkeintritt	kurze Wirksamkeit; verlangt für eine optimale Wirksamkeit eine saubere Oberfläche
Jod	Jodtinktur oder Polyvidon-Jod	Bakterien (Gram-positive oder -negative), HIV, Pilze, Mykobakterien	breites Wirkspektrum, anhaltende Wirkung	Irritation von Haut und Bindegewebe; Polyvidon-Jod hat verzögerten Wirkungseintritt
Chlorhexidingluconat	z.B. Chlorhexidindigluconat®	Bakterien (Gram-positive oder -negative)	anhaltende Wirkung, keine Hautirritation	Wirkdauer wird durch Seife vermindert; Augenreizung
Hexachlorophen	z.B. Aknefug®	Bakterien (Gram-positive)	anhaltende Wirkung	limitiertes Wirkungsspektrum

HIV = human immunodeficiency virus

Haarentfernung

Zur Haarentfernung kann eine Rasur nicht empfohlen werden, da es dadurch zur Abschürfung der Haut kommt und eine bakterielle Besiedelung gefördert wird. Ist eine Haarentfernung notwendig, kann das Haar geschnitten oder ein Enthaarungsmittel verwendet werden [6].

Kathetereinführungsbestecke

Die Kanülierung kann durch Vorschieben eines Katheters über einen Mandrin oder einen Führungsdraht erfolgen, deren eines Ende im Lumen eines Blutgefäßes liegt.

Kanüle mit innenliegendem Mandrin

Ein Kathetereinführungsbesteck zeigt Abbildung 4-1. Der Katheter paßt exakt über den Mandrin und hat ein sich verjüngendes Ende, um Schäden der Katheterspitze und des Bindegewebes durch die Punktion so klein wie möglich zu halten.

Dieser Venenkatheter kann während des Durchstechens der Haut und des Aufsuchens des Gefäßes wie ein Stift gehalten werden (zwischen Daumen und Zeigefinger). Tritt die

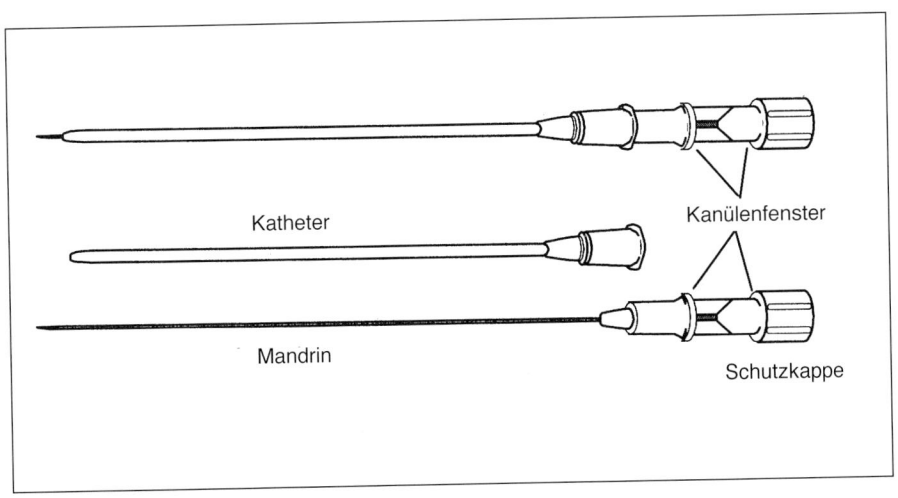

Abb. 4-1 Kanüle mit innenliegendem Mandrin.

Spitze der Nadel in das Lumen eines Blutgefäßes ein, steigt durch Kapillarwirkung Blut in der Nadel auf und wird im Kanülenfenster sichtbar. Ist dies erfolgt, wird der Katheter über den Mandrin in das Lumen des Blutgefäßes vorgeschoben, während der Mandrin zurückgezogen wird.

Der Vorteil dieser Technik besteht in der Möglichkeit, Gefäße in einem einfachen Ein-Schritt-Verfahren zu punktieren. Der Nachteil liegt in der Gefahr, daß beim Durchstechen der Haut und des Bindegewebes die Katheterspitze ausfranst, das Gefäßendothel geschädigt und so die Entstehung einer Phlebitis oder Thrombose gefördert wird. Um dieses Risiko zu verkleinern, wird diese Kanülierungstechnik in der Regel nur bei der Punktion oberflächlicher Gefäße einsetzt.

Seldinger-Technik

Die Technik der vaskulären Kanülierung mit Hilfe eines Führungsdrahts wurde in den frühen 50er Jahren eingeführt und wird oft nach ihrem Erfinder als Seldinger-Technik bezeichnet. Die Technik ist in Abbildung 4-2 dargestellt. Es wird eine dünnlumige Kanüle (meist 20 G) zur Punktion der Vene verwendet. Hat die Spitze der Kanüle das Gefäßlumen erreicht, wird ein dünner Führungsdraht mit einer flexiblen Spitze durch die Kanüle in das Gefäßlumen vorgeschoben. Die Kanüle wird dann entfernt, und der Draht verbleibt als Führungsdraht für die Kanülierung des Gefäßes. Bei der Kanülierung tiefliegender Gefäße wird über den Führungsdraht zunächst ein starrer Dilatatorkatheter vorgeschoben und anschließend wieder entfernt, was die Einführung des eigentlichen Katheters erleichtert.

Die Seldinger-Technik hat durch die Verwendung einer dünnlumigen Punktionskanüle wahrscheinlich den Vorteil einer geringeren Schädigung des Bindegewebes und der Blutgefäße. Allerdings macht wohl die Anwendung eines starren Dilatatorkatheters (wie oben erklärt) diesen Vorteil wieder zunichte. Trotzdem ist die Seldinger-Technik die derzeit bevorzugte Technik für die zentralvenöse und arterielle Punktion.

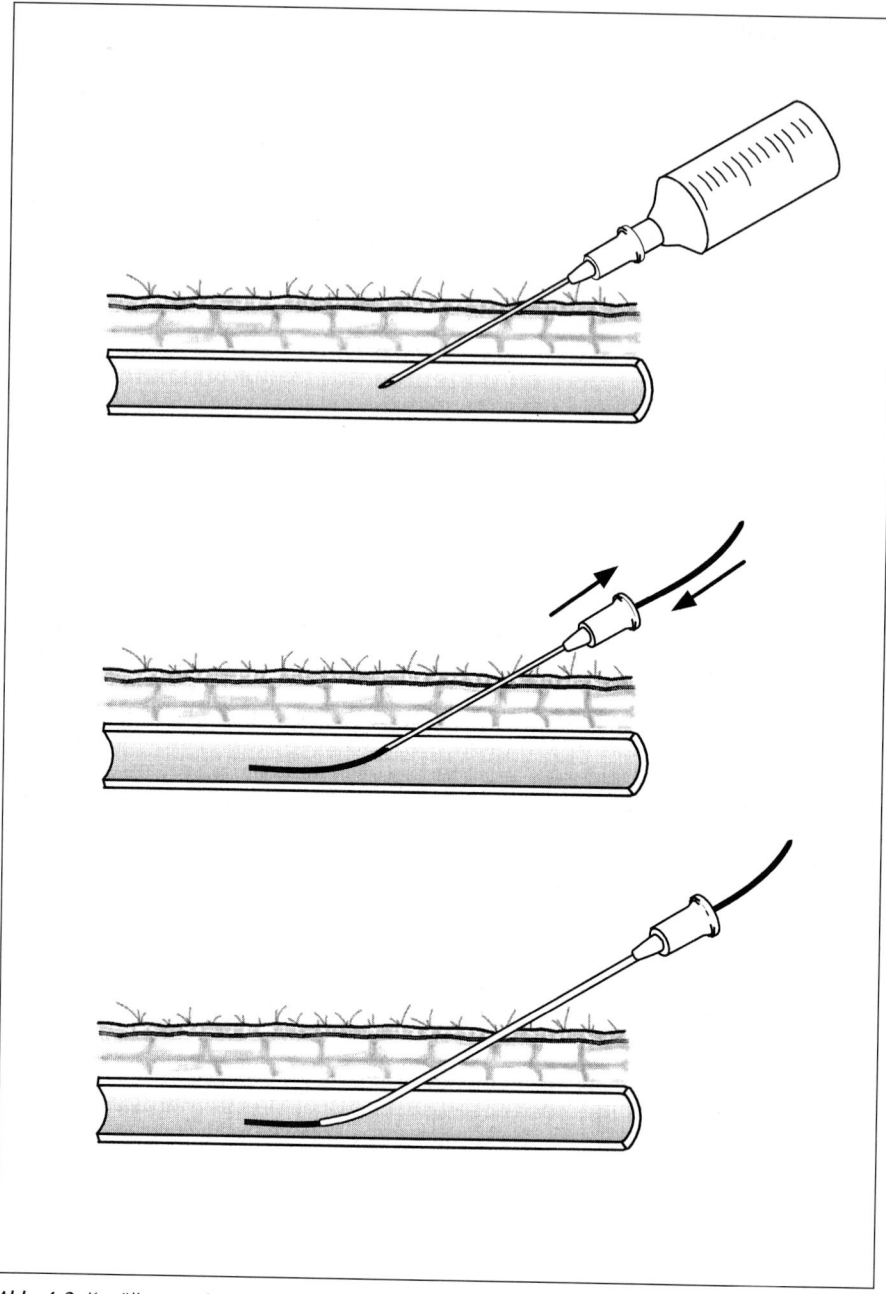

Abb. 4-2 Kanülierung eines Gefäßes mit Hilfe eines Führungsdrahts (Seldinger-Technik).

Die Katheter

Vaskuläre Katheter bestehen aus Kunststoffpolymeren, die zur Steigerung der Röntgenkontrastfähigkeit mit Barium- oder Wolframsalzen imprägniert sind. Für Kanülierungen, die für nur wenige Tage geplant sind, werden gewöhnlich Polyurethankatheter benutzt, für länger liegende (Wochen bis Monate) venöse Zugänge werden flexiblere und weniger thrombogene Katheter aus Silikonderivaten angewandt. Die Silikonkatheter (z.B. Hickman- und Broviac-Katheter) sind für die routinemäßige perkutane Punktion zu flexibel und nicht für den Gebrauch auf der Intensivsation geeignet.

Heparinbeschichtung

Manche Katheter sind zur Reduktion der Thrombogenität mit Heparin imprägniert oder beschichtet. Jedoch wurde durch diese Maßnahme keine nachweisliche Verringerung der Inzidenz katheterassoziierter Thrombosen erreicht [13]. Da heparinbeschichtete Katheter Ursache einer heparininduzierten Thrombopenie (s. Kap. 45) sein können, sollten solche Katheter auf einer Intensivstation nicht zum Einsatz kommen.

Kathetergrößen

Die Größe von Kathetern wird üblicherweise über ihren Außendurchmesser angegeben, die Größenangaben finden sich in Tabelle 4-3. Die Größe French ist eine metrische Größe, die dem Außendurchmesser in Millimetern, multipliziert mit drei, entspricht, d.h. French = Außendurchmesser (in mm) × 3. Das für Führungsdrähte und Nadeln entwickelte Gauge-System wurde auch für Katheter übernommen. Es gibt keine einfache mathematische Beziehung zwischen den Gauge-Angaben und anderen Maßeinheiten, so daß für die Umrechnung Referenzwerte wie in Tabelle 4-3 benötigt werden [14]. Die Gauge-Angaben reichen üblicherweise von 14 (größter Durchmesser) bis 27 (kleinster Durchmesser). Wie in Kapitel 1 erläutert, wird der gleichmäßige oder laminare Fluß durch eine starre Röhre am stärksten durch den Radius der Röhre beeinflußt (s. Hagen-Poiseuillesches Gesetz im Abschnitt über den peripheren Blutfluß in Kapitel 1). Tabelle 4-3 zeigt den Einfluß des Röhrendurchmessers auf die Flußrate unter Schwerkraftbedingungen für ein mit 250 ml normaler Kochsalzlösung verdünntes, durch Katheter gleicher Länge fließendes Erythrozytenkonzentrat [15]. Man beachte, daß nur wenig mehr als die Verdoppelung

Tabelle 4-3 Kathetergrößen und dazugehörige Flußraten.

Gauge	Größe in French	Außendurchmesser Millimeter	Flußrate* (ml/min)
14	6,30	2,10	–
16	4,95	1,65	96,3
18	3,72	1,24	60,0
20	2,67	0,89	39,5
22	2,13	0,71	24,7
24	1,68	0,56	–

* Flußraten unter Schwerkraftbedingungen eines mit 250 ml physiologischem Kochsalz verdünnten Erythrozytenkonzentrats durch Katheter gleicher Länge (Daten aus de la Roche MRP, Gauthier L. Rapid transfusion of packed red blood cells: effects of dilution, pressure, and catheter size. Ann Emerg Med 1993; 22:1551–1555).

des Röhrendurchmessers (von 0,7 auf 1,65 mm) mit nahezu der Vervierfachung der Flußrate (von 24,7 auf 96,3 ml/min) einhergeht. Daher ist die Kathetergröße (Durchmesser) ein wichtiger Aspekt, wenn hohe Flußraten gewünscht werden.

Mehrlumige Katheter

Mehrlumige Katheter wurden in den frühen 80ern in die Klinik eingeführt und werden nun routinemäßig für die zentralvenöse Kanülierung verwendet. Den Aufbau eines dreilumigen Katheters zeigt Abbildung 4-3. Diese Katheter haben einen Außendurchmesser von 2,3 mm (6,9 French) und können drei Lumina mit gleichem Durchmesser (meist 18 Gauge) oder ein größeres Lumen (16 Gauge) und zwei kleinere Lumina mit gleichem Durchmesser (18 Gauge) haben. Um die Vermischung von Infusionslösungen zu verringern, sind die distalen Lumina mindestens 1 cm voneinander getrennt.

Mehrlumige Katheter haben sich als wertvolle Hilfen bewährt, da sie die Anzahl der benötigten Venenpunktionen für Monitoring und Infusionstherapie reduzieren und im Vergleich zu einlumigen Kathetern das Thrombose- oder Infektionsrisiko nicht erhöhen [13].

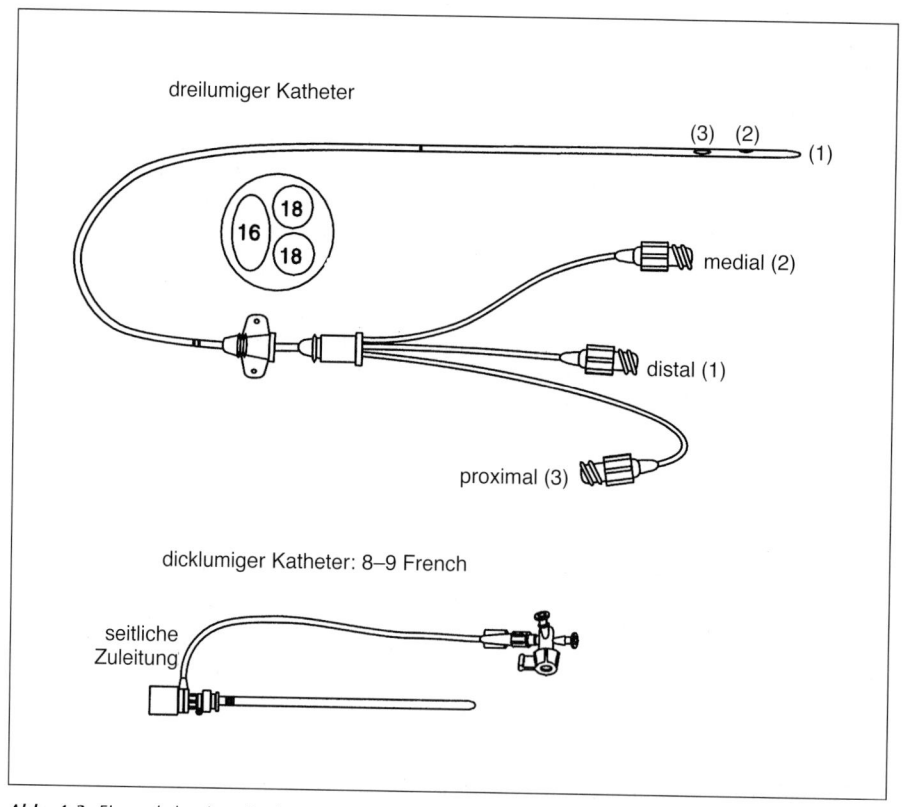

Abb. 4-3 *Ein mehrlumiger Katheter (oben) und eine dicklumige Schleuse (unten).*

Schleusen

Eine weitere wertvolle Ergänzung der Gruppe der vaskulären Katheter stellt die Schleuse dar, wie in Abbildung 4-3 abgebildet. Diese dicklumigen Katheter (8–9 French) können mittels einer einzigen Venenpunktion als Kanal für das Einführen und Entfernen kleinerer Katheter (einschließlich mehrlumiger Katheter und Pulmonaliskatheter) dienen.
Die seitliche Infusionszuleitung der Schleuse sorgt für eine weitere Infusionsmöglichkeit und erlaubt eine kontinuierliche Spülung zur Vermeidung einer Thrombusbildung an kleineren Kathetern, die im Lumen der Schleuse liegen. Mit dieser seitlichen Zuleitung kann die Schleuse auch als eigenständige Infusionsleitung genutzt werden (während der Infusion durch die seitliche Zuleitung wird das Ansatzstück des Katheters durch eine Gummimembran vollständig abgedichtet). Der große Durchmesser der Schleusen ist besonders wertvoll, wenn hohe Infusionsraten erforderlich sind (z.B. bei der Therapie massiver Blutverluste).

Zugangswege

Es folgt eine knappe Beschreibung der gängigen Punktionsorte am Arm (kubitale Venen und Radialarterie), an der Thoraxapertur (Vena subclavia und Vena jugularis) und an der Leiste (Arteria und Vena femoralis).

Venen der Ellenbeuge

Die Venen in der Ellenbeuge ermöglichen einen schnellen und sicheren Zugang für die akute Notfalltherapie. Obwohl auch lange Katheter in die Ellenbeugevenen eingebracht und bis in die obere Hohlvene vorgeschoben werden können, sind solche peripher eingeführten zentralen Venenkatheter eher für eine ambulante Infusionstherapie als für die Behandlung kritisch kranker Patienten geeignet [16]. Für akute Notfälle werden kurze Katheter (5–7 cm) über die Ellenbeugevenen bevorzugt, da sie leichter einzuführen sind und eine höhere Infusionsrate als die längeren Katheter erlauben.

Anatomie

Die Anatomie der oberflächlichen Venen in der Ellenbeuge ist in Abbildung 4-4 dargestellt. Die V. basilica verläuft in der Ellenbeuge medial, die V. cephalica liegt lateral. Die V. basilica wird bevorzugt punktiert, da sie im Arm gerader und weniger variabel verläuft als die V. cephalica.

Punktionstechnik

Der Patient muß nicht flach liegen, der Arm sollte jedoch gestreckt und abduziert gelagert werden. Die Ellenbeugevenen können mit einem Stauschlauch oder einer bis knapp über dem diastolischen Blutdruck aufgepumpten Blutdruckmanschette gestaut werden (so bleibt der arterielle Zufluß bei unterbundenem venösem Abfluß erhalten). Wird die Vene sichtbar oder palpabel, wird mittels der Kanüle mit Mandrintechnik ein kurzer 16- oder 18-Gauge-Katheter in die V. basilica oder V. cephalica eingeführt.

Blindpunktion

Sind die Ellenbeugevenen weder sichtbar noch tastbar, palpiert man den Puls der A. brachialis ca. 2,5 cm oberhalb der Ellenbeugefalte. Die V. basilica (oder V. brachialis) sollte

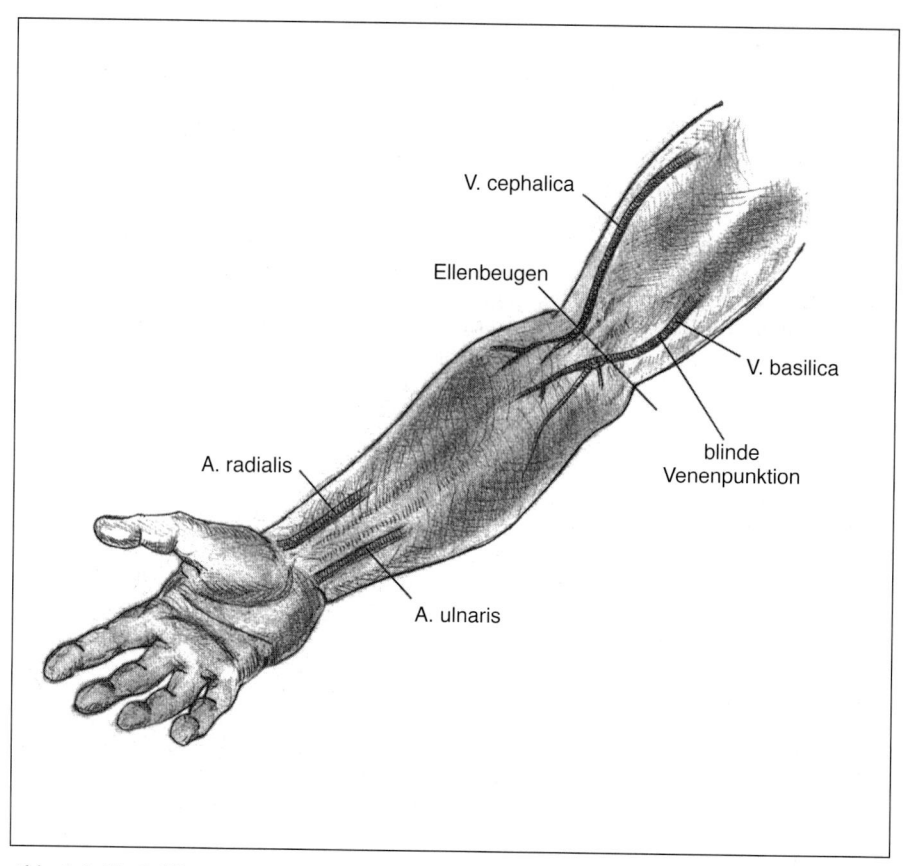

Abb. 4-4 *Die Gefäßtopographie der Ellenbeuge und des Handgelenks.*

knapp medial des tastbaren Pulses liegen und kann mit Hilfe der Kanüle mit Mandrintechnik in einem Winkel von 35–45 Grad zur Haut punktiert werden. Die Nadel wird vorgeschoben, bis Blut zurückläuft. Dieses Vorgehen hat angeblich eine Erfolgsrate von 80% [17]. Verletzungen des N. medianus (liegt ebenfalls medial der Arterie, jedoch tiefer als die Venen) können durch zu tiefes Punktieren vorkommen.

Kommentar

Die Kanülierung der Ellenbeugevenen wird empfohlen [18, 19]:
- bei rasch benötigtem venösem Zugang (z.B. kardiopulmonale Reanimation)
- für die Thrombolysetherapie bei akutem Myokardinfarkt
- für Traumapatienten, die thorakotomiert werden müssen

Denken Sie daran: Je kürzer der Katheter, desto höher ist die Flußrate durch den Katheter (s. Kap. 1). Daher erlaubt die Insertion kurzer Katheter in die Ellenbeugevenen eine schnellere Volumengabe als die Insertion längerer, zentraler Venenkatheter.

Arteria radialis

Für die arterielle Kanülierung wird die Arteria radialis favorisiert, da das Gefäß oberflächlich und leicht zugänglich liegt und die Punktionsstelle leicht zu pflegen ist. Der Hauptnachteil der Arteria radialis ist ihr kleiner Durchmesser, der die Erfolgsrate der Punktion begrenzt und einen Gefäßverschluß fördert.

Anatomie

Die anatomischen Verhältnisse der radialen und ulnaren Arterie sind in Abbildung 4-4 dargestellt. Die Arteria radialis ist gewöhnlich knapp medial des Processus styloideus des Radius palpabel. Die Arteria ulnaris verläuft auf der Gegenseite des Handgelenks (medial), lateral des Os pisiforme. Obwohl die Arteria radialis bevorzugt wird, ist die Arteria ulnaris dicklumiger und müßte leichter zu punktieren sein [20].

Der Allen-Test

Der Allen-Test überprüft die Fähigkeit der Arteria ulnaris, die Finger bei verschlossener Arteria radialis mit Blut zu versorgen. Bei der Durchführung des Tests werden zunächst die Arteria radialis und Arteria ulnaris mit Daumen und Zeigefinger abgedrückt. Der Patient soll dann die Hand über den Kopf heben und wiederholt die Faust öffnen und schließen, bis die Finger weiß werden. Die Arteria ulnaris wird dann freigegeben, und die Zeit bis zum Erreichen des normalen Hautkolorits registriert. Eine normale Reperfusionszeit liegt bei 7 Sekunden oder weniger, während eine Verzögerung von 14 Sekunden oder mehr den Beweis für einen insuffizienten Fluß in der Arteria ulnaris liefert. Obwohl ein positiver Allen-Test (z.B. 14 Sekunden oder länger bis zum Erreichen der normalen Hautfarbe) oft als Kontraindikation für eine Punktion der Arteria radialis genannt wird, blieb in zahlreichen Fällen, bei denen durch den Allen-Test ein unzureichender Fluß durch die Arteria ulnaris festgestellt wurde, eine Punktion der Arteria radialis dennoch folgenlos [2, 21]. Daher stellt ein positiver Allen-Test keine wirkliche Kontraindikation für eine Punktion der Arteria radialis dar. Zudem ist man bei der Durchführung des Tests auf die Mitarbeit der Patienten angewiesen. Somit ist der Test die Zeit nicht wert, die er in Anspruch nimmt.

Punktionstechnik

Das Handgelenk sollte überstreckt werden, damit die Arterie oberflächlich zu liegen kommt. Geeignet ist eine kurze 20-Gauge-Nadel in Form einer Kanüle mit innenliegendem Mandrin oder eine Kanüle, die in Seldinger-Technik angewandt wird. Wird eine Venenverweilkanüle benutzt, wird folgendes Vorgehen empfohlen: Tritt die Spitze der Kanüle in die Arterie ein (Blut strömt in das Kanülenfenster), liegt die Spitze des Katheters knapp außerhalb des Gefäßes. Um die Spitze des Katheters im Lumen des Gefäßes zu positionieren, durchsticht man mit der Punktionskanüle die Arterie vollständig und zieht sie anschließend zurück, bis erneut Blut durch die Nadel zurückfließt. In dieser Position kommt die Katheterspitze im Lumen der Arterie zu liegen und die Venenverweilkanüle kann vorgeschoben werden, während die Nadel zurückgezogen wird. Sind zwei Punktionsversuche fehlgeschlagen, sucht man eine andere Punktionsstelle auf (zur Reduktion des Gefäßtraumas).

Kommentar

Ein arterieller Verschluß erfolgt in bis zu 25% nach Punktion der Arteria radialis, eine Ischämie der Finger ist allerdings selten [2, 22]. Obwohl von den meisten Patienten gut toleriert, sollte die Punktion der Arteria radialis (oder sonstiger Arterien) für die Überwachung des Blutdrucks reserviert bleiben und nicht als eine bequeme Maßnahme zur Kontrolle der Blutgase oder anderer Blutwerte mißbraucht werden [23].

Die Vena subclavia

In den Vereinigten Staaten werden jedes Jahr mehr als drei Millionen zentralvenöse Kanülierungen durchgeführt [24], und meist wird dabei die Vena subclavia punktiert [25]. Die Vena subclavia ist für die Punktion gut geeignet, da es sich um ein großes Gefäß handelt (Durchmesser ca. 20 mm) und ein Kollabieren durch die umliegenden Strukturen verhindert wird. Die unmittelbaren Risiken der Vena-subclavia-Punktion beinhalten Pneumothorax (1–2%) und Hämatothorax (weniger als 1%) [25]. Das Vorhandensein oder Fehlen einer Koagulopathie wirkt sich nicht auf die Inzidenz einer Blutung aus [26], **daher stellt das Vorliegen einer Gerinnungsstörung keine Kontraindikation für die Punktion der Vena subclavia dar.**

Anatomie

Die Vena subclavia stellt die Fortsetzung der Vena axillaris in ihrem Verlauf über die erste Rippe dar. Die apikale Pleura liegt ca. 5 mm unterhalb der Vene, wo sie beginnt. Wie aus Abbildung 4-5 ersichtlich, verläuft die Vena subclavia größtenteils an der Unterseite der Klavikula. Die Vene verläuft entlang der äußeren Oberfläche des Musculus scalenus anterior, der mit seinem unteren Muskelbauch die Vene von ihrer begleitenden Arterie trennt. In der oberen Thoraxapertur vereinigt sich die Vena subclavia mit der Vena jugularis interna zur Vena brachiocephalica. Der Zusammenschluß der rechten und linken Vena brachiocephalica bildet die Vena cava superior.

Tabelle 4-4 Anatomische Distanzen bei der Kanülierung zentraler Gefäße.

Gefäßabschnitt	Durchschnittliche Länge (cm)	
	Rechts	Links
kanülierter Abschnitt der V. subclavia oder V. jugularis interna	5	5
V. brachiocephalica	2,5	6,5
V. cava superior	7	7
Gesamtdistanz zum rechten Vorhof	14,5	18,5

Aus Warwick R, Williams PL, eds. Gray's Anatomy. 35th ed. London: Longman, 1973:700–702; and Romanes GL. Cunningham's Textbook of Anatomy. 12th ed. New York: Oxford University Press, 1981:942–948.

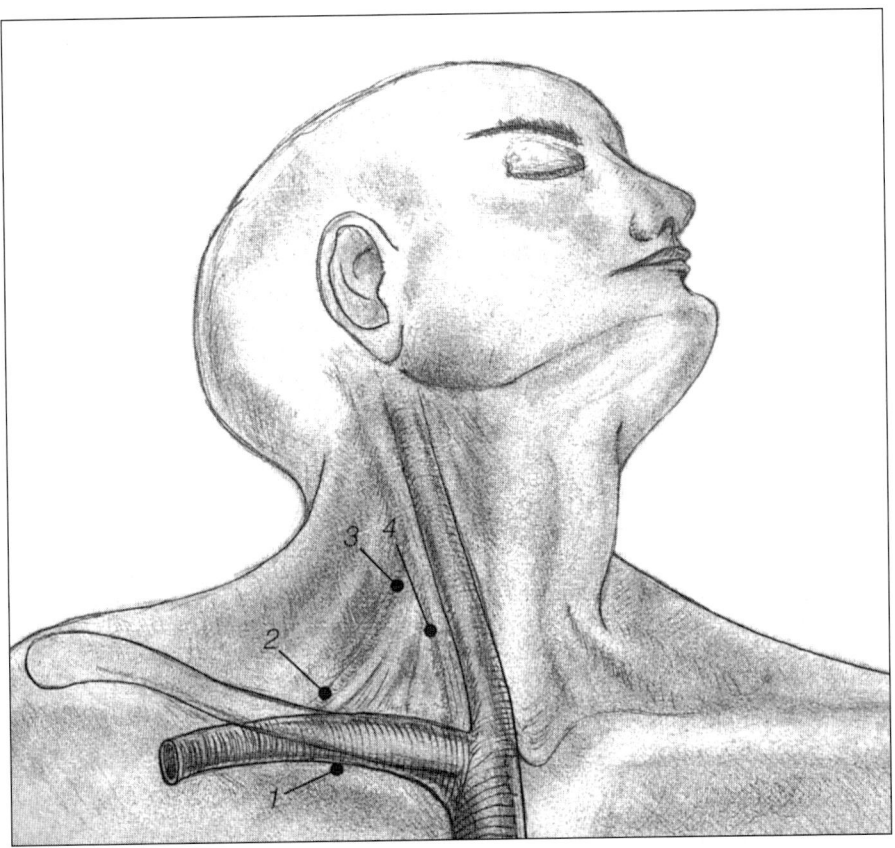

Abb. 4-5 *Aufsicht auf die großen zentralen Venen und deren Vereinigung auf Höhe der oberen Thoraxapertur. Die Markierungspunkte beschreiben Punktionsorte für die Kanülierung der Vena subclavia (1 + 2) und Vena jugularis interna (3 + 4).*

Anatomische Distanzen

Die Längen der betroffenen Gefäßabschnitte bei der Punktion der Vena subclavia (und Vena jugularis interna) zeigt Tabelle 4-4. Die durchschnittliche Entfernung des rechten Vorhofs von der Punktionsstelle beträgt bei rechtsseitigen 14,5 cm beziehungsweise bei linksseitigen Punktionen 18,5 cm.

Diese Entfernungen sind beträchtlich kürzer als die empfohlenen Katheterlängen für die rechtsseitige (20 cm) und linksseitige (30 cm) Kanülierung zentraler Gefäße. Sie stimmen auch eher mit einem neueren Bericht überein, der eine durchschnittliche Distanz zum rechten Vorhof bei der zentralvenösen Kanülierung Erwachsener von beiden Seiten von 16,5 cm angibt [27]. Um also das Vorschieben der Katheterspitze bis in den rechten Vorhof zu verhindern (was zu einer Herzperforation und einer tödlichen Herzbeuteltamponade führen kann), **sollten alle zentralvenösen Katheter nicht länger als 15–16 cm sein** [27].

Punktionstechnik

Der Patient wird flach auf den Rücken gelagert, mit angelegten Armen und mit von der Punktionsstelle abgewandtem Kopf. Zwischen die Schulterblätter kann eine Handtuchrolle gelegt werden, dies ist aber unbequem und unnötig. Man sucht den Ansatz des M. sternocleidomastoideus an der Klavikula auf. Die Vene liegt direkt unter dem Muskelansatz am Schlüsselbein. Die Punktion der Vene kann von beiden Seiten der Klavikula erfolgen.

Infraklavikulärer Zugang (Punktionsstelle 1 in Abb. 4-5): Man sucht den lateralen Rand des M. sternocleidomastoideus an seinem Ansatz an der Klavikula auf. Der Katheter wird in der Linie dieses Randes inseriert, jedoch unterhalb der Klavikula. Man punktiert mit einer Punktionskanüle (18 oder 20 Gauge) mit nach oben (in Richtung Decke) gerichteter Öffnung und schiebt die Nadel entlang der Unterseite der Klavikula in Richtung der Incisura suprasternalis vor. Die Punktionsrichtung soll dabei parallel zum Rücken des Patienten sein. Nach Punktion der Vene dreht man die Öffnung der Kanüle in die Drei-Uhr-Position, damit sich der Führungsdraht in Richtung der V. cava superior vorschieben läßt.

Supraklavikulärer Zugang (Punktionsstelle 2 in Abb. 4-5): Man sucht den Winkel auf, der durch den lateralen Rand des M. sternocleidomastoideus und der Klavikula gebildet wird. Die Punktionskanüle wird so eingeführt, daß sie diesen Winkel halbiert. Die Nadel wird mit nach oben zeigender Öffnung unter der Klavikula in Richtung der gegenüberliegenden Brustwarze vorgeschoben. Die Vene sollte in einer Tiefe von 1–2 cm erreicht werden (die V. subclavia liegt beim supraklavikulären Zugang oberflächlicher). Bei Erreichen der Vene wird die Nadelöffnung in die Neun-Uhr-Position gedreht, damit man den Führungsdraht in Richtung V. cava superior vorschieben kann.

Kommentar

Der Patientenkomfort und die Leichtigkeit der Punktion sind die überzeugendsten Gründe für die Wahl der V. subclavia als zentralvenösem Zugang. Die Entscheidung zwischen infra- und supraklavikulärem Zugang ist größtenteils eine Frage der persönlichen Präferenz. Manchmal wird empfohlen, bei beatmungspflichtigen Patienten die Punktion der V. subclavia aufgrund des Pneumothoraxrisikos zu vermeiden. Jedoch ist dieses so gering, daß es einen Verzicht auf die V.-subclavia-Punktion auch bei Patienten mit respiratorischer Insuffizienz nicht rechtfertigt.

Die Vena jugularis interna

Die Kanülierung der V. jugularis interna verringert (beseitigt jedoch nicht) das Risiko eines Pneumothorax, birgt aber andere Risiken (z.B. Punktion der Arteria carotis und Verletzung des Ductus thoracicus).

Anatomie

Die V. jugularis interna liegt unter dem M. sternocleidomastoideus und hat, wie in Abbildung 4-5 dargestellt, im Hals einen schrägen Verlauf. Dreht man den Hals zur Gegenseite, verläuft die Vene in einer geraden Linie vom Ohrläppchen zum Sternoklavikulargelenk. Im Bereich des kaudalen Halsdreiecks wird die V. jugularis interna zur am weitesten lateral gelegenen Struktur in der Karotisscheide (in der die Arteria carotis von der V. jugularis interna, die lateral, und dem N. vagus, der medial verläuft, begleitet wird).

Punktionstechnik

Die rechte Seite wird bevorzugt, da hier die Vene einen geraderen Verlauf zum rechten Vorhof hat. Der Patient wird auf den Rücken oder in Trendelenburg-Position mit zur Gegenseite gewandtem Kopf gelagert. Die Vene kann von einem vorderen oder hinteren Zugang aus punktiert werden.

Der vordere Zugang (Punktionsstelle 4 in Abb. 4-5): Der vordere Zugang führt durch das Dreieck, das von den beiden Köpfen des M. sternocleidomastoideus gebildet wird. Man tastet die Arteria carotis im Dreieck und fixiert sie medial. Die Punktionskanüle wird mit nach oben gerichteter Öffnung an der Spitze des Dreiecks eingebracht und in einem Winkel von 45 Grad zur Hautoberfläche in Richtung der ipsilateralen Brustwarze vorgeschoben. Wenn die Vene bis in einer Tiefe von 5 cm nicht getroffen wurde, wird die Nadel um 4 cm zurückgezogen und in einer mehr lateralen Richtung erneut vorgeschoben. Wurde das Gefäß punktiert, achte man auf Pulsationen. Hellrot pulsierendes Blut weist auf eine Punktion der A. carotis hin. Man entfernt in dieser Situation die Kanüle und komprimiert das Gebiet für fünf bis zehn Minuten. Anschließend sollte kein erneuter Versuch, weder auf der rechten noch auf der linken Seite, unternommen werden, da eine beidseitige Karotispunktion ernste Folgen haben kann.

Der hintere Zugang (Punktionsstelle 3 in Abb. 4-5): Die Einstichstelle für diesen Zugang liegt 1 cm über der Stelle, an der die V. jugularis externa den lateralen Rand des M. sternocleidomastoideus kreuzt. Die Punktion erfolgt mit einer mit dem Schliff in Drei-Uhr-Position gedrehten Punktionskanüle. Die Kanüle wird entlang der Hinterwand des Muskels in Richtung auf das Jugulum vorgeschoben. Das Gefäß sollte bei diesem Zugang nach 5–6 cm erreicht sein [28].

Punktion der Arteria carotis: Wurde die A. carotis mit der Punktionskanüle punktiert, sollte die Kanüle entfernt und die Seite für mindestens fünf Minuten komprimiert werden (bei Patienten mit Koagulopathie werden zehn Minuten empfohlen). Weitere Punktionsversuche der V. jugularis interna sollten auf beiden Seiten unterlassen werden, um die Punktion beider Karotiden zu verhindern. **Wurde die Arteria carotis unbeabsichtigt katheterisiert, sollte der Katheter nicht zurückgezogen werden,** da dies eine massive Blutung hervorrufen könnte. In einer solchen Situation sollte umgehend ein Gefäßchirurg konsultiert werden.

Kommentar

Wie bei der V. subclavia ist die Punktion der V. jugularis interna durch den Geübten sicher und effektiv. Jedoch sind einige Nachteile der V.-jugularis-interna-Punktion zu erwähnen:
– Eine versehentliche Punktion der Arteria carotis wird in 2–10% der Punktionsversuche berichtet [28].
– Wache Patienten beklagen sich oft über die wegen des Katheters eingeschränkte Beweglichkeit des Halses.
– Bei agitierten Patienten können heftige Kopfbewegungen zu Katheter- und Venenthrombosen führen.
– Bei tracheotomierten Patienten kann die Einstichstelle mit infiziertem Sekret aus dem Tracheostoma in Kontakt kommen.

Die Vena jugularis externa

Die Kanülierung der V. jugularis externa hat zwei Vorteile:
- Es besteht kein Pneumothoraxrisiko.
- Blutungen können leicht beherrscht werden.

Der größte Nachteil ist das schwierige Vorschieben des Katheters.

Anatomie

Die Vena jugularis externa verläuft in einer Linie vom Kieferwinkel zur Medioklavikularlinie. Die Vene verläuft schräg über den M. sternocleidomastoideus und vereinigt sich mit der Vena subclavia in einem spitzen Winkel. Dieser spitze Winkel ist das Haupthindernis beim Vorschieben der in die Vena jugularis externa plazierten Katheter.

Punktionstechnik

Der Patient wird auf den Rücken oder in Trendelenburg-Position gelagert, mit von der Punktionsseite abgewandten Kopf. Falls nötig, kann die Vene zur besseren Füllung knapp über der Klavikula komprimiert werden (mit dem Zeigefinger der nichtdominanten Hand). Dennoch läßt sich selbst unter optimalen Füllungsverhältnissen bei bis zu 15% der Patienten keine Vene nachweisen [28].
Die V. jugularis externa wird durch die umgebenden Strukturen kaum fixiert, daher sollte sie während der Punktion mit Daumen und Zeigefinger fixiert werden. Der Schliff der Kanüle sollte bei der Punktion nach oben zeigen. Die empfohlene Einstichstelle liegt in der Mitte zwischen dem Kieferwinkel und der Klavikula (s. Abb. 4-5). Man benutzt einen einlumigen 16-Gauge-Katheter mit einer Länge von 10–15 cm. Falls sich der Katheter nicht leicht vorschieben läßt, darf es nicht mit Kraft versucht werden, da dies zu einer Gefäßperforation an der Einmündung der V. jugularis externa in die V. subclavia führen kann.

Kommentar

Dieser Zugang bleibt am besten für die kurzzeitige Kanülierung von Patienten mit einer schweren Koagulopathie reserviert, besonders wenn der Durchführende unerfahren ist und sich eine Punktion der V. subclavia oder V. jugularis interna nicht zutraut. Entgegen der verbreiteten Meinung ist die Kanülierung der V. jugularis externa aufgrund der Schwierigkeiten beim Vorschieben des Katheters und beim Passieren des spitzen Winkels an der Einmündung in die V. subclavia nicht immer einfacher durchzuführen als eine zentralvenöse Kanülierung.

Die Vena femoralis

Die V. femoralis ist von den großen Gefäßen am einfachsten zu kanülieren und birgt zudem kein Pneumothoraxrisiko. Die Nachteile dieses Zugangswegs sind venöse Thrombosen (10%), Punktion der Arteria femoralis (5%) und eine eingeschränkte Beugung der Hüfte (was für wache Patienten lästig sein kann). Entgegen der landläufigen Meinung unterscheidet sich die Infektionsrate der Femoralisvenenkatheter nicht von der der V.-subclavia- oder V.-jugularis-interna-Katheter [28].

Anatomie

In Abbildung 4-6 ist die Anatomie der Femoralisscheide dargestellt. Die V. femoralis ist in der Femoralisscheide die am weitesten medial gelegene Struktur und liegt unmittelbar medial der A. femoralis. Im Bereich des Leistenbandes liegen die femoralen Gefäße nur wenige Zentimeter unter der Haut.

Punktionstechnik

Man palpiert die Arteria femoralis knapp unterhalb der Leistenfalte und geht mit der Kanüle (Schliff nach oben) 1–2 cm medial des palpierten Pulses ein. Die Nadel wird in einem Winkel von 45 Grad zur Haut vorgeschoben und erreicht in einer Tiefe von 2–4 cm die Vene. Ist das Gefäß erreicht und kann der Katheter oder der Führungsdraht nicht über die Kanülenspitze vorgeschoben werden, senkt man die Spritze parallel zur Haut-

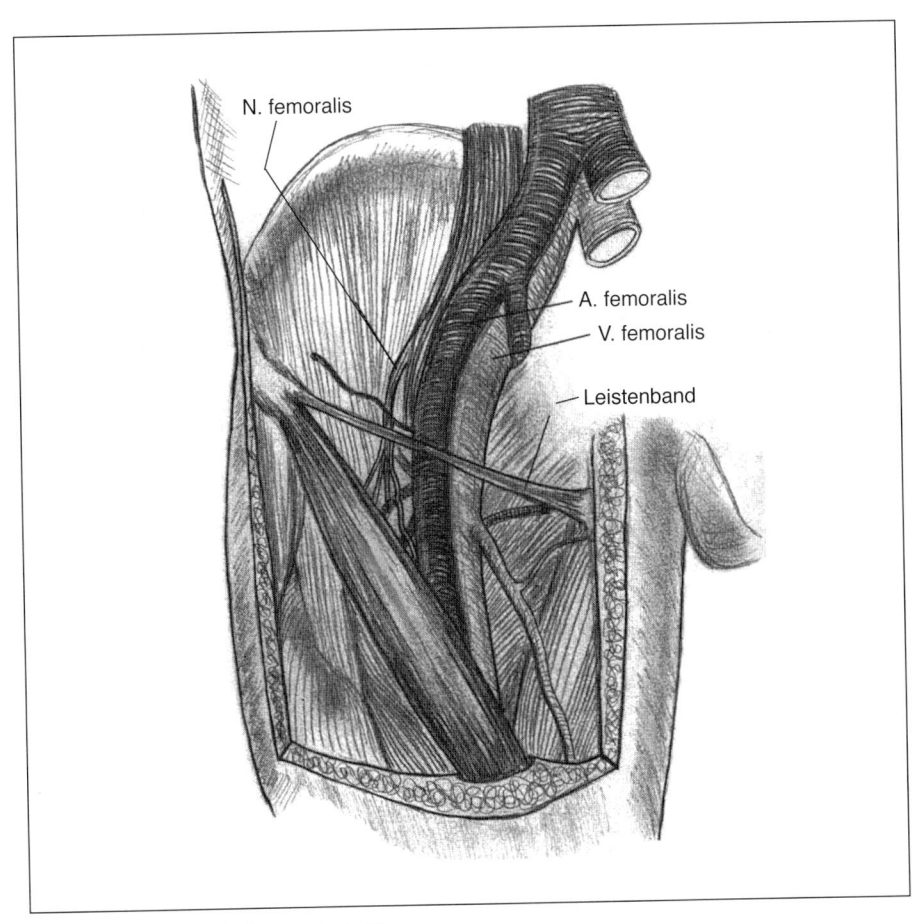

Abb. 4-6 *Anatomie der Femoralisscheide.*

oberfläche ab (dadurch bewegt sich die Kanülenspitze gegebenenfalls von der gegenüberliegenden Gefäßwand weg in das Lumen des Gefäßes). V.-femoralis-Katheter sollten wenigstens 15 cm lang sein.

Blindpunktion

Ist der Femoralispuls nicht tastbar, drittelt man eine gedachte Linie zwischen Spina iliaca anterior superior und Tuberculum pubicum. Die A. femoralis liegt an der Grenze zwischen medialem und mittlerem Drittel, die V. femoralis 1–2 cm medial von diesem Punkt. Bei dieser Methode der Blindpunktion der V. femoralis wird eine Erfolgsquote von über 90% angegeben [29].

Kommentar

Die Kanülierung der V. femoralis ist üblicherweise gelähmten oder komatösen und immobilisierten Patienten vorbehalten. Dieser Zugang wird nicht empfohlen für die kardiopulmonale Reanimation (verlängerte Kreislaufzeiten bei Bolusgaben von Medikamenten) [18] oder für Patienten mit Koagulopathien [28].

Die Arteria femoralis

Die Punktion der A. femoralis bleibt Situationen vorbehalten, in denen die Punktion der A. radialis kontraindiziert ist oder nicht erfolgreich war. Trotz ihres Reservestatus ist die A. femoralis dicklumiger als die A. radialis und einfacher zu punktieren. Die Komplikationen der Kanülierung der Femoralarterie sind die gleichen wie bei der Punktion der A. radialis (Thrombosen, Blutungen und Infektionen). Die Inzidenz von Infektionen ist bei Radial- und Femoralarterienkathetern gleich, während die Inzidenz von Thrombosen bei Punktionen der A. femoralis geringer ist [2]. Thrombosen der A. femoralis führen, wie bei der A. radialis, nur selten zu bedrohlichen Ischämien der distalen Extremität [2]. Die Lokalisation und Kanülierung der A. femoralis erfolgt wie in der Beschreibung der Punktion der V. femoralis. Zum Einbringen des Katheters wird die Seldinger-Technik bevorzugt. Die Katheter sollten einen Durchmesser von 18 Gauge und eine Länge von 15–20 cm besitzen.

Kommentar

Die Kanülierung der A. femoralis stellt eine brauchbare Alternative zur Punktion der A. radialis dar und kann bei gelähmten oder anderweitig immobilisierten Patienten von Vorteil sein, außer es liegt eine relevante Koagulopathie vor (in diesem Fall wird die A. radialis bevorzugt). Die Inzidenz thrombotischer Komplikationen ist bei der Kanülierung der A. femoralis geringer. Der Druck in der Femoralarterie kommt dem Druck in der Aorta deutlich näher als der in der A. radialis (s. Kap. 8). (Anmerkung d. Übersetzer: Wir bevorzugen die A. femoralis.)

Unmittelbare Komplikationen

Venöse Luftembolie

Der unbeabsichtigte Lufteintritt ist eine der gefürchtetsten Komplikationen beim Legen zentralvenöser Katheter. Die Wichtigkeit der Erhaltung eines geschlossenen Systems während der Punktion wird durch folgende Feststellung unterstrichen:

Bei einem Druckgradienten von 4 mmHg können über eine 14-G-Kanüle pro Sekunde 90 ml Luft eindringen und innerhalb einer Sekunde zur tödlichen Luftembolie führen [30].

Vorbeugende Maßnahmen

Die Prävention ist das Entscheidende bei der Reduzierung der Morbidität und Mortalität durch venöse Luftembolien. Die wirksamste Methode zur Verhinderung der venösen Luftembolie besteht darin, den venösen Druck gegenüber dem atmosphärischen Druck positiv zu halten. Dies wird erleichtert durch die Positionierung des Patienten in Trendelenburg-Position mit einer Kopftieflage von 15 Grad. Man sollte aber nicht vergessen, daß auch **die Trendelenburg-Lagerung eine venöse Luftembolie nicht verhindert**, da der Patient auch in der Trendelenburg-Lagerung negative intrathorakale Drücke erzeugt. Wechselt man die Verbindungen an einem zentralvenösen Katheter, kann passager ein positiver Druck aufgebaut werden, indem man den Patienten hörbar summen läßt. Diese Maßnahme bewirkt nicht nur einen positiven intrathorakalen Druck, sondern liefert dem Kliniker auch eine hörbare Kontrolle. Bei beatmeten Patienten sollte das Wechseln von Verbindungen nur während einer maschinellen Blähung der Lunge erfolgen.

Klinik

Das übliche klinische Bild ist eine akut einsetzende Atemnot während der Prozedur. Hypotonie und Herzstillstand können sich rasch entwickeln. Auch kann Luft über ein offenes Foramen ovale zur Blockade der zerebralen Strombahn und zum Apoplex führen. Vorübergehend kann ein charakteristisches „Mühlradgeräusch" über dem rechten Herzen auskultierbar sein.

Therapie

Wird eine venöse Luftembolie vermutet, lagert man den Patienten sofort auf die linke Seite und versucht Luft direkt über den Katheter zu aspirieren. Im äußersten Notfall kann der Versuch unternommen werden, mit einer Kanüle den rechten Ventrikel zu punktieren und Luft zu aspirieren. Leider kann die Mortalität der schweren venösen Luftembolie durch diese Maßnahmen kaum verringert werden.

Pneumothorax

Der Pneumothorax stellt in erster Linie ein Problem bei der Kanülierung der V. subclavia dar, kann aber auch die Kanülierung der V. jugularis komplizieren [2, 30]. Dies ist der Grund für die Empfehlung, nach allen zentralvenösen Punktionen (oder Punktionsversuchen) zur Kontrolle eine Röntgen-Thoraxaufnahme durchzuführen. Wenn möglich, sollten Röntgen-Thoraxkontrollen in aufrechter Haltung und in Exspiration aufgenommen werden. Aufnahmen in Exspiration erleichtern das Auffinden von kleinen Pneumothorazes, weil während der Exspiration das Volumen der Luft in der Lunge abnimmt, nicht jedoch das Volumen der Luft im Pleuraspalt. Daher hat während der Exspiration das Luftvolumen im Pleuraspalt einen größeren Anteil am Gesamtvolumen der Thoraxhälfte, wodurch sich das radiologische Erscheinungsbild des Pneumothorax vergrößert [31].

Aufnahmen im Stehen sind bei Intensivpatienten nicht immer möglich. Wenn Aufnahmen im Liegen unumgänglich sind, muß man daran denken, daß sich die Luft im Pleuraspalt bei liegenden Patienten nur selten im Bereich der Lungenspitze sammelt [32, 33]. In dieser

Situation sammelt sich die Luft eher subpulmonal und entlang der anteromedialen Begrenzung des Mediastinums (s. Kap. 28).

Verzögert auftretender Pneumothorax

Pneumothoraxes können bis zu 24 und 48 Stunden nach zentralvenöser Punktion radiologisch nicht nachweisbar sein [31, 33]. Daher schließt das Fehlen eines Pneumothorax auf einer unmittelbar nach Legen eines Katheters durchgeführten Röntgen-Thoraxkontrolle die Möglichkeit eines katheterinduzierten Pneumothorax nicht völlig aus. Dies stellt eine wichtige Überlegung bei Patienten dar, die innerhalb der ersten Tage nach einer zentralvenösen Punktion Luftnot oder andere Zeichen eines Pneumothorax entwickeln. Solange der Patient asymptomatisch ist, sind wiederholte Röntgen-Aufnahmen nach Legen eines zentralvenösen Katheters kaum gerechtfertigt.

Position der Katheterspitze

Der korrekt plazierte zentralvenöse Katheter sollte parallel zur V. cava superior verlaufen, und die Katheterspitze sollte oberhalb der Übergangsstelle von V. cava superior in den rechten Vorhof zu Liegen kommen. Die nachfolgenden Situationen müssen korrigiert werden.

Die Katheterspitze liegt der Wand der V. cava an

Katheter, die von der linken Seite eingebracht werden, müssen bei Erreichen der Vena cava superior eine scharfe Richtungsänderung nach unten vollziehen. Schlägt dieses Manöver fehl, können die Katheter in eine Position geraten wie in Abbildung 4-7 dargestellt. Die Katheterspitze liegt der lateralen Wand der V. cava an und kann in dieser Position die Gefäßwand arrodieren und die V. cava perforieren. Daher sollten Katheter, die der V. cava anliegen, so schnell als möglich zurückgezogen werden (das Problem einer Gefäßperforation wird in Kap. 5 detaillierter besprochen).

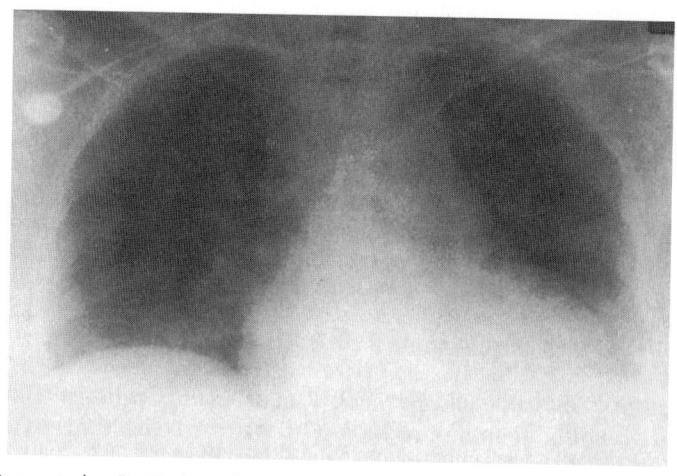

Abb. 4-7 *Der zentralvenöse Katheter liegt in einer Position, in der er die V. cava superior perforieren kann (s.a. Abb. 5-1).*

Die Katheterspitze liegt im rechten Vorhof

Die „Food and Drug Administration" der Vereinigten Staaten hat eine eindringliche Warnung verbreitet vor dem Risiko einer Herzwandperforation durch Katheterspitzen, die bis ins Herz vorgeschoben wurden [24]. Allerdings ist eine Herzwandperforation eine seltene Komplikation eines zentralvenösen Zugangs, obwohl mehr als die Hälfte aller zentralvenösen Katheter im rechten Vorhof fehlplaziert sein können. Andererseits endet eine Herzbeuteltamponade häufig tödlich, so daß das Vorschieben des Katheters ins Herz vermieden werden sollte. Einige Maßnahmen verringern das Risiko einer Herzwandperforation. Die wirksamste Maßnahme besteht in der Verwendung kürzerer Katheter, wie bereits empfohlen. Die Spitze von Dauerkathetern sollte oberhalb des dritten rechten Rippenknorpels liegen (dies entspricht der Höhe, in der die V. cava in den rechten Vorhof übergeht). Ist der anteriore Anteil der dritten Rippe nicht sichtbar, soll die Katheterspitze oberhalb oder auf Höhe der trachealen Karina liegen.

KAPITEL 5

Der intravasale Verweilkatheter

Dieses Kapitel führt das Kapitel 4 fort und beschreibt die routinemäßige Pflege und die Komplikationen von intravasalen Verweilkathetern. Der erste Abschnitt beschäftigt sich mit der täglichen Pflege von Katheter und Punktionsstellen [1, 2], die nachfolgenden Abschnitte konzentrieren sich auf katheterinduzierte Komplikationen, mit dem Schwerpunkt auf katheterinduzierte Infektionen [3, 4].

Routinemäßige Katheterpflege

Die folgenden Maßnahmen wurden entwickelt, um die durch intravasale Verweilkatheter entstehenden Komplikationen zu verhindern oder zu begrenzen [1, 2]. Viele dieser präventiven Maßnahmen haben nur einen geringen oder keinen nachweislichen Nutzen.

Schützende Verbände

Die Katheterpunktionsstellen der Haut werden als antiseptische Standardmaßnahme immer abgedeckt [1, 2]. Die unterschiedlichen Schutzverbände mit ihren verschiedenen Merkmalen werden in Tabelle 5-1 dargestellt.

Der Standardverband ist eine sterile Kompresse, die mit einem hypoallergen Pflaster fixiert und alle 48 Stunden gewechselt wird.

In den letzten Jahren haben okkludierende Verbände aus transparentem Polyurethan oder Kolloidgel weite Verbreitung gefunden, da sie eine Inspektion der Einstichstelle (Infektionszeichen) ohne Verletzung der schützenden Versiegelung der Haut erlauben [1, 2]. Allerdings haben **okkludierende Verbände** einen Nachteil, der Beachtung verdient: Sie **fördern die mikrobielle Besiedelung der darunterliegenden Haut** [5, 6, 7]. Diese Verbände verhindern das Entweichen des Wasserdampfs von der darunterliegenden Haut und führen zur Ausbildung einer feuchten Kammer, die das Wachstum der dermalen Mikroflora fördert. Einige okkludierende Verbände sind wasserdampfdurchlässiger als andere (s. Tab. 5-1), doch schließen alle die Feuchtigkeit auf der Haut bis zu einem gewissen Grad ein. Es fördern alle okkludierenden Verbände die Kolonisation der Haut, auch wenn nur absolut wasserdampfundurchlässige Verbände eine höhere Inzidenz für eine

Tabelle 5-1 Merkmale verschiedene Schutzverbände.

Art des Verbandes	Eigennamen	Kosten	Haut-besiedelung	Risiko einer Septikämie
sterile Kompresse und Pflaster		+	+	+
wasserdampf-durchlässige Okklusionsverbände		++	++	+
wasserdampf-undurchlässige Okklusionsverbände	z.B. Op Site®, Tegaderm®, DuoDERM®	+++	+++	++

Die relative Wertigkeit wird durch die Anzahl der Pluszeichen angezeigt [5, 6, 7].

katheterassoziierte Septikämie zeigen [5, 6]. Somit zeigen okkludierende Hautverbände einen Effekt, der der angestrebten Wirkung von Schutzverbänden entgegensteht. Aufgrund dieses gegenteiligen Effekts und der zusätzlichen Kosten für okkludierende Verbände (etwa dreimal so teuer wie sterile Kompressen), **kann die routinemäßige Anwendung okkludierender Verbände nicht empfohlen werden.**

Antimikrobielle Salben

Eine weitere gängige antiseptische Maßnahme ist die Applikation von Salben mit Breitbandantibiotika, z.B. Polymyxin-Neomycin-Bacitracin, auf die Katheterinsertionsstelle der Haut. Es konnte allerdings für diese Maßnahme keine Verringerung der katheterassoziierten Infektionen gefunden werden, sie wird daher **nicht empfohlen** [4].

Katheterwechsel

Die Inzidenz katheterassoziierter Infektionen steigt für Katheter, die länger als drei Tage liegen [8]. Diese Beobachtung führte zur der verbreiteten Praxis, die Katheter nach einigen Tagen zu wechseln (gewöhnlich über einen Führungsdraht), um das Risiko einer katheterassoziierten Infektion zu verringern. Das regelmäßige Wechseln von Kathetern, sei es über einen Führungsdraht oder durch eine erneute Punktion, führt jedoch nicht zu einer Reduktion von katheterbedingten Infektionen [9], sondern könnte tatsächlich eine Zunahme der katheterassoziierten Komplikationen zur Folge haben (mechanischer und infektiöser Art) [10]. **Daher kann ein routinemäßiger Wechsel von intravasalen Verweilkathetern nicht empfohlen werden.**

Indikationen für den Wechsel von intravasalen Dauerkathetern

- Findet sich an der Punktionsstelle Eiter oder eine sich ausbreitende Rötung, sollte man einen neuen venösen Zugangsweg wählen.
- Wird eine katheterbedingte Infektion vermutet, sollte man den Katheter über einen Führungsdraht wechseln.

- Befinden sich auf der Spitze oder dem intradermalen Anteil eines gerade gezogenen Katheters signifikante Mengen an Erregern (mehr als 15 koloniebildende Einheiten auf einem semiquantitativen Kulturnährboden), sollte man einen neuen venösen Zugangsweg wählen.
- Wurde ein Katheter notfallmäßig ohne streng aseptische Bedingungen gelegt, sollte er via Führungsdraht ausgewechselt werden.

Durchspülen von Kathetern

Alle vaskulären Katheter werden routinemäßig zur Erhaltung der Durchgängigkeit gespült, wobei als Standardspüllösung heparinisierte Kochsalzlösung dient (die Heparinkonzentration reicht von 10–1000 IE/ml) [1, 2, 11]. Verweilkatheter, die nur intermittierend verwendet werden, werden zwischenzeitlich mit Schutzkappen verschlossen und mit heparinisierter Kochsalzlösung gefüllt (die Schutzkappe, die das proximale Katheterende verschließt, bildet ein partielles Vakuum, das die Spüllösung in Position hält; daher wird auch der Begriff Heparinschloß [heparin lock] benutzt). Arterielle Katheter werden mit Hilfe einer unter Druck stehenden Infusion kontinuierlich gespült (übliche Flußrate 3 ml/h) [12].

Alternativen zum Heparin

Die Verwendung von heparinisierter Kochsalzlösung als Standardspüllösung hat zwei Nachteile. Erstens entstehen durch das verwendete Heparin zusätzliche Kosten, die pro Jahr in einem Krankenhaus 100000 DM überschreiten können [11]. Der zweite Nachteil besteht im Risiko einer heparininduzierten Thrombozytopenie (s. Kap. 45).
Die Nachteile heparinisierter Spüllösungen können mit Hilfe alternativer Spülverfahren, wie in Tabelle 5-2 aufgezeigt, vermieden werden. Eine Kochsalzlösung (ohne Heparin) ist nachgewiesenermaßen zur Spülung von venösen Kathetern gleich gut geeignet wie heparinisierte Kochsalzlösung [11]. Eine routinemäßige Spülung peripher-venöser Katheter ist nicht notwendig [13].

Tabelle 5-2 Alternativen zu heparinisierten Spüllösungen.

Vaskulärer Zugang	Alternatives Spülverfahren	Indikationen
zentral- und peripher-venöse Katheter	Spülung mit 0,9%iger Natriumchloridlösung; gleiches Volumen (1–5 ml) und gleiches Zeitintervall (alle 8–12 h) wie mit Heparin [11]	Standardprotokoll für alle venösen Katheter
peripher-venöse Katheter	Spülung mit 0,9%iger Natriumchloridlösung (1–5 ml) nur nach Medikamentenapplikation [13]	Standardprotokoll für alle peripher-venösen Katheter
arterielle Katheter	kontinuierliche Spülung mit 1,4%iger Natriumcitratlösung [14]	heparininduzierte Thrombozytopenie

Zur Spülung arterieller Katheter ist die Kochsalzlösung jedoch nicht immer eine effektive Alternative zur heparinisierten Kochsalzlösung [12]. Liegen Kontraindikationen für die Anwendung von heparinisierten Spüllösungen vor (z.B. heparininduzierte Thrombozytopenie), kann eine 1,4%ige Natriumcitratlösung zur Spülung arterieller Katheter verwendet werden [14].

Mechanische Komplikationen

Die mechanischen Komplikationen von Verweilkathetern können in okklusive (z.B. Katheter- oder Gefäßverschluß) und erosive (z.B. Gefäß- oder Herzperforation) unterteilt werden. Im folgenden werden die häufigeren oder vermeidbaren mechanischen Komplikationen besprochen.

Katheterverschluß

Zu den Ursachen für Katheterverschlüsse zählen spitze Winkel oder Knicke und regionale Einkerbungen entlang dem Katheter (die üblicherweise während der Katheterinsertion verursacht wurden), weiterhin Thromben (durch den Rückstrom von Blut in die Katheter) und unlösliche Präzipitate in den Infusionslösungen (meist Medikamente oder anorganische Salze).
Ein Verschluß kann sich durch einen verminderten Fluß (Teilverschluß), einen totalen Stillstand des Flusses (Komplettverschluß) und einen unidirektionalen Stillstand des Flusses (Rückflußverschluß) bemerkbar machen.

Unlösliche Präzipitate

Folgende Substanzen fallen besonders leicht als unlösliche Präzipitate in intravenösen Infusionslösungen aus [15]:
– **Medikamente:** Barbiturate, Diazepam, Digoxin, Phenytoin und Trimethoprim
– **Anionen-Kationen-Komplexe:** Kalziumphosphat und Heparin-Aminoglykosid-Komplexe

Die Präzipitationen werden meist durch inhärent hydrophobe Eigenschaften der Nativsubstanzen (z.B. Diazepam oder Digoxin) plus einem sauren oder alkalischen pH-Wert der Infusionslösungen verursacht (z.B. Kalzium und Phosphat bilden bei einem alkalischen pH bereitwilliger unlösliche Komplexe).

Wiederherstellung der Durchgängigkeit

Es sollten alle Anstrengungen unternommen werden, die Katheterokklusion zu beseitigen, damit kein Austausch des Katheters erforderlich ist. Führungsdrähte sollten aufgrund des Risikos der Loslösung des verschließenden Materials und daraus resultierender Embolien niemals in die Katheter eingelegt werden, um eine Okklusion zu beseitigen. Ist der Katheter nur teilweise verschlossen (und ein gewisser Fluß durch den Katheter vorhanden), kann eine Spülung mit einem Thrombolytikum oder verdünnter (0,1 N) Salzsäure zur Wiederherstellung der Katheterdurchgängigkeit führen [16, 17]. Die Spülung mit der Säure zielt in erster Linie auf eine Steigerung der Löslichkeit von Kalzium-Phosphat-Präzipitaten ab. In Fällen, in denen der Katheterverschluß mit Thrombolytika nicht behoben werden konnte, zeigten Versuche mit verdünnter Säure Erfolge [17].
Eine Anleitung zur chemischen Auflösung von Katheterverschlüssen findet sich in Tabelle 5-3. Entsprechend diesem Schema wird zunächst ein Thrombolytikum eingeleitet,

Tabelle 5-3 Anleitung zur Wiederherstellung der Durchgängigkeit bei teilweise verschlossenen Kathetern.

Lösung A: Urokinase oder Streptokinase (5000 U/ml)

Lösung B: 0,1 N Salzsäure

Volumen: kathetereigenes Volumen oder 2 ml

Vorgehen in folgender Reihenfolge:
1. Injektion der Lösung A in den Katheter und Verschließen des proximalen Zugangs
2. Einwirkdauer von 10 min beachten, dann die Lösung wieder aspirieren
3. Spülen des Katheters mit 10 ml heparinisierter Kochsalzlösung (100 U/ml)
4. Bleibt der Verschluß bestehen, Wiederholung der Punkte 1–3 mit Verlängerung der Einwirkdauer auf 1 h
5. Bleibt der Verschluß bestehen, Wiederholung der Punkte 1–3 mit Verlängerung der Einwirkdauer auf 2 h
6. Bleibt der Verschluß bestehen, Wiederholung der Punkte 1–3 unter Verwendung von Lösung B
7. Bleibt der Verschluß bestehen, Ersetzen des Katheters

---

jedoch kann auch primär die verdünnte Salzsäure verwendet werden, wenn sich Präzipitate im Infusionssystem befinden oder eine zur Ausfällung neigende Medikation verabreicht wurde.

Vena-subclavia-Thrombose

Bei 3% der Patienten mit V.-subclavia-Katheter ergeben sich klinisch faßbare V.-subclavia-Thrombosen [18]. Das Leitsymptom des V.-subclavia-Verschlusses ist die unilaterale Armschwellung auf der Punktionsseite. Bei einer vermuteten V.-subclavia-Thrombose sollte am Beginn der Diagnosesicherung eine nichtinvasive Untersuchung mittels Doppler-Sonographie erfolgen. Dieses Verfahren hat bei der Diagnostik einer okkludierenden Thrombose eine hohe Erfolgsrate und kann daher in vielen Fällen die invasivere Kontrastmittelphlebographie überflüssig machen.
Bestätigt sich die Verdachtsdiagnose V.-subclavia-Thrombose, sollte der Katheter entfernt werden. Da sich Thromben der V. subclavia bis in die V. cava superior hinein ausdehnen können, erscheint es ratsam, die Kanülierung zentralvenöser Gefäße, wenn möglich, für einige Wochen zu vermeiden. In diesen Fällen wird oft eine Antikoagulation mit Heparin empfohlen [18]. Jedoch gibt es keinen Beweis dafür, daß eine Antikoagulation die Inzidenz einer Lungenembolie verringert oder anderweitig Einfluß auf den klinischen Verlauf einer katheterinduzierten V.-subclavia-Thrombose nimmt [13]. Symptomatische Lungenembolien sind bei V.-subclavia-Thrombose nicht häufig (10%). Daher kann man in dieser Situation durch eine Antikoagulation keinen großen zusätzlichen Nutzen erwarten.

Gefäßverletzungen

Katheterinduzierte Perforationen der V. cava superior oder des rechten Vorhofs sind selten und in vielen Fällen vermeidbar [19, 20]. Auf die Bedeutung der richtigen Lage der zentralvenösen Katheter wurde bereits am Ende des Kapitels 4 hingewiesen und in Abbildung 4-7 ein Beispiel für eine Katheterposition mit hohem Perforationsrisiko der V. cava superior gezeigt. Da linksseitige Katheterpunktionen für 70% aller V.-cava-superior-Perforationen verantwortlich sind, ist das Vermeiden einer Punktion auf der linken Seite ein wichtiger Schritt zur Verringerung des Perforationsrisikos der V. cava [20].

Klinik

Eine Perforation der V. cava superior kann zu jeder Zeit nach Anlage eines zentralvenösen Katheters und ebenso nach einem Katheterwechsel über einen Führungsdraht auftreten [21]. Typischerweise kommt es innerhalb der ersten sieben Tage nach Punktion zur Perforation, diese kann aber auch bis zu zwei Monate nach der Punktion passieren [19]. Die klinischen Symptome (retrosternaler Brustschmerz, Husten und Atemnot) sind unspezifisch. Der Verdacht einer Perforation wird durch radiologische Veränderungen, wie in Abbildung 5-1 gezeigt, bestätigt [19]. Beachte das verbreiterte Mediastinum und den Pleuraerguß, die radiologischen Kennzeichen einer V.-cava-Perforation.
Das plötzliche und unerwartete Auftreten eines Pleurargusses bei einem Patienten mit zentralvenösem Katheter sollte den Verdacht auf eine Gefäßverletzung lenken. Der Pleuraerguß kann ein- (rechts oder links) oder beidseitig sein.

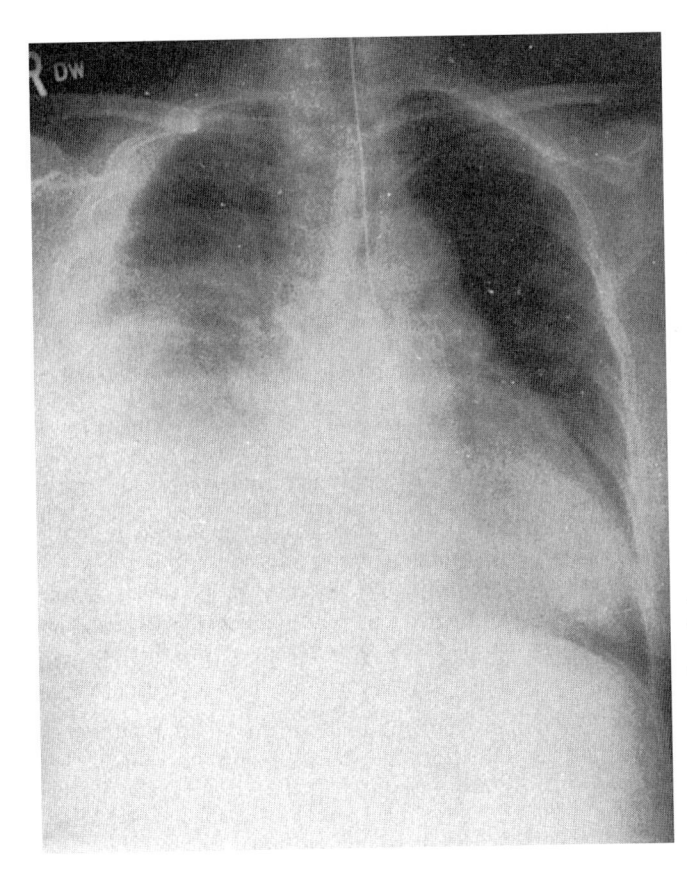

Abb. 5-1 *Die radiologischen Merkmale einer V.-cava-Perforation durch einen zentralvenösen Katheter. Beachte das verbreiterte Mediastinum und den Pleuraerguß. Röntgenthoraxaufnahme mit freundlicher Genehmigung von Dr. John E. Heffner (aus [19]).*

Diagnose

Die Pleurapunktion stellt eine wertvolle diagnostische Maßnahme dar, da im Fall einer Gefäßperforation die Zusammensetzung der Pleuraflüssigkeit und die der intravenös applizierten Flüssigkeit einander ähneln (enthält die intravenös applizierte Flüssigkeit Glukose, kann die Bestimmung des Glukosegehalts der Pleuraflüssigkeit nützlich sein). Durch die Gabe eines Kontrastmittels über den distalen Zugang des Katheters läßt sich die Diagnose sichern. Der (auf einer Thoraxröntgenaufnahme sichtbare) Austritt von Kontrastmittel in das Mediastinum bestätigt die Diagnose der Perforation. Ist die Diagnose gesichert, sollte der perforierende Katheter sofort entfernt werden. Wider Erwarten fördert das Zurückziehen des Katheters in dieser Situation keine Blutung [20].

Infektiöse Komplikationen

Im Krankenhaus erworbene (nosokomiale) Septikämien finden sich bei Intensivpatienten zwei- bis siebenmal häufiger als bei anderen hospitalisierten Patienten, wobei intravasale Verweilkatheter die zweithäufigste Ursache für nosokomiale Septikämien bei Intensivpatienten sind (an erster Stelle stehen Pneumonien) [22]. Das Auftreten einer nosokomialen Septikämie kann die Aufenthaltsdauer auf der Intensivstation verdoppeln und die Wahrscheinlichkeit eines letalen Ausgangs um 25–35% steigern [22]. Wie diese Beobachtungen zeigen, haben katheterassoziierte Infektionen einen signifikanten Einfluß auf Morbidität und Mortalität auf einer Intensivstation.

Definitionen

Die folgenden Definitionen beziehen sich auf katheterassoziierte Infektionen [3].

Katheterkolonisation

Diese Situation liegt vor, wenn ein Mikroorganismus vom intravasal liegenden Abschnitt eines Katheters (die Katheterspitze) zwar isoliert wird, dieser aber entweder als saprophytischer Organismus identifiziert oder dessen Wachstum zur Auslösung einer Infektion für zu gering erachtet wird. Es liegt keine Septikämie oder der Nachweis einer lokalen oder systemischen Infektion vor.

Katheterassoziierte Infektion

In diesem Fall wird ein pathogener Keim von der Katheterspitze isoliert und das Wachstum als ausreichend für die Auslösung einer Infektion erachtet. Dieser Zustand ist nicht von einer Septikämie begleitet, kann aber der Vorbote einer solchen sein. Die Zeichen einer lokalen Entzündung (z.B. Rötung oder Eiter an der Punktionsstelle) und einer systemischen Entzündung (z.B. Fieber oder Leukozytose) können vorhanden sein oder fehlen (diese Beschreibung ist nicht ganz befriedigend, da eine katheterbedingte Infektion ohne klinische Zeichen einer Infektion oder Entzündung vorkommen kann).

Katheterassoziierte Septikämien

Hier wird der gleiche pathogene Keim auf der Katheterspitze und im Kreislauf gefunden, und das Wachstum des Erregers auf der Katheterspitze ist dicht genug, den Katheter als primäre Quelle für die Septikämie einzustufen. Ein geringes Wachstum des Keims auf der Katheterspitze deutet darauf hin, daß eine weiter entfernte Stelle Ursache für die Septikämie ist und eine sekundäre Besiedelung der Katheterspitze vorliegt.

Pathogenese

Das Ziel der körpereigenen Antwort auf einen Fremdkörper ist dessen Abbau oder Einschluß [23]. Da Katheter biologisch nicht abbaubar sind, besteht die körpereigene Antwort auf dieses Material in der Einkapselung in eine Fibrinschicht. Diese Schicht besteht aus einem Netz von Fibrinsträngen, die Mikroorganismen einschließen und günstige Bedingungen für ein mikrobielles Wachstum bieten.

Infektionswege

Die üblichen Infektionswege einer katheterassoziierten Septikämie zeigt Abbildung 5-2 [3, 4]. Es handelt sich um folgende Wege, denen die Ziffern in Abbildung 5-2 entsprechen:
1. Mikroben können über Unterbrechungsstellen der Infusionsleitungen, wie Dreiwegehähne oder Verschlußstopfen, in das Lumen der Katheter eindringen. Dieser Infektionsweg kann durch Bewahren eines geschlossenen Infusionssystems und Vermeidung unnötiger Unterbrechungen begrenzt werden.
2. Keime auf der Haut können sich entlang dem durch den Dauerkatheter gebildeten subkutanen Tunnel wandern. Dies gilt als der häufigste Entstehungsweg für katheterassoziierte Infektionen, der Beweis dafür ist jedoch nicht überzeugend (was im letzten Abschnitt dieses Kapitels erläutert wird).
3. Im Blut zirkulierende Mikroorganismen können in dem Fibrinnetzwerk gefangen werden, das den intravasal liegenden Katheterabschnitt umgibt. Die Fibrinschicht arbeitet wie ein Filter für das zirkulierende Blut, ähnlich den für die Bluttransfusion benutzten Filtern. Dieser Infektionsweg wird oft übersehen, dürfte aber eine wichtige Rolle bei kritisch kranken Patienten einnehmen (s. Ende dieses Kapitels).

Mikrobiologie

Die folgende Liste, die auf 13 prospektiven Studien über katheterassoziierte Septikämien basiert, identifiziert die beteiligten Organismen katheterassoziierter Septikämien [24]:
– Staphylococcus epidermidis (27%)
– S. aureus (26%)
– Candidaspezies (17%)
– Klebsiella-Enterobacter (11%)

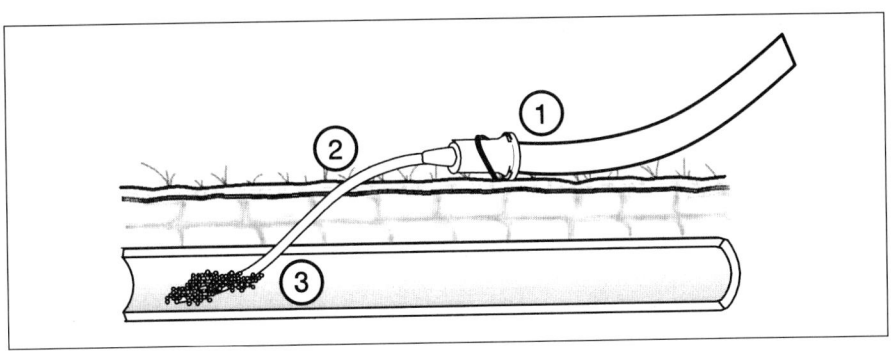

Abb. 5-2 Die an katheterassoziierten Infektionen beteiligten Infektionswege (Erklärung s.o. im Text).

- Serratia (5%)
- Enterococcus (5%)
- Pseudomonasspezies (3%)
- andere (8%)

Somit verursachen Staphylokokken etwa die Hälfte aller Infektionen, die andere Hälfte Pilze und verschiedene enterale Erreger. Dieses Erregerspektrum muß bei einer empirischen antibiotischen Therapie berücksichtigt werden.

Klinik

Katheterassoziierte Septikämien manifestieren sich üblicherweise durch ein Fieber unbekannter Genese bei Patienten, deren vaskulärer Verweilkatheter länger als 48 Stunden lag. Oft läßt sich an der Katheterpunktionsstelle keine lokale Infektion oder Entzündung nachweisen. Das Vorhandensein eines Erythems an der Einstichstelle kann den Verdacht einer katheterassoziierten Septikämie verstärken, die Sicherung der Diagnose erfordert aber die Anwesenheit von Eiter.

Kulturmethoden

Die Diagnose einer katheterassoziierten Septikämie ist eine labormedizinische Diagnose. Die zwei Kulturverfahren, die die wertvollsten diagnostischen Informationen liefern, werden kurz im folgenden beschrieben [25, 26, 27].

Quantitative Blutkulturen

Eine quantitative Blutkultur erhält man durch Inokulation eines bekannten Blutvolumens in einer Petri-Schale und das Auszählen der auftretenden Kolonien nach der Inkubierung. Das Ergebnis wird nach Anzahl koloniebildender Einheiten pro Milliliter (KBE/ml) registriert. Die Merkmale der quantitativen Blutkulturtechnik sind in Tabelle 5-4 dargestellt. Es werden zwei Blutproben benötigt: Eine Probe wird durch Aspiration aus dem Verweilkatheter gewonnen, eine weitere wird von einer Stelle distal der Punktionsstelle entnommen. Das Blut wird nicht in die üblichen Blutkulturflaschen mit Nährlösung eingebracht, sondern in speziell entwickelten, evakuierten Flaschen aufbewahrt, die ein Antikoagulans enthalten. Solche Flaschen sind in zwei Größen erhältlich (10 ml für Erwachsene, 1,5 ml für Kinder). Die Ergebnisse einer quantitativen Kultur sind in Abbildung 5-3 zu sehen. In diesem Fall ergab sich in der durch den Verweilkatheter aspirierten Blutprobe die größte Anzahl von Kolonien bei der Inkubierung. Dies verdeutlicht, wie bei der quantitativen Kulturtechnik das unterschiedliche Wachstum der beiden Blutproben zur Identifizierung der Septikämieursache genutzt wird.

Kulturen von Katheterspitzen

Das übliche diagnostische Vorgehen bei katheterassoziierter Septikämie beinhaltet das Entfernen des verdächtigen Katheters und das Anlegen einer Kultur aus dem intravasalen Katheterabschnitt. Werden Katheterspitzen auf Nährkulturböden gebracht und qualitativ kultiviert (das Wachstum wird als vorhanden oder nicht vorhanden registriert, wie bei Standardblutkulturen), sind falsch-positive Ergebnisse häufig [25]. Daher sind qualitative Kulturnährböden in keinem Fall zu empfehlen. Die Kulturmethode der Wahl ist eine semiquantitative Methode, bei der die Katheterspitze auf der Oberfläche einer Kulturschale abgerollt und nach der Inkubierungszeit die Anzahl der koloniebildenden Einheiten (KBE) ermittelt wird.

Tabelle 5-4 Die quantitative Blutkulturmethode.

Untersuchungsmaterial:	10 ml aspiriertes Blut aus dem Dauerkatheter und 10 ml Blut von einer Stelle distal der Punktionsstelle; Aufbewahren der Proben in einem vakuumverschlossenen Kulturbehälter.

Diagnostische Kriterien:	I. Katheterassoziierte Septikämie (a oder b):
	  a) > 100 KBE/ml im Katheterblut
	  b) KBE/ml im Katheterblut > 10mal KBE/ml im peripheren Blut
	II. Septikämie anderer Ursache (a und b):
	  a) < 100 KBE/ml im Katheterblut
	  b) KBE/ml im Katheterblut < 10mal KBE/ml im peripheren Blut

Aussagekraft:	Sensitivität = 78%, Spezifität = 100%
Kommentar:	Diese Methode hat eine hohe diagnostische Ausbeute und verlangt kein Entfernen und Ersetzen des Verweilkatheters.

KBE = koloniebildende Einheit

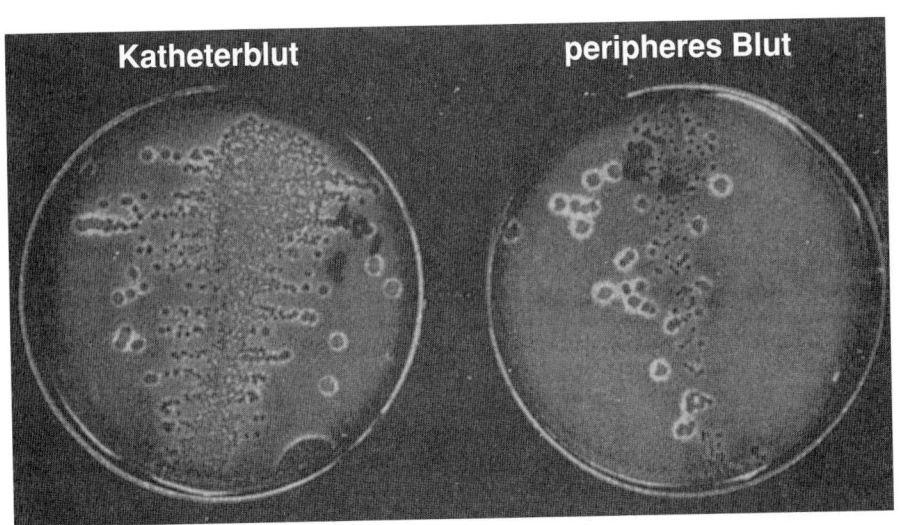

Abb. 5-3 Quantitative Blutkulturen aus einem zentralvenösen Katheter (Katheterblut) und von weiter distal entnommenem Blut (peripheres Blut). Das stärkere Wachstum der Katheterblutprobe ist beweisend für die katheterassoziierte Septikämie (aus Curtas S, Tramposch K. Culture methods to evaluate central venous catheter sepsis. Nutr Clin Pract 1991; 6: 43–51).

Die wichtigsten Merkmale der semiquantitativen Katheterkulturtechnik sind in Tabelle 5-5 zusammengestellt [27]. Zum Zeitpunkt des Entfernens des Katheters muß distal der Punktionsstelle eine Standardblutkultur entnommen werden. Wird im Blut und auf der Katheterspitze der gleiche Erreger gefunden, liegt der Grenzwert, der die Festlegung des

Tabelle 5-5 *Kulturen von der Katheterspitze: die semiquantitative Methode.*

Untersuchungsmaterial:	Katheterspitze (die distalen 5 cm) in einem sterilen Kulturröhrchen und ein Set Blutkulturen, distal der Punktionsstelle entnommen.
Diagnostische Kriterien:	
I. Katheterassoziierte Infektion:	> 15 KBE von der Katheterspitze und kein Erreger im Blut
II. Katheterassoziierte Septikämie:	> 15 KBE von der Katheterspitze und der gleiche Erreger im Blut
III. Septikämie anderer Genese:	< 15 KBE von der Katheterspitze und der gleiche Erreger im Blut
Aussagekraft:	Sensitivität = 36%, Spezifität = 100%
Kommentar:	Diese Methode verlangt häufiges und oft unnötiges Entfernen der intravasalen Verweilkatheter und besitzt eine geringe Nachweisempfindlichkeit bezüglich katheterassoziierter Infektionen.

KBE = koloniebildende Einheit

Ausgangspunkts der Septikämie erlaubt, bei 15 von der Katheterspitze stammenden Kolonien. Man beachte, daß die Sensitivität dieser diagnostischen Methode ziemlich gering ist (36%), was zur Folge hat, daß eine große Anzahl katheterassoziierter Septikämien übersehen wird. Eine Verbesserung der Sensitivität wird erreicht, wenn die Katheterspitze sofort nach dem Ziehen des Katheters noch am Krankenbett auf das Kulturmedium aufgebracht wird [28].

Welche Methode ist zu bevorzugen?

Zur Ermittlung katheterassoziierter Infektionen gilt die Methode des Abrollens der Katheterspitze zur Anlage einer Kultur als Methode der Wahl. Jedoch hat die Methode einige Nachteile, angefangen bei einer geringen Sensitivität über die Unmöglichkeit, Infektionen im Lumen des Katheters nachzuweisen, bis hin zum wichtigsten Nachteil, der Notwendigkeit des Entfernens des Katheters und des Legens eines neuen. Mehr als 50% der Katheter, die aufgrund des Verdachts einer katheterassoziierten Infektion entfernt werden, zeigen nur ein geringes Wachstum in Kultur. Dies bedeutet, daß es in der Mehrzahl der Fälle, in denen eine katheterassoziierte Septikämie vermutet wird, zum unnötigen Entfernen und Ersatz der Katheter kommt. Dieses Problem kann mit Hilfe der quantitativen Blutkulturmethode gelöst werden, bei der der Katheter nicht entfernt werden muß. Die quantitative Blutkulturmethode ist außerdem sehr viel sensitiver als die Katheterkulturmethode.

Daher **sollte der quantitativen Blutkulturmethode** gegenüber der semiquantitativen Methode der Kultur der Katheterspitzen **der Vorzug gegeben werden.** Letztere Kulturtechnik ist nur bei einem indizierten Entfernen des Verweilkatheters geeignet (z.B. bei Rötung oder Eiterung der Punktionsstelle). Dabei sollte die Katheterspitze jedoch zur Erhöhung der diagnostischen Aussagekraft direkt am Krankenbett ins Kulturmedium gebracht werden.

Gram-Färbung des Katheters

Werden Katheter für eine semiquantitative Kultur entfernt, kann eine Gram-Färbung der Katheterspitze in der frühen Entscheidungsphase bezüglich Diagnose und Management hilfreich sein [29]. Für die Gram-Färbung genügen wenige distale Zentimeter des Katheters, der für die Kultur benötigte 5-cm-Abschnitt wird nicht beeinträchtigt. Der anzufärbende Katheterteil wird der Länge nach aufgeschnitten, um die Innenseite des Katheterlumens freizulegen. Hält man den Katheter während der Färbung mit einer sterilen Pinzette, können innere und äußere Oberfläche des Katheters angefärbt werden.

Die Vorteile dieses Vorgehens sind offensichtlich. Die Anwesenheit von Erregern auf dem Katheter ist ein Indiz für eine Infektion, und die Morphologie kann bei der Identifizierung des mutmaßlichen Erregers und bei der Auswahl einer geeigneten antibiotischen Therapie hilfreich sein. Speziell bei der Identifizierung von Candida-Infektionen dürfte die Morphologie nützlich sein (deren Erreger sind groß, grampositiv, rund oder oval). Schlußendlich ist die Identifizierung von Organismen im Inneren des Katheters wertvoll für die Interpretation der Katheterkulturen, da die Abrollmethode nur die äußere Oberfläche des Katheters erfaßt.

Empirische antimikrobielle Therapie

Die Entscheidung zur Einleitung einer empirischen antibiotischen Therapie hängt von der Wahrscheinlichkeit einer katheterassoziierten Infektion und dem klinischen Zustand des Patienten ab. Die entscheidenden klinischen Faktoren für eine empirische antimikrobielle Therapie sind in Tabelle 5-6 zusammengestellt. Hat der Patient Fieber unbekannter Genese ohne weitere Symptome, kann auf eine antibiotische Therapie verzichtet werden, wenn der Katheter entfernt wird [4]. Die übrigen in Tabelle 5-6 auf-

Tabelle 5-6 Empirische antimikrobielle Therapie: Indikationen und Therapiepläne.

Erkrankung	Antibiotika (Dosis*)
nur Fieber	keine
Eiter an der Punktionsstelle	Vancomycin (1 g i.v. alle 12 h)
Herzklappenersatz	Vancomycin und Gentamicin (1 mg/kg KG i.v. alle 8 h)
Neutropenie (< 500/mm^3)	Vancomycin, Gentamicin und Ceftazidim (2 g i.v. alle 8 h)
Fieber über 7 Tage trotz empirischer Antibiotikatherapie und zusätzlich: – Candidurie – Langzeiteinnahme von Steroiden – Herzklappenersatz – klinische Verschlechterung	Amphotericin B (0,5 mg/kg KG/d i.v., Gesamtdosis 5 mg/kg KG)

* Medikamentendosis bei normaler Nieren- und Leberfunktion

geführten Situationen rechtfertigten den Einsatz der angegebenen empirischen Antibiotikatherapie.

Zu berücksichtigen ist, daß S. epidermidis häufig eine Methicillin- und deshalb ebenso eine Cephalosporinresistenz aufweist. Zur Erfassung dieses Erregers ist Vancomycin das Mittel der Wahl und sollte daher in allen empirischen antibiotischen Therapieplänen enthalten sein [4]. Bei Patienten mit Herzklappenersatz wird zusätzlich ein Aminoglykosid empfohlen (Aminoglykoside und Vancomycin können bei S.-epidermidis-bedingter Endokarditis synergistisch wirken); bei neutropenischen Patienten sollte Ceftazidim zusätzlich verabreicht werden (zusätzliche Antipseudomonaswirkung).

Persistierende Sepsis

Der Nachweis einer anhaltenden Infektion oder Entzündung nach dem Beginn einer antibiotischen Therapie kann auf folgende Umstände hinweisen.

Disseminierte Candidiasis

Persistierendes Fieber trotz Entfernen des Katheters und Breitbandantibiotikatherapie kann Zeichen einer disseminierten Candidiasis sein. Prädisponierende Faktoren sind chemotherapiebedingte Immunsuppression, Steroideinnahme, HIV-Infektion, Therapie mit Breitbandantibiotika, Gelenk- und Herzklappenersatz sowie Gefäßkatheter [30]. Die Diagnose einer disseminierten Candidiasis ist oft schwer zu stellen, da die Blutkulturen in über 50% der Fälle negativ sind [30, 31, 32]. Als weitere Labortests zur Feststellung einer systemischen Candidiasis stehen die Bestimmung der Enolasekonzentration im Serum (ein zytoplasmatisches Antigen) und ein Latex-Agglutinations-Test gegen ein Candida-Zellwandantigen zur Verfügung (ein Titer von 1:4 oder höher macht eine disseminierte Erkrankung wahrscheinlich). Jedoch gelten diese Tests als nicht verläßlich genug für die Sicherung der Diagnose, wenn keine weiteren Belege für das Vorliegen einer disseminierten Candidiasis vorliegen [32].

Klinische Zeichen einer disseminierten Candidiasis sind Candidurie, wenn kein Blasendauerkatheter liegt, und Endophthalmitis. Daher sollten bei Verdacht auf Candidiasis eine Urinuntersuchung oder -kultur sowie eine Augenhintergrundspiegelung durch einen Ophthalmologen erfolgen. Eine massive Kolonisierung des Urins bei Hochrisikopatienten kann selbst bei liegendem Blasendauerkatheter als Indikation zur Einleitung einer empirischen antimykotischen Therapie gelten [31]. Eine Endophthalmitis tritt in bis zu 20% der disseminierten Candidiasisfälle auf [31]. Der Nachweis einer Ophthalmitis durch die Augenhintergrundspiegelung sichert die Diagnose der Candidämie und liefert die Indikation für die Einleitung einer antimykotischen Therapie.

Eine empirische antimykotische Therapie sollte dem Einsatz bei Patienten mit persistierendem Fieber unklarer Genese und zusätzlicher Neutropenie oder nach Herzklappenersatz oder dem Einsatz bei Hochrisikopatienten mit offensichtlich fortschreitender Sepsis (d.h. Organfunktionsstörung oder hämodynamische Instabilität) vorbehalten bleiben. Das Mittel der Wahl für die empirische antimykotische Therapie ist Amphotericin B, 0,5–0,7 mg/kg KG täglich [31]. Die zusätzliche Gabe von Fluconazol (200–400 mg/Tag) hat bei dieser Konstellation keinen nachweislichen Nutzen [31].

Eitrige Thrombophlebitis

Bei Patienten mit einer katheterassoziierten Septikämie ist eine die Katheterspitze umgebende Thrombose ein häufiger Befund [33]. In den seltensten Fällen entwickelt sich

aus der lokalen Thrombose eine eitrige Thrombophlebitis. Hinweise auf diese Komplikation können persistierend positive Blutkulturen trotz Entfernen des Katheters und geeignete antibiotische Therapie sein (eine candidabedingte eitrige Thrombophlebitis kann mit negativen Blutkulturen vergesellschaftet sein). Eine eitrige Phlebitis peripherer Venen ist oft von einer lokalen Entzündung und einem Eiteraustritt aus der Katheterpunktionsstelle begleitet [34].
Ist ein peripheres Gefäß betroffen, ist die chirurgische Inzision die Therapie der Wahl dieser Komplikation. Sind die großen zentralen Venen betroffen, kann der Einsatz einer antibiotischen Therapie, kombiniert mit einer Antikoagulation mittels Heparin, in 50% der Fälle zu einem befriedigenden Ergebnis führen [35].

Ein andere Sichtweise

Die anerkannte Praxis der Vermeidung, Erkennung und Behandlung von katheterassoziierten Infektionen ist fest in der Vorstellung verwurzelt, daß in den meisten Fällen einer Katheterinfektion die Mikroorganismen der Haut die Übeltäter sind. Diese Ansicht wird kaum bestritten, dennoch gibt es keinen überzeugenden Beweis zur Untermauerung dieser Behauptung. Im restlichen Kapitel soll der Versuch unternommen werden aufzuzeigen, daß es bei kritisch kranken Patienten eine wahrscheinlichere Quelle für eine Septikämie gibt als die Haut. Warum ist das wichtig? Weil wir viel Zeit darauf verwenden, die Haut zu schrubben und zu säubern, und wir womöglich die falsche Oberfläche säubern.

Ein Argument gegen die Haut

Die unten angeführten Beobachtungen sprechen dagegen, daß die Haut die wichtigste Quelle katheterassoziierter Infektionen ist.
- Es gibt nur eine schwache Korrelation zwischen den an der Katheterpunktionsstelle auf der Haut gefundenen und den aus dem Blut isolierten Erregern bei katheterassoziierter Septikämie [25, 36]. Daher können auch Kulturen zur Überwachung der Besiedelung der Haut nicht als Methoden zur Bestimmung empfohlen werden, zukünftige Erreger im Blut vorab zu diagnostizieren.
- Verfahren, die auf eine Reduzierung der Wanderung der Keime der Haut entlang der Katheter abzielen (z.B. antibiotische Salben, subkutane Tunnelung und am Katheter angebrachte antibiotische "Manschetten") hatten nur einen geringen bis gar keinen Einfluß auf die Inzidenz katheterassoziierter Septikämien [4, 37, 38, 39].
- Die Hälfte der Fälle einer katheterassoziierten Septikämie betreffen Keime, die üblicherweise nicht auf der Haut zu finden sind (z.B. Keime des Intestinaltrakts und Candida spp.) [24].
- Die Prävalenz von Staphylokokkenisolaten kann nicht als Beweis für eine von der Haut ausgehende Infektion gelten, da Staphylokokken, besonders bei schwerkranken oder antibiotisch therapierten Patienten, häufige Darmkeime sind [40]. Tatsächlich ist S. epidermidis einer der am häufigsten isolierten Erreger im oberen Gastrointestinaltrakt von Patienten mit Multiorganversagen [41]. Daher ist die Artbezeichnung (die auf einen Hautbewohner hinweist) für diesen Erreger irreführend.

Eine weite Reise

Ein weiteres Argument, das gegen die Haut als Infektionsquelle spricht, ist der lange Weg, den Hautkeime bis zum intravasalen Segment des Verweilkatheters zurücklegen müssen. Staphylokokken sind unbewegliche Organismen und haben nur einen Durchmesser von 0,001 mm. Daher müßten sie, um die Spitze eines 20 cm langen zentralvenösen Katheters zu erreichen, eine Entfernung zurücklegen, die zwei Millionen Mal ihrer eigenen Länge entspricht. Dies ist vergleichbar mit einem 1,80 m großen Menschen, der ohne die Hilfe von Transportmitteln und nicht einmal mit Hilfe seiner eigenen Beine (Staphylokokken sind unbeweglich) eine Strecke von 3656 km überwinden müßte.

Ein Argument für den Darm

Die Körperoberfläche mit der höchsten Keimdichte ist die Darmmukosa, nicht die Haut (man erinnere sich, daß die Darmmukosa ein Teil der Körperaußenseite ist). Intestinale Keime müssen bis zum Erreichen des Blutkreislaufs nur wenige Millimeter wandern. Die Tatsache, daß intestinale Keime häufig an katheterassoziierten Septikämien beteiligt sind, läßt vermuten, daß der Weg oft über den Darm genommen wird.

Der Fallbericht aus Tabelle 5-7 macht deutlich, wie der Darm als okkulte Quelle einer katheterassoziierten Septikämie fungieren kann [42]. Die aufgeführten Kulturen stammen von einem Patienten einer chirurgischen Intensivstation, der sieben Tage nach einer Ösophagogastrektomie ein nosokomiales Fieber entwickelte. Der gleiche Erreger (Enterobacter cloacae) konnte aus zahlreichen Blutkulturen und einer semiquantitativen Kultur des zentralvenösen Katheters isoliert werden. Die Kolonieauszählung des Katheters (über 100 KBE) spricht für die Diagnose einer katheterassoziierten Septikämie. Die Ergebnisse von Kulturen von Hautabstrichen der Katheterpunktionsstelle und von nasogastralen Aspiraten lassen eine andere Diagnose als die einer katheterassoziierten Septikämie vermuten. So fand sich in den nasogastralen Aspiraten der gleiche Erreger wie im Blut und an der Katheterspitze, was eine vom Darm ausgehende Septikämie mit sekundärer Besiedelung des Verweilkatheters nahelegt.

Tabelle 5-7 Vom Darm ausgehende katheterassoziierte Septikämien. Die angeführten Kulturen stammen von einem Patienten, der am siebten Tag nach einer Ösophagogastrektomie nosokomiales Fieber entwickelte. Man beachte, wie sich der diagnostische Eindruck verändert, wenn man den Darm in die Untersuchung einbezieht.

Kulturmaterial	Wachstum	Diagnose
A. Peripheres Blut (4×)	Enterobacter cloacae	A + B = katheterbedingte Septikämie
B. Subklavia-Katheterspitze	Enterobacter cloacae (> 100 KBE)	
C. Magensaftaspirat (2×)	Enterobacter cloacae	A – D = darmbedingte Septikämie
D. Hautabstrich an der Punktionsstelle (2×)	kein Wachstum	

Aus Sing R, Marino PL. Bacterial translocation: an occult cause of catheter-related sepsis. Infect Med 1993; 10: 54–57.

Dies macht deutlich, wie man sich bei der Diagnose einer katheterbedingten Septikämie irren kann, wenn man den Darm nicht mit in die diagnostische Erhebung einbezieht. Die Rolle des Darms als einer okkulten Quelle für eine katheterbedingte Sepsis ist im Moment noch nicht geklärt. Wie auch immer, kritisch kranke Patienten sind besonders gefährdet, eine Septikämie, die vom Darm ausgeht, zu entwickeln. Die dafür verantwortlichen prädisponierenden Faktoren werden in Kapitel 6 beschrieben.

KAPITEL 6

Gastrointestinale Prophylaxe

> We are told the most fantastic biological tales.
> For example, that it is dangerous to have acid
> in your stomach.
>
> J. B. S. Haldane (1939)

Unser Hauptaugenmerk liegt auf dem Risiko einer Keiminvasion durch die Haut. Deshalb neigen wir dazu, das vergleichbare Risiko der Invasion durch unsere „innere Haut", den Gastrointestinaltrakt (GI-Trakt), zu vernachlässigen. Der GI-Trakt liegt außerhalb unseres Körpers (wie das Loch in einem Donut), so daß die Schleimhaut des GI-Trakts, ähnlich wie die Haut, als Barriere gegen eine Keiminvasion fungieren muß. Zwei Beobachtungen sprechen dafür, daß uns eine Keiminvasion hauptsächlich über den GI-Trakt und nicht über die Haut droht. Erstens stellt die Haut mehrere Schutzschichten, während die gastrointestinale Schleimhaut nur aus einer einzigen Zellschicht mit einer Dicke von 0,01 mm besteht. Zweitens ist die mikrobielle Besiedelung im Verdau-

Tabelle 6-1 Keimdichte im Verdauungstrakt (aus Simon GL, Gorbach SL. Intestinal microflora. Med Clin North Am 1982; 66:557).

Abschnitt	Keimdichte*
Mundhöhle	10^5–10^6
Magen	$< 10^3$
distaler Dünndarm	10^7–10^9
Rektum	10^{10}–10^{12}

* Colony-forming units (CFU) pro g oder ml Darminhalt.

ungstrakt viel dichter als auf der Haut. Tatsächlich befinden sich in einem Gramm Stuhl mehr Bakterien (10–100 Milliarden), als es Menschen auf der Erde gibt (5,7 Milliarden im Jahre 1995).
Dieses Kapitel geht vor allem auf die Situationen ein, die bei kritisch kranken Patienten eine Keiminvasion aus dem Darm begünstigen, und stellt einige Maßnahmen zur Verringerung dieser Gefahr vor.

Die Gefahr der Translokation

Im menschlichen Verdauungstrakt gibt es 400–500 verschiedene Bakterien- und Pilzspezies [1, 2]; Tabelle 6-1 zeigt die Verteilung dieser endogenen Keimflora. Die Organismen im Mund werden ständig mit dem Speichel verschluckt, im Magen wird jedoch die

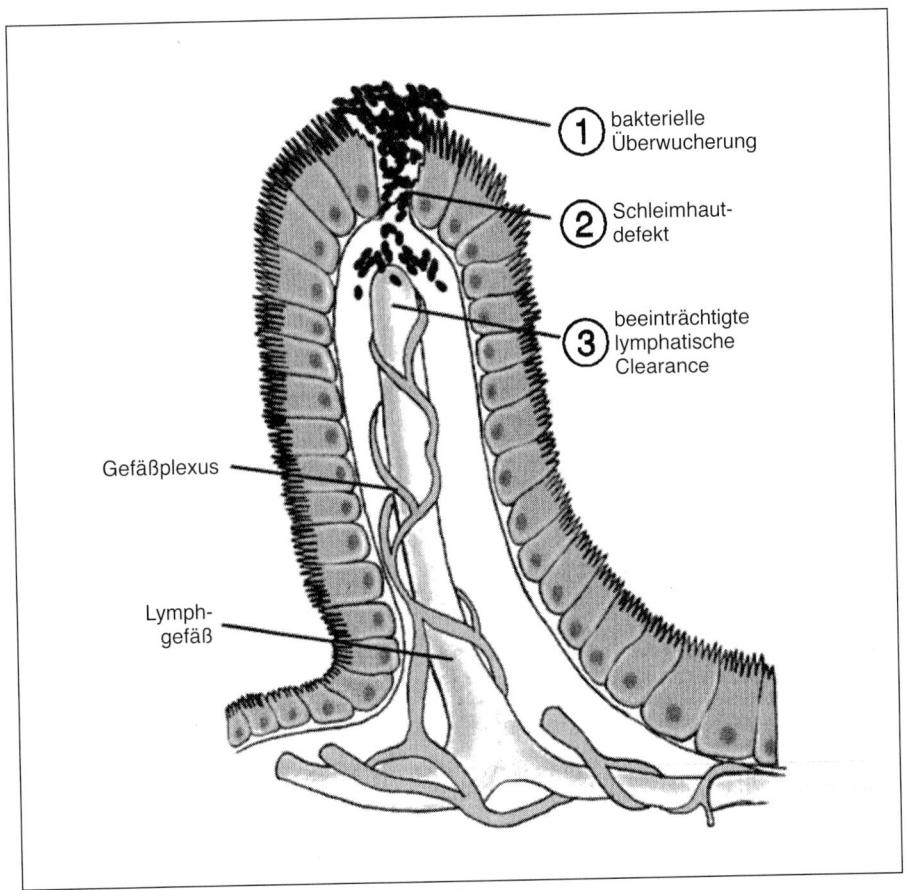

Abb. 6-1 Die drei Gefahren für die Translokation. Diese Schemazeichnung einer Darmmikrozotte zeigt drei Faktoren, die das Eindringen pathogener Darmkeime in die Blutbahn begünstigen.

Keimdichte durch die bakterizide Magensäure in großem Maße reduziert. Die Keimdichte steigt dann im Verlauf von Dünn- und Dickdarm zunehmend, und am distalen Ende des GI-Trakts machen die Keime nicht weniger als 40% der gesamten Kotmasse aus [2].

Schutzmechanismen

Einige Schutzmechanismen verhindern, daß es an unserer „inneren Oberfläche" zu einer Keiminvasion kommt. Erstens sind viele der im Verdauungstrakt heimischen Bakterien und Pilze Saprophyten und neigen kaum zu einer invasiven Infektion. Zweitens trägt der bakterizide Magensaft, wie bereits erwähnt, dazu bei, die Zahl der aus der Mundhöhle stammenden Keime zu reduzieren. Drittens hat die Darmschleimhaut eine Barrierefunktion. Und schließlich kann das retikuloendotheliale System des Darms (d.h. das lymphatische System und phagozytierende Zellen) Organismen erfassen und zerstören, die die Schleimhautbarriere passieren. Etwa **zwei Drittel des retikuloendothelialen Systems des Körpers sind im Abdomen lokalisiert,** was darauf schließen läßt, daß eine Keiminvasion durch die Darmschleimhaut ein normales Ereignis ist [3].

Begünstigende Faktoren

Das Versagen eines der oben erwähnten Schutzmechanismen begünstigt das Eindringen oder die Translokation pathogener Darmkeime in den systemischen Kreislauf [4]. Abbildung 6-1 zeigt drei Faktoren, die das Eindringen von Darmkeimen in die Blutbahn begünstigen:
– Keimüberwucherung im Darmlumen
– Zerstörung der oberflächlichen Schleimhaut
– gestörte submuköse, lymphatische Clearance

Die klinischen Zustände, die in diesem Kapitel beschrieben werden, zeichnen sich durch das Vorliegen eines oder mehrerer dieser begünstigenden Faktoren aus, und die gastrointestinale Prophylaxe soll deren Entwicklung verhindern.

Streßulzera

Streßulzera sind oberflächliche Erosionen der Magenschleimhaut, die bei Patienten mit akuten, lebensbedrohlichen Erkrankungen nicht ungewöhnlich sind [5, 6]. Diese Erosionen sind normalerweise auf die oberflächliche Schleimhaut beschränkt, im Unterschied zu peptischen Ulzera, die als tiefere Krater die gesamte Darmwand erodieren können. Somit ist der Ausdruck Streßulkus etwas irreführend.

Pathogenese

Die Schleimhautauskleidung des GI-Trakts wird normalerweise alle zwei bis drei Tage abgestoßen und ersetzt. Reicht der nutritive Blutfluß für den Erneuerungsprozeß nicht aus, so wird die Darmoberfläche freigelegt, und es kommt zu den als Streßulzera bezeichneten oberflächlichen Erosionen. Obwohl Magensäure begünstigend wirken kann, **ist der verminderte Blutfluß und nicht die Magensäure die primäre Ursache der Streßulkusbildung** [5].

Klinik

Magenerosionen finden sich am Tag der Aufnahme in eine internistische oder operative Intensivstation bei 10–25% der Patienten und am dritten Tag des Aufenthalts auf der Intensivstation bei 90% der Patienten [6, 7]. Das Risiko der Schleimhautulkusbildung

scheint bei Patienten mit Schädel-Hirn-Trauma und bei Patienten mit Verbrennungen von mindestens 30% der Körperoberfläche besonders hoch zu sein [5, 6].
Obwohl Magenerosionen bei kritisch kranken Patienten sehr häufig sind, sind sie oft klinisch unauffällig. Die beiden Folgen der Streßulkusbildung sind die Zerstörung der Schleimhautbarriere (mit dem Risiko der Translokation und nosokomialen Septikämie) und die Erosionsblutung aus oberflächlichen Gefäßen. Eine Perforation ist bei Streßulzera selten aufgrund Lokalisation der Läsionen auf der Schleimhautoberfläche.
Es gibt keine Untersuchungen zur Inzidenz der nosokomialen Septikämie nach Streßulkusbildung. Die **Inzidenz der Blutung aus Streßulzera** beträgt fast 100% für klinisch unauffällige (okkulte) Blutungen [8], **jedoch nur rund 5% für klinisch auffällige Blutungen und 1–2% für klinisch schwerwiegende Blutungen** (d.h. Blutungen, die eine Bluttransfusion erfordern) [8, 9, 10].

Risikofaktoren

Angesichts der niedrigen Inzidenz klinisch auffälliger oder schwerwiegender Blutungen nach Streßulkusbildung stellt sich die Frage, ob eine Streßulkusprophylaxe bei allen Patienten gerechtfertigt ist (in der Diskussion um den Wert der Streßulkusprophylaxe wurde das Risiko der Translokation bisher nicht in Betracht gezogen). Im allgemeinen gelten die nachfolgenden Zustände als gewichtige Risikofaktoren für eine streßulkusbedingte Blutung und sind somit Indikationen zur Prophylaxe [9].

Indikationen zur Prophylaxe

– Schädel-Hirn-Trauma
– Verbrennung von mindestens 30% der Körperoberfläche
– Notfalloperation oder ausgedehnter operativer Eingriff
– schweres Trauma oder Polytrauma
– Schock oder Multiorganversagen
– Koagulopathie
– maschinelle Beatmung für mehr als 48 Stunden
– laufende Therapie mit ulzerogenen Medikamenten
– ulkusbedingte Blutung in der Anamnese

Prophylaxestrategien

Die folgenden Maßnahmen gelten als geeignet zur Senkung der Inzidenz klinisch auffälliger Streßulkusblutungen [10] (da Streßulzera gewöhnlich asymptomatisch sind, mißt man den prophylaktischen Wert im allgemeinen an der Inzidenz der Blutungen aus den Läsionen). Die präventiven Maßnahmen sind im folgenden in der Reihenfolge ihrer Bedeutung aufgeführt.

Aufrechterhalten der Splanchnikusdurchblutung

Da der beeinträchtigte nutritive Blutfluß die Streßulkusbildung auslöst, wäre die Aufrechterhaltung eines adäquaten mesenterialen Blutflusses die optimale Streßulkusprophylaxe. Leider stehen uns nur wenige klinisch anwendbare Methoden zur Überwachung des mesenterialen Blutflusses zur Verfügung.
Die gastrale Tonometrie (diese Methode wird in Kapitel 13 beschrieben) wurde als Methode zur Überwachung einer ausreichenden Magenschleimhautdurchblutung bei kri-

tisch kranken Patienten vorgeschlagen. Diese Methode hat jedoch ihre Grenzen, und ihre allgemeine Akzeptanz steht noch aus. Die zur Zeit beste Strategie besteht wenn möglich in der Aufrechterhaltung eines adäquaten Herzzeitvolumens und eines adäquaten Sauerstofftransports, unter Einsatz von konventionellem hämodynamischem Monitoring einschließlich Pulmonalarterienkatheter.

Enterale Ernährung

Enterale Sondenkost hat zwei Vorteile: Sie reduziert die Gefahr einer Streßulkusblutung, und sie deckt den täglichen Nährstoffbedarf [11]. Der protektive Effekt der Sondenkost ist wohl Folge der Neutralisierung der Säure oder des trophischen Effekts der luminalen Nährstoffe auf die funktionelle Integrität der Darmschleimhaut. (Die Zufuhr der enteralen Sondenkost wird in Kapitel 47 beschrieben.)

Falls eine ausschließlich enterale Ernährung nicht möglich ist, gibt es zwei pharmakologische Ansätze zur Streßulkusprophylaxe. Der eine Ansatz nutzt eine zytoprotektive Substanz zur Aufrechterhaltung der funktionellen Integrität der Magenschleimhaut; der andere Ansatz beruht auf der Blockade der Magensäureproduktion. Der pharmakologische Ansatz zur Streßulkusprophylaxe wird in Tabelle 6-2 skizziert.

Tabelle 6-2 Pharmakologischer Ansatz zur Streßulkusprophylaxe.

Substanz	Wirkmechanismus	Dosisempfehlung
Sucralfat	Zytoprotektion	1 g Sucralfat in 5–10 ml sterilem Wasser verdünnen und alle 6 h über nasogastrale Sonde geben
Cimetidin	Blockade der Magensäureproduktion	1. Beginn mit i.v. Anfangsdosis von 300 mg (über 5 min) 2. anschließend kontinuierliche Infusion mit 37,5 mg/h 3. schrittweise Erhöhung der Infusionsrate um jeweils 25 mg/h bis zu einem Magensaft-pH > 4 4. maximale Infusionsrate beträgt 100 mg/h 5. bei eingeschränkter Nierenfunktion s. Dosisempfehlung in Kap. 54
Ranitidin	Blockade der Magensäureproduktion	1. Beginn mit i.v. Anfangsdosis von 0,5 mg/kg KG (über 30 min) 2. anschließend kontinuierliche Infusion mit 0,125 mg/kg KG/h 3. schrittweise Erhöhung der Infusionsrate um jeweils 0,06 mg/kg KG/h bis zu einem Magensaft-pH > 4
Antazida	Neutralisation der Magensäure	1. Gabe von 30 ml Antazidum und 1 h später Kontrolle des Magensaft-pH 2. liegt der pH-Wert < 4,0, Gabe von 60 ml Antazidum und 1 h später Kontrolle des pH-Wertes 3. Wiederholung von Schritt 2 bis zu einem Magensaft-pH > 4 4. alle 1–2 h Gabe von Erhaltungsdosen des Antazidums; nach jedem Bolus Abklemmen der nasogastralen Sonde für 30 min

Sucralfat

Sucralfat ist ein Aluminiumsalz des Saccharosesulfats, das hilft, die strukturelle und funktionelle Integrität der Magenschleimhaut aufrechtzuerhalten [12]. Das Medikament wird oral oder über eine nasogastrale Sonde entsprechend der Dosisempfehlung in Tabelle 6-2 gegeben. Die Wirksamkeit dieser Substanz hinsichtlich einer Reduktion der Streßulkusinzidenz [7] und einer Reduktion der Inzidenz von Blutungen aus Streßulzera konnte nachgewiesen werden [8, 10, 12]. Der Mechanismus des protektiven Effekts von Sucralfat ist unbekannt [12].
Es spricht vieles für die **bevorzugte Wahl von Sucralfat zur Prophylaxe, wenn eine ausschließlich enterale Ernährung nicht möglich ist.** Das Medikament ist sicher, preiswert und leicht zu verabreichen (die einzige Voraussetzung ist, daß der Patient die gastrale Gabe von 5–10 ml Flüssigkeit alle vier bis sechs Stunden toleriert). Die Vorteile von Sucralfat gegenüber anderen Pharmaka werden später diskutiert.
Wechselwirkungen. Sucralfat kann die in Tabelle 6-3 aufgeführten Medikamente binden [13]. Dadurch kann es zu verminderter Resorption und Bioverfügbarkeit der erwähnten Medikamente kommen. Um mögliche Wechselwirkungen zu vermeiden, sollte Sucralfat

Tabelle 6-3 Medikamentenwechselwirkungen.

Substanz	Wechselwirkungen	Empfehlungen
Sucralfat	mögliche Bindung folgender Medikamente im GI-Trakt (Verminderung der Bioverfügbarkeit): Cimetidin Norfloxacin Ciprofloxacin Phenytoin Warfarin Ranitidin Digoxin Theophyllin	Vermeidung einer Kombination oraler Fluorchinolone mit Sucralfat; Sucralfatgabe 2 h vor der enteralen Verabreichung der anderen Medikamente
Cimetidin	verminderte hepatische Biotransformation von: Warfarin Phenytoin Diazepam Propranolol Labetalol Theophyllin Lidocain Triazolam Metoprolol Verapamil Nifedipin	Überwachung der Medikamentenserumkonzentrationen oder klinischer Effekte, die für eine Medikamententoxizität sprechen
Ranitidin	2,5mal weniger wirksam als Cimetidin bezüglich der hepatischen Biotransformation der oben aufgeführten Substanzen	keine Besonderheiten
Antazida	verminderte Resorption folgender Substanzen möglich: Digoxin (Al, Mg) Ranitidin (Al) Eisen (Al, Mg, Ca) Thyroxin (Al) Phenytoin (Ca) Vitamine A, D, E, K (Al) Prednison (Al, Mg)	Kombination vermeiden

nicht gleichzeitig mit diesen Medikamenten verabreicht werden (das gilt nicht für die parenterale Medikamentengabe). Da Sucralfat Aluminium enthält, kann es auch Phosphat binden und seine Darmresorption vermindern. Obwohl eine Hypophosphatämie in Verbindung mit einer Sucralfattherapie beschrieben ist, besteht kein gesicherter kausaler Zusammenhang [14]. Dennoch sollte man bei jedem Patienten mit unklarer Hypophosphatämie an Sucralfat als mögliche Ursache denken. Der Aluminiumgehalt von Sucralfat führt nicht zu einer Erhöhung der Aluminiumplasmakonzentration [15].

Histamin-H_2-Rezeptorenblocker

Eine der gängigsten Methoden der Streßulkusprophylaxe ist die Hemmung der Magensäureproduktion mit H_2-Rezeptorenblockern. Alle Antihistaminika sind gleichermaßen geeignet, die Inzidenz der Streßulkusblutung zu senken [10]. Die Medikamente werden in der Regel intravenös verabreicht (obwohl eine orale Therapie ebenfalls wirksam ist). Eine kontinuierliche Infusionsbehandlung ist geeigneter, den angestrebten pH-Wert (über 4) zu gewährleisten, als die Bolusgabe [16, 17]. Tabelle 6-2 zeigt Dosierungsregime für die kontinuierliche Infusion von Cimetidin und Ranitidin. Die Dosierung von Cimetidin ändert sich bei Niereninsuffizienz (Dosisanpassung s. Kap. 54); zur kontinuierlichen Infusion von Ranitidin bei Niereninsuffizienz gibt es keine Untersuchungen [13].
Wechselwirkungen. Cimetidin beeinflußt die hepatische Biotransformation einiger Medikamente, die zur Behandlung kritisch kranker Patienten eingesetzt werden. Tabelle 6-3 enthält eine Liste der relevanten Substanzen [13]. Ranitidin hat eine ähnliche, aber weniger ausgeprägte Wirkung [13], so daß es sich dem Cimetidin als überlegen erwiesen hat. An die Möglichkeit von Medikamentenwechselwirkungen muß gedacht werden, wenn Cimetidin zusammen mit einem der in Tabelle 6-3 aufgeführten Medikamente gegeben wird.

Antazida

Die Neutralisierung der Magensäure durch Antazida ist die am wenigsten attraktive Methode der Streßulkusprophylaxe. Die Antazidumtitration nach dem Dosierungsschema der Tabelle 6-2 ist zeitaufwendig und bietet außer der Kostenersparnis keinen Vorteil gegenüber Sucralfat oder H_2-Blockern. Darüber hinaus sprechen die möglichen multiplen Arzneimittelinteraktionen (s. Tab. 6-3) gegen die Anwendung der Antazida zur Streßulkusprophylaxe.

Sucralfat versus H_2-Blocker

Die Prophylaxe mit Sucralfat bietet eine Reihe von Vorteilen gegenüber derjenigen mit H_2-Blockern. Als erster Vorteil sind die Kosten zu nennen. Die routinemäßige Verwendung von Sucralfat anstelle von H_2-Blockern führt zu einer geschätzten Einsparung von 30 000 Dollar pro Krankenhausbett und Jahr. Das bedeutet eine geschätzte jährliche Einsparung von 4 Milliarden Dollar in den Vereinigten Staaten [8] (dieser Betrag entspricht einem Drittel des gesamten Budgets der National Institutes of Health [NIH] des Jahres 1995!). Der zweite sehr wichtige Vorteil besteht im geringeren Risiko einer Kolonisierung des Magens nach Sucralfat. Die Absenkung des Magensäuregrades mit H_2-Blockern oder Antazida hat die Überwucherung des Magens mit Bakterien und Pilzen zur Folge, und diese Kolonisierung des Magens kann eine nosokomiale Pneumonie [10, 18] und eine Translokation mit nosokomialer Septikämie [19] einleiten. Angesichts der Tatsache, daß schon die Streßulkusbildung selbst einen Risikofaktor für die Translokation darstellt (wie in Abb. 6-1 gezeigt), steigern in dieser Situation Maßnahmen, die eine bakterielle Überwucherung begünstigen, das Risiko der Translokation noch und erscheinen deshalb nicht empfehlenswert.

Die Angst vor der Säure

Wie in der einführenden Bemerkung von J. B. S. Haldane (ein Genetiker, nicht der Physiologe, der den Haldane-Effekt beschrieb) angedeutet, basiert unsere Furcht vor der Magensäure mehr auf einer Legende als auf wissenschaftlicher Beobachtung. Man bedenke, weshalb wir Magensäure sezernieren. Sie trägt zur Verdauung nicht wesentlich bei, denn Patienten mit Achlorhydrie leiden nicht unter Malabsorption [20]. Die Funktion der Magensäure wird durch die Arbeit von Sir Joseph Lister deutlich, der das antiseptische Vorgehen in der Chirurgie einführte, indem er chirurgische Wunden mit Karbolsäure (auch bekannt als Phenol) reinigte. Die bakterizide Wirkung eines sauren pH-Werts wird in Abbildung 6-2 gezeigt. Hier kommt es innerhalb einer Stunde nach Senkung des pH-Werts im Nährmedium auf 3 zu einer völligen Eradikation des üblichen Darmkeims Escherichia coli. Derselbe Keim entwickelt sich bei einem etwas höheren pH-Wert von 5 gut. Man beachte, daß der pH-Wert, bei dem das Bakterienwachstum einsetzt (pH-Wert

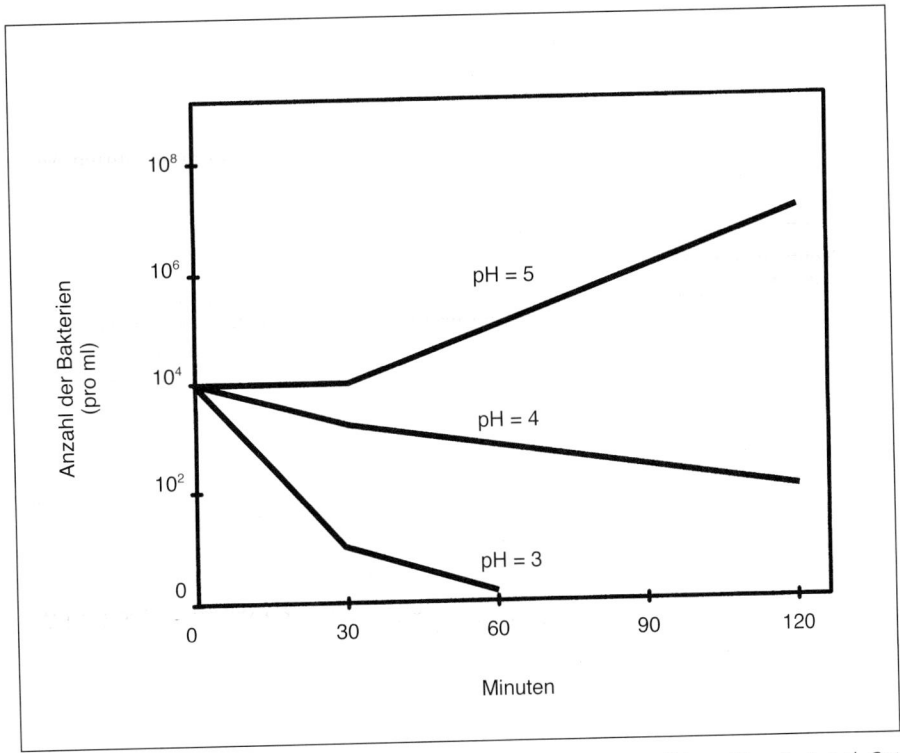

Abb. 6-2 Der Einfluß des pH-Werts auf das Wachstum von Escherichia coli (aus: Gianella J et al. Gut 1972; 13:251).

über 4), mit dem pH-Wert übereinstimmt, den man zur Streßulkusprophylaxe mit H_2-Blockern anstrebt (s. Tab. 6-2).

Die Magensäure stellt also einen antibakteriellen Abwehrmechanismus dar, der verhindert, daß aufgenommene Keime in den Verdauungstrakt gelangen. Das funktioniert nicht nur bei den Bakterien, die wir mit dem Speichel verschlucken, sondern auch bei den Keimen in unserer Nahrung (das erklärt, warum die Nahrungsaufnahme die Magensäuresekretion stimuliert). Ähnlich, wie Säure verwendet wird, um Hühner von Salmonellen zu befreien, vernichtet unsere eigene Magensäure Salmonellen, die wir mit der Nahrung aufnehmen. So ist zu erklären, warum die therapeutische Hemmung der Magensäuresekretion mit rezidivierender Salmonellenenteritis einhergeht [21] und warum die Achlorhydrie mit einem erhöhten Risiko von Darminfektionen verbunden ist [20, 21, 22]. In diesem Sinne ist die Magensäure **ein intrinsischer Mechanismus der Desinfektion unserer Nahrung.**

Die Furcht vor der Magensäure beruht hauptsächlich auf dem angenommenen Zusammenhang zwischen Magensäure und peptischen Ulzera (und auf dem Verkaufsgeschick bestimmter Pharmahersteller). Seit einiger Zeit weiß man jedoch, daß viele Magen- und Duodenalulzera Folge einer lokalen Infektion mit Helicobacter pylori sind [23]. Mit der zunehmenden Erkenntnis, daß die Magensäure die Entstehung einer Magenschleimhautläsion nicht begünstigt, wird man die unbegründete und gefährliche Praxis der Hemmung der Magensäuresekretion bei kritisch kranken Patienten schließlich verlassen.

Untersuchung auf okkultes Blut

Die Untersuchung des Magensekrets auf okkultes Blut ist in der Streßulkusprophylaxe allgemein üblich, aber von eingeschränktem Nutzen: Fast alle nasogastralen Aspirate von Patienten mit Streßulzera enthalten okkultes Blut, und nur wenige Streßulzera gehen mit einer starken Blutung einher. Das Vorkommen von okkultem Blut im nasogastralen Aspirat gibt also keinen Hinweis auf die Wahrscheinlichkeit einer bedeutsamen Blutung [8]. Da es ohne okkultes Blut im Magensekret fast nie zu einer sichtbaren Blutung kommt, hat immerhin ein negativer Test auf okkultes Blut einen prädiktiven Wert [24]. Allerdings wird das die Entscheidung für oder gegen eine Streßulkusprophylaxe kaum beeinflussen. Zur Untersuchung des Magenaspirats ist der Hämoccult®-Test ungeeignet, da es bei einem pH-Wert unter 4 zu falsch-positiven und falsch-negativen Ergebnissen kommt [25]. Der Gastroccult®-Test wird durch den pH-Wert nicht beeinflußt und ist deshalb zur Untersuchung von Magenaspirat auf okkultes Blut geeignet [25].

Die selektive Darmdekontamination

Die Keime, die normalerweise den Verdauungstrakt besiedeln, scheinen sich in ihrer Umgebung wohl zu fühlen und neigen kaum zur Keiminvasion. Während einer Erkrankung jedoch werden diese Keime durch aggressivere Arten ersetzt, und diese Kolonisierung kann eine nosokomiale Infektion (z.B. Pneumonie, Harnwegsinfekt und Septikämie) bahnen. Die selektive Darmdekontamination (SDD) soll die Kolonisierung des Verdauungstrakts durch invasive Krankheitserreger und damit die Entwicklung nosokomialer Infektionen verhindern. Um dieses Ziel zu erreichen, werden in regelmäßigen Abständen Antibiotika, die zur Eliminierung von Pilzen und gramnegativen, aeroben Krankheitserregern geeignet sind, in Mundhöhle und GI-Trakt appliziert. Die Antibiotika sind nicht resorbierbar, deshalb besteht keine Gefahr einer systemischen Toxizität. Die normale endogene Keimflora (hauptsächlich Anaerobier) bleibt erhalten und wirkt der Kolonisierung durch resistente Organismen entgegen.

Die Methode

Zur SDD wurden verschiedene Antibiotikaregime verwendet, von denen ein bewährtes nachfolgend vorgestellt wird [26]:
- **Mundhöhle:** Eine Paste mit Polymyxin E 2%, Tobramycin 2% und Amphotericin B 2% wird mit einem behandschuhten Finger alle sechs Stunden auf die Mundschleimhaut aufgetragen. (Die Paste wird in der Apotheke hergestellt.)
- **GI-Trakt:** 10 ml einer Lösung mit 100 mg Polymyxin E, 80 mg Tobramycin und 500 mg Amphotericin B werden alle sechs Stunden über eine nasogastrale Sonde verabreicht.

Dieses Regime eliminiert in etwa einer Woche die meisten gramnegativen Krankheitserreger aus dem Mund und GI-Trakt. Danach wird seine Anwendung fortgesetzt, solange sich der Patient auf der Intensivstation befindet. In zehn Jahren klinischer Erfahrung mit der SDD gab es während der Therapie keine Probleme hinsichtlich einer Resistenzentwicklung gegen Antibiotika.

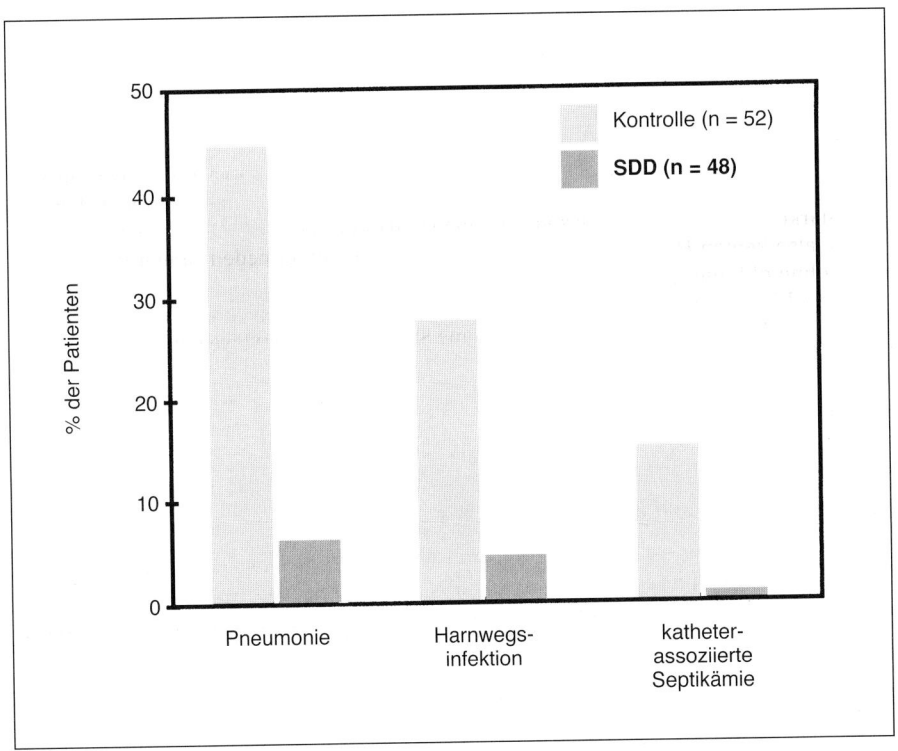

Abb. 6-3 Die Auswirkungen der selektiven Darmdekontamination (SDD) auf die Inzidenz nosokomialer Infektionen bei Patienten einer interdisziplinären Intensivstation (aus: Ulrich C et al. Intensive Care Med 1989; 15:424).

(Anmerkung der Übersetzer: Anstelle von Polymyxin B wird auch Colistimethat und anstelle von Tobramycin Gentamicin eingesetzt.)

Ergebnisse

Eine neuere Übersichtsarbeit über 25 klinische Untersuchungen zeigte, daß die SDD die Inzidenz nosokomialer Infektionen bei Intensivpatienten senken kann [27]. Abbildung 6-3 gibt die Ergebnisse einer dieser Studie wieder. Darin war die SDD mit einer signifikanten Abnahme der Inzidenz von Pneumonien, Harnwegsinfekten und katheterassoziierter Septikämie verbunden. (Man beachte, daß die SDD die katheterassoziierte Septikämie fast völlig zum Verschwinden brachte. Das spricht dafür, daß der Darm einen wichtigen Ausgangsort für katheterassoziierte Septikämien darstellt.) Trotz solcher beeindruckenden Ergebnisse wie denen in Abbildung 6-3 erfreut sich die SDD in den Vereinigten Staaten keiner großen Beliebtheit. Die Zurückhaltung rührt nicht zuletzt daher, daß die SDD in vielen (aber nicht allen) klinischen Studien die Mortalität nicht senken konnte [27]. **Das Ziel der SDD ist jedoch die Senkung der Zahl der nosokomialen Infektionen, und in dieser Hinsicht muß die SDD als wirksame Methode zur Kontrolle von Infektionen auf der Intensivstation gelten.**

Der fehlende Zusammenhang zwischen nosokomialen Infektionen und Mortalität auf der Intensivstation ist ein anderes Thema (und eines, das zu der langen Liste der Unwägbarkeiten in der klinischen Medizin gehört).

KAPITEL 7

Venöse Thrombembolie

*Two words best characterize
the mortality and morbidity due to venous thromboembolism
in the United States: substantial and unacceptable.*

KENNETH M. MOSER [1]

Die drohende Gefahr einer venösen Thrombose und akuten Lungenembolie (d.h. der venösen Thrombembolie) gehört zu den alltäglichen Problemen in der Behandlung kritisch kranker Patienten. Eine Vielzahl klinischer Bedingungen, von denen viele für Intensivpatienten typisch sind, können mit einer venösen Thrombose der unteren Extremität vergesellschaftet sein. Die tiefe Beinvenenthrombose ist oft klinisch stumm und wird erst auffällig, wenn Teile des Thrombus in die Lunge gefeuert werden. In mehr als zwei Dritteln der Fälle einer akuten Lungenembolien war das ursprüngliche Problem (d.h. die proximale Beinvenenthrombose) vor der Embolie nicht bemerkt worden [1, 2, 3, 4, 5, 6]. Weil also diese Thrombose so tückisch ist, wird großer Wert auf die Prävention gelegt, um das mit der venösen Thrombembolie verbundene Risiko zu senken.

Der Inhalt dieses Kapitels ist in vier Abschnitte gegliedert. Der erste Abschnitt identifiziert Patienten mit erhöhtem Thrombembolierisiko, der zweite Abschnitt erläutert die geeignete Prophylaxe für die Patienten jeder dieser Hochrisikogruppen. Der dritte Abschnitt legt einen diagnostischen Algorithmus für Patienten mit vermuteter akuter Lungenembolie dar, und der letzte Abschnitt befaßt sich mit der Frühbehandlung der Thrombembolie mit Antikoagulanzien und thrombolytischen Medikamenten.

Risikopatienten

Die klinischen Bedingungen, die zur venösen Thrombembolie prädisponieren, sind in Tabelle 7-1 nach Risikokategorien geordnet aufgeführt. Zu jeder Kategorie ist die Inzidenz der proximalen tiefen Venenthrombose (proximale TVT) und der tödlichen Lungenembolie (LE) angegeben. Die Inzidenz der Unterschenkelvenenthrombose wird nicht erwähnt, weil man annimmt, daß eine Lungenembolie nur selten von einer Thrombose unterhalb des Knies ausgeht [1].

Chirurgie

Verschiedene Faktoren begünstigen eine Thrombose in der frühen Phase nach großen Operationen. Dazu gehören venöse Stase, Gefäßverletzung und eine allgemeine Hyperkoagulabilität (verursacht durch Thromboplastinfreisetzung während der Operation und eine erniedrigte Antithrombin-III-Konzentration für fünf bis sieben Tage nach der Operation). Orthopädische Eingriffe an Hüfte und Knie zeigen ein besonders hohes Thrombembolierisiko, ebenso wie Tumoroperationen in Abdomen und Becken.

Trauma

Ein Trauma birgt dieselben Risikofaktoren für eine Thrombembolie wie eine Operation (Operation ist eine Form von kontrolliertem Trauma). Zu den Situationen mit hohem Risiko gehören beim Trauma eine Beteiligung mehrerer Organsysteme, ein akutes Rückenmarkstrauma und Frakturen an Becken und unterer Extremität.

Tabelle 7-1 Risikokategorien der venösen Thrombembolie (von der „Thromboembolic Risk Factors Consensus Group". BMJ 1992; 305:567).

Kategorie	Bedingungen	Proximale TVT	Tödliche LE
geringes Risiko	kleine Operation (< 30 min) große Operation (> 30 min) + Alter < 40 Jahre internistische Erkrankungen (außer Myokardinfarkt, Schlaganfall)	< 1%	< 0,1%
mäßiges Risiko	große Operation + Alter > 40 Jahre kleine Operation + anamnestisch TVT oder LE ausgedehntes Trauma oder ausgedehnte Verbrennungen akuter Myokardinfarkt oder Schlaganfall	1–10%	0,1–1%
hohes Risiko	große Operation oder ausgedehntes Trauma + anamnestisch TVT oder LE Tumoroperation (Abdomen oder Becken) Hüft- oder Knieoperation Schenkelhals- oder Beckenfraktur Lähmung der unteren Extremität	10–30%	1–10%

TVT = tiefe Venenthombose
LE = Lungenembolie

Internistische Erkrankungen

Nur relativ wenige akute internistische Erkrankungen sind mit einem hohen Risiko für eine venöse Thrombembolie verbunden. Die bekanntesten Risikosituationen sind akuter Myokardinfarkt, ischämischer Schlaganfall, Lähmung der unteren Extremität (entweder durch Medikamente oder Krankheit bedingt) und Karzinom (besonders Beckentumoren).

Methoden der Prophylaxe

Verschiedene präventive Maßnahmen sind geeignet, die Inzidenz der Thrombembolie bei kritisch kranken Patienten zu senken. Infolgedessen **wird für alle Patienten der Tabelle 7-1 mit mäßigem und hohem Risiko eine routinemäßige Thromboseprophylaxe empfohlen** [2, 7]. Dieser Punkt verdient besondere Betonung, da Untersuchungen zeigen, daß die Thromboseprophylaxe bei 70-80% der Patienten, die davon profitieren würden, von den Ärzten versäumt wird [8].

Tabelle 7-2 zeigt die präventiven Maßnahmen, die unter den verschiedenen klinischen Bedingungen empfohlen werden [2]. Jede dieser Maßnahmen wird in den folgenden Abschnitten kurz beschrieben.

Tabelle 7-2 Bevorzugte (B) und alternative (A) Verfahren der Thromboseprophylaxe (aus Clagget GP et al. Third ACCP Consensus Conference on Antithrombotic Therapie. Chest 1992; 102 [Suppl]:391S–407S).

Bedingung	Kompressionsstrümpfe pneumatische Stiefel	Low-dose-Heparin	Niedermolekulares Heparin
allgemeinchirurgische Eingriffe mit mäßigem Risiko	A	B	
allgemeinchirurgische Eingriffe mit hohem Risiko	A	B	
neurochirurgische Eingriffe	B	A	
Prostatachirurgie	B	A	
totaler Hüftgelenksersatz			B
Schenkelhalsfraktur			A
Knieoperationen	B		A
akuter Myokardinfarkt		B	
ischämischer Schlaganfall	A	B	
Rückenmarksverletzung oder Lähmung			B

Kompressionsstrümpfe

Kompressionsstrümpfe (auch Antithrombosestrümpfe genannt) fördern den venösen Blutfluß in den Beinen, indem sie im Bereich der Knöchel einen Druck von 18 mmHg und am Oberschenkel von 8 mmHg ausüben [3]. Diese Strümpfe sind geeignet, die Inzidenz der Thrombembolie nach großen abdominellen und neurochirurgischen Eingriffen zu senken [9, 10]. Dennoch werden Kompressionsstrümpfe bei mäßigem oder hohem Risiko nicht als alleinige präventive Maßnahme empfohlen [2].

Stiefel zur intermittierenden pneumatischen Kompression

Stiefel zur intermittierenden pneumatischen Kompression sind aufblasbare Vorrichtungen. Sie üben im Bereich der Knöchel einen Druck von 35 mmHg und am Oberschenkel einen Druck von 20 mmHg aus. Diese Stiefel sind wirksamer als Kompressionsstrümpfe und können den venösen Blutfluß in den Beinen mehr als verdoppeln [2, 3]. Da durch die Anwendung von pneumatischen Stiefeln kein Blutungsrisiko entsteht, werden sie bevorzugt bei neurochirurgischen Patienten und bei Patienten eingesetzt, die sich einer Prostatektomie unterziehen [2, 3]. Pneumatische Stiefel sind auch bei Patienten sehr wirksam, bei denen rekonstruierende Eingriffe am Knie durchgeführt werden, und können bei diesen Patienten als alleinige prophylaktische Maßnahme eingesetzt werden, falls immobilisierende Verbände das nicht verhindern. (Anmerkung der Übersetzer: Verfahren in Deutschland nicht verbreitet.)

Low-dose-Heparin

Die gerinnungshemmende Wirkung von Heparin beruht hauptsächlich auf der Aktivierung von Antithrombin III, das wiederum die Umwandlung von Prothrombin zu Thrombin hemmt. Ohne akute Thrombose tritt diese Wirkung schon bei niedrigen Heparindosen ein, solange die Dosen unterhalb jener liegen, die an anderer Stelle in die Gerinnung eingreifen. Dadurch können niedrige Heparindosen die Thrombusbildung hemmen, ohne daß das Blutungsrisiko einer vollen Antikoagulation eingegangen werden muß [11].

Dosierung

Die übliche Low-dose-Heparinisierung besteht in der subkutanen Gabe von 5000 IE alle zwölf Stunden. Bei chirurgischen Patienten wird die Initialdosis zwei Stunden vor der Operation gegeben, und die Therapie wird während der ersten postoperativen Woche oder bis zur vollständigen Mobilisierung des Patienten fortgesetzt. Der Gerinnungsstatus wird laborchemisch nicht überwacht.
Low-dose-Heparin wird als wirksame Prophylaxe bei ausgedehnten abdominellen Eingriffen und bei akuten internistischen Erkrankungen mit Thrombembolierisiko empfohlen. Es bietet keinen optimalen Schutz bei Traumapatienten und orthopädischen Patienten mit hohem Risiko.

Niedermolekulares Heparin

Herkömmliche Heparinpräparationen enthalten eine heterogene Mischung aus Polysaccharidmolekülen, die sich in ihrer Größe deutlich unterscheiden. Nur 30% der Moleküle wirken gerinnungshemmend [11, 12]. Diese Moleküle können enzymatisch in kleinere Moleküle einheitlicherer Größe gespalten werden.

Das niedermolekulare Heparin wirkt stärker gerinnungshemmend, und ein gerinnungshemmender Effekt stellt sich bei geringeren Dosen ein als bei herkömmlichem, unfraktioniertem Heparin. Zu den potentiellen Vorteilen des niedermolekularen gegenüber dem unfraktionierten Heparin gehören die geringere Applikationsfrequenz, das geringere Blutungsrisiko und eine niedrigere Inzidenz der heparininduzierten Thrombozytopenie [11, 12, 13]. Im Moment basieren viele dieser Vorteile eher auf theoretischen Überlegungen als auf Belegen.

Der Nachteil des niedermolekularen Heparins ist sein Preis. Die Prophylaxe mit niedermolekularem Heparin unter Anwendung des unten gezeigten Dosisregimes kostet (pro Tag) zehnmal soviel wie die Prophylaxe mit Low-dose-Heparin [13].

Dosierung

Für Fraxiparin® 0,3 (Sanofi-Winthrop) z.B. beträgt die Dosis zur Thromboseprophylaxe 0,3 ml subkutan zwei Stunden präoperativ und danach 0,3 ml subkutan einmal täglich bis zur vollständigen Mobilisierung. Der Gerinnungsstatus wird laborchemisch nicht überwacht.

Bei Schenkelhalsfrakturen, rekonstruierenden Eingriffen an Hüfte und Knie sowie bei akuter Rückenmarksverletzung mit Lähmung ist niedermolekulares Heparin wirksamer als Low-dose-Heparin (Tab. 7-2) [2, 12]. Bei Patienten mit bestehender Blutung oder bei dokumentierter heparininduzierter Thrombozytopenie wird es nicht empfohlen.

Vena-cava-Filter

Netzartige Filter können in die Vena cava inferior eingesetzt werden, um die Embolisierung von Gerinnseln aus den Beinvenen zu verhindern [14, 15]. Die Indikationen zur Plazierung eines Vena-cava-Filters sind folgende:

Indikationen

A. Dokumentierte iliofemorale, venöse Thrombose und
   1. Kontraindikation gegen eine Antikoagulation (z.B. bestehende Blutung)
   2. dokumentierte Lungenembolie bei voller Antikoagulation
   3. frei flottierender Thrombus
   4. hohes Risiko für eine tödliche Lungenembolie (z.B. schwere Lungenerkrankung)
B. Keine iliofemorale, venöse Thrombose, aber
   1. Notwendigkeit einer Langzeitprophylaxe (z.B. bei Paraplegie)
   2. hohes Risiko für Thrombembolie und Blutung

Der Greenfield-Filter

Der meistverwendete Vena-cava-Filter in den Vereinigten Staaten ist der Greenfield-Filter (Abb. 7-1). Die konische Form des Filters hat den Vorteil, daß ein Thrombus 75% des Korbs ausfüllen kann, ohne den Querschnitt der Vena cava einzuengen. Durch diese Konstruktion sind die Risiken einer Obstruktion der Vena cava und störender Beinödeme geringer.

Greenfield-Filter werden perkutan eingeführt, in der Regel über die Vena jugularis interna oder Vena femoralis, und möglichst unterhalb der Einmündung der Nierenvenen plaziert. Eine suprarenale Plazierung ist gelegentlich dann notwendig, wenn sich der Thrombus bis in Höhe der Einmündung der Nierenvenen erstreckt. Der venöse Abfluß aus den Nieren wird dadurch nicht beeinträchtigt.

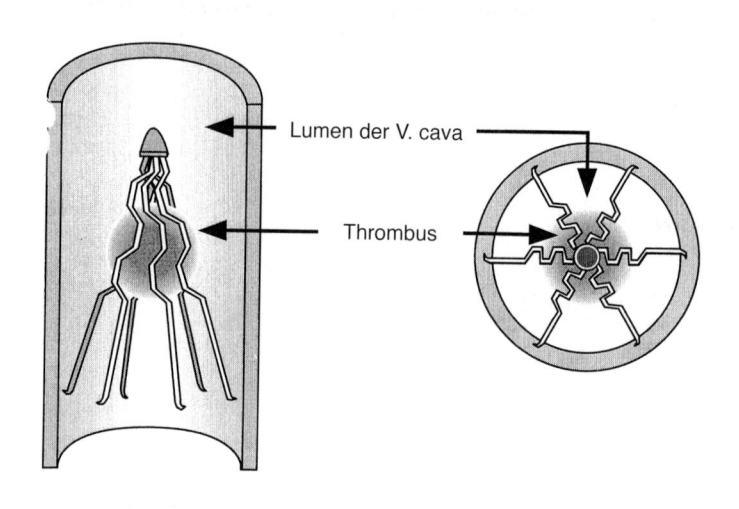

Abb. 7-1 Der Greenfield-Vena-cava-Filter. Aufgrund der konischen Form können sich im Filter Thromben verhängen, ohne den Querschnitt der Vena cava zu beeinträchtigen.

Der Greenfield-Filter ist in den Vereinigten Staaten seit 20 Jahren der bevorzugte Venacava-Filter und hat sich als sicher und wirksam erwiesen. Die Inzidenz der Lungenembolie bei liegendem Cava-Filter wird mit 2–5% angegeben, tödliche Embolien sind selten [14]. Komplikationen sind außergewöhnlich. Zu einer venösen Insuffizienz kommt es nur in 5% der Fälle, und eine komplikationsträchtige Wanderung des Filters ist selten [14].

Die Kosten für die Einführung dieser Systeme verdienen eine Erwähnung: 1992 betrug der Preis für die perkutane Plazierung eines Greenfield-Filters in einem Krankenhaus 5300 Dollar pro Patient [16].

Diagnostisches Vorgehen

Wie bereits erwähnt, ist eine tiefe Oberschenkelvenenthrombose oft klinisch unauffällig und wird erst erkannt, wenn es zur Lungenembolie kommt. Deshalb erfolgt die diagnostische Abklärung einer Thrombembolie in der Regel bei Patienten mit Verdacht auf eine akute Lungenembolie.

Klinische Zeichen

Die klinischen Zeichen der akuten Lungenembolie sind weder sensitiv noch spezifisch genug, um zur Diagnosestellung beitragen zu können. Wie Tabelle 7-3 zeigt, spricht kein einzelnes klinisches Zeichen zuverlässig für das Vorhandensein einer Lungenembolie. Besonders bemerkenswert ist die Beobachtung, daß es bei 30% der Patienten mit akuter Lungenembolie nicht zur Hypoxämie kommt (d.h. negativer Vorhersagewert = 0,70). Obwohl in Tabelle 7-3 nicht gezeigt, schließt auch ein normaler alveolo-arterieller

Tabelle 7-3 *Klinische Befunde bei akuter Lungenembolie (aus Hoellerich VL, Wigton RS. Diagnosing pulmonary embolism using clinical findings. Arch Intern Med 1986; 146:1699–1704).*

Manifestation	Positiver Vorhersagewert	Negativer Vorhersagewert
Dyspnoe	0,37	0,75
Tachypnoe	0,48	0,75
Pleuraschmerz	0,39	0,71
Hämoptyse	0,32	0,67
Hypoxämie	0,34	0,70
Pleuraerguß in der Röntgenaufnahme des Thorax	0,40	0,69
Infiltrat in der Röntgenaufnahme des Thorax	0,33	0,71

P_{O_2}-Gradient das Vorhandensein einer akuten Lungenembolie nicht aus [17]. Somit ist **das klinische Bild nicht geeignet, das Vorhandensein einer Lungenembolie zu bestätigen oder auszuschließen.**
Sprechen die klinischen Befunde für eine akute Lungenembolie, kann sich das diagnostische Vorgehen an dem Algorithmus in Abbildung 7-2 orientieren.

Sonographie der Venen

Das diagnostische Vorgehen nach Abbildung 7-2 beginnt mit der Thrombussuche in den proximalen Beinvenen. Dieses Vorgehen basiert auf der Tatsache, daß **eine Lungenembolie keine primäre Erkrankung ist, sondern eine sekundäre Manifestation einer zugrundeliegenden Venenthrombose.** Da die meisten Lungenembolien aus Thromben in den Femoralvenen stammen, beginnt man mit der Thrombussuche in den tiefen Oberschenkelvenen [1].
Obwohl die Phlebographie mit Kontrastmittel die zuverlässigste Methode zur Diagnose einer Beinvenenthrombose ist, hat sich die Sonographie der Gefäße als eine zuverlässige nichtinvasive Methode zur Feststellung proximaler Beinvenenthrombosen bewährt. Es gibt zwei sich ergänzende sonographische Techniken zur Feststellung einer Venenthrombose [18]. Die erste Technik ist die **Venenkompressionssonographie.** Diese Methode nutzt die zweidimensionale, helligkeitsmodulierte (B-Mode) Sonographie zur Darstellung des Querschnitts der Arteria und Vena femoralis (Bild 1 in Abb. 7-3). Komprimiert man mit dem Ultraschallkopf die darüberliegende Haut, wird die Vene verschlossen (Bild 2 in Abb. 7-3). Ist die Vene thrombosiert, wird das Gefäß durch die externe Kompression nicht verschlossen. Läßt sich die Vena femoralis durch externe Kompression nicht verschließen, ist dies ein indirekter Hinweis auf eine Thrombose der Vena femoralis.
Die zweite Technik ist die **Doppler-Sonographie,** die auf dem Doppler-Effekt beruht, mit dem die Flußgeschwindigkeit in einem darunterliegenden Gefäß erfaßt wird. Diese Methode erweist sich als besonders wertvoll, wenn eine Unterscheidung zwischen Arterien und Venen mit der zweidimensionalen B-Mode-Sonographie schwierig ist. **Die Kombination aus Kompressions- und Doppler-Methode nennt man Duplexsonographie.** Diese kombinierte (Duplex-)Methode ist aussagekräftiger als jede der Sonographietechniken für sich allein; sie hat eine Sensitivität von 90–100% und eine Spezifität von 80–100% für die Diagnose einer Oberschenkelvenenthrombose [18]. Zur Diagnose einer

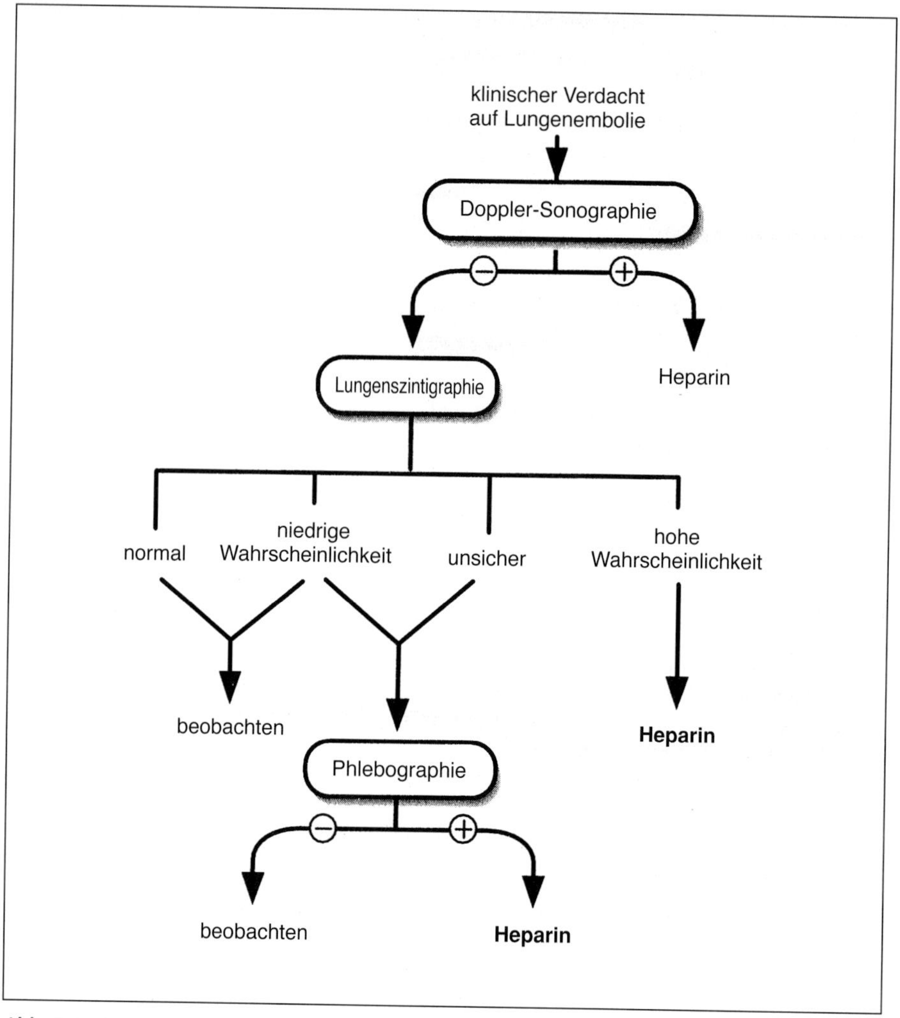

```
                    klinischer Verdacht
                    auf Lungenembolie
                            │
                            ▼
                    Doppler-Sonographie
                       ─         +
                       │         │
                       ▼         ▼
                Lungenszintigraphie   Heparin
                       │
        ┌──────┬───────┴───────┬──────┐
        ▼      ▼               ▼      ▼
     normal  niedrige       unsicher  hohe
           Wahrscheinlichkeit      Wahrscheinlichkeit
        │      │               │      │
        ▼      ▼               ▼      ▼
    beobachten  └─────┬────────┘   Heparin
                      ▼
                 Phlebographie
                    ─      +
                    │      │
                    ▼      ▼
              beobachten  Heparin
```

Abb. 7-2 Flußdiagramm zum diagnostischen Vorgehen bei akuter Lungenembolie.

Unterschenkelvenenthrombose eignet sich die Sonographie weniger, weil die Venen unterhalb des Knies einen kleineren Durchmesser haben und sonographisch schwieriger darzustellen sind.

Obwohl die meisten Lungenembolien aus Thromben der proximalen (iliofemoralen) Beinvenen stammen [1], zeigen nicht weniger als 30% der Patienten mit akuter Lungenembolie keine Zeichen einer Beinvenenthrombose [19]. Deshalb **schließt das Fehlen einer Beinvenenthrombose eine akute Lungenembolie nicht aus.** Findet man keine Beinvenenthrombose, so führt man als nächstes eine Lungenszintigraphie durch.

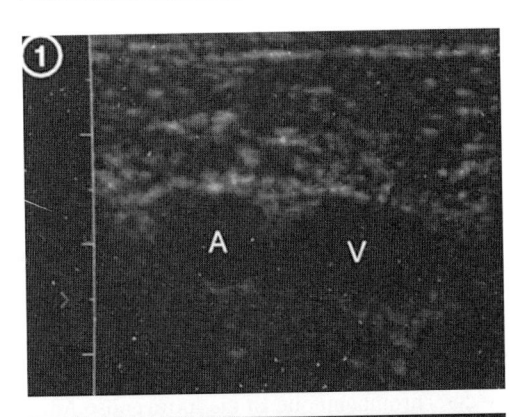

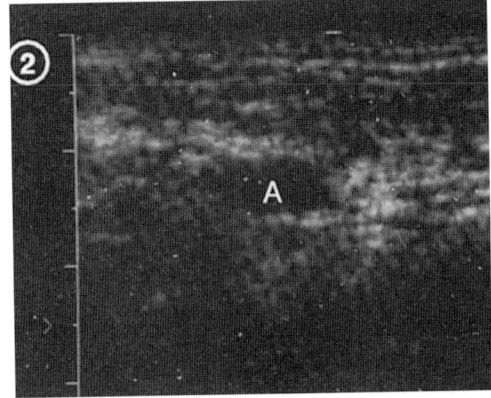

Abb. 7-3 Sonographische Darstellung von Arteria femoralis (A) und Vena femoralis (V). Externe Kompression der darüberliegenden Haut in Bild 2 führt zu einem Verschluß der Vena femoralis (nach Cronan JJ, Murphy TP. A comprehensive review of vascular ultrasound for intensivists, J Intensive Care Med 1993; 8:188).

Lungenszintigraphie

Die Interpretation von Ventilations-Perfusions-Szintigrammen kann wie folgt zusammengefaßt werden [20]:
- Ein normales Lungenszintigramm schließt das Vorhandensein einer (klinisch bedeutsamen) Lungenembolie aus. Ein hochverdächtiges Lungenszintigramm bedeutet, daß der Patient mit einer Wahrscheinlichkeit von 85% eine Lungenembolie hat.
- Ein unverdächtiges Lungenszintigramm kann das Vorhandensein einer Lungenembolie bei Patienten mit einer zugrundeliegenden kardiopulmonalen Erkrankung vielleicht nicht zuverlässig ausschließen. Wenn jedoch ein unverdächtiges Lungenszintigramm mit einer ergebnislosen Suche nach einer Beinvenenthrombose einhergeht, reicht es wahrscheinlich aus, den Patienten zu beobachten (und keine Pulmonalisangiographie anzuschließen).
- Ein leicht verdächtiges Lungenszintigramm oder unklares Lungenszintigramm läßt keine Aussage über das Vorhandensein einer Lungenembolie zu.

Hält man sich an diese Richtlinien, so sollte die Lungenszintigraphie bei der Mehrzahl der Patienten mit Verdacht auf Lungenembolie die abschließende diagnostische Maßnahme sein. Nur bei Patienten mit unklarem oder leicht verdächtigem Lungenszintigramm sollten weitere Untersuchungen folgen.

Pulmonalisangiographie

Die Pulmonalisangiographie ist die zuverlässigste (aber nicht unfehlbare) Methode zur Bestätigung oder zum Ausschluß einer Lungenembolie. Entsprechend dem diagnostischen Algorithmus in Abbildung 7-2 sollte bei Verdacht auf Lungenembolie nur in wenigen Fällen diese invasive und teure Untersuchung notwendig sein.

Antithrombotische Therapie

Antikoagulation

Die wichtigste Stütze der akuten Therapie der Thrombembolie ist die intravenöse Antikoagulation mit Heparin. Angestrebt wird eine auf das 1,5- bis 2,5fache der Norm verlängerte partielle Thromboplastinzeit (PTT) [21]. **Ein therapeutisch wirksames Ausmaß am Antikoagulation sollte so bald wie möglich erreicht werden,** da gezeigt werden konnte, daß das Risiko einer sich ausdehnenden Thrombose und rezidivierender Lungenembolien steigt, wenn der therapeutische PTT-Bereich verzögert erreicht wird. Verglichen mit der konventionellen Heparindosierung führt die Heparindosierung nach Körpergewicht schneller und sicherer zu einer therapeutisch wirksamen Antikoagulation [22]. Die empfohlene Heparindosierung nach (tatsächlichem) Körpergewicht ist Tabelle 7-4 zu entnehmen.

Erwähnenswert ist, daß Nomogramme zur Heparindosierung nach Körpergewicht von Patienten abgeleitet sind, die unter 130 kg wiegen [22]. Bei krankhaft übergewichtigen

Tabelle 7-4 Schema zur Heparindosierung nach Körpergewicht (aus Raschke RA et al. The weight-based heparin dosing nomogram compared with the „standard care" nomogram. Ann Intern Med 1993; 119:874).

1. Vorbereitung der Heparininfusion: Verdünnung von 20 000 IE Heparin in 500 ml (40 IE/ml)
2. Gabe eines initialen Bolus von 80 IE/kg KG und anschließende kontinuierliche Infusion von 18 IE/kg KG × h (Berechnung anhand des tatsächlichen Körpergewichts)
3. Kontrolle der PTT 6 h nach Beginn der Infusion und Anpassung der Heparindosis nach folgendem Schema:

PTT (s)	Bolus	Kontinuierliche Infusion
< 35	80 IE/kg KG	um 4 IE/kg KG × h erhöhen
35–45	40 IE/kg KG	um 2 IE/kg KG × h erhöhen
46–70	–	
71–90	–	um 2 IE/kg KG × h vermindern
> 90	–	Infusion für 1 h aussetzen, dann um 3 IE/kg KG × h vermindern

4. Kontrolle der PTT 6 h nach jeder Dosisanpassung; tägliche Kontrolle, wenn die PTT im angestrebten Bereich (46–70 s) liegt

Patienten (Körpergewicht > 130 kg) kann die Heparindosierung nach Körpergewicht zu einer Überdosierung führen, weshalb die Antikoagulation in diesem Fall sorgfältig überwacht werden muß [23].

Die orale Antikoagulation **mit Cumarinderivaten kann am ersten Tag der Heparintherapie begonnen werden.** Liegt der Quick-Wert im therapeutischen Bereich (15–30%), kann das Heparin abgesetzt werden. Obwohl die Standardtherapie der Thrombembolie in einer zehn- bis 14tägigen Heparingabe besteht, konnte gezeigt werden, daß **eine fünftägige genauso wirksam wie die traditionelle zehn- bis 14tägige Heparintherapie ist** [24].

Abnorme Laborbefunde

Zwei nicht hämorrhagische Nebenwirkungen der Heparintherapie sind erwähnenswert. Die erste ist der **Anstieg der Serumtransaminasen,** der bei nicht weniger als 80% der Patienten unter Heparintherapie beschrieben wurde [26]. Zum Anstieg der Serumtransaminasen bis zum 15fachen der Normwerte kommt es in der Regel fünf bis zehn Tage nach Beginn der Heparintherapie. Diese abnormen Laborwerte gehen nicht mit einer Leberfunktionsstörung einher, und sie normalisieren sich nach Absetzen des Medikaments. Deshalb sollte wegen erhöhter Serumtransaminasen während der Heparintherapie keine weitere diagnostische Abklärung veranlaßt werden, es sei denn, es gibt weitere Hinweise auf eine Leberfunktionsstörung.

Die andere Komplikation ist eine **Hyperkaliämie,** die bei 5–10% der Patienten unter Heparintherapie auftritt [27]. Sie ist Folge der Suppression von Aldosteron durch Heparin. Die Hyperkaliämie kann innerhalb weniger Tage nach Beginn der Heparintherapie auftreten und wurde bei Heparindosen von nur 5000 IE zweimal täglich (dieselbe Dosis wie zur Thromboseprophylaxe mit Low-dose-Heparin) beschrieben. Wegen der möglichen Hyperkaliämie empfiehlt sich bei Patienten, die länger als drei Tage Heparin erhalten, die regelmäßige Kontrolle der Serumkaliumkonzentration [27].

Thrombolytische Therapie

Die frühe Anwendung von Fibrinolytika ermöglicht eine raschere und vollständigere Wiederauflösung venöser Thrombembolien als die Antikoagulation mit Heparin [28, 29]. Trotz dieses Vorteils ist es der thrombolytischen Therapie in der Akutbehandlung der venösen Thrombembolie nicht gelungen, größere Verbreitung zu finden. Verschiedene Faktoren tragen zu dieser Zurückhaltung bei. An erster Stelle steht das Blutungsrisiko, das bei vielen Krankenhauspatienten eine thrombolytische Therapie verbietet. In einer Untersuchung hatten 93% der Patienten mit Beinvenenthrombose mindestens eine Kontraindikation gegen eine thrombolytische Therapie [30] (zu den Kontraindikationen gegen eine thrombolytische Therapie s. Kap. 19). Außerdem hatte die thrombolytische Therapie keinen signifikanten Einfluß auf Mortalität und (frühe) Morbidität nach venöser Thrombembolie [28].

Ein weiterer Nachteil der thrombolytischen Therapie ist das schmale therapeutische Fenster: Fibrinolytika sind nur in den ersten sieben Tagen nach Entstehung einer Thrombembolie wirksam [28]. Da eine proximale Beinvenenthrombose oft klinisch stumm ist (und deshalb der Zeitpunkt der Entstehung nicht bekannt ist), ist häufig schwer abzuschätzen, ob die thrombolytische Therapie in das entsprechende therapeutische Fenster fällt.

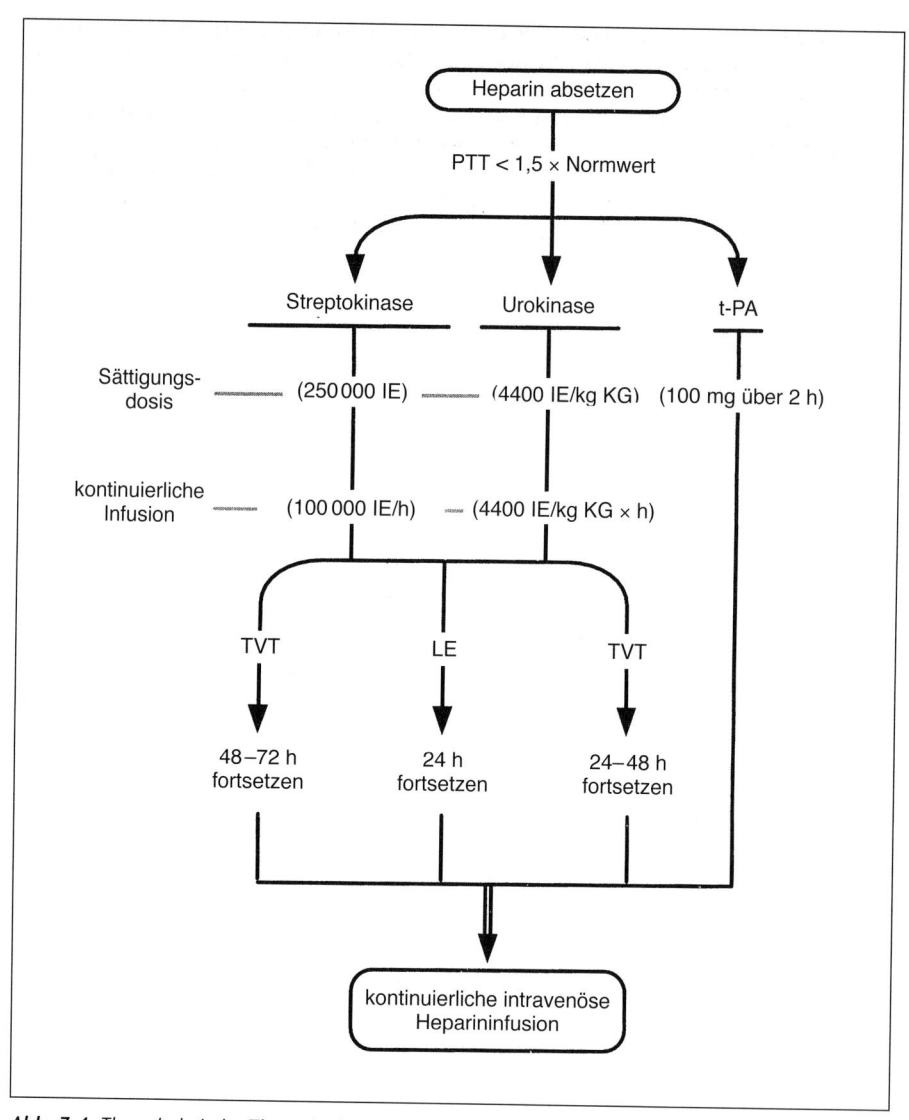

Abb. 7-4 Thrombolytische Therapie der venösen Thrombembolie (aus Hyers TM et al. Antithrombotic therapy for venous thrombembolic disease. Chest 1992; 102 [Suppl]: 408S). TVT = tiefe Venenthrombose, LE = Lungenembolie.

Die Dosisempfehlungen für drei Fibrinolytika zur Therapie der Venenthrombose und der Lungenembolie finden sich in Abbildung 7-4. Alle drei Substanzen gelten hinsichtlich Wirksamkeit und Blutungsrisiko als gleichwertig [28]. Wird Streptokinase verabreicht, sollte einige Stunden nach Beginn der medikamentösen Therapie die Thrombinzeit bestimmt werden. Eine auf das Doppelte des Normwerts verlängerte Thrombinzeit spricht für eine proteolytische Aktivität im Plasma [29]. Ist die Thrombinzeit nicht ausreichend verlängert, gibt man eine zweite Sättigungsdosis, die doppelt so hoch wie die Initialdosis ist (um die Bindung durch Streptokinaseantikörper auszugleichen), und kontrolliert die Thrombinzeit zwei bis drei Stunden später. Kommt es nach der zweiten Sättigungsdosis zu keiner adäquaten Lyse, wechselt man das Fibrinolytikum. Eine thrombolytische Therapie sollte immer von einer Antikoagulation mit Heparin und einem Cumarinderivat gefolgt sein (mehr zur thrombolytischen Therapie s. Kap. 19).

Kapitel 8

Analgosedierung

Men do not fear death,
they fear the pain of dying.

APSLEY CHERRY-GARRARD

Entgegen einer gängigen Meinung besteht unsere hauptsächliche Aufgabe in der Patientenversorgung nicht darin, Leben zu bewahren (weil das genaugenommen nicht möglich ist), sondern Leiden zu lindern. Und nirgendwo im Krankenhaus leiden sowohl die Patienten als auch ihre Familien so sehr wie auf der Intensivstation. Um eine Vorstellung davon zu bekommen, wie gut wir darauf vorbereitet sind, Schmerz und Leiden auf der Intensivstation zu lindern, betrachte man Abbildung 8-1.

Dieses Kapitel konzentriert sich auf die verfügbaren Möglichkeiten, mit Hilfe parenteral applizierter Analgetika und Sedativa zum Wohlbefinden des Patienten auf der Intensivstation beizutragen. Als Zugang zu weiterführenden Informationen zu diesem wichtigen Thema werden im Literaturteil am Ende des Buches einige allgemeine Übersichtsartikel [1, 2, 3, 4, 5, 6, 7] erwähnt.

Schmerz auf der Intensivstation

Prävalenz

Obwohl die meisten Patienten auf der Intensivstation routinemäßig parenteral Analgetika bekommen, gehört Schmerz zu den wesentlichen Erfahrungen des Patienten auf der Intensivstation [8, 9]. Der Anteil der Patienten, die während ihres Aufenthalts auf der Intensivstation unter Schmerzen leiden, liegt irgendwo zwischen 30 und 70% [10, 11, 12], und der Schmerz wird in mehr als der Hälfte der Fälle als mäßig, stark oder unerträglich beschrieben [10, 12]. In einer Befragung von Patienten nach ihrer Entlassung von der Intensivstation gab die Hälfte der Befragten Schmerz als ihre schlimmste Erfahrung auf der Intensivstation an [13] (in [14] findet sich die plastische Darstellung der Schmerzen

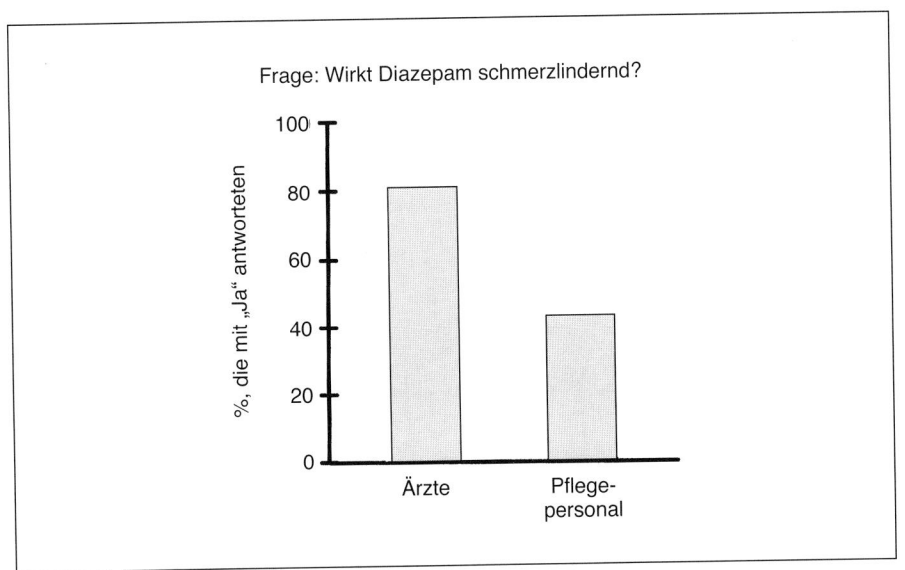

Abb. 8-1 Prozentualer Anteil der Krankenhausärzte und der Intensivschwestern und -pfleger, die die Frage mit ja, also falsch, beantworteten, ob Diazepam („Valium") ein Analgetikum sei (aus Loper KA et al. Paralysed with pain: the need for education. Pain 1989; 37:315).

eines Intensivpatienten aus erster Hand, nämlich aus der Sicht eines Intensivmediziners). Es scheint, daß die Inzidenz der inadäquaten Analgesie auf der Intensivstation heute genauso hoch ist wie vor 30 Jahren [11].

Opioidphobie

Die Ursachen für das Problem der inadäquaten Schmerztherapie liegen vor allem in falschen Vorstellungen über das Suchtpotential von Opioidanalgetika und über die angemessene Dosis für eine wirksame Analgesie [15]. Die folgenden Feststellungen richten sich gegen diese falschen Vorstellungen.
– Die Anwendung von Opiaten führt bei Krankenhauspatienten nicht zur Medikamentenabhängigkeit [16].
– Die wirksame Dosis eines Opioidanalgetikums richtet sich nach der Reaktion des Patienten, nicht nach irgendwelchen Postulaten, welche Dosis wirksam ist [2, 3, 4].

Die Meidung irrationaler Ängste vor Opioidanalgetika ist ein wichtiger Schritt auf dem Weg zur adäquaten Schmerzlinderung des Intensivpatienten.

Schmerzmessung

Die Schmerzausprägung kann anhand verschiedener Schmerzintensitätsskalen, wie z.B. der in Abbildung 8-2 gezeigten, erfaßt werden [1]. Die obere Skala (verbale Kategorienskala) bedient sich beschreibender Ausdrücke, die mittlere Skala (numerische Kategorienskala) ganzer Zahlen, und die untere Skala (visuelle Analogskala) erfaßt die Schmerzintensität als einen bestimmten Punkt auf einer Linie zwischen den Extremen des Spek-

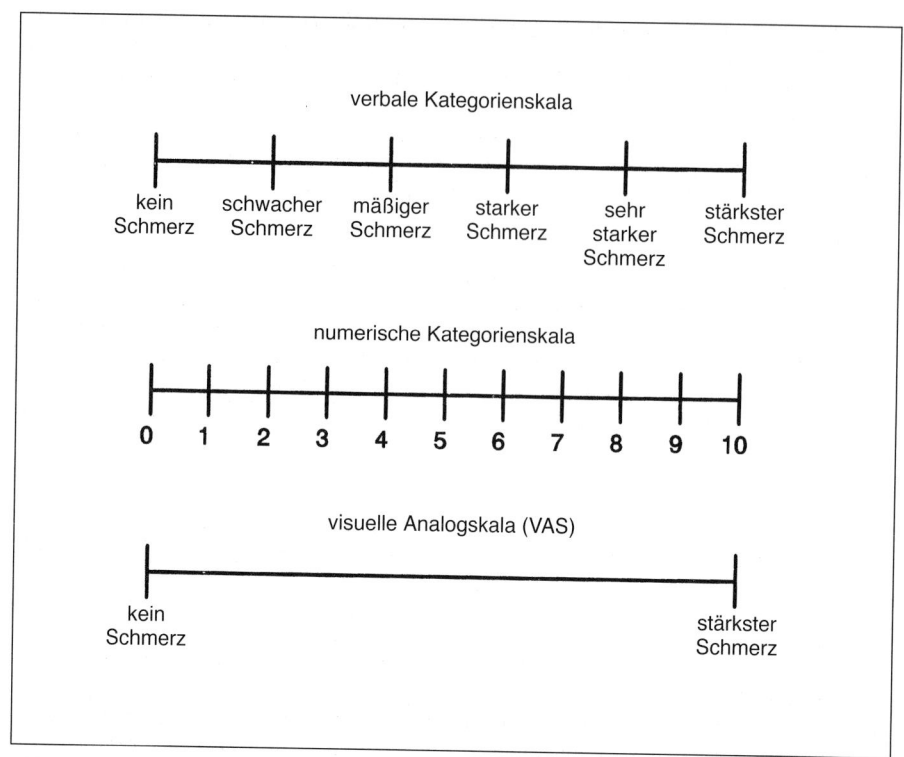

Abb. 8-2 *Drei verschiedene Skalen zur Erfassung der Schmerzintensität. Die empfohlene Länge der numerischen Skalen (numerische Kategorienskala und VAS) ist 10 cm. Mehr Informationen zur Erfassung der Schmerzintensität in [1].*

trums der Schmerzintensität. Die visuelle Analogskala wird in klinischen Studien zu Schmerztherapieverfahren am häufigsten verwendet, aber es gibt keinen Beleg dafür, daß eine Skala den anderen überlegen ist [1].

Schmerzintensitätsskalen werden angewandt, um den Effekt schmerztherapeutischer Verfahren bei einzelnen Patienten zu beurteilen. Ein Wert von 3 oder weniger auf der numerischen Kategorienskala oder auf der visuellen Analogskala spricht für eine wirksame Analgesie [3]. Es ist jedoch leichter, den Patienten einfach zu fragen, ob er Schmerzen hat und ob er etwas wünscht, um sie zu lindern. Die direkte Kommunikation mit dem Patienten ist nicht nur die beste Methode herauszufinden, was der Patient für sein Wohlbefinden benötigt, sondern sie steigert darüber hinaus sein Wohlbefinden.

Opioidanalgesie

Chemische Abkömmlinge des Opiums nennt man Opiate. Opiate wirken über die Stimulation bestimmter Rezeptoren im zentralen Nervensystem, die Opioidrezeptoren genannt werden. Es gibt mindestens drei Typen von Opioidrezeptoren: μ, κ und σ. Stimulation der

μ-Rezeptoren bewirkt Analgesie, Euphorie, Bradykardie, Obstipation und Atemdepression. κ-Rezeptoren-Stimulation führt zu Sedierung und Miosis, σ-Rezeptoren-Stimulation zu Dysphorie, Delir und Halluzinationen. Opiate und andere chemische Substanzen, die Opioidrezeptoren stimulieren, werden Opioide genannt.
Opioide sind auf der Intensivstation die zur Schmerzlinderung **und** Sedierung am häufigsten eingesetzten Medikamente [8, 9]. Die meistverwendeten Opioide sind Morphin und Fentanyl, die man intravenös, intrathekal oder epidural verabreicht.

Intravenöse Opioide

Die intravenöse Gabe von Morphin und Fentanyl ist in Tabelle 8-1 beschrieben [1, 2, 3, 4, 17, 18, 19]. Die Reaktion auf Opioide variiert von Patient zu Patient, und um beim einzelnen Patienten eine wirksame Analgesie zu erreichen, kann ein weiter Dosisbereich in Frage kommen [3]. Wie bereits erwähnt, sollte sich die wirksame Opioiddosis nach der Reaktion des Patienten und nicht nach Dosierungsempfehlungen richten. In Tabelle 8-1 sind die üblicherweise wirksamen Dosierungen angegeben, die jedoch nicht für alle Patienten gelten.

Fentanyl versus Morphin

In Untersuchungen sowohl in internistischen als auch in chirurgischen Intensivstationen wurde zur Analgesie **und** zur Sedierung am häufigsten Morphin gegeben [8, 9]. Obwohl Fentanyl weniger verbreitet scheint, könnte es das empfehlenswerteste Opioid zur Analgesie auf der Intensivstation sein. Einer der bekanntesten Unterschiede zwischen Fentanyl und Morphin ist die Lipidlöslichkeit. Fentanyl ist etwa 40mal lipidlöslicher als Morphin, so daß Fentanyl in das lipidreiche zentrale Nervensystem viel leichter aufgenommen wird als Morphin. Deshalb ist Fentanyl ein potenteres Analgetikum als Morphin. Im allgemeinen führt Fentanyl bei einem Hundertstel der Morphindosis zu einer äquivalenten Analgesie. Fentanyl hat auch einen schnelleren Wirkungseintritt und kann deshalb rascher titriert werden.
Beide Opioide sollten als kontinuierliche Infusion gegeben werden, der eine Aufsättigungsdosis vorangeht. Eine Dosierung nach Bedarf wird zur Schmerztherapie auf der

Tabelle 8-1 Intravenöse Opioidanalgesie [3, 17, 18].

	Morphin	Fentanyl
Sättigungsdosis	5–15 mg	50–150 μg
Erhaltungsdosis	1–6 mg/h	30–100 μg/h
Lipidlöslichkeit	1×	40×
Anschlagszeit	10–20 min	1–2 min
Wirkdauer	4 h	1 h
therapeutischer Index*	70	2727
Preis (lt. Roter Liste 1998)	0,93 DM pro 5 mg	2,04 DM pro 150 μg
patientenkontrollierte Analgesie		
– Dosis	0,2–3 mg	20–100 μg
– Sperrintervall	8–10 min	5–8 min

* Der therapeutische Index ist der Quotient aus letaler und effektiver Dosis (aus [3, 17, 18]).

Intensivstation nicht empfohlen, weil dabei die Analgesie häufig unzureichend bleibt [2, 3, 4].

Opioide werden vor allem in der Leber biotransformiert, und die Metabolite werden in den Urin ausgeschieden. Beim Morphinabbau entsteht ein aktiver Metabolit, der bei Niereninsuffizienz (d.h. bei einer Kreatinin-Clearance unter 10 ml/min) akkumulieren kann; deshalb sollte bei niereninsuffizienten Patienten die Morphindosis um 50% reduziert werden [19]. Die Empfehlungen zur Fentanyldosierung bei Niereninsuffizienz sind widersprüchlich. Eine Quelle empfiehlt eine 50%ige Reduzierung der Fentanyldosis bei Niereninsuffizienz [19], eine andere Quelle empfiehlt keine Dosisanpassung [20].

Bei Patienten **mit instabiler oder beeinträchtigter Hämodynamik ist Fentanyl dem Morphin aus zwei Gründen vorzuziehen:** Der erste Grund ist die bereits erwähnte raschere Titrierbarkeit von Fentanyl. Der zweite Grund ist die Tendenz von Morphin zur Histaminfreisetzung, durch die Vasodilatation und Hypotension begünstigt werden. Fentanyl neigt viel weniger dazu, Histamin freizusetzen, so daß man mit Fentanyl das Risiko hämodynamischer Nebenwirkungen durch Histamin vermeidet.

Patientenkontrollierte Analgesie

Bei Patienten, die wach und orientiert sind, kann die sogenannte patientenkontrollierte Analgesie (PCA) zur Schmerztherapie eingesetzt werden.* Zwischen aufeinanderfolgende Dosen wird ein obligatorisches Zeitintervall eingestellt. Dieses Zeitintervall wird Sperrintervall genannt, weil der Patient in dieser Zeit kein Medikament abrufen kann. Die Dosisempfehlungen für die PCA sind Tabelle 8-1 zu entnehmen. Das Sperrintervall jedes Medikaments entspricht etwa seiner Anschlagszeit. Übliche Sperrintervalle sind fünf Minuten für Fentanyl und zehn Minuten für Morphin. Im Anordnungsbogen für die PCA müssen die intermittierende Dosis und das Sperrintervall angegeben werden. Das Wohlbefinden des Patienten ist bei einer PCA oft besser als bei konventioneller intravenöser Dosierung, und das Verfahren ist bei postoperativen Patienten besonders beliebt [21, 22].

Epidurale Opioide

Die epidurale Opioidgabe ist eine gängige Methode zur Schmerztherapie in der frühen postoperativen Phase nach thorakalen und abdominellen Eingriffen. Epidurale Katheter werden im Operationssaal zervikal, thorakal und im Lumbalbereich plaziert, und die Analgetika werden in den ersten postoperativen Tagen über diese Katheter gegeben. Die Dosisempfehlungen für die epidurale Analgesie sind in Tabelle 8-2 angegeben [23]. Die Opioide können intermittierend als Bolus gegeben werden, aber verbreiteter ist die kontinuierliche Infusion zusammen mit einem Lokalanästhetikum wie Bupivacain. Der Zusatz des Lokalanästhetikums verstärkt die Analgesie. Um das Risiko der Beeinträchtigung der motorischen Funktion und der lokalen Sympathikolyse (mit Hypotonie) zu senken, das mit einer Epiduralanästhesie einhergeht, werden Lokalanästhetika nur verdünnt angewendet.

Vorteile

Es gibt kaum Belege, daß die epidurale Opioidanalgesie gegenüber der intravenösen einen Vorteil bietet. Wenn die epidurale Analgesie durch ein Lokalanästhetikum ergänzt wird, scheint die Analgesie ausgeprägter zu sein als mit intravenösen Opioiden [24]. Epi-

---

* Diese Methode beinhaltet intermittierende Dosen eines Opioids, die vom Patienten bei Bedarf mittels einer programmierbaren Infusionspumpe abgerufen werden.

Tabelle 8-2 Epiduralanalgesie und -anästhesie (aus Hamill RJ, Rowlingson JC. Handbook of Critical Care Pain Management. New York: McGraw-Hill, 1994; 218).

Substanz	Konzentration*	Infusionsrate (ml/h) Thorakal	Lumbal
Morphin	20–60 µg/ml	6–10	8–15
Fentanyl	1–10 µg/ml	6–10	8–15
Bupivacain	0,0625–0,25%	4–8	6–15

* Anwendung niedriger Konzentrationen bei Einsatz von Opioiden mit Bupivacain und Anwendung hoher Konzentrationen bei alleinigem Einsatz von Opioiden.

durale Opioide alleine führen jedoch zu keiner besseren Analgesie als intravenöse Opioide [24]. Noch bedeutsamer ist die Tatsache, daß die epidurale Analgesie die postoperative Morbidität (kardiovaskulär, pulmonal oder gastrointestinal) im Vergleich zur intravenösen Analgesie nicht reduziert [24].

Nebenwirkungen

Nebenwirkungen der Epiduralanalgesie sind bei Morphin häufiger als bei Fentanyl. Epidurale Opioide können, allerdings verzögert, zur Atemdepression führen. Die Inzidenz der Atemdepression beträgt 1% für epidurales Morphin und 0,9% für intravenöses Morphin [24]. Zu den häufigeren Nebenwirkungen der Epiduralanalgesie gehören Pruritus (28–100%), Nausea (30–100%) und Harnverhalt (15–90%) [24]. Der Pruritus nach epiduralen Opioiden wird in diesem Kapitel in dem Abschnitt über die Nebenwirkungen der Opioide diskutiert.

Intrathekale Opioide

Opioide können (in niedrigeren Dosen) auch in den Subarachnoidalraum im unteren Lumbalbereich verabreicht werden, um eine analgetische Wirkung zu erreichen. Da jedoch bei liegendem Katheter das Risiko der Arachnoiditis besteht, wird die epidurale Gabe bevorzugt.

Nebenwirkungen der Opioide

Es gibt eine lange Liste von Opioidnebenwirkungen; die wichtigsten werden nachfolgend besprochen (einen umfassenderen Überblick über Opioidnebenwirkungen geben [25, 26]). Der Opioidantagonist Naloxon wird hier erwähnt, aber seine Anwendung wird in Kapitel 53 beschrieben.

Atemdepression

Derselbe Rezeptor, der die analgetische Wirkung der Opiate vermittelt, führt auch zur Atemdepression. Deshalb ist bei der Opioidanalgesie ein gewisses Maß an Atemdepression zu erwarten. Eine Abnahme von Atemfrequenz und Tidalvolumen ist häufig, diese Veränderungen sind aber möglicherweise Folge eines allgemein sedierenden Effekts und nicht einer spezifischen Hemmung respiratorischer Neurone im Hirnstamm [26]. Tatsächlich scheint die Anwendung von Opioiden die Häufigkeit hypoxämischer Episoden bei postoperativen Patienten nicht zu erhöhen [27]. Bei Patienten mit Schlafapnoe-Syndrom können hingegen während des Schlafs häufiger Apnoephasen mit schwerer Sauerstoffentsättigung (d.h. Sa_{O_2} unter 80%) auftreten [26].

Kardiovaskuläre Wirkungen

Eine Abnahme von Blutdruck und Herzfrequenz sind häufige Nebenwirkungen der Opioidanalgesie. Wie die Atemdepression sind sie jedoch oft Folge einer generellen Abnahme der Sympathikusaktivität und haben keine pathologische Bedeutung. Die opioidvermittelte Hypotonie wird zumindest in Rückenlage gut vertragen und erfordert normalerweise keine Intervention [26]. Dasselbe gilt für die Bradykardie nach Opioiden, die in der Regel in Ruhe asymptomatisch ist.

Darmmotilität

Die Hemmung der Magen-/Darmtätigkeit durch Opioide kann bei jenen Intensivpatienten zum Problem werden, bei denen noch andere Umstände vorliegen, die die Darmmotilität hemmen (Zustand nach Operation). Parenteral gegebenes Naloxon kann diese Opioidwirkung antagonisieren, aber damit geht auch die analgetischen Wirkung verloren. Naloxon wurde oral erfolgreich zur Behandlung der Obstipation bei chronischem Opioidkonsum eingesetzt, ohne daß es zur systemischen Opioidantagonisierung kam. Die Anfangsdosis beträgt 1 mg alle sechs Stunden, danach wird bis zu einer Maximaldosis von 4 mg alle sechs Stunden titriert.

Pruritus

Wie erwähnt tritt Pruritus bei epiduralen Opioiden, vor allem Morphin, häufig auf. Der Pruritus ist mit Antihistaminika nicht therapierbar, kann aber mit Naloxon beseitigt werden [29]. Naloxon kann in einer Dosierung von 1–2 µg/kg KG × h den Pruritus aufheben, ohne die analgetischen Opioidwirkungen zu antagonisieren (Dr. Kenneth Sutin, persönliche Mitteilung).
Niedrige Propofoldosen (10 mg) konnten ebenfalls den Pruritus durch epidurale Opioide prompt beheben, wobei die Wirkungsweise unbekannt ist [30].

Pethidin

Pethidin (Dolantin®) taucht in der Liste der hier vorgestellten Opioidanalgetika nicht auf. Der Grund dafür ist seine Neurotoxizität. Pethidin wird in der Leber zu Norpethidin biotransformiert, und dieser Metabolit wird sehr langsam über den Urin ausgeschieden (Eliminationshalbwertszeit von 17 Stunden). Norpethidin ist ein Neurotoxin. Seine Akkumulation kann zu einem Syndrom mit Delir, Halluzinationen, Psychose und generalisierten Krämpfen führen [31]. Norpethidin kann nach repetitiven Pethidindosen akkumulieren, die Akkumulation wird durch eine eingeschränkte Nierenfunktion begünstigt. Da es bei kritisch kranken Patienten unter den verschiedensten Bedingungen zur Einschränkung der Nierenfunktion kommen kann, dürfte das Risiko des Auftretens einer Neurotoxizität bei diesen Patienten besonders hoch sein. Deshalb gilt es als nicht empfehlenswert, Pethidin auf der Intensivstation als Analgetikum einzusetzen.

Angst auf der Intensivstation

Angststörungen

Angst und verwandte Zustände (Agitiertheit und Delir) sind unter Intensivpatienten sehr verbreitet. So zeigen 90% aller Patienten auf der Intensivstation Merkmale einer Angststörung [7]. Diese Angst ist gekennzeichnet durch ein Gefühl von bösen Vorahnungen oder Verhängnis, das weit über das Maß hinausgeht, das aufgrund der äußeren Umständen zu erwarten wäre [7, 37]. Die Entwicklung dieses Gefühls wird also eher durch endogene Mechanismen als durch äußere Einflüsse unterhalten. Wenn sich der endogene Prozeß verselbständigt und nicht mehr unter Kontrolle gehalten werden kann, wird die Angst pathologisch (d.h. die Gedankengänge werden kontraproduktiv).
Agitiertheit ist eine Kombination aus Angst und gesteigerter motorischer Aktivität. Delir ist ein spezifischer Symptomenkomplex mit oder ohne Angst (das Delir wird in Kapitel 50 genauer beschrieben).

Sedierung

Sedierung bedeutet die Herstellung eines Zustandes der Entspannung oder des Wohlbefindens 38]. Damit ist nicht unbedingt, wie oft angenommen, eine Einschränkung des Bewußtseins verbunden.
Untersuchungen zur Verwendung sedierender Medikamente auf internistischen Intensivstationen zeigen, daß nicht weniger als 18 verschiedene pharmakologische Substanzen zur Sedierung auf der Intensivstation eingesetzt werden [9]. Die am häufigsten eingesetzten Medikamente sind Benzodiazepine und Opioidanalgetika [8, 9]. Die Opioide haben einen deutlich sedierenden Effekt. Sie können allein oder in Kombination mit Benzodiazepinen verwendet werden. Die Benzodiazepine haben keine analgetische Wirkung, sie können deshalb bei Patienten, bei denen Schmerzen zur Angst beitragen, nicht allein eingesetzt werden. Wenn bei Patienten mit Schmerzen Benzodiazepine angewendet werden, können diese zu einem dysphorischen Zustand führen, der sich zu der bestehenden Angst hinzugesellt.

Überwachung

Leider gibt es kein objektives Maß für Angst oder Sedierung, so daß es unmöglich ist, die Therapie mit Sedativa quantitativ oder standardisiert zu überwachen. Die wenigen klinische Scores für Angst und Sedierung, die es gibt, gelten als nicht zuverlässig genug, um von Nutzen zu sein [39].

Die Sedierung mit Benzodiazepinen

Benzodiazepine könnten für die Intensivstation gut geeignet sein, weil sie amnestische Wirkungen (anterograde Amnesie) haben und in der Anwendung sicher sind. Von den 13 klinisch verfügbaren Benzodiazepinen können drei intravenös gegeben werden: Diazepam, Lorazepam und Midazolam. Tabelle 8-3 zeigt einige wichtige Informationen zu den intravenös anwendbaren Benzodiazepinen.

Medikamentenvergleich

Folgende Eigenschaften sind allen intravenösen Benzodiazepinen gemeinsam:
– Alle sind zu einem gewissen Grad lipidlöslich.

Tabelle 8-3 Sedierung mit intravenösen Benzodiazepinen.

	Diazepam	Lorazepam	Midazolam
Relative Lipidlöslichkeit	1 ×	0,48 ×	1,54 ×
Intravenöse Dosis	0,1–0,2 mg/kg	0,04 mg/kg	0,025–0,35 mg/kg
Dosisintervall	3–4 h	6–12 h	1–4 h
Anschlagzeit	1–3 min	5–15 min	1–3 min
Preis*	0,25 DM/mg	2,29 DM/mg	0,49 DM/mg**
Preis einer äquipotenten Dosis für einen Erwachsenen mit 70 kg KG*	1,2 DM	4,48 DM	2,94 DM**

* Rote Liste 1995
** bei Verwendung von Dormicum®-Ampullen à 15 mg/3ml

- Alle werden in der Leber biotransformiert und mit dem Urin ausgeschieden.
- Die pharmakokinetischen Daten korrelieren nicht immer mit den klinischen Eigenschaften des Medikaments. Z.B. beträgt die Eliminationshalbwertszeit von Diazepam 20–50 Stunden und die von Midazolam nur zwei Stunden. Dennoch hält die Sedierung bei beiden Substanzen gleich lange an [40].
- Die sedierende Wirkung der Benzodiazepine ist ausgeprägter bei hohem Alter, allgemeiner Schwäche, Herzinsuffizienz und Leberinsuffizienz.
- Obwohl Benzodiazepine bei Gesunden nicht zur Atemdepression führen, können sie bei älteren Patienten und bei Patienten mit chronischer CO_2-Retention atemdepressiv wirken.

Diazepam (Valium®) ist wegen der Gefahr einer zu tiefen Sedierung nach wiederholter Gabe das am wenigsten beliebte unter den intravenösen Benzodiazepinen. Nach einer intravenösen Einzeldosis Diazepam tritt die sedierende Wirkung nach ein bis zwei Minuten ein und hält sechs bis zwölf Stunden an [41]. Repetitionsdosen führen zu einer Akkumulation des Medikaments und seiner aktiven Metabolite. Folge dieser Akkumulation ist eine ausgeprägtere Sedierung nach wiederholter Gabe der Substanz.
Bei intravenöser Diazepamgabe sind gewisse Vorsichtsmaßnahmen zu treffen. Das Medikament ist nicht wasserlöslich, und nichtpolare Lösungsmittel wie Propylenglykol müssen der handelsüblichen Präparation zugesetzt werden, um das Medikament in Lösung zu halten. Gibt man das Medikament in eine laufende intravenöse Infusion, kann es ausfallen. Deshalb sollte es so direkt wie möglich zum Katheterende injiziert werden [38]. Darüber hinaus führt das Medikament zu einer ausgeprägten Gefäßirritation, weshalb während und nach der Injektion Infusionslösung durch den Katheter fließen sollte. Außerdem ist die Injektion in eine große zentrale Vene zu bevorzugen. Die Infusionsgeschwindigkeit sollte 5 mg/min nicht überschreiten (Anm. der Übersetzer: in Lipidlösung verfügbar).

Lorazepam (Tavor®) hat die langsamste Anschlagzeit und die längste Wirkdauer der intravenösen Benzodiazepine. Nach einer intravenösen Einzeldosis Lorazepam setzt die Wirkung nach fünf bis 15 Minuten ein, die sedierende Wirkung hält zehn bis 20 Stunden an [41]. Wegen seiner langen Wirkdauer ist Lorazepam am besten für die Langzeit-Sedierung stabiler Patienten (z.B. chronisch beatmungspflichtige Patienten) geeignet.

Tabelle 8-4 Sedierung mittels kontinuierlicher Infusionstherapie (Anm. der Übersetzer: Die Dosierung von Midazolam erscheint zu niedrig).

	Midazolam	Propofol
Sättigungsdosis	0,025–0,1 mg/kg KG	0,25–1 mg/kg KG
Erhaltungsinfusion – leichte Sedierung – tiefe Sedierung	0,03–0,04 mg/kg KG × h 0,06–0,15 mg/kg KG × h	1–3 mg/kg KG × h 3–6 mg/kg KG × h
Anschlagszeit	1–2 min	< 1 min
Aufwachzeit	je nach Infusionsdauer	< 10 min
tägliche Kosten*	57,60 DM/24 h bei 5 mg/h	244,80 DM/24 h bei 150 mg/h

* Bei einem Preis von 0,21 DM/mg Midazolam und 0,03 DM/mg Propofol (lt. Roter Liste 1998).

Für die Gabe von Lorazepam gelten dieselben Vorsichtsmaßnahmen wie für Diazepam. **Midazolam (Dormicum®)** ist das Benzodiazepin der Wahl zur Kurzzeitsedierung auf der Intensivstation. Diese Substanz hat die höchste Lipidlöslichkeit, den schnellsten Wirkeintritt und die kürzeste Wirkdauer aller intravenösen Benzodiazepine. Wegen seiner kurzen Eliminationshalbwertszeit (1–2 h) wird Midazolam im allgemeinen als kontinuierliche Infusion in den in Tabelle 8-4 angegebenen Dosierungen gegeben. **Nach längerdauernder Infusion** (d.h. länger als 48 h) **akkumuliert Midazolam jedoch häufig und führt zu exzessiver Sedierung** [3, 42]. Diese Tendenz zur Akkumulation ist teils durch die hohe Fettlöslichkeit, teils durch die verminderte Clearance bei kritisch kranken und älteren Patienten bedingt [43]. Die Akkumulation von Midazolam ist wegen seiner Lipophilie bei adipösen Patienten besonders ausgeprägt. Deshalb sollte **bei adipösen Patienten** das **ideale Körpergewicht**, nicht das tatsächliche Körpergewicht zur Bestimmung der angemessenen Midazolamdosis herangezogen werden [2].

Oft übersteigt die Midazolamakkumulation das erwartete Maß, was zum Teil auf einem Mißverständnis bezüglich seiner kurzen Eliminationshalbwertszeit beruht. Die rasche Elimination von Midazolam aus dem Blut ist teilweise Folge seiner Aufnahme in die Gewebe und somit nicht gleichbedeutend mit einer raschen Elimination aus dem Körper. Deshalb sollte die Eliminationshalbwertszeit des Medikaments nicht als Maß für seine tatsächliche Ausscheidung betrachtet werden.

Toxische Wirkungen

Die wichtigste toxische Wirkung der Benzodiazepine ist die übermäßige Sedierung mit eingeschränktem Bewußtsein [44]. Obwohl es beim Gesunden zu keiner Beeinträchtigung der Atmung kommt, konnte ein Zusammenhang zwischen zu tiefer Sedierung mit Benzodiazepinen und verzögertem Weaning von der maschinellen Beatmung gezeigt werden [43, 45]. Merkmale und Behandlung der Benzodiazepinintoxikation werden in Kapitel 53 beschrieben.

Entzugssyndrome

Bei plötzlicher Beendigung einer chronischen Benzodiazepineinnahme kann es zu einem Entzugssyndrom mit extremer Agitiertheit, Desorientiertheit, paranoidem Wahn und Halluzinationen kommen. Ein Benzodiazepinentzug kommt als Ursache für eine unklares Delir in den ersten paar Tagen nach Aufnahme auf die Intensivstation in Frage. Das Risiko eines Entzugs nach Langzeitsedierung auf der Intensivstation ist nicht bekannt. Um Komplikationen zu vermeiden, wurde nach einer längerdauernden Sedierung mit Midazolam eine schrittweise Reduzierung der Dosis empfohlen.

Medikamentenwechselwirkungen

Die in Tabelle 8-5 angegebenen Medikamente können die oxidative Biotransformation von Diazepam und Midazolam in der Leber beeinflussen (Lorazepam, das anders biotransformiert wird, ist davon nicht betroffen.) **Die Wechselwirkung zwischen Erythromycin und Midazolam ist bedeutsam.** Wenn möglich sollte die Anwendung von Erythromycin während der Sedierung mit Midazolam vermieden werden, oder die Midazolamdosis sollte während einer Therapie mit Erythromycin um 55–75% reduziert werden [47].

Tabelle 8-5 Medikamenten-Wechselwirkungen mit Benzodiazepinen.

Medikamente	Mechanismus	Bedeutung	Empfehlungen
Wechselwirkungen, die die Wirkung der Benzodiazepine verstärken			
Cimetidin, Erythromycin, Isoniazid, Ketoconazol, Metoprolol, Propranolol, Valproinsäure	Beeinflussung der hepatischen Biotransformation von Diazepam und Midazolam	Wechselwirkung zwischen Midazolam und Erythromycin wahrscheinlich am bedeutsamsten	Vermeidung von Erythromycin + Midazolam oder Reduktion der Midazolamdosis um 50–75%; in den anderen Fällen Dosisanpassung nur nach klinischen Gesichtspunkten
Wechselwirkungen, die die Wirkung der Benzodiazepine abschwächen			
Rifampicin	Beschleunigung der hepatischen Biotransformation von Diazepam und Midazolam	klinische Bedeutung unklar	Dosisanpassung nur nach klinischen Gesichtspunkten
Theophyllin	Antagonisierung von Benzodiazepinwirkungen, möglicherweise durch Adenosinblockade	klinisch nachweisbare Wechselwirkung	Vermeidung von Theophyllin (sollte möglich sein)

Die Wechselwirkung zwischen Theophyllin und den Benzodiazepinen ist ebenfalls erwähnenswert. **Theophyllin antagonisiert die Benzodiazepinsedierung** (möglicherweise durch Adenosinblockade) 48, 49], und es wurde berichtet, daß die intravenöse Aminophyllingabe (110 mg über 5 min) bei postoperativen Patienten zu einem rascheren Erwachen aus der Benzodiazepinsedierung führte [48]. Diese Wechselwirkung ist wahrscheinlich bedeutsam, so daß es sich empfiehlt, Theophyllin bei Patienten zu vermeiden, die mit Benzodiazepinen sediert werden. Dies sollte machbar sein, da Theophyllin nicht der wirksamste verfügbare Bronchodilatator ist (s. Kap. 25).

Andere Sedativa

Propofol

Propofol (Disoprivan®, Klimofol®) ist ein schnell wirkendes Sedativum, das als Substanz zur Narkoseeinleitung eingeführt wurde und sich zur Kurzzeitsedierung auf der Intensivstation anbietet [50]. Der wichtigste Vorteil von Propofol besteht im raschen Aufwachen, der wichtigste Nachteil ist sein Preis. Die täglich anfallenden Kosten für Propofol sind in Tabelle 8-4 angegeben 18].

Wirkungen

Propofol ist eine fettlösliche Substanz mit raschem Wirkeintritt und kurzer Wirkdauer. Nach einer intravenösen Einzeldosis Propofol tritt innerhalb einer Minute die sedierende Wirkung ein. Sie ist nach zwei Minuten maximal ausgeprägt und hält vier bis acht Minuten an [50]. Die sedierende Wirkung läßt normalerweise innerhalb von zehn Minuten nach. Dies gilt auch bei längerfristiger Verabreichung. Propofol wird in der Leber rasch in unwirksame Metabolite umgewandelt.

Propofol ist nicht analgetisch wirksam. Die sedierende Wirkung kann von einer deutlichen Atemdepression und Vasodilatation begleitet werden. Die Vasodilatation kann zum Blutdruckabfall führen, vor allem nach Bolusgabe oder bei Patienten mit Hypovolämie oder labilem Blutdruck [50, 51].

Indikationen

Propofol wird zur Kurzzeitsedierung in der frühen postoperativen Phase empfohlen. Einige Berichte zeigen bei Sedierung mit Propofol eine raschere Entwöhnung von der maschinellen Beatmung verglichen mit einer Midazolam-Sedierung [52]. Diese Beobachtung ist allerdings nicht unumstritten [53]. Zur Zeit ist dieser vermeintliche Vorteil von Propofol, eine raschere Entwöhnung von der maschinellen Beatmung zu ermöglichen, nicht gut genug belegt, um den sehr hohen Preis zu rechtfertigen.

Galenik und Dosierung

Propofol ist nicht wasserlöslich und als ein- und zweiprozentige Lösung (10 bzw. 20 mg/ml) in Intralipid® 10% (Sojabohnenöl, Glycerol und Phosphatidylcholin aus Hühnereigelb) erhältlich. Die Dosisempfehlungen für Propofol sind in Tabelle 8-4 angegeben. Entsprechend seiner kurzen Wirkdauer wird das Medikament als kontinuierliche Infusion verabreicht. Weil es sehr lipophil ist, neigt Propofol bei adipösen Patienten zur Akkumulation. Deshalb sollte sich die Dosierung von Propofol, wie die von Midazolam, **bei adipösen Patienten** am **idealen Körpergewicht** und nicht am tatsächlichen Körpergewicht orientieren [50].

Nebenwirkungen

Die wichtigsten Nebenwirkungen von Propofol sind Atemdepression und Hypotonie. Wegen der Gefahr der Atemdepression sollte Propofol nur bei maschinell beatmeten Patienten eingesetzt werden [38, 50]. Die Gefahr der Hypotonie ist nach Bolusgabe des Medikamentes am größten, deshalb wird auf die Sättigungsdosis manchmal verzichtet. Propofol sollte bei hämodynamisch instabilen Patienten nicht verwendet werden.

Haloperidol

Die geringe Gefahr der kardiorespiratorischen Depression führte zu der Beliebtheit von Haloperidol (Haldol®) als Sedativum in der Intensivmedizin. Obwohl sich das Medikament generell zur Sedierung von Intensivpatienten eignet, **ist es bei deliranten Patienten besonders nützlich.** Zu den Nachteilen des Medikaments gehören der langsame Wirkungseintritt und die Unmöglichkeit einer raschen Titrierung. Doch hat sich die intravenöse Gabe von Haloperidol in klinischen Studien wiederholt als sicher und wirksam erwiesen [54, 55].

Wirkungen

Intravenös gegebenes Haloperidol hat eine lange Verteilungshalbwertszeit (11 min oder bei kritisch kranken Patienten sogar länger), so daß sich ein verzögerter Wirkungseintritt ergibt. Das Medikament kann aber rasch intravenös verabreicht werden. Eine sedierende Wirkung sollte sich innerhalb von 20 Minuten nach Injektion zeigen. Die Sedierung wird nicht von Atemdepression begleitet, eine Hypotonie ist ungewöhnlich, außer wenn der Patient hypovolämisch oder auf einen Beta-Rezeptorenblocker eingestellt ist [55]. Extrapyramidale Reaktionen sind nach intravenöser Gabe des Medikaments eher selten [55, 56].

Indikationen

Wegen seines verzögerten Wirkungseintritts ist Haloperidol **nicht zur raschen Behebung eines Angstzustands indiziert.** Ein Benzodiazepin (z.B. Lorazepam 1 mg) kann zusätzlich gegeben werden, um rascher eine sedierende Wirkung zu erzielen [56]. Haloperidol bleibt oft dem deliranten Patienten vorbehalten. Wir jedenfalls setzen Haloperidol wegen seiner fehlenden Atemdepression zur Sedierung beatmungspflichtiger Patienten ein und beschränken uns dabei, da eine rasche Titrierung nicht möglich ist, auf chronisch beatmungspflichtige und ansonsten stabile Patienten.

Dosierung

Die Dosisempfehlungen für die intravenöse Haloperidolgabe finden sich in Tabelle 8-6. Die Dosen sind höher als die herkömmlichen intramuskulären Haloperidoldosen. Die Medikamentenspiegel im Serum nach einer bestimmten Haloperidoldosis sind interindividuell sehr unterschiedlich [57].
Zeigt sich nach 20 Minuten keine sedierende Wirkung, sollte die Dosis verdoppelt werden. Stellt sich nach 20–30 Minuten eine partielle Wirkung ein, kann eine zweite Dosis zusammen mit 1 mg Lorazepam gegeben werden [56]. Ist eine zweite Haloperidoldosis unwirksam, sollte man zu einer anderen Substanz wechseln.

Tabelle 8-6 Intravenöse Haloperidolgabe.

Grad der Angst	Dosis
gering	0,5–2 mg
mäßig	5–10 mg
ausgeprägt	10–20 mg

1. intravenöse Bolusgabe
2. 20 Minuten abwarten:
   a. falls keine Wirkung, Verdoppelung der Dosis
   b. falls partielle Wirkung, zusätzliche Gabe von 1 mg Lorazepam.
3. falls keine Wirkung nach 2 Dosen, Wechsel auf andere Substanz

Nebenwirkungen

Es gibt zwei schwere, aber selten auftretende Reaktionen auf Haloperidol. Eine ist das potentiell tödliche maligne neuroleptische Syndrom (MNS), das gekennzeichnet ist durch Hyperthermie, Muskelrigidität, autonome Dysfunktion und geistige Verwirrung [58]. Die Muskelrigidität ist ausgeprägt und geht oft mit einer Rhabdomyolyse und einem myoglobinurischem Nierenversagen einher. Dieser Zustand ist eine Variante der malignen Hyperthermie und spricht auf eine frühe Behandlung mit dem Muskelrelaxans Dantrolen an (s. Kap. 30). Das MNS ist eine idiosynkratische Antwort auf Haloperidol und ist unabhängig von Medikamentendosis und Therapiedauer [58]. Die frühzeitige Erkennung ist Voraussetzung einer erfolgreichen Behandlung mit Dantrolen.

Haloperidol verlängert das QT-Intervall, und das begünstigt die zweite schwerwiegende Nebenwirkung, nämlich **Torsades-de-pointes-Tachykardien** (polymorphe ventrikuläre Tachykardien). Dies ist eine seltene Komplikation mit einer Inzidenz von 0,4% bei Patienten, die auf der Intensivstation intravenös Haloperidol erhalten [59]. Dennoch ist es wegen der Gefährlichkeit dieser Komplikation empfehlenswert, Haloperidol bei Patienten mit einem verlängerten QT-Intervall und bei solchen mit Torsades-de-pointes-Tachykardie in der Anamnese zu meiden.

Teil III

Hämodynamisches Monitoring

Errors are not
in the art
but in the artificers.

SIR ISAAC NEWTON

KAPITEL 9

Der arterielle Blutdruck

> It should be clearly recognized
> that arterial pressure cannot be measured with precision
> by means of sphygmomanometers.
>
> AMERCIAN HEART ASSOCIATION,
> COMMITTEE FOR ARTERIAL PRESSURE RECORDING, 1951

Die Messung des arteriellen Blutdrucks ist eines der gängigsten und unzuverlässigsten Meßverfahren in der modernen Medizin. Die Problematik der Blutdruckmessung zeigt folgendes Szenario: Die häufigste Gesundheitsstörung in den Vereinigten Staaten, an der 20% der Amerikaner im Alter über 6 Jahre leiden, ist die arterielle Hypertonie [1, 2]. Ungefähr 80% der Patienten mit Bluthochdruck haben aber keinerlei Endorganerkrankung, woraus hervorgeht, daß in der Mehrzahl der Hypertonien die Diagnose einzig auf der arteriellen Blutdruckmessung beruht [1]. Das Standardverfahren der Blutdruckmessung (d.h. die Manometrie) ist, wie bereits im eingangs zitierten Statement der American Heart Association angesprochen, für seine Ungenauigkeit bekannt [6]. Das heißt, **die häufigste Gesundheitsstörung in den Vereinigten Staaten – der Bluthochdruck – gründet auf einem Meßverfahren, das bereits vor 50 Jahren durch Experten angezweifelt wurde.**

Dieses Kapitel beschreibt die Methoden, mit denen der arterielle Blutdruck bei kritisch kranken Patienten überwacht wird. Der erste Abschnitt handelt von den Unzulänglichkeiten der indirekten Blutdruckmessung und der nachfolgende Abschnitt von der Methode der direkten Druckmessung über intravasale Katheter.

Die indirekte Blutdruckmessung

Verfahren der indirekten arteriellen Blutdruckmessung basieren auf einem Gerät, das aus einer textilen Manschette mit einem aufblasbaren Gummikissen an der Innenseite besteht. Die Manschette wird um einen Arm oder ein Bein gewickelt und das Kissen mit Luft gefüllt, um einen Druck zu erzeugen, der die darunterliegenden Arterien und Venen komprimiert. Damit sich die komprimierte Arterie wieder öffnen kann, wird anschließend die Luft aus dem Kissen langsam abgelassen und der arterielle Blutdruck entweder durch dabei auftretende Geräusche (Auskultation) oder durch die Registrierung von Gefäßpulsationen (Oszillometrie) ermittelt. Die Genauigkeit dieser indirekten Verfahren wird beeinflußt von der Größe der aufblasbaren Manschette in Relation zum Umfang der Extremität, an der gemessen wird.

Die Größenverhältnisse der Ballonmanschette

Um eine optimale Registrierung zu ermöglichen, sollte die Kompression der darunterliegenden Arterie durch die aufblasbare Ballonmanschette gleichmäßig erfolgen. Ob dies gelingt, hängt vom Größenverhältnis der aufblasbaren Manschette zu der entsprechenden Extremität ab. Die Abbildung 9-1 zeigt die optimale Größe einer aufblasbaren Ballonmanschette, mit der der Blutdruck in der Arteria brachialis gemessen werden soll. Die Länge des Cuffs sollte mindestens 80% und die Breite 40% des Oberarmumfangs betragen [3, 4]. Wenn die Manschette für den Oberarmumfang zu klein gewählt wird, resultieren aus der indirekten Messung falsch hohe Blutdruckwerte [1, 2, 3, 4, 5]. **Die Verwendung falsch dimensionierter Blutdruckmanschetten ist eine der häufigsten Fehlerquellen bei der indirekten Blutdruckmessung,** so daß dieser Gesichtspunkt besondere Sorgfalt verdient [1, 2, 3, 4, 5]. Ein einfaches Bedside-Verfahren zur Größenbestimmung der Blutdruckmanschetten wird nachfolgend vorgestellt.

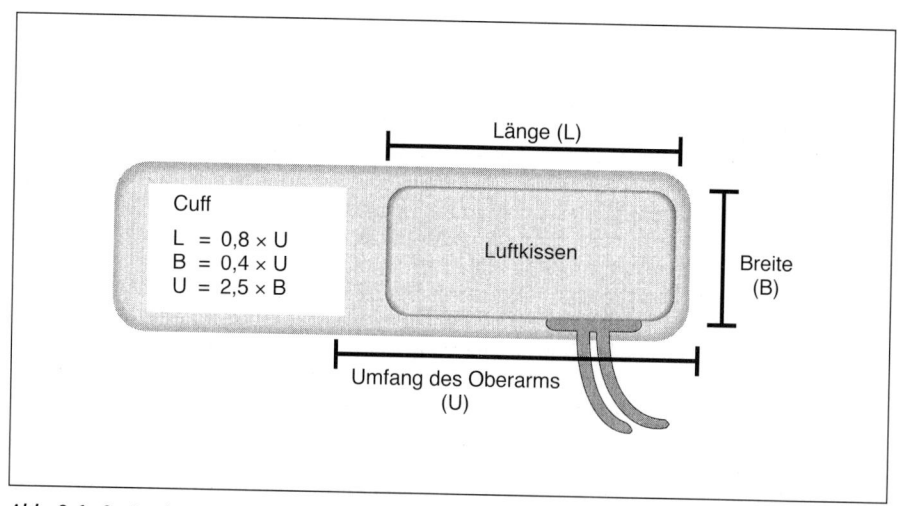

Abb. 9-1 *Optimale Größenverhältnisse der Ballonmanschette. Die Breite (B) und die Länge (L) des Luftkissens sind in Relation zum Oberarmumfang (U) angegeben.*

Verfahren zur Größenbestimmung am Krankenbett

Folgendes Vorgehen wird für jeden Patienten vor der Blutdruckmessung an Arm oder Bein empfohlen. Zunächst sollte die Längsachse der Blutdruckmanschette parallel zur Längsachse des Oberarms ausgerichtet werden. Dann wird die Manschette so gedreht, daß ihre Innenseite (mit dem Luftkissen) nach außen weist, und um den Oberarm gewickelt. Die Breite des Luftkissens sollte die Hälfte des Oberarmumfangs betragen, sonst muß eine größere Blutdruckmanschette gewählt werden. Im umgekehrten Fall, das heißt, wenn der aufblasbare Teil der Manschette mehr als die Hälfte des Oberarmumfangs umfaßt, ist kein Größenwechsel erforderlich, da eine zu große Manschette (bei dünnen Extremitäten) zu keinen nennenswerten Meßfehlern führt. Es folgt eine kurze Beschreibung zweier indirekter Methoden der Blutdruckmessung.

Die auskultatorische Blutdruckmessung

Beim Standardverfahren der Blutdruckmessung wird eine manuell aufblasbare Blutdruckmanschette über der Arteria brachialis angelegt. Die Luft aus der Manschette wird langsam abgelassen und der Blutdruckwert beim Auftreten von Strömungsgeräuschen (sog. Korotkow-Töne) registriert, die zu Beginn der Reperfusion der Arterie entstehen. Auf Einzelheiten dieses Verfahrens wird hier nicht näher eingegangen (Übersicht in [3, 4, 5]).

Die Korotkow-Töne

Ein grundlegendes Problem der Auskultationsmethode ist die Identifikation der Korotkow-Töne. Die Hörschwelle des menschlichen Ohrs liegt bei 16 Hz, und der Frequenzbereich der Korotkow-Töne liegt mit 25–50 Hz nur knapp oberhalb dieses Schwellenwerts [6]. (Die menschliche Sprache umfaßt den Frequenzbereich zwischen 120 und 250 Hz, während der optimale Hörbereich zur Wahrnehmung von Tönen zwischen 2000 und 3000 Hz liegt.) **Demnach ist das menschliche Gehör für die Geräusche, die bei der Blutdruckmessung entstehen, beinahe taub.**

Form des Stethoskopkopfes

Glockenförmige Stethoskopköpfe eignen sich besser zum Hören niedriger Frequenzen als flache diaphragmaförmige. Daher empfiehlt die American Heart Association zur Blutdruckmessung diese glockenförmigen Stethoskope [2, 4]. Allerdings zeigt die Tatsache, daß auch Stethoskope ohne Glockenform hergestellt werden, daß diese Empfehlung oft nicht berücksichtigt wird.

Low-flow-Bedingungen

Bei niedrigem systemarteriellem Blutfluß kann die Auskultationsmethode zu einer deutlichen Unterschätzung des tatsächlichen arteriellen Blutdruckes führen. Dies verdeutlicht Tabelle 9-1, in der die Differenzen zwischen auskultatorisch und direkt intravasal gemessenem systolischem Blutdruck bei Hypotonie und niedrigem Herzzeitvolumen dargestellt sind. Bei der Hälfte der Patienten unterschätzt die Auskultationsmethode den tatsächlichen systolischen Blutdruck um mehr als 30%. Um hinreichend genau zu sein, dürfen nach der American Association for Medical Instrumentation die Abweichungen zwischen indirekter und direkter Blutdruckmessung 5 mmHg nicht überschreiten [7]. Demnach ergab sich in Vergleichsmessungen, wie Tabelle 9-1 zeigt, auskultatorisch nicht ein einziger genauer Blutdruckwert.

Tabelle 9-1 *Blutdruckmessungen im Schockzustand. (Messungen an Patienten mit arterieller Hypotonie und niedrigem Herzzeitvolumen; aus Cohn JN. JAMA 1967; 119:118–122).*

Systolische Blutdruckdifferenz (direkter – indirekter Blutdruckwert)	% der Patienten
0–10 mmHg	0
10–20 mmHg	28
20–30 mmHg	22
> 30 mmHg	50

Dieses schlechte Ergebnis der auskultatorischen Blutdruckmessung unter Low-flow-Bedingungen ist nicht verwunderlich, da die Korotkow-Töne aufgrund des Blutstroms durch partiell komprimierte Arterien entstehen. Bei abnehmendem Blutstrom werden die Korotkow-Töne weniger gut hörbar, und die initialen Geräusche, die den systolischen Blutdruck markieren, können dadurch überhört werden. **Die Möglichkeit einer hohen Meßungenauigkeit (s. Tab. 9-1) verbietet die auskultatorische Blutdruckmessung bei hämodynamisch instabilen Patienten.**

Die oszillometrische Blutdruckmessung

Die oszillometrische Methode basiert auf dem Prinzip der Plethysmographie und registriert pulsatile Druckänderungen in einer Arterie. Da bei aufgeblasener Druckmanschette pulsatile Druckschwankungen in der darunterliegenden Arterie periodische Druckänderungen im aufgeblasenen Kissen erzeugen, mißt die oszillometrische Methode diese periodischen Druckänderungen (Oszillationen) im Cuff als indirektes Maß für pulsatile Druckänderungen in der darunterliegenden Arterie [8]. Das bekannteste oszillometrische Gerät ist das Dinamap-Gerät (zur indirekten Messung des mittleren arteriellen Blutdrucks), das 1976 in die klinische Routine eingeführt wurde. Das Originalgerät konnte lediglich den mittleren arteriellen Blutdruck messen, aber modernere Apparate registrieren auch den systolischen und diastolischen Blutdruckwert.

Zuverlässigkeit

Obwohl sie als zuverlässiger als das Auskultationsverfahren gilt, leidet auch die oszillometrische Blutdruckmessung an einer eingeschränkten und variablen Genauigkeit. Dies ist in Abbildung 9-2 dargestellt anhand eines Vergleichs zwischen oszillometrisch und direkt über einen arteriellen Katheter in der Arteria brachialis während eines kardiochirurgischen Eingriffs registrierten systolischen Blutdruckwerten. Die durchgezogene Linie repräsentiert identische Blutdruckwerte beider Verfahren. Die unterbrochenen Linien markieren einen Meßbereich bis 5 mmHg oberhalb und unterhalb der Identitätslinie, der dem Vertrauensintervall oszillometrischer Blutdruckmessungen entspricht (weil die indirekte Messung weniger als 5 mmHg von der direkten Messung abweichen sollte). Es fällt auf, daß die meisten Datenpunkte (dunkle Quadrate) außerhalb dieses Vertrauensintervalls liegen, was anzeigt, daß ungenaue oszillometrische Blutdruckmessungen überwiegen. Automatische oszillometrische Geräte erfreuen sich in den letzten Jahren sowohl in Krankenhäusern als auch im ambulanten Bereich zunehmender Beliebtheit, so daß es wichtig ist, die Grenzen dieses Verfahrens zu kennen.

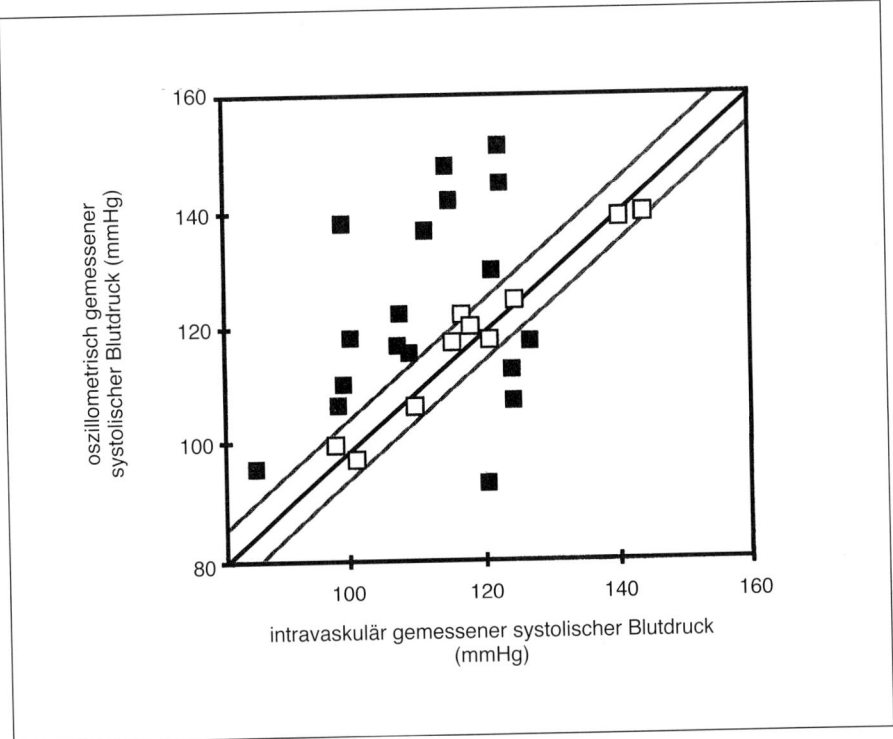

Abb. 9-2 *Vergleich direkt gemessener mit oszillometrisch gemessenen systolischen Blutdruckwerten in der Arteria brachialis (aus Gravlee GP, Brockschmidt JK. Accuracy of four indirect methods of blood pressure measurement, with hemodynamic correlations. J Clin Monitor 1990;6:284–298).*

Die intravasale Blutdruckmessung

Die direkte Blutdruckmessung wird für alle Intensivpatienten empfohlen, die einer engmaschigen Kontrolle des arteriellen Blutdrucks bedürfen. Leider hat auch die direkte arterielle Blutdruckmessung ihre Unzulänglichkeiten. Die folgenden Ausführungen sollen dazu dienen, Irrtümer in der Interpretation direkt gemessener Werte auf ein Minimum zu beschränken.

Druckwellen versus Flußwellen

Obwohl man geneigt ist, den arteriellen Druck als Index für den Blutfluß anzusehen, sind Druck und Fluß physikalisch unterschiedliche Größen. Der Auswurf eines bestimmten Schlagvolumens erzeugt sowohl eine Druckwelle als auch eine Flußwelle.
Unter Normalbedingungen breitet sich die Druckwelle 20mal rascher aus als die Flußwelle (10 m/s versus 0,5 m/s). Damit geht der in einer peripheren Arterie registrierte Pulsdruck dem korrespondierenden Schlagvolumen um einige Sekunden voraus [9]. Wenn die Impedanz (d.h. Compliance und Resistance) des Gefäßes zunimmt, steigt die Geschwin-

digkeit der Druckwellen an, während die Geschwindigkeit der Flußwellen abnimmt. (Wenn die Impedanz der Blutgefäße abnimmt, fällt der Druck ab, während der Fluß zunimmt.) **Somit ist bei pathologischer Impedanz der arterielle Druck kein verläßlicher Parameter des arteriellen Blutflusses.** Diese Diskrepanz zwischen Druck und Fluß ist eine der wesentlichen methodischen Einschränkungen der arteriellen Druckmessung.

Die Form der arteriellen Druckkurve

Die Form der arteriellen Druckkurve ändert sich mit dem Abstand der Druckwelle von der proximalen Aorta. Dies ist in Abbildung 9-3 dargestellt. Dabei fällt auf, daß mit Fortschreiten der Druckwelle in die Peripherie der systolische Druck allmählich ansteigt und sich der Anteil der Systole an der Druckkurve verschmälert. Der systolische Druck kann auf dem Weg von der proximalen Aorta bis in die Arteria radialis oder femoralis um bis zu 20 mmHg ansteigen. Dieser Spitzendruck wird jedoch aufgehoben durch die Verschmälerung der systolischen Druckwelle, wodurch der arterielle Mitteldruck konstant bleibt. Daher ist der arterielle Mitteldruck ein genaueres Maß des zentralen Aortendrucks.

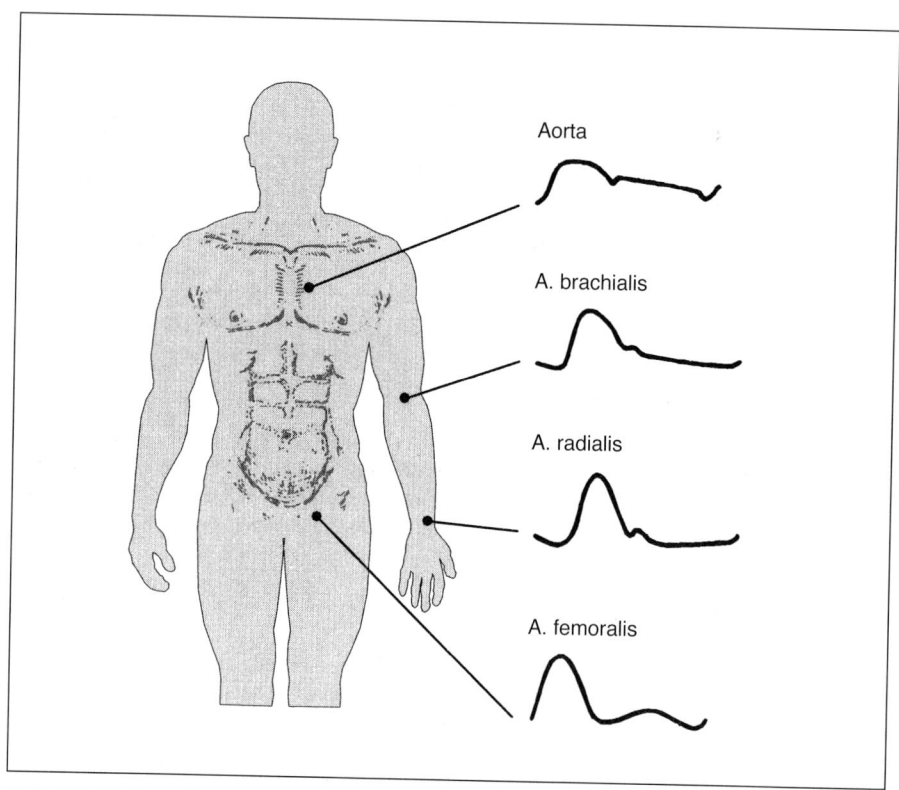

Abb. 9-3 Die Form der arteriellen Druckkurve an unterschiedlichen Stellen des arteriellen Kreislaufs.

Die systolische Verstärkung

Der Anstieg des systolischen Drucks in den peripheren Arterien ist das Resultat von reflektierten Druckwellen aus der Peripherie [10]. Diese Reflexionen entstehen an Gefäßbifurkationen und Gefäßverengungen. Wandert die Druckwelle nach peripher, werden diese Wellenreflexionen deutlicher, überlagern die systolischen Druckwellen und erhöhen somit den systolischen Druck. **Die Verstärkung des systolischen Drucks ist besonders ausgeprägt, wenn die Compliance der Gefäßwand niedrig ist, da die reflektierten Wellen dadurch schneller zurückprallen.** Dies ist die Ursache für die systolische arterielle Hypertonie des älteren Menschen [10]. Da ein Großteil der Intensivpatienten zu dieser Altersgruppe gehört, dürfte die Verstärkung des systolischen Blutdrucks auf Intensivstationen ein häufig anzutreffendes Phänomen sein.

Artefakte in der Aufzeichnung

Flüssigkeitsgefüllte Druckaufnehmersysteme können Artefakte erzeugen, welche die arterielle Druckkurve weiter verformen. Werden diese Systemartefakte nicht erkannt, kommt es zu Fehlern in der Interpretation.

Resonanzsysteme

Der Druck im Gefäß wird über flüssigkeitsgefüllte Plastikschläuche registriert, die den arteriellen Katheter mit dem Druckwandler verbinden. Dieses flüssigkeitsgefüllte System kann spontan oszillieren und die Form der arteriellen Druckkurve verfälschen [11, 12]. Die Leistungsfähigkeit eines Resonanzsystems ist gegeben durch die Resonanzfrequenz und den Dämpfungsfaktor des Systems. Die Resonanzfrequenz ist die einem System eigene Frequenz an Oszillationen, die in dem System entsteht, wenn es gestört wird. Wenn die Frequenz eines ankommenden Signals im Bereich der Resonanzfrequenz des Systems liegt, überlagert die Eigenfrequenz das ankommende Signal und verstärkt dieses. Ein solches System wird als „unterdämpftes System" bezeichnet. Der Dämpfungsfaktor ist ein Maß für die Tendenz eines Systems, ankommende Signale abzuschwächen. Ein Resonanzsystem mit einem hohen Dämpfungsfaktor wird als „überdämpftes System" bezeichnet.

Die Verzerrung der Wellenform

In Abbildung 9-4 sind die Druckkurven dreier verschiedener Drucksysteme dargestellt. Die Wellenform in A mit der abgerundeten Spitze und der dikroten Einkerbung entspricht einer normalen Druckkurve ohne störende Einflüsse. Die Welle in B mit der scharfen systolischen Spitze entstammt einem unterdämpften System. Die im klinischen Alltag verwendeten Druckaufzeichnungssysteme sind von Natur aus unterdämpft und können zu einer Anhebung des systolischen Drucks um bis zu 25 mmHg führen [13]. Die systolische Verstärkung kann durch eine Verkürzung des Schlauchs zwischen Katheter und Druckaufnehmer minimiert werden.
Die Kurve in C zeigt eine abgeschwächte systolische Spitze mit graduellem Anstieg und Abfall sowie kleiner Amplitude. Diese Kurve stammt von einem überdämpften System. Überdämpfung reduziert die Leistungsfähigkeit des Systems und wird manchmal von Luftblasen im Verbindungsschlauch oder im Dom des Druckwandlers verursacht. Dann kann eine Spülung („Flush") des hydraulischen Systems die Luftblasen beseitigen und ein überdämpftes Signal verbessern.

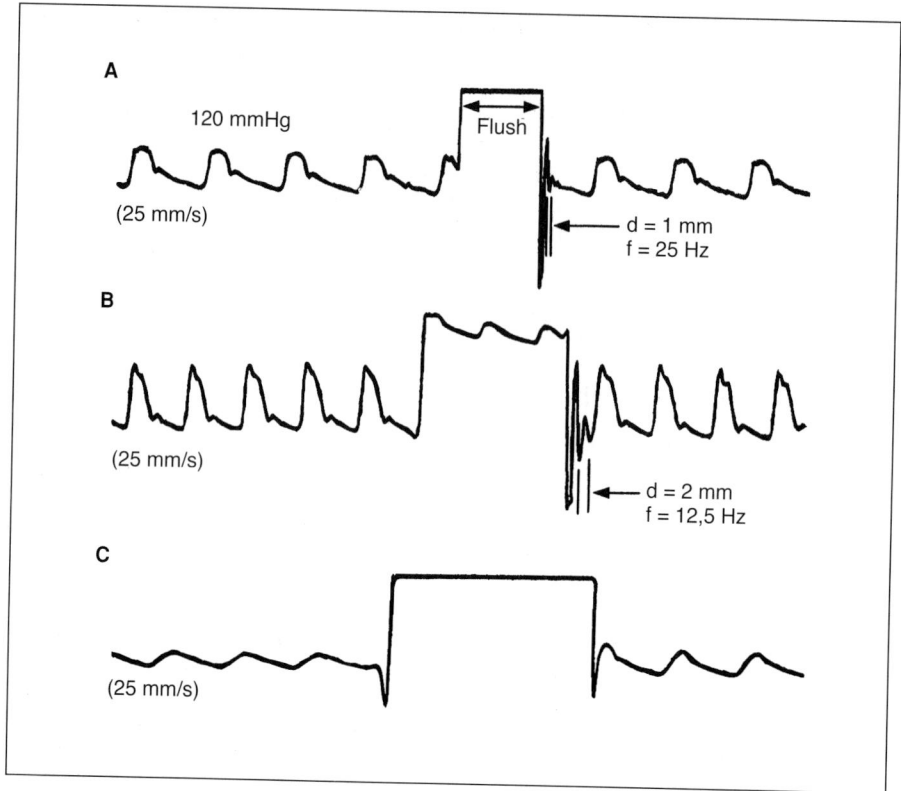

Abb. 9-4 *Der schnelle Flush-Test. A normales Testergebnis. B unterdämpftes System. C überdämpftes System.*

Leider ist es nicht immer möglich, unterdämpfte von überdämpften Systemen anhand der arteriellen Druckkurve zu identifizieren. Der nachfolgend beschriebene Test kann dabei helfen.

Der Spül-Test

Eine kurze Spülung über das Katheter-Schlauch-System kann aufzeigen, ob das System die arterielle Druckkurve verzerrt [12, 14]. Die meisten kommerziell verfügbaren Drucksysteme sind mit einem unidirektionalen Ventil ausgestattet, das eine Spülung aus dem Druckbeutel des Systems erlaubt. Abbildung 9-4 zeigt die Ergebnisse des Spül-Tests in drei verschiedenen Situationen. In jedem Fall steigt der Druck nach Spül-Applikation abrupt an. Unterschiede finden sich jedoch im Ausschwingverhalten nach der Spülung. In Kurve A folgen der Spülung einige oszillierende Wellen. Die Frequenz dieser Wellen entspricht der Resonanzfrequenz (f) dieses Systems, die sich aus dem reziproken Wert des Zeitintervalls zwischen den Schwingungen errechnet. Benutzt man Standard-Millimeterpapier zur Aufzeichnung, kann f bestimmt werden, indem man den Abstand zwischen

den Oszillationen durch die Papiergeschwindigkeit teilt [11]. Also: f (in Hz) = Papiergeschwindigkeit (in mm/s) dividiert durch den Abstand zwischen den Schwingungen (in mm).
In dem Beispiel von Abbildung 9-4A betragen der Abstand (d) zwischen den Schwingungen 1,0 mm und die Papiergeschwindigkeit 25 mm/s. Daraus resultiert eine Resonanzfrequenz f von 25 Hz (25 mm/s/1,0 mm).
Die Signalverzerrung ist minimal, wenn die Resonanzfrequenz des Drucksystems fünfmal größer ist als die Hauptfrequenz der arteriellen Druckwelle. Da die Hauptfrequenz der arteriellen Pulswelle annähernd 5 Hz beträgt [15], ist die Resonanzfrequenz des Systems (25 Hz) fünfmal größer als diejenige der ankommenden arteriellen Pulswelle und verzerrt daher die arterielle Druckkurve nicht.
Der Spül-Test in Abbildung 9-4 B ergibt eine Resonanzfrequenz von 12,5 Hz (f = 25/2). Diese liegt zu nahe an der Frequenz der arteriellen Pulswelle. Daher verfälscht dieses System die ankommende Druckwelle und führt zu einer Anhebung des systolischen Drucks.
Der Flush-Test in Abbildung 9-4 C erzeugt keinerlei Oszillationen. Dieses Verhalten entspricht einem überdämpften System, das falsch niedrige Blutdruckwerte liefert. Ein überdämpftes System sollte sorgfältig gespült werden (einschließlich aller Hähne im System), um sämtliche Luftbläschen zu entfernen. Wenn danach das Problem nicht beseitigt ist, muß der arterielle Katheter neu positioniert oder ausgewechselt werden.

Der mittlere arterielle Blutdruck

Der mittlere arterielle Blutdruck hat gegenüber dem systolischen Blutdruck zwei entscheidende Vorteile. Erstens ist der Mitteldruck die wirkliche treibende Kraft für den peripheren Blutfluß. Zweitens bleibt der Mitteldruck mit Fortschreiten der arteriellen Pulswelle in die Peripherie konstant und ist unabhängig von Störungen im Druckmeßsystem [11].
Der mittlere arterielle Blutdruck kann gemessen oder geschätzt werden. Die meisten elektronischen Drucküberwachungssysteme können den Mitteldruck durch Integration der Fläche unter der Kurve und Division derselben durch die Dauer des Herzzyklus messen. Das elektronische Meßverfahren wird dem geschätzten Mitteldruck vorgezogen, der hergeleitet wird als Summe aus diastolischem Blutdruck und einem Drittel des systolischen Blutdrucks. Diese Formel basiert auf der Annahme, daß die Diastole zwei Drittel der Herzaktion andauert, was nur bei einer Herzfrequenz von 60/min zutrifft. Aus diesem Grund führen Herzfrequenzen über 60/min, die bei kritisch kranken Patienten häufig anzutreffen sind, zu Fehlern in der Abschätzung des mittleren arteriellen Blutdrucks.

Der kardiopulmonale Bypass

In den meisten Fällen unterscheiden sich die Mitteldrücke in Aorta, Arteria radialis und Arteria femoralis um weniger als 3 mmHg. Allerdings kann bei Patienten nach einer kardiopulmonalen Bypass-Operation der Mitteldruck in der Arteria radialis signifikant (um mehr als 5 mmHg) niedriger liegen als die Mitteldrücke in der Aorta und der Arteria femoralis [16]. Dieser Zustand kann durch einen selektiven Abfall des Gefäßwiderstands im Strömungsgebiet der Hand entstehen, da eine Kompression des Handgelenks diese Druckdifferenz häufig aufhebt. Ein Druckanstieg über 5 mmHg in der Arteria radialis unter Kompression des Handgelenks (distal des arteriellen Katheters) weist auf eine tatsächliche Diskrepanz im arteriellen Druck zwischen Drücken in der Arteria radialis und in anderen Körperregionen hin [17].

KAPITEL 10

Der Pulmonalarterien-katheter

A searchlight cannot be used effectively without a fairly thorough knowledge of the territory to be searched.

FERGUS MACARTNEY, FRCP

Der Pulmonalarterienkatheter ist nicht nur wichtig, sondern er steht geradezu für die Besonderheiten der Intensivmedizin. Dieser Katheter ist ein derart wesentlicher Bestandteil der Patientenversorgung, daß es unmöglich ist, in der Intensivmedizin ordentlich zu arbeiten, ohne eines gründlichen Verständnisses dieses Katheters und der Informationen, die er liefert. Der Pulmonalarterienkatheter hat sehr viel gemeinsam mit einem Politiker: Er scheint zum Besten derjenigen zu handeln, die er vertritt, aber man kann nie sicher sein, ob das, was er sagt, die reine Wahrheit ist.

Dieses Kapitel beschreibt die Informationen, die sich mit Pulmonalarterienkathetern gewinnen lassen [1, 2, 3, 4]. Die meisten der hämodynamischen Parameter aus diesem Kapitel wurden bereits detailliert in den Kapiteln 1 und 2 besprochen, so daß es hilfreich sein könnte, diese nochmals zu lesen. Man bedenke, daß die Stärke des Pulmonalarterienkatheters nicht darauf beruht, Informationen zu liefern, sondern auf der Fähigkeit des Arztes, diese Informationen zu interpretieren. Dies scheint trivial zu sein, aber Untersuchungen zeigen, daß Ärzte die Meßergebnisse von Pulmonalarterienkathetern nur unzureichend interpretieren können [5].

Der Aufbau des Katheters

Die „Geburt" des Pulmonalarterien(PA)-Katheters wird hier von H.J.C. Swan beschrieben, einem Kardiologen, der das ursprüngliche Konzept des Katheters entwickelte.

> Im Herbst 1967 hatte ich Gelegenheit, mit meinen (damals kleinen) Kindern den Strand von Santa Monica zu besuchen... Es war ein heißer Samstag, und die Segelboote auf dem Wasser hatten Flaute. Allerdings bemerkte ich etwa eine halbe Meile entfernt ein Boot mit großem, gut stehendem Spinnaker, das sich mit respektabler Geschwindigkeit bewegte. Da hatte ich die Idee, ein Segel oder einen Schirm am Ende eines hochflexiblen Katheters anzubringen, um damit die Wahrscheinlichkeit seines Eintritts in die Pulmonalarterie zu erhöhen [1].

Drei Jahre später (im Jahr 1970) wurde ein PA-Katheter mit einem kleinen Ballon an der Spitze eingeführt. Im gefüllten Zustand dient der Ballon als Segel, das es dem venösen Blutstrom ermöglicht, den Katheter durch das rechte Herz und hinein in die Pulmonalarterie zu befördern. Dieses Ballonkatheter-Einschwemmprinzip ermöglicht die Rechtsherzkatheterisierung am Krankenbett ohne röntgenologische Kontrolle.

Die grundlegenden Merkmale

Ein einfacher PA-Katheter ist in Abbildung 10-1 dargestellt. Der Katheter ist 110 cm lang und hat einen Außendurchmesser von 2,3 mm (7 French). Im Inneren verlaufen 2 Kanäle: Einer erstreckt sich über die gesamte Länge des Katheters und endet an dessen Spitze (distales Lumen), der andere Kanal ist kürzer und endet 30 cm vor der Katheterspitze (proximales Lumen). Die Spitze des Katheters besitzt einen Ballon mit einem Füllvolumen von 1,5 ml. Wie die Abbildung zeigt, bildet der aufgeblasene Ballon eine Art Nische für die Katheterspitze, durch die beim Einschwemmvorgang eine Perforation der Gefäßwand verhindert wird. Schließlich befindet sich im Abstand von 4 cm von der Katheterspitze an der Außenseite noch ein Sensor, der Temperaturänderungen anzeigt. Dieser Thermistor kann den Fluß einer kalten Flüssigkeit, die durch das proximale Lumen des Katheters injiziert wird, registrieren. Die Flußrate ist dabei proportional dem Herzzeitvolumen (s. Kap. 12).

Zusätzliche Ausstattung

Weiteres Zubehör steht für spezielle PA-Katheter zur Verfügung:
- ein zusätzliches Lumen, das 14 cm vor der Katheterspitze endet und als Infusionskanal oder zur Einführung temporärer Herzschrittmacherelektroden in den rechten Ventrikel verwendet werden kann [6]
- ein fiberoptisches System mit der Möglichkeit der kontinuierlichen Überwachung der gemischt-venösen Sauerstoffsättigung [7]
- ein „rapid response"- Thermistor, der die Auswurffraktion des rechten Ventrikels messen kann [8]
- ein Thermofilament, das Wärmeimpulse niedriger Energie generiert und mittels Thermodilution eine kontinuierliche Messung des Herzzeitvolumens ermöglicht [9].

Die große Ausstattungsvielfalt des PA-Katheters macht ihn zu einer Art Schweizer Messer des Intensivmediziners.

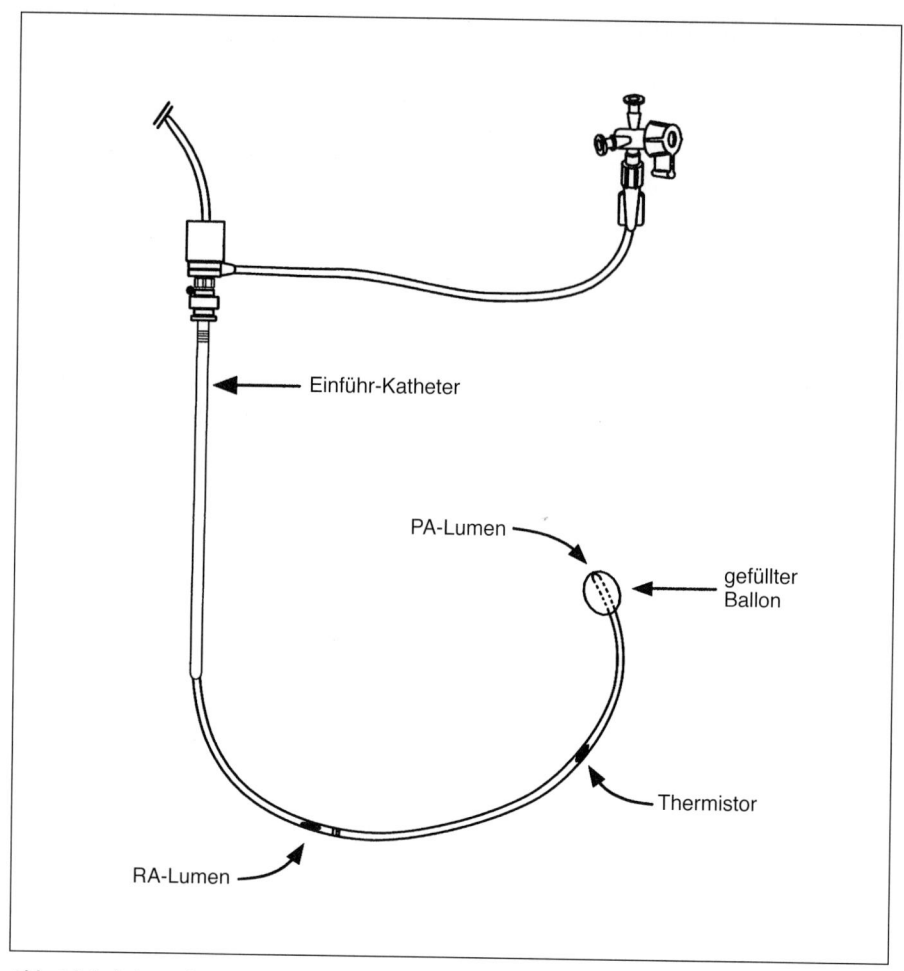

Abb. 10-1 *Pulmonalarterien(PA)-Katheter (Standardmodell). RA = rechter Vorhof.*

Die Plazierung des Katheters

Der PA-Katheter wird über die Vena subclavia oder die Vena jugularis interna eingeführt. (Häufig wird, wie in Abbildung 10-1, ein großlumiger Einführkatheter verwendet, um das Einführen und Zurückziehen des PA-Katheters zu erleichtern.) Unmittelbar vor dem Einführen wird das distale Lumen des Katheters an einen Druckaufnehmer und Monitor (Oszilloskop) angeschlossen. Die Druckkurve wird während des Vorschiebens kontinuierlich überwacht, um die Lokalisation der Katheterspitze zu ermöglichen. Wenn der Katheter in das Gefäßlumen eintritt, kommt es bei der Druckaufzeichnung über das distale Katheterlumen zu Oszillationen. Ist dies der Fall, sollte der Ballon mit 1,5 ml Luft voll geblockt werden. Der Katheter wird dann mit geblocktem Ballon vorgeschoben. Die beim Vorschieben des Katheters durch das rechte Herz entstehenden Druckkurven sind in Abbildung 10-2 dargestellt [10].

1. Die Vena cava superior wird anhand der Druckaufzeichnung durch das Auftreten von Oszillationen identifiziert. Der in der Vena cava gemessene Druck bleibt unverändert, wenn die Katheterspitze den rechten Vorhof erreicht. (Der normale Druck in der Vena cava superior beträgt 1–6 mmHg.)
2. Wenn die Katheterspitze durch die Trikuspidalklappe in den rechten Ventrikel vorgeschoben wird, erscheint ein pulsatiler systolischer Druck. Der diastolische Druck dieser Druckkurve entspricht dem Druck im rechten Vorhof. (Der normale rechtsventrikuläre systolische Druck beträgt 15–30 mmHg.)
3. Wenn der Katheter über die Pulmonalklappe in die Arteria pulmonalis geschwemmt wird, steigt der diastolische Druck plötzlich an, während der systolische Druck unverändert bleibt. (Der normale diastolische Pulmonalarteriendruck beträgt 6–12 mmHg.)
4. Beim Vorschieben des Katheters in der Pulmonalarterie verschwindet plötzlich die systolische Komponente der Druckkurve. Der verbleibende Druck wird als pulmonalkapillärer Wedge-Druck (PCWP) bezeichnet und liegt normalerweise auf dem Niveau des diastolischen Pulmonalarteriendrucks. (Der normale Wedge-Druck beträgt 6–12 mmHg.)
5. Sobald der Wedge-Druck auftritt, wird das Vorschieben des Katheters beendet und der Ballon entblockt. Der pulsatile Pulmonalarteriendruck sollte wieder erscheinen.

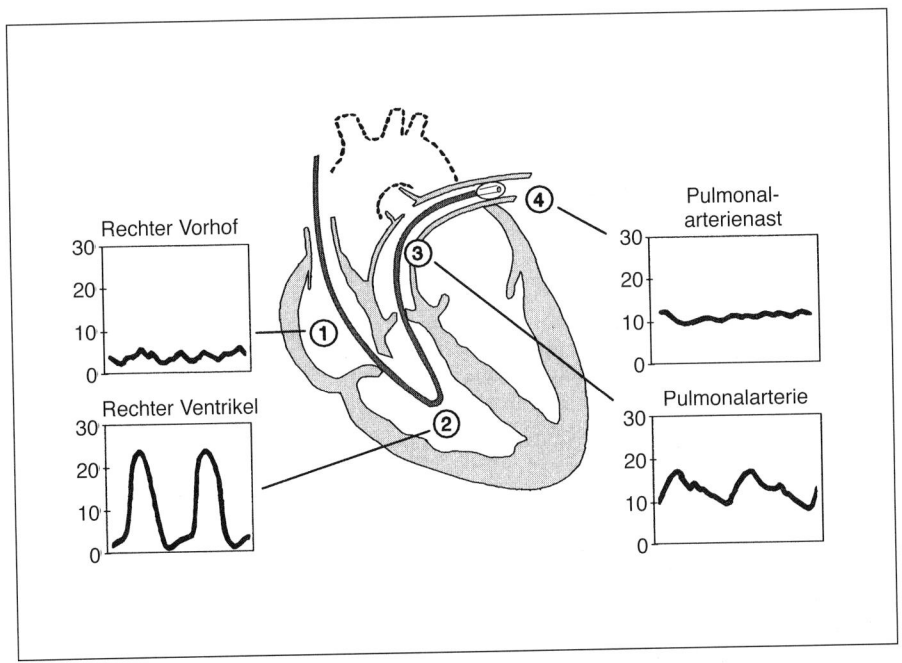

Abb. 10-2 Formen der Druckkurven bei Einführung des Pulmonalarterienkatheters.

Das Füllen des Ballons

Der Ballon an der Spitze des PA-Katheters sollte immer entblockt sein, solange er sich in der Pulmonalarterie befindet. Das Füllen des Ballons bleibt Messungen des Pulmonalarteriendrucks vorbehalten. Wird der Ballon für Wedge-Druckmessungen gefüllt (mit 1,5 ml Luft), sollte dies nicht abrupt erfolgen, sondern vielmehr langsam geschehen, bis eine Wedge-Druckkurve auf dem Monitor erscheint. Wenn ein zufriedenstellender Wedge-Druck ermittelt wurde, muß der Ballon komplett entlüftet werden. (Das Entfernen der Spritze vom Injektionslumen kann eine ungewollte Blockung bei liegendem Katheter vermeiden helfen.)

Häufige Probleme

Im folgenden werden einige Probleme während der Plazierung des PA-Katheters besprochen.

Der Katheter läßt sich nicht in den rechten Ventrikel vorschieben

In diesem Fall läßt sich kein pulsatiler Druck (vom rechten Ventrikel) ableiten, selbst wenn der Katheter weiter als 20 cm vorgeschoben wurde (Distanz bis zum rechten Vorhof siehe Tabelle 4-4). Eine Möglichkeit, dieses Problem zu beseitigen, besteht darin, den Ballon anstelle von Luft mit 1,5 ml (steriler) Flüssigkeit zu füllen [11]. Anschließend wird der Patient auf seine linke Seite gelagert und der Katheter langsam vorgeschoben. Die Flüssigkeit vergrößert die Masse (d.h. Gewicht) des Ballons und kann es ihm so erleichtern, in den rechten Ventrikel vorzudringen. Die zusätzliche Masse erschwert auch, daß der Ballon bei erhöhtem Druck im rechten Ventrikel zurückgedrückt wird. Liegt der Katheter im rechten Ventrikel, sollte die Flüssigkeit entfernt und der Ballon wieder mit Luft gefüllt werden.
(Anmerkung der Übersetzer: Das Verfahren ist nicht ungefährlich [Ballonruptur, PA-Ruptur]!)

Der Katheter läßt sich nicht in die Pulmonalarterie vorschieben

Dieses Problem entsteht üblicherweise durch Schlingenbildung des Katheters im rechten Ventrikel und kann durch einfaches Zurückziehen des Katheters in die Vena cava superior und erneutes Vorschieben gelöst werden. Beim Passieren des rechten Ventrikels sollte ein zu rasches Vorschieben vermieden werden. Es empfiehlt sich, den Katheter langsam und kontinuierlich vorwärts zu bewegen. Dies ermöglicht dem Katheter, mit dem Blutstrom in die Pulmonalarterie zu gelangen. Sind wiederholte Versuche, den Katheter zu plazieren, erfolglos, ist eine Bolusinjektion von Ca^{2+}-Sulfat durch das distale Lumen zu erwägen, um die ventrikuläre Kontraktion zu verstärken. Die bisherigen Erfahrungen mit diesem Manöver sind begrenzt und anekdotisch; das soll heißen, es war bei jeder der drei Gelegenheiten erfolgreich, bei denen der Verfasser es anwandte.

Arrhythmien

Supraventrikuläre und ventrikuläre Arrhythmien sind häufige Ereignisse während der Plazierung des PA-Katheters (in einer Untersuchung traten sie bei über 50% der Katheterisierungen auf) [2]. Allerdings sind diese Rhythmusstörungen fast nie ernster Natur, und eine Therapie ist selten erforderlich. Beim Auftreten einer Arrhythmie sollte der Katheter in die Vena cava superior zurückgezogen werden und die Rhythmusstörung dadurch verschwinden. Die einzigen Rhythmusstörungen, die einer sofortigen Therapie bedürfen, sind ein kompletter AV-Block (der durch einen temporären Schrittmacher behandelt werden sollte) und eine anhaltende ventrikuläre Tachykardie (die mit Lidocain oder einem anderen geeigneten Antiarrhythmikum zu therapieren ist). Zum Glück sind diese malignen Arrhythmien im Rahmen der PA-Katheter-Plazierung selten.

Es kann kein Wedge-Druck gemessen werden

Bei einem Viertel der PA-Katheterisierungen verschwindet der pulsatile Pulmonalarteriendruck nicht, selbst wenn der Katheter maximal weit in die Pulmonalarterie vorgeschoben wurde. Dieses Ereignis wird möglicherweise durch eine ungleichmäßige Ballonform hervorgerufen, aber die wahre Ursache ist unbekannt. In dieser Situation kann der diastolische Pulmonalarteriendruck als Ersatz für den pulmonalkapillären Wedge-Druck herangezogen werden (beide Druckwerte sollten bei Patienten ohne pulmonale Hypertonie übereinstimmen). Die Reinsertion eines neuen PA-Katheters erscheint nicht erforderlich, es sei denn, der Patient hat hohe Pulmonalarteriendrücke und es soll ein linksventrikuläres Pumpversagen ausgeschlossen werden.

Hämodynamische Parameter

Die bestechendste Eigenschaft des PA-Katheters liegt in seiner Aussagekraft zu einer Vielzahl (zu messender und ableitbarer) hämodynamischer Parameter.
Diese Vielzahl umfaßt zehn verschiedene Parameter des kardiovaskulären Status und vier Parameter des systemischen Sauerstofftransports. Jede dieser mittels PA-Katheter ermittelten physiologischen Variablen ist in den Kapiteln 1 und 2 detailliert besprochen (siehe Tabelle 1-1 und 2-4).

Körperoberfläche

Hämodynamische Parameter werden oft in bezug zur Körpergröße angegeben. Anstelle der Masse (Gewicht) wird als Bezugsgröße die Körperoberfläche (KOF) eingesetzt, die sowohl Körpergröße als auch Gewicht einbezieht. Die Körperoberfläche entnimmt man Standard-Nomogrammen oder berechnet sie mit Hilfe einer komplizierten Gleichung, der sogenannten Dubois-Formel (s. Anhang).
Beide Methoden können durch folgende einfache Gleichung ersetzt werden [12]:

$$KOF\ (m^2) = \frac{Größe\ (cm) + Gewicht\ (kg) - 60}{100}$$

Die nach dieser Formel errechnete Körperoberfläche korreliert zu 99% mit dem Ergebnis der Dubois-Formel [13]. Ein Erwachsener durchschnittlicher Statur hat eine Körperoberfläche zwischen 1,6 und 1,9 m².

Kardiovaskulärer Status

Die Parameter des kardiovaskulären Status sind in Tabelle 10-1 (und ebenso in Tabelle 1-1) dargestellt. Diejenigen, die in Relation zur Körperoberfläche angegeben werden, werden als **Index** bezeichnet (z.B. wird das Herzzeitvolumen, wenn es auf die KOF bezogen wird, zum Herzzeitvolumenindex bzw. Herzindex).

Tabelle 10-1 Parameter der kardiovaskulären Leistungsfähigkeit.

Parameter	Abkürzung	Normbereich
zentraler Venendruck	ZVD	1–6 mmHg
pulmonalkapillärer Verschlußdruck	PCWP	6–12 mmHg
Herzzeitvolumenindex („cardiac index")	CI, HZVI	2,4–4,0 l/min × m^2
Schlagvolumenindex	SVI	40–70 ml/Schlag × m^2
linksventrikulärer Schlagarbeitsindex	LVSWI	40–60 g × m/m^2
rechtsventrikulärer Schlagarbeitsindex	RVSWI	4–8 g × m/m^2
Ejektionsfraktion	RVEF	46–50%
enddiastolisches Volumen	RVEDV	80–150 ml/m^2
systemischer Gefäßwiderstandsindex	SVRI	1600–2400 dyn × s × m^2/cm^5
pulmonaler Gefäßwiderstandsindex	PVRI	200–400 dyn × s × m^2/cm^5

Zentraler Venendruck

Dieser Druck wird über das proximale Lumen des PA-Katheters, das in der Vena cava superior oder im rechten Vorhof liegt, gemessen. Der zentrale Venendruck (ZVD) entspricht dem Druck im rechten Vorhof. Wenn keine Obstruktion zwischen dem rechten Vorhof und dem rechten Ventrikel vorliegt, sollte der rechtsatriale Druck (RAP) dem rechtsventrikulären enddiastolischen Druck (RVEDP) entsprechen.

ZVD = RAP = RVEDP

Pulmonalkapillärer Wedge-Druck

Die Messung dieses Druckwerts wurde im letzten Abschnitt beschrieben. Da der PCWP gemessen wird, wenn kein Blutfluß zwischen der Katheterspitze und dem linken Vorhof stattfindet (weil der Ballon an der Katheterspitze geblockt ist), sollte der PCWP dem Druck im linken Vorhof (LAP) entsprechen. Wenn keine Obstruktion zwischen linkem Vorhof und linkem Ventrikel vorliegt, sollte der LAP auch dem linksventrikulären enddiastolischen Druck (LVEDP) entsprechen.

PCWP = LAP = LVEDP

Hämodynamische Parameter

Herzzeitvolumenindex (cardiac index)

Der Thermistor am distalen Ende des PA-Katheters ermöglicht eine Messung des Herzzeitvolumens (HZV), indem er die Temperaturänderung des pulmonalarteriellen Blutes nach der Injektion einer kalten Flüssigkeit über das proximale Lumen des PA-Katheters in den rechten Vorhof registriert. Dieses Verfahren heißt Thermodilutionsmethode und mißt das Herzzeitvolumen als mittleres Blutflußvolumen. Das HZV wird als „cardiac index" (CI) bezeichnet, wenn es durch die Körperoberfläche dividiert wird.

$$CI = \frac{HZV}{KOF}$$

Schlagvolumen

Der Schlagvolumenindex (SVI) entspricht dem Auswurfvolumen der Ventrikel während der Systole. Er kann einfach abgeleitet werden durch Division des CI durch die Herzfrequenz (HF).

$$SVI = \frac{CI}{HF}$$

Rechtsventrikuläre Ejektionsfraktion

Die Ejektionsfraktion ist derjenige Anteil des Ventrikelvolumens, der während der Systole ausgeworfen wird. Die Ejektionsfraktion des rechten Ventrikels (RVEF) kann mit einem speziellen PA-Katheter mit „rapid response"-Thermistor gemessen werden. Das Meßergebnis entspricht dem Quotienten aus Schlagvolumen (SV) und rechtsventrikulärem enddiastolischem Volumen (RVEDV).

$$RVEF = \frac{SV}{RVEDV}$$

Rechtsventrikuläres enddiastolisches Volumen

Wird die RVEF gemessen, durch Umformen obiger Gleichung, so kann das RVEDV daraus berechnet werden.

$$RVEDV = \frac{SV}{RVEF}$$

Linksventrikulärer Schlagarbeitsindex

Der linksventrikuläre Schlagarbeitsindex (LVSWI) entspricht der Arbeit des linken Ventrikels beim Auswurf des Schlagvolumens in die Aorta. Die Arbeit wird bestimmt durch Kraft oder Druck (mittlerer arterieller Druck minus PCWP) und korrespondierende Masse oder das Volumen (SV), das bewegt wird. Der Faktor 0,0136 transformiert die Einheiten Druck und Volumen in Arbeitseinheiten.

$$LVSWI = (MAP - PCWP) \times SVI \quad (\times 0{,}0136)$$

Rechtsventrikulärer Schlagarbeitsindex

Der rechtsventrikuläre Schlagarbeitsindex entspricht der Arbeit, die erforderlich ist, um das Schlagvolumen in den pulmonalen Kreislauf auszuwerfen. Er errechnet sich aus dem Druck, der vom rechten Ventrikel während der Systole aufgebaut wird (pulmonalarterieller Druck minus ZVD), um das Schlagvolumen auszuwerfen.

$$RVSWI = (PAP - ZVD) \times SVI \; (\times 0{,}0136)$$

Systemvaskulärer Widerstandsindex

Der systemvaskuläre Widerstandsindex (SVRI) ist der Gefäßwiderstand im gesamten systemischen Kreislauf. Er ist proportional zum Druckgradienten von der Aorta in den rechten Vorhof (MAP minus ZVD) und umgekehrt proportional zum Blutfluß (CI). (Der Faktor 80 dient dazu, Einheiten anzupassen.)

$$SVRI = \frac{(MAP - RAP) \times 80}{CI}$$

Pulmonalvaskulärer Widerstandsindex

Der pulmonalvaskuläre Widerstandsindex (PVRI) ist proportional zum Druckgradienten über die gesamte Lungenstrombahn, von der Pulmonalarterie (PAP) bis zum linken Vorhof (LAP). Da der Wedge-Druck (PCWP) dem LAP entspricht, kann der Druckgradient über die Lunge wie folgt ausgedrückt werden: PAP – PCWP. Der PVRI kann dann mit folgender Gleichung errechnet werden:

$$PVRI = \frac{(PAP - PCWP) \times 80}{CI}$$

Der systemische Sauerstofftransport

Die Parameter des systemischen Sauerstofftransports sind Tabelle 10-2 zu entnehmen (siehe auch Tabelle 2-4).

Sauerstoffangebot

Dieses entspricht dem Ausmaß des Sauerstofftransports im arteriellen Blut, und ist das Produkt aus Herzzeitvolumen und dem Sauerstoffgehalt des arteriellen Blutes. Das arterielle Sauerstoffangebot ($\dot{D}_{O_2}$) ist definiert durch die folgende Gleichung, in der Hb der Hämoglobinkonzentration und Sa_{O_2} der arteriellen O_2-Sättigung entspricht (für die Ableitung dieser Gleichung siehe Kapitel 2).

$$\dot{D}_{O_2} = HZV \times 13{,}4 \times Hb \times Sa_{O_2}$$

Tabelle 10-2 Parameter des Sauerstofftransports.

Parameter	Symbol	Normbereich
gemischt-venöse Sauerstoffsättigung	$S\bar{v}_{O_2}$	70–75%
Sauerstoffangebot	$\dot{D}_{O_2}$	520–570 ml/min × m²
Sauerstoffverbrauch	$\dot{V}_{O_2}$	110–160 ml/min × m²
Sauerstoffextraktionsrate	O_2ER	20–30%

Sauerstoffsättigung des gemischt-venösen Blutes

Die Sauerstoffsättigung im pulmonalarteriellen (gemischt-venösen) Blut ($S\bar{v}_{O_2}$) kann mit einem speziellen PA-Katheter kontinuierlich überwacht werden oder läßt sich in einer Blutprobe aus dem distalen Lumen in vitro bestimmen (siehe Kapitel 22 zur Messung der O_2-Sättigung). Die $S\bar{v}_{O_2}$ ist umgekehrt proportional dem Anteil an Sauerstoff, der aus der peripheren Mikrozirkulation extrahiert wird; das bedeutet:

$$S\bar{v}_{O_2} = \frac{1}{O_2\text{-Extraktion}}$$

Sauerstoffaufnahme

Die Sauerstoffaufnahme ($\dot{V}_{O_2}$) entspricht dem Anteil an Sauerstoff, der aus der systemischen Mikrozirkulation aufgenommen wird, und ist das Produkt aus Herzzeitvolumen und der Differenz des Sauerstoffgehalts im arteriellen und gemischt-venösen Blut. Die untenstehende Formel für die Sauerstoffaufnahme wurde in Kapitel 2 abgeleitet.

$$\dot{V}_{O_2} = HZV \times 13{,}4 \times Hb \times (Sa_{O_2} - S\bar{v}_{O_2})$$

Sauerstoffextraktionsrate

Die Sauerstoffextraktionsrate (O_{2ER}) entspricht der fraktionellen Aufnahme von Sauerstoff aus der systemischen Mikrozirkulation und ist äquivalent dem Verhältnis aus Sauerstoffangebot und Sauerstoffaufnahme. Dieses Verhältnis kann mit dem Faktor 100 multipliziert werden, um es in Prozent auszudrücken.

$$O_{2ER} = \frac{\dot{V}_{O_2}}{\dot{D}_{O_2}} \times 100$$

Hämodynamische Profile

Die Parameter, die gerade beschrieben wurden, können einander so zugeordnet werden, daß sich Profile einiger spezieller Aspekte des kardiovaskulären Status erstellen lassen. Einige Beispiele hämodynamischer Profile sind nachstehend aufgeführt.

Kardiales Pumpversagen

Die Kraft des rechten und linken Herzens kann ermittelt werden aus dem Verhältnis zwischen ventrikulärem Füllungsdruck, Herzzeitvolumen (oder Schlagvolumen) und nachgeschaltetem Gefäßwiderstand. Nachfolgend sind Beispiele hämodynamischer Konstellationen aufgeführt, die bei einem Pumpversagen auftreten können.

Rechtsherzversagen	Linksherzversagen
hoher RAP	hoher PCWP
niedriger HZVI	niedriger HZVI
hoher PVRI	hoher SVRI

Hypotonie

Der arterielle Mitteldruck ist eine Funktion des Herzzeitvolumens und des systemvaskulären Widerstandes: $MAP = HZV \times SVR$. Umgekehrt hängt das Herzzeitvolumen vom venösen Rückstrom ab. Wenn der zentrale Venendruck als Indikator des venösen

Rückstroms gilt, gibt es drei Variablen, mit denen sich die Ursache einer Hypotonie differenzieren läßt: ZVD, HZVI und SVRI. Nachfolgend sind die Konstellationen dieser Variablen in den drei klassischen Fällen der Hypotonie dargestellt.

hypovolämisch	kardiogen	vasogen
niedriger ZVD	hoher ZVD	niedriger ZVD
niedriger HZVI	niedriger HZVI	hoher HZVI
hoher SVRI	hoher SVRI	niedriger SVRI

Schocksyndrom

Alle klinischen Schockformen sind charakterisiert durch eine unzureichende Oxygenierung der Gewebe. Die Parameter des systemischen Sauerstofftransports gestatten eine indirekte Beurteilung der peripheren (Gewebe-)Oxygenierung und helfen auf diese Weise, ein Schocksyndrom zu identifizieren. Ein Beispiel hierfür ist im Folgenden dargestellt.

Herzinsuffizienz	kardiogener Schock
hoher ZVD	hoher ZVD
niedriger HZVI	niedriger HZVI
hoher SVRI	hoher SVRI
normale $\dot{V}_{O_2}$	niedrige $\dot{V}_{O_2}$

Ohne Messung des $\dot{V}_{O_2}$ wäre es im obigen Profil unmöglich, eine Herzinsuffizienz von einem kardiogenen Schock zu unterscheiden. Dieses Beispiel zeigt, wie ein Monitoring des Sauerstofftransports herangezogen werden kann, um die Folgen hämodynamischer Störungen für die periphere Oxygenierung zu erfassen. Nutzen und Grenzen des Sauerstofftransport-Monitorings werden in Kapitel 13 genauer besprochen.

Computer-Profile

Die zahlreichen Berechnungen, die bei der Erstellung hämodynamischer Profile erforderlich sind, lassen den Einsatz eines Computers für diese Aufgabe sinnvoll erscheinen. Ein Computerprogramm in BASIC, das zehn hämodynamische Parameter einschließlich der Körperoberfläche berechnen kann, ist vom Autor auf Anfrage erhältlich.

KAPITEL 11

Zentraler Venendruck und Wedge-Druck

It is what we think we know already
that often
prevents us from learning.

CLAUDE BERNARD

Die Messung des zentralen Venendrucks (ZVD) und des pulmonalarteriellen Okklusions-(Wedge-)Drucks sind in der Intensivmedizin Routineverfahren [1, 2, 3]. Wie alle Routinetätigkeiten werden diese selten hinterfragt und infolgedessen häufig fehlinterpretiert [4, 5]. Ein sorgfältiges Studium dieses Kapitels hilft, Fehler in der Interpretation dieser beiden Parameter zu vermeiden.

Ursachen für Abweichungen

Körperposition

Der Referenz-Nullpunkt für Messungen des zentralen Venendrucks im Thorax liegt an der Stelle der Thoraxwand, wo der vierte Interkostalraum die mittlere Axillarlinie kreuzt (d.h. die Linie in der Mitte zwischen vorderer und hinterer Axillarlinie). In Rückenlage entspricht dieser Punkt (die sogenannte phlebostatische Achse) der Position des rechten und linken Vorhofs. In Seitenlage ist dieser Punkt nicht zuverlässig, so daß der ZVD und der Wedge-Druck nicht in Seitenlage gemessen werden sollten [6].

Veränderungen des intrathorakalen Drucks

Der Druck, der am Krankenbett gemessen wird, entspricht einem *intravaskulären Druck*, d.h., der Druck im Gefäßlumen steht in Relation zum atmosphärischen (Null-)Druck. Allerdings sind der Gefäßdruck, der die ventrikuläre Vorlast bestimmt (Dehnung der ven-

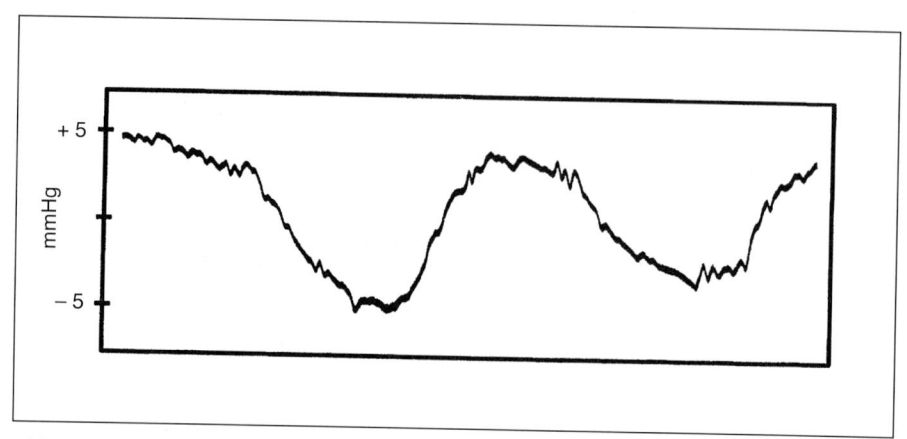

Abb. 11-1 Atemabhängige Schwankungen des zentralen Venendrucks. Trotz Änderungen des intravasalen Drucks kann der transmurale Druck während des gesamten Atemzyklus konstant bleiben.

trikulären Muskulatur), und das Ausmaß der Ödembildung abhängig vom *transmuralen Druck*, d.h. der Differenz zwischen den intravasalen und extravasalen Drücken. Veränderungen des intrathorakalen Drucks können eine Diskrepanz zwischen intravasalen und transmuralen Drücken hervorrufen. Diese Diskrepanz ist in Abbildung 11-1 an den atemabhängigen Schwankungen der ZVD-Kurve abzulesen. Die intravasalen Druckschwankungen dieser Aufzeichnung werden hervorgerufen durch respiratorisch bedingte Änderungen des intrathorakalen Drucks, die in das Lumen der Vena cava superior übertragen werden. Werden die intrathorakalen Druckänderungen komplett über die Gefäßwand in das Gefäß übertragen, bleibt der transmurale Druck über den gesamten Atemzyklus hinweg konstant. (Weil es allerdings unmöglich ist zu bestimmen, welcher Anteil des intrathorakalen Drucks beim jeweiligen Patienten auf die Gefäße übertragen wird, ist es ebenso unmöglich vorherzusagen, ob der transmurale Druck konstant bleibt). **Aus diesem Grund muß man damit rechnen, daß der intravasale Druck im Thorax nicht unbedingt physiologisch bedeutsame (transmurale) Druckänderungen wiedergibt** [7].

Die endexspiratorische Phase

Liegt der extravasale Druck bei Null, sollten intravasaler und transmuraler Druck übereinstimmen. Intrathorakal müßte der extravasale Druck am Ende der Exspiration nahe bei Null (d.h. auf atmosphärischem Niveau) sein. **Daher empfiehlt es sich, den intravasalen Druck im Thorax am Ende der Exspiration zu messen** [1, 2, 3, 7].
Bei Patienten mit aktiver Ausatmung (z.B. beim Stöhnen) und bei Applikation eines positiven endexspiratorischen Drucks (PEEP) ist der endexspiratorische intrathorakale Druck relativ zum atmosphärischen Druck positiv [8]. Bei Patienten mit PEEP sollte dieser zur intravasalen Druckmessung kurz herausgenommen oder die Höhe des PEEP vom gemessenen endexspiratorischen Druck subtrahiert werden. Der Einfluß einer aktiven Exspiration auf den endexspiratorischen Druck beim einzelnen kann ohne Muskelrelaxation nicht bestimmt werden.

Druckmonitore

Wenn das oszilloskopische Display des Monitors mit horizontalen Linien skaliert ist, sollten ZVD und PCWP direkt von der Druckkurve auf dem Bildschirm abgelesen werden. Diese Methode führt zu genaueren Ergebnissen als die digitale Anzeige [9]. Wenn nur die digitale Anzeige zur Verfügung steht, sollte bei Patienten mit Spontanatmung der systolische, bei maschineller Überdruckbeatmung der diastolische Wert abgelesen werden. Dies gilt deshalb, weil die Digitalanzeige der meisten Monitore den Druck in einem definierten Zeitintervall repräsentiert (üblicherweise über 4 s oder eine Monitorlänge). Der systolische Druck ist der höchste, der diastolische der niedrigste Druckwert, und der Mitteldruck entspricht der integrierten Fläche unter der Druckkurve während eines Zeitintervalls (Abb. 11-1). Unter Spontanatmung ist der Druck am Ende der Exspiration gleich dem höchsten (d.h. dem systolischen) Druck, und unter Überdruckbeatmung gleich dem niedrigsten (d.h. dem diastolischen) Druck. Aus diesem Grund sollte bei spontan atmenden Patienten der systolische Druck als endexspiratorischer Druck gewählt werden, bei Patienten mit maschineller Beatmung dagegen der diastolische Druck. **Der Mitteldruck sollte beim Vorhandensein respiratorischer Schwankungen des intravasalen Drucks niemals als Indikator des transmuralen Drucks verwendet werden** [1, 2, 3, 7].

Spontane Druckschwankungen

Wie jede physiologische Variable können auch die intravasalen Drücke im Thorax ohne jede Änderung des klinischen Zustands eines Patienten spontanen Schwankungen unterliegen. Die spontane Veränderung des Wedge-Drucks beträgt bei 60% der Patienten nicht mehr als 4 mmHg, kann aber im Einzelfall auch 7 mmHg erreichen [10]. **Im allgemeinen sollten Änderungen des ZVD oder PCWP, die weniger als 4 mmHg betragen, nicht als klinisch signifikant gewertet werden.**

Manometrische Druckmessung

Die meisten intravasalen Druckmessungen erfolgen mit elektronischen Druckaufnehmern, die den Druck in Millimeter Quecksilbersäule (mmHg) erfassen. Ein alternatives Verfahren der Druckmessung (normalerweise beschränkt auf den ZVD) ist die manometrische Messung, bei der der Druck in cmH_2O angegeben wird [11]. Weil die Dichte

Tabelle 11-1 Umrechnung von cmH_2O in mmHg (die Drücke in mmHg werden als nächstliegend ganzzahlige Werte angegeben).

cmH_2O	mmHg	cmH_2O	mmHg
1–2	1	12	9
3	2	13–14	10
4	3	15	11
5–6	4	16	12
7	5	17–18	13
8	6	19	14
9–10	7	20–21	15
11	8	22	16

von Quecksilber 13,6mal höher ist als die von Wasser, werden die in cmH$_2$O gemessenen Druckwerte zur Umrechnung in mmHg durch 1,36 geteilt:

$$\frac{\text{ZVD (in cmH}_2\text{O)}}{1,36} = \text{ZVD (in mmHg)}$$

Die Korrelation der Druckwerte in cmH$_2$O und mmHg ist in Tabelle 11-1 angegeben.

Wedge-Druck

Wenige Drücke werden in der Intensivmedizin so häufig und konsequent fehlinterpretiert wie der pulmonalkapilläre Wedge-Druck (PCWP) [4, 5, 12]. Die vielleicht wichtigste Eigenschaft des Wedge-Drucks ist, was er nicht ist:
- Er repräsentiert **nicht** die linksventrikuläre Vorlast.
- Er repräsentiert **nicht** den hydrostatischen Druck der Lungenkapillaren.
- Er ist **kein** verläßliches Maß für die Unterscheidung von kardiogenem und nichtkardiogenem Lungenödem.

Diese Einschränkungen werden im folgenden erläutert.

Die Wedge-Druckkurve

Wenn der Pulmonalarterienkatheter korrekt liegt, kommt es durch die Füllung des Ballons an der Katheterspitze zu einer Aufhebung der pulsatilen Druckwelle (Abb. 11-2). Wie bereits erwähnt, geht man davon aus, daß der nichtpulsatile Druck bei gefülltem Ballon dem Druck in der pulmonalen Mikrozirkulation entspricht. Dieser Druck wird daher pulmonalkapillärer Wedge-Druck (PCWP) genannt. Der Wedge-Druck in Abbildung 11-2 ist

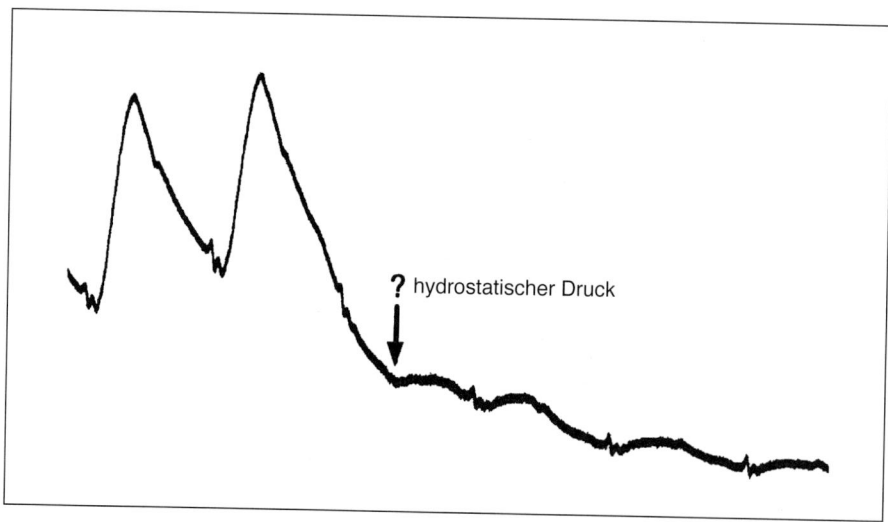

Abb. 11-2 *Druckkurve, die den Übergang vom pulsatilen Druck in der Arteria pulmonalis in den Verschlußdruck zeigt. Der Umkehrpunkt (Pfeil) könnte den hydrostatischen Druck der Lungenkapillaren repräsentieren.*

niedriger als der diastolische Pulmonalarteriendruck, weil die Aufzeichnung von einem Patienten mit pulmonaler Hypertonie stammt. Bei Patienten ohne pulmonale Hypertonie liegt der Wedge-Druck normalerweise, abgesehen von wenigen mmHg Differenz, auf dem Niveau des diastolischen Pulmonalarteriendrucks [13]. (Der Wendepunkt in Abbildung 11-2, der als potentieller hydrostatischer Druck bezeichnet ist, wird weiter unten besprochen.)

Prinzip

Die Grundlagen der Wedge-Druckmessung sind in Abbildung 11-3 dargestellt [13]. Die Füllung des Ballons an der Katheterspitze blockiert den Blutstrom und schafft eine statische Blutsäule zwischen der Katheterspitze und dem linken Vorhof. Unter dieser Voraussetzung sollte der Druck an der Katheterspitze dem Druck im linken Vorhof entsprechen.

Diese Verhältnisse sind in der nachfolgenden hydraulischen Gleichung (in der P_c als Kapilardruck, P_{LA} als Druck im linken Vorhof, $\dot{Q}$ als pulmonaler Blutfluß und R_v als pulmonalvenöser Widerstand bezeichnet werden) ausgedrückt:

$$P_c - P_{LA} = \dot{Q} \times R_v$$

wenn $\dot{Q} = 0$,
$$P_c - P_{LA} = 0, \text{ und}$$
$$P_c = P_{LA}$$

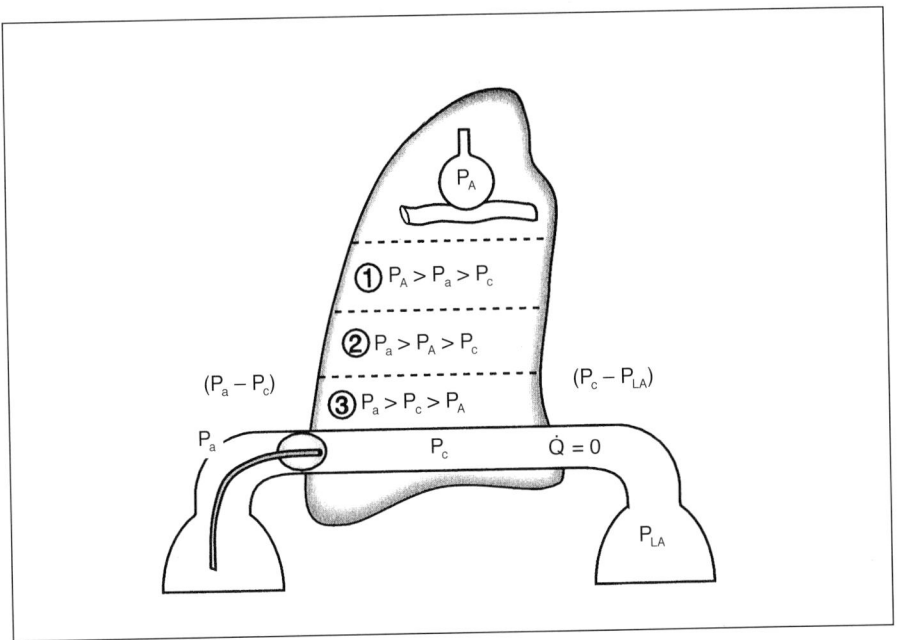

Abb. 11-3 Das Prinzip der Wedge-Druckmessung. Basierend auf dem Verhältnis zwischen Alveolardruck (P_A), (mittlerem) pulmonalarteriellem Druck (P_a) und dem pulmonalkapillären Wedge-Druck (P_c) kann die Lunge in drei Zonen unterteilt werden. Der Wedge-Druck gibt nur in Zone 3 den linksatrialen Druck (P_{LA}) wieder, in der der P_c-Wert größer ist als der P_A. $\dot{Q}$ = pulmonaler Blutfluß.

Mit Hilfe des aufgeblasenen Ballons des PA-Katheters kann man daher den Druck im linken Vorhof messen. Da der linksatriale Druck normalerweise dem linksventrikulären enddiastolischen Druck (LVEDV) entspricht, kann der Wedge-Druck als Maß des linksventrikulären Füllungsdrucks gelten. Mit dem, was der Wedge-Druck wirklich mißt, beschäftigt sich der Rest des Kapitels.

Der pulmonalkapilläre Wedge-Druck als Vorlast

Der Wedge-Druck wird oft dazu herangezogen, die Füllung des linken Ventrikels während der Diastole (d.h. die ventrikuläre Vorlast) zu beurteilen. In Kapitel 1 wurde die Vorlast definiert als diejenige Kraft, die einen Muskel in Ruhe dehnt; als Vorlast des intakten Ventrikels wurde das enddiastolische Volumen (EDV) identifiziert. Allerdings ist der Wedge-Druck ein Maß für den enddiastolischen Druck, und dieser erlaubt wohl keinen genauen Rückschluß auf die Vorlast (EDV), wenn die Compliance (Dehnbarkeit) des Ventrikels nicht normal ist (s. Abb. 1-1). **Daher erlaubt der Wedge-Druck nur dann eine Abschätzung der Vorlast, wenn die Compliance des Ventrikels normal ist oder konstant bleibt** [13, 14].

Verschiedenste Umstände können die Compliance des Ventrikels beim Intensivpatienten verändern, wie ventrikuläre Hypertrophie, Überdruckbeatmung, myokardiale Ischämie und myokardiales Ödem (z.B. nach aortokoronarer Bypass-Operation). Demzufolge ist der Wedge-Druck bei zahlreichen Intensivpatienten vermutlich kein zuverlässiger Indikator der linksventrikulären Vorlast.

Der pulmonalkapilläre Wedge-Druck als linksatrialer Druck

Die nachfolgenden Bedingungen können die Genauigkeit des Wedge-Drucks als Maß des linksatrialen Drucks nachteilig beeinflussen.

Die Lungenzonen

Wenn der Druck in den umgebenden Alveolen den kapillären (venösen) Druck übersteigt, gibt der gemessene Druck an der Spitze des pulmonalarteriellen Katheters eher den alveolären Druck als den Druck im linken Vorhof wieder. Dies ist in Abbildung 11-3 dargestellt. In dieser Abbildung ist die Lunge, basierend auf dem Verhältnis von Alveolardruck zu den Drücken im pulmonalen Kreislauf, in drei Zonen unterteilt [1, 2, 3, 13]. Der untenliegende Lungenabschnitt (Zone 3) ist die einzige Region, in der der kapilläre (venöse) Druck den Alveolardruck übersteigt. Daher repräsentiert der Wedge-Druck nur dann den linksatrialen Druck, wenn die Spitze des pulmonalarteriellen Katheters in Zone 3 der Lunge liegt.

Die Position der Katheterspitze

Obwohl die Lungenabschnitte in Abbildung 11-3 eher auf physiologischen als auf anatomischen Kriterien beruhen, ist davon auszugehen, daß die Lungenareale unterhalb des linken Vorhofs in Zone 3 der Lunge liegen [1, 2, 3]. Daher **sollte die Spitze des Pulmonalarterienkatheters unterhalb der Höhe des linken Vorhofs liegen,** um sicherzustellen, daß der Wedge-Druck dem Druck im linken Vorhof entspricht.

Die meisten PA-Katheter werden in Lungenareale unterhalb der linken Vorhofebene vorgeschoben (weil die Lungendurchblutung in den abhängigen Lungenabschnitten höher ist). Allerdings kommen bis zu 30% der PA-Katheterspitzen oberhalb der Vorhofebene zu liegen [13]. In Rückenlage sind ap-Thoraxübersichtsaufnahmen mit transportablen

Tabelle 11-2 Kriterien zur Validierung des Wedge-Drucks [12].

(Wedge-P_{O_2} – arterieller P_{O_2}) ≥ 19 mmHg
(arterieller P_{CO_2} – Wedge P_{CO_2}) ≥ 11 mmHg
(Wedge-pH – arterieller pH) ≥ 0,008

Röntgengeräten ungeeignet, die Position der Katheterspitze in Beziehung zum linken Vorhof zu bestimmen. Hierzu ist eine seitliche Thoraxaufnahme erforderlich. Andererseits sind seitliche Röntgenaufnahmen auf den meisten Intensivstationen nicht sehr beliebt, vermutlich, weil sie im Verhältnis zur geringen Anzahl inkorrekt plazierter Katheter, die dadurch entdeckt werden, zu zeitaufwendig sind. Statt dessen kann man davon ausgehen, daß alle Katheterspitzen in Zone 3 der Lunge liegen, es sei denn, eine der folgenden Bedingungen ist erfüllt [13]:
– ausgeprägte atemabhängige Schwankungen des Wedge-Drucks
– PEEP-assoziierter Anstieg des Wedge-Drucks um mehr als 50% des PEEP-Werts

Der positiv-endexspiratorische Druck

Das Vorhandensein eines PEEP kann die Zone 3 in der Lunge verkleinern. In der Tat kann PEEP in Verbindung mit einem niedrigen Wedge-Druck dazu führen, daß selbst in abhängigen Lungenarealen keine Zone-3-Bedingungen existieren. In diesem Fall kann der Wedge-Druck den linken Vorhofdruck nicht exakt wiedergeben, selbst wenn die Katheterspitze unterhalb der linken Vorhofebene liegt [13]. Aus diesem Grund sollte der Wedge-Druck bei Patienten mit PEEP nach temporärer Diskonnektion gemessen werden (wenn dies ohne gefährliche Störungen der arteriellen Oxygenierung möglich ist).
Ein PEEP kann auch intern entstehen, wenn Patienten während der Exspiration unzureichend ausatmen (s. Kap. 28). Diese Art des Intrinsic- oder Auto-PEEP ist bei Patienten mit obstruktiver Lungenerkrankung häufig, insbesondere wenn sie schnell atmen oder maschinell mit hohen Atemzugvolumina beatmet werden. Ein Verfahren, das bei der Identifikation eines Auto-PEEP am Krankenbett hilfreich sein kann, ist in Kapitel 28 dargestellt.

Blutgasanalyse in Wedge-Position

Bis zu 50% der nichtpulsatilen Drücke, die nach Füllung des Ballons abgeleitet werden, entsprechen eher gedämpften pulmonalarteriellen als pulmonalkapillären Drücken [15]. Die Aspiration von Blut über die Katheterspitze bei gefülltem Ballon kann unter Anwendung der drei Kriterien in Tabelle 11-2 dazu genutzt werden, die Korrektheit des Wedge-(kapillären)Drucks zu verifizieren. Obwohl dies eine mühsame Angelegenheit ist, die außerhalb der Routine läuft, scheint sie gerechtfertigt in Anbetracht der Bedeutung der diagnostischen und therapeutischen Entscheidungen, die auf der Grundlage der Wedge-Druckmessung getroffen werden.

Der pulmonalkapilläre Wedge-Druck als linksventrikulärer enddiastolischer Druck

Selbst wenn der Wedge-Druck den linken Vorhofdruck exakt wiedergibt, kann eine Diskrepanz zwischen Wedge-(linksatrialem)Druck (PCWP) und LVEDP auftreten. Dies kann unter folgenden Bedingungen der Fall sein:

- Aorteninsuffizienz: Der LVEDP kann höher sein als der PCWP, weil die Mitralklappe vorzeitig schließt, während der retrograde Fluß anhält und den Ventrikel füllt.
- nicht dehnbarer Ventrikel: Die Vorhofkontraktion gegen einen steifen Ventrikel erzeugt einen sehr raschen Anstieg des enddiastolischen Drucks, der zum vorzeitigen Mitralklappenschluß führt. Es resultiert ein PCWP, der niedriger ist als der LVEDP.
- Lungenversagen: Bei Patienten mit respiratorischer Insuffizienz kann der PCWP den LVEDP übertreffen. Dahinter wird eine Konstriktion kleiner Venen in hypoxischen Lungenarealen vermutet [17].

Der pulmonalkapilläre Wedge-Druck als hydrostatischer Druck

Der Wedge-Druck wird oft als Maß für den hydrostatischen Druck in den Lungenkapillaren herangezogen. Das Problem bei dieser Verknüpfung ist, daß der Wedge-Druck bei fehlendem Blutfluß gemessen wird. Wenn der Ballon entleert ist und das Blut wieder strömt, **entspricht der Druck in den Lungenkapillaren nur dann dem linken Vorhof-(Wedge-)Druck, wenn der Strömungswiderstand in den Lungenvenen vernachlässigbar ist.** Dieser Zusammenhang ist unten dargestellt. P_c entspricht dem kapillären hydrostatischen Druck, R_v dem Strömungswiderstand in den Lungenvenen, $\dot{Q}$ der Lungendurchblutung, und der Wedge-Druck steht für den linken Vorhofdruck.

$$P_c - PCWP = \dot{Q} \times R_v$$
$$\text{wenn } R_v = 0, \quad P_c - PCWP = 0$$
$$P_c = PCWP$$

Der pulmonalvenöse Gefäßwiderstand

Im Unterschied zu den Venen der systemischen Zirkulation tragen die Lungenvenen einen wesentlichen Teil zum Gesamtwiderstand in der Lungenstrombahn bei. (Dies liegt eher am niedrigen Widerstand in den Lungenarterien als am hohen Widerstand in den Lungen-

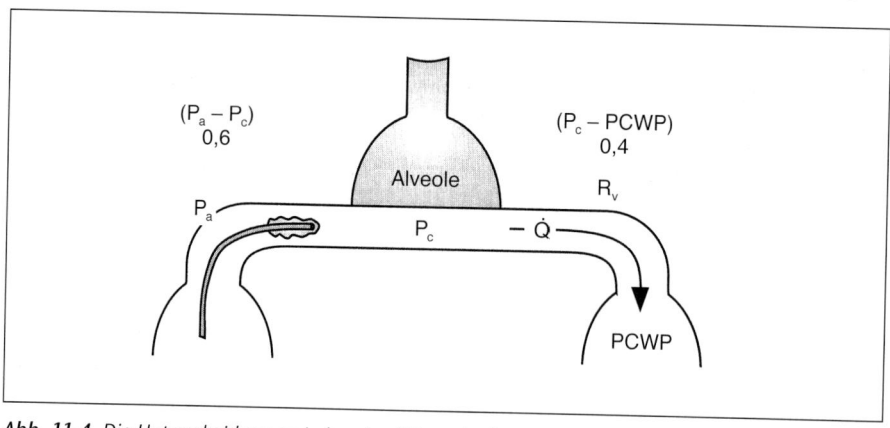

Abb. 11-4 Die Unterscheidung zwischen kapillärem hydrostatischem Druck (P_c) und Wedge-Druck (PCWP). Bei entblähtem Ballon und wiederkehrendem Fluß ($\dot{Q}$) sind P_c und PCWP nur für den Fall äquivalent, wenn der Strömungswiderstand der pulmonalen Venen (R_v) zu vernachlässigen ist. P_a ist der pulmonale arterielle Druck. Beträgt der pulmonalvenöse Widerstand (R_v) mehr als 0, wird der kapilläre hydrostatische Druck (P_c) größer sein als der Wedge-Druck.

venen). Wie in Abbildung 11-4 dargestellt, erfolgen 40% des Druckabfalls im Lungenkreislauf auf der venösen Seite der Zirkulation, was bedeutet, daß die Lungenvenen mit 40% am pulmonalen Gefäßwiderstand beteiligt sind [16]. Zwar stammen diese Erkenntnisse aus tierexperimentellen Untersuchungen, die Größenordnungen beim Menschen sind aber vermutlich ähnlich.

Der Anteil des Strömungswiderstands in den Lungenvenen kann bei kritisch kranken Patienten sogar noch größer sein, da verschiedene beim Intensivpatienten häufig anzutreffende Umstände eine pulmonale Venokonstriktion fördern können. Dazu gehören Hypoxämie, Endotoxinämie und akutes Lungenversagen (ARDS) [17, 18]. Diese Bedingungen führen zu einer weiteren Zunahme der Diskrepanz zwischen Wedge-Druck und kapillärem hydrostatischem Druck, wie unten dargestellt.

Die Umrechnung von Wedge-Druck und hydrostatischem Druck

Anhand der nachfolgenden Gleichung kann man aus dem Wedge-Druck (PCWP) den pulmonalkapillären hydrostatischen Druck (P_c) errechnen. Diese Umrechnung basiert auf der Annahme, daß der Druckabfall von den Lungenkapillaren zum linken Vorhof ($P_c - P_{LA}$) 40% des gesamten Druckabfalls von den Pulmonalarterien zum linken Vorhof ($P_a - P_{LA}$) beträgt. Durch Einsetzen von PCWP anstelle des linken Vorhofdrucks (d.h. P_{LA} = PCWP) erhält man folgende Beziehung:

$$P_c - PCWP = 0.4 \times (P_a - PCWP)$$
$$P_c = PCWP + 0.4 \times (P_a - PCWP)$$

Bei einem normalen pulmonalarteriellen (Mittel-)Druck von 15 mmHg und einem Wedge-Druck von 10 mmHg ergibt sich aus dieser Gleichung folgendes:

Bei normaler Lunge:
$$P_c = 10 + 0.4 \times (15 - 10)$$
$$P_c = 12 \text{ mmHg}$$
$$P_c - PCWP = 2 \text{ mmHg}$$

Somit ist bei normaler Lunge der Wedge-Druck äquivalent zum kapillären hydrostatischen Druck. Allerdings kann bei Vorhandensein einer pulmonalen Venokonstriktion und einer pulmonalen Hypertonie (d.h. beim akuten Atemnotsysndrom des Erwachsenen, ARDS) ein deutlicher Unterschied zwischen Wedge-Druck und kapillärem hydrostatischem Druck bestehen. Das folgende Beispiel basiert auf einem mittleren Pulmonalarteriendruck von 30 mmHg und einem venösen Widerstand von 60% des gesamten pulmonalen Gefäßwiderstands:

Bei ARDS:
$$P_c = 10 + 0.6 \times (30 - 10)$$
$$P_c = 22 \text{ mmHg}$$
$$P_c - PCWP = 12 \text{ mmHg}$$

Unglücklicherweise kann der pulmonalvenöse Widerstand beim kritisch kranken Patienten nicht gemessen werden, wodurch die Genauigkeit des Wedge-Drucks als Maß für den kapillär-hydrostatischen Druck limitiert ist.

Das Kurvenprofil der Okklusionsdruckmessung

Der Übergang vom pulsatilen Pulmonalarteriendruck zum nichtpulsatilen Wedge-Druck in Abbildung 11-2 zeigt initial einen steilen Anstieg, dem ein langsamerer, eher gradueller Druckabfall folgt. Der initiale steile Abschnitt könnte dem Druckabfall in den Pulmonalarterien entsprechen, wogegen der flachere Abschnitt aus dem Druckabfall in den Lungenvenen resultiert. Wenn das zutrifft, markiert der Umschlagpunkt von der steilen zur flachen Phase den kapillären hydrostatischen Druck. Obwohl mit dieser Methode der kapilläre hydrostatische Druck genauer bestimmt werden kann als mit den obigen Gleichungen, ist der dazu erforderliche Umschlagpunkt oft nicht auszumachen [19, 20].

Zusammenfassung

Der Interpretation von ZVD und PCWP haftet eine Reihe von Fehlermöglichkeiten an. Deshalb können wir von Glück sagen, daß diese Drücke durch die Möglichkeit der Herzzeitvolumenmessung (Kap. 12) und der Bestimmung der systemischen Sauerstofftransportkapazität (Kap. 13) zur Beurteilung des hämodynamischen Status an Bedeutung verloren haben.

KAPITEL 12

Die Thermodilution: Methoden und Anwendungen

*An exact science
is dominated by the idea
of approximation.*

BERTRAND RUSSELL

Wenige Jahre nach seiner Einführung wurde der Pulmonalarterien(PA)-Katheter durch den Einbau eines Thermistors an der Katheterspitze zur Messung des Herzzeitvolumens mittels Thermodilution aufgewertet. Diese einfache Ergänzung erweiterte das Monitoring-Spektrum ausgehend von zwei Parametern (d.h. zentraler Venendruck und Wedge-Druck) auf zehn Parameter (s. Tab. 10-1 und 10-2). Erst kürzlich haben Verbesserungen der Thermodilutionstechnik die Monitoring-Kapazität des PA-Katheters erweitert um die Möglichkeit, die Ejektionsfraktion des rechten Ventrikels und das Herzzeitvolumen kontinuierlich zu messen. Dieses Kapitel beschreibt die unterschiedlichen Thermodilutionsverfahren zur Bestimmung des kardiovaskulären Status.

Das herkömmliche Thermodilutionsverfahren

Die Thermodilution ist ein Indikatorverdünnungsverfahren zur Messung des Blutflusses. Die Methode basiert auf der Voraussetzung, daß nach Injektion eines Indikators in den zirkulierenden Blutstrom die Blutflußrate umgekehrt proportional ist zur Konzentrationsänderung des Indikators über die Zeit. Die Indikatorsubstanz kann ein Farbstoff (Farbstoffverdünnungsverfahren) oder eine Flüssigkeit mit einer Temperaturdifferenz zum Blut (Thermodilutionsverfahren) sein. Die Thermodilutionsmethode zur Messung des Herzzeitvolumens mit einem PA-Katheter ist in Abbildung 12-1 dargestellt [1, 2, 3]. Eine Glu-

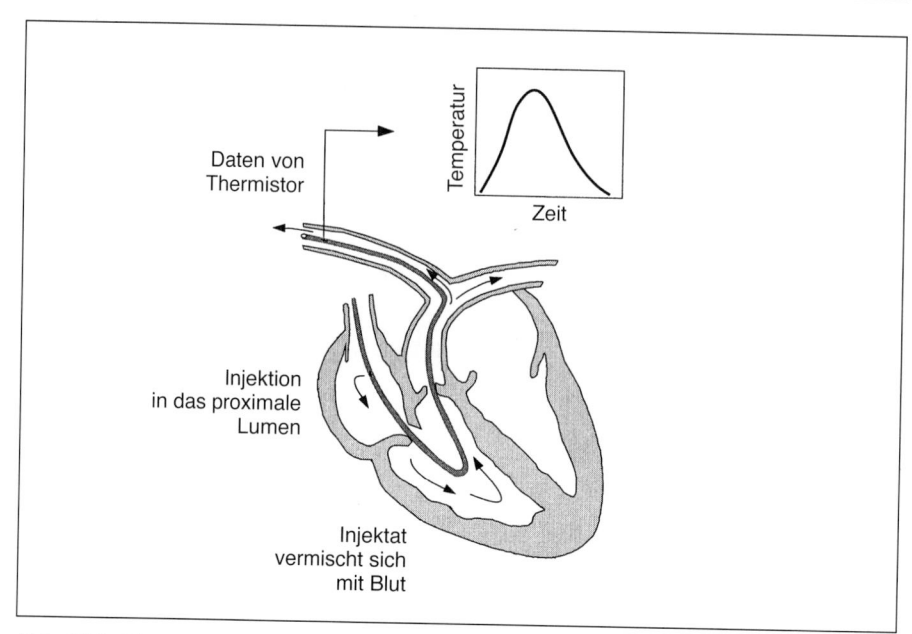

Abb. 12-1 *Schematische Darstellung des Thermodilutionsverfahrens zur Messung des Herzzeitvolumens.*

kose- oder Kochsalzlösung, die kälter als das Blut ist, wird durch das proximale Lumen des Katheters in den rechten Vorhof injiziert. Die kalte Flüssigkeit mischt sich mit dem Blut in der rechten Herzkammer. Das dadurch abgekühlte Blut wird in die Pulmonalarterie ausgeworfen und passiert den Thermistor am distalen Katheterende. Der Thermistor registriert die Veränderung der Bluttemperatur über die Zeit und sendet diese Information an ein elektronisches Instrument, das eine Temperatur-Zeit-Kurve aufzeichnet und anzeigt (Abb. 12-1). Die Fläche unter dieser Kurve ist indirekt proportional zur Blutflußrate in der Pulmonalarterie. Wenn keine intrakardialen Shunts vorliegen, entspricht diese Blutflußrate dem (durchschnittlichen) Herzzeitvolumen.

Thermodilutionskurven

Beispiele von Thermodilutionskurven sind in Abbildung 12-2 dargestellt. Die Kurve bei niedrigem Herzzeitvolumen (oberer Bildteil) steigt schrittweise an und fällt schrittweise ab, während die Kurve bei hohem Herzzeitvolumen (mittlerer Bildteil) einen steilen Anstieg, ein kurzes Plateau und einen steilen Abfall aufweist. Dabei fällt auf, daß die Fläche unter der Kurve bei niedrigem Herzzeitvolumen größer ist als bei hohem Herzzeitvolumen; das heißt, die Fläche unter der Kurve ist umgekehrt proportional zur Flußrate. Bei der elektronischen Messung des Herzzeitvolumens wird die Fläche unter der Temperatur-Zeit-Kurve integriert, das Herzzeitvolumen errechnet und digital angezeigt. Da man dazu neigt, auf den digital angezeigten Wert des errechneten Herzzeitvolumens zu vertrauen, ohne die Temperatur-Zeit-Kurve zu überprüfen, können Fehler bei der Interpretation auftreten.

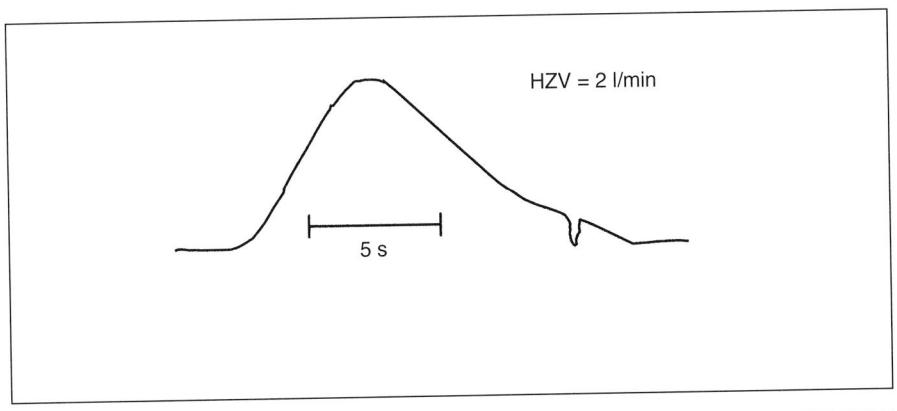

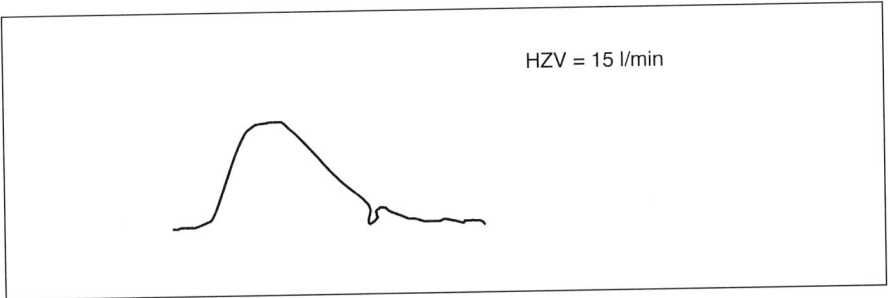

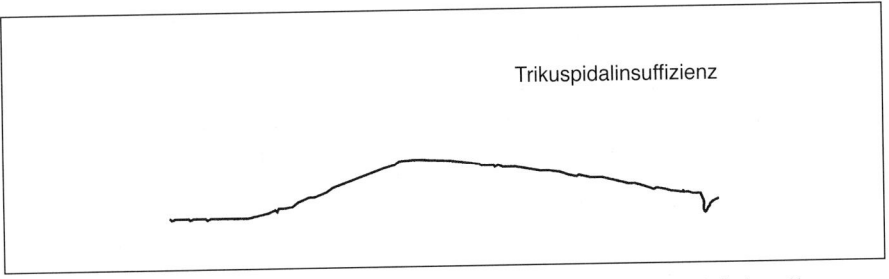

Abb. 12-2 Thermodilutionskurven bei niedrigem Herzzeitvolumen (obere Kurve), hohem Herzzeitvolumen (mittlere Kurve) und bei Trikuspidalinsuffizienz (untere Kurve). Der scharfe Einschnitt markiert bei jeder Kurve das Ende der Meßperiode. HZV = Herzzeitvolumen.

Technische Überlegungen

Lagerung des Patienten

Das Herzzeitvolumen (HZV) kann in Rückenlage um 30% höher sein als in halbaufrechter Körperposition [4]. Daher sollten aufeinanderfolgende HZV-Messungen bei einem Patienten immer in der gleichen Position erfolgen oder die Lage des Patienten bei jeder HZV-Messung registriert werden.

Injektion des Indikators

Indikatorlösung

Die Bolusinjektion normaler Kochsalzlösung (0,9%ige NaCl-Lösung) oder einer 5%igen Glukoselösung liefert die zufriedenstellendsten Meßergebnisse [3]. Andere Injektionslösungen können zu variablen Ergebnissen führen (aufgrund ihrer unterschiedlichen spezifischen Wärme) und sind nicht empfehlenswert.

Injektatvolumen und Temperatur

Die Indikatorlösung kann eisgekühlt sein oder Raumtemperatur haben und als 5-ml- oder 10-ml-Bolus verabreicht werden. Grundsätzlich ermöglichen größere Volumina und niedrigere Temperaturen die beste Abgrenzung zwischen Signal und Grundrauschen und daher die genauesten Messungen [1, 2, 3, 5]. **Allerdings führen auch Injektate mit Raumtemperatur** (die weniger zeitaufwendig vorzubereiten sind als eisgekühlte Lösungen) **bei den meisten kritisch kranken Patienten zu zuverlässigen Meßergebnissen** [6, 7. 8, 9]. Wird die Indikatorflüssigkeit mit Raumtemperatur injiziert, liefert ein größeres Injektatvolumen (10 ml) die zuverlässigsten Ergebnisse. Werden kleinere Volumina verwendet, verbessern gekühlte Injektate die Meßgenauigkeit. Kleinere Volumina mit Raumtemperatur können bei niedrigem Herzzeitvolumen zu ungenauen Ergebnissen führen und werden daher nicht empfohlen.

Injektionszeit

Optimale Resultate werden erzielt, wenn die Bolusinjektion innerhalb von 2 Sekunden abgeschlossen ist, die Ergebnisse sind jedoch auch bei einer Injektionszeit bis zu 4 Sekunden akzeptabel [10]. Längere Injektionszeiten können zu falsch-niedrigen Meßwerten führen.

Injektionszeitpunkt

Das Herzzeitvolumen kann während eines Atemzyklus erheblich schwanken, insbesondere während maschineller Beatmung. Stichprobenartige Messungen in verschiedenen Phasen des Atemzyklus können zu Unterschieden von mehr als 10% führen, wohingegen die Variabilität bei endexspiratorischen Messungen weniger als 5% beträgt [11]. Dies hat zu der Empfehlung geführt, daß Messungen des Herzzeitvolumens mit der Thermodilutionsmethode immer am Ende der Exspiration erfolgen sollten. Allerdings ist es äußerst schwierig, den Zeitpunkt der Injektion so zu wählen, daß die Thermodilutionskurve präzise immer im selben Zeitabschnitt des Atemzyklus registriert wird. Tatsächlich kann die Injektionszeit bei Patienten mit hoher Atemfrequenz länger sein als der Atemzyklus selbst. Beispielsweise überdauert bei einer Atemfrequenz von 15/min und darüber ein 4-Sekunden-Injektionsvorgang den einzelnen Atemzyklus (der kürzer als 4 Sekunden ist). In diesen Fällen **ist es am besten, die Injektion immer zum selben Zeitpunkt des Atemzyklus zu beginnen.**

Alternative Injektionswege

Wenn das proximale (rechtsatriale) Lumen des Katheters verstopft ist, kann die Injektion alternativ durch einen Infusionsschenkel (falls verfügbar) [8] oder durch den Seitenarm des Führungskatheters erfolgen (s. Abb. 10-1) [9].

Genauigkeit und Zuverlässigkeit

Zahl der Messungen

Für jede Bestimmung des Herzzeitvolumens sind serielle Messungen empfehlenswert. Betragen die Unterschiede zwischen den Meßwerten weniger als 10%, sind drei Meßvorgänge ausreichend. Das Herzzeitvolumen entspricht dem Durchschnittswert der seriellen Messungen. Die erste Messung ist oft falsch hoch, so daß für eine optimale Genauigkeit der erste Meßwert nicht berücksichtigt werden sollte [7]. **Serielle Messungen, die sich um mehr als 10% unterscheiden, gelten als unzuverlässig** [12].

Trikuspidalinsuffizienz

Eine Insuffizienz der Trikuspidalklappe führt zu einem Rückstrom der kalten Indikatorflüssigkeit über die Trikuspidalklappe. Es entsteht eine verlängerte Thermodilutionskurve mit flacher Amplitude, analog der unteren Kurve in Abbildung 12-2. Diese Kurve entspricht derjenigen bei niedrigem Herzzeitvolumen (mit einer großen Fläche unter der Kurve), so daß bei Trikuspidalklappeninsuffizienz ein falsch-niedriges Herzzeitvolumen gemessen wird [13]. Eine Trikuspidalinsuffizienz ist unter maschineller Beatmung, aufgrund der mit positivem Beatmungsdruck assoziierten hohen rechtskardialen Druckwerte, häufig anzutreffen. Dieser Zustand könnte daher eine generelle Fehlerquelle bei Thermodilutionsmessungen des Herzzeitvolumens auf der Intensivstation sein.

Niedriges Herzzeitvolumen

Bei niedrigem Herzzeitvolumen kommt es zu Temperatur-Zeit-Kurven mit flacher Amplitude, wodurch die Genauigkeit der Herzzeitvolumenmessung mittels Thermodilution aufgrund der abnehmenden Differenz zwischen Signal und Grundrauschen beeinträchtigt sein kann. Die Genauigkeit leidet am stärksten, wenn wenig Indikatorlösung (5 ml) mit Raumtemperatur injiziert wird. In dieser Situation kann die Thermodilution das Herzzeitvolumen um mehr als 30% unterschätzen [5]. Bei niedrigem Herzzeitvolumen (Herzzeitvolumenindex < 2,5 l/min × m^2) ergibt ein eiskaltes Injektat die genauesten Meßwerte, falls ein niedriges Injektatvolumen verwendet wird.

Intrakardiale Shunts

Intrakardiale Shunts führen bezüglich des Herzzeitvolumens zu falsch-hohen Meßwerten. Im Falle eines Rechts-links-Shunts strömt ein Teil der kalten Indikatorflüssigkeit durch den Shunt und führt dadurch zu einer Verkürzung der Thermodilutionskurve (ähnlich der verkürzten Kurve bei hohem Herzzeitvolumen). Bei Links-rechts-Shunts ist die Thermodilutionskurve verkürzt, weil das Shuntvolumen das Blutvolumen in der rechten Herzkammer erhöht und damit die injizierte Indikatorlösung verdünnt.

Zuverlässigkeit

Messungen des Herzzeitvolumens mittels Thermodilution können ohne Veränderung des klinischen Zustands um bis zu 10% voneinander abweichen [14]. Das heißt, ein Herzzeitvolumen von 5 l/min kann spontane Schwankungen von 4,5–5,5 l/min (oder alternativ der Herzzeitvolumenindex von 3 l/min × m^2 Schwankungen von 2,7–3,3 l/min × m^2) aufweisen, ohne daß dies eine Veränderung des klinischen Zustandes des Patienten bedeutet. **Daher muß sich das Herzzeitvolumen (oder der Herzzeitvolumenindex) um mehr als 10% ändern, um als klinisch signifikant zu gelten.**

Messung der Ejektionsfraktion mittels Thermodilution

Mitte der 80er Jahre kam ein PA-Katheter mit einem „fast response"- Thermistor auf den Markt, mit dem die Ejektionsfraktion des rechten Ventrikels gemessen werden kann [15]. Damit wurde es möglich, die rechtsventrikuläre Funktion am Krankenbett zu beurteilen.

Methode

Reaktionsschnelle („rapid response") Thermistoren können Temperaturänderungen jeder einzelnen Herzaktion messen. Daraus resultiert eine rampenförmige Thermodilutionskurve, wie in Abbildung 12-3 dargestellt. Die Änderung der Temperatur zwischen jedem Plateau der Kurve wird hervorgerufen durch eine Verdünnung der kalten Indikatorflüssigkeit durch venöses Blut, das den Ventrikel während der Diastole füllt. Weil das Ventrikelvolumen während der Diastole dem Schlagvolumen entspricht, gilt die Temperaturdifferenz ($T_1 - T_2$) als das Thermoäquivalent des Schlagvolumens. Daher können die Punkte an jedem Ende einer Temperaturänderung als Thermoäquivalente des enddiastolischen Volumens (T_1) bzw. des endsystolischen Volumens (T_2) verwendet werden. Da die Ejektionsfraktion das Verhältnis von Schlagvolumen (SV) zu enddiastolischem Volumen (EDV) repräsentiert, kann durch Einsetzen der entsprechenden Thermoäquivalente die rechtsventrikuläre Ejektionsfraktion (RVEF) abgeleitet werden:

$$RVEF = \frac{SV}{EDV}$$

$$RVEF = \frac{(T_1 - T_2)}{T_1}$$

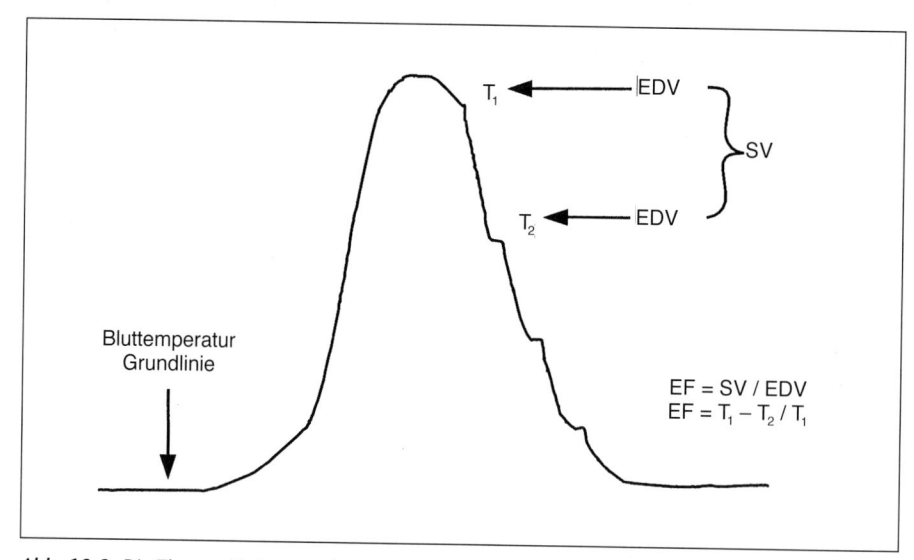

Abb. 12-3 *Die Thermodilutionsmethode zur Bestimmung der ventrikulären Ejektionsfraktion (EF) unter Verwendung von Temperaturäquivalenten für das enddiastolische Volumen (EDV), das endsystolische Volumen (ESV) und das Schlagvolumen (SV).*

Der Normalwert der Thermodilutions-RVEF beträgt 0,45–0,5. Dieser Wert liegt geringfügig niedriger als die Radionuklid-RVEF (der Goldstandard), der Unterschied beträgt aber weniger als 10% [16]. Die RVEF kann durch Thermodilution mit einer Injektatlösung mit Raumtemperatur zuverlässig gemessen werden (unter Verwendung eines 10-ml-Bolus) [17].

Enddiastolisches Volumen

Da mit dem Thermodilutions-PA-Katheter das Schlagvolumen gemessen werden kann, ist es möglich, anhand der RVEF das rechtsventrikuläre enddiastolische Volumen (RVEDV) zu bestimmen:

$$RVEDV = \frac{SV}{RVEF}$$

Dies erlaubt die Bestimmung der rechtsventrikulären Vorlast (enddiastolisches Volumen) am Krankenbett und umgeht die Unzulänglichkeiten des enddiastolischen Drucks (z.B. des zentralen Venendrucks) als Richtwert der Vorlast [18].

Kontinuierliche Messung des Herzzeitvolumens

Die jüngste Entwicklung auf dem Gebiet der Thermodilution führte zur Einführung eines PA-Katheters, mit dem es möglich ist, ohne Bolusinjektion das Herzzeitvolumen kontinuierlich zu messen [19]. Dieser Katheter (der Firma Baxter Edwards Critical Care, Irvine, California) ist mit einem 10 cm langen Thermofilament ausgestattet, das 15–25 cm von der Katheterspitze entfernt liegt. Das Filament erzeugt Wärmeimpulse niedriger Energie, die an das vorbeiströmende Blut abgegeben werden. Die daraus resultierende Änderung der Bluttemperatur wird benützt, um eine Thermodilutionskurve zur Bestimmung des Herzzeitvolumens zu erstellen. Obwohl diese Methode als kontinuierlich bezeichnet wird, handelt es sich eher um eine Mittelung der Meßwerte über 3-Minuten-Intervalle, die alle 30 bis 60 Sekunden aktualisiert wird.

Die kontinuierliche Messung des Herzzeitvolumens hat sich sowohl als sicher wie auch als zuverlässig erwiesen [19, 20]. Allerdings ist sie vermutlich aus Kostengründen wegen der neuartigen Technologie noch nicht sehr weit verbreitet. Dennoch scheinen die Vorteile einer kontinuierlichen Messung des Herzzeitvolumens (d.h. mehr „on line"-Information zur weiteren Entwicklung des Herzzeitvolumens) die zusätzlichen Kosten dieser Technologie bei Patienten mit hochgradig instabilen Herz-Kreislauf-Verhältnissen zu rechtfertigen.

KAPITEL 13

Die Gewebeoxygenierung

> No animal can live
> in an atmosphere where a flame
> does not burn.
>
> LEONARDO DA VINCI, 1500

Trotz bester Absichten geschehen viele Maßnahmen, die wir im Hinblick auf eine Unterstützung der Oxygenierung beim Patienten durchführen, ohne nachgewiesenen Bedarf oder Nutzen. Dies spiegelt unser Unvermögen wider, die Sauerstoffspannung des Gewebes direkt zu messen. Infolgedessen fußen Entscheidungen zum Thema Sauerstoff oft auf indirekten und ungeeigneten Verfahren zur Beurteilung der Gewebeoxygenierung (wie der arteriellen Blutgasanalyse).

Die Invasivität der intensivmedizinischen Patientenbetreuung eröffnet Möglichkeiten zur Beurteilung der Gewebeoxygenierung, die anderen Bereichen der Klinik nicht zugänglich sind. Dieses Kapitel gibt einen Überblick über einige dieser Möglichkeiten und auch über einen eher als Standardindikator der Gewebesauerstoffbilanz geltenden Parameter (d.h. der Laktatkonzentration im Blut). Die Parameter des Sauerstofftransports sind in Kapitel 2 genauer besprochen.

Die Gewebesauerstoffbilanz

Die Determinanten der Gewebeoxygenierung sind in Abbildung 13-1 dargestellt. Die Sauerstoffversorgung der Gewebe ist als die Menge an Sauerstoff dargestellt, die aus der Mikrozirkulation extrahiert wird (d.h. $\dot{V}_{O_2}$). Der metabolische Sauerstoffbedarf (MR_{O_2}) entspricht der Rate, mit der Sauerstoff in den Mitochondrien zu Wasser oxidiert wird.

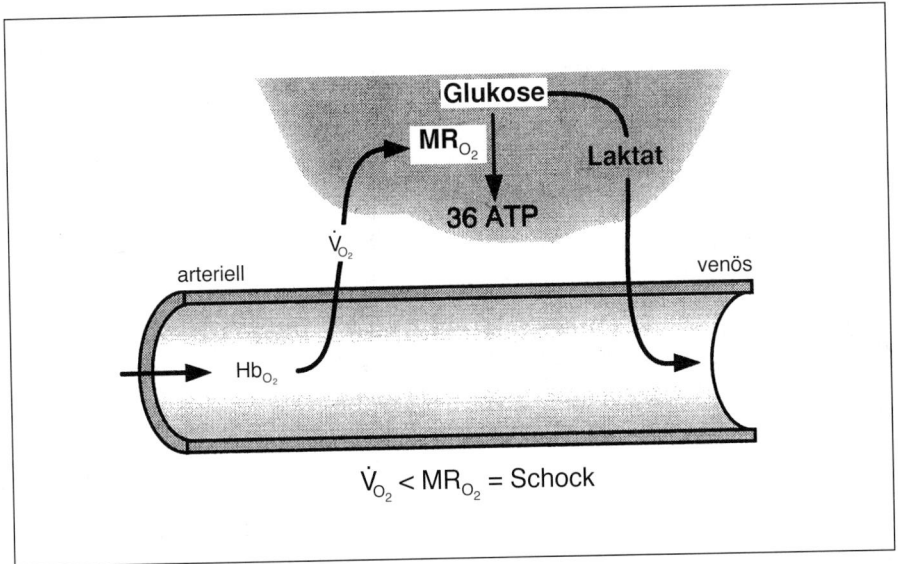

Abb. 13-1 *Schematische Darstellung des Verhältnisses von Sauerstoffaufnahme ($\dot{V}_{O_2}$) und metabolischem Sauerstoffbedarf (MR_{O_2}). Wenn $\dot{V}_{O_2}$ für den MR_{O_2} ausreicht, wird Glukose komplett zu CO_2 und Wasser oxidiert. Ist die $\dot{V}_{O_2}$ geringer als MR_{O_2}, entsteht aus Glukose Laktat. Schock ist definiert als Zustand, in dem die $\dot{V}_{O_2}$ niedriger ist als MR_{O_2}.*

Weil es im Gewebe keine Sauerstoffspeicher gibt, muß $\dot{V}_{O_2}$ zur Aufrechterhaltung eines kontinuierlichen aeroben Stoffwechsels stets mit dem MR_{O_2} übereinstimmen. In diesem Fall wird Glukose, wie in Abbildung 13-1 gezeigt, mit einer Energieausbeute von 36 Mol ATP pro Mol Glukose (673 kcal) komplett oxidiert. Kann $\dot{V}_{O_2}$ den MR_{O_2} nicht decken, wird ein Teil des Glukosestoffwechsels umgeleitet zur Produktion von Laktat mit einer Energieausbeute von 2 Mol ATP pro Mol Glukose (47 kcal). Somit nimmt die Energieausbeute aus dem Substratabbau bei inadäqatem Sauerstoffangebot drastisch ab. Dieser **Zustand, in dem die ATP-Produktion durch das Sauerstoffangebot limitiert ist,** wird als Dysoxie bezeichnet. Eine meßbare Verschlechterung der Organfunktion durch diese zelluläre Dysoxie **wird gemeinhin als Schock bezeichnet.**

Überwachung des Sauerstofftransports

Wie bereits in Kapitel 2 erwähnt, werden zur Beschreibung des Sauerstofftransports zwei Parameter verwendet: das Sauerstoffangebot ($\dot{D}_{O_2}$) und die Sauerstoffaufnahme oder Sauerstoffverbrauch ($\dot{V}_{O_2}$). Diese liefern einen globalen Anhalt für die Sauerstoffverfügbarkeit ($\dot{D}_{O_2}$) und die Sauerstoffutilisation ($\dot{V}_{O_2}$) im systemischen Kreislauf. In Abbildung 13-1 entspricht die Sauerstoffaufnahme ($\dot{V}_{O_2}$) dem Sauerstoffangebot. Die Überwachung des Sauerstofftransports liefert demnach zwar Informationen über das Sauerstoffangebot für die Gewebe, beinhaltet aber keine Information über die Qualität der Gewebeoxygenierung (weil diese eine Messung der Stoffwechselaktivität erfordert) [2].

Interpretationen

Der entscheidende Transportparameter ist $\dot{V}_{O_2}$, der wie folgt interpretiert werden kann (s. Tab. 13-1).

niedrige $\dot{V}_{O_2}$: Weist auf ein Sauerstoffdefizit der Gewebe hin (Sauerstoffschuld).
normale $\dot{V}_{O_2}$: Um zu bestimmen, ob die Gewebeoxygenierung adäquat ist, muß die Laktatkonzentration im Blut bestimmt werden.

Tabelle 13-1 Indirekte Maße zur Beurteilung der Gewebe-Sauerstoff-Balance.

Parameter	Normbereich	? O_2-Defizit
Sauerstoffaufnahme (ml/min × m²)	110–160	< 100
Sauerstoffextraktionsrate	0,2–0,3	> 0,5*
Laktatkonzentration im Blut	< 2 mmol/l	> 4 mmol/l
intramukosaler pH-Wert	7,35–7,41	< 7,32

* gilt nur bei reduziertem O_2-Angebot

$\dot{V}_{O_2}$-Defizit

Wenn ein Abfall der Sauerstoffaufnahme nicht mit einer proportionalen Abnahme der Stoffwechselaktivität einhergeht, kann das Sauerstoffangebot dem aeroben Stoffwechsel nicht entsprechen. Da eine niedrige Stoffwechselrate bei kritisch kranken Patienten selten ist, **kann eine $\dot{V}_{O_2}$ unter 100 ml/min × m² als Beleg einer unzureichenden Gewebeoxygenierung gewertet werden.**

Ein Beispiel einer niedrigen $\dot{V}_{O_2}$ als Marker einer inadäquaten Gewebeoxygenierung ist in Abbildung 13-2 dargestellt. Diese Daten stammen von einem Patienten mit chirurgischer Versorgung eines abdominellen Aortenaneurysmas. Zum Zeitpunkt der ersten postoperativen Messung (nach zwei Stunden) ist $\dot{V}_{O_2}$ pathologisch erniedrigt und erreicht danach nicht wieder den Normalwert. Nach sechs Stunden steigt die Laktatkonzentration im Serum auf pathologische Werte und steigt kontinuierlich weiter an, um nach 24 Stunden nach dem Eingriff 9 mmol/l zu erreichen. Dieser progrediente Laktatanstieg beweist, daß die niedrige $\dot{V}_{O_2}$ einen ausgeprägten Sauerstoffmangel anzeigt. Bemerkenswert ist, daß der Herzzeitvolumenindex trotz persistierender Ischämie normal bleibt. Dieser Fall unterstreicht die Tatsache, daß die Überwachung des Herzzeitvolumens die Gewebeoxygenierung nicht erfaßt.

Sauerstoffschuld

Die Fläche unter der gestrichelten Linie der $\dot{V}_{O_2}$-Kurve gibt das gesamte Sauerstoffdefizit während der Beobachtungszeit wieder. Das kumulative Defizit der Sauerstoffaufnahme (errechenbar durch Integration der $\dot{V}_{O_2}$ über die Zeit) wird als Sauerstoffschuld bezeichnet. Untersuchungen zur Sauerstoffschuld nach erfolgreicher Therapie eines hämorrhagischen Schocks [3] sowie in der postoperativen Phase [4] zeigen einen unmittelbaren Zusammenhang zwischen der Höhe der Sauerstoffschuld und dem Risiko, ein Multiorganversagen zu erleiden oder zu versterben. Diese Zusammenhänge beweisen, daß das $\dot{V}_{O_2}$-Defizit ein Maß für Gewebeischämie darstellt und eine frühzeitige Korrektur

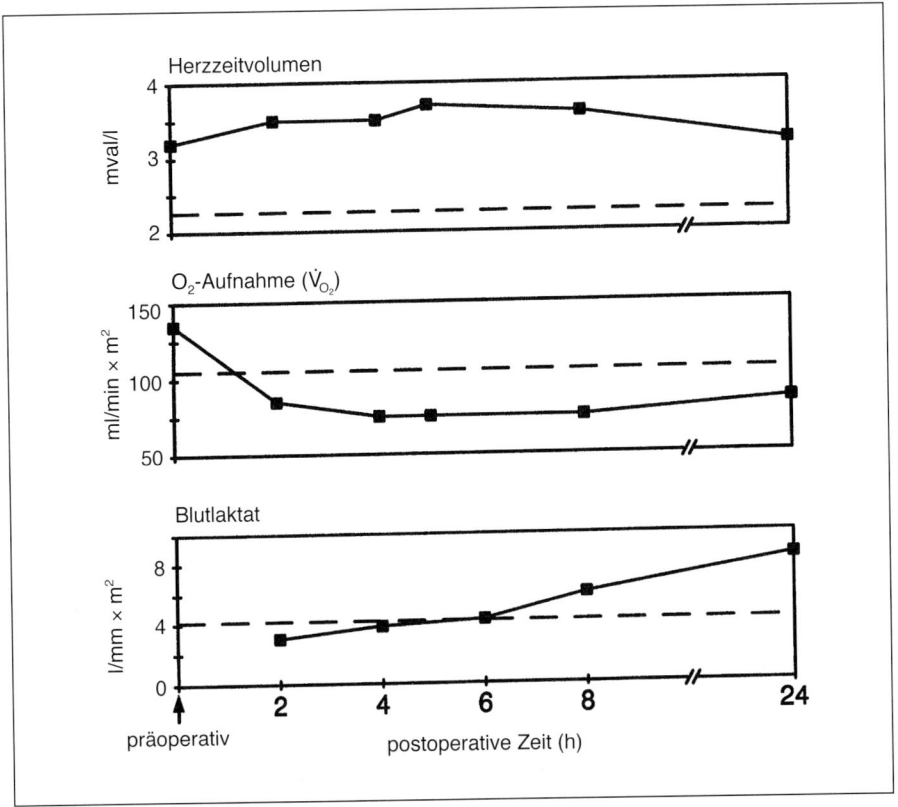

Abb. 13-2 Wiederholte Messungen von Herzindex, Sauerstoffaufnahme und Laktatkonzentration im Blut vor und nach Operation eines Patienten mit Bauchaortenaneurysma. Schon die ersten postoperativen Messungen weisen auf ein Defizit der Sauerstoffaufnahme hin, das persistiert und von einem progressiven Anstieg der Laktatkonzentration begleitet ist. Die gestrichelten Linien markieren die Grenze der Normalwerte.

dieses $\dot{V}_{O_2}$-Defizits erforderlich ist, um das Ausmaß eines ischämischen Insults zu begrenzen.

Korrektur einer Sauerstoffschuld

Das Flußdiagramm in Abbildung 13-3 zeigt eine Behandlungsstrategie zur Korrektur einer Sauerstoffschuld. Es beginnt mit einer Beurteilung des Blutvolumens.

Schritt 1: zentraler Venendruck oder Wedge-Druck

1. Ist er niedrig, wird bis zur Normalisierung der Füllungsdrücke Volumen infundiert.
2. Ist er normal oder erhöht, folgt Schritt 2.

Die Korrektur eines Volumenmangels ist essentiell, um das kardiale Füllungsvolumen aufrechtzuerhalten.

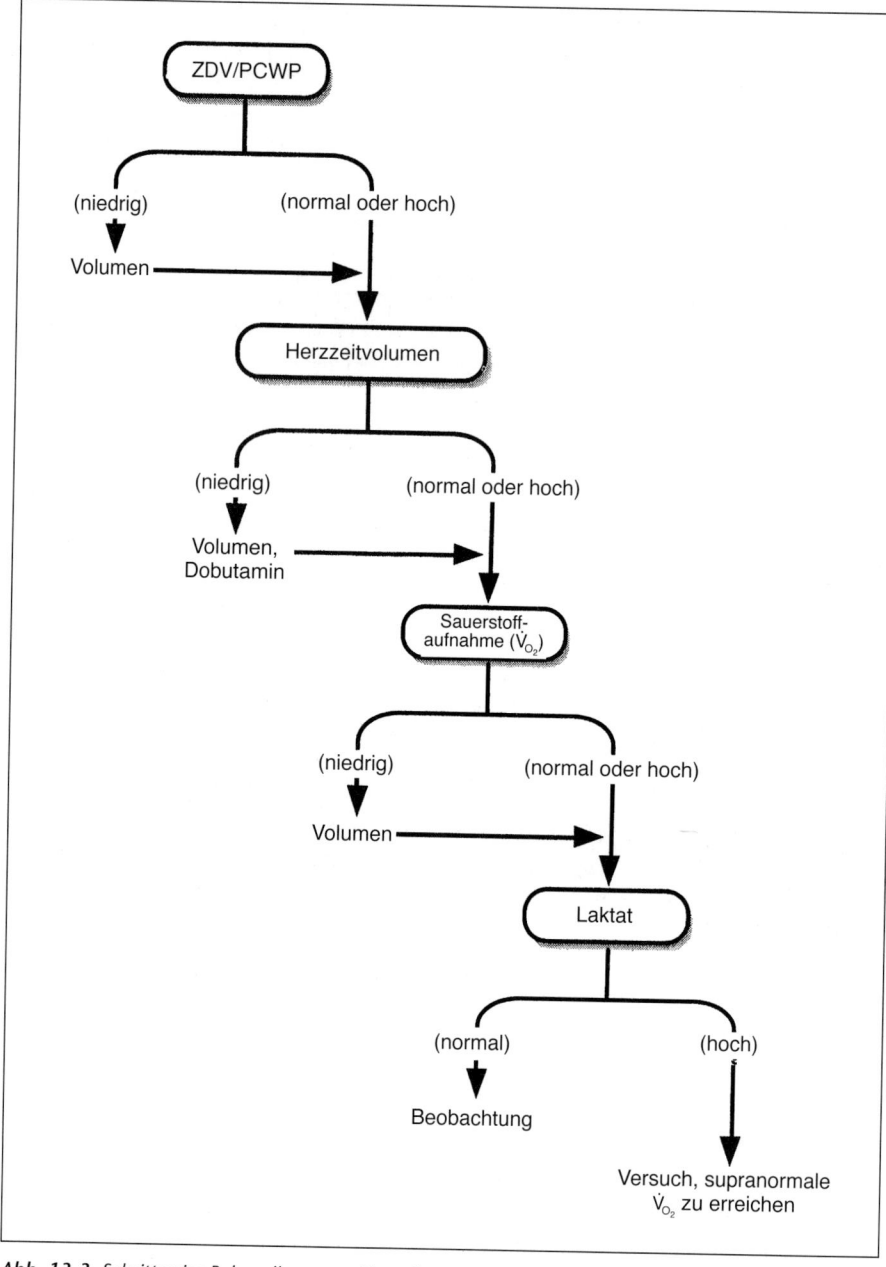

Abb. 13-3 Schrittweise Behandlung von Blutvolumen, Blutfluß, Sauerstofftransport und Gewebeoxygenierung.

Schritt 2: Herzzeitvolumen

1. Ist es niedrig und sind die Füllungsdrücke nicht hoch, wird Volumen infundiert, bis der zentrale Venendruck (ZVD) 10–12 mmHg oder der Wedge-Druck 18–20 mmHg beträgt.
2. Ist es niedrig und sind die Füllungdrücke hoch, wird mit einer Dobutamininfusion in einer Dosierung von 3 µg/kg KG x min begonnen und diese titriert, bis der Herzzeitvolumenindex 3,0 l/min x m² überschreitet. Ist der Blutdruck niedrig, wird Dopamin in einer Anfangsdosis von 5 µg/kg KG x min appliziert.
3. Ist der Herzindex größer als 3,0 l/min x m², folgt Schritt 3.

Volumen wird adrenergen Medikamenten vorgezogen. Bei Bedarf wird Volumen bis zum Erreichen hoher Füllungsdrücke infundiert. Dobutamin ist das bevorzugte positiv inotrope Medikament und ist darüber hinaus weniger thermogen als die anderen adrenergen Substanzen (und hat so eine geringere Tendenz, den Stoffwechsel zu stimulieren).

Schritt 3: Sauerstoffaufnahme

1. Ist $\dot{V}_{O_2}$ niedriger als 100 ml/min x m², werden Volumen (bis zu einem ZVD von 8–10 mmHg oder einem Wedge-Druck von 18–20 mmHg) und positiv inotrope Substanzen verabreicht, um einen Herzzeitvolumenindex über 4,5 l/min x m² zu erzielen. Eine Anämie mit einer Hb-Konzentration unter 8 g/dl sollte korrigiert werden.
2. Bei einer $\dot{V}_{O_2}$ über 100 ml/min x m², folgt Schritt 4.

Steigt die $\dot{V}_{O_2}$ nach Volumensubstitution bei gleichzeitig hohem Herzzeitvolumenindex nicht adäquat an, ist die Prognose ungünstig. Die Korrektur einer Anämie führt in der Regel nicht zu einer Zunahme der $\dot{V}_{O_2}$, kann aber dennoch als Ultima ratio versucht werden. Ist die $\dot{V}_{O_2}$ normal, läßt sich anhand der Laktatkonzentration bestimmen, ob $\dot{V}_{O_2}$ und Stoffwechselrate in einem ausgewogenen Verhältnis stehen.

Schritt 4: Laktatkonzentration im Blut

1. Ist die Laktatkonzentration höher als 4 mmol/l und sind gleichzeitig weitere Schockzeichen (Organversagen, Hypotonie) nachweisbar, bestehen die Therapieoptionen in einer Reduktion der Stoffwechselrate (durch Sedierung oder Unterbrechung der Nahrungszufuhr) und in der Steigerung der $\dot{V}_{O_2}$ über 160 ml/min x m² (falls möglich).
2. Ist die Laktatkonzentration kleiner als 4 mmol/l, sollte die Entwicklung weiter beobachtet werden.

Ein erhöhter Serumlaktatspiegel ist ein Hinweis darauf, daß die $\dot{V}_{O_2}$ der Stoffwechselrate nicht entspricht, so daß das weitere Vorgehen entweder darin besteht, die Stoffwechselrate zu senken oder die $\dot{V}_{O_2}$ zu steigern. Eine supranormale $\dot{V}_{O_2}$ ist schwer zu erreichen und kann zu unerwünschter kardialer und metabolischer Stimulation führen. Daher ist eine Senkung der Stoffwechselrate, falls möglich, vorzuziehen. An diesem Punkt bleibt bei schlechter Prognose eventuell nichts weiter zu tun.

Das drohende Defizit in der Sauerstoffaufnahme

Wie in Kapitel 2 beschrieben und in Abbildung 13-4 dargestellt, bleibt die Sauerstoffaufnahme ($\dot{V}_{O_2}$) bei abnehmendem Sauerstoffangebot ($\dot{D}_{O_2}$) konstant wegen einer reziproken Anpassung der $O_2\text{ER}$ [5, 6]. Steigt die $O_2\text{ER}$ auf einen Wert von 0,5–0,6 an, wird die $\dot{V}_{O_2}$ bei weiter abfallender $\dot{D}_{O_2}$ angebotsabhängig sinken. In dieser Situation ist der zelluläre Energieumsatz sauerstofflimitiert (Dysoxie). Somit weist in der Situation eines limitierten

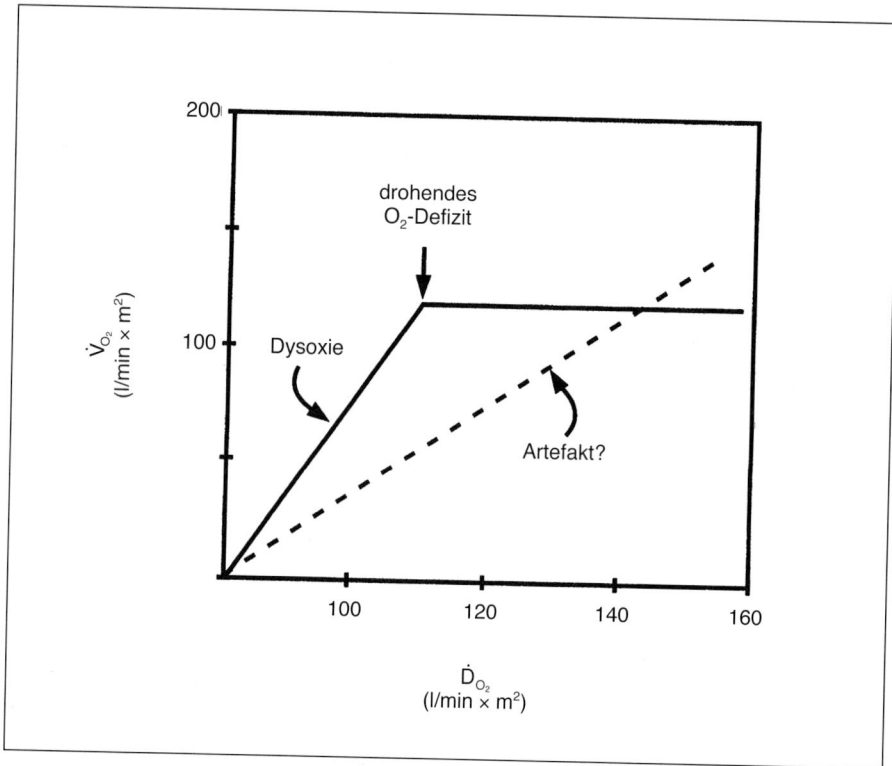

Abb. 13-4 Graphische Darstellung des Verhältnisses von O_2-Angebot ($\dot{D}_{O_2}$) und Sauerstoffaufnahme ($\dot{V}_{O_2}$) bei normalen (durchgezogene Linie) und kritisch kranken Patienten (unterbrochene Linie).

Sauerstoffangebots (d.h bei niedrigem HZV oder einer Anämie) eine $O_2{\text{ER}}$ über 0,5 auf ein hohes Risiko einer beeinträchtigten Gewebeoxygenierung hin. Maßnahmen, die auf eine Steigerung der $\dot{D}_{O_2}$ abzielen, erweisen sich in diesem Fall als protektiv. Dieses Prinzip ist bei Patienten mit normovolämischer Anämie angewandt worden, bei denen eine $O_2{\text{ER}}$ über 50% als Indikation für eine Bluttransfusion gilt [7].

Angebotsabhängige Sauerstoffaufnahme

Das $\dot{D}_{O_2}$-$\dot{V}_{O_2}$-Verhältnis kritisch kranker Patienten kann sich von einem Normalbefund wie in Abbildung 13-4 gezeigt unterscheiden. Das normale $\dot{D}_{O_2}$-$\dot{V}_{O_2}$-Verhältnis (wie in Kapitel 2 beschrieben) zeigt über einen weiten $\dot{D}_{O_2}$-Bereich eine konstante $\dot{V}_{O_2}$. Bei kritisch kranken Patienten verläuft die $\dot{D}_{O_2}$-$\dot{V}_{O_2}$-Kurve überwiegend linear mit reduzierter Steigung (gleichbedeutend mit einer reduzierten $O_2{\text{ER}}$). Diese Kovarianz wurde ursprünglich einer Dysoxie zugeordnet und **pathologische Abhängigkeit vom O_2-Angebot** genannt. Allerdings scheint dieses Phänomen aus heutiger Sicht in den meisten Fällen **nicht das Ergebnis einer Störung des Sauerstoffmetabolismus** zu sein, sondern ist vielmehr Ausdruck der nachfolgend beschriebenen Prozesse [5, 6, 8, 9].

Die physiologische Koppelung

Eine lineare $\dot{D}_{O_2}$-$\dot{V}_{O_2}$-Beziehung kann Folge einer primären Veränderung der Stoffwechselrate mit proportionaler Änderung des $\dot{D}_{O_2}$ sein, um dem aktuellen Sauerstoffbedarf gerecht zu werden. In diesem Fall ist die Kovarianz zwischen $\dot{D}_{O_2}$ und $\dot{V}_{O_2}$ ein normaler adaptiver Vorgang und nicht Zeichen einer gestörten Gewebeoxygenierung. Veränderungen der Stoffwechselrate sind bei Intensivpatienten häufig anzutreffen. Die metabolische Antwort auf Aktivität ist bei Intensivpatienten oft überschießend, so daß sogar intensivmedizinische Routinemaßnahmen (z.B. eine Röntgenaufnahme) einen signifikanten (mindestens 20%igen) Anstieg der Stoffwechselrate hervorrufen können [9].

Die mathematische Koppelung

Die pathologische Abhängigkeit des Sauerstoffverbrauchs vom Sauerstoffangebot bei Intensivpatienten tritt nahezu ausschließlich auf, wenn $\dot{D}_{O_2}$ und $\dot{V}_{O_2}$ berechnet werden und verschwindet, wenn $\dot{V}_{O_2}$ direkt kalorimetrisch gemessen wird [8, 10, 11, 13]. Dies ist ein Hinweis darauf, daß die pathologische Verbindung zwischen $\dot{D}_{O_2}$ und $\dot{V}_{O_2}$ auf einem Artefakt beruht, der durch die Berechnung beider Größen entsteht. Eine mögliche Quelle dieses Problems ist eine rechnerische Kopplung, weil die Gleichungen zur Berechnung von $\dot{D}_{O_2}$ und $\dot{V}_{O_2}$ drei gemeinsame Variable besitzen (Hämoglobinkonzentration, Herzzeitvolumen und arterielle Sauerstoffsättigung). Auf diese Weise beeinflußt eine Veränderung eines jeden dieser gemeinsamen Parameter die Berechnung und könnte eine artifizielle Koppelung bewirken.

Der Ursprung der artifiziellen Verbindung zwischen $\dot{D}_{O_2}$ und $\dot{V}_{O_2}$ ist noch unklar, aber das Problem zeigt, daß die Formeln zur Errechnung von O_2-Angebot und O_2-Verbauch die Zuverlässigkeit des Sauerstofftransport-Monitorings beeinträchtigen können. Dies macht einen kurzen Abstecher auf berechnete versus gemessene Transportvariablen erforderlich.

Berechnete versus gemessene Sauerstoffaufnahme

Die $\dot{V}_{O_2}$ wird normalerweise nach der folgenden Gleichung berechnet (und nicht gemessen):

$$\dot{V}_{O_2} = \dot{Q} \times 13{,}4 \times Hb \times (Sa_{O_2} - S\bar{v}_{O_2})$$

Die Gleichung beruht auf vier gemessenen Variablen: Herzzeitvolumen ($\dot{Q}$), Hämoglobinkonzentration (Hb), arterieller Sauerstoffsättigung (Sa_{O_2}) und gemischt-venöse Sauerstoffsättigung ($S\bar{v}_{O_2}$). Da jede dieser Messungen eine Variationsbreite besitzt, kann deren Summation zu beträchtlichen Schwankungen in der berechneten $\dot{V}_{O_2}$ führen. Dies ist in Tabelle 13-2 dargestellt [14].

Die Abweichungen jeder dieser Komponenten ist als Variationskoeffizient (VK) ausgedrückt, der der Standardabweichung entspricht, ausgedrückt in Prozent des Mittelwerts. Da die Standardabweichung auf jeder Seite des Mittelwerts angegeben wird, umfaßt VK ebenfalls eine Schwankungsbreite von 2 × VK, der für jede Messung angegeben ist. Laborbestimmungen gelten als reproduzierbar, wenn VK weniger als 5% beträgt. Jede der aufgeführten Messungen hat einen VK, der in diesem Bereich oder nicht weit davon entfernt liegt. Dennoch entsteht aus der Summe dieser individuellen Abweichungen der große Streubereich der berechneten $\dot{V}_{O_2}$. Angesichts der Streubreite könnte die errechnete $\dot{V}_{O_2}$ sich um 30% ändern, ohne daß Veränderungen der Stoffwechselsituation vorliegen.

Tabelle 13-2 *Streuung der errechneten und gemessenen Sauerstoffaufnahme [14].*

Variable	Variationskoeffizient (VK)	Vertrauensbereich (2 × VK)
Thermodilutions-Herzzeitvolumen	7,35%	14,7%
Hämoglobinkonzentration	5,25	10,5
arterielle O_2-Sättigung	0,99	1,9
gemischt-venöse O_2-Sättigung	2,85	5,7
errechnete $\dot{V}_{O_2}$	16,44%	32,8%
gemessene $\dot{V}_{O_2}$	3,95%	7,9%

Für die berechnete $\dot{V}_{O_2}$ wird eine Irrtumswahrscheinlichkeit von 15% um den Mittelwert der Einzelmessungen angenommen [15]. Dies stimmt mit der in Tabelle 13-2 angegebenen Variabilität überein und bildet die Grundlage einer Empfehlung, **daß die Veränderungen der berechneten $\dot{V}_{O_2}$ mindestens 15% betragen sollten, um als klinisch signifikant zu gelten.**

Der Gasaustausch

Die $\dot{V}_{O_2}$ kann auch als Differenz der Sauerstoffkonzentrationen in Einatem- und Ausatemluft, multipliziert mit der Atemfrequenz, gemessen werden. Es gibt eine Vielzahl von Geräten, die so $\dot{V}_{O_2}$ am Patientenbett bestimmen können. Viele dieser Geräte können zusätzlich die CO_2-Produktion ($\dot{V}_{CO_2}$) messen und werden in der Ernährungsberatung eingesetzt, um den täglichen Energiebedarf zu ermitteln.
Wie Tabelle 13-2 zu entnehmen ist, schwanken die gemessenen $\dot{V}_{O_2}$-Werte viel weniger als die errechneten $\dot{V}_{O_2}$-Werte und zeigen dadurch eine geringere Irrtumswahrscheinlichkeit. Da kalorimetrische Messungen einen VK unter 5% aufweisen, **gilt eine Veränderung der gemessenen $\dot{V}_{O_2}$ die 5% übersteigt, als klinisch signifikant.**

Ganzkörper- versus systemische Sauerstoffaufnahme

Obwohl die errechnete und die gemessene $\dot{V}_{O_2}$ oft miteinander verglichen werden, sollten sie nicht als äquivalent betrachtet werden, da die Kalorimetrie die $\dot{V}_{O_2}$ des gesamten Körpers mißt, während die errechnete $\dot{V}_{O_2}$ nur die systemische $\dot{V}_{O_2}$ erfaßt. Daher ist die gemessene $\dot{V}_{O_2}$ um den O_2-Verbrauch der Lungen höher als der errechnete Wert. Normalerweise beträgt die $\dot{V}_{O_2}$ der Lungen weniger als 5% des gesamten Sauerstoffverbrauchs des Organismus [16]. Bei entzündlichen Lungenerkrankungen (wie beim akuten Atemnotsyndrom) allerdings können auch 20% des gesamten O_2 in den Lungen verbraucht werden [17]. Dies entspricht einer Differenz von 25 ml/min × m² zwischen Ganzkörper- und errechneter $\dot{V}_{O_2}$. Dieser Unterschied muß beim Vergleich zwischen gemessenen und errechneten Parametern berücksichtigt werden.

Die Laktatkonzentration im Blut

Wie erwähnt, kann mittels der Laktatkonzentration bestimmt werden, ob die $\dot{V}_{O_2}$ für den aeroben Stoffwechsel ausreichend ist. Daher ermöglicht eine Ergänzung des Sauerstofftransport-Monitorings um die Bestimmung der Laktatproduktion eine umfassendere

Beurteilung der Gewebe-Sauerstoff-Balance. Weil die Laktatkonzentrationen in Blut und Plasma äquivalent sind, werden beide Messungen als Blutlaktatkonzentration bezeichnet [18].

Blutlaktatkonzentration und Überleben

Eine der Gründe für die große Beliebtheit der Blutlaktatkonzentration ist ihr Vorhersagewert für die Überlebenswahrscheinlichkeit. Ein Vergleich von Laktat mit dem Herzzeitvolumen und der Sauerstoffaufnahme bei Patienten im septischen Schock ist in Tabelle 13-3 aufgeführt [19]. Weder das Herzzeitvolumen noch die Sauerstoffaufnahme unterschieden sich signifikant bei Überlebenden und Verstorbenen, wogegen die Laktatkonzentrationen bei Verstorbenen dreimal höher waren. Der prädiktive Wert der Blutlaktatkonzentration ist durchgehend besser als der jedes anderen Meßwerts der Hämodynamik oder des Sauerstofftransports, die prognostische Wertigkeit bezüglich der Mortalität ist aber überwiegend auf Patienten im Schock beschränkt [20].

Der optimale Schwellenwert

Wie in Tabelle 13-1 gezeigt, liegt die normale Laktatkonzentration unter 2 mmol/l. Der Schwellenwert pathologischer Werte beträgt aber mindestens 4 mmol/l. Die Ursache dieser Differenz ist in Tabelle 13-4 dargestellt [18]. Diese zeigt die Beziehung zwischen dem Schwellenwert der Laktatkonzentration und deren prädiktiver Wertigkeit für die Mortalität. Der untere Schwellenwert von 2 mmol/l ist sehr sensitiv, aber unspezifisch, das heißt, ein wesentlicher Teil der prognostischen Aussagen aufgrund der Laktatkonzentrationen sind in diesem Bereich falsch-positiv. Betrachtet man den höheren Schwellenwert von 4 mmol/l, fällt die Sensitivität um 27%, aber die Spezifität, also die Fähigkeit, das Überleben vorherzusagen, ist wesentlich höher (46%). Daher wird der höhere Schwellenwert für die klinische Definition einer Hyperlaktatämie bevorzugt.

Tabelle 13-3 Korrelationen mit dem Überleben bei Patienten im septischen Schock [20].

	Überlebende	Verstorbene	Differenz
Herzzeitvolumenindex (l/min × m^2)	3,8	3,9	2,6%
Sauerstoffaufnahme (ml/min × m^2)	173	164	5,2%
arterielle Laktatkonzentration (mmol/l)	2,6	7,7	296%

Messungen bei verstorbenen Patienten erfolgten zumindest einmal vor dem Ableben.

Tabelle 13-4 Einfluß des Laktatschwellenwerts auf die Prädiktion der Mortalität [18].

Eignung, einen tödlichen Verlauf vorherzusagen	Blut- oder Plasmalaktatkonzentration	
	> 2 mmol/l	> 4 mmol/l
Sensitivität	89%	62%
Spezifität	42%	88%
positive prädiktive Wertigkeit	58%	80%

Die Beobachtungen beschränken sich ausschließlich auf Patienten mit Hypotonie.

Andere Laktatquellen

Der anaerobe Stoffwechsel ist nicht die einzige Laktatquelle. Andere Ursachen einer Hyperlaktatämie sind Leberinsuffizienz (hervorgerufen durch eine verminderte Laktat-Clearance der Leber), Thiaminmangel (blockiert die Pyruvataufnahme in die Mitochondrien), Alkalose (stimuliert die Glykolyse) und die Laktatproduktion durch enterale Mikroben (D-Milchsäure).

Sepsis

Es gibt Hinweise, daß die Laktatakkumulation in der Sepsis nicht das Resultat eines Sauerstoffmangels ist. Der Übeltäter könnte Endotoxin sein, das die mitochondriale Pyruvataufnahme durch Hemmung des Enzyms Laktatdehydrogenase verhindert. Als Resultat kumuliert Pyruvat im Zytoplasma und wird zu Laktat metabolisiert.

Die Fähigkeit des Endotoxins, Laktat zu bilden, gibt die Kurve in Abbildung 13-5 wieder [21]. Dieser Graph stammt aus einer Studie, in der Tieren über den Zeitraum von einer Stunde Endotoxin infundiert wurde. Wie aus der Kurve ersichtlich, ging die Endotoxininfusion einher mit einem progredienten Anstieg der Laktatkonzentration. Nach der Endotoxininfusion wurde den Tieren Dichloracetat verabreicht, eine Substanz, die die Laktatdehydrogenase ausschließlich in Anwesenheit von intrazellulärem Sauerstoff aktiviert. Durch Dichloracetat normalisierte sich die Laktatkonzentration, was beweist, daß intrazellulär genügend Sauerstoff zur Aktivierung der Laktatdehydrogenase vorhanden

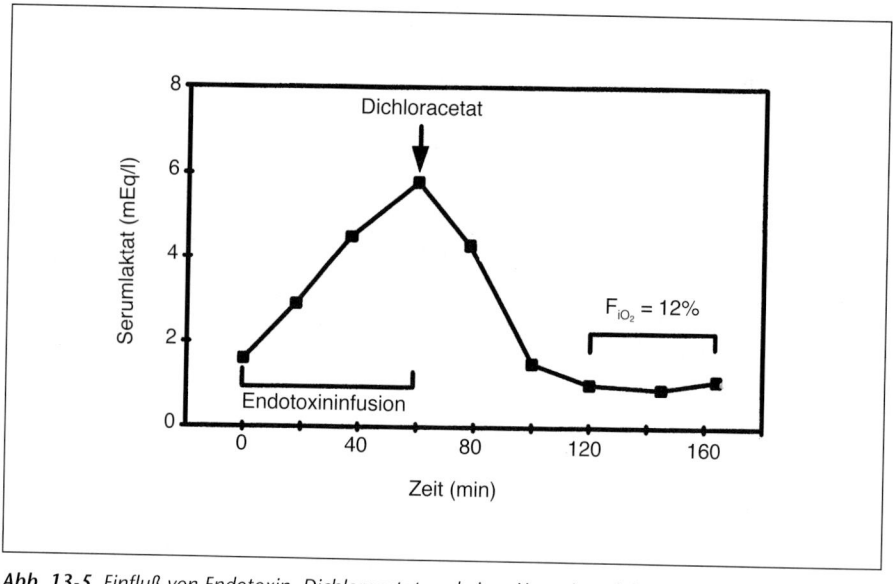

Abb. 13-5 *Einfluß von Endotoxin, Dichloracetat und einer Hypoxie auf die arterielle Laktatkonzentration. Die Reaktion auf Dichloracetat zeigt, daß die endotoxinabhängige Laktatazidose nicht als Folge anaerober Bedingungen entsteht (aus Curtis SE, Cain SM. Regional and systemic oxygen delivery/uptake relations and lactate flux in hyperdynamic, endotoxin-treated dogs. Am Rev Respir Dis 1992; 145:348–354).*

war. Die Induktion einer Hypoxie durch Einatmen eines hypoxischen Gasmisches (auf der rechten Seite der Kurve) führte darüber hinaus nicht zu einem Laktatanstieg. Diese Untersuchung zeigt, daß in einer sepsisähnlichen klinischen Situation ein Sauerstoffmangel ohne Bezug zur Laktatproduktion stehen kann.

Laktat als Brennstoff

Ein erwähnenswerter Gedanke scheint noch die Möglichkeit, daß Laktat als oxidativer Energieträger dienen könnte. Die Energieausbeute aus der Laktat- und Glukoseoxidation ist in Tabelle 13-5 dargestellt. Die Energieausbeute der Glukoseoxidation ist zweimal höher als diejenige der Laktatoxidation, aber das Glukosemolekül ist auch doppelt so groß (d.h. 6 Kohlenstoffatome versus 3 Kohlenstoffatome). Da jedes Mol Glukose 2 Mol Laktat liefert, ist die Energieausbeute des Glukosestoffwechsels durch direkte Oxidation in etwa gleich hoch wie nach Umwandlung der Glukose in Laktat und anschließender Laktatoxidation. Einige Organe wie Herz, Gehirn, Leber und Skelettmuskulatur können Laktat zur Energiegewinnung oxidieren [22, 23].

Tabelle 13-5 Laktat als oxidativer Brennstoff (aus Lehninger AL. Bioenergetics. New York: WA Benjamin, 1965;16).

Substrat	Molekulargewicht	Verbrennungswärme	Kalorisches Äquivalent
Glukose	180	673 kcal/mol	3,74 kcal/g
Laktat	90	326 kcal/mol	3,62 kcal/g

Glukose → Oxidation → 673 kcal
↓
(2) Laktat → Oxidation → 652 kcal

Wird Laktat, das während eines Sauerstoffmangels entsteht, zu einem späteren Zeitpunkt bei normalisierter Gewebeoxygenierung oxidativ metabolisiert, bleibt die Energieausbeute der Glukoseoxidation (d.h. des oxidativen Stoffwechsels) erhalten. In diesem Zusammenhang ist die Laktatproduktion unter hypoxischen oder ischämischen Bedingungen, in denen die Umstände eine Oxidation verhindern, als energieerhaltender Mechanismus anzusehen.

Die Tonometrie des Magens

Die Parameter des Sauerstofftransports und die Laktatkonzentration im Blut sind globale (Ganzkörper-)Meßwerte, die Sauerstoffdefizite einzelner Organen nicht aufdecken können. Diese Einschränkung gewann an Bedeutung mit der Entdeckung, daß eine Minderperfusion des Splanchnikusgebietes bei kritisch kranken Patienten häufig ist und Vorbote eines Multiorganversagens sein kann [24]. Dies führte zur Entwicklung eines Verfahrens, das die Oxygenierung des Gastrointestinaltrakts erfaßt [25, 26].

Methode

Die wesentlichen Elemente dieser Methode sind in Tabelle 13-6 dargestellt. Das Verfahren nutzt die indirekte Messung des pH-Werts in der Magenschleimhaut zur Beurteilung der Güte der Gewebeoxygenierung (Sauerstoffmangel führt zu lokaler Azidose). Die Messung ist hergeleitet aus der Henderson-Hasselbalch-Gleichung und der indirekten Bestimmung des Kohlendioxidpartialdrucks (P_{CO_2}) in der Magenmukosa anhand eines Tonometers.

Das Tonometer ist ein für CO_2 durchlässiger Silikonballon, der am distalen Ende einer Standard-16-French-Magensonde fixiert ist. Diese Vorrichtung wird auf die übliche Weise im Magen plaziert, der Ballon mit 2,5 ml NaCl 0,9% partiell gefüllt und für mindestens 30 Minuten im Magen belassen. Während dieser Zeit ist der Ballon in Kontakt mit der gastralen Mukosa, und das CO_2 in der angrenzenden Mukosa wandert in den Ballon. CO_2 äquilibriert zwischen dem Gewebe und der Kochsalzlösung im Ballon. Ist ein Verteilungsgleichgewicht eingetreten, entspricht der P_{CO_2} der Kochsalzlösung dem P_{CO_2} in der Magenmukosa und kann als repräsentativ für den intramukosalen P_{CO_2} in der Kochsalzlösung bestimmt werden.

Tabelle 13-6 Das Verfahren der gastralen Tonometrie.

1. Ein kochsalzgefüllter Ballon, der permeabel ist für CO_2, wird in Kontakt zur Magenmukosa gebracht. Der P_{CO_2} der angrenzenden Mukosa äquilibriert mit dem P_{CO_2} der Kochsalzlösung im Ballon. Dieser P_{CO_2} der Kochsalzlösung wird als Maß für den P_{CO_2} der Magenmukosa genommen.

2. Die Bikarbonatkonzentration des arteriellen Blutes gilt als Maß für die Bikarbonatkonzentration der Magenmukosa.

3. Der intramukosale pH-Wert resultiert dann aus der Henderson-Hasselbalch-Gleichung

$$pHi = 6{,}1 + \log_{10} \frac{\text{arterielles [HCO}_3\text{]}^-}{P_{CO_2} \text{NaCl} \times 0{,}03}$$

Die Berechnung des pH-Werts erfordert auch die Kenntnis der Bikarbonatkonzentration im Gewebe. Dazu wird die arterielle Bikarbonatkonzentration herangezogen.

Der Normalwert des intramukosalen pH-Werts im Magen beträgt im Mittel 7,38 bei einer Standardabweichung (SD) von 0,3, so daß der Normbereich des pH-Wertes bei 7,35–7,41 (1 SD) liegt. Der Schwellenwert eines pathologischen pH-Werts liegt bei 7,32 und damit zwei SD unterhalb des Mittelwerts.

Leistungsfähigkeit

Der Vorteil der intramukosalen pH-Messung wird anhand des in Abbildung 13-6 dargestellten Falles erläutert. Die durchgezogenen Linien stellen die temporären Veränderungen der Sauerstoffaufnahme ($\dot{V}_{O_2}$) und des intramukosalen pH in der frühen postoperativen Phase nach Nierentransplantation dar. Beide Werte sind am ersten postoperativen Tag

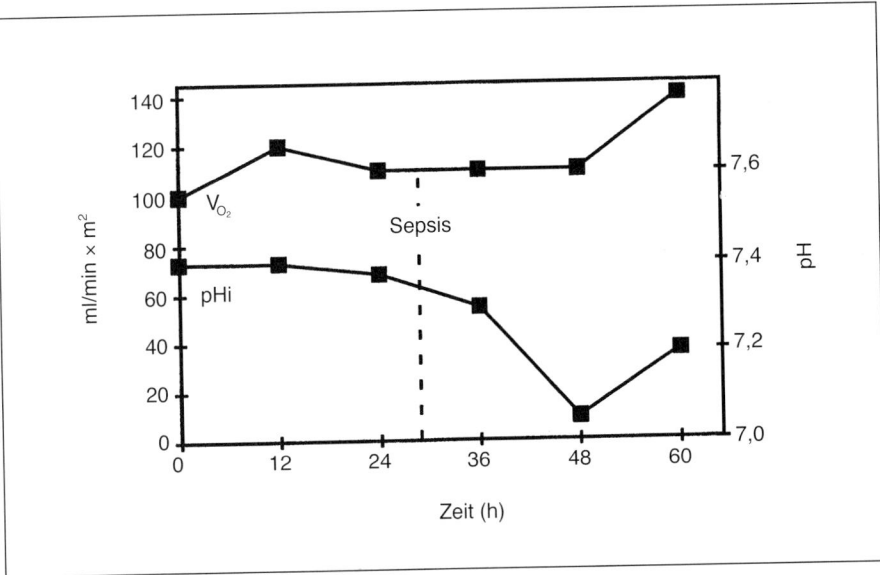

Abb. 13-6 *Postoperative Veränderungen der O_2-Aufnahme und des intramukosalen pH-Werts (pHi) bei einem Patienten mit postoperativer Sepsis. Der Beginn des septischen Syndroms ist durch die unterbrochene Linie markiert. Der Patient mußte nach 48 Stunden erneut operiert werden (aus Gutierrez G. Cellular energy metabolism during hypoxia. Crit Care Med 1991; 19: 619–626).*

normal. Allerdings entwickelte der Patient etwa 30 Stunden nach dem Eingriff ein Sepsissyndrom (dargestellt durch die gestrichelte Linie). Danach fiel der intramukosale pH-Wert steil ab, während sich die $\dot{V}_{O_2}$ nicht veränderte. Zwölf Stunden nach Beginn der Sepsis wurde der Patient erneut operiert und das infizierte Nierentransplantat entfernt. Daraufhin verschwand die Sepsis, und der Patient überlebte. Zu keinem Zeitpunkt dieses ungünstigen postoperativen Verlaufs gab die $\dot{V}_{O_2}$ irgendeinen Hinweis auf die gefährliche Situation, wohingegen der intramukosale pH-Wert mit Fortschreiten der Sepsis das Vorhandensein einer progredienten Ischämie anzeigte.

In Übereinstimmung mit den Beobachtungen aus Abbildung 13-6 hat sich der intramukosale pH-Wert gegenüber einer globalen Messung der Gewebeoxygenierung (d.h. O_2-Transport-Parameter und Laktatkonzentration) hinsichtlich der Prognosestellung kritisch kranker Patienten als überlegen erwiesen [25, 26, 27, 28].

Schwierigkeiten

Verschiedene Schwächen der gastralen Tonometrie verdienen Erwähnung. Die wichtigsten werden nachfolgend besprochen.

Magensäuresekretion

Die Säuresekretion des Magens ist eine Störvariable, die ausgeschaltet werden muß, wenn die gastrale Tonometrie als Maß der Gewebeoxygenierung interpretiert werden soll. Routinedosierungen von Histamin-H_2-Rezeptorantagonisten führen nicht immer zu einer ausreichenden Hemmung der Säureproduktion. Die intravenöse Applikation von 100 mg Ranitidin eine Stunde vor den Messungen führt zu einer effektiven Blockade der Säuresekretion für zwei bis vier Stunden [29]. Eine Anhebung des gastralen pH-Werts birgt das Risiko einer gastralen Kolonisation, die (wie in Kapitel 6 diskutiert) bei kritisch kranken Patienten nicht wünschenswert erscheint.

Säure-Basen-Störungen

Systemische Säure-Basen-Störungen können den pH-Wert der Magenmukosa ebenfalls verändern [30]. Dies ist ein besonderes Problem, weil eine metabolische Azidose bei Patienten im hämodynamischen Schock häufig ist und diese Patienten einen großen Teil der Aspiranten für ein intramukosales pH-Monitoring darstellen. Ebenso problematisch ist eine respiratorische Alkalose, die bei maschinell beatmeten Patienten häufig vorkommt.

Arterielle versus mukosale Bikarbonatkonzentration

Die Verwendung der arteriellen Bikarbonatkonzentration als Maß der mukosalen ist problematisch, weil beide bei zu geringer Durchblutung (low flow) nicht äquivalent sind (aufgrund der lokalen Ansammlung saurer Valenzen) [24]. Somit liefern arterielle Bikarbonatbestimmungen gerade in Situationen mit zu niedriger Durchblutung, wo die Genauigkeit am wichtigsten ist, die ungenauesten Werte.

Behandlung

Die Therapie eines pathologischen intramukosalen pH-Werts ist nicht gut gesichert. In den wenigen verfügbaren Studien wurde Volumen substituiert, gefolgt von Dobutamin. Das Volumen wurde dabei schrittweise ohne klar definierten Endpunkt verabreicht. Dobutamin steigert zwar sicher die mukosale Durchblutung, der Einfluß auf den intramukosalen pH ist aber unterschiedlich. Beschrieben sind ansteigende, gleichbleibende und sogar abnehmende pH-Werte [31, 32]. Die Reaktion auf Dobutamin muß deshalb individuell bestimmt werden [33].

TEIL IV

Störungen der Kreislauffunktion

Movement is the cause
of all life.

LEONARDO DA VINCI

KAPITEL 14

Blutung und Hypovolämie

Die Hauptschwierigkeit bei einem blutenden Patienten besteht darin, daß der menschliche Körper akute Blutverluste nicht verkraftet. Das Herz-Kreislauf-System des Menschen arbeitet mit geringen Volumina und einer steil verlaufenden Starling-Kurve. Dies ist ein ökonomisches Konzept, das aber bei akutem Blutverlust seine Schwächen hat. Obwohl mehr als 50% unseres Körpergewichts aus Flüssigkeit bestehen, befinden sich nur 12–13% davon intravasal. Schon ein akuter Verlust von 40% des Blutvolumens bzw. 5% (0,4 × 12%) des Gesamtkörperwassers kann deletäre Folgen haben. Bei akutem Blutverlust muß interveniert werden, bevor diese an sich kleine Flüssigkeitsmenge verlorengeht.

Dieses Kapitel zeigt in Grundzügen auf, wie bei einer akuten Blutung initial vorzugehen ist. Das nächste Kapitel beschreibt die unterschiedlichen Infusionslösungen. Beide Kapitel vermitteln somit Grundkenntnisse in der Volumenersatztherapie.

Flüssigkeitskompartimente und Blutverlust

Das Verhältnis von Gesamtkörperwasser zu Blutvolumen beim Erwachsenen ist in Tabelle 14-1 dargestellt [1].

Der Wassergehalt des Körpers beträgt bei Männern 60% (oder 600 ml/kg) der fettfreien Körpermasse, bei Frauen 50% (oder 500 ml/kg). Das Blutvolumen entspricht 6,0–6,6% der fettfreien Körpermasse (oder 60–66 ml/kg). Das heißt, daß sich nur 11% (z.B. 66/600) bis 12% (60/500) des Gesamtkörperwassers intravasal befinden. Blut besteht zu etwa 60% aus Plasma, zu 40% aus Erythrozyten. Die entsprechenden Volumina für einen durchschnittlich großen Mann (80 kg Körpergewicht) und eine Frau (60 kg Körpergewicht) sind nachfolgend aufgeführt.

	Männer (80 kg)	Frauen (60 kg)
Gesamtkörperwasser	48 l	30 l
Blutvolumen	5,3 l	3,6 l
Plasmavolumen	3,2 l	2,2 l
Erythrozytenvolumen	2,1 l	1,4 l

Tabelle 14-1 Flüssigkeitskompartimente und Blutvolumina.

Flüssigkeitskompartiment	Männer	Frauen
Gesamtkörperwasser	600 ml/kg	500 ml/kg
Blutvolumen	66 ml/kg	60 ml/kg
Plasmavolumen	40 ml/kg	36 ml/kg
Erythrozytenvolumen	26 ml/kg	24 ml/kg

Die Werte beziehen sich auf fettfreie Körpermasse.
(American Association of Blood Banks Technical Manual. 10th ed. Arlington, VA: American Association of Blood Banks, 1990:650).

Korrekturfaktoren

Die American Association of Blood Banks empfiehlt folgende Korrekturfaktoren für die Abschätzung der Blut-, Plasma- und Erythrozytenvolumina anhand des Körpergewichts [1].

1. Adipöse und ältere Patienten: Berechnung der Volumina auf der Basis der fettfreien Körpermasse und Reduktion der Werte um 10%.
2. Patienten mit signifikantem Gewichtsverlust innerhalb der letzten 6 Monate: Berechnung der Volumina anhand des Körpergewichts vor der Erkrankung.

Reaktion auf geringen Blutverlust

Die Grundprinzipien einer Volumensubstitution orientieren sich an der normalen Reaktion des Körpers auf Blutverlust. Diese Reaktion wurde bei leichteren Blutungen (Verlust < 15% des Blutvolumens) – ein Volumenersatz ist hier nicht notwendig – untersucht. Sie verläuft in drei Phasen [2].

Phase 1. Die ersten Stunden nach dem Blutungsereignis sind durch Flüssigkeitseinstrom aus dem Interstitium in die Kapillaren charakterisiert. Diese *transkapilläre Auffüllung* erhält zwar das Blutvolumen aufrecht, verursacht jedoch ein interstitielles Flüssigkeitsdefizit.

Phase 2. Der Flüssigkeitsverlust führt zur Aktivierung des Renin-Angiotensin-Aldosteron-Systems mit renaler Retention von Natrium. Da sich Natrium vorwiegend im interstitiellen Raum verteilt, wird dadurch das interstitielle Flüssigkeitsdefizit ausgeglichen.

Phase 3. Schon wenige Stunden nach dem Blutungsereignis beginnt im Knochenmark die Steigerung der Erythropoese. Diese Reaktion läuft eher allmählich ab und es kann bis zu zwei Monate dauern, bis alle Erythrozyten ersetzt sind [2].

Entsprechend dieser Reaktion auf einen geringen Blutverlust sollte das Ziel der akuten Volumenersatztherapie bei Blutung die Deckung des interstitiellen Flüssigkeitsdefizits sein [2, 3]. Wie später erläutert, werden daher kristalloide (Elektrolyt-)Lösungen zum Volumenersatz bei akutem Blutverlust verwendet [3].

Klinische Auswirkungen

Die klinischen Auswirkungen einer Hypovolämie sind abhängig von Geschwindigkeit und Ausmaß des Blutverlustes und den individuellen Kompensationsmechanismen des Patienten. Meist verursacht ein geringer Blutverlust keine klinische Symptomatik. **Ein**

Tabelle 14-2 Schweregrade der Blutung in Abhängigkeit vom Ausmaß des Blutverlustes.

Parameter	I	II	III	IV
Blutvolumenverlust	< 15%	15–30%	30–40%	> 40%
Herzfrequenz	< 100	> 100	> 120	> 140
Blutdruck im Liegen	normal	normal	erniedrigt	erniedrigt
Urinmenge (ml/h)	> 30	20–30	5–15	< 5
Zustand des Patienten	ängstlich	agitiert	verwirrt	somnolent

(Committee on Trauma. Advanced Trauma Life Support Student Manual. Chicago: American College of Surgeons, 1989:57)

hypovolämer Zustand kann klinisch so lange unauffällig bleiben, bis der Volumenverlust mehr als 30% des Blutvolumens beträgt.

Wie Tabelle 14-2 zeigt, läßt sich ein akuter Blutverlust anhand der Klassifizierung des American College of Surgeons vier Schweregraden (entsprechend dem prozentualen Verlust an Blutvolumen) zuordnen [4].

Schweregrad 1. Verlust bis zu 15% des gesamten Blutvolumens. Ein Blutverlust in dieser Größenordnung wird in der Regel durch transkapilläre Wiederauffüllung voll kompensiert. Da das Blutvolumen damit aufrechterhalten wird, treten nur minimale oder gar keine klinischen Zeichen einer Hypovolämie auf.

Schweregrad 2. Verlust von 15 bis 30% des gesamten Blutvolumens. Als klinische Symptome treten Ruhetachykardie und orthostatische Störungen von Blutdruck und Herzfrequenz auf. Allerdings ist die Ruhetachykardie nicht regelmäßig zu beobachten, und die genannten orthostatischen Störungen sind zu unspezifisch [5, 6, 7]. Ein positiver Schellong-Test mit Anstieg der Herzfrequenz um mehr als 30/min oder Abfall des systolischen Blutdrucks um mehr als 30 mmHg kann ebenfalls für einen Blutverlust beweisend sein [7]. Ein negatives Ergebnis spricht jedoch nicht dagegen. Bei der Durchführung des Tests müssen die Unterschenkel herabhängen (nur sitzen, ohne daß die Beine baumeln, ist nicht ausreichend). Weil Blutdruck und Puls in der ersten Minute nach Änderung der Körperposition deutlichen Schwankungen unterworfen sind, wird eine Wartezeit von mindestens einer Minute nach einem Positionswechsel empfohlen, bevor die Vitalparameter gemessen werden [8].

Schweregrad 3. Verlust von 30–40% des gesamten Blutvolumens. Normalerweise treten jetzt Zeichen des hypovolämischen Schocks mit Blutdruckabfall und reduzierter Urinproduktion auf. Es gibt Belege dafür, daß die übliche Reaktion des Körpers auf einen Blutverlust Tachykardie und Vasokonstriktion, ab diesem Schweregrad verlorengehen kann [5]. In einem solchen Fall kann der Blutdruckabfall plötzlich und ausgeprägt sein.

Schweregrad 4. Verlust von mehr als 40% des gesamten Blutvolumens. Es droht ein Herz-Kreislauf-Versagen. Wird die Hypovolämie von ausgeprägtem Blutdruckabfall, Oligurie oder den Zeichen eines Organversagens begleitet, ist eine sofortige Volumensubstitution zwingend.

Klinische Überwachung

Die klinische Abschätzung eines Blutverlustes ist selbst mit Hilfe eines invasiven hämodynamischen Monitorings längst nicht exakt. Im folgenden werden einige wichtige Aspekte bezüglich der klinischen Parameter diskutiert, die zur Einschätzung eines vermuteten oder nachgewiesenen Blutverlustes dienen.

Blutdruck

Wie in Tabelle 14-2 gezeigt, ist der systemische Blutdruck ein wenig aussagekräftiger Parameter für die Beurteilung eines Blutverlustes. Tritt bei einem ausgeprägten Blutverlust jedoch eine Hypotonie auf, kann der Blutdruck die Volumenersatztherapie leiten. Wie im Kapitel 9 erwähnt, **ergeben nichtinvasive Verfahren der Blutdruckmessung oftmals zu niedrige Werte bei Patienten mit Hypovolämie** (wahrscheinlich wegen der Vasokonstriktion) [6]. Wenn daher ein hypovolämischer Zustand zu Änderungen bei der nichtinvasiven Blutdruckmessung führt, sollte der Blutdruck weiter direkt intraarteriell überwacht werden.

Kardiale Füllungsdrücke

Obwohl **die kardialen Füllungsdrücke** (d.h. zentraler Venendruck [ZVD] und Wedge-Druck) routinemäßig bei Patienten mit akutem Blutverlust gemessen werden, **zeigen sie nur eine geringe Korrelation mit dem Vorhandensein und Ausmaß des Blutverlustes** [9, 10]. Oftmals weisen diese Drücke nur geringe Veränderungen auf, solange der Verlust weniger als 30% des gesamten Blutvolumens beträgt. Diese Unempfindlichkeit kann folgendermaßen erklärt werden: Zum einen haben ZVD und Wedge-Druck normalerweise geringe absolute Werte (v.a. der ZVD, der in der Regel weniger als 5 mmHg beträgt) und bieten daher nur einen geringen Spielraum für eine meßbare Veränderung durch eine Hypovolämie. Zum zweiten kann eine Hypovolämie von einer Reduktion der ventrikulären Compliance begleitet sein (vermutlich als Ergebnis einer Sympathikusaktivierung) [11]. In einem solchen Fall können ZVD und Wedge-Druck höhere Werte als bei einem bestimmten intraventrikulären Volumen erwartet annehmen. In einem Tierversuch führte eine Reduktion der ventrikulären Compliance trotz Reduktion des enddiastolischen Füllungsvolumens um 50% zu einer Verdopplung des Wedge-Drucks (linksventrikulär enddiastolisch) [11].

Die kardialen Füllungsdrücke reagieren möglicherweise empfindlicher auf Hypovolämie, wenn sie in Zusammenhang mit wechselnden Körperpositionen gemessen werden. Wie in einem Artikel berichtet, konnte durch Hypovolämie im Liegen keine Veränderung des ZVD erzielt werden; wurden die Patienten allerdings in eine aufrechte Position gebracht, sank der ZVD um 4–5 mmHg [12]. Deshalb kann die Durchführung orthostatischer Lagerungsmanöver eventuell die Sensitivität der kardialen Füllungsdrücke bezüglich einer Hypovolämie verbessern.

Sauerstoffextraktion

Wie in Kapitel 2 erläutert, besteht die normale Antwort des Körpers auf eine Reduktion des Herzzeitvolumens (Sauerstoffangebots) in einer stärkeren Sauerstoffausschöpfung in der Mikrozirkulation. Dieser Kompensationsmechanismus soll die Sauerstoffaufnahme konstant halten, wenn das Sauerstoffangebot eingeschränkt ist. Die Steigerung der Sauerstoffextraktion ist allerdings limitiert. Ab einer bestimmten Grenze geht eine Reduktion

des Herzzeitvolumens mit einer proportional reduzierten Sauerstoffaufnahme in den einzelnen Organen einher (s. Abb. 2-2). Ein Anstieg der Sauerstoffextraktionsrate kann daher Zeichen einer systemischen Minderperfusion sein, und ein maximaler Anstieg der Extraktionsrate kann Zeichen eines hypovolämischen Schocks sein.
Die Sauerstoffextraktionsrate kann auch ohne Pulmonalarterienkatheter gemessen werden, indem man die Pulsoxymetrie (arterielle Sauerstoffsättigung) mit den Meßergebnissen zur Sauerstoffsättigung in Blutproben aus einem zentralvenösen Katheter kombiniert. (Die Sauerstoffsättigung in der Vena cava superior entspricht normalerweise annähernd der gemischt-venösen Sauerstoffsättigung.) Die mit zunehmendem Schweregrad der Hypovolämie zu erwartenden Veränderungen von Sauerstoffextraktion und gemischtvenöser Sauerstoffsättigung sind im folgenden aufgeführt.

	Sa_{O_2}	$S\bar{v}_{O_2}$	$Sa_{O_2} - S\bar{v}_{O_2}$
Normalwerte	> 95%	> 65%	20–30%
Hypovolämie	> 95%	50–65%	30–50%
Hypovol. Schock	> 95%	< 50%	> 50%

Der Übergang von der kompensierten Hypovolämie zum manifesten hypovolämischen Schock ist erreicht, wenn die Sauerstoffextraktionsrate 50–60% beträgt und die gemischtvenöse Sauerstoffsättigung auf Werte um 50% fällt. **Eine Sauerstoffextraktionsrate von mehr als 30% ist Zeichen einer hämodynamisch signifikanten Hypovolämie. Eine Sauerstoffextraktionsrate von mehr als 50% spricht bereits für einen hypovolämischen Schock.** Überschreitet die Sauerstoffextraktionsrate 50%, kann die Bestimmung der Laktatkonzentration im Blut helfen, einen hypovolämischen Schockzustand zu verifizieren (eine Laktatkonzentration von mehr als 4 mmol/l zeigt einen Schockzustand an). Hypermetabolismus und Anämie können ebenfalls die Sauerstoffextraktionsrate erhöhen. Diese Zustände müssen deshalb bei einer erhöhten Sauerstoffextraktion in die differentialdiagnostischen Überlegungen einbezogen werden.

Endexspiratorisches Kohlendioxid (CO_2)

Eine Abnahme des Herzzeitvolumens führt zur Abnahme des P_{CO_2} im ausgeatmeten Gasgemisch [18]. Dieser P_{CO_2} kann nichtinvasiv gemessen werden (s. Kap. 22). Daraus ergibt sich eine praktikable Möglichkeit, das Ausmaß einer Hypovolämie abzuschätzen. Eine Intubation ist dazu nicht notwendig, denn das ausgeatmete CO_2 kann über normale Sauerstoff-Nasensonden bestimmt werden (s. Kap. 22).
Die Veränderungen des endexspiratorischen („end-tidal") P_{CO_2} bei Hypovolämie unter einer Volumensubstitution zeigt die Abbildung 14-1 [6]. Die Werte stammen von einem Patienten im hypovolämischen Schock. Der end-tidale P_{CO_2} vor Volumengabe liegt bei sehr niedrigen 10 mmHg (normalerweise unterscheiden sich end-tidaler und arterieller P_{CO_2} um nicht mehr als 3 mmHg). Nach intravenöser Gabe von 4,5 Litern stieg der P_{CO_2} auf 30 mmHg an, was auf einen Anstieg des Herzzeitvolumens durch die Volumenersatztherapie hinweist. Da der end-tidale P_{CO_2} bei jedem Atemzug gemessen wird, stellt diese Messung ein On-line-Meßverfahren zur Beurteilung des Erfolgs oder Mißerfolgs einer Volumensubstitution dar.
Das Monitoring des end-tidalen P_{CO_2} wurde zur Beurteilung der Effektivität einer kardiopulmonalen Reanimation empfohlen. Eine ähnliche Rolle könnte es im Rahmen der Beurteilung einer Hypovolämie spielen.

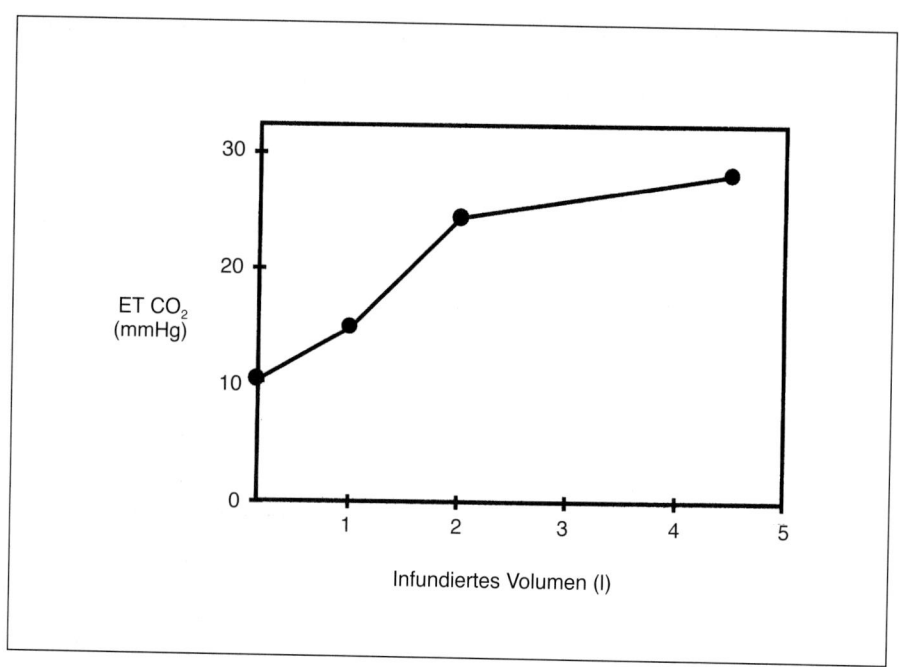

Abb. 14-1 Veränderungen des „end-tidal" P_{CO_2} (ET CO_2) unter Volumenersatztherapie bei einem Patienten im hypovolämischen Schock. Auf der Abszisse ist das kumulative Infusionsvolumen aufgezeichnet (aus Falk JL et al. Fluid resuscitation in traumatic hemorrhagic shock. Crit Care Clin 1992; 8:323–340).

Hämatokrit

Ärzte und Pflegepersonal zeigen eine gemeinsame Vorliebe, das Ausmaß eines akuten Blutverlustes anhand von Veränderungen des Hämatokriten abzuschätzen. Daß dies falsch ist, zeigt ein Statement des Advanced Trauma Life Support Course Student Manual (veröffentlicht vom American College of Surgeons): **„Die Abschätzung eines akuten Blutverlustes mit Hilfe des Hämatokriten ist unzuverlässig und ungeeignet"** [4]. Änderungen des Hämatokriten korrelieren kaum mit Verminderungen des Blut- oder Erythrozytenvolumens bei akuter Blutung [10]. Selbst ein Verlust von Vollblut würde zu keiner Änderung des Hämatokriten führen, weil das Verhältnis von Blutplasma zu Blutzellen unverändert bleibt. Der Hämatokrit fällt erst dann, wenn die Nieren 8–12 Stunden später in relevantem Maße Natrium retiniert haben. Auch die intravenöse Volumenersatztherapie bei einer akuten Blutung senkt den Hämatokriten.

Die Auswirkung einer Volumengabe auf den Hämatokrit zeigt Abbildung 14-2. Jede Säule zeigt den Anteil des Plasmas und der Blutzellen am gesamten Blutvolumen. Auf der linken Seite wird gezeigt, daß ein akuter Blutverlust zwar das Blutvolumen reduziert, den Hämatokrit jedoch unverändert läßt. Auf der rechten Seite ist der Einfluß einer Volumenersatztherapie mit Blut oder blutfreien Lösungen dargestellt. Kochsalzlösungen erhöhen nur das Plasmavolumen und senken damit den Hämatokrit. Vollbluttransfusio-

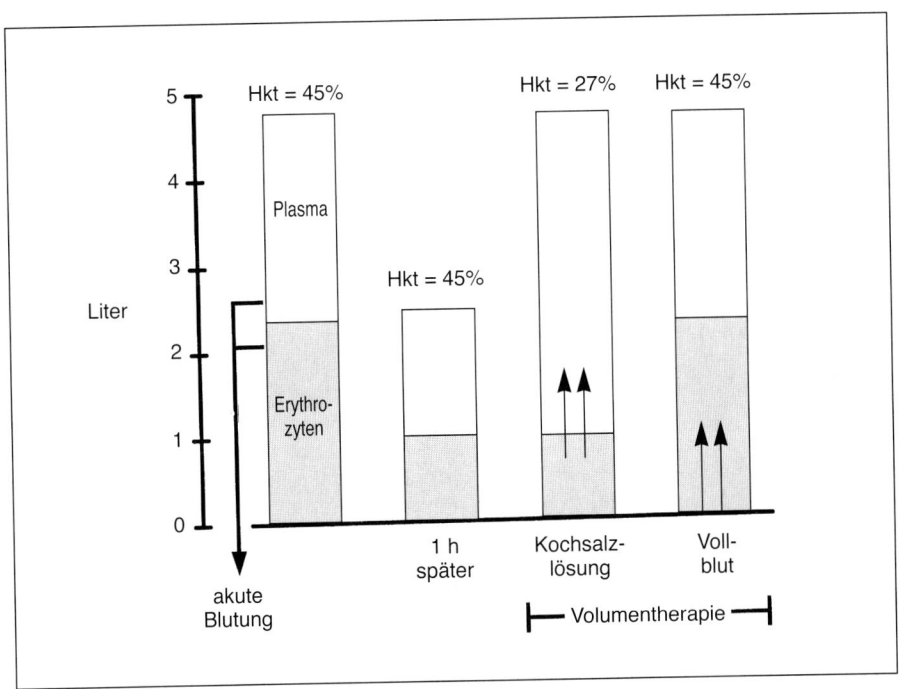

Abb. 14-2 Auswirkungen einer akuten Blutung und verschiedener Volumenersatzmittel auf den Hämatokrit. Jede Säule zeigt den Anteil des Plasmas und der Blutzellen am gesamten Blutvolumen. Am Oberrand der Säulendiagramme ist jeweils der Hämatokrit angegeben (Näheres im Text).

nen vergrößern Plasma- und Zellvolumen gleichmäßig, der Hämatokrit bleibt daher unverändert. In den ersten Stunden nach dem Beginn einer Blutung reflektiert der Hämatokrit also nicht das Ausmaß des Blutverlustes, sondern die Effekte der Flüssigkeitstherapie. Die intravenöse Gabe blutfreier Flüssigkeiten führt auch ohne akuten Blutverlust zu einer Hämodilution mit Abfallen des Hämatokriten [13]. Ein Abfall des Hämatokriten unter Volumensubstitution ist daher das Ergebnis einer Hämodilution und nicht Indikator eines weiteren Blutverlustes.

Schnelle Volumenersatztherapie

Die Mortalität im hypovolämischen Schock korreliert direkt mit Ausmaß und Dauer der damit verbundenen Ischämie [6]. Die sofortige Volumensubstitution ist daher das entscheidende Kriterium eines erfolgreichen Managements. Die Möglichkeit, Volumen rasch zu verabreichen, ist im Kontext einer Hypovolämie von besonderer Bedeutung. Im folgenden werden die für eine zügige Infusion entscheidenden Einflußgrößen kurz dargestellt.

Gefäßzugang

Zur Volumengabe werden gern die großen zentralen Körpervenen punktiert. Trotzdem sollten periphere Venen bevorzugt werden. Das größere Lumen der zentralen Venen hat keine Bedeutung bei einer forcierten Volumengabe. **Für die Infusionsrate limitierend sind nämlich die Dimensionen der Katheter und nicht die Größe der Venen.** Zentrale Venenkatheter müssen etwa 2,5mal länger als Kanülen für periphere Gefäße sein. Kürzere Katheter erlauben eine schnellere Infusionsrate, daher sollte die Punktion einer peripheren Vene für eine rasche Volumenzufuhr bevorzugt werden. Die Indikation für zentrale Venenkatheter ist auf die Überwachung der kardialen Füllungsdrücke und der venösen Sauerstoffsättigung beschränkt, wenn nicht sehr großlumige Schleusen zur raschen Volumengabe verwendet werden.

Kathetergröße

Die Determinanten des Flusses in starren Röhren sind im Kapitel 1 beschrieben. Nach dem Hagen-Poiseuille-Gesetz (vgl. Kap. 1 und Abb. 1-4) verändert sich die Flußrate einer laminären Strömung proportional zur vierten Potenz des Innenradius eines Katheters. Wird der Innendurchmesser verdoppelt, erhöht sich die Flußrate durch den Katheter um den Faktor sechzehn: $(2 \times r)^4 = 16 \times r$. Veränderungen der Katheterlänge beeinflussen die Flußrate umgekehrt proportional. Das heißt, wird die Katheterlänge verdoppelt, reduziert sich die Flußrate auf die Hälfte. Da zentrale Venenkatheter 3- bis 4mal länger als periphere Venenkanülen sind, ist die Flußrate durch zentrale Venenkatheter um bis zu 75 % geringer im Vergleich zu einer peripheren Venenkanüle mit gleichem Durchmesser. Die Auswirkungen der Katheterabmessungen auf die Infusionsrate sind in Abbildung 14-3 dargestellt [14].

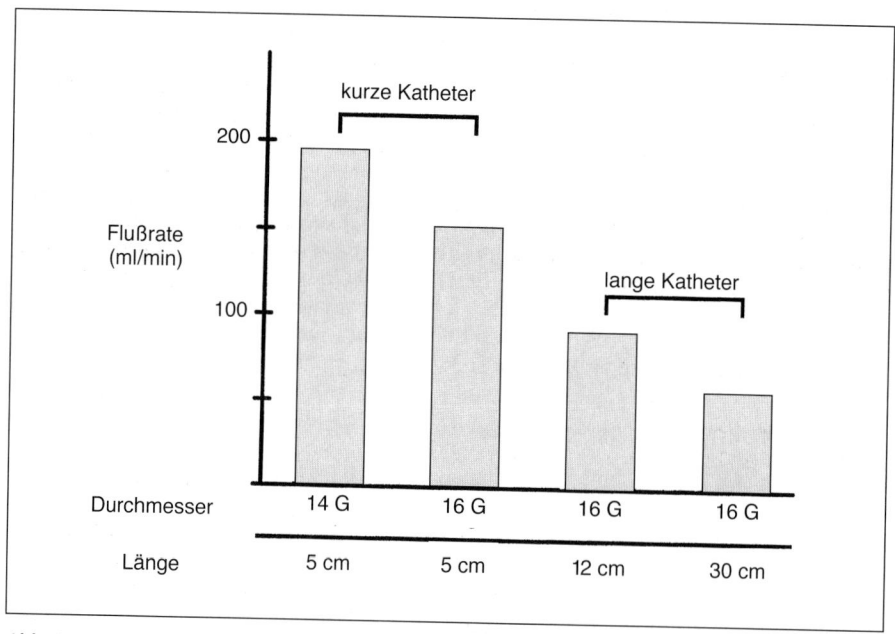

Abb. 14-3 Auswirkungen der Kathetermaße auf die schwerkraftabhängige Flußrate von Wasser (als Infusionslösung). Die Kathetermaße sind unter der Abszisse beschrieben aus: Mateer JR et al. Rapid fluid resuscitation with central venous catheters. Ann Emerg Med 1983; 12:149–152).

Tabelle 14-3 Schnellinfusion.

Katheter	Flußrate[1]
i.v. Kanüle mit 3 mm Innendurchmesser	1030 ml/min
9-French-Einführungsbesteck	838 ml/min
seitlicher Anschluß eines Einführungsbestecks	238 ml/min

[1] verwendet wurde Wasser
(Aus Hyman SA et al. Anesth Analg 1991; 75:573)

Als Infusionslösung wurde Wasser verwendet, der Druckgradient resultierte aus der Schwerkraft. Bei Kathetern mit gleichem Innendurchmesser (16 Gauge) ist der Fluß in den kürzeren Kathetern 1,5- bis 3mal schneller. Das erklärt, warum kürzere periphere Venenverweilkanülen für eine forcierte Volumengabe bei akuten Blutungen zu bevorzugen sind.

Schnellinfusion

Der Radius einer Röhre hat einen viel stärkeren Einfluß auf die Flußrate als deren Länge. Hohe Infusionsraten werden daher leichter durch Vergrößerung des Innendurchmessers eines Katheters als durch Reduktion seiner Länge erreicht. Schnellinfusionen (mehr als 5 l Flüssigkeit pro Stunde [15]) sind daher am besten über die großlumigen Schleusen für Pulmonalarterienkatheter möglich. Solche Einführungsbestecke werden im Kapitel 4 beschrieben (s. Abb. 4-3). Diese Katheter sind 13–15 cm lang und 8,5 French (2,7 mm Außendurchmesser) bzw. 9 French (3 mm Außendurchmesser) dick. Normalerweise werden sie als Einführungsbestecke bzw. Schleusen für Mehrlumenkatheter oder Pulmonalarterienkatheter verwendet. Sie können aber auch unmittelbar zur raschen Volumengabe genutzt werden. Wie in Tabelle 14-3 gezeigt, ist die Flußrate durch solche Einführungsbestecke fast so groß wie durch normale intravenöse Kanülen. Wird allerdings bei diesen Schleusen der seitliche Anschluß zur Volumengabe verwendet, stellt dies ein Infusionshindernis dar [16]. **Wenn also Einführungsbestecke für eine Schnellinfusion benutzt werden, müssen die seitlichen Anschlüsse umgangen werden.**

Viskosität

Viskosität ist im Kapitel 1 als Eigenschaft einer Flüssigkeit beschrieben, Änderungen der Flußrate zu widerstehen. Wie in Tabelle 1-2 gezeigt, ist die Blutviskosität primär eine Funktion der Erythrozytendichte, d.h. des Hämatokriten. In Abbildung 14-4 ist der Einfluß der Zelldichte (Viskosität) auf die Flußrate verschiedener Infusionslösungen dargestellt [14]. Es handelt sich dabei um eine Schwerkraftinfusion durch eine 5 cm lange Venenverweilkanüle von 16 Gauge.

Die zellfreien Infusionslösungen (Wasser und Albumin 5%) weisen die höchsten Flußraten auf, Erythrozytenkonzentrate die niedrigsten. Flußrate und Viskosität sind entsprechend dem Hagen-Poiseuille-Gesetz umgekehrt proportional (s. Kap. 1). Weit verbreitet ist die irrige Annahme, daß kolloidale Infusionslösungen wie Plasma oder Albumin träger als Wasser oder Elektrolytlösungen flössen. Da die Viskosität jedoch primär eine Funktion der Zelldichte ist, sollten alle zellfreien Lösungen ähnliche Fließeigenschaften aufweisen. Wie in Abbildung 14-4 gezeigt, gelten für Wasser und Albu-

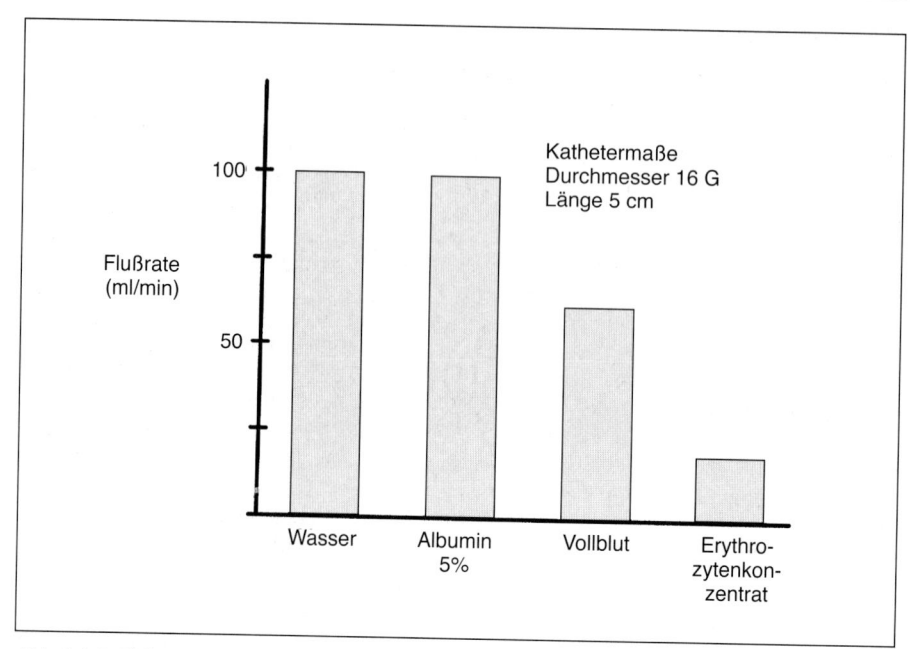

Abb. 14-4 *Flußraten einer Schwerkraftinfusion von Blutprodukten und Infusionslösungen durch Katheter identischer Länge und Durchmesser (aus: Dula DJ et al. Flow rate variance of commonly used IV infusion techniques. J Trauma 1981; 21:480–482).*

min 5% ähnliche Flußraten. Daher können kolloidale Infusionslösungen, die hochmolekulare Substanzen enthalten, genauso schnell wie kristalloide (Elektrolyt-)Lösungen infundiert werden.

Autotransfusion

Autotransfusionsmanöver werden durchgeführt, um den venösen Rückstrom von den Beinen zum Herzen zu erhöhen. Es existieren zwei Möglichkeiten der Autotransfusion: Kopftieflage und pneumatische Kompression. Wie im folgenden beschrieben, kann leider keine der beiden Methoden den erwünschten Effekt erzielen.

Trendelenburg-Lagerung

Eine Anhebung des Beckens über die Horizontale in Rückenlage wurde im späten 19. Jahrhundert eingeführt, um die Beckenorgane operativ besser zugänglich zu machen. Dies geht zurück auf den Chirurgen Friedrich Trendelenburg, der sich auf die Korrektur vesikovaginaler Fisteln spezialisiert hatte [5]. Die Körperposition, die nun seinen Namen trägt, wurde während des Ersten Weltkriegs als Antischockposition eingeführt. Trotz fehlender Beweise ihrer Effizienz erfreute sich diese Lagerung großer Popularität. Auch heute noch steht dieser Effizienzbeweis aus und ist ihre Popularität trotzdem ungebrochen [17, 18, 19, 20].

Hämodynamische Effekte

Die hämodynamischen Effekte der Trendelenburg-Lagerung (Beine angehoben, Kopf unter der Horizontalebene) sind in Tabelle 14-4 aufgeführt.
Die Werte in dieser Tabelle stammen aus einer Studie, die postoperativ an Patienten mit eingeschwemmtem Pulmonalarterienkatheter und schwerer Hypovolämie (d.h. niedrigen Füllungsdrücken und Hypotonie) durchgeführt wurde [17]. Die hämodynamischen Messungen wurde, zunächst in flacher Rückenlage, anschließend in Rückenlage mit um 45° angehobenen Beinen und um 15° abgesenktem Kopf wiederholt. Wie aus der Tabelle hervorgeht, war die Lageveränderung mit signifikanten Anstiegen des mittleren arteriellen Drucks, des Wedge-Drucks (linksventrikuläre Füllung) und des systemischen Gefäßwiderstands verbunden, das Herzzeitvolumen dagegen blieb unverändert. Die fehlende Beeinflussung des Herzzeitvolumens beweist, **daß die Trendelenburg-Lagerung den venösen Rückstrom zum Herzen *nicht* erhöht.** Der Anstieg des Wedge-Drucks kann durch Erhöhung des intrathorakalen Drucks bedingt sein, der sich auf die Lungenkapillaren überträgt. Dieser Druckanstieg beruht auf einer kranialen Verschiebung des Zwerchfells bei der Kopftieflage. Verantwortlich für den Anstieg des Blutdrucks während der Trendelenburg-Lagerung ist wahrscheinlich die systemische Vasokonstriktion (zu erkennen am Anstieg des systemischen Gefäßwiderstands). Diese Beobachtungen stimmen mit Ergebnissen anderer Untersuchungen an Patienten und Tieren überein [18, 19, 20].

Warum die Trendelenburg-Lagerung nicht funktionieren kann

Es ist nicht überraschend, daß die Trendelenburg-Lagerung das Herzzeitvolumen nicht erhöhen kann. Dies erklärt sich durch die ausgeprägte Volumenkapazität (Dehnbarkeit) des venösen Systems. Um das Herzzeitvolumen zu erhöhen, müßte die Trendelenburg-Lagerung den Druckgradienten zwischen peripheren und zentralen Venen erhöhen, durch den dann der venöse Rückfluß gesteigert würde. Die venösen Gefäße stellen jedoch ein System mit hoher Kapazität dar, können hohe Drücke auffangen und als Volumenreservoir dienen. Wird daher von innen Druck auf eine Vene ausgeübt, dehnt sie sich und

Tabelle 14-4 Hämodynamische Effekte der Trendelenburg-Lagerung bei hypovolämischen Intensivpatienten (Sing R et al. Ann Emerg Med 1994; 23:564).

Parameter	Rückenlage	Beine hoch Kopf tief	Veränderung %	p	Effekt
arterieller Mitteldruck (mmHg)	64	71	11	< 0,001	+
Wedge-Druck (mmHg)	4,6	7,2	57	< 0,001	+
Herzindex (l/min × m^2)	2,1	1,9	9	n.s.	ø
systemischer Gefäßwiderstand (dyn × s/cm^{5}m^2)	2347	2905	24	< 0,001	+

erhöht ihre Volumenkapazität. Diese Dehnbarkeit limitiert Veränderungen des Venendrucks und den Aufbau eines Druckgradienten zwischen peripheren und zentralen Venen. Das venöse Gefäßsystem kann Druck am ehesten dann übertragen, wenn die Venen mit Volumen überladen und dadurch weniger dehnbar sind. Mit anderen Worten: Die Trendelenburg-Lagerung ist eher bei Volumenüberladung als bei Volumenverlust effektiv (im Sinne eines Anstiegs des venösen Rückstroms).

Daher war die Trendelenburg-Lagerung nie in der Lage (und sie wird es auch nie sein), den venösen Rückstrom und damit das Herzzeitvolumen bei Hypovolämie zu erhöhen. **Im Rahmen des Managements einer Hypovolämie sollte dieses Lagerungsmanöver daher verlassen werden.** Die einzige effektive Behandlung einer Hypovolämie besteht in der Zufuhr von Volumen.

Pneumatische Kompression

Pneumatische Kompression der Beinvenen wurde ebenfalls zur Erhöhung des venösen Rückstroms bei akutem Blutverlust eingesetzt. Wie jedoch schon für die Trendelenburg-Lagerung beschrieben, scheint die pneumatische Kompression der peripheren Venen den Blutdruck über einen Anstieg des peripheren Gefäßwiderstands (v.a. im Abdomen) zu steigern, nicht über einen verstärkten venösen Rückfluß [21]. Pneumatische Kompression kann sogar Blutverluste bei penetrierenden Thoraxverletzungen fördern [21]. Momentan werden pneumatische „Antischockhosen" vorwiegend zur präklinischen Stabilisierung von Traumapatienten verwendet (d. h. pneumatische Antischockhosen können, wenn sie aufgeblasen sind, einen Tourniqueteffekt haben, der dazu beitragen kann, pelvine oder intraabdominelle Blutungen unter Kontrolle zu bringen).

Therapierichtlinien

Hauptziel einer Volumenersatztherapie ist die Aufrechterhaltung der Sauerstoffaufnahme ($\dot{V}_{O_2}$) und des aeroben Stoffwechsels der lebenswichtigen Organe [22]. Die Determinanten der Sauerstoffaufnahme sind in der folgenden Gleichung aufgeführt (s.a. Kap. 2).

$$\dot{V}_{O_2} = \dot{Q} \times Hb \times 13 \times (Sa_{O_2} - S\bar{v}_{O_2})$$

Faktoren, die bei einem akuten Blutverlust die $\dot{V}_{O_2}$ gefährden, sind das Herzzeitvolumen ($\dot{Q}$) und die Hämoglobinkonzentration (Hb). Die Auswirkungen eines niedrigen Herzzeitvolumens (low cardiac output) sind wesentlich bedrohlicher als die einer Anämie. Erste Priorität bei akutem Blutverlust hat daher die Aufrechterhaltung des Blutflusses (Herzzeitvolumen), die Korrektur eines Erythrozytendefizits ist sekundär.

Flow-orientierte Volumenersatztherapie

Wie verschiedene Infusionslösungen das Herzminutenvolumen erhöhen, zeigt die Abbildung 14-5 [22].
Jede dieser Flüssigkeiten wurde in der angegebenen Menge über 60 Minuten infundiert. Die Höhe der Säulen stellt die Änderung des Herzindex am Ende der Infusion dar. Von Vollblut, Erythrozytenkonzentrat und Dextran 40 wurden jeweils 500 ml, von Ringer-Laktat 1000 ml verabreicht. Am meisten steigert Dextran 40 das Herzzeitvolumen, während ein Erythrozytenkonzentrat das Volumenersatzmittel mit der geringsten Wirksamkeit darstellt.

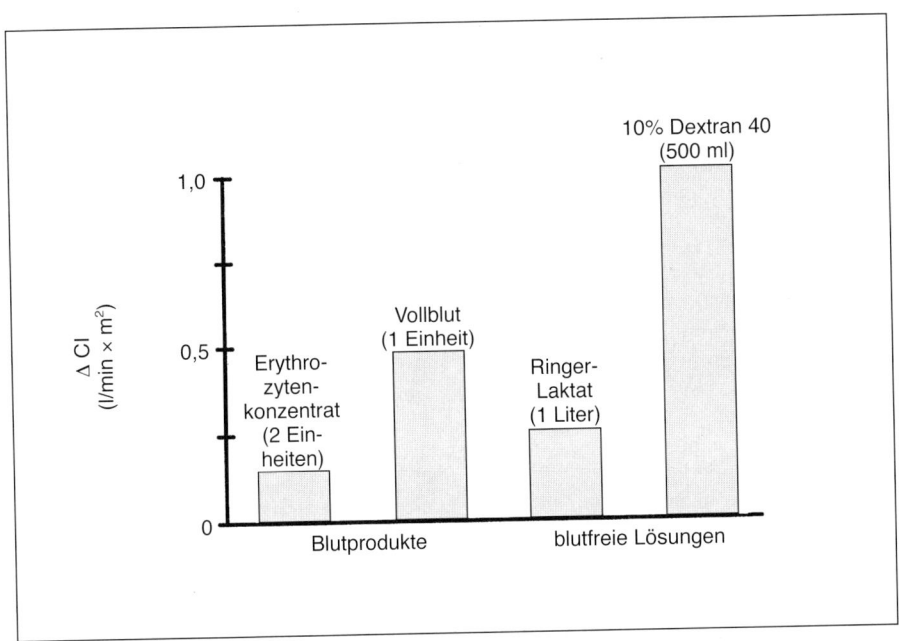

Abb. 14-5 *Einfluß verschiedener Infusionslösungen auf den Herzindex (CI) (aus: Shoemaker WC. Intensive Care Med 1987; 13:230–243).*

Blutprodukte

Wenn die Erhöhung des Herzzeitvolumens höchste Priorität bei der Behandlung einer akuten Blutung hat, ist Blut nicht das ideale Volumenersatzmittel, weil Blutprodukte den Blutfluß nicht in derselben Weise wie zellfreie Flüssigkeiten (z.B. Dextran 40, s. Abb. 14-5) fördern. **Die Dichte der Erythrozyten verhindert eine Erhöhung des Blutflusses durch Blutprodukte (ein Viskositätseffekt). Die Gabe von Erythrozytenkonzentraten kann sogar den Blutfluß reduzieren und einen Sauerstoffmangel der Gewebe fördern** [23, 24].

Blutfreie Infusionslösungen

Wie in Abbildung 14-5 gezeigt, gibt es außer den Blutprodukten im wesentlichen zwei Arten von Infusionslösungen. Dextran 40 steht für Lösungen aus hochmolekularen Substanzen, die sich nur langsam zwischen verschiedenen Flüssigkeitskompartimenten bewegen. Diese großen Moleküle mit begrenzter Mobilität verhindern den Abstrom von Wasser und erhalten dadurch das Volumen eines Flüssigkeitskompartiments aufrecht. Solche Infusionslösungen, die einen Wasserabstrom verzögern, nennt man Kolloide (griech. für „Kleber"). Die andere Art von Infusionslösung ist z.B. Ringer-Laktat, eine Elektrolytlösung ohne große Moleküle, die einem Wasserabstrom entgegenstehen. Infusionslösungen dieser Art, die dem Wasser erlauben sich frei zwischen den Flüssigkeitskompartimenten zu bewegen, nennt man Kristalloide.

Das Säulendiagramm in Abbildung 14-5 zeigt einen deutlichen Unterschied zwischen Kristalloiden und Kolloiden in bezug auf die Erhöhung des Blutflusses. Dieser Unterschied kann nicht durch die Viskosität erklärt werden, weil beide Flüssigkeiten zellfrei sind und ihre Viskosität vernachlässigbar ist. Er wird daher auf die unterschiedliche Volumenverteilung zurückgeführt. Kristalloide sind vorwiegend Kochsalzlösungen. Da sich Natrium gleichmäßig im extrazellulären Raum verteilt, verteilen sich dort auch Kristalloide gleichmäßig. Nur 20% des Extrazellularraums entfallen auf Blutplasma. **Deshalb verbleiben nur 20% einer infundierten kristalloiden Lösung intravasal, 80% wandern ins Interstitium ab.** Kolloide dagegen verbleiben aufgrund ihrer begrenzten Mobilität eher intravasal. So bleiben beispielsweise 75–80% einer infundierten Dextran-40-Lösung im Plasma. **Der ausgeprägte Effekt der Kolloide auf das Herzzeitvolumen beruht also auf ihrer größeren Tendenz, das Plasmavolumen zu erhöhen.** Ein Anstieg des Plasmavolumens erhöht das Herzzeitvolumen nicht nur durch Erhöhung der ventrikulären Vorlast (Volumeneffekt), sondern auch durch Reduktion der ventrikulären Nachlast (Verdünnungseffekt mit der Folge einer verringerten Viskosität).

Die folgenden Aussagen fassen einige herausragende Eigenschaften von Volumenersatzmitteln zusammen [6, 23, 25, 26]:
1. Kolloide sind in bezug auf eine Erhöhung des Herzzeitvolumens Blutprodukten und Kristalloiden überlegen.
2. Erythrozytenkonzentrate können das Herzzeitvolumen nicht erhöhen (sie erniedrigen es manchmal sogar). Zur Volumenersatztherapie sollten sie daher nicht verwendet werden.
3. Kristalloide verteilen sich vorwiegend im Interstitium.
4. Um den gleichen Effekt auf das Herzminutenvolumen zu erzielen, muß das Volumen der Kristalloide mindestens dreimal größer als das der Kolloide sein.

Obwohl mit Kolloiden bessere Ergebnisse bei der Volumensubstitution erzielt werden, sind Kristalloide gebräuchlicher. Geringere Kosten der Kristalloide und klinische Routine mögen dabei eine Rolle spielen. Im Kapitel 15 werden weitere Vor- und Nachteile von Kristalloiden und Kolloiden beschrieben.

Flüssigkeitstherapie

Im hypovolämischen Schock werden normalerweise 2 l einer kristalloiden Infusionslösung als Bolus [4] oder mit einer Infusionsrate von 6 ml/kg × min zügig infundiert [27]. Ist diese Therapie erfolgreich, werden bis zu einer bestimmten Zielgröße (s.u.) weiter Kristalloide verabreicht. Bei Nichtansprechen werden Kolloide und Blutprodukte zusätzlich gegeben. Die Infusionsrate variiert stark und richtet sich nach dem klinischen Zustand des Patienten. Mit Einführungsbestecken können Infusionsraten von bis zu 2,5 ml/s erreicht werden [16]. Eine grobe Abschätzung des notwendigen Infusionsvolumens kann Tabelle 14-5 entnommen werden.
1. **Abschätzung des normalen Blutvolumens** anhand von Tabelle 14-1. Basis ist die fettfreie Körpermasse, Korrekturen für Adipositas und Alter.
2. **Abschätzung des prozentualen Volumenverlustes** anhand von Tabelle 14-2. Bei geringem Blutverlust können klinische Symptome nur schwach ausgeprägt sein. Eine aggressive Volumenersatztherapie ist in dieser Situation nicht nötig. Fällt der Blutdruck in Rückenlage ab, ist von einem Blutverlust von mindestens 30% auszugehen.
3. **Berechnung des Volumendefizits** durch Multiplikation des geschätzten normalen Blutvolumens mit dem prozentualen Blutverlust. Dies ist eine quantitative Abschätzung des benötigten Volumens für diesen Patienten.

Tabelle 14-5 Eine einfache Methode, das notwendige Infusionsvolumen zu bestimmen.

Maßnahme	Beschreibung
1. Abschätzung des normalen Blutvolumens (BV)	s. Tab. 14-1
2. Abschätzung des prozentualen Blutverlusts	s. Tab. 14-2
3. Berechnung des Volumendefizits (VD)	VD = BV × %Blutverlust
4. Bestimmung des Infusionsvolumens (IV)	IV Vollblut = VD IV Kolloid = 1,5 × VD IV Kristalloid = 4 × VD

4. **Bestimmung des Volumens** spezifischer Infusionslösungen nach folgenden Regeln:
   a. Bei Blutverlusten des Schweregrads I und II (s. Tab. 14-2) ist in der Regel kein Blutersatz notwendig.
   b. Obwohl sich die einzelnen Kolloide in ihrer Fähigkeit, intravasal zu verbleiben, unterscheiden können, gilt als Faustregel: Nicht weniger als 50% und nicht mehr als 75% der infundierten kolloidalen Lösung verbleiben intravasal. Bei Verwendung von Kolloiden als Volumenersatzmittel bedeutet dies die 1,5- bis 2fache Menge des Volumenverlustes.
   c. Bei Kristalloiden ist das Vierfache des Volumendefizits bzw. das Dreifache des Kolloidvolumens erforderlich [25].

Zielgrößen der Volumenersatztherapie

Die Volumenersatztherapie wird üblicherweise auf folgende Zielgrößen ausgerichtet:
1. ZVD = 15 mmHg [28]
2. Wedge-Druck = 10–12 mmHg [29]
3. Herzindex > 3 l/min × m^2
4. Sauerstoffaufnahme ($\dot{V}_{O_2}$) > 100 ml/min × m^2
5. Blutlaktatkonzentration < 4 mmol/l
6. Basendefizit –3 bis +3 mmol/l

Diese Zielgrößen entsprechen normalen hämodynamischen Parametern beim Erwachsenen.

Basendefizit

Es wurde gezeigt, daß das Basendefizit (mmol Base, die benötigt werden, um den pH von 1 l Vollblut auf 7,40 zu korrigieren) mit Volumendefiziten und Mortalität bei Traumapatienten korreliert [30]. Daher wurde dieser Parameter als Orientierungspunkt zur Volumenersatztherapie empfohlen. Normalerweise wird das Basendefizit von den Blutgasanalysegeräten automatisch berechnet und ausgedruckt. Normale Werte bewegen sich zwischen –3 und +3 mmol/l. Abweichungen der Absolutwerte des Basendefzits werden als gering (2–5 mmol/l), mäßig (6–14 mmol/l) oder schwer (≥ 15 mmol/l) klassifiziert.
Ein trotz Volumenersatztherapie erhöht bleibendes Basendefizit ist Indikator einer fortdauernden Gewebeischämie. Die Bestimmung des Basendefizits ist möglicherweise ein

bescheidener Ersatz für eine Laktatbestimmung. Es ist ein einfach verfügbarer Wert, der Gewebeischämien und dadurch bedingte Säureproduktion anzeigt.

Erythrozytengabe

Im zweiten Schritt der Therapie einer Hypovolämie ist das Augenmerk auf die Verfügbarkeit von Sauerstoffträgern gerichtet. Bluttransfusionen zur Korrektur normovolämischer Anämien werden im Detail in Kapitel 44 diskutiert. Die gängige Praxis, Bluttransfusionen orientiert an der Hämoglobinkonzentration durchzuführen, entbehrt jeder wissenschaftlichen Grundlage [31]. Die Hämoglobinkonzentration im Blut gibt weder Auskunft über die Sauerstoffversorgung der Gewebe, noch ist sie ein Synonym für die Sauerstofftransportkapazität. Zur Illustration: Wenn sich im Rahmen einer Dehydratation die Hämoglobinkonzentration erhöht, wird damit auch die Sauerstofftransportkapazität gesteigert?

Das Abgehen von Hämoglobinkonzentration und Hämatokrit als Richtwerten wird deutlich in der *Clinical Guideline on Elective Red Cell Transfusions*, veröffentlicht vom American College of Physicians. Sie empfiehlt für asymptomatische Patienten mit Anämie: „In the absence of patient risks (e.g., active coronary disease), transfusion is not indicated, *independent of hemoglobin level.*"

Variablen des Sauerstofftransports

Eine vernünftigere Vorgehensweise bei der Entscheidung für oder gegen eine Transfusion von Erythrozyten ist es, die Variablen des Sauerstofftransports und die Blutlaktatkonzentration bei der Abschätzung der Gewebeoxygenierung zu berücksichtigen (wie in Kap. 13 beschrieben) [32]. Unter folgenden Bedingungen sollte bei normovolämischer Anämie Blut transfundiert werden:
1. Sauerstoffaufnahme ($\dot{V}_{O_2}$) subnormal (Hinweis auf eine Sauerstoffschuld)
2. Blutlaktatkonzentration > 4 mmol/l (unabhängig von der $\dot{V}_{O_2}$)
3. Rate der Sauerstoffausschöpfung (O_{2ER}) > 0,5

$\dot{V}_{O_2}$ kann auch zur Abschätzung der Reaktion auf eine Transfusionstherapie verwendet werden. Ein Anstieg der $\dot{V}_{O_2}$ nach Transfusion von Vollblut oder eines Erythrozytenkonzentrats weist auf einen positiven Effekt hin. Schrittweise können dann weitere Einheiten transfundiert werden, bis die $\dot{V}_{O_2}$ nicht mehr ansteigt. (Weitere Informationen zur Therapie einer Anämie s. Kap. 44.)

Weitere Probleme

Blutung als Folge einer Volumensubstitution

Obwohl die vorherrschende Meinung die aggressive Volumengabe bei Blutung favorisiert [1, 6, 26, 27, 32, 33], gibt es aus Tierversuchen [34] und klinischen Studien [35] Hinweise, daß eine Volumenersatztherapie bis zum Erreichen normotensiver Werte tatsächlich eine Blutung weiter unterhalten kann. Aus zwei Gründen ist dies eine wichtige Beobachtung. Erstens wird dadurch gezeigt, daß der Blutdruck allein keine geeignete Zielgröße in der Therapie des hypovolämischen Schocks ist (zumindest so lange, bis offene Blutgefäße verschlossen sind). Zweitens und wichtiger impliziert diese Beobachtung, daß eine an der Normalisierung klinischer Parameter orientierte Therapie (der übliche Ansatz in der modernen Medizin) ungeeignet ist, wenn der menschliche Körper außergewöhnlichen

Umständen unterworfen ist. Erst wenn pathologische Zustände korrigiert sind, ist die Normalisierung klinischer Parameter sinnvoll.

Organschäden nach Volumenersatztherapie

Schäden an den wichtigsten Organen können sich unvermindert weiterentwickeln, trotz scheinbar erfolgreicher Behandlung eines hypovolämischen Schocks. Diese Schäden können progredient sein und mehrere Organe betreffen (Gehirn und Gastrointestinaltrakt scheinen besonders anfällig zu sein). Zwei Phänomene werden pathogenetisch dafür verantwortlich gemacht: das No-reflow-Phänomen und der Reperfusionsschaden.

No-reflow-Phänomen

Trotz Normalisierung von Blutdruck und Herzzeitvolumen durch Volumenersatztherapie eines hypovolämischen Schocks können Defekte in der Mikrozirkulation bestehenbleiben [36, 37]. Mehrere Mechanismen wurden für dieses Phänomen verantwortlich gemacht, so z.B. eine kalziuminduzierte Vasokonstriktion [38], Verstopfung von Blutgefäßen durch Leukozyten [39], und eine Gefäßkompression durch Ödemflüssigkeit [39, 40]. Eine persistierende Minderperfusion im Splanchnikusgebiet kann zur Translokation von intestinalen Erregern und Septikämie führen [41]. Zum jetzigen Zeitpunkt gibt es keine Therapie, die dieses No-reflow-Phänomen verhindern könnte. Da Häufigkeit und Schweregrad von der Ischämiedauer abhängig zu sein scheinen, dürfte nur eine unverzügliche Volumenersatztherapie geeignet sein, diese Komplikation zu verhindern.

Reperfusionsschaden

Organschäden nach Volumenersatztherapie werden auch auf toxische Metaboliten zurückgeführt, die sich in der Ischämiephase ansammeln und bei der Reperfusion ausgewaschen werden. Diese Metaboliten verursachen auch in entfernt liegenden Organen Schäden. Toxische Sauerstoffmetaboliten wurden mit diesen Prozessen in Verbindung gebracht [42]. Zwei mögliche Quellen einer verstärkten Oxidantienproduktion sind die Aktivierung neutrophiler Granulozyten und die Entstehung von Superoxidradikalen [40, 42]. Obwohl angenommen wird, daß Oxidantien für die Reperfusionsschäden verantwortlich sind, haben erste Studien mit dem Einsatz von Antioxidantien zur Prävention enttäuschende Ergebnisse geliefert [42].

KAPITEL 15

Kolloidaler und kristalloider Flüssigkeitsersatz

Thomas Graham teilte 1861 aufgrund seiner Untersuchungen zur Diffusion Substanzen in Kristalloide und Kolloide ein, entsprechend ihrer Fähigkeit, durch eine Pergamentmembran zu diffundieren. Kristalloide passierten im Gegensatz zu Kolloiden ungehindert die Membran (griech. Kolla: Leim). In ähnlicher Weise werden intravenös applizierte Flüssigkeiten, basierend auf ihrer Fähigkeit, Schranken zu überwinden, die die Flüssigkeitskompartimente des Körpers und insbesondere den Intravasalraum vom extravaskulären Raum (dem interstitiellen Raum) trennen, klassifiziert. Dieses Kapitel beschreibt die individuellen und die Gruppeneigenschaften der kristalloiden und kolloidalen Flüssigkeiten. Über dieses Thema sollte man bei der Behandlung stationärer Patienten unbedingt Bescheid wissen. Einige Literaturübersichten sind am Ende des Kapitels zur Ergänzung des Textes angeführt [1, 2, 3, 4, 5].

Kristalloide Flüssigkeiten

Hauptbestandteil kristalloider Flüssigkeiten ist das anorganische Salz Natriumchlorid (NaCl). Natrium ist der wichtigste gelöste Bestandteil in der extrazellulären Flüssigkeit und gleichmäßig über den Extrazellularraum verteilt. Da sich 75–80% der extrazellulären Flüssigkeit im extravaskulären Raum (interstitiell) befinden, liegt ein entsprechender Anteil des Gesamtkörpernatriums in der interstitiellen Flüssigkeit vor. Exogen zugeführtes Natrium folgt derselben Verteilung, d.h., 75–80% des Volumens infundierter natriumhaltiger Flüssigkeiten verteilen sich im interstitiellen Raum. Dies bedeutet, daß **die Hauptwirkung des Volumenersatzes mit kristalloiden Flüssigkeiten in der Expansion des interstitiellen Volumens und weniger des Plasmavolumens besteht.**

Volumeneffekte

Die Änderung des interstitiellen und des Plasmavolumens nach kristalloidem Flüssigkeitsersatz ist in Abbildung 15-1 dargestellt.
Wie durch den zweiten horizontalen Balken dargestellt, erhöht die Infusion von 1 l 0,9%igem Natriumchlorid (isotone Kochsalzlösung) das Plasmavolumen um 275 ml

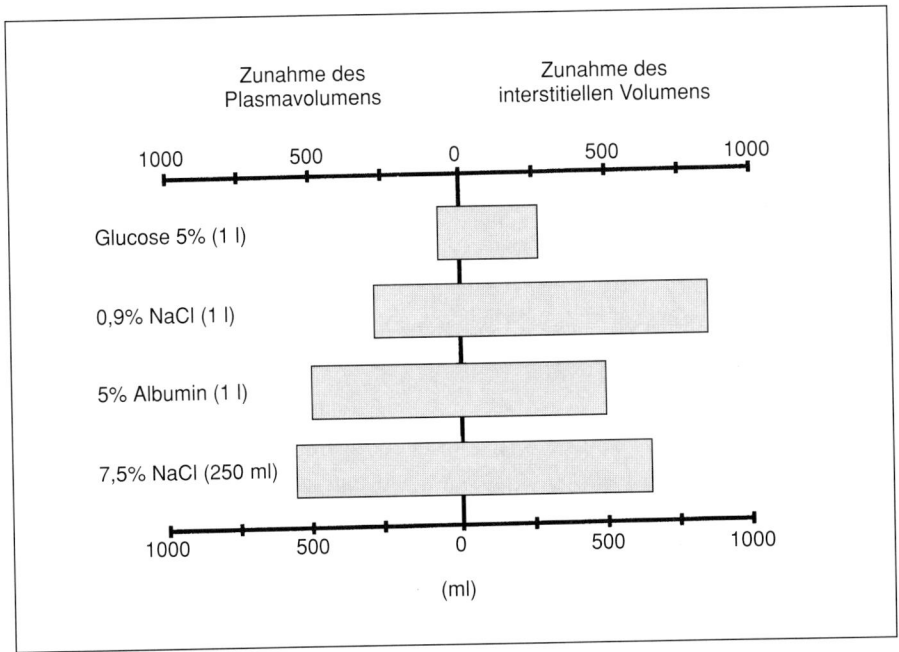

Abb. 15-1 Einfluß kolloidaler und kristalloider Flüssigkeiten auf das Volumen der extrazellulären Flüssigkeitskompartimente (aus: Imm A, Carlson RW: Fluid resuscitation in circulatory shock. Crit Care Clin 1993; 9:313).

und das interstitielle Volumen um 825 ml [4]. Dabei ist zu beachten, daß die absolute Volumenexpansion (1100 ml) geringfügig größer ist als das infundierte Volumen. Dies resultiert aus einer Flüssigkeitsverschiebung vom Intrazellulär- in den Extrazellulärraum, da isotone Kochsalzlösung im Vergleich zur extrazellulären Flüssigkeit de facto hyperton ist. Die besonderen Eigenschaften isotoner Kochsalzlösung und anderer kristalloider Flüssigkeiten sind in Tabelle 15-1 zusammengefaßt und einigen Eigenschaften von Plasma gegenübergestellt.

Isotone Kochsalzlösung

Der Prototyp kristalloider Flüssigkeiten ist 0,9%iges Natriumchlorid (NaCl), auch isotone oder – in den USA – normale Kochsalzlösung genannt. Die letztere Bezeichnung ist unzutreffend, da einnormale (1-n) NaCl-Lösung 58 g NaCl pro Liter enthält (die Summe der Molekulargewichte von Natrium und Chlorid), während isotone (0,9%ige) Kochsalzlösung nur 9 g NaCl pro Liter enthält.

Eigenschaften

Wie in Tabelle 15–1 dargestellt, hat isotone Kochsalzlösung höhere Konzentrationen an Natrium und Chlorid als Plasma und ist gegenüber Plasma leicht hyperton. Der pH-Wert der isotonen Kochsalzlösung ist deutlich niedriger als der Plasma-pH-Wert. Diese Unterschiede haben selten klinische Bedeutung.

Tabelle 15-1 Zusammensetzung intravenöser kristalloider Flüssigkeiten.

Flüssigkeit	mval/l					Puffer	pH	Osmolalität (mosmol/l)
	Na⁻	Cl⁻	K⁺	Ca⁺⁺	Mg⁺⁺			
Plasma*	141	103	4–5	5	2	Bicarbonat [26]	7,4	289
0,9% NaCl	154	154					5,7	308
7,5% NaCl**	1283	1283					5,7	2567
Ringerlaktat	130	109	4	3		Laktat [28]	6,4	273
Vollelektrolytlösung	140	98	5		3	Acetat [27] Glukonat [23]	7,4	295

* Brenner BM, Rector FC Jr, eds: The Kidney. Philadelphia: WB Saunders, 1981; 95
** Stapczynski JS et al. Emerg Med Reports 1994; 15:245

Nachteile

Der Chloridgehalt der isotonen Kochsalzlösung ist im Vergleich zum Plasma besonders hoch (154 mval/l gegenüber 103 mval/l), so daß nach Infusion großer Mengen isotoner Kochsalzlösung das potentielle Risiko einer hyperchlorämischen metabolischen Azidose besteht. Hyperchlorämien sind beschrieben, während Azidosen selten vorkommen [1, 5].

Ringerlaktat-Lösung

Die Ringer-Lösung wurde 1880 von Sydney Ringer, einem britischen Arzt und Forscher, entwickelt, der die Mechanismen der Herzkontraktion untersuchte [6]. Die Lösung sollte die Kontraktilität isolierter Froschherzen fördern und enthielt Kalzium und Kalium in einer Natriumchloridlösung. In den 30er Jahren schlug der amerikanische Pädiater Alexis Hartmann den Zusatz von Natriumlaktatpuffer zur Ringer-Lösung für die Behandlung metabolischer Azidosen vor. Die Ringerlaktat-Lösung, auch bekannt als Hartmannlösung, erreichte nach und nach immer größere Popularität und ersetzte schließlich die Standard-Ringer-Lösung als die routinemäßige intravenöse Therapie. Die Zusammensetzung von Ringerlaktat-Lösung ist in Tabelle 15-1 aufgeführt.

Eigenschaften

Ringer-Laktatlösung enthält Kalium und Kalzium in Konzentrationen, die ungefähr den freien (ionischen) Konzentrationen im Plasma entsprechen. Der Zusatz dieser Kationen erfordert eine Reduktion des Natriumgehalts, um elektrische Neutralität zu wahren, d.h., Ringer-Laktatlösung hat einen geringeren Gehalt an Natrium als isotone Kochsalzlösung. Der Zusatz von Laktat (28 mval/l) erfordert ebenso eine Reduktion der Chloridkonzentration, und die Chloridkonzentration in der Ringer-Laktatlösung entspricht eher der Plasmakonzentration, als dies bei der isotonen Kochsalzlösung der Fall ist.
Trotz der Unterschiede in der Zusammensetzung gibt es keine Belege dafür, daß Ringer-Laktatlösung irgendwelche Vorteile im Vergleich zur isotonen Kochsalzlösung hätte. Insbesondere ist nicht bewiesen, daß Ringer-Laktat irgendeine Pufferkapazität besitzt.

Tabelle 15-2 Unverträglichkeit mit Ringer-Lösung*.

nachweislich	wahrscheinlich	möglich	
Amicar	Ampicillin	Amikacin	Penicillin
Amphotericin B	Doxycyclin	Azlocillin	Procainamid
Blutprodukte**		Ciclosporin	Propranobol
Cefamandol		Clindamycin	Trimethoprim-
Thiopental		Mannit	Sulfamethoxazol
		Nitroglycerin	Urokinase
		Nitroprussid	Vancomycin
		Noradrenalin	Vasopressin

* Griffith CA [6]
** American Association of Blood Banks Technical Manual [7]

Nachteile

Das in der Ringer-Laktatlösung enthaltene Kalzium kann an bestimmte Medikamente binden und ihre Bioverfügbarkeit und Wirksamkeit reduzieren. Eine Liste von Substanzen, die bei i.v. Gabe mit Ringer-Laktatlösung inkompatibel sein können, ist in Tabelle 15-2 aufgeführt [6]. Besonders beachtet werden sollte, daß Kalzium in Blutprodukten an Citrat bindet. Dies kann die antikoagulatorische Wirkung von Citrat inaktivieren und die Thrombusbildung im Spenderblut fördern [7]. Aus diesem Grund ist **Ringer-Laktatlösung zur Verdünnung bei Bluttransfusionen kontraindiziert** [7].

Vollelektrolytlösungen

Eigenschaften

Hauptmerkmal dieser Lösungen ist die zugefügte Pufferkapazität, die ihnen einen pH verleiht, der dem des Plasmas entspricht. Ein weiteres Charakteristikum ist der Zusatz von Magnesium, der angesichts der hohen Inzidenz eines Magnesiummangels bei stationären Patienten von Nutzen sein dürfte (s. Kap. 42).

Nachteile

Die Verabreichung von Magnesium kann bei Niereninsuffizienz eine Hypermagnesiämie begünstigen und bei Low-flow-Zuständen die kompensatorische Vasokonstriktion beeinträchtigen und eine Hypotonie fördern.

Glukoselösungen

Glukose ist ein häufiger Zusatz zu intravenösen Lösungen, wobei die Gründe hierfür unklar sind. Eine 5%ige Glukose-Wasser-Lösung ist kein effektiver Volumenexpander, wie Abbildung 15-1 zeigt. 5%ige Glukoselösungen wurden ursprünglich eingesetzt, Nichteiweißkalorien bereitzustellen und so einen proteinsparenden Effekt zu erzielen. Inzwischen sind jedoch die totale enterale und parenterale Ernährung Standardverfahren zur Deckung des täglichen Energiebedarfs. Damit ist die Verwendung 5%iger Glukoselösungen zur Bereitstellung von Kalorien heute obsolet.

Eigenschaften

Eine 5%ige Glukoselösung (50 g Glukose pro Liter) liefert 170 Kalorien pro Liter (3,4 kcal/g Glukose).

Nachteile

Der Zusatz von Glukose zu intravenösen Flüssigkeiten erhöht die Osmolarität (pro 50 g Glukose um 278 mosmol) und führt zu einer hypertonen Infusion, wenn 5%ige Glukose zu Ringerlaktat (525 mosmol/l) oder isotoner Kochsalzlösung (560 mosmol/l) zugefügt wird. Bei gestörter Glukoseutilisation, wie sie häufig bei kritisch kranken Patienten anzutreffen ist, wird die infundierte Glukose akkumuliert und erzeugt einen unerwünschten osmotischen Druck, der eine Zelldehydratation begünstigen kann.

Weitere unerwünschte Wirkungen von Glukoseinfusionen bei kritisch kranken Patienten sind eine erhöhte CO_2-Produktion (die bei beatmeten Patienten problematisch sein kann) [8], eine gesteigerte Laktatproduktion [9, 10] und eine Verschlechterung eines vorbestehenden ischämischen Hirnschadens [11].

Laktatproduktion

Der Anteil der Glukosezufuhr, der zu einer Laktatbildung beiträgt, kann von 5% bei Gesunden bis auf 85% bei kritisch kranken Patienten zunehmen [9].

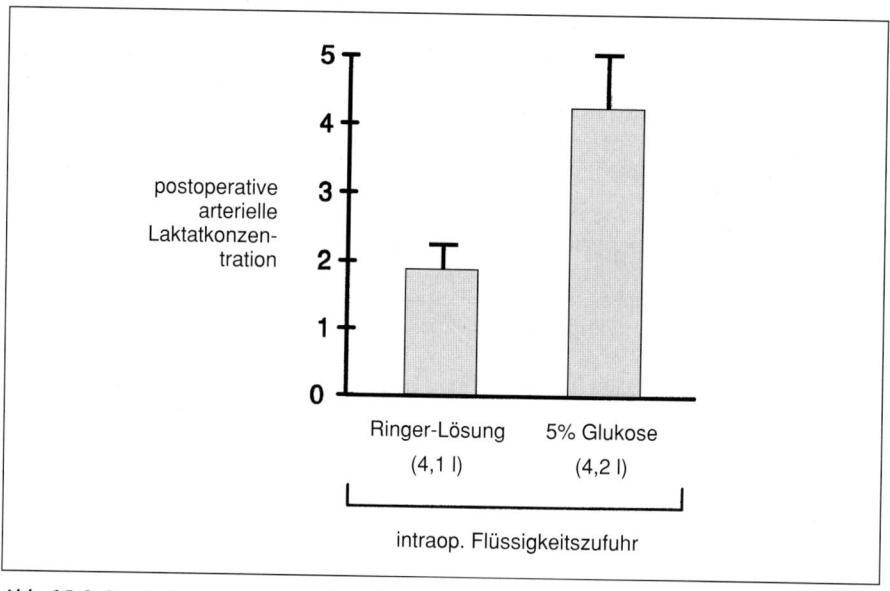

Abb. 15-2 Der Einfluß einer intravenösen Flüssigkeitstherapie mit und ohne Glukose auf die Blutlaktatkonzentration bei Patienten, die sich der Operation eines Aortenaneurysmas unterzogen. Jede Säule repräsentiert Daten (Mittelwerte und Standardabweichung) von 10 Patienten. Die intraoperativen Gesamtvolumina jeder Flüssigkeit sind in Klammern angegeben (aus: Degoute CS et al. Intraoperative glucose infusion and blood lactate: endocrine metabolic relationships during abdominal aortic surgery. Anesthesiology 1989; 17:355–361).

Dies kann sogar bei Infusion einer 5%iger Glukoselösung zu einem Anstieg der Laktatkonzentration im Blut führen, wie in Abbildung 15-2. dargestellt ist. In diesem Fall wurde Patienten mit abdominellem Aortenaneurysma intraoperativ Ringerlösung oder 5%ige Glukoselösung zur Aufrechterhaltung der kardialen Füllungsdrücke verabreicht. 5%ige Glukoseinfusionen hatten einen 125%igen Anstieg der arteriellen Laktatkonzentration (von 1,85 auf 4,15 mmol/l) zur Folge. So kann ein gestörter Glukosemetabolismus bei kreislaufinstabilen Patienten bewirken, daß sich Glukose von einer Quelle nützlicher Energie in eine Quelle der Toxinproduktion umwandelt. Die nachteiligen metabolischen Effekte von Glukoselösungen werden nochmals im Kapitel 17 (Reanimation bei Herz-Kreislauf-Stillstand) und Kapitel 48 (Parenterale Ernährung) angesprochen. Die oben aufgeführten Nachteile und der nicht erwiesene Nutzen führen zu der Empfehlung, die **routinemäßige Verabreichung 5%iger Glukoselösungen bei kritisch kranken Patienten zu verlassen.**

Kolloidale Flüssigkeiten

Kolloide sind großmolekulare Substanzen, die nicht so leicht wie Kristalloide die Diffusionsbarrieren passieren können. Kolloidale Flüssigkeiten, die in die Blutbahn infundiert werden, haben deshalb im Vergleich zu Kristalloiden eine stärkere Tendenz, intravasal zu verweilen und das Plasmavolumen zu erhöhen. In dem Beispiel von Abb. 15-1 wurde als Kolloid 5%iges Albumin verwendet. Die Plasmaexpansion ist, wie dargestellt, nach Albumingabe nahezu doppelt so groß wie nach Zufuhr einer entsprechenden Menge isotoner Kochsalzlösung (500 ml im Vergleich zu 275 ml). Der entscheidende Vorteil des kolloidalen Flüssigkeitsersatzes besteht im effektiveren Auffüllen des Plasmavolumens, als es durch Kristalloide erreicht wird. Die einzelnen kolloidalen Flüssigkeiten können sich bezüglich ihrer Effektivität als Plasmavolumenexpander unterscheiden, wie in Tabelle 15-3 aufgeführt ist. Das Ausmaß der Plasmavolumenexpansion hängt zum großen Teil vom kolloidosmotischen Druck der Flüssigkeit ab.

Tabelle 15-3 Eigenschaften kolloidaler Flüssigkeiten*.

Flüssigkeit	Molekulargewicht (Dalton)[+]	Onkotischer Druck/KOD	Plasmavolumen-expansion [‡]	Plasmahalbwertszeit
5% Albumin	69000	20 mmHg	0,7–1,3	16 h
25% Albumin	69000	70 mmHg	4,0–5,0	16 h
6% Hydroxyäthylstärke	69000	30 mmHg	1,0–1,3	17 Tage
10% Dextran 40	26000	40 mmHg	1,0–1,5	6 h
6% Dextran 70	41000	40 mmHg	0,8	12 h

* Angaben aus [1] und [4]
+ arithmetisches Mittel des MGs aller Moleküle
‡ Zunahme des Plasmavolumens im Verhältnis zum infundierten Volumen

Kolloidosmotischer Druck

Große gelöste Moleküle, die die Schranken zwischen den Flüssigkeitskompartimenten nicht frei passieren können, bauen ein Druckgefälle auf, das Wasser in das kolloidhaltige Kompartiment zieht. Dieses Druckgefälle wirkt dem hydrostatischen Druck entgegen (der die Mobilisation von Wasser aus einem Flüssigkeitskompartiment fördert) und wird kolloidosmotischer Druck (KOD) oder onkotischer Druck genannt. In Tabelle 15-3 ist der jeweilige KOD kommerziell verfügbarer kolloidaler Flüssigkeiten angegeben. Wie zu erwarten, korreliert bei jeder einzelnen Flüssigkeit die Fähigkeit der Plasmavolumenexpansion direkt mit dem KOD; d.h. je höher der KOD, desto stärker die Volumenexpansion. Wenn der KOD einer kolloidalen Flüssigkeit größer ist als der KOD des Plasmas (d.h. größer als 25 mmHg), übertrifft die Expansion des Plasmavolumens das infundierte Volumen. Dies zeigt sich in Tabelle 15-3 am Beispiel der 25%igen Albuminlösung, die einen KOD von 70 mmHg aufweist und zu einer Plasmavolumenexpansion führt, die 4- bis 5mal größer ist als das infundierte Volumen.

Albumin

Albumin ist ein Transportprotein, das zu 75% für den onkotischen Druck des Plasmas verantwortlich ist [1, 12, 13, 14]. Hitzebehandelte Präparate von humanem Serumalbumin sind kommerziell verfügbar als 5%ige (50 g/l) und als 20%ige Lösung (200 g/l) mit isotoner Kochsalzlösung als Verdünnungsmittel. Die 20%ige Lösung wird in kleinen Volumina (50–100 ml) verabreicht. Da die darin enthaltene Salzmenge gering ist, wird 20%iges Albumin auch salzarmes Albumin genannt.

Eigenschaften

Eine 5%ige Albuminlösung (50 g/l oder 5 g/dl) weist einen KOD von 20 mmHg auf, so daß die onkotische Aktivität der des Plasmas entspricht. Etwa die Hälfte des infundierten Volumens einer 5%igen Albuminlösung verbleibt intravasal (s. Abb. 15-1). Die onkotischen Effekte von Albumin halten 12–18 Stunden an [1, 4].
Die 25%ige Albuminlösung hat einen KOD-Wert von 70 mmHg (Anm. d. Übersetzer: In Deutschland wird 20%iges Albumin verwendet, KOD viermal höher als im Plasma) und vergrößert das Plasmavolumen um das Vier- bis Fünffache im Vergleich zum infundierten Volumen; d.h., die Infusion von 100 ml einer 20%igen Albuminlösung kann das Plasmavolumen um 400–500 ml vergrößern [1]. Die Expansion des Plasmavolumens geht auf Kosten des interstitiellen Flüssigkeitsvolumens. **Deshalb sollte 20%iges Albumin nicht zum Volumenersatz bei Hypovolämie eingesetzt werden.** Es wird unter der Vorstellung verabreicht, daß es bei Proteinmangelzuständen Flüssigkeit vom interstitiellen Raum in den Intravasalraum verschiebt, wobei die Seriosität dieser Indikation fraglich ist [2].

Nachteile

Da Albuminpräparate hitzebehandelt sind, besteht kein Risiko der Übertragung von Viren (inklusive HIV). Allergische Reaktionen sind selten. Koagulopathien können zwar auftreten, sind jedoch meist durch Verdünnung bedingt und nicht von Blutungen begleitet [1, 4].

Hydroxyäthylstärke

Hydroxyäthylstärke ist ein synthetisches Kolloid, das als 6%ige Lösung verdünnt mit isotoner Kochsalzlösung erhältlich ist. Sie enthält Amylopektinmoleküle, die in ihrer Größe zwischen einigen hundert bis über eine Million Dalton variieren. Das durchschnittliche

Molekulargewicht der Stärkemoleküle entspricht dem des Albumins, und die kolloidalen Effekte sind vergleichbar mit denen des 5%igen Albumins [1, 4]. Der Hauptvorteil von Hydroxyäthylstärke sind die im Vergleich zu Albumin niedrigeren Kosten.

Eigenschaften

Hydroxyäthylstärke ist als Kolloid geringfügig potenter als 5%iges Albumin. Sie weist einen höheren KOD als 5%iges Albumin (30 im Vergleich zu 20 mmHg) auf und bewirkt eine größere Volumenexpansion des Plasmas (bis zu 30% größer als das infundierte Volumen). Sie hat darüber hinaus eine lange Eliminationshalbwertszeit (17 Tage). Allerdings ist dieser Parameter irreführend, da die onkotischen Effekte der Hydroxyäthylstärke innerhalb von 24 Stunden verschwinden [1].

Nachteile

Hydroxyäthylstärke-Moleküle werden kontinuierlich durch Amylasen im Blut gespalten, bevor sie durch die Nieren ausgeschieden werden. Die Serumamylasekonzentrationen sind in den ersten Tagen nach Hydroxyäthylstärke-Infusion oft erhöht (2- bis 3fach über Normwert) und normalisieren sich 5 bis 7 Tage nach der Flüssigkeitstherapie wieder [15]. Diese Hyperamylasämie sollte nicht als frühes Zeichen einer Pankreatitis fehlgedeutet werden. Die Serumlipasekonzentration bleibt als wichtiges Unterscheidungsmerkmal im Normbereich [15].
Anaphylaktische Reaktionen auf Hydroxyäthylstärke sind ausgesprochen selten (Inzidenz bei 0,0004%) [15]. Eine durch Laborparameter nachweisbare Koagulopathie (verlängerte partielle Thromboplastinzeit durch Interaktion mit Faktor VIII) kann vorkommen, geht aber nicht mit einer Blutung einher [15, 16]. Gerüchte über Koagulopathien haften Hydroxyäthylstärke seit Jahren an, ohne daß ein Nachweis einer hydroxyäthylstärkebedingten Blutung geführt worden wäre [1, 15].

Dextrane

Dextrane sind Glukosepolymere, die von einem Bakterium (Leuconostoc) bei Inkubation in einem Rohrzuckermedium produziert werden. Erstmals in den 40er Jahren in die Therapie eingeführt, sind diese Kolloide zumindest in den USA aufgrund des vermeintlichen Nebenwirkungsrisikos nicht sehr populär. Die zwei am meisten verwendeten Dextranzubereitungen sind 10%iges Dextran 40 und 6%iges Dextran 70, beide in isotoner Kochsalzlösung gelöst.

Eigenschaften

Beide Dextranzubereitungen sind im Vergleich zu Plasma hyperonkotisch (KOD = 40 mmHg). Dextran 40 bewirkt eine größere Zunahme des Plasmavolumens als Dextran 70, der Effekt hält aber nur einige Stunden an. Dextran 70 ist aufgrund der länger anhaltenden Wirkung zu bevorzugen [1].

Nachteile

Dextrane führen zu einer dosisabhängigen Blutungsneigung durch Hemmung der Thrombozytenaggregation, durch eine beeinträchtigte Aktivierung von Faktor VIII und eine verstärkte Fibrinolyse [15]. Störungen der Hämostase werden durch eine Begrenzung der täglichen Dextrandosis auf 20 ml/kg minimiert [15].

Anaphylaktische Reaktionen nach Dextraninfusionen wurden ursprünglich für fast 5% der Patienten angegeben. Dies hat sich jedoch in den letzten 20 Jahren durch besseren Antigennachweis, Desensibilisierung und Reinheit der Zubereitungen beträchtlich verbessert. Die derzeitige Inzidenz einer Anaphylaxie liegt bei 0,032% [15] (Anm. d. Übersetzer: Die Vorgabe von monovalentem Haptendextran zur Blockierung präformierter Antikörper ist obligat und senkt das Risiko einer anaphylaktoiden Reaktion wesentlich).
Dextrane überziehen die Oberfläche von Erythrozyten und können auf diese Weise die Kreuzprobe beeinflussen. Erythrozytenkonzentrate müssen gewaschen werden, um dieses Problem zu umgehen. Dextrane erhöhen außerdem aufgrund ihrer Interaktion mit roten Blutkörperchen die Sedimentationsgeschwindigkeit von Erythrozyten [15].
Schließlich wurden Dextrane als Ursache für ein akutes Nierenversagen angeschuldigt [15, 18]. Als Auslöser wird ein hyperosmolarer Zustand mit Abnahme des effektiven Filtrationsdrucks angenommen. Allerdings ist dieser Mechanismus nicht gesichert, und ein Nierenversagen tritt nur selten in Verbindung mit Dextraninfusionen auf.

Kolloide oder Kristalloide?

Es bestehen beträchtliche Meinungsverschiedenheiten darüber, welche Flüssigkeit den besten Volumenersatz bei kritisch kranken Patienten darstellt. Im folgenden sind die Argumente in dieser Debatte um Kolloide und Kristalloide kurz aufgeführt.

Anfänge der Kristalloide

Da Kristalloide in erster Linie den interstitiellen Raum auffüllen, sind diese Flüssigkeiten zur Auffüllung des Intravasalraums nicht geeignet. Die ursprüngliche Popularität des Flüssigkeitsersatzes mit Kristalloiden bei Hypovolämie geht auf zwei Beobachtungen (s. Kap. 14) zurück, die vor ungefähr 40 Jahren gemacht wurden.
Die erste ist die Reaktion auf eine milde Blutung, zu der eine Flüssigkeitsverschiebung vom interstitiellen Raum in den Intravasalraum gehört [19]. Die zweite Beobachtung stammt aus Tierversuchen zum hämorrhagischen Schock, in denen gezeigt wurde, daß das Überleben deutlich verbessert werden konnte, wenn neben der Reinfusion des verlorenen Blutvolumens auch kristalloide Flüssigkeit infundiert wurde [20]. Diese beiden Beobachtungen zusammen führten zu der Interpretation, die Hauptauswirkung einer Blutung sei ein interstitielles Flüssigkeitsdefizit und der Ersatz durch kristalloide Flüssigkeiten daher entscheidend für das Überleben.

Effektivität von Kolloiden

Der interstitielle Flüssigkeitsverlust steht nur dann im Vordergrund, wenn der Blutverlust gering ist (weniger als 15% des Blutvolumens). In dieser Situation ist gar kein Volumenersatz nötig (da der Körper diesen Blutverlust voll kompensieren kann). Wenn der Blutverlust größer ist, muß vordringlich darauf geachtet werden, den intravasalen Raum ausreichend gefüllt zu halten und hierdurch das Herzzeitvolumen zu unterstützen. Da kolloidale im Vergleich zu kristalloiden Flüssigkeiten ungefähr dreimal stärker das intravasale Volumen erhöhen und das Herzzeitvolumen fördern (s. Abb. 14-5 und 15-1), **sind kolloidale Flüssigkeiten ein effektiverer Volumenersatz als kristalloide Flüssigkeiten** bei mäßigem bis schwerem Blutverlust. Ein kristalloider Volumenersatz kann zum selben Ergebnis führen wie ein kolloidaler Volumenersatz, allerdings werden größere Mengen an kristalloider Flüssigkeit (ca. das Dreifache) benötigt. Die letztere Methode ist weniger effizient, wird aber von den Befürwortern der Kristalloide bevorzugt.

Überleben

Trotz der Überlegenheit kolloidaler Flüssigkeiten in bezug auf die Plasmavolumenexpansion **führt der kolloidale Volumenersatz nicht zu einer höheren Überlebensrate** bei Patienten im hypovolämischen Schock [1, 4, 21, 22]. Das Fehlen besserer Behandlungsergebnisse ist ein entscheidendes Argument der Anwender von Kristalloiden, wobei jedoch nicht bestritten wird, daß kolloidale Flüssigkeiten das Blutvolumen bei Patienten, mit aktiver Blutung, effektiver aufrechterhalten.

Kosten

Der größte Nachteil des kolloidalen Volumenersatzes sind die höheren Kosten. Tabelle 15-4 zeigt einen Kostenvergleich zwischen kolloidalen und kristalloiden Flüssigkeiten. Wenn äquivalente Volumina von 250 ml einer kolloidalen Flüssigkeit und 1000 ml einer kristalloiden Flüssigkeit verwendet werden, sind die Kosten des kolloidalen Volumenersatzes (bei Verwendung von Hydroxyäthylstärke) drei- bis viermal bzw. (bei Verwendung von Albumin) 13- bis 40mal so hoch wie beim Volumenersatz mit isotoner Kochsalzlösung.

Ödeme

Das Risiko einer Ödembildung wurde dazu benutzt, jeden Flüssigkeitstyp in Verruf zu bringen. Da sich kristalloide Flüssigkeiten in erster Linie im interstitiellen Raum verteilen, ist die Ödembildung eine logische Folge des kristalloiden Flüssigkeitsersatzes. Dennoch besteht auch bei kolloidalen Flüssigkeiten die Gefahr der Ödembildung, vor allem wenn sie Albumin enthalten. Obwohl Albumin hauptverantwortlich für den onkotischen Druck im Plasma ist, befindet sich mehr als die Hälfte des Albumins im menschlichen Körper interstitiell [12, 13]. Aus diesem Grund gelangt ein großer Anteil des infundierten Albumins schließlich in die interstitielle Flüssigkeit und begünstigt Ödeme. Zudem wird der Austritt von Albumin aus der Blutbahn verstärkt, wenn die Permeabilität der Kapillaren gestört ist, was bei kritisch kranken Patienten häufig vorkommt. Trotz dieses Risikos ist ein gefährliches Ödem (z.B. ein Lungenödem) weder nach kristalloidem noch

Tabelle 15-4 Relative Kosten von Infusionslösungen.

Flüssigkeit	Hersteller	Menge	Preis*
Kristalloide Flüssigkeiten			
0,9% NaCl	z.B. Braun	1000 ml	13,08 DM
5% Glukose	z.B. Braun	1000 ml	14,44 DM
Ringerlaktat	z.B. Pharmacia & Upjohn	1000 ml	16,25 DM
Vollelektrolytlösung	z.B. Braun	1000 ml	18,84 DM
Kolloide Flüssigkeiten			
5% Albumin	z.B. Intersero	250 ml	161,17 DM
20% Albumin	z.B. Intersero	50 ml	257,89 DM
6% Hydroxyäthylstärke	z.B. Fresenius	500 ml	40,65 DM
10% Dextran 40	z.B. Fresenius	500 ml	15,34 DM
6% Dextran 70	z.B. Fresenius	500 ml	23,31 DM

* Große Deutsche Spezialitätentaxe, Lauer Taxe plus, Stand 15.1.1998; bezogen auf 1000 ml kristalloide und 250 ml Kolloidlösung.

nach kolloidalem Volumenersatz häufig, wenn der hydrostatische Kapillardruck nicht sehr stark erhöht ist [23].

„Loch im Eimer"-Analogie

Die folgende Analogie kann bei der Entscheidung kolloidaler oder kristalloider Volumenersatz hilfreich sein. Angenommen, man will die Eignung von kristalloiden und kolloidalen Flüssigkeiten zur Vergrößerung des Plasmavolumens bestimmen, indem man einen Eimer füllt. Da das Volumen kristalloider Flüssigkeiten, das benötigt wird, um das Plasmavolumen zu erhöhen (den Eimer zu füllen), dreifach größer ist als das Volumen kolloidaler Flüssigkeiten, das in den Eimer geht, muß der Eimer mit Löchern versehen sein, wenn er mit kristalloiden Flüssigkeiten gefüllt wird (damit die zusätzliche Flüssigkeit austreten kann). Deshalb lautet hier die Frage: Wenn es das Ziel ist, einen Eimer mit Flüssigkeit zu füllen, ist es dann sinnvoll, ihn mit Löchern zu versehen (so daß er schwieriger zu füllen ist)? So gesehen ist es effektiver, kolloidale Flüssigkeit zur Expansion des Plasmavolumens zu verwenden.

Hypertoner Flüssigkeitsersatz

Ein interessantes Konzept des Volumenersatzes, das in den letzten Jahren aufgekommen ist, ist der Einsatz kleinvolumiger hypertoner Kochsalzlösungen. Eine 7,5%ige Natriumchloridlösung (s. Tab. 15-1) wird entweder in einer Menge von 250 ml oder in einer Dosierung von 4 ml/kg verabreicht. Abbildung 15-1 zeigt die durch die Gabe von 250 ml 7,5%igem Natriumchlorid zu erwartenden Volumenänderungen des Plasmas und der interstitiellen Flüssigkeit. Die Volumenzunahme in beiden Flüssigkeitskompartimenten entspricht der durch 115%iges Albumin hervorgerufenen. So kann hypertone Kochsalzlösung die gleiche Volumenexpansion bewirken wie Kolloide, und das mit nur einem Viertel des infundierten Volumens. Beachte, daß die gesamte Menge der Volumenexpansion (1235 ml) durch 7,5%ige Kochsalzlösung um ein Vielfaches größer ist als das infundierte Volumen (250 ml). Das zusätzliche Volumen stammt von intrazellulärer Flüssigkeit, die aus den Zellen in den Extrazellulärraum wandert. Diese Flüssigkeitsverschiebung weist auf eine der gefürchteten Komplikationen des hypertonen Flüssigkeitsersatzes hin, nämlich auf die Zelldehydratation.

Welche Bedeutung hat dieses Verfahren?

Seit der Erstbeschreibung des erfolgreichen Einsatzes im Jahr 1980 hat sich hypertone Kochsalzlösung wiederholt (wenn auch nicht immer) als sicher und effektiv beim frühen Volumenersatz im Rahmen einer Hypovolämie erwiesen. Dennoch gibt es nur wenige Hinweise, daß hypertoner Volumenersatz dem Standardverfahren überlegen ist. Hypertoner Flüssigkeitsersatz scheint am ehesten bei Traumapatienten in der Prähospitalphase geeignet zu sein, obwohl Studien zum Volumenersatz bei Traumapatienten keinen klaren Vorteil dieser Methode bei den meisten Patienten dokumentieren können [24, 25]. Ausgewählte Patientengruppen (z.B. mit penetrierenden Verletzungen im Bereich des Rumpfes, die operiert werden mußten) mögen vom hypertonen Flüssigkeitsersatz profitieren, wobei diese Untergruppen klein sind. Deshalb besitzt die Technik des hypertonen Flüssigkeitsersatzes auch nach mehr als 15 Jahren kritischer Begutachtung nur wenige Anhänger.

KAPITEL 16

Akute Herzinsuffizienz

> There's no doubt that the proper functioning of our pipes and pumps does have an immediate urgency well beyond that of almost any of our other bits and pieces.
>
> STEVEN VOGEL

Das kardiale Pumpversagen beim kritisch kranken Patienten ist ein bedrohliches Zeichen, das unverzüglich erkannt und therapiert werden muß. Dabei stellt die akute Herzinsuffizienz keinen einheitlichen Pathomechanismus dar, sondern kann sowohl als Rechtsherz- wie auch als Linksherzversagen auftreten und vermehrt die systolische oder die diastolische Herzaktion betreffen.

Dieses Kapitel beschreibt Diagnostik und Therapie der verschiedenen Formen der Herzinsuffizienz und bezieht sich dabei auf die in Kapitel 1 vorgestellten Möglichkeiten, die kardiale Funktion am Patientenbett zu erfassen [1, 2, 3, 4, 5, 6]. Der hier beschriebene Ansatz erfordert ein invasives Monitoring mit Hilfe des Pulmonalarterienkatheters. Er stellt das mechanische Problem in den Mittelpunkt, weniger die zugrundeliegende Erkrankung. Die häufigsten Ursachen der akuten Herzinsuffizienz bei Patienten auf der Intensivstation sind in Abbildung 16-1 aufgeführt.

Diagnostische Überlegungen

Am Beginn der Diagnostik der akuten Herzinsuffizienz steht das Erkennen der frühen Zeichen eines Pumpversagens. Die weitere Diagnostik beinhaltet dann die Differenzierung zwischen systolischem und diastolischem Versagen und zwischen Rechts- und Linksherzinsuffizienz.

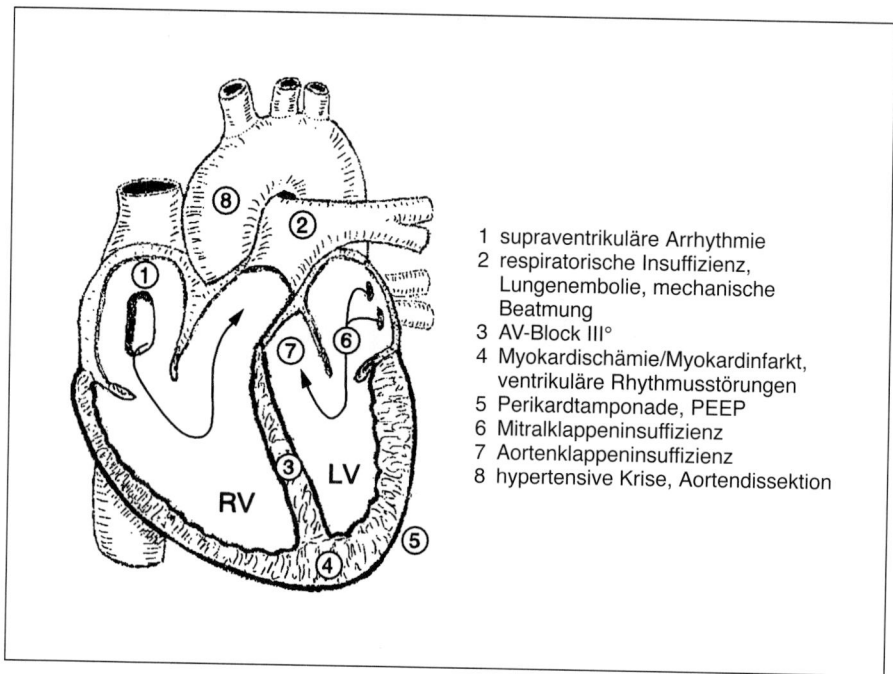

1 supraventrikuläre Arrhythmie
2 respiratorische Insuffizienz, Lungenembolie, mechanische Beatmung
3 AV-Block III°
4 Myokardischämie/Myokardinfarkt, ventrikuläre Rhythmusstörungen
5 Perikardtamponade, PEEP
6 Mitralklappeninsuffizienz
7 Aortenklappeninsuffizienz
8 hypertensive Krise, Aortendissektion

Abb. 16-1 *Häufige Ursachen der akuten Herzinsuffizienz bei Intensivpatienten.*

Frühe Zeichen eines Pumpversagens

Abbildung 16-2 zeigt den Verlauf der hämodynamischen Parameter bei einem Patienten, der nach einer koronaren Bypass-Operation ein progressives Linksherzversagen entwickelte. Die Abfolge der hämodynamischen Störungen läßt sich folgendermaßen beschreiben (die Nummern entsprechen den Nummern in Abb. 16-2):

1. Frühestes Zeichen einer ventrikulären Dysfunktion ist ein Anstieg des pulmonalkapillären Verschlußdrucks (PCWP). Da der Ventrikel auf eine Zunahme der Vorlast noch adäquat reagiert, ist zu diesem Zeitpunkt das Schlagvolumen noch unverändert (steiler Teil der Frank-Starling-Kurve).
2. Die nächste Phase ist durch eine Abnahme des Schlagvolumens und eine Zunahme der Herzfrequenz charakterisiert. Durch die Tachykardie wird die Abnahme des Schlagvolumens kompensiert, so daß das Herzzeitvolumen aufrechterhalten bleibt.
3. Schließlich nimmt das Herzzeitvolumen ab: Die kompensierte Herzinsuffizienz geht in die dekompensierte über. In der Folge kommt es zur peripheren Vasokonstriktion, die zwar zunächst den peripheren Blutfluß noch aufrechterhält, dann aber eine weitere Abnahme von Herzzeitvolumen und von peripherer Durchblutung verursachen kann.

Der Verlauf der hämodynamischen Parameter in Abbildung 16-2 macht eine wichtige Tatsache deutlich: **In der Phase der beginnenden Herzinsuffizienz muß das Herzzeitvolumen nicht eingeschränkt sein.** Die frühzeitige Diagnose eines Pumpversagens erfordert daher die Messung von kardialen Füllungsdrücken und Schlagvolumen.

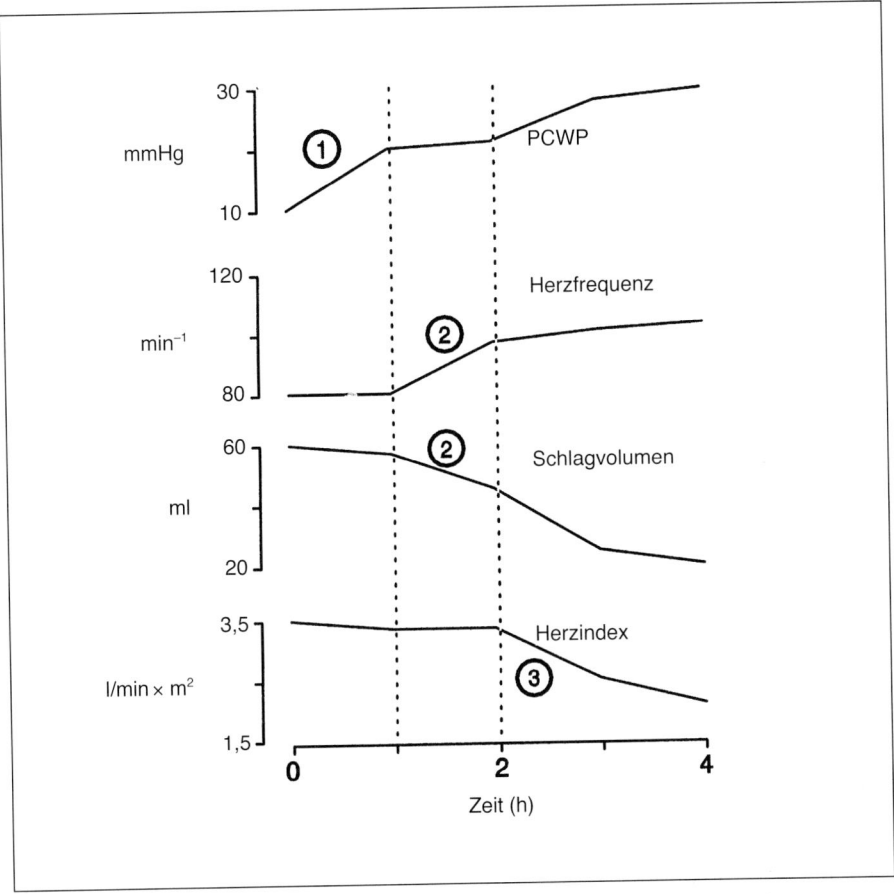

Abb. 16-2 Hämodynamische Veränderungen eines Patienten bei progredientem Linksherzversagen in der postoperativen Phase.

Systolisches oder diastolisches Herzversagen

Herzinsuffizienz ist kein Synonym für Kontraktionsstörung. 40% der Patienten mit erstmals diagnostizierter Herzinsuffizienz weisen eine normale systolische Funktion auf [7, 8, 9]. Der Problempunkt dieser Patienten ist eine Einschränkung der ventrikulären Dehnbarkeit, also ein diastolisches Herzversagen. Bei dieser Form der Herzinsuffizienz rührt das verminderte Schlagvolumen nicht von einer Abnahme der Kontraktionsfähigkeit, sondern von einer unzureichenden Ventrikelfüllung her. Ursachen des diastolischen Herzversagens beim Intensivpatienten sind in erster Linie Ventrikelhypertrophie, Myokardischämie, Perikarderguß und Überdruckbeatmung.

Da sich die Therapie von systolischem und diastolischem Herzversagen erheblich unterscheidet, ist eine Differenzierung dieser beiden Krankheitsbilder unerläßlich.

Hämodynamische Beurteilung

Das routinemäßig durchgeführte hämodynamische Monitoring ist nicht in der Lage, zwischen diastolischem und systolischem Herzversagen zu unterscheiden [7, 8, 9]. Dies wird verdeutlicht in Abbildung 16-3. Die Kurven dieser Abbildung ähneln den Druck-Volumen-Kurven aus Abbildung 1-1. Die Kurven im oberen Teil der Abbildung sind Funktionskurven des Ventrikels, die die Beziehung von enddiastolischem ventrikulärem Druck (EDP) zu Schlagvolumen aufzeigen. Sowohl das diastolische als auch das systolische Herzversagen führen zu einem Anstieg des EDP und zu einem Abfall des Schlagvolumens. Der untere Teil der Abbildung zeigt die Beziehung zwischen enddiastolischem Druck und enddiastolischem Volumen. Hier wird offensichtlich, daß bei den beiden Formen des Herzversagens ein Anstieg des EDP mit einem gegensätzlichen Verhalten des enddiastolische Volumens (EDV) einhergeht: Das EDV nimmt bei der systolischen Form des Herzversagens zu, während es bei der diastolischen Form des Herzversagens abnimmt. **Die Überwachung allein der kardialen Füllungsdrücke als Zeichen der Vorlast erlaubt also nicht die Unterscheidung zwischen systolischem und diastolischem Herzversagen.**

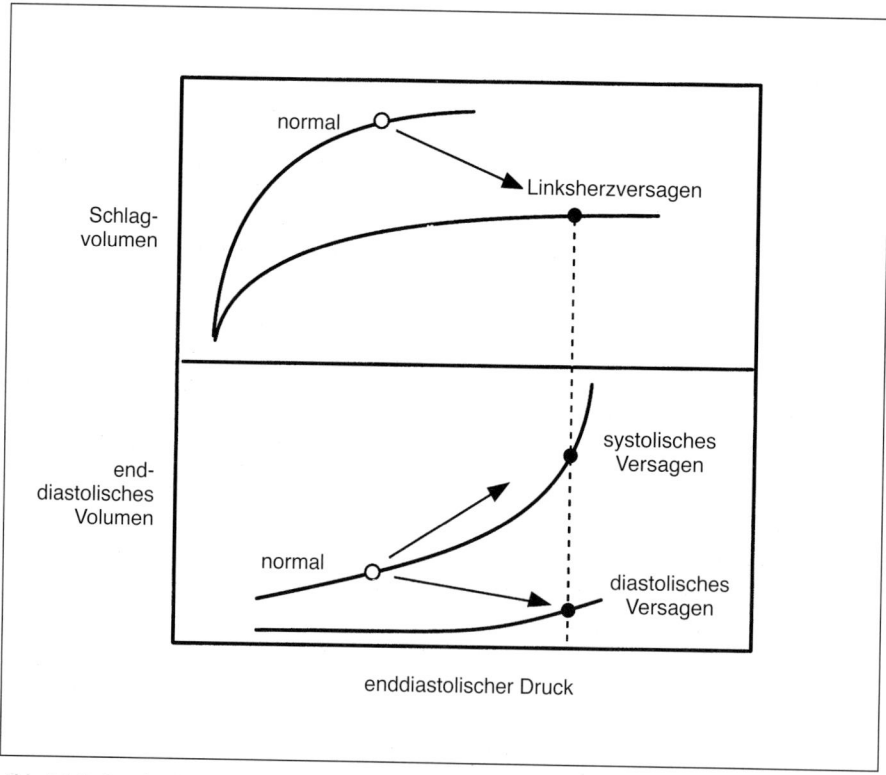

Abb. 16-3 Druck-Volumen-Beziehungen bei systolischem und diastolischem Herzversagen. Erläuterungen s. Text.

Enddiastolisches Volumen

Das enddiastolische Volumen (EDV) ist also der beste Parameter zur Unterscheidung von systolischem und diastolischem Herzversagen. Das EDV kann aus der Auswurffraktion (EF) und dem Schlagvolumen (SV) errechnet werden:

$$EDV = \frac{SV}{EF}$$

Die Auswurffraktion des linken Ventrikels kann mittels Radionuklidventrikulographie gemessen werden [10], die Auswurffraktion des rechten Ventrikels mittels eines speziellen Pulmonalarterienkatheters, der über einen „Fast-response-"Thermistor verfügt (s. Kap. 12, Abb. 12-3). Allerdings ist die Radionuklidventrikulographie langwierig und teuer und gehört daher nicht zu den gebräuchlichen Verfahren am Krankenbett.

Rechtsherz- oder Linksherzversagen

Ein Rechtsherzversagen (meist ein systolisches Versagen) ist bei Patienten der Intensivstation, insbesondere bei beatmungspflichtigen, häufiger als gemeinhin angenommen [11]. Die folgenden Messungen können bei der Diagnostik des Rechtsherzversagens hilfreich sein.

Kardiale Füllungsdrücke

Die Beziehung zwischen zentralem Venendruck (ZVD) und pulmonalkapillärem Verschlußdruck (PCWP) kann zur Diagnostik des Rechtsherzversagens beitragen. So gelten die folgenden Kriterien als Zeichen des Rechtsherzversagens: **ZVD > 15 mmHg und ZVD = PCWP oder: ZVD > PCWP**. Leider erfüllt mindestens ein Drittel der Patienten mit akutem Rechtsherzversagen diese Kriterien nicht [12]. Dies liegt zum Teil an der mangelnden Sensitivität des ZVD: Ein Anstieg wird erst im Endstadium des systolischen Rechtsherzversagens verzeichnet. Außerdem führt ein Pumpversagen des rechten Ventrikels primär zu einem erhöhten enddiastolischen Volumen. Erst wenn das Perikard eine weitere Ausdehnung des Ventrikels verhindert, steigt der ZVD an [11].
Ein anderes Problem, das die Beziehung zwischen ZVD und PCWP zur Identifikation des Rechtsherzversagens erschwert, ist die Interaktion zwischen rechtem und linkem Herzen (Abb. 16-4). Die Ventrikel haben ein gemeinsames Septum. Eine Vergrößerung der rechten Kammer führt zu einer Verdrängung des Septums nach links und beeinträchtigt damit die linke Kammer. Diese Interaktion zwischen rechter und linker Kammer nennt man interventrikuläre Interdependenz. Durch sie kann die Interpretation erhöhter Füllungsdrücke erschwert werden. Aus den diastolischen Drücken in Abbildung 16-4 wird deutlich, daß **die hämodynamischen Veränderungen bei einem Rechtsherzversagen denjenigen bei einer Perikardtamponade ähneln können** [11].

Enddiastolisches Volumen

Die rechtsventrikuläre Auswurffraktion (RVEF) und das rechtsventrikuläre enddiastolische Volumen (RVEDV), wie sie mit einem Pulmonalarterienkatheter mit „Fast-response-"Thermistor gemessen werden können (s. Kap. 12), sind am besten geeignet, ein Rechtsherzversagen zu diagnostizieren. Eine Abnahme der RVEF (normal 45–50%) und eine Zunahme des RVEDV (normal 80–140 ml/m²) lassen auf ein Rechtsherzversagen schließen [13]. Noch größere Aussagekraft hat wohl die Antwort auf eine Volumen-

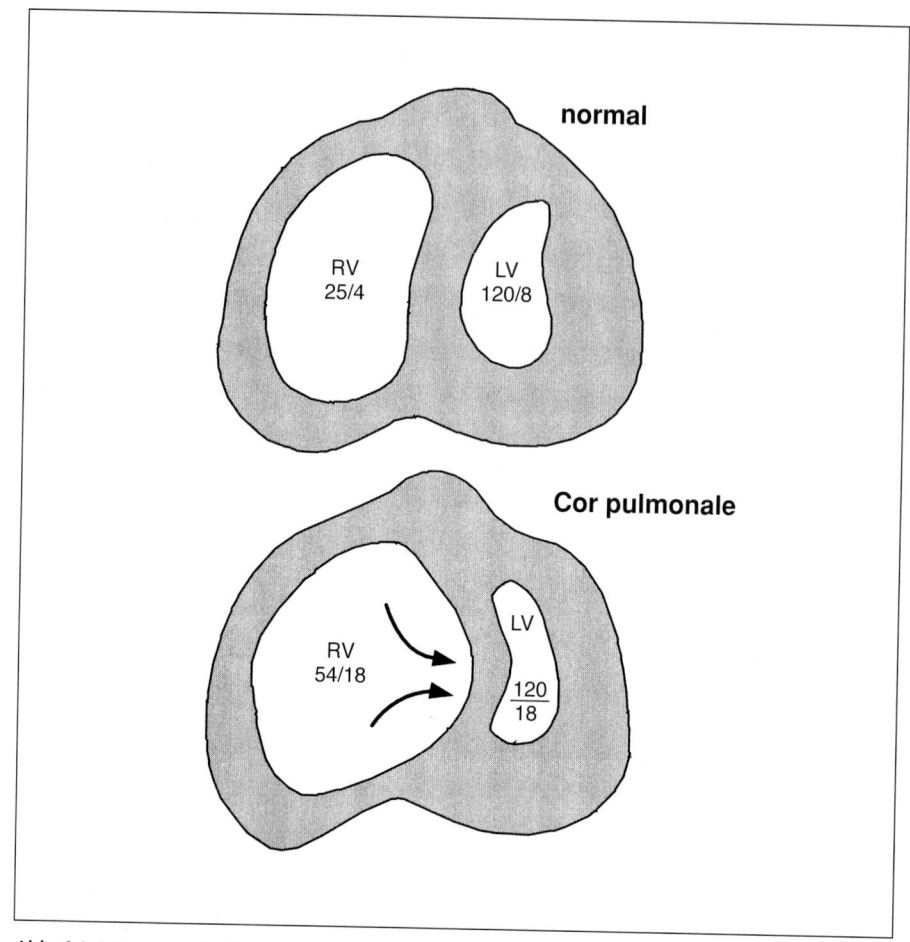

Abb. 16-4 *Interventrikuläre Interdependenz. Beeinträchtigung der linksventrikulären Füllung und Erhöhung des linksventrikulären enddiastolischen Drucks bei Rechtsherzversagen. RV = rechter Ventrikel, LV = linker Ventrikel.*

belastung. So wurde bei Patienten mit Rechtsherzversagen unter Volumenbelastung ein Anstieg des RVEDV um 30% beobachtet, während gesunde Patienten keine Änderung des RVEDV aufwiesen [14]. Eine andere Studie ergab, daß Volumenzufuhr zu keiner Steigerung des Herzzeitvolumens führte, wenn das RVEDV mehr als 140 ml/m^2 betrug [15].

Echokardiographie

Die Ultraschalluntersuchung des Herzens kann zur Unterscheidung von Rechtsherz- und Linksherzversagen am Patientenbett beitragen. Die drei typischen Befunde bei Rechtsherzversagen sind [12]:

- eine Größenzunahme des rechten Ventrikels
- segmentale Wandbewegungsstörungen des rechten Ventrikels
- eine paradoxe Bewegung des Ventrikelseptums

Behandlungsstrategien

Hauptziel in der Behandlung des Herzversagens ist die Aufrechterhaltung des Herzminutenvolumens. An zweiter Stelle kommt die Senkung des venösen und damit des Kapillardrucks, um die Ödembildung zu vermindern. Die hier vorgestellten Behandlungsstrategien verfolgen beide Ziele.

(Systolisches) Linksherzversagen

Der vorgestellte Therapieansatz des (systolischen) Linksherzversagens konzentriert sich auf den pulmonalkapillärem Verschlußdruck (PCWP) und wird in Abbildung 16-5 graphisch dargestellt.

Suboptimaler PCWP

Zentraler Ansatzpunkt in der Therapie des Herzversagens ist die Korrektur unzureichender Füllungsdrücke. Wie von dem Kreislaufphysiologen Carl Wiggers bemerkt: „Es ist ein Axiom, daß ein Herz nicht mehr pumpen kann, als ihm zur Verfügung gestellt wird."

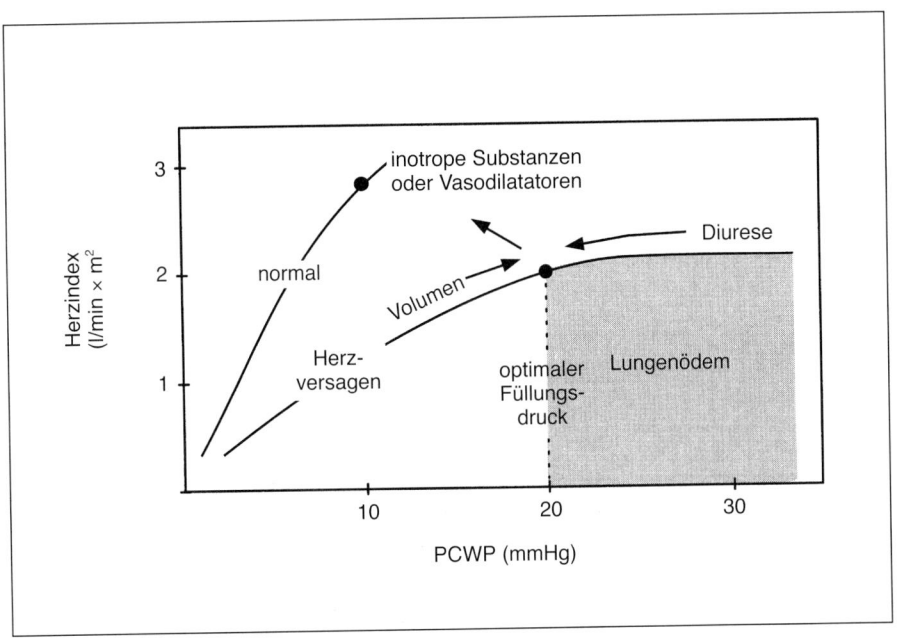

Abb. 16-5 Ventrikelfunktionskurven des gesunden Herzens und bei Herzversagen. Die erwarteten hämodynamischen Effekte der therapeutischen Maßnahmen sind durch Pfeile gekennzeichnet.

Befund: niedriger PCWP
Therapie: **Volumenzufuhr bis zum Erreichen des optimalen PCWP:** Der optimale PCWP ist der maximale Füllungsdruck, der das Herzzeitvolumen optimiert, ohne zum Lungenödem zu führen. Dies ist der höchste Punkt auf der unteren Kurve (Herzinsuffizienz) in Abbildung 16-5, der noch nicht im schraffierten Bereich (Lungenödem) liegt. Die Höhe des optimalen PCWP ist vom kolloidosmotischen Druck (KOD) des Blutes abhängig (Beschreibung des KOD in Kap. 15). Bei normalem KOD (20–25 mmHg) liegt **der optimale PCWP bei 20 mmHg** [16].

Optimaler PCWP

Ist der PCWP optimal, dann ist die medikamentöse Therapie vom Blutdruck abhängig. Ein Überblick über intravenös applizierbare Medikamente und ihre Dosierung gibt Tabelle 16-1 [1, 3, 4, 5], eine ausführliche Beschreibung erfolgt in Kapitel 18.

Befund: **optimaler PCWP, niedriger Blutdruck**
Therapie: **Dopamin:** Dopamin hat einen β-Rezeptor-stimulierenden (kardiale Stimulation und Vasodilatation) und einen α-Rezeptor-stimulierenden Effekt (Vasokonstriktion). Der β-adrenerge Effekt steigert das Herzzeitminutenvolumen, der α-adrenerge Effekt führt zur Anhebung des Blutdrucks. Die α-adrenerge Wirkung tritt bei Dosen über 5 µg/kg KG × min auf und dominiert bei Dosen über 10 µg/kg KG × min [1, 5].

Befund: **optimaler PCWP, normaler Blutdruck**
Therapie: **Dobutamin, Amrinon:** Dobutamin ist ein synthetisches Katecholamin ohne periphere vasokonstriktorische Wirkung und gilt daher als **das Katecholamin der Wahl zur Therapie des systolischen Herzversagens** [17]. Amrinon ist ein Phosphodiesteraseinhibitor mit sowohl positiv inotroper als auch vasodilatierender Wirkung. Amrinon kann alternativ zu Dobutamin verwendet oder zur Steigerung des Gesamteffekts additiv zu Dobutamin eingesetzt werden [5]. (Anmerkung der Übersetzer: Die Anwendung von PDE-Hemmern ist in den Hintergrund getreten.)

Befund: **optimaler PCWP, hoher Blutdruck**
Therapie: **Nitroprussid, Nitroglycerin:** Nitroprussid ist ein in der Intensivmedizin beliebter Vasodilatator. Allerdings **ist die Cyanidakkumulation eine häufige Nebenwirkung**, und

Tabelle 16-1 Pharmakotherapie des akuten Herzversagens (nur intravenös applizierbare Substanzen).

Medikament	Dosisbereich	Wirkung
Amrinon	5–10 µg/kg KG × min	positiv inotroper Effekt, Vasodilatation
Dobutamin	3–15 µg/kg KG × min	positiv inotroper Effekt
Dopamin	3–10 µg/kg KG × min 10–20 µg/kg KG × min	positiv inotroper Effekt, Vasodilatation Vasokonstriktion
Nitroglycerin	1–50 µg/min > 50 µg/min	venöse Vasodilatation arterielle Vasodilatation
Nitroprussid	0,3–2 µg/kg KG × min	Vasodilatation

wegen der Gefahr der Cyanidintoxikation sollte Nitroprussid zurückhaltend gegeben werden (s. Kap. 18). Dieses Risiko hat dazu geführt, daß eine maximale Infusionsdosis von 10 µg/kg KG × min empfohlen wird [18].
Nitroglycerin kann in Dosierungen über 50 µg/kg KG × min als Ersatz für Nitroprussid dienen. Andere intravenös applizierbare Vasodilatatoren wie Labetalol (ein kombinierter α-adrenerger und β-adrenerger Blocker), Esmolol (ein kurzwirksamer β-adrenerger Blocker) und Trimethaphan (ein Ganglienblocker) setzen das Herzzeitvolumen herab und sind vor allem dann zur Therapie einer hypertonen Krise geeignet, wenn das Herzzeitvolumen nicht eingeschränkt ist.

Hoher PCWP
Weist der Patient einen hohen PCWP auf und steht in der Gefahr, ein hydrostatisches Lungenödem zu entwickeln, wird die Wahl des Therapieverfahrens vom Herzzeitvolumen (HZV) bestimmt.

Befund: **hoher PCWP, niedriges HZV**
Therapie: **Dobutamin, Amrinon:** Die Therapie mit Dobutamin und Amrinon führt zu einer deutlichen Senkung des PCWP [5,19]. Da **Dopamin zu einer Konstriktion der pulmonalvenösen Gefäße führt und den PCWP weiter anheben kann, sollte Dopamin bei erhöhtem Wedge-Druck vermieden werden** [19, 20]. Beim Vorliegen eines Lungenödems können Vasodilatatoren das Krankheitsbild weiter verschlechtern, da sie die intrapulmonale Shuntfraktion erhöhen und damit die Hypoxämie verstärken können [21].

Befund: **hoher PCWP, normales HZV**
Therapie: **Nitroglycerin, Furosemid (?):** Ein normales HZV bei erhöhtem PCWP ist charakteristisch für ein diastolisches Herzversagen. Unter diesen Bedingungen ist eine aggressive Diuretikatherapie nicht indiziert, da die erhöhten Füllungsdrücke zur Aufrechterhaltung des HZV benötigt werden. Die intravenöse Gabe von Nitroglycerin (< 100 µg/kg KG × min) ist die adäquate Therapie, da hierdurch sowohl der Wedge-Druck als auch der periphere Widerstand gesenkt werden, ohne das HZV zu beeinträchtigen [21]. In der Akutsituation kann Nitroglycerin auch sublingual verabreicht werden. Bei Vorliegen eines Lungenödems sollten die arteriellen Blutgase sorgfältig überwacht werden, da Nitroglycerin durch Erhöhung der intrapulmonalen Shuntfraktion zu einem Abfall des arteriellen P_{O_2} führen kann.

Furosemid
Die intravenöse Gabe von Furosemid ist ungeachtet seiner hämodynamischen Effekte eine beliebte Therapie des akuten Lungenödems. **Bei Patienten mit akutem Herzversagen kann die Therapie mit Furosemid das HZV aber noch weiter herabsetzen** [22, 23, 24, 25, 26, 27, 28]. Tabelle 16-2 gibt einen Überblick über die hämodynamischen Wirkungen von Furosemid bei Patienten mit akutem Herzversagen. Zwischen 1970 und 1990 wurden zehn Studien zu diesem Thema veröffentlicht, die insgesamt 169 Patienten einschlossen [22, 23, 24, 25, 26, 27, 28, 29, 30, 31].
In sieben dieser Studien (113 Patienten bzw. 67% der Studienpopulation) wurde nach intravenöser Furosemidgabe ein signifikanter Abfall des HZV oder des Schlagvolumens beobachtet. Dieser Effekt wird mit der Abnahme des venösen Rückflusses und einem Anstieg des peripheren Gefäßwiderstands erklärt. Der Anstieg des peripheren Widerstands wird auf einen furosemidinduzierten Anstieg der Renin- und Angiotensinkonzentrationen im Blut zurückgeführt [32]. Vor diesem Hintergrund erscheint die Therapie der

Tabelle 16-2 Hämodynamische Effekte von intravenös appliziertem Furosemid beim akuten Linksherzversagen (zusammengestellt mit Hilfe von Satish Reddy, M.D.).

Erstautor, Publikationsjahr*	Patientenanzahl	Akute hämodynamische Änderungen			
		i.v. Furosemiddosis	LVEDP	HZV	Schlagvolumen
Davidson, 1971	10	40 mg	–20%	–13%**	–
Keily, 1973	9	40 mg	–28%	–20%**	–
Mond, 1974	8	40 mg	–28%	–14%**	–17%**
Nelson, 1983a	14	1 mg/kg KG	–17%	– 8%**	– 9%**
Nelson, 1983b	22	1 mg/kg KG	–16%	–11%**	–11%**
Tattersfield, 1974	35	80 mg	– 3%	– 8%	–16%**
Larsen, 1988	15	40 mg	–16%	– 4%	– 8%**
Dikshit, 1973	20	0,5–1 mg/kg KG	–27%	+ 4%	+ 4%
Biddle, 1979	6	0,5 mg/kg KG	–25%	– 6%	– 6%
Nishikura, 1981	30	120 mg	–28%	– 2%	– 3%

* Zitate [22–31] im Literaturverzeichnis   ** $p < 0{,}01$

Herzinsuffizienz mit Furosemid eher kontraproduktiv, da sie der propagierten Senkung der Angiotensinkonzentration mit ACE-Inhibitoren entgegenwirkt. Auf jeden Fall sollte diese Wechselwirkung bedacht werden, bevor eine Herzinsuffizienz reflexartig mit Furosemid behandelt wird.

Der diuretische Effekt von Furosemid korreliert mehr mit seiner renalen Ausscheidung als mit seiner Serumkonzentration [33]. Um eine ausreichende Diurese bei Patienten mit Herzinsuffizienz zu erzielen, wird deshalb die Zufuhr als kontinuierliche Infusion empfohlen [33, 34]. Zeigt ein Bolus von 80 mg nicht die erwünschte Wirkung, sollte Furosemid in einer Dosierung von 2,5–160 mg/h infundiert werden.

(Diastolisches) Linksherzversagen

Die optimale Therapie des diastolischen Herzversagens ist nicht bekannt. Eine Therapie mit Diuretika sollte vermieden werden, eine inotrope Therapie bleibt ineffektiv. Die Therapie mit Vasodilatatoren kann hypotensiv wirken, und es ist nicht zu erwarten, daß ein Ventrikel mit normaler systolischer Funktion von Änderungen der Nachlast profitiert. Trotzdem haben einige Vasodilatatoren (z.B. Kalziumantagonisten und ACE-Hemmer) zusätzlich einen positiv lusitropen Effekt, können also die diastolische myokardiale Entspannung fördern [7, 8]. Verapamil wird mit Erfolg bei der idiopathischen hypertrophen Kardiomyopathie eingesetzt [7, 8, 35], scheint aber bei anderen Erkrankungen mit diastolischem Herzversagen nicht wirksam zu sein [36]. Bislang wird das diastolische Herzversagen nicht anders als das systolische Herzversagen behandelt, es sollte aber ein besonders sorgfältiges hämodynamisches Monitoring durchgeführt werden, um unerwünschte Effekte der Therapie rechtzeitig zu erkennen.

Rechtsherzversagen

Für das Rechtsherzversagen gelten prinzipiell dieselben Therapierichtlinien wie für das Linksherzversagen. Im folgenden sollen einige Therapieprinzipien für das primäre Rechts-

herzversagen, z.B. infolge eines Myokardinfarkts, beschrieben werden, nicht jedoch für das Rechtsherzversagen, das sekundär auf dem Boden einer chronisch obstruktiven Lungenerkrankung oder eines Linksherzversagens entsteht. Das therapeutische Management richtet sich nach den Werten von PCWP und RVEDV.
1. PCWP < 15 mmHg: Volumenzufuhr, bis PCWP oder ZVD um 5 mmHg ansteigen bzw. bis einer dieser Parameter 20 mmHg erreicht [12].
2. RVEDV < 140 ml/m^2: Volumenzufuhr bis RVEDV = 140 ml/m^2 [15].
3. PCWP > 15 mmHg oder RVEDV ≥ 140 ml/m^2: Therapie mit Dobutamin, beginnend mit 5 µg/kg KG × min [37, 38].
4. AV-Dissoziation oder AV-Block III°: AV-sequentielle Schrittmachertherapie, alleinige ventrikuläre Stimulation vermeiden [12].

Bei Vorliegen eines Rechtsherzversagens muß die Reaktion auf die Volumenzufuhr sorgfältig überwacht werden, um eine Überdehnung des rechten Ventrikels und eine weitere Abnahme des HZV infolge des Phänomens der interventrikulären Interdependenz zu vermeiden (s. Abb. 16-4).
Dobutamin gilt als effektives Medikament zur Behandlung des Rechtsherzversagens [37, 38]. Ebenso wurde Nitroprussid eingesetzt, es hat sich aber als weniger wirkungsvoll als Dobutamin erwiesen [38].

Mechanische Unterstützungssysteme

Zur temporären mechanischen Unterstützung des Herzens sind die unterschiedlichsten Systeme verfügbar. Die meisten von ihnen werden im Rahmen von herzchirurgischen Operationen eingesetzt; bis zu 5% der Patienten benötigen sie in dieser Situation zur Aufrechterhaltung eines ausreichenden Herzzeitvolumens [39].

Intraaortale Ballongegenpulsation (IABP)

Die IABP war über 25 Jahre lang das Standardverfahren zur mechanischen Unterstützung des Herzens [38, 40]. Das System besteht aus einem ca. 30 cm langen Polyurethanballon, der am Ende eines großlumigen Katheters angebracht ist. Der Katheter wird mit nichtentfaltetem Ballon über die Leiste in die Femoralarterie eingebracht, der Zugang erfolgt entweder perkutan oder über eine Arteriotomie. Der Katheter wird vorgeschoben, bis die Spitze distal des Abgangs der linken A. subclavia liegt, wobei die korrekte Plazierung auch ohne Röntgendurchleuchtung möglich ist. Liegt der Katheter richtig, wird der Ballon freigegeben und kann nun periodisch aufgeblasen werden.

Hämodynamische Effekte

Zu Beginn der Diastole, wenn die Aortenklappe schließt, wird der Ballon mit 35–40 ml Helium aufgeblasen. Zu Beginn der Systole, kurz vor der Öffnung der Aortenklappe, wird das Gas abgesaugt, und der Ballon kollabiert. Das zyklische Aufblasen des Ballons erzeugt im wesentlichen zwei hämodynamische Veränderungen (Abb. 16-6):
1. Das Aufblasen des Ballons verdrängt Blut aus der Aorta in die Peripherie und erhöht den maximalen diastolischen Druck. Dies führt zu einem Anstieg des mittleren arteriellen Drucks und dadurch zu einer Verbesserung der peripheren Durchblutung. Da die Koronardurchblutung vom diastolischen Aortendruck abhängig ist, kann ebenfalls eine Zunahme erwartet werden. Eine Verbesserung der Koronardurchblutung konnte bisher aber nur bei hypotensiven und nicht bei normotensiven Patienten nachgewiesen werden [41].

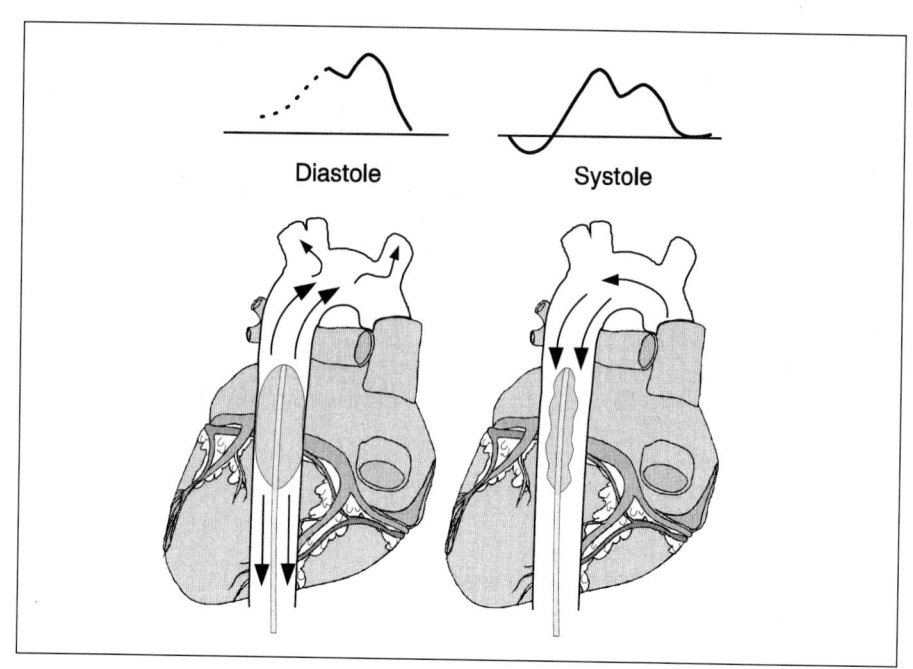

Abb. 16-6 *Hämodynamische Wirkung der IABP.*

2. Das Absaugen des Ballons reduziert den aortalen enddiastolischen Druck und setzt damit die Last, die vom Ventrikel zu Beginn der Systole überwunden werden muß, herab. Dies bedeutet eine Abnahme der Nachlast und damit eine Unterstützung der ventrikulären Schlagarbeit.

Indikationen

Aus der Funktionsweise der IABP leiten sich folgende Indikationen ab:
- vor und nach Eingriffen mit der Herz-Lungen-Maschine
- vor und nach Herztransplantationen
- Myokardinfarkt mit kardiogenem Schock
- akute Mitralklappeninsuffizienz
- instabile Angina pectoris

Am häufigsten wird die IABP unmittelbar postoperativ nach Eingriffen mit der Herz-Lungen-Maschine angewendet. Zunehmend wird die IABP auch bei Patienten mit dekompensierter Herzinsuffizienz als Überbrückungsmaßnahme eingesetzt, bis ein Spenderorgan zur Herztransplantation zur Verfügung steht.

Kontraindikationen

Bei einer Aortenklappeninsuffizienz, bei einer Aortendissektion und in den ersten zwölf Monaten nach gefäßprothetischer Versorgung der thorakalen Aorta darf die IABP nicht angewendet werden.

Komplikationen

Bei Einsatz der IABP treten in 15–45% der Fälle Komplikationen auf, die Häufigkeit von schwerwiegenden Komplikationen wird mit 5–10% angegeben [40]. Am häufigsten werden Ischämien der unteren Extremität (9–22%) und Septikämien (1–22%) beobachtet. Eine Ischämie des Beins kann ipsi- oder kontralateral auftreten und wird gelegentlich erst nach Entfernung des Katheters manifest. Sind die distalen Pulse bei liegendem Katheter nicht mehr tastbar, genügt häufig dessen Entfernung. Bei ca. 20% dieser Patienten muß allerdings aufgrund bedrohlicher Durchblutungsstörungen des Beines operativ interveniert werden [42].

Entwöhnung

Die Entwöhnung von der IABP erfolgt schrittweise, entweder durch allmähliches Herabsetzen der Frequenz der Balloninsufflationen in Relation zum Herzzyklus (von 1 : 1 bis auf 1:3) oder durch allmähliche Reduktion des Insufflationsvolumens bis auf 10% des Ausgangsvolumens. Die Wahl der Entwöhnungsart hängt von persönlichen Vorlieben ab, es hat sich keine Methode als überlegen erwiesen. Ebenso ist die Zeitdauer der Entwöhnung von subjektiver Einschätzung abhängig und kann zwischen 60 Minuten und 24 Stunden betragen [40].

Mechanische Ventrikelunterstützungssysteme

Mechanische Ventrikelunterstützungssysteme (ventricular assist devices = VAD) sind häufig nichtpulsatile Pumpen, die parallel zum rechten (RVAD) oder linken (LVAD) Ventrikel arbeiten oder beide Ventrikel unterstützen (BiVAD) [39, 43, 44]. Das Unterstützungssystem wird so eingestellt, daß ein systemischer Gesamtblutfluß von 2,0 bis 3,0 l/min × m² erzielt wird. Meist finden diese Pumpen nach Operationen mit der Herz-Lungen-Maschine Anwendung, wenn mit Hilfe der IABP kein adäquates Herzzeitvolumen erzielt werden kann. Nach 24stündigem Betrieb kann ein erster Ausschleichversuch erfolgen, indem die Förderleistung der Pumpe herabgesetzt wird, bis der rechte oder linke Vorhofdruck 20–25 mmHg erreicht [44].

Meist wird dieses Unterstützungssystem für ein bis vier Tage benötigt, aber die Zeitdauer kann von wenigen Stunden bis zu mehr als zehn Tagen reichen [44]. Komplikationen treten bei über 50% der Patienten auf, meist in Form von Blutungen oder arteriellen Embolien [43, 44]. Die meisten Patienten lassen sich nicht mehr von einem VAD entwöhnen, es wird aber trotzdem eine Überlebensrate von einem Drittel der Patienten angegeben.

Hämodynamische Komplikationen nach herzchirurgischen Operationen

Operationen mit der Herz-Lungen-Maschine werden häufig von einer Phase der hämodynamischen Instabilität gefolgt. Einige der wichtigsten hämodynamisch relevanten Umstände sollen hier besprochen werden.

Perikardtamponade

Nach Herzoperationen kommt es bei 3–6% der Patienten zu einer Perikardtamponade [20]. Sie tritt meist wenige Stunden nach Beendigung der Operation auf, aber auch später, z.B. wenn die Schrittmachersonden entfernt werden.

Das Perikard kann nach Eingriffen am Herzen offenbleiben, und das verhindert eine gleichmäßige Flüssigkeitsverteilung um das Herz. Die häufigste Ursache einer Tamponade nach einem chirurgischen Eingriff ist ein Blutgerinnsel, das das rechte Herz komprimiert.

Klinik

Die Klinik einer Herzbeuteltamponade nach Beendigung der extrakorporalen Zirkulation ist oft untypisch. **Zwei typische klinische Zeichen können fehlen.**
1. Ein Pulsus paradoxus (ein Abfall des systolischen Blutdrucks um mehr als 10 mmHg während Inspiration) kann bei beatmeten Patienten fehlen. Der positive Druck bei Inspiration stellt eine Unterstützung des linken Ventrikels während der Systole dar und kann daher den systolischen Blutdruck anheben. Dieser Anstieg des systolischen Blutdrucks während Inspiration wird „umgekehrter Pulsus paradoxus" genannt (s. Kap. 26).
2. Eine Angleichung der diastolischen Drücke (ZVD, pulmonalarterieller Druck, PCWP) kann bei einer Kompression des rechten Vorhofs durch ein Blutkoagel ausbleiben. In dieser Situation kann der ZVD ansteigen, während pulmonalarterieller Druck und PCWP abfallen.

Diagnose

Eine Perikardtamponade wird oft aufgrund klinischer Zeichen vermutet, wenn die mediastinale Blutdrainage abnimmt, die kardialen Füllungsdrücke ansteigen und gleichzeitig das Herzzeitvolumen abnimmt. Die Diagnose läßt sich nicht immer sicher stellen (und bereitet daher den Herzchirurgen häufig Kummer) und erfordert eine unverzügliche Rethorakotomie zur Verifikation sowie zur chirurgischen Entlastung und Blutstillung. Die transösophageale Echokardiographie erhärtet durch Nachweis einer Kompression des rechten Vorhofs und einer Akinesie des linken Ventrikels die Diagnose [47].

Hämodynamik nach Operationen mit der Herz-Lungen-Maschine

Die Aufwärmphase am Ende der extrakorporalen Zirkulation ist mit einer Abnahme der Ventrikelcompliance verbunden [48]. Die Ursache hierfür ist unklar, eine Rolle könnte das myokardiale Ödem nach Kühlung und Reperfusion spielen. In der unmittelbar postoperativen Phase kann der periphere Widerstand sowohl zunehmen als auch abfallen. Die systolische Ventrikelfunktion ist eher selten beeinträchtigt [45]. Ein akuter Myokardinfarkt kommt bei weniger als 10% der Patienten vor [45].

Therapie

Die Abnahme der ventrikulären Compliance in der Aufwärmphase hat eine Abnahme des EDV im Verhältnis zum EDP zur Folge. Das bedeutet, daß ein normaler PCWP in dieser Phase mit einem niedrigen EDV einhergeht. Wenn daher das Herzzeitvolumen bei nichterhöhtem PCWP niedrig ist, sollte Volumen zugeführt werden, bis der PCWP auf 20 mmHg ansteigt.
Die medikamentöse Therapie richtet sich nach dem systemischen peripheren Widerstand (SVR) gemäß folgendem Schema:

SVR	Blutdruck	Therapie
hoch	hoch	Nitroprussid
hoch	normal	Dobutamin
hoch	niedrig	Dopamin, IABP
normal	normal	Dobutamin
normal	niedrig	Dopamin, IABP
niedrig	normal	Dobutamin
niedrig	niedrig	Dopamin, Adrenalin

Die Anwendung von Nitroprussid zur Therapie postoperativer hypertensiver Phasen ist mit einem besonders hohen Risiko der Cyanidakkumulation verbunden, da zu diesem Zeitpunkt dem Organismus wenig Thiosulfat zur Verfügung steht (s. Kap. 18). Nitroglycerin ist eine Alternative zu Nitroprussid, der Autor selbst hat Trimethaphan (einen Ganglienblocker) zur antihypertensiven Therapie in dieser Phase benutzt. Weitere Informationen zu vasoaktiven Medikamenten gibt Kapitel 18.

KAPITEL 17

Herzstillstand

Medicine cannot,
except over a short period, increase the population
of the world.

BERTRAND RUSSELL

Im *Journal of the American Medical Association* erschien 1960 ein Artikel, der die einflußreichste Einzelarbeit der Medizin des zwanzigsten Jahrhunderts werden sollte. Diese Arbeit mit dem Titel „Herzdruckmassage bei geschlossenem Thorax" stellte fünf Fälle mit akutem Herz-Kreislauf-Stillstand vor, die in Tabelle 17-1 aufgeführt sind. Obwohl das Überleben in jedem der Fälle auf andere Maßnahmen (z.B. Intubation und Kardioversion) zurückgeführt werden kann, wurde in dem Bericht der Schluß gezogen, daß „die Herzdruckmassage bei geschlossenem Thorax im Falle eines Herzstillstandes als effektiv anzusehen ist" [1]. Dieser Beitrag markiert die Geburtsstunde der kardiopulmonalen Reanimation (CPR). Wie in Abbildung 17-1 dargestellt, ist die kardiopulmonale Reanimation als lebensrettende Maßnahme nicht sehr erfolgreich [2]. Trotz dieses schlechten Ergebnisses ist die kardiopulmonale Reanimation nicht nur eine allgemein anerkannte Methode, sondern gilt auch als menschliches Grundrecht.
Dieses Kapitel beschreibt die mechanischen und pharmakologischen Maßnahmen, die bei der Behandlung eines Herz-Kreislauf-Stillstands von Bedeutung sind. Weiterhin sind Empfehlungen für das klinische Monitoring während kardiopulmonaler Reanimation und Überlegungen zu der frühen Phase nach Reanimation aufgeführt. Eine detailliertere Beschreibung bezüglich der Basis- und der erweiterten Maßnahmen der Herz-Kreislauf-Wiederbelebung findet sich in den Richtlinien der American Heart Association (Literaturvorschläge s. am Ende des Buches).

Tabelle 17-1 Zusammenfassung der Originalarbeit über Herzdruckmassage bei geschlossenem Thorax (Kouwenhoven WB et al. Closed-chest cardiac massage. JAMA 1960; 173:1064–1067).

Fall	Beschreibung
1	35jährige Patientin wird cholezystektomiert; unter Relaxation schwierige Intubation und Asystolie; Erholung nach Intubation
2	9jähriger Junge unterzieht sich Mastoidektomie; im Aufwachraum Atemstillstand, Pulse noch vorhanden; nach Mund-zu-Mund-Beatmung Erholung
3	80jährige Patientin im OP zur Thyroidektomie; nach Einleitung und Relaxation Asystolie; nach Neosynephringabe Rückkehr der Pulse; Dauer der Herzdruckmassage = 2 min
4	12jähriger Junge im OP zur Warzenentfernung; unter Allgemeinanästhesie Rhythmusstörungen und Asystolie; nach geschlossener Herzdruckmassage für 1 min Wiederkehr der Pulse
5	45jähriger Patient in der Notaufnahme mit Thoraxschmerzen und Herzstillstand infolge Kammerflimmerns; erfolgreiche Defibrillation

Schlußfolgerung: „Herzdruckmassage bei geschlossenem Thorax hat sich in Fällen eines Herzstillstands als effektiv erwiesen".

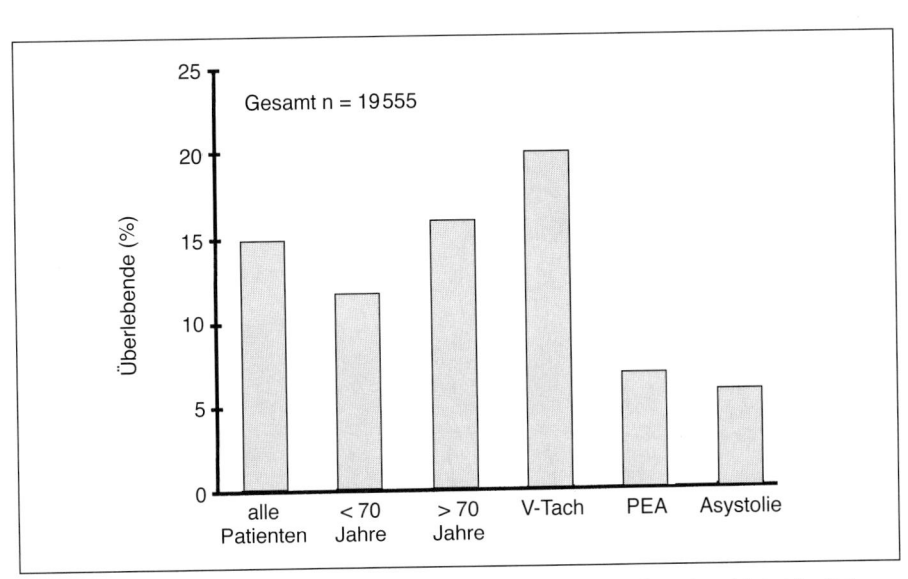

Abb. 17-1 Überlebensraten aller hospitalisierten Patienten mit Herzstillstand, publiziert im Zeitraum von 1960 bis 1990. Die Fälle sind nach Alter und anfänglichem kardialem Rhythmus geordnet. Die Gesamtzahl (n) der Patienten betrug 19555. PEA = pulslose elektrische Aktivität = elektromechanische Entkoppelung, V-Tach = ventrikuläre Tachykardie (Daten aus Schneider AP II et al. Inhospital cardiopulmonary resuscitation: a 30-year review. J Am Board Fam Pract 1993; 6:91–101).

Basismaßnahmen bei Reanimation

Das ABC der Basismaßnahmen beinhaltet Atemwege freimachen, Beatmung und Kreislauffunktion (Circulation) herstellen. Das Freimachen der Atemwege gelingt beispielsweise durch den Heimlich-Handgriff, der zur Beseitigung einer Atemwegsverlegung führt. Die Beatmung wird durch eine Mund-zu-Mund-Atemspende durchgeführt, und die Wiederherstellung des Kreislaufs erfolgt durch Herzdruckmassage bei geschlossenem Thorax. Die Wiederherstellung der Kreislauffunktion ist zentrales Ziel aller Basismaßnahmen, die folgendermaßen durchgeführt werden:

Thoraxkompressionen

1. Der Handballen der einen Hand wird auf der unteren Sternumhälfte des Patienten plaziert, so daß die Längsachse der Hand senkrecht zur Längsachse des Sternums steht. Die andere Hand wird darüber plaziert, und die Finger werden verbunden, wobei sie vom Thorax ferngehalten werden.
2. Die Ellbogen werden durchgedrückt, so daß beide Arme gestreckt sind, wobei die Position der Schultern direkt über dem Kontaktpunkt sein sollte, und das Sternum 4–5 cm tief komprimiert mit einer Frequenz von 80–100/min. Die Dauer einer Thoraxkompression sollte die Hälfte eines ganzen Kompressions-Dekompressions-Zyklus betragen. Die Thoraxkompressionen sollten im Verhältnis 5 : 1 zur Beatmung durchgeführt werden.
3. Falls diese Maßnahmen zu keinem tastbaren Karotis- oder Femoralispuls führen, sollte der Druck der Thoraxkompressionen erhöht werden.

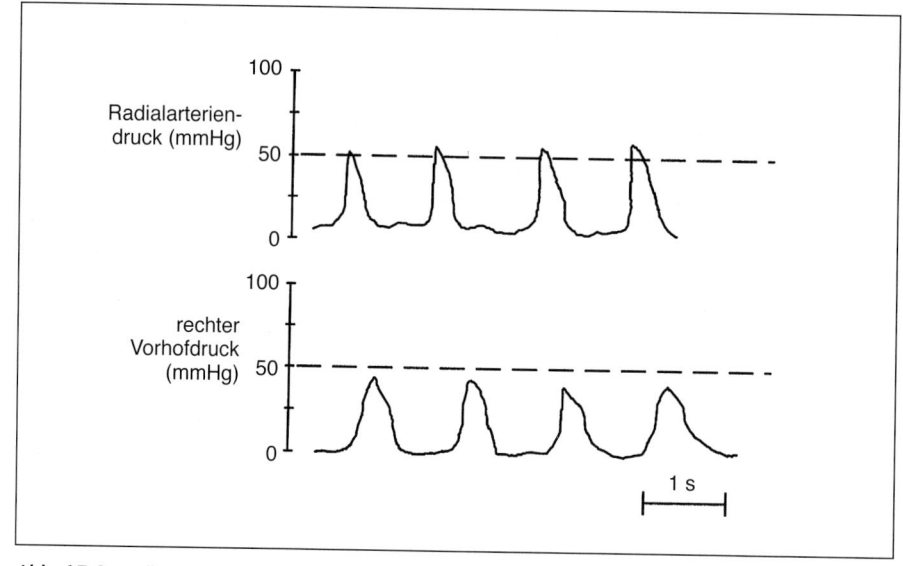

Abb. 17-2 Einfluß der Thoraxkompressionen auf die arteriellen und venösen (rechtsatrialen) Druckkurven bei einem erwachsenen Patienten mit Asystolie. Beachte, daß die Unterschiede zwischen arteriellen und venösen (Spitzen-)Drücken vernachlässigbar sind.

Probleme

Schwachpunkt der kardiopulmonalen Reanimation ist, daß durch Thoraxkompressionen kein ausreichender Blutfluß zu den lebenswichtigen Organen erreicht werden kann. In der Originalarbeit von 1960 wurde das Erzeugen tastbarer Pulse durch Thoraxkompressionen dahingehend fehlinterpretiert, daß Thoraxkompression auch einen ausreichenden systemischen Blutfluß herstellen könne. Das Problem zeigt Abbildung 17-2. Die Druckkurven in dieser Abbildung stammen von einem Patienten, der mit rhythmischen Thoraxkompressionen, wie oben beschrieben, reanimiert wurde. Bemerkenswert ist, daß ähnliche Drücke sowohl in der Radialarterie als auch im rechten Vorhof gemessen werden konnten (der rechte Vorhofdruck wurde über einen zentralen Venenkatheter ermittelt). Aus diesem Grunde ist, auch wenn die Thoraxkompressionen einen systolischen Druck geringfügig über 50 mmHg erzeugten, die arteriovenöse Druckdifferenz nur gering, die die Hauptdeterminante sowohl des systemischen als auch des regionalen Blutflusses ist. Darum beträgt der **Blutfluß während der Herzdruckmassage bei geschlossenem Thorax sowohl im systemischen Kreislauf als auch in den regionalen Kreisläufen (z.B. koronarer Kreislauf) weniger als ein Viertel des Wertes vor dem Herz-Kreislauf-Stillstand** [4, 5, 6]. Dies erklärt auch, warum die kardiopulmonale Reanimation eine so geringe Erfolgsrate hat. (Wenn die ersten Forscher eine zentrale Venendruckkurve während der Thoraxkompressionen ermittelt hätten, wären uns viele der falschen Behauptungen bezüglich der Reanimation, die heute noch herumgeistern, erspart geblieben.)

Koronarer Perfusionsdruck

Die Differenz zwischen Aorten- und rechtem Vorhofdruck, der sogenannte koronare Perfusionsdruck (KPD), ist der entscheidende Druckgradient für den koronaren Blutfluß. Studien zum Outcome von Patienten nach kardiopulmonaler Reanimation zeigen, daß ein KPD von mindestens 15 mmHg für ein zufriedenstellendes Behandlungsergebnis nötig ist [7].

Reanimation mit aktiver Kompression und Dekompression

1990 wurde ein Fallbericht veröffentlicht, in dem ein Patient mit Herz-Kreislauf-Stillstand mit einer auf die Thoraxwand aufgesetzten Saugglocke reanimiert wurde [8]. Dies gab Anlaß zur Entwicklung einer Saugglocke, die nach Aufbringen über dem Sternum den Thorax abwechselnd komprimiert und dekomprimiert. Obwohl dieses Gerät ein höheres kardiales Auswurfvolumen erzeugen kann als gewöhnliche Thoraxkompressionen [9], hat seine klinische Erprobung zu keinen höheren Überlebensraten bei Herz-Kreislauf-Stillständen, die außerhalb oder innerhalb einer Klinik auftraten, geführt [10, 11].

Offene Herzdruckmassage

Durch direkte Herzdruckmassage nach notfallmäßiger Thorakotomie können normale oder sogar übernormale Blutflußraten während CPR erreicht werden [3, 4, 6]. Leider wird die Bedeutung der offenen Herzdruckmassage limitiert durch das Widerstreben, diese Prozedur bei Patienten mit Herz-Kreislauf-Stillstand durchzuführen.

Erweiterte Reanimationsmaßnahmen

Erweiterte Maßnahmen der kardiopulmonalen Reanimation (advanced cardiac life support, ACLS) schließen Maßnahmen der Intubation, der mechanischen Beatmung sowie weitere Maßnahmen (z.B. Defibrillation und Pharmakotherapie) zur Verbesserung der Herzfunktion und zur Unterstützung des Blutflusses mit ein. Die folgende Beschreibung befaßt sich mit diesen zusätzlichen Maßnahmen zur Verbesserung der kardialen Auswurfleistung während CPR (Intubation und mechanische Beatmung werden in den Kapiteln 26–29 behandelt).

Algorithmen erweiterter Reanimationsmaßnahmen

Die Algorithmen in den Tabellen 17-2, 17-3 und 17-4 zeigen die neuesten Empfehlungen der American Heart Association zur Behandlung eines Herz-Kreislauf-Stillstands aufgrund von Kammerflimmern und pulsloser ventrikulärer Tachykardie (Tab. 17-2), bei pulsloser elektrischer Aktivität (PEA), die neue Bezeichnung für elektromechanische Entkopplung (Tab. 17-3), und bei Asystolie (Tab. 17-4). Im folgenden werden die Wiederbelebungsmaßnahmen kurz beschrieben, die in den Diagrammen aufgeführt sind.

Defibrillation

Kardioversion mit Gleichstrom ist die effektivste Maßnahme zur Verbesserung des Überlebens bei Herz-Kreislauf-Stillstand [2, 3, 4, 5, 6]. Bei Patienten mit ventrikulärer Tachykardie oder Kammerflimmern ist die Zeitspanne vom Herzstillstand bis zur Defibrillation der wichtigste Einflußfaktor auf das Behandlungsergebnis.
Die Bedeutung von Behandlungsverzögerungen für das Überleben ist in Abbildung 17-3 [12] dargestellt. Die Daten in dieser Abbildung stammen aus einer Studie an 1667 Patienten mit Herz-Kreislauf-Stillstand infolge von Kammerflimmern. Es ist zu sehen, daß die Überlebensrate linear mit dem Zeitraum bis zur Defibrillation abnimmt. Die Überlebensrate nahm von 40 % auf weniger als 10 % ab, wenn die Defibrillation um 15 Minuten später einsetzte (von 5 auf 20 min nach Herzstillstand). Diese Ergebnisse unterstreichen, wie wichtig es ist, Verzögerungen bis zur Durchführung einer Defibrillation zu vermeiden.

Dosierung

Die Intensität einer Defibrillation wird normalerweise in Energieeinheiten (Joule), nicht in Einheiten des elektrischen Stroms angegeben. **Die empfohlene Energie für drei aufeinanderfolgende Defibrillationen (falls nötig) beträgt 200 J, danach 300 J und schließlich 360 J.** Falls die drei ersten Defibrillationsversuche erfolglos sind, werden Medikamente, die in Tabelle 17-2 aufgeführt sind (z.B. Adrenalin und Lidocain), verabreicht und die Serie von Defibrillationen wiederholt. Diese Folge von Defibrillationen, Medikamentengabe und erneuten Defibrillationen ist die Basisstrategie zur Behandlung von ventrikulären Tachykardien und Kammerflimmern.

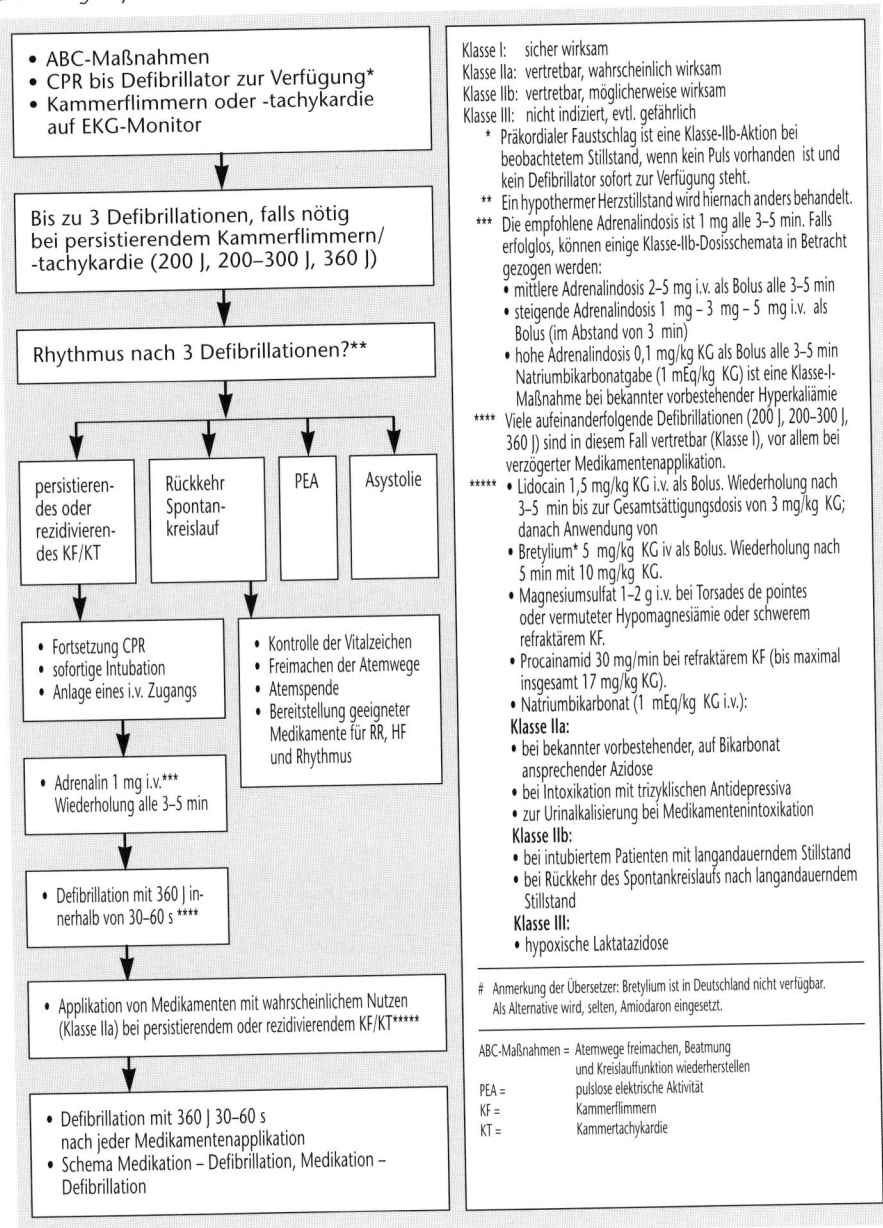

Tabelle 17-2 Algorithmus erweiterter Maßnahmen bei Kammerflimmern und pulsloser Kammertachykardie (American Heart Association. Guidelines for cardiopulmonary resuscitation and emergency cardiac care. JAMA 1992; 268:2199–2242; Abdruck mit Genehmigung).

- ABC-Maßnahmen
- CPR bis Defibrillator zur Verfügung*
- Kammerflimmern oder -tachykardie auf EKG-Monitor

↓

Bis zu 3 Defibrillationen, falls nötig bei persistierendem Kammerflimmern/ -tachykardie (200 J, 200–300 J, 360 J)

↓

Rhythmus nach 3 Defibrillationen?**

↓

| persistierendes oder rezidivierendes KF/KT | Rückkehr Spontankreislauf | PEA | Asystolie |

persistierendes oder rezidivierendes KF/KT:
- Fortsetzung CPR
- sofortige Intubation
- Anlage eines i.v. Zugangs

↓

- Adrenalin 1 mg i.v.***
  Wiederholung alle 3–5 min

↓

- Defibrillation mit 360 J innerhalb von 30–60 s ****

↓

- Applikation von Medikamenten mit wahrscheinlichem Nutzen (Klasse IIa) bei persistierendem oder rezidivierendem KF/KT*****

↓

- Defibrillation mit 360 J 30–60 s nach jeder Medikamentenapplikation
- Schema Medikation – Defibrillation, Medikation – Defibrillation

Rückkehr Spontankreislauf / PEA / Asystolie:
- Kontrolle der Vitalzeichen
- Freimachen der Atemwege
- Atemspende
- Bereitstellung geeigneter Medikamente für RR, HF und Rhythmus

---

Klasse I: sicher wirksam
Klasse IIa: vertretbar, wahrscheinlich wirksam
Klasse IIb: vertretbar, möglicherweise wirksam
Klasse III: nicht indiziert, evtl. gefährlich

* Präkordialer Faustschlag ist eine Klasse-IIb-Aktion bei beobachtetem Stillstand, wenn kein Puls vorhanden ist und kein Defibrillator sofort zur Verfügung steht.

** Ein hypothermer Herzstillstand wird hiernach anders behandelt.

*** Die empfohlene Adrenalindosis ist 1 mg alle 3–5 min. Falls erfolglos, können einige Klasse-IIb-Dosisschemata in Betracht gezogen werden:
- mittlere Adrenalindosis 2–5 mg i.v. als Bolus alle 3–5 min
- steigende Adrenalindosis 1 mg – 3 mg – 5 mg i.v. als Bolus (im Abstand von 3 min)
- hohe Adrenalindosis 0,1 mg/kg KG als Bolus alle 3–5 min

Natriumbikarbonatgabe (1 mEq/kg KG) ist eine Klasse-I-Maßnahme bei bekannter vorbestehender Hyperkaliämie

**** Viele aufeinanderfolgende Defibrillationen (200 J, 200–300 J, 360 J) sind in diesem Fall vertretbar (Klasse I), vor allem bei verzögerter Medikamentenapplikation.

*****
- Lidocain 1,5 mg/kg KG i.v. als Bolus. Wiederholung nach 3–5 min bis zur Gesamtsättigungsdosis von 3 mg/kg KG; danach Anwendung von
- Bretylium* 5 mg/kg KG iv als Bolus. Wiederholung nach 5 min mit 10 mg/kg KG.
- Magnesiumsulfat 1–2 g i.v. bei Torsades de pointes oder vermuteter Hypomagnesiämie oder schwerem refraktärem KF.
- Procainamid 30 mg/min bei refraktärem KF (bis maximal insgesamt 17 mg/kg KG).
- Natriumbikarbonat (1 mEq/kg KG i.v.):

Klasse IIa:
- bei bekannter vorbestehender, auf Bikarbonat ansprechender Azidose
- bei Intoxikation mit trizyklischen Antidepressiva
- zur Urinalkalisierung bei Medikamentenintoxikation

Klasse IIb:
- bei intubiertem Patienten mit langandauerndem Stillstand
- bei Rückkehr des Spontankreislaufs nach langandauerndem Stillstand

Klasse III:
- hypoxische Laktatazidose

\# Anmerkung des Übersetzers: Bretylium ist in Deutschland nicht verfügbar. Als Alternative wird, selten, Amiodaron eingesetzt.

ABC-Maßnahmen = Atemwege freimachen, Beatmung und Kreislauffunktion wiederherstellen
PEA = pulslose elektrische Aktivität
KF = Kammerflimmern
KT = Kammertachykardie

Tabelle 17-3 *Algorithmus erweiterter Maßnahmen bei pulsloser elektrischer Aktivität (PEA) (American Heart Association. Guidelines for cardiopulmonary resuscitation and emergency cardiac care. JAMA 1992; 268:2199–2242; Abdruck mit Genehmigung).*

PEA beinhaltet	• elektromechanische Entkopplung (EME) • Pseudo-EME • idioventrikuläre Rhythmen • ventrikuläre Ersatzrhythmen • bradyasystole Rhythmen • idioventrikuläre Rhythmen nach Defibrillation

---

• Fortsetzung der CPR • sofortige Intubation	• Anlage eines i.v. Zugangs • Kontrolle des Blutflusses mittels Doppler-Sonographie

▼

Erwägen möglicher Ursachen (in Klammern = Therapie- und Behandlungsmöglichkeiten)

• Hypovolämie (Volumengabe) • Hypoxie (Beatmung) • Perikardtamponade (Perikardfensterung) • Spannungspneumothorax (Entlastung mittels Punktion) • Hypothermie • massive Lungenembolie (OP, Lyse)	• Intoxikationen durch z.B. trizyklische Antidepressiva, Digitalis, β-Blocker, Kalziumantagonisten • Hyperkaliämie* • Azidose** • ausgedehnter akuter Myokardinfarkt

▼

• Adrenalin 1 mg i.v.*/***, Wiederholung alle 3–5 min

▼

• bei absoluter Bradykardie (HF < 60/min) oder relativer Bradykardie 1 mg Atropin i.v.

▼

• Wiederholung alle 3–5 min bis max. 0,04 mg/kg KG

Klasse I: sicher wirksam
Klasse IIa: vertretbar, wahrscheinlich wirksam
Klasse IIb: vertretbar, möglicherweise wirksam
Klasse III: nicht indiziert, evtl. gefährlich
 *   Natriumbikarbonat 1 mEq/kg KG gehört zu Klasse-I-Maßnahmen bei bekannter vorbestehender Hyperkaliämie
 ** Natriumbikarbonat 1 mEq/kg KG:
    Klasse IIa:
    • bei bekannter vorbestehender Azidose, die auf Bikarbonat anspricht
    • bei Intoxikation mit trizyklischen Antidepressiva
    • zur Urinalkalisierung bei Medikamentenintoxikation
    Klasse IIb:
    • bei intubierten Patienten mit langandauerndem Herz-Kreislauf-Stillstand
    • bis zur Wiederkehr eines Spontankreislaufs nach langandauerndem Herz-Kreislauf-Stillstand
    Klasse III:
    • hypoxische Laktatazidose
 *** Empfohlene Adrenalindosis 1 mg i.v. alle 3–5 min
    Falls erfolglos, können einige Dosisschemata der Klasse IIb in Betracht gezogen werden:
    • mittlere Adrenalindosis 2–5 mg i.v. als Bolus alle 3–5 min
    • steigende Adrenalindosis 1 mg – 3 mg – 5 mg i.v. als Bolus (im Abstand von 3 min)
    • hohe Adrenalindosis 0,1 mg/kg KG i.v. als Bolus alle 3–5 min
    Kürzere Atropindosisintervalle sind möglicherweise beim Herzstillstand wirksam (Klasse IIb).

Tabelle 17-4 *Algorithmus erweiterter Maßnahmen zur Behandlung der Asystolie (American Heart Association. Guidelines for cardiopulmonary resuscitation and emergency cardiac care. JAMA 1992; 268:2199–2242; Abdruck mit Genehmigung).*

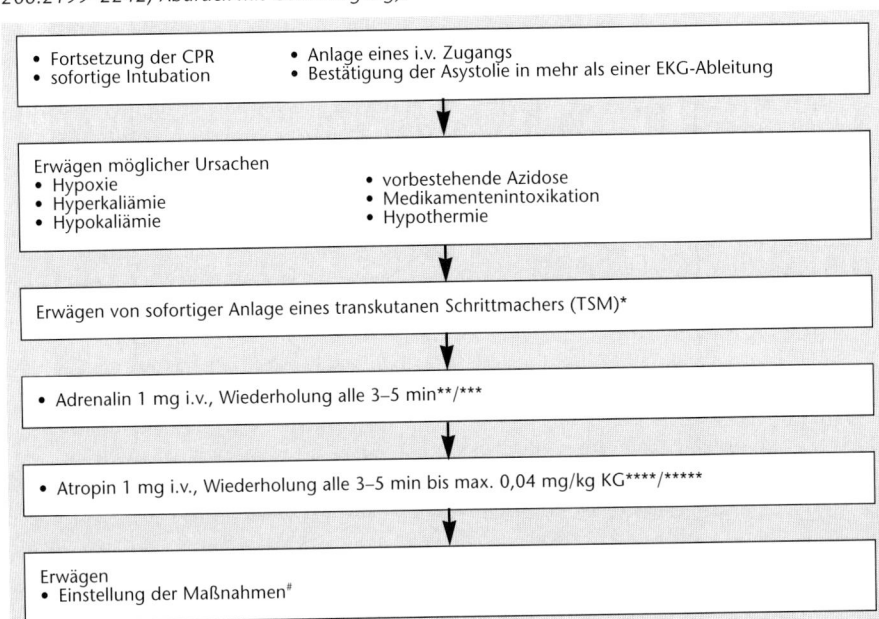

- Fortsetzung der CPR
- sofortige Intubation
- Anlage eines i.v. Zugangs
- Bestätigung der Asystolie in mehr als einer EKG-Ableitung

↓

Erwägen möglicher Ursachen
- Hypoxie
- Hyperkaliämie
- Hypokaliämie
- vorbestehende Azidose
- Medikamentenintoxikation
- Hypothermie

↓

Erwägen von sofortiger Anlage eines transkutanen Schrittmachers (TSM)*

↓

- Adrenalin 1 mg i.v., Wiederholung alle 3–5 min**/***

↓

- Atropin 1 mg i.v., Wiederholung alle 3–5 min bis max. 0,04 mg/kg KG****/*****

↓

Erwägen
- Einstellung der Maßnahmen#

Klasse I: sicher wirksam
Klasse IIa: vertretbar, wahrscheinlich wirksam
Klasse IIb: vertretbar, möglicherweise wirksam
Klasse III: nicht indiziert, evtl. gefährlich

* TSM ist eine Klasse-IIb-Maßnahme. Mangelnder Erfolg ist evtl. auf verzögerten SM-Einsatz zurückzuführen. Um wirksam zu sein, muß ein transkutaner Schrittmacher frühzeitig eingesetzt werden, gleichzeitig mit Medikamenten. Der routinemäßige Einsatz eines TSM bei Asystolie ist nicht sicher effektiv.

** Die empfohlene Adrenalindosis ist 1 mg alle 3–5 min.
Falls erfolglos, können einige Klasse-IIb-Dosisschemata in Betracht gezogen werden:
- mittlere Adrenalindosis 2–5 mg i.v. als Bolus alle 3–5 min
- steigende Adrenalindosis 1 mg – 3 mg – 5 mg i.v. als Bolus (im Abstand von 3 min)
- hohe Adrenalindosis 0,1 mg/kg KG als Bolus alle 3–5 min

*** Natriumbikarbonatgabe (1 mEq/kg KG) ist eine Klasse-I-Maßnahme bei bekannter vorbestehender Hyperkaliämie

**** Kürzere Atropindosisintervalle sind Klasse-IIb-Maßnahmen bei Asystolie.

***** Natriumbikarbonat (1 mEq/kg KG i.v.):
Klasse IIa:
- bei bekannter vorbestehender, auf Bikarbonat ansprechender Azidose
- bei Intoxikation mit trizyklischen Antidepressiva
- zur Urinalkalisierung bei Medikamentenintoxikation

Klasse IIb:
- bei intubiertem Patienten mit langandauerndem Stillstand
- bei Rückkehr des Spontankreislaufs nach langandauerndem Stillstand

Klasse III:
- hypoxische Laktatazidose

\# Falls Patient asystol bleibt oder in einem anderen infausten Rhythmus nach erfolgreicher Intubation und Medikamentenverabreichung und keine reversiblen Ursachen erkannt werden, sollte die Einstellung der Reanimationsbemühungen durch einen Arzt erwogen werden. Bedenke: Zeitspanne seit Herzstillstand.

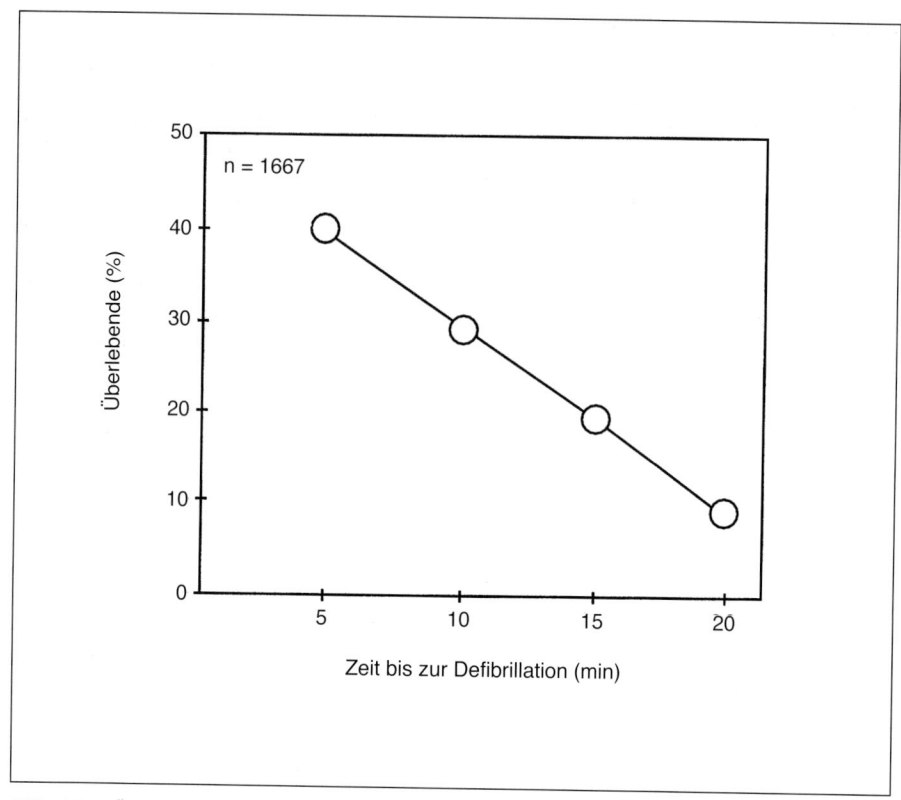

Abb. 17-3 Überlebensrate als Funktion der Zeit vom Herzstillstand bis zur Defibrillation bei Patienten mit Kammerflimmern. Die Zahl (n) links oben gibt die Anzahl der untersuchten Patienten an. (Daten aus Larsen MP et al. Predicting survival from out-of-hospital cardiac arrest: a graphic model. Ann Emerg Med 1993; 22:1652).

Zugangswege für die Medikamentengabe

Zentraler oder peripherer Venenzugang

Als bevorzugte Punktionsstelle zur venösen Kanülierung bei CPR sollten die Vena jugularis externa oder Venen in der Ellenbeuge gewählt werden (da diese Lokalisationen bei Thoraxkompressionen und der endotrachealen Intubation nicht stören). Medikamente über periphere Venen sollten immer als Bolus verabreicht und mit 20 ml Kochsalz nachgespült werden [3]. Wenn kein spontaner Kreislauf nach der ersten Medikamentengabe eintritt, sollte eine zentralvenöse Kanülierung für die nachfolgend zu verabreichenden Medikamente durchgeführt werden [3]. Dies reduziert die Kreislaufzeit für die Medikamentenverteilung um mindestens zwei Minuten [3].

Endobronchiale Medikamentengabe

Steht beim endotracheal intubierten Patienten ein venöser Zugang nicht unmittelbar zur Verfügung, können bestimmte Medikamente über den endotrachealen Tubus verabreicht werden [13]. **Medikamente, die endotracheal gegeben werden können, sind Atropin, Adrenalin und Lidocain. Die endobronchiale Dosis beträgt bei jedem dieser Medikamente das Zweifache der empfohlenen intravenösen Dosis** [3]. Adrenalin scheint endobronchial verabreicht weniger wirksam zu sein, so daß mehr als das Doppelte der empfohlenen intravenösen Dosis nötig sein kann, um das gewünschte Ergebnis zu erzielen [14]. Alle Medikamente, die in die Atemwege verabreicht werden, sollten mit 10 ml Kochsalz oder sterilem Wasser verdünnt werden, und die Verabreichung sollte über einen langen Katheter (wie z.B. einen 20 cm langen zentralvenösen Katheter) erfolgen, dessen Spitze über die Tubusspitze hinausreicht. Medikamente sollten nicht direkt in den Tubus gespritzt werden.

Die Thoraxkompression sollte unterbrochen werden, während das Medikament in die oberen Luftwege gegeben wird. Nach der Injektion sollte die Lunge mehrmals manuell gebläht werden. Diese Maßnahme verbessert die Medikamentenresorption in der Lunge [13].

Adrenalin

Die intravenöse Gabe von Adrenalin ist zentraler Bestandteil der erweiterten Reanimationsmaßnahmen und ist bei pulsloser ventrikulärer Tachykardie, Kammerflimmern, elektromechanischer Entkopplung sowie Kammerasystolie indiziert. Das Ziel der Gabe von Adrenalin besteht darin, eine systemische Vasokonstriktion zu erzeugen, die zu einem Blutfluß im Koronar- und Hirnkreislauf führt.

Dosierung

Die Standarddosis von Adrenalin in Reanimationsprotokollen beträgt 1 mg (10 ml einer 1 : 10000 verdünnten Lösung) mit Wiederholung alle drei bis fünf Minuten, falls erforderlich. Die optimale Dosis Adrenalin mag bei Herz-Kreislauf-Stillstand tatsächlich viel höher sein, vor allem bei größeren Patienten. In Tierstudien liegt die optimale kreislaufwirksame Dosis von Adrenalin bei 0,045–2,0 mg/kg KG [3]. Diese Dosis ist beträchtlich höher als die Standard-Adrenalindosis, die in Reanimationsprotokollen für den Menschen empfohlen wird. Zwei klinische Studien, die hohe Adrenalindosen (7 mg in der einen Studie, 0,2 mg/kg KG in der anderen) bei der Reanimation getestet haben, zeigen jedoch keinen Anstieg der Überlebensrate beim Vergleich der hohen Adrenalindosen mit der Standarddosierung [15, 16].

Trotz des fehlenden Nachweises eines besseren Behandlungsergebnisses bei hoher Adrenalindosierung empfiehlt die American Heart Association neuerdings, daß die **Adrenalindosen bis auf 5 mg erhöht werden können, falls auf die anfängliche 1-mg-Dosis keine Reaktion folgt** [3].

Atropin

Atropin ist wahrscheinlich eines der Medikamente mit der geringsten Wirkung im Arsenal der erweiterten Reanimationsmaßnahmen. Es ist noch am wirkungsvollsten bei der Behandlung von Bradykardien, wird aber auch zur Behandlung pulsloser elektrischer Aktivität und bei der Kammerasystolie empfohlen.

Tabelle 17-5 Empfehlungen zur Anwendung von Bikarbonat.

Klasse I (vorteilhaft)	• Hyperkaliämie
Klasse IIa (wahrscheinlich vorteilhaft)	• auf Bikarbonat ansprechende Azidose • Intoxikation mit trizyklischen Antidepressiva • Urinalkalisierung
Klasse IIb (möglicherweise vorteilhaft)	• längerdauernder Herzstillstand • Postreanimationsazidose
Klasse III (gefährlich)	• anaerobe Laktatazidose

Dosierung

Die empfohlene Atropindosis bei elektromechanischer Entkopplung und Asystolie beträgt 1 mg bei intravenöser Injektion, die, falls erforderlich, alle drei bis fünf Minuten wiederholt werden kann. Eine Gesamtdosis von 3 mg (oder 0,04 mg/kg KG) erzeugt eine komplette vagale Blockade, so daß diese Dosis nicht überschritten werden sollte. Atropindosierungen von weniger als 0,5 mg können parasympathomimetische Effekte hervorrufen (z.B. können sie eine Bradykardie erzeugen) und sollten aus diesem Grunde vermieden werden [3].

Bikarbonat

Die Empfehlungen für die Bikarbonatgabe bei kardiopulmonaler Reanimation sind in den letzten Jahren aufgrund von zahlreichen Studien erheblich modifiziert worden. Die Studien konnten nur einen geringen Nutzen und eventuell sogar Nachteile durch die Bikarbonatgabe bei metabolischer Azidose nachweisen [17, 18, 19]. Bemerkenswert ist die neue Erkenntnis, daß Bikarbonatgabe in Dosierungen, die für die Reanimation empfohlen werden (1 mg/kg KG), zu keiner stärkeren vasokonstriktiven Wirkung von Adrenalin führt [20]. Die derzeitigen Empfehlungen zur Verabreichung von Bikarbonat bei der kardiopulmonalen Reanimation zeigt Tabelle 17-5. Wie am Ende der Tabelle aufgeführt, wird **Bikarbonat bei Patienten mit ischämischer Laktatazidose nicht mehr empfohlen. Vielmehr wird es in dieser Situation als potentiell gefährlich angesehen.** Die Wirkungen einer Bikarbonatgabe werden in Kapitel 37 beschrieben.

Kalzium

Trotz der Tatsache, daß extrazelluläres Kalzium die Kontraktilität des Herzmuskels erhöht, gibt es keinen Nachweis, daß Kalzium während der Reanimation die Herzleistung verbessert. Vielmehr führt die Ischämie zu einer intrazellulären Akkumulation von Kalzium, was zu einem Membranschaden und einer Entkopplung der oxidativen Phosphorylierung führen kann [21]. Wegen dieses Risikos einer Kalziumakkumulation mit nachfolgendem Zellschaden in der Phase der Gewebsischämie ist die Indikation für eine Kalziumgabe unter Reanimation auf die akute Hyperkaliämie, auf einen Mangel an ionisiertem Kalzium und eine Überdosis eines Kalziumantagonisten beschränkt.

Glukoseinfusionen

Obwohl Glukose ein gängiger Zusatz in intravenösen Flüssigkeiten ist, kann die Infusion von Glukose verheerende Wirkungen bei kritisch kranken Patienten haben [22]. Wie in Kapitel 15 erwähnt, können Glukoseinfusionen die Produktion von Laktat bei kritisch kranken Patienten fördern (s. Abb. 15-2). Die Akkumulation von Laktat wiederum kann den Zellschaden durch die Bildung toxischer Sauerstoffprodukte begünstigen [23]. Dies könnte erklären, warum im Tierexperiment eine Hyperglykämie die Infarktgröße bei zerebrovaskulärer Okklusion vergrößert [24]. Der Einfluß von Kohlenhydratinfusionen während CPR ist unklar. Aus diesem Grund stufen die derzeitigen Empfehlungen der American Heart Association **Glukoseinfusionen als Klasse-III-Maßnahmen (gefährlich) ein, die vermieden werden sollten** [3].

Klinisches Monitoring

Das Hauptproblem bei der CPR ist die Aufrechterhaltung einer ausreichenden Organdurchblutung durch Thoraxkompressionen. Problem Nummer zwei ist die Überwachung einer adäquaten Organperfusion während der Reanimation. **Ein tastbarer Puls und arterielle Druckwellen sind kein Beweis für einen suffizienten Blutfluß** (der Unterschied zwischen Druckwellen und Flußwellen ist in Kapitel 9 beschrieben). Die Parameter, die in diesem Absatz beschrieben werden, ermöglichen eine genauere Beurteilung der Organperfusion als die gängigen Standardmaßnahmen zur Beurteilung des Reanimationserfolgs.

Endtidaler CO_2-Partialdruck

Die Ausscheidung von Kohlendioxid mit der Ausatemluft ist abhängig vom pulmonalen Blutfluß (Herzzeitvolumen). Deshalb ist die CO_2-Menge in der Ausatemluft direkt proportional zu Änderungen des Herzzeitvolumens. Der Kohlendioxidpartialdruck (P_{CO_2}) im endexspiratorischen Gas (d.h. der endtidale P_{CO_2}) läßt sich einfach am Krankenbett messen. Änderungen des endtidalen P_{CO_2} können als nichtinvasives Maß für Änderungen des Herzzeitvolumens genutzt werden (s. Kap. 22 bezüglich der genauen Beschreibung der endtidalen CO_2-Messung und ihrer Anwendung). Der endtidale P_{CO_2} wurde zur Überwachung des Herzzeitvolumens in der Hypovolämie (s. Abb. 14-1) und während kardiopulmonaler Reanimation eingesetzt [25, 26, 27].

Prognostischer Wert

Ein zunehmender Anstieg des endtidalen P_{CO_2} während einer kardiopulmonalen Reanimation zeigt an, daß die Wiederbelebungsmaßnahmen in bezug auf die Herstellung eines suffizienten Herzzeitvolumens erfolgreich sind. **So ist ein ständiger Anstieg des endtidalen P_{CO_2} während CPR eher mit einem günstigen Behandlungsergebnis vergesellschaftet als ein ständig niedriger P_{CO_2}.**
Die Korrelation zwischen Überleben und endtidalem P_{CO_2} während CPR zeigt Abbildung 17-4. Die Daten in dieser Abbildung stammen aus einer Studie an 90 Patienten mit Herzstillstand aufgrund PEA [27]. Der P_{CO_2}-Wert zu Beginn der Reanimation ist sehr niedrig (11–12 mmHg, verglichen mit einem normalen endtidalen P_{CO_2} von 40–45 mmHg) und weist bei Überlebenden und Nichtüberlebenden ähnliche Werte auf. Bei den Überlebenden stieg jedoch der endtidale P_{CO_2} nach 20 Minuten Reanimation beträchtlich (von 12

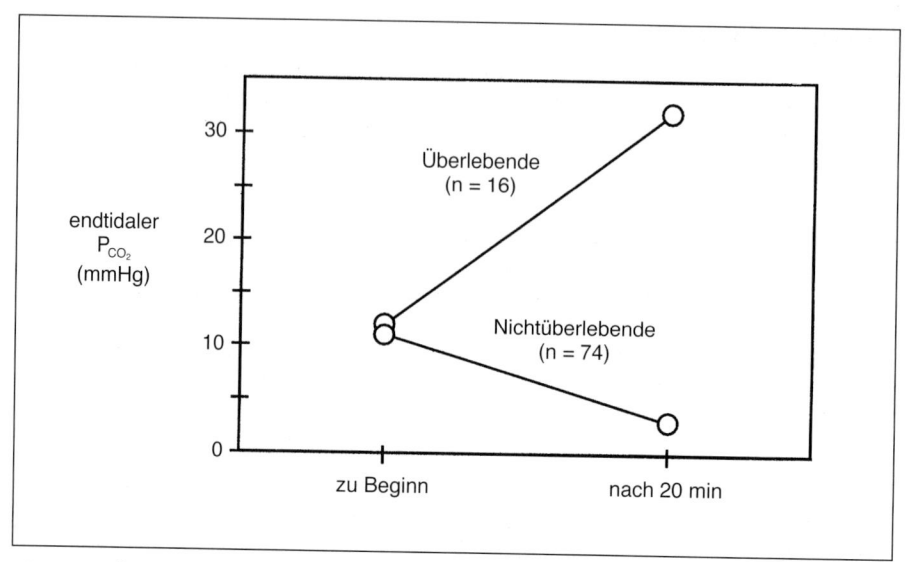

Abb. 17-4 Änderungen des endtidalen P_{CO_2} während CPR bei Überlebenden und Nichtüberlebenden eines Herzstillstands in Verbindung mit pulsloser elektrischer Aktivität. Die offenen Kreise repräsentieren die Mittelwerte jeder Gruppe (Daten aus Wayne MA et al. Use of end-tidal carbon dioxide to predict outcome in prehospital cardiac arrest. Ann Emerg Med 1995; 25:762–767).

auf 31 mmHg) an, wohingegen er bei den Nichtüberlebenden weiter abfiel (von 10,9 auf 3,9 mmHg). Diese Ergebnisse werden durch die Daten einer anderen Studie gestützt, in der gezeigt wurde, daß Reanimationen, die den endtidalen P_{CO_2} nicht über 10 mmHg anheben konnten, durchwegs nicht erfolgreich waren [26].

Ein tendentieller Anstieg im endtidalen P_{CO_2} während einer Reanimation kann als wertvolles prognostisches Zeichen angesehen werden. **Wenn der endtidale P_{CO_2} nach einer Reanimationszeit von 15–20 Minuten nicht über 10 mmHg angehoben werden kann, sind die Reanimationsbemühungen wahrscheinlich nicht erfolgreich.**

Venöse Blutgase

Die gängige Praxis, während einer Reanimation arterielle Blutgase zu überwachen, sollte zugunsten der Kontrolle venöser Blutgase aufgegeben werden. Der Gedanke, der hinter dieser Umstellung steht, ist der, daß venöses Blut den Sauerstoff- und Säure-Basen-Status der peripheren Gewebe besser wiedergibt [28, 29]. Arterielle Blutgaswerte liefern während Reanimation eher eine irreführende Information. Dies wird durch die Beobachtung belegt, daß die arteriellen Blutgaswerte während einer Reanimation eine respiratorische Alkalose, wohingegen die venösen Blutgaswerte eine metabolische Azidose aufweisen können [28, 29].

Die Überlegenheit venöser Blutgase zur Überwachung von Vorgängen, die sich während CPR (oder in jedem Low-flow-Zustand) im Gewebe abspielen, wurde über ein Jahrzehnt ignoriert, mit dem Resultat einer suboptimalen Versorgung von Patienten mit Herzstillstand.

Wie lange sollte reanimiert werden?

Es besteht kein Zweifel daran, daß die CPR in einem hohen Prozentsatz unangemessen lange durchgeführt wird. Der Antrieb bei einer verlängerten Reanimation ist die Hoffnung, die Überlebenschance zu verbessern. Dies ist aber eine trügerische Hoffnung, da die Überlebenden einer längeren Reanimation oft geistig behindert bleiben.

Ischämiezeit und neurologische Erholung

Das Risiko einer funktionellen Beeinträchtigung in einem der größeren Organe steht direkt in Beziehung zur Dauer der Ischämie. Die Ischämiezeit nach Herzstillstand schließt die Zeit vom Beginn des Stillstands bis zum Beginn der Reanimation (Herzstillstandzeit) und die Dauer der Reanimationsbemühungen (Reanimationszeit) ein. Der Einfluß dieser beiden Zeiträume auf die neurologische Erholung ist in Abbildung 17-5 dargestellt. Die Daten dieser Abbildung stammen von Patienten einer Multicenter-Studie, die innerhalb der ersten Stunde nach erfolgreicher Reanimation das Bewußtsein nicht wiedererlangt haben [30]. Wenn die Stillstandzeit weniger als sechs Minuten betrug und die Reanimationszeit 30 Minuten nicht überschritt, wiesen die Hälfte der Überlebenden eine zufriedenstellende neurologische Erholung auf. Wenn jedoch die Stillstandzeit länger als sechs Minuten war, kam es bei einer Reanimationszeit von mehr als 15 Minuten ausnahmslos zu einem neurologischen Defizit bei den Überlebenden. Aus diesem Grund kann **bei**

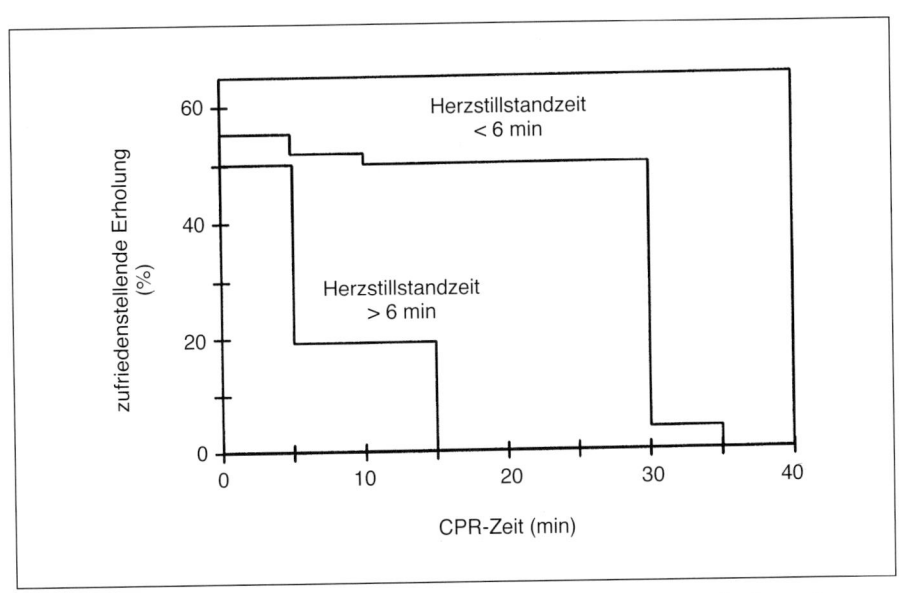

Abb. 17-5 Inzidenz einer befriedigenden neurologischen Erholung als Funktion der Dauer der Reanimationsbemühungen (CPR-Zeit) und der Zeit vom Herzstillstand bis zur Reanimation (Herzstillstandzeit). Die Studiengruppe umfaßte 262 Überlebende eines Herzstillstands, die das Bewußtsein nicht in der ersten Stunde nach CPR wiedererlangten (aus Abramson NS et al. Neurologic recovery after cardiac arrest: effect of duration of ischemia. Crit Care Med 1985; 13:930–931).

einem beobachteten Herz-Kreislauf-Stillstand (wenn die Stillstandzeit genau festgelegt werden kann) **die Reanimation 30 Minuten fortgesetzt werden, wenn die Stillstandzeit weniger als sechs Minuten beträgt. Ist die Stillstandzeit jedoch länger als sechs Minuten, sollte die Reanimation auf 15 Minuten begrenzt werden.**

Probleme nach der Reanimation

Auch wenn die CPR einen Spontankreislauf wiederherstellen konnte, gibt es zwei wesentliche Probleme in der frühen Phase nach Reanimation. Erstens besteht das Risiko eines fortbestehenden und fortschreitenden Multiorganversagens (d.h. Postreanimationsschaden). Zweitens stellt sich die Frage nach der Wahrscheinlichkeit der neurologischen Erholung bei Patienten, die das Bewußtsein nicht unmittelbar nach der Reanimation wiedererlangen.

Postreanimationsschaden

Das Phänomen eines Organschadens nach Reanimation ist am Ende von Kapitel 14 beschrieben. Dieses Krankheitsbild tritt meist nach verlängerten Ischämiezeiten auf und ist durch eine progressive Funktionsstörung multipler Organe charakterisiert. Andere, vertrautere Bezeichnungen dafür sind Multiorganversagen [31] und Multiorgandysfunktionssyndrom [32]. Dieses Krankheitsbild endet oft tödlich, da bisher keine effektive Therapie existiert.
Verschiedene Mechanismen wurden für dieses Krankheitsbild verantwortlich gemacht, einschließlich einer andauernden Vasokonstriktion (d.h. das No-Reflow-Phänomen) und der Ausschüttung von während der Ischämiephase gebildeter Toxine (Reperfusionsschaden; s. Kap. 31 bezüglich einer genaueren Beschreibung des Multiorganversagens und seiner Behandlung).

Neurologische Erholung

Neurologische Schäden bei Patienten mit Herzstillstand, die erfolgreich reanimiert wurden, sind häufig. Viele Überlebende erlangen das Bewußtsein unmittelbar nach der Reanimation nicht wieder. Im folgenden sind einige prognostische Faktoren aufgeführt, mit deren Hilfe man Patienten erkennen kann, die wahrscheinlich nicht mehr aufwachen oder die keine zufriedenstellende neurologische Erholung erreichen.

Dauer des Komas

Wird das Bewußtsein in den ersten Stunden nach CPR nicht wiedererlangt, ist dies noch kein Vorbote für einen längerbestehenden oder dauerhaften neurologischen Schaden [33]. Erst bei einem **Koma, das länger als vier Stunden nach Reanimation andauert, ist die Prognose für eine volle neurologische Erholung sehr schlecht.** Die Korrelation zwischen neurologischer Erholung und Koma mit einer Dauer von mehr als vier Stunden nach Reanimation ist in Abbildung 17-6 dargestellt [34]. Obwohl der Prozentsatz einer zufriedenstellenden Erholung für alle Punkte auf dem Graphen niedrig ist, besteht mit zunehmender Komadauer eine lineare Abnahme. Persistierte das Koma 24 Stunden, kommt es nur bei 10% der Patienten zu einer zufriedenstellenden neurologischen Erholung. Diese Rate fällt unter 5%, wenn das Koma eine Woche anhält. Bei einer Komadauer von zwei Wochen erholt sich kein Patient mehr neurologisch zufriedenstellend. (Anm.

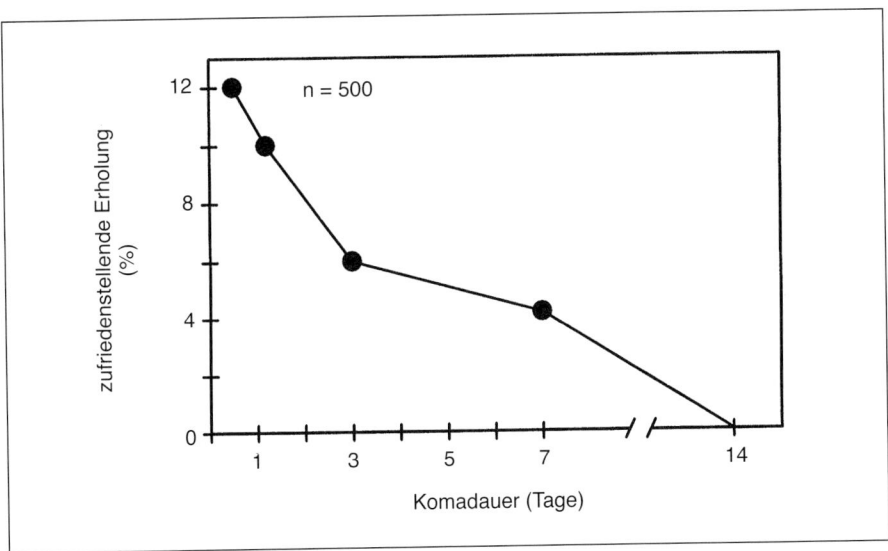

Abb. 17-6 *Beziehung zwischen Komadauer und der Inzidenz einer akzeptablen neurologischen Erholung. Die Zahl (n) links oben gibt die Anzahl der untersuchten Patienten an (Daten aus Levy DE et al. Prognosis in non-traumatic coma. Ann Intern Med 1981; 94: 293–301).*

d. Übersetzer: Es ist fraglich, ob der Verzicht auf eine Analgosedierung zur Beurteilung der Bewußtseinslage günstig ist.)
In der Abbildung 17-6 kann man erkennen, welche Patienten von therapeutischen Maßnahmen wahrscheinlich nicht profitieren (d.h. vergebliche Behandlung). Ebenso können diese Daten bei der Wahl des richtigen Zeitpunkts helfen, zu dem nahe Verwandte über die Prognose des Patienten zu informieren sind. Ein über drei Tage anhaltendes Koma ist für den Verfasser Anlaß, die Familie über die schlechte Prognose bezüglich einer Erholung zu informieren. Die Wahl des tatsächlichen Zeitpunkts, um Angehörige über eine schlechte Prognose zu informieren, hängt von der Einstellung und Erfahrung jedes Einzelnen ab. Entscheidend ist es, die Familie auf dem Laufenden zu halten und bei Entscheidungen über zukünftige Maßnahmen zu beraten.

„Koma-Scores"

Score-Systeme wie die Glasgow-Koma-Skala (GCS) können wertvolle prognostische Informationen liefern (dieses Score-System wird in Kapitel 50 beschrieben). Ein GCS-Wert unter 5 am dritten Tag eines anhaltenden Komas ist fast immer mit einer schlechten Prognose verknüpft [33].

Pupillenreflex auf Licht

Einige Hirnstammreflexe können prognostischen Wert bei Patienten besitzen, die nach Reanimation das Bewußtsein nicht wiedererlangen, wobei keiner dem Vorhersagewert des Pupillenreflexes gleichkommt. Die Bedeutung dieses Reflexes besteht in seinem negativen Vorhersagewert (d.h. die Möglichkeit, ein schlechtes Behandlungsergebnis zu prognostizieren). **Das Fehlen eines Pupillenreflexes nach einem oder mehreren Tagen Koma macht eine geringe bis fehlende neurologische Erholung wahrscheinlich.** Dieser Reflex besitzt in den ersten sechs Stunden nach CPR keinen prognostischen Wert, da er vorübergehend verlorengehen und dann wieder auftreten kann [35]. Außerdem können die Reanimationsmedikamente Atropin und Adrenalin eine Pupillendilatation hervorrufen, ohne allerdings die Pupillenreaktion auf Licht zu beeinträchtigen [33, 36].

KAPITEL 18

Hämodynamisch wirksame Medikamente

In diesem Kapitel werden acht kreislaufwirksame Medikamente besprochen, die als kontinuierliche intravenöse Infusion appliziert werden können. Die Beschreibung erfolgt in der unten angegebenen Reihenfolge. Bei einigen Medikamente (mit * gekennzeichnet) wird eine Dosierungstabelle aufgeführt.

1. Adrenalin
2. Amrinon*
3. Dobutamin*
4. Dopamin*
5. Labetalol
6. Nitroglycerin*
7. Nitroprussid*
8. Noradrenalin

Infusionsraten

Da die Applikation der hier besprochenen Medikamente als kontinuierliche Infusion erfolgt, werden die empfohlenen Dosierungen in Mikrogramm pro Minute (µg/min) oder in Mikrogramm pro Kilogramm Körpergewicht pro Minute (µg/kg KG × min) angegeben. Zur Verabreichung einer bestimmten Dosisrate muß die Arzneimittelkonzentration in der Infusionslösung bekannt sein. Die Infusionsrate (d.h. die Geschwindigkeit, mit der die Infusionslösung verabreicht wird) ergibt sich aus dem Verhältnis von Dosisrate zu Arzneimittelkonzentration in der Infusionslösung. Ein Beispiel hierfür gibt Tabelle 18-1.

In diesem Beispiel ist die gewünschte Dosisrate R µg/min und die Arzneimittelkonzentration in der Infusionslösung C µg/ml, so daß der Quotient R/C die Infusionsrate in ml/min angibt. Die Infusionsrate kann durch Multiplikation mit 60 von ml/min in Mikrotropfen/min umgewandelt werden (60 Mikrotropfen = 1 ml). Die Umwandlung in

Tabelle 18-1 Berechnung von Medikamenteninfusionsraten.

Wenn:	gewünschte Dosisrate = R µg/min
Und:	Konzentration des Medikaments in der Infusionslösung = C µg/ml
Folgt:	Infusionsrate = R/C (ml/min) = R/C × 60 (Mikrotropfen/min)

Mikrotropfen erleichtert die Kontrolle der Infusionsrate, wenn geringe Flüssigkeitsmengen infundiert werden. Daher werden die Infusionsraten in den Dosierungstabellen als Mikrotropfen/min angegeben. Das volumetrische Äquivalent von Mikrotropfen/min ist ml/h (d.h. Mikrotropfen/min × 60/60 = ml/h).

Adrenalin

Als endogenes Katecholamin ist Adrenalin der Prototyp der Sympathomimetika. Wegen seiner hohen Wirkpotenz und des Risikos unerwünschter Nebenwirkungen wird Adrenalin, falls kein Herz-Kreislauf-Stillstand vorliegt, nur in niedrigen Dosierungen zur Kreislauftherapie eingesetzt.

Wirkungen

Wie Dopamin ist Adrenalin in niedriger Dosierung in erster Linie ein β-Rezeptor-Agonist und in hoher Dosierung ein α-Rezeptor-Agonist. Allerdings ist Adrenalin wesentlich stärker wirksam als Dopamin. Die gängige Dosierung von Adrenalin bewegt sich daher in zwei- bis dreifach geringerer Größenordnung als diejenige von Dopamin.

Wie Tabelle 18-2 zeigt, aktiviert Adrenalin β-Rezeptoren in einer Dosierung von 0,005–0,02 µg/kg KG × min. Eine α-Rezeptor-vermittelte Vasokonstriktion tritt bei geringfügig höherer Dosierung auf, und frühzeitig kommt es zur renalen Vasokonstriktion [7]. Dosierungen oberhalb von 0,1 µg/kg KG × min können eine ausgeprägte Vasokonstriktion hervorrufen.

Tabelle 18-2 Dosierungsempfehlungen für Adrenalin.

Wäßrige Lösung mit einer Konzentration von 1:1000 (1,0 mg/ml) oder 1:10 000 (0,1 mg/ml).	
Indikation	**Dosierung**
β-agonistische Wirkung	0,005–0,02 µg/kg KG × min
vasopressorischer Effekt	0,01–0,1 µg/kg KG × min
Anaphylaxie	0,2–0,5 mg s.c. oder i.m.; bei Bedarf Wiederholung nach 15 min (cave Gewebsnekrosen)
anaphylaktischer Schock	1 mg Adrenalin verdünnt auf 500 ml (2 µg/ml): Infusionsbeginn mit 1 ml/min, Steigerung bis 4 ml/min

Antiinflammatorische Wirkungen

Adrenalin hemmt die Freisetzung von Entzündungsmediatoren aus Mastzellen und basophilen Granulozyten, die im Rahmen einer Antigenexposition auftreten kann. Dieser Effekt könnte die therapeutische Wirksamkeit von Adrenalin bei anaphylaktischen Reaktionen erklären [18].

Metabolische Wirkungen

Adrenalin hat verschiedene metabolische Wirkungen, die im gesunden Organismus normale Anpassungsreaktionen darstellen, bei kritisch Kranken aber deletäre Folgen haben können [7]. Besonders erwähnenswert sind:

- Hypermetabolismus (Wärmeproduktion)
- Hyperglykämie (verstärkte Glukoneogenese und verminderte Insulinfreisetzung)
- Anstieg zirkulierender Ketonkörper (aus Lipolyse)
- Hyperlaktatämie (ohne Ischämie)
- Abfall des Serumkaliums (normalerweise < 1 mmol/l)

Indikationen

Indikation für die intravenöse Adrenalingabe ist der Herz-Kreislauf-Stillstand bei pulsloser Kammertachykardie, Kammerflimmern, Asystolie oder elektromechanischer Entkoppelung (s. Kap. 17).
Weitere Indikationen sind schwere anaphylaktische Reaktionen und der anaphylaktische Schock. Wegen der geringen therapeutischen Breite und des Risikos unerwünschter Wirkungen wird Adrenalin nicht als Medikament der ersten Wahl zur Routinebehandlung des Low-cardiac-output-Syndroms oder des Kreislaufschocks empfohlen.

Dosierung

Adrenalin ist in einer Konzentration von 1:1000 (1 mg/ml) erhältlich und kann auf eine Konzentration von 1:10000 (0,1 mg/ml) verdünnt werden. Wie die Tabelle 18-2 zeigt, ist Adrenalin schon in Dosierungen von 0,005–0,02 µg/kg KG × min ein potenter β-adrenerger Agonist. Dosierungen über 0,1 µg/kg KG × min verlassen den sicheren Dosisbereich [8].
Die empfohlene Dosierung von Adrenalin bei anaphylaktischen Reaktionen ist ebenfalls der Tabelle 18-2 zu entnehmen [18]. Adrenalin ist das effektivste Medikament bei der Therapie der Anaphylaxie. Eine verzögerte Applikation kann verhängnisvolle Folgen haben.

Inkompatibilitäten

Wie andere Katecholamine wird Adrenalin durch alkalische Lösungen inaktiviert.

Nebenwirkungen

Besonders in Kombination mit Halothan oder bei Vorliegen von Elektrolytstörungen wirkt Adrenalin arrhythmogen [7]. Ein weiterer Effekt sind Myokardischämien, die unabhängig von der verabreichten Dosis auftreten können [7]. Zwar erzeugt Adrenalin eine ausgeprägte renale Vasokonstriktion, zu einem ischämischen Nierenversagen kommt es aber meist nur bei versehentlicher Überdosierung [7]. Bei Patienten, die β-Rezeptor-Antagonisten erhalten, kann Adrenalin aufgrund der dann überwiegenden α-adrenergen Stimulation ausgeprägte Blutdruckanstiege auslösen [7].

Stoffwechselsteigernder Effekt

Adrenalin kann schon in therapeutischen Dosen den Grundumsatz um 35% steigern [19]. Der damit verbundene Anstieg des Sauerstoffbedarfs kann bei Patienten mit grenzwertiger oder eingeschränkter Sauerstoffversorgung der Organe schädigend wirken. Dopamin hat einen ähnlichen, aber geringer ausgeprägten stoffwechselsteigernden Einfluß [19], während Dobutamin nur einen geringen oder gar keinen Einfluß auf den Grundumsatz bei kritisch Kranken zu haben scheint [20].

Amrinon

Amrinon ist ein Phosphodiesterasehemmer, der sowohl positiv inotrope als auch vasodilatierende Eigenschaften hat [1, 2]. Trotz des potentiellen Vorteils dieser Wirkungskombination (Zunahme des Schlagvolumens bei gleichzeitiger Abnahme der Herzarbeit) hat sich Amrinon gegenüber Substanzen wie Dobutamin nicht als überlegen erwiesen [3, 4].

Wirkungen

Die Wirkungskombination von Amrinon führt zu einem Anstieg des kardialen Schlagvolumens ohne gleichzeitige Zunahme der Schlagarbeit [4]. Die kardialen Effekte von Amrinon ähneln denen von Dobutamin, werden aber nicht durch adrenerge Rezeptoren vermittelt [3, 4, 5]. Daher können sich die Wirkungen der beiden Substanzen addieren [4]. Im Gegensatz zu Dobutamin wird die Wirkung von Amrinon nicht durch Betarezeptorenblocker abgeschwächt.

Indikationen

Amrinon läßt sich als Einzeltherapeutikum beim Low-output-Syndrom aufgrund eines systolischen Pumpversagens einsetzen. Häufiger allerdings wird es bei therapierefraktärem Herzversagen in Kombination mit Dobutamin angewandt [3, 4].

Dosierung

Dosierungsempfehlungen sind in Tabelle 18-3 angegeben. Da Amrinon mit Glukose inkompatibel ist, sollten keine glukosehaltigen Lösungen verwendet werden. Außerdem sollte die Lösung vor Licht geschützt werden. Nach einer initialen Bolusdosis von

Tabelle 18-3 Dosierungsempfehlung für Amrinon.

Infusionslösung:	100 mg Amrinon auf 100 ml verdünnt (keine Glukoselösung!)						
Dosierung:	initialer Bolus 0,75 µg/kg KG; Erhaltungsdosis 5–10 µg/kg KG × min						
	Körpergewicht (kg)						
	40	50	60	70	80	90	100
	Initialdosis (mg)						
	30	38	45	53	60	68	75
Dosierung (µg/kg KG × min)	**Mikrotropfen/min (ml/h)**						
5	12	15	18	21	24	27	30
7	19	21	25	29	34	38	42
10	24	30	36	42	48	54	60

Anmerkung des Übersetzers: Bei den in Europa üblicherweise verwendeten Erwachsenen-Infusionssystemen entsprechen 1 ml 20 Tropfen. Auf Herstellerhinweise achten! Die Applikation mittels Spritzenpumpe ist zu bevorzugen!

0,75–1,5 mg/kg KG [6] wird Amrinon in einer Dosierung von 5–10 µg/kg KG × min infundiert. Bei einer Dosierung von 10 µg/kg KG × min stellt sich der gewünschte hämodynamische Effekt bei über 80% der Patienten ein [3].

Inkompatibilität

Furosemid fällt bei Kontakt mit Amrinon aus, daher sollten die beiden Substanzen nicht gemeinsam in einer Infusionsleitung verabreicht werden (s. Handbook of Injectable Drugs).

Nebenwirkungen

Die Kurzzeittherapie mit Amrinon scheint relativ nebenwirkungsarm zu sein, dagegen wurde die orale Applikationsform aufgrund der hohen Nebenwirkungsrate von der amerikanischen Zulassungsbehörde FDA (Food and Drug Administration) vom Markt genommen. Eine häufige Komplikation der oralen Langzeittherapie mit Amrinon war eine Thrombozytopenie aufgrund einer nichtimmunologischen Zerstörung der Thrombozyten, die aber bei kurzzeitiger intravenöser Gabe nur bei 2–3% der Patienten beobachtet wird [7]. Die Thrombozytopenie bildet sich nach Absetzen der Substanz spontan zurück, Fälle mit verstärkter Blutungsneigung wurden nicht berichtet. Einige Autoren beobachteten häufig Hypotonien aufgrund einer überschießenden Vasodilatation, diese scheinen jedoch vor allem bei hypovolämischen Patienten aufzutreten [5, 7].

Kontraindikationen

Amrinon ist bei Patienten mit hypertropher Kardiomyopathie kontraindiziert [7]. Obwohl eine Thrombozytopenie keine Kontraindikation für die intravenöse Gabe von Amrinon darstellt, sollte bei Thrombozytenzahlen unter 50000/ml die Substanz nach Möglichkeit vermieden werden.

Dobutamin

Dobutamin ist ein synthetisches Katecholamin und gilt als bevorzugte inotrope Substanz zur Akuttherapie des systolischen Pumpversagens [1, 3]. Es ist in erster Linie ein β_1-Rezeptoragonist (kardiale Stimulation), hat aber auch β_2-mimetische Eigenschaften (Vasodilatation).

Wirkung

Die Wirkungen von Dobutamin sind in Abbildung 18-1 dargestellt. Dobutamin bewirkt eine dosisabhängige Steigerung des Schlagvolumens (oberer Teil der Abbildung) bei gleichzeitiger Abnahme der kardialen Füllungsdrücke (unterer Teil der Abbildung). Der Anstieg des Schlagvolumens ist in der Regel von einem Abfall des peripheren Widerstands begleitet (Barorezeptorreflex), so daß der arterielle Druck normalerweise unverändert bleibt. Dobutamin wirkt sowohl bei rechts- als auch bei linksventrikulärem Pumpversagen [8, 9, 10].

Die inotropen und chronotropen Effekte von Dobutamin können bei kritisch kranken Patienten sehr unterschiedlich sein [8]. Dies beruht zum Teil auf Unterschieden in der Pharmakokinetik, zum Teil auf dem unterschiedlich ausgeprägten Ansprechen des Zielorgans [11]. Mit zunehmendem Alter scheint es zu einer Wirkungsabschwächung von Dobutamin zu kommen. Bei älteren Patienten wurde, verglichen mit jüngeren Patienten,

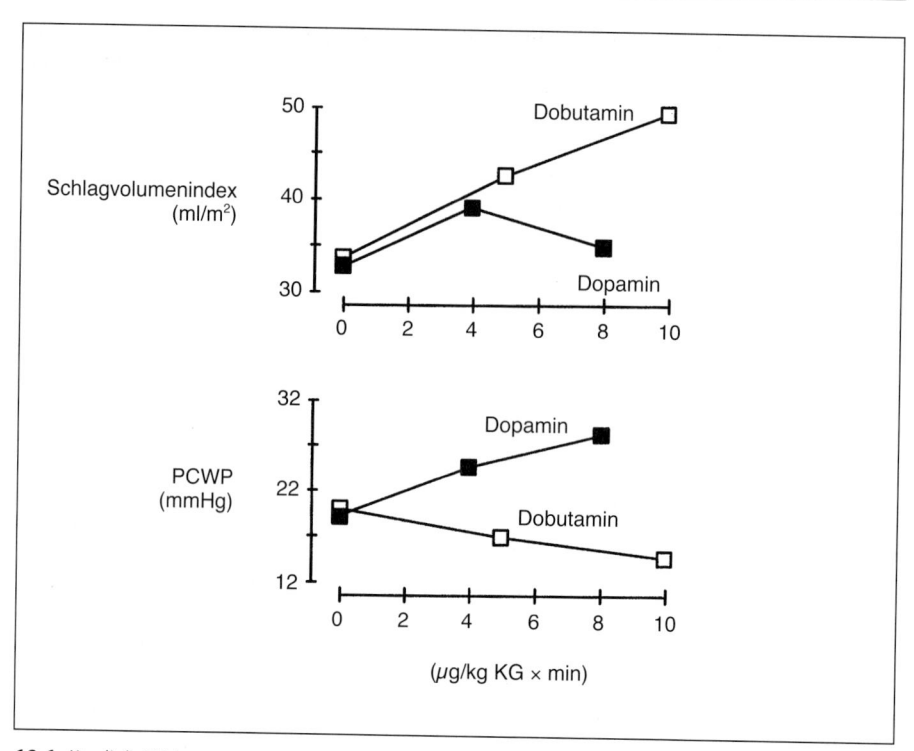

18-1 Kardiale Wirkungen von Dobutamin und Dopamin bei Patienten mit schwerem Herzversagen. PCWP = pulmonalkapillärer Verschlußdruck (aus: Leier CV et al. Comparative systemic and regional hemodynamic effects of dopamine and dobutamine in patients with cardiomyopathic heart failure. Circulation 1978; 58:466–475).

eine Halbierung der inotropen Wirkung beobachtet [12]. Aufgrund der unterschiedlichen Wirkungsausprägung von Dobutamin bei kritisch kranken Patienten sollte sich die Dosierung dieser Substanz nicht an einem fixen Dosierungsschema orientieren, vielmehr sollte die Dosis den angestrebten hämodynamischen Zielgrößen angepaßt werden.

Indikationen

Dobutamin ist die bevorzugte inotrope Substanz in der Akuttherapie des systolischen myokardialen Pumpversagens. Da Dobutamin im allgemeinen den arteriellen Druck nicht anhebt, ist es **zur Monotherapie des kardiogenen Schocks nicht geeignet.**
Dobutamin wird auch eingesetzt bei Patienten im septischen Schock mit Multiorganversagen, die ein normales Herzzeitvolumen aufweisen. Dieses Krankheitsbild ist oft von einem Hypermetabolismus begleitet, und ein normales Herzzeitvolumen kann den Erfordernissen des erhöhten Sauerstoffverbrauchs möglicherweise nicht mehr genügen. Das Ziel der Dobutamintherapie ist in dieser Situation, das Herzzeitvolumens auf übernormale Werte (d.h. > 4,5 l/min × m^2) anzuheben, um den erhöhten Sauerstoffbedarf des hypermetabolen Zustands zu decken [13, 14]. Die bisherigen Untersuchungen konnte al-

Dosierung

lerdings keinen überzeugenden Nachweis für eine verbesserte Überlebensrate durch die Erzeugung eines hyperdynamen Zustandes mittels Dobutamin führen (s. Kap. 31), daher ist dieses therapeutische Konzept nicht allgemein anerkannt.

Dosierungsempfehlungen für Dobutamin sind in Tabelle 18-4 angegeben. Das Medikament liegt in 250-mg-Ampullen vor und kann in einer Konzentration von 1 mg/ml infundiert werden. Die übliche Dosis liegt bei 5–15 µg/kg KG × min, allerdings wurden bei Patienten mit septischem Schock und Multiorganversagen Dosen bis zu 200 µg/kg KG × min verabreicht, um hyperdyname Verhältnisse zu erzeugen [14].

Tabelle 18-4 Dosierungsempfehlungen für Dobutamin.

Infusionslösung: 250 mg Dobutamin verdünnt auf 250 ml (1 mg/ml)							
Übliche Dosis: 5–15 µg/kg KG × min							
	Körpergewicht (kg)						
	40	50	60	70	80	90	100
Dosis (µg/kg KG × min)	Mikrotropfen/min (ml/h)						
5	12	15	18	21	24	27	30
10	24	30	36	42	48	54	60
15	36	45	54	63	72	81	90
20	48	60	72	84	96	108	120

S. Anm. Tab. 18-3

Unverträglichkeiten

Katecholamine wie Dobutamin werden bei alkalischem pH-Wert inaktiviert, daher sollten weder Natriumbikarbonat noch andere alkalische Lösungen gemeinsam mit Dobutamin durch dieselbe Infusionsleitung appliziert werden [15].

Nebenwirkungen

Dobutamin weist nur wenige ernsthafte Nebenwirkungen auf. Wie bereits erwähnt, kann bei einigen Patienten eine Tachykardie auftreten. Bedrohliche Tachyarrhythmien sind jedoch selten [7].

Kontraindikationen

Dobutamin ist zur Therapie des diastolischen Herzversagens nicht indiziert. Eine Kontraindikation stellt die hypertrophe Kardiomyopathie dar.

Dopamin

Dopamin ist ein endogenes Katecholamin, das im Organismus auch als Neurotransmitter fungiert. Exogen zugeführt, stimuliert es dosisabhängig unterschiedliche adrenerge und dopaminerge Rezeptoren [10]. Das Muster der stimulierten Rezeptoren bestimmt, wie unten beschrieben, den Nettoeffekt von Dopamin.

Wirkungen

In niedriger Dosierung (0,5–3 µg/kg KG × min) stimuliert Dopamin selektiv die renalen, mesenterialen und zerebralen dopaminergen Rezeptoren und steigert damit die Durchblutung in diesen Gefäßgebieten. Außerdem führt die dopaminerge Stimulation der Nieren unabhängig von Änderungen des renalen Blutflusses zu einer Zunahme der Natrium- und Wasserexkretion [16].
Mittlere Dosierungen von Dopamin (3–7,5 µg/kg KG × min) stimulieren kardiale und vaskuläre β-Rezeptoren und bewirken dadurch eine Zunahme des Herzzeitvolumens. Die Effekte ansteigender Dopamindosierungen auf das Herzzeitvolumen sind in Abbildung 18-1 wiedergegeben; **verglichen mit Dobutamin führt Dopamin nur zu einer mäßigen Steigerung des Herzzeitvolumens.**
In hohen Dosierungen (> 7,5 µg/kg KG × min) führt Dopamin zu einer dosisabhängigen Stimulation peripherer und pulmonalvaskulärer α-Rezeptoren. Die daraus resultierende Vasokonstriktion und damit verbundene Zunahme der myokardialen Nachlast verhindert eine weitere Steigerung des Herzzeitvolumens. Abbildung 18-1 verdeutlicht diesen hämodynamischen Effekt.
Die Wirkungen auf den pulmonalkapillären Verschlußdruck sind im unteren Teil der Abbildung 18-1 gezeigt. Unabhängig von der Wirkung auf das Schlagvolumen steigt der Füllungsdruck mit steigender Dosierung kontinuierlich an. Dieses Phänomen wird möglicherweise durch die zunehmende pulmonalvaskuläre Vasokonstriktion verursacht. Damit **verliert der pulmonalvaskuläre Verschlußdruck aber auch seine Bedeutung als zuverlässiges Maß des linksventrikulären Füllungsdrucks** (s. Kap. 11).
Die hämodynamischen Effekte nehmen bei längerdauernder Zufuhr von Dopamin ab [10]. Diese Tachyphylaxie kann durch die dopaminvermittelte Freisetzung von Noradrenalin aus den peripheren Nervenendigungen verursacht werden. Eine mehrtägige Applikationspause kann das Ansprechen des Zielorgans für Dopamin wieder verbessern.

Indikationen

Dopamin ist indiziert zur Therapie des kardiogenen Schocks sowie jeder anderen Schockform, die mit einer peripheren Vasodilatation einhergeht (z.B. septischer Schock). Insbesondere die Fähigkeit, im mittleren Dosisbereich eine Vasokonstriktion bei gleichzeitig unverändertem Schlagvolumen zu bewirken, macht den Wert der Substanz aus. In niedriger Dosierung dient Dopamin der Aufrechterhaltung des renalen Blutflusses und der Stimulation der Urinproduktion bei Patienten, die ein erhöhtes Risiko für ein Nierenversagen aufweisen oder bei denen ein oligurisches Nierenversagen eingetreten ist. Obwohl Dopamin die eigentliche Nierenfunktion in diesen Situationen nicht verbessert, kann es die Urinproduktion fördern und die Flüssigkeitsretention begrenzen [16]. (Anmerkung des Übersetzers: Dopamin in „Nierendosis" als Prophylaxe des akuten Nierenversagens ist obsolet.)

Dosierung

Dosierungsempfehlungen für Dopamin sind in der Tabelle 18-5 wiedergegeben. Es wird entsprechend dem vorstechenden klinischen Effekt zwischen drei Dosierungsbereichen unterschieden:
- Bei niedrigen Infusionsraten von 0,5–3 µg/kg KG × min steht die Förderung der Natriumausscheidung und der Diurese im Vordergrund.
- Bei einer Dosierung von 4–7 µg/kg KG × min kommt es zu einer β-Rezeptoren-Stimulation mit Zunahme des Schlagvolumens.
- Dosen ab 8 µg/kg KG/min verursachen eine zunehmende Vasokonstriktion.

Tabelle 18-5 Dosierungsempfehlungen für Dopamin.

Infusionslösung: 200 mg Dopamin verdünnt auf 250 ml (800 µg/ml)							
	Körpergewicht (kg)						
Effekte	40	50	60	70	80	90	100
Dosis (µg/kg KG × min)	Mikrotropfen/min (ml/h)						
Diurese, Natriurese	1 3	3 9	4 11	5 14	5 16	6 18	7 20	8 23
HZV-Zunahme	5 7	15 21	19 26	23 32	26 37	30 42	34 47	38 53
Vasokonstriktion	10 15 20	30 45 60	38 56 75	45 68 90	53 79 105	60 90 120	68 101 135	75 113 150

S. Anm. Tab. 18-3

Unverträglichkeit

Dopamin wird ebenso wie Dobutamin in alkalischen Lösungen inaktiviert.

Nebenwirkungen

Tachyarrhythmien sind die häufigste Komplikation bei der Therapie mit Dopamin [8, 17]. So wird eine Sinustachykardie häufig bei mittleren Dosierungen (5–7 µg/kg KG × min) beobachtet [8]. Maligne Tachyarrhythmien wie multifokale ventrikuläre Extrasystolen oder ventrikuläre Tachykardien können auftreten, sind jedoch selten.
Die am meisten gefürchtete Komplikation ist die ischämische Extremitätennekrose, die bei Dopamin häufiger als bei allen anderen Vasokonstriktoren auftritt und schon bei so niedrigen Dosierungen wie 1,5 µg/kg KG × min beobachtet wurde [7]. Bei den geringsten Anzeichen einer Extremitätenischämie sollte ein α-Rezeptorblocker wie Phentolamin gegeben werden (i.v.-Bolus von 5 mg, danach kontinuierliche Gabe von 1–2 mg/min).

Dopamin sollte in vasokonstriktorisch wirksamen Dosen nicht über periphere Venen gegeben werden. Eine paravasale Gabe von Dopamin kann mit Infiltration von Phentolamin (5–10 mg in 15 ml isotoner Kochsalzlösung) therapiert werden [7].

Labetalol

Labetalol ist ein Antagonist adrenerger Rezeptoren, der sich zur Akuttherapie von hypertensiven Krisen bewährt hat. Die parenterale Therapie mit Labetalol hat sich als sicherere Alternative zu Nitroprussid erwiesen [21, 22, 23].

Wirkung

Labetalol ist ein nichtselektiver β-Rezeptorantagonist, der auch die α-adrenerge Vasokonstriktion blockiert. Der Nettoeffekt ist ein dosisabhängiger Abfall des peripheren Gefäßwiderstands und Blutdrucks, der ohne Reflextachykardie oder Zunahme des Herzzeitvolumens einhergeht. Im Gegensatz zu Nitroprussid und Nitroglycerin führt Labetalol nicht zu einer Zunahme des intrakraniellen Drucks [20].

Indikationen

Labetalol ist zur Therapie der hypertensiven Krise indiziert, falls der Patient über ein ausreichendes Herzzeitvolumen verfügt. Insbesondere wenn Patienten erhöhte Katecholaminspiegel aufweisen, wie etwa in der frühen postoperativen Periode, hat sich Labetalol als Antihypertensivum bewährt [23]. Da die antihypertensive Wirkung nicht von einer Zunahme des Herzzeitvolumens begleitet wird, ist die Substanz besonders bei der Behandlung der Aortendissektion nützlich [22].

Dosierung

Labetalol liegt als wäßrige Lösung vor (5 mg/ml), die intravenös als Bolusinjektion oder als kontinuierliche Infusion verabreicht werden kann.

Bolusinjektion

Um orthostatische Reaktionen zu vermeiden, sollten die Patienten bei der Bolusgabe von Labetalol liegen. Die Initialdosis beträgt 20 mg, Wiederholungsdosen von je 40 mg können in Zehn-Minuten-Intervallen verabreicht werden, bis der erwünschte antihypertensive Effekt eintritt. Vom Hersteller wird als maximale kumulative Dosis 300 mg angegeben, es sind allerdings auch schon höhere Dosen ohne Komplikationen gegeben worden [23].

Kontinuierliche Infusion

Die kontinuierliche Infusion mit Labetalol sollte mit einem Bolus von 20 mg begonnen werden, da bei der Serumhalbwertszeit von sechs bis acht Stunden erst nach 30 bis 40 Stunden (5 Halbwertszeiten) eine ausreichende Serumkonzentration erreicht würde, wenn von Anfang an die Erhaltungsdosis infundiert wird.
Eine Konzentration von 1 mg/ml Labetalol in der Infusionslösung wird erreicht, wenn 200 mg (40 ml) Labetalol mit 160 ml Flüssigkeit verdünnt werden. Die empfohlene Infusionsrate beträgt 2 ml/min, was einer Dosierung von 2 mg/min entspricht.

Nebenwirkungen

Zu den wichtigsten Komplikationen gehören die orthostatische Hypotonie (α-Rezeptorenblockade), die Herzinsuffizienz ($β_1$-Rezeptorenblockade) und der Bronchospasmus

(β_2-Rezeptorenblockade). Da Patienten der Intensivstation in der Regel nicht aufstehen oder ambulant versorgt werden, wird die orthostatische Reaktion kaum ein Problem darstellen. Labetalol sollte bei Patienten mit Herzinsuffizienz oder Asthma bronchiale vermieden werden.

Nitroglycerin

Nitroglycerin ist ein ganz besonderer Stoff, da es sowohl ein explosives Pulver als auch eine wirksame antianginöse Substanz ist. Es handelt sich um ein organisches Nitrat (Glycerotrinitrat), das erschlaffend auf die glatte Gefäßmuskulatur wirkt und so eine generalisierte Vasodilatation hervorruft. Diese Wirkung wird durch Stickstoffmonoxid (NO) vermittelt (s. Abb. 18-2) [24, 25, 26].

Stickstoffmonoxid

Nitroglycerin bindet an die Oberfläche der Endothelzellen und wird in zwei Schritten zu Stickstoffmonoxid (NO) reduziert. NO gelangt aus der Endothelzelle in eine benachbarte glatte Muskelzelle, wo es über die Bildung von zyklischem Guanosinmonophosphat (cGMP) seine muskelrelaxierende Eigenschaft entfaltet. NO wirkt hauptsächlich vasodilatierend, daher wurde die Substanz in der Zeit vor ihrer chemischen Identifizierung auch als „endothelium-derived relaxing factor" bezeichnet [25, 26].

Wirkung

Nitroglycerin hat einen dosisabhängigen vasodilatierenden Effekt auf Arterien und Venen im peripheren und pulmonalen Gefäßsystem [27]. Bei Gabe als kontinuierliche Infusion ist ein venöser gefäßdilatierender Effekt bei niedriger Dosierung (< 40 µg/min) vorran-

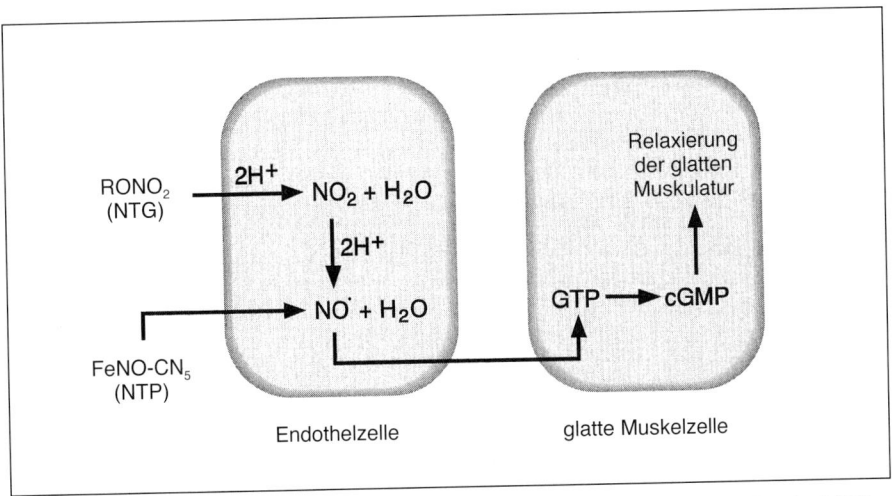

Abb. 18-2 Biochemische Grundlagen der vasodilatierenden Eigenschaften von Nitroglycerin (NTG) und Nitroprussid (NTP). Nitroprussid (FeNO-CN$_5$), organisches Nitrat (RONO$_2$), Nitrit (NO$_2$), Stickstoffmonoxid (NO), Guanosintriphosphat (GTP), zyklisches Guanosinmonophosphat (cGMP).

gig, bei hoher Dosierung (> 200 µg/min) dominiert die arterielle Vasodilatation. Bei allmählich ansteigenden Dosen ist die früheste hämodynamische Reaktion eine Abnahme der kardialen Füllungsdrücke (zentraler Venendruck und pulmonalkapillärer Verschlußdruck) mit geringen oder gar keinen Änderungen des Herzzeitvolumens. Bei weiterer Dosissteigerung wird eine Steigerung des Herzzeitvolumens als Ausdruck der arteriellen Vasodilatation beobachtet. Erst noch höhere Dosen können einen Blutdruckabfall hervorrufen. Die intravenöse Nitroglycerintherapie ist gut steuerbar, da die hämodynamischen Effekte schnell eintreten und von kurzer Dauer sind.

Thrombozytenhemmende Wirkung

Derselbe Mechanismus, der die Vasodilatation hervorruft, wird auch für eine Hemmung der Thrombozytenaggregation verantwortlich gemacht [26]. Da wohl die Bildung von Thromben eine wichtige Rolle in der Pathogenese des akuten Herzinfarkts spielt, wurde als Ursache für die antianginöse Wirkung der thrombozytenhemmende Effekt von Nitroglycerin diskutiert [26]. Dies mag auch ein Grund dafür sein, daß andere Vasodilatatoren keinen vergleichbaren antianginösen Effekt zeigen.

Indikationen

Neben seiner antianginösen Wirkung (s. Kap. 19) kann intravenös appliziertes Nitroglycerin zur Senkung des linksventrikulären Füllungsdrucks (niedrige Dosis), zur Steigerung des Herzzeitvolumens (mittlere Dosis) und zur Blutdrucksenkung (hohe Dosis) eingesetzt werden.

Dosierung

Dosierungsempfehlungen für Nitroglycerin sind in Tabelle 18-6 angegeben. Die aufgeführten Infusionsraten beziehen sich auf eine Medikamentenkonzentration von 400 µg/ml.

Absorption

Nitroglycerin wird von weichen Plastikmaterialien wie Polyvinylchlorid (PVC), das häufig in Infusionssystemen enthalten ist, absorbiert. Dadurch können bis zu 80% der Substanz verlorengehen. Bei Glas und Hartplastik wird dieses Phänomen nicht beobachtet, deshalb sollten diese Materialien bevorzugt eingesetzt werden. Medikamentenhersteller bieten oft spezielle Infusionssysteme zur Applikation von Nitroglycerin an (eine ausführliche Darstellung der Nitroglycerinabsorption findet sich im Handbook on Injectable Drugs, S. 777–781).
Die Anfangsdosierung von Nitroglycerin sollte 5 µg/min betragen. Die Dosis wird dann in 5-µg/min-Schritten gesteigert, bis der gewünschte therapeutische Effekt erreicht ist. Trotz interindividueller Schwankungen des Dosisbedarfs sollte die Maximaldosis im allgemeinen 400 µg/min nicht überschreiten. Ein hoher Dosisbedarf (> 350 µg/min) kann aufgrund von Substanzverlust durch Absorption vorgetäuscht werden oder tritt als Folge einer Nitrattoleranz auf (s. u.).

Nebenwirkungen

Die unerwünschten Wirkungen von Nitroglycerin lassen sich in drei Gruppen einteilen:
– Änderungen der Organdurchblutung
– durch die oxidative Wirkung von Nitroglycerin (Methämoglobinämie)
– durch die Applikationsform (Toxizität des Lösungsmittels)

Tabelle 18-6 Dosierungsempfehlungen von Nitroglycerin.

Infusionslösung:	100 mg Nitroglycerin in 250 ml (400 µg/ml) Infusionssysteme aus PVC vermeiden		
Dosierung:	Beginn mit 5 µg/min; Steigerung alle 5 min in Schritten von 5 µg/min bis zur gewünschten Wirkung		
µg/min	Mikrotropfen/min (ml/h)	µg/min	Mikrotropfen/min (ml/h)
5	1	150	23
10	2	200	30
25	4	250	38
50	8	300	45
75	11	350	53
100	15	400	60

s. Anm. Tab. 18-3

Änderung der Organdurchblutung

Die ausgeprägte Zunahme des zerebralen und pulmonalen Blutflusses kann Komplikationen verursachen. Nitroglycerin steigert den zerebralen Blutfluß (Kopfschmerzen sind eine häufige Nebenwirkung) und kann so eine Erhöhung des intrazerebralen Drucks bewirken [28]. Daher sollte Nitroglycerin bei Patienten mit erhöhtem intrakraniellem Druck vermieden werden. Gesteigerte Lungendurchblutung kann zu einem Problem werden, wenn sie in Lungenarealen auftritt, die nur unzureichend ventiliert werden. Dies führt zu einer Zunahme der Shuntfraktion und damit zu einer Abnahme des arteriellen Sauerstoffgehalts. Dieser Effekt kann bei Vorliegen eines ARDS, wenn ein Großteil der Lunge minderbelüftet ist, besonders ausgeprägt sein [29].

Methämoglobinämie

Die im Nitroglycerinmetabolismus entstehenden anorganischen Nitrite (s. Abb. 18-2) können im Hämoglobin das an Häm gebundene Eisen oxidieren:

$$Hb\text{-}Fe(II) + NO_2 + H^+ \rightarrow Hb\text{-}Fe(III) + HONO$$

Die Oxidation von Fe(II) zu Fe(III) erzeugt Methämoglobin (MetHb). Oxidiertes Eisen bindet Sauerstoff nur unzureichend, daher kann die vermehrte Bildung von Methämoglobin die Gewebeoxygenierung beeinträchtigen. Eine klinisch bedeutsame Methämoglobinämie ist eine seltene Komplikation und tritt meist nur bei sehr hoher Dosierung von Nitroglycerin auf [28]. Außer der charakteristischen Braunverfärbung des Blutes (hervorgerufen durch die braune Farbe von MetHb) ist eine Methämoglobinämie nur von wenigen spezifischen Symptomen begleitet. Methämoglobin wird durch seine charakteristische Lichtabsorption in der Oximetrie identifiziert (s. Kap. 22). Die Pulsoxymetrie ist nicht in der Lage, eine Methämoglobinämie zuverlässig anzuzeigen; dies ist nur mit CO-Oxymetern (eine oxymetrische Messung, bei der mehr Wellenlängen als bei der Pulsoxymetrie eingesetzt werden) möglich. MetHb-Spiegel über 3% des Gesamthämoglobins sind pathologisch. Spiegel über 40% können eine Gewebeischämie verursachen, und Spiegel über 70% gelten als tödlich [28]. Wenn keine Zeichen einer Gewebeischämie vorliegen, genügt die Unterbrechung der Nitroglycerinzufuhr. Ist die Gewebeoxygenierung beeinträchtigt (z.B. Auftreten einer Laktatazidose), kann MetHb durch intravenöse Gabe von 2 mg/kg KG Methylenblau über 10 Minuten wie der zu normalem Hämoglobin reduziert werden.

Toxizität des Lösungsmittels

Nitroglycerin ist in Wasser nicht löslich, vielmehr muß die Substanz in nichtpolaren Lösungsmitteln wie Äthanol oder Propylenglykol gelöst werden. Diese Lösungsmittel können bei kontinuierlicher Infusion akkumulieren.
So wurde eine Äthanolintoxikation nach Nitroglycerininfusion beobachtet mit mentalen Veränderungen, Sprach- und Kreislaufstörungen [31]. Die Bestimmung der Blutalkoholkonzentration bestätigt den Verdacht.
Weiterhin wurde eine Vergiftung mit Propylenglykol beschrieben [32]. Die klinische Bedeutung dieser Intoxikation ist größer als gemeinhin angenommen, da einige Nitroglycerinpräparate 30–50% Propylenglykol enthalten [28]. Vergiftungserscheinungen äußern sich als Eintrübung des Patienten bis hin zum Koma, als metabolische Azidose und als Hämolyse. Die Diagnose erfolgt durch Bestimmung des Propylenglykolspiegels im Blut.
Bei Patienten, die unter längerdauernder oder hochdosierter Nitroglycerintherapie Veränderungen des Bewußtseinszustands entwickeln, kann die Bestimmung der osmotischen Lücke (d.h. die Differenz zwischen gemessener und errechneter Serumosmolalität) bei der Diagnosestellung hilfreich sein. Im Blut befindliche Lösungsmittel erhöhen die osmotische Lücke auf Werte über 10 mosmol/kg. Daher sollte ein derartiger Befund Anlaß zu weiteren Untersuchungen zur Identifizierung des Toxins geben.

Nitrattoleranz

Eine Toleranz gegenüber der gefäßdilatierenden und thrombozytenhemmenden Wirkung von Nitroglycerin ist häufiger als angenommen und kann bereits nach 24stündiger kontinuierlicher Therapie auftreten [27]. Es ist kein isolierter Mechanismus identifiziert, der dieses Phänomen erklären könnte. Eine mögliche Ursache ist die Verarmung des Gefäßendothels an Reduktionsmitteln und damit eine verminderte Bildung von Stickstoffmonoxid. Diese Hypothese wird von der Beobachtung gestützt, daß eine Nitrattoleranz mit einer Abnahme der Stickstoffmonoxidproduktion einhergeht [33]. Andererseits führt die Zufuhr von Reduktionsmitteln (z.B. Acetylcystein) nicht zuverlässig zur Aufhebung der Nitrattoleranz. Gegenwärtig ist eine tägliche Unterbrechung der Nitroglycerininfusion für mindestens sechs bis acht Stunden die sicherste Methode zur Vermeidung einer Nitrattoleranz [27].

Nitroprussid

Nitroprussid ist ein Vasodilatator, der viele Eigenschaften mit Nitroglycerin teilt. Ebenso wie Nitroglycerin entfaltet auch Nitroprussid seine vasodilatierende Eigenschaft durch die Bildung von Stickstoffmonoxid. Die Molekülstruktur von Nitroprussid ist in Abbildung 18-3 wiedergegeben. Das Molekül enthält eine Nitrosylgruppe (NO-), die im Blut als Stickstoffmonoxid freigesetzt wird, das wiederum von der Endothelwand aufgenom-

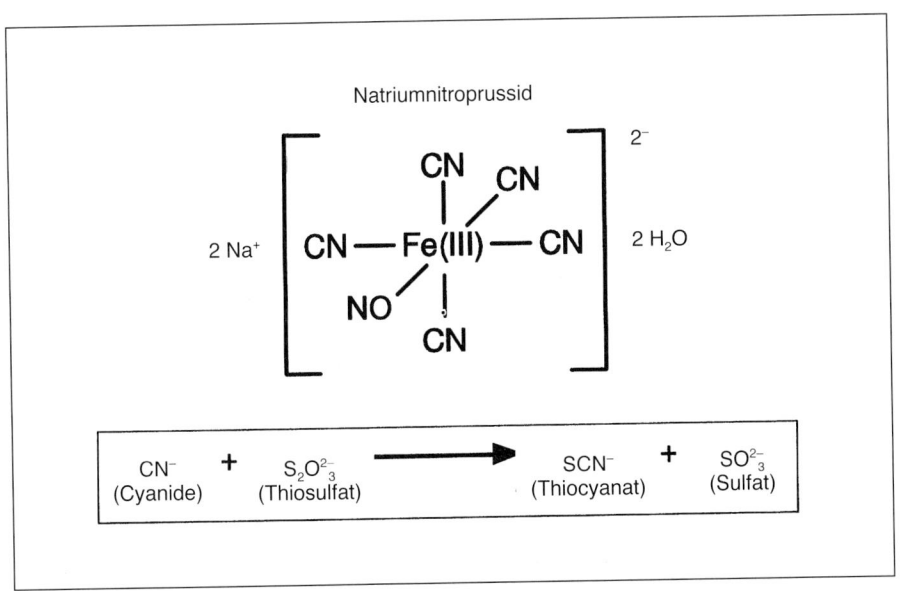

Abb. 18-3 *Molekülstruktur von Natriumnitroprussid und die chemische Bindung von freiem Cyanid aus dem Blutstrom.*

men wird und seine vasodilatierenden Eigenschaften, wie in Abbildung 18-2 dargestellt, entfaltet. Aufgrund dieses gemeinsamen Reaktionswegs werden Nitroglycerin und Nitroprussid auch als Nitrovasodilatatoren bezeichnet [26].
Die beiden Medikamente unterscheiden sich allerdings in einem Punkt: Nitroprussid ist eine gefährliche Substanz, die für über 1000 Todesfälle jährlich verantwortlich sein könnte [34]. Da die toxische Wirkung von Nitroprussid im Vordergrund stehen kann, sollen die Nebenwirkungen dieser Substanz zuerst beschrieben werden. Die Nitroprussidtoxizität wird hier nur kurz abgehandelt, eine ausführlichere Darstellung erfolgt in Kapitel 53.

Toxikologie

Die toxischen Eigenschaften von Nitroprussid lassen sich aus seiner Molekülstruktur ableiten (Abb. 18-3). Das Molekül enthält fünf Cyanidionen, die nahezu die Hälfte des Molekulargewichts von Nitroprussid ausmachen. Beim Zerfall von Nitroprussid wird neben Stickstoffmonoxid auch Cyanid freigesetzt. Die Elimination von Cyanid aus dem Blut ist in Abbildung 18-3 dargestellt: Freies Cyanid bildet mit Schwefel Thiocyanat, das renal eliminiert wird. Der Schwefel für diese Reaktion wird durch Thiosulfat bereitgestellt.

Cyanid

Die Fähigkeit des menschlichen Organismus, Cyanid zu eliminieren, wurde bei der Einführung von Nitroprussid bei weitem überschätzt [28]. Der limitierende Faktor bei der Reaktion ist Thiosulfat, das nur in begrenzter Menge vorhanden ist. Daher steigt der Cyanidspiegel während einer Nitroprussidinfusion schnell an. Die Folgen dieser Cyanidakkumulation sind in Kapitel 53 beschrieben.

Thiocyanat

Bei eingeschränkter Nierenfunktion oder erniedrigtem renalem Blutfluß ist die Clearance von Thiocyanat herabgesetzt. Die Thiocyanatvergiftung weist eine andere Symptomatik auf als die Cyanidintoxikation. Somit kann die Nitroprussidtoxizität als Cyanidintoxikation oder als Thiocyanatintoxikation imponieren. Beide Krankheitsbilder werden in Kapitel 53 beschrieben.

Wirkung

Die Vorteile von Nitroprussid liegen in seinem schnellen Wirkungseintritt und der kurzen Wirkdauer. Diese Eigenschaften bedingen die gute Steuerbarkeit der Substanz. Schon bei niedriger Dosierung (0,5 µg/kg KG × min) kann der vasodilatierende Effekt auftreten. Die weiteren hämodynamischen Effekte sind mit denen von Nitroglycerin vergleichbar. Bei einer Dosis unter 1 µg/kg KG × min wird in der Regel kein Blutdruckabfall beobachtet. Ein unerwartet deutlicher Blutdruckabfall bei niedriger Dosis kann Zeichen einer Hypovolämie sein.

Indikationen

Aufgrund seiner Toxizität sollte Nitroprussid nur eingesetzt werden, wenn keine therapeutische Alternative zur Verfügung steht. Die Hauptindikation dieses Medikaments besteht in der Behandlung der hypertensiven Krise, vor allem bei gleichzeitiger Erniedrigung des Herzzeitvolumens.

Tabelle 18-7 Dosierungsempfehlung für Nitroprussid.

Infusionslösung:	50 mg Nitroprussid in 100 ml (500 µg/ml), Zugabe von 500 mg Thiosulfat
Initialdosis:	0,2 µg/kg KG × min
gebräuchliche Dosen:	0,5–2 µg/kg KG × min zur Nachlastsenkung bei Herzinsuffizienz
	2–5 µg/kg KG × min zur antihypertensiven Therapie

Dosis (µg/kg KG × min)	Körpergewicht (kg)						
	40	50	60	70	80	90	100
	Mikrotropfen/min (ml/h)						
0,2	1	1	1	2	2	2	2
0,5	2	3	4	4	5	5	6
1	5	6	7	8	10	11	12
2	10	12	14	17	19	22	24
3	14	18	22	25	29	32	36
5	24	30	36	42	48	54	60

S. Anm. Tab. 18-3

Dosierung

Eine Dosierungsempfehlung für Nitroprussid ist in Tabelle 18-7 aufgeführt. Zu beachten ist die Empfehlung, **Nitroprussid gemeinsam mit Thiosulfat zu infundieren**. Dies sollte eine obligatorische Maßnahme sein, um den zur Entgiftung des Cyanids benötigten Schwefel zur Verfügung zu stellen. Dabei sollten auf 50 mg Nitroprussid 500 mg Thiosulfat zugefügt werden [34]. Thiosulfat ist als Natriumthiosulfat erhältlich (290 mg Natrium/g Thiosulfat) und liegt als 10%ige Lösung vor (5 ml = 500 mg Thiosulfat).
Es wird empfohlen, Nitroprussid zu Beginn in niedriger Dosierung zu infundieren (0,2 µg/kg KG × min) und die Dosis alle fünf Minuten zu erhöhen [35]. Als Maximaldosis werden 10 µg/kg KG × min über einen Zeitraum von maximal zehn Minuten angegeben.

Nebenwirkungen

Abgesehen von der Cyanid- und Thiocyanatintoxikation hat Nitroprussid einige unerwünschte hämodynamische Effekte, die mit denen von Nitroglycerin übereinstimmen. Nitroprussid erhöht den intrakraniellen Druck und ist deshalb bei Patienten mit erhöhtem Hirndruck nicht indiziert. Da auch die hypertensive Enzephalopathie mit einem erhöhten intrakraniellen Druck einhergeht, sollte bei diesem Krankheitsbild Nitroprussid vermieden werden.

Noradrenalin

Noradrenalin ist ein Agonist α-adrenerger Rezeptoren, der eine generelle Vasokonstriktion verursacht. Aufgrund von Berichten, nach denen die Anwendung von Noradrenalin mit Nierenversagen einherging, und auch infolge einer kritischeren Beurteilung von Vasokonstriktoren gilt Noradrenalin heutzutage nicht mehr als Medikament der ersten Wahl zur Therapie von Schockzuständen. Lassen sich Hypotonien nicht ausreichend mit Dopamin therapieren, kann Noradrenalin zusätzlich verabreicht werden.
Noradrenalin wird allerdings wieder zunehmendes Interesse entgegengebracht, da bei Patienten im septischen Schock eine weniger ausgeprägte vasokonstriktorische Wirkung und sogar eine Verbesserung der Organperfusion beobachtet wurden [36, 37]. Es erscheint allerdings unsinnig, sich von einer Therapieumstellung auf Noradrenalin eine Verbesserung der Prognose des septischen Schocks zu erwarten.

Wirkungen

Noradrenalin führt dosisabhängig zu einem Anstieg des peripheren Gefäßwiderstands. Obwohl Noradrenalin über einen weiten Dosisbereich auch kardiale β-Rezeptoren stimuliert, wird das Herzzeitvolumen nur bei niedriger Dosierung gesteigert. Bei höherer Dosierung überlagert die vasokonstriktorische Wirkung den positiv inotropen Effekt von Noradrenalin, in hohen Dosen bewirkt Noradrenalin durch die Nachlasterhöhung einen Abfall des Herzzeitvolumens.

Indikation

Die Therapie mit Noradrenalin ist indiziert, wenn bei Patienten mit septischem Schock eine ausreichende Vasokonstriktion durch Dopamin allein nicht erreicht werden kann.

Dosierung

Bei Verdünnung von 1 mg Noradrenalin in 250 ml erzeugt man eine Infusionslösung mit einer Konzentration von 4 µg/ml. Die Therapie sollte mit einer Dosis von 1 µg/min begonnen (15 Mikrotropfen/min = 15 ml/h) und bis zum gewünschten Effekt gesteigert werden. Der erforderliche Dosisbereich liegt meist zwischen 1 und 12 µg/min, eine gebräuchliche Dosierung beträgt 2–4 µg/min. Die benötigte Dosis kann allerdings stark schwanken, und es wurden Dosierungen zwischen 0,7 und 210 µg/min bei Patienten mit septischem Schock berichtet [36].

Nebenwirkungen

Jede Therapie mit Vasokonstriktoren birgt das Risiko einer Minderperfusion mit daraus resultierenden Ischämie in jeglichem Gewege oder Organ. Bei einer Therapie mit Vasokonstriktoren kann es daher schwierig sein, zwischen unerwünschten Nebenwirkungen der Therapie und den Komplikationen der Grunderkrankung zu unterscheiden. Darüber hinaus besteht häufig kein Spielraum für weitere therapeutische Interventionen, selbst wenn ein unerwünschter Medikamenteneffekt festgestellt oder vermutet wird.

Teil V

Myokardiale Störungen

We think so because all other people think so;
or because we think we in fact do think so;
or because we were told to think so,
and think we must think so …

Rudyard Kipling

Kapitel 19

Therapie des akuten Myokardinfarkts

Die Erkenntnis, daß der akute transmurale Infarkt durch einen thrombotischen Gefäßverschluß verursacht wird, führte Anfang der achtziger Jahre zu einer Änderung der therapeutischen Strategie bei akutem Myokardinfarkt (MI). Der ursprüngliche Schwerpunkt der Therapie, nämlich maligne Rhythmusstörungen (mit Lidocain) zu verhindern und ein befriedigendes Gleichgewicht zwischen myokardialem Sauerstoffbedarf und -angebot aufrechtzuerhalten, wurde verlassen. Statt dessen konzentrierten sich die Bemühungen auf die Wiederherstellung und Aufrechterhaltung der Durchblutung der verschlossenen Koronararterie [1, 2]. Daher stehen in diesem Kapitel Therapiestrategien im Mittelpunkt, die eine Reperfusion der betroffenen Gefäße beim akuten Myokardinfarkt zum Ziel haben. Bei sachgemäßer und rechtzeitiger Anwendung kann dieser Therapieansatz die Mortalität des akuten Myokardinfarkts verringern [3].

Grundlagen

Die Koronarthrombose

Schon in der Originalbeschreibung des Krankheitsbildes „akuter Myokardinfarkt" im Jahre 1912 wurde ein kausaler Zusammenhang zwischen einer Koronararterienthrombose und der Entstehung eines Myokardinfarkts vermutet. In der ersten Hälfte dieses Jahrhunderts konnte allerdings in Autopsien nur sporadisch ein Thrombus nachgewiesen werden (vermutlich aufgrund der spontanen Lyse der Thromben). Die erste überzeugende Studie wurde 1980 veröffentlicht und zeigte, daß bei Vorliegen eines transmuralen Infarkts bei 87% der Patienten in den ersten vier Stunden nach Einsetzen der Symptomatik angiographisch ein Verschluß der entsprechenden Koronararterie nachgewiesen werden konnte [4]. Bei Patienten mit subendokardialem Infarkt wurde ein kompletter Verschluß in 24%, also sehr viel seltener, beobachtet [4]. Diese Ergebnisse wurden in den folgenden fünf Jahren durch mehrere andere Studien bestätigt.

In morphologischen Untersuchungen wurden rupturierte atherosklerotische Plaques als Herd der Koronarthrombose identifiziert [5]. Zuerst läuft im Plaque eine verflüssigende

Nekrotisierung ab, dann erodiert und rupturiert der Prozeß in das Gefäßlumen. Der Kontakt von Blut mit den thrombogenen Lipiden führt zur Bildung von Gerinnseln. Der Triggermechanismus für die Plaqueruptur ist unbekannt, Größe und Alter des Plaques haben keinen Einfluß auf die Vorgänge [3].

Die klinische Symptomatik wird vom Ausmaß der thrombotischen Gefäßobstruktion bestimmt. Ein vollkommener Verschluß des Gefäßes für mehr als 24 Stunden hat einen transmuralen Infarkt zur Folge, vorübergehende Verschlüsse für ein bis zwei Stunden erzeugen subendokardiale Infarkte. Frei flottierende gestielte Thromben könnten der Grund für eine instabile Angina pectoris sein.

Die thrombolytische Therapie

Unmittelbar nachdem 1980 die Bedeutung des thrombotischen Verschlusses für die Entstehung des transmuralen Infarkts erkannt worden war, wurde der Einsatz fibrinolytisch wirksamer Medikamente erprobt. Die intrakoronare Gabe von Fibrinolytika war in der Lage, die Thromben in 80% der verschlossenen Arterien aufzulösen [6]. Die systemische intravenöse Gabe von Streptokinase erwies sich als ebenso effektiv, und 1986 war die erste klinische Studie (genannt GISSI) über die Anwendung von Streptokinase beim akuten Myokardinfarkt abgeschlossen. In dieser Studie konnte an nahezu 12 000 Patienten nachgewiesen werden, daß es möglich ist, die Mortalität des akuten Myokadinfarkts durch eine thrombolytische Therapie zu senken [7].

Senkung der Mortalität

Die Verbesserung der Überlebensprognose durch die Lysetherapie wird in Tabelle 19-1 verdeutlicht. Diese Tabelle faßt die Ergebnisse von neun klinischen Studien zusammen, die den Einsatz verschiedener Thrombolytika bei Myokardinfarkt mit einer Placebotherapie verglichen [8].

In die Studien wurden Patienten mit transmuralem Infarkt (ST-Streckenhebung im EKG) aufgenommen, bei denen die Lyse innerhalb von zwölf Stunden nach Auftreten der klinischen Symptomatik begonnen wurde. Insgesamt wurden nahezu 60 000 Patienten untersucht. Nach einem Monat waren 9,6% der Patienten verstorben, bei denen eine Lysethera-

Tabelle 19-1 Einfluß der Lysetherapie auf die Infarktmortalität (Metaanalyse neun klinischer Studien; Daten aus [8]).

	Placebo	Lyse
Patientenanzahl	29285	29315
Todesfälle	3357	2820
Mortalitätsrate	11,5%	9,6%
	Behandlungseffekt	
absolute Reduktion der Mortalität	1,9%	
relative Reduktion der Mortalität	18%	
Therapieerfolg	1,8% oder 18 pro 1000 behandelten Patienten	

pie durchgeführt worden war, gegenüber 11,5% der Patienten ohne Lysetherapie. Die absolute Abnahme der Mortalität durch die fibrinolytische Therapie betrug 1,9%, die relative Abnahme 18% (18% von 11,5%). Da die relative Änderung der Mortalität in Prozent eines Prozentsatzes ausgedrückt wird, bedeutet die 18prozentige Mortalitätsabnahme 1,8% weniger Todesfälle oder anders ausgedrückt, pro 100 Behandlungen werden 1,8 Leben gerettet. **Von 1000 Patienten, die eine Lysetherapie erhalten, überleben also 18 Patienten aufgrund dieses Therapieverfahrens.**

Bedeutung des Zeitpunkts

Die Abhängigkeit des Therapieerfolgs vom Zeitpunkt des Beginns der fibrinolytischen Therapie zeigt Abbildung 19-1. Die Graphik gibt die Anzahl der aufgrund der Lysetherapie überlebenden Patienten pro 1000 behandelten Patienten in Abhängigkeit von dem Zeitintervall zwischen Einsetzen der klinischen Symptomatik und dem Therapiebeginn wieder [7]. Je früher die Lyse beginnt, desto größer ist der Therapieerfolg. **Beginnt die Therapie erst mit einer Verzögerung von zwölf Stunden, ist kein Behandlungserfolg mehr nachweisbar.** Innerhalb der ersten zwölf Stunden nimmt die Letalität pro Stunde um 1,6 von 1000 Patienten zu. Dabei ist in den ersten sechs Stunden die stündliche Abnahme in der Zahl Überlebender mit 2,6 von 1000 Patienten höher als in den nächsten sechs Stunden mit 0,6 von 1000 Patienten. Somit wirken sich Behandlungsverzögerungen in den ersten sechs Stunden viermal gravierender aus als in den folgenden sechs Stunden.

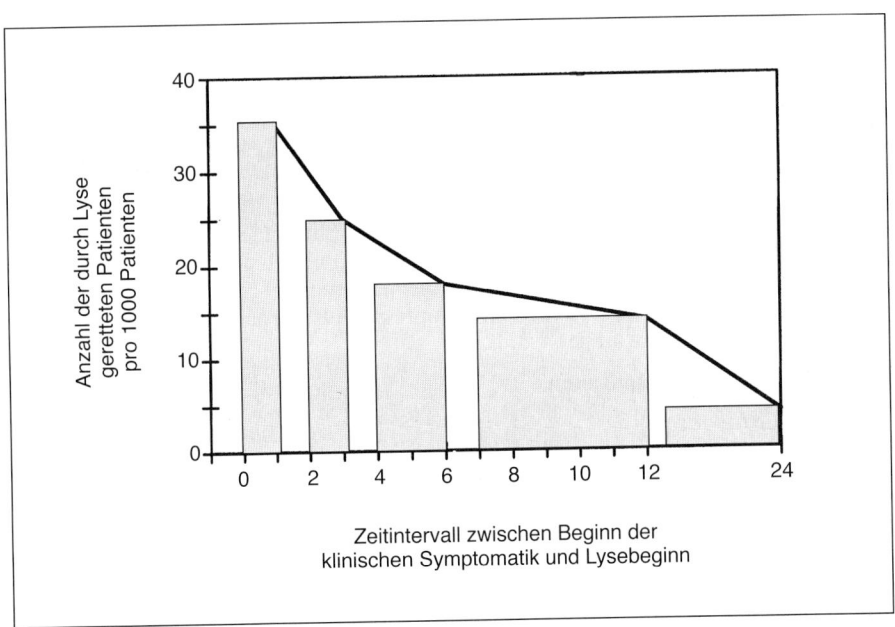

Abb. 19-1 Der Behandlungserfolg der thrombolytischen Therapie (Anzahl der aufgrund der Fibrinolysetherapie Überlebenden pro 1000 behandelten Patienten) in Abhängigkeit vom Zeitintervall zwischen Beginn der klinischen Symptomatik und Therapiebeginn. Die Balkenhöhe gibt den mittleren Therapieerfolg für das jeweilige Zeitintervall an (Daten aus [7]).

Die Zeitabhängigkeit des Therapieerfolgs, wie in Abbildung 19-1 gezeigt, ist einer der wichtigsten Aspekte der Lysetherapie: Zeitverlust bedeutet eine schlechtere Überlebensprognose. Damit zeigt sich auch die Bedeutung der initialen Beurteilung von Infarktpatienten: **Es geht darum, Patienten, die für die Lysetherapie geeignet sind, möglichst schnell zu erfassen und diese Therapie dann so schnell wie möglich zu beginnen.**

Die Erstversorgung

In der Erstversorgung der Patienten mit Verdacht auf akuten Myokardinfarkt müssen folgende Aufgaben simultan bewältigt werden:
- Schmerzbekämpfung
- Erkennen und Behandeln lebensbedrohlicher Situationen
- Durchführung der Lysetherapie bei geeigneten Patienten
- das Ganze so schnell wie möglich

Therapie des Thoraxschmerzes

Falls nicht schon geschehen, kann die sublinguale Gabe von Nitroglycerin (Zerbeißkapsel oder Spray) als initiale Maßnahme durchgeführt werden. Sie ist aber in der Regel bei Patienten mit akutem Myokardinfarkt nicht erfolgreich [1, 2]. Persistierende Schmerzen sollten mit Morphin behandelt werden und nicht mit der intravenösen Gabe von Nitroglycerin. Letzteres sollte Patienten mit Hypertonus oder mit Linksherzversagen vorbehalten bleiben [1, 2]. Bei rechtsventrikulären Infarkten sollte Nitroglycerin wegen der Gefahr einer Hypotonie nur zurückhaltend angewendet werden [2].
Morphin gilt als das analgetische Medikament der Wahl zur Therapie des Thoraxschmerzes bei akutem Myokardinfarkt [1, 2]. Eine Einzeldosis von 4 mg wird langsam (1 mg/min) i.v. injiziert, bei Bedarf kann die Gabe in fünfminütigem Abstand wiederholt werden. Die Gabe von Morphin kann einen Blutdruckabfall auslösen, der auf eine Abnahme des Sympathikotonus zurückzuführen und nicht als pathologisch zu werten ist. Ein unerwünscht starker Blutdruckabfall (systolischer Blutdruck < 100 mmHg) läßt sich in der Regel mit Volumenzufuhr therapieren. Bei einer anhaltenden Hypotonie, die mit einer Bradykardie einhergeht, kann ein Therapieversuch mit 0,5–1 mg Atropin i.v. angebracht sein [2]. Vor der Anwendung von Vasopressoren zur Therapie des morphininduzierten Blutdruckabfalls wird gewarnt [2].

Lebensbedrohliche Situationen

Differentialdiagnose

Andere bedrohliche Krankheitsbilder, die mit retrosternalem Thoraxschmerz einhergehen und als Ursache bedacht werden müssen, sind **akute Aortendissektion,** akute Lungenembolie, Perikarditis und Ösophagusruptur. Die Aortendissektion wird am Schluß dieses Kapitels abgehandelt.

Komplikationen

Ein Viertel der Patienten mit akutem Myokardinfarkt weist initial klinische Zeichen einer Herzinsuffizienz auf, weitere 3–4% der Patienten befinden sich im kardiogenen Schock [6]. **Die Lysetherapie hat sich weder bei Herzinfarktpatienten mit Herzinsuffizienz noch bei Patienten im kardiogenen Schock als vorteilhaft erwiesen** [10], daher gelten diese Zustände als Ausschlußkriterien. Die Therapie des Herzversagens bei Patienten mit akutem Myokardinfarkt wird weiter unten besprochen.

Einschlußkriterien für die Lysetherapie

Für eine Lysetherapie geeignete Patienten müssen schnellstmöglich gemäß den Kriterien in Tabelle 19-2 identifiziert werden. Leider wird nur bei 20% der Patienten mit akutem Myokardinfarkt eine Lysetherapie durchgeführt, bei weiteren 15% erfolgt diese Therapie nicht, obwohl sie möglich wäre.

Indikationen

Als Kandidaten für eine Lysetherapie gelten Patienten, bei denen der thorakale Schmerz seit mindestens 30 Minuten und nicht länger als zwölf Stunden besteht und die in einem Zwölf-Kanal-EKG ST-Streckenhebungen ≥ 0,1 mV in zwei benachbarten Ableitungen oder einen neu aufgetretenen Linksschenkelblock aufweisen. Wie schon erwähnt, sind Patienten mit Herzinsuffizienz oder kardiogenem Schock nicht geeignet.

Kontraindikationen

Die absoluten Kontraindikationen für eine Lysetherapie sind in Tabelle 19-2 aufgelistet. Relative Kontraindikationen werden nicht angegeben, da der potentielle Nutzen einer Lysetherapie die Risiken, die von relativen Kontraindikationen ausgehen, überwiegen sollte [3]. **Weder fortgeschrittenes Alter noch Gefäßkatheter (einschließlich zentraler Venenkatheter und Pulmonalarterienkatheter) sind Gründe, einen Patienten von einer Lysetherapie auszuschließen.** Zwar treten Blutungskomplikationen bei älteren Patienten häufiger auf, andererseits ist aber die Mortalität bei Lysetherapie gerade in dieser

Tabelle 19-2 Einschlußkriterien für eine thrombolytische Therapie.

Indikationen
- thorakaler Schmerz > 30 min und < 12 h
- kein Herzversagen, kein kardiogener Schock
- ST-Hebung ≥ 0,1 mV in 2 benachbarten EKG-Ableitungen oder neu aufgetretener Linksschenkelblock

Absolute Kontraindikationen*

Akute:
- innere Blutung
- Blutdruck ≥ 200/120 mmHg
- V. a. Aortendissektion

Subakute oder chronische:
- arteriovenöse Malformationen
- spinaler oder zerebraler Tumor
- hämorrhagische Retinopathie
- Schwangerschaft

Innerhalb der letzen 2 Monate:
- Trauma oder Operation in den letzten 2 Wochen mit dem Risiko einer inneren Blutung
- spinaler oder zerebraler Eingriff in den letzten 8 Wochen
- kurz zurückliegendes Schädel-Hirn-Trauma
- prolongierte oder traumatisierende Reanimation

Anamnestisch:
- intrazerebrale Blutung
- Allergie auf Streptokinase

* aus National Heart Attack Alert Program Coordinating Committee, 60 Minutes to Treatment Working Group. Ann Emerg Med 1994; 23: 311–329.

Patientengruppe deutlich reduziert [3]. Die verbesserte Überlebenschance überwiegt daher das größere Risiko von Blutungskomplikationen bei älteren Patienten.

Beginn der Lysetherapie

Bei jedem Patienten, bei dem die Indikation für eine Lysetherapie vorliegt und keine Kontraindikationen bestehen, sollte diese so schnell wie möglich begonnen werden. Nach den Richtlinien der American Heart Association sollte **zwischen Aufnahme des Patienten und Beginn der Lysetherapie nicht mehr als eine Stunde vergehen** [2]. Längere Verzögerungen erhöhen unnötigerweise die Mortalität.

Lysetherapie

Thrombolytisch wirksame Medikamente und ihre Dosierungen sind in Tabelle 19-3 angegeben. **Da sich keine Substanz den anderen gegenüber als vorteilhaft erwiesen hat, ist nicht die Wahl des Medikaments entscheidend, sondern die Zeit bis zu dessen Einsatz.**

Wirkungsweise

Alle thrombolytisch wirksamen Substanzen entfalten ihre fibrinolytische Aktivität durch die Umwandlung von Plasminogen zu Plasmin, das Fibrinketten in kleinere Einheiten zerlegt.

Streptokinase (SK) ist ein bakterielles Protein (von Streptokokken) das im zirkulierenden Blut mit Plasminogen reagiert und eine disseminierte oder systemische Lyse indu-

Tabelle 19-3 Lysetherapie des akuten Myokardinfarkts.

	Streptokinase	Alteplase (TPA)	Anistreplase (APSAC)
Präparation	1,5 Millionen Einheiten in 50 ml NaCl 0,9%	100 mg in 100 ml Lösungsmittel (1 mg/ml)	30 Einheiten in 5 ml NaCl 0,9%
Dosierung	1,5 Mio Einheiten i.v. über 1 h	„beschleunigtes Regime" a. 15 mg i.v. als Bolus b. 0,75 mg/kg KG (bis 50 mg) i.v. über 30 min c. 0,5 mg/kg KG (bis 35 mg) i.v. über 1 h	30 Einheiten i.v. über 2–5 min
Nebenwirkungen	Hypotonie (7%) Fieber (25%) Hautausschlag, Giemen (5%)	Hypotonie (4%)	wie Streptokinase
Kosten *	479,– DM	3092,– DM	2736,– DM

* Preise nach Roter Liste 1995

ziert. **Gewebsplasminogenaktivator** (TPA) ist das geklonte Molekül einer endogenen fibrinolytischen Substanz desselben Namens. Diese Substanz bindet in Blutgerinnseln an Fibrin und wandelt im Thrombus lokal Plasminogen zu Plasmin um. Auf diese Weise wird die Fibrinolyse hauptsächlich im Gerinnsel und in geringerem Ausmaß systemisch aktiviert. **Anistreplase** (anisoylierter Plasminogenstreptokinaseaktivatorkomplex, APSAC) ist eine Streptokinaseform, die verstärkt im Thrombus wirkt. Allerdings erzeugt die Dosierung, die für die Auflösung eines Thrombus benötigt wird, auch einen systemischen fibrinolytischen Effekt.

Fibrinolytische Wirkung

Die thrombolytische Wirkung von TPA tritt am schnellsten ein (60–70%ige Lyse innerhalb von 90 min). Mit SK und APSAC läßt sich eine 50%ige Lyse innerhalb von 90 Minuten erreichen [9]. Das Endergebnis aller Substanzen ist allerdings vergleichbar (80%ige Lyse innerhalb von 180 min).

Vorteile und Risiken

Erhöhung der Überlebensrate

Die Anwendung aller thrombolytischen Substanzen ist im Vergleich zur Placebobehandlung mit einer verbesserten Überlebensprognose verbunden. In drei klinischen Studien wurde der Effekt auf die Überlebensrate der verschiedenen thrombolytischen Substanzen verglichen. Zwei Studien (GISSI-2 und ISIS-3) konnten keinen Unterschied zwischen den Medikamenten nachweisen [11, 12]. In einer dritten Studie (GUSTO) führte die Therapie mit TPA im Vergleich zu SK zu einer (absoluten) Reduktion der Mortalität um 1%, wenn TPA in einem intensivierten Regime (s. Tab. 19-3) verabreicht wurde [13]. Aufgrund dieser 1%igen Differenz wird TPA nun als bestes Thrombolytikum vermarktet, obwohl die anderen Studien der letzten zehn Jahre dieses Ergebnis nicht unbedingt bestätigt haben.

Komplikationen

Die gefürchtetste Komplikation der Lysetherapie ist die intrazerebrale Blutung, die in 0,5–1% aller Fälle auftritt [8, 9]. Die Ergebnisse dreier Studien (GISSI-1, ISIS-3, GUSTO-1) ergaben, daß diese Komplikation bei TPA häufiger auftritt [9]. Extrakranielle transfusionspflichtige Blutungen treten unabhängig von der verwendeten thrombolytischen Substanz bei 5–15% der Patienten auf [9]. Das Blutungsrisiko hängt nicht ab von dem Ausmaß der Fibrinolyse (systemisch versus innerhalb des Blutgerinnsels), die durch die jeweilige Substanz hervorgerufen wird.
Andere Komplikationen treten häufig bei der Anwendung von Streptokinase auf, die als ursprünglich bakterielles Produkt antigene Eigenschaften hat (APSAC enthält SK und wirkt daher auch antigen). Typische Reaktionen sind Fieber (20–40%), allergische Reaktionen (5%) und die Bildung neutralisierender Antikörper [14]. Eine Immunreaktion von neutralisierenden Antikörpern mit SK kann in einem Zeitraum von bis zu acht Monaten nach Antigenkontakt auftreten [15], so daß eine SK-Therapie frühestens nach einem halben Jahr wiederholt werden darf. Auch eine Streptokokkeninfektion kann zur Bildung SK-neutralisierender Antikörper führen, daher sollte nach einer nachgewiesenen Streptokokkeninfektion SK sechs Monate lang nicht angewendet werden.
Bei jeder Gabe einer thrombolytischen Substanz kann es zu einem Blutdruckabfall unklarer Genese kommen, am häufigsten in Zusammenhang mit Streptokinase [14]. In der

Regel reicht es aus, die Infusion des fibrinolytischen Medikaments zu unterbrechen. Gelegentlich muß Volumen zugeführt werden. Die Thrombolyse sollte dann mit halber Infusionsgeschwindigkeit fortgeführt werden.

Kosten

In Tabelle 19-3 ist eine Kostenkalkulation für die verschiedenen Substanzen aufgeführt. Im Vergleich zu SK betragen die Mehrkosten einer Lysetherapie mit APSAC 2257,- DM und einer Therapie mit TPA 2613,- DM. Da letztlich keine Substanz einen eindeutigen Vorteil gegenüber einer anderen aufzuweisen scheint, **mag aus Kostengründen die Lyse mit SK bevorzugt werden.**

Prävention eines erneuten Gefäßverschlusses

Nach initial erfolgreicher Lyse kommt es in 15–30% der Fälle zu einem Wiederverschluß der betroffenen Koronararterie. Besonders hoch ist die Wiederverschlußrate nach Lyse mit TPA (30%) [8]. Die zusätzliche Gabe von Antikoagulanzien (Acetylsalicylsäure und Heparin) soll das Risiko des Wiederverschlusses senken.

Acetylsalicylsäure (ASS) wirkt durch Hemmung der Thrombozytenaggregation. Nachgewiesenermaßen senkt die Gabe von ASS sowohl in Kombination mit der Lysetherapie als auch unabhängig davon die Letalität [16].

Dosierungsempfehlung: 160 mg initial, dann 160–325 mg täglich (Tabletten).

Heparin wird routinemäßig zur Prävention eines Wiederverschlusses verabreicht, wenn die Lysetherapie mit TPA durchgeführt wird. Die Heparintherapie wird in der letzten Stunde der Lyse begonnen.

Dosierungsempfehlung: 5000 Einheiten als i.v. Bolus, dann 1000 Einheiten/h. Die Wirkung wird anhand der partiellen Thromboplastinzeit (PTT) nach sechs Stunden überprüft: Ziel ist eine Verlängerung der PTT auf 60–85 Sekunden. Die Heparininfusion wird über 24 bis 72 Stunden fortgeführt [1].

Da Heparin bei Lyse mit SK oder APSAC den präventiven Effekt von ASS nicht weiter verbessert, wird in diesen Fällen auf eine Heparintherapie verzichtet [17].

Reperfusionsschaden

Thrombolyse und Reperfusion können per se schädigende Auswirkungen haben. Eine Form des Reperfusionsschadens ist das „stunned myocardium", eine diastolische Funktionsstörung des Herzmuskels [18]. Als mögliche Ursachen für diese Schädigung werden Oxidationsprozesse diskutiert, die z.B. eine Peroxidation von Membranlipiden bewirken können (s. Kap. 3). Eine Membranschädigung der Muskelzellen könnte dann über einen Kalziumeinstrom in die Zelle und eine intrazelluläre Kalziumakkumulation eine adäquate Muskelrelaxierung verhindern und so ein „myocardial stunning" auslösen.

Antioxidanzien haben sich in der Prävention des Reperfusionsschadens als nicht wirkungsvoll erwiesen. Magnesium könnte einen protektiven Effekt haben.

Weitere Therapiemaßnahmen

Die folgenden Therapieempfehlungen können mit oder ohne Lysetherapie angewendet werden. Für jede dieser Maßnahmen ist entweder ein letalitätssenkender Effekt nachgewiesen worden, oder es besteht eine Anwendungsempfehlung seitens der American Heart Association [1, 2].

Betarezeptorenblocker

Die frühzeitige Gabe von Betarezeptorenblockern nach dem Infarktereignis kann die Infarktausdehnung beschränken, das Auftreten von Arrhythmien verringern und die Letalität senken [3, 19–21]. Studien an insgesamt 27 000 Patienten zeigten, daß die Therapie mit Betarezeptorenblockern bei akutem Myokardinfarkt zu einer Erhöhung der Überlebensrate um 13 pro 1000 Patienten führt [3].

Indikationen

Alle Patienten mit akutem Myokardinfarkt, die keine spezifischen Kontraindikationen aufweisen, sollten Betarezeptorenblocker erhalten. Insbesondere bei hyperdynamer Kreislaufreaktion mit Tachykardie und Hypertension (z.B. junge Patienten mit Vorderwandinfarkt) hat sich diese Therapie als sinnvoll erwiesen. Zu den Kontraindikationen zählen eine Herzfrequenz unter 50 Schlägen/min, AV-Blockierungen ersten bis dritten Grades, ein systolischer Blutdruck unter 100 mmHg, ein schweres systolisches Pumpversagen und obstruktive Lungenerkrankungen.

Dosierungsempfehlungen

In Tabelle 19-4 werden Betarezeptorenblocker, die sich in klinischen Studien bei der Therapie des akuten Myokardinfarkts als wirkungsvoll erwiesen haben, mit entsprechenden Dosierungsempfehlungen aufgeführt [19–21]. Besonders gute Ergebnisse werden erzielt, wenn die Behandlung innerhalb von vier Stunden nach Beginn der klinischen Symptomatik begonnen wird.

Tabelle 19-4 Betarezeptorenblocker bei akutem Myokardinfarkt (Dosierungsempfehlungen nach [19–21]).

Medikament	Dosierung
Atenolol	5 mg i.v. über 5 min, insgesamt 2×, nach 15 min 50 mg p.o. 12stündlich für 2 Tage, dann 100 mg p.o. 1× täglich
Metoprolol	5 mg i.v. über 2 min, insgesamt 3×, nach 15 min: 50 mg p.o. 6stündlich für 2 Tage, dann 100 mg p.o. 2× täglich
Timolol	1 mg i.v., Wiederholung nach 10 min, nach 10 min: Infusion von 0,6 mg/h über 24 h, dann 10 mg p.o. 2× täglich

Antithrombotisch wirksame Medikamente

Acetylsalicylsäure (ASS) reduziert die Letalität bei akutem Myokardinfarkt auch unabhängig von einer fibrinolytischen Therapie [16]. Obwohl sich der Nachweis nur auf eine einzige Studie stützt, wird die Gabe von ASS empfohlen, wenn der Verdacht auf einen akuten Myokardinfarkt vorliegt. Die Dosierung ist dieselbe wie im Rahmen der thrombolytischen Therapie: 160 mg so früh wie möglich nach Beginn der thorakalen Schmerzen, danach täglich 160–325 mg.

Die Therapie mit **Heparin** hat keinen eindeutigen Effekt auf die Prognose eines akuten Myokardinfarkts. Trotzdem empfiehlt die American Heart Association nach wie vor bei Patienten mit akutem transmuralem Infarkt die Vollheparinisierung, um die Entstehung wandständiger Thromben zu vermeiden [1, 2]. Die Dosierung von Heparin kann dem Nomogramm in Kapitel 7 (Tab. 7-4) entnommen werden.

Nitroglycerin

Die intravenöse Gabe von Nitroglycerin ist zur Therapie pektanginöser Schmerzen wirksam, bei akutem Herzinfarkt ist die Wirkung allerdings nicht so eindeutig. Klinische Studien vor 1990 an insgesamt 3000 Patienten zeigten eine Verbesserung der Überlebensrate durch Nitroglycerin, in Studien nach 1990 (79 000 Patienten) konnte dieser Effekt nicht mehr nachgewiesen werden [3].

Indikationen

Die routinemäßige Anwendung von Nitroglycerin wird wegen des Risikos von Blutdruckabfällen und dem fraglichen Effekt auf die Überlebensprognose nicht empfohlen. Indikationen stellen der thorakale Schmerz und hypertensive Blutdruckwerte dar. Da **Nitroglycerin die Wirksamkeit der Lysetherapie mit TPA herabsetzt,** wird die gemeinsame Anwendung der beiden Substanzen nicht empfohlen [22].

Dosierung

Eine Dosierungstabelle für Nitroglycerin wird in Kapitel 18 angegeben (Tab. 18-6). Nach 24stündiger Infusion kann auf Nitroglycerinpflaster (Freisetzung von 10 mg Nitroglycerin täglich) umgestellt werden [23]. Um die Entwicklung einer Nitrattoleranz zu verhindern, sollte acht bis zehn Stunden täglich kein Pflaster getragen werden.

Magnesium

Magnesium zeigt verschiedene Wirkungen, die beim akuten Myokardinfarkt vorteilhaft sein sollen: eine gefäßdilatierende Wirkung an den Koronararterien, einen thrombozytenaggregationshemmenden Effekt, eine antiarrhythmische Wirkung und Protektion gegen Reperfusionsschäden durch die Verhinderung einer intrazellulären Kalziumakkumulation [24, 25]. Zusätzlich wird beim akuten Myokardinfarkt häufig eine Magnesiumverarmung gesehen [24], unter Umständen aufgrund renaler Verluste infolge einer diuretischen Therapie. Trotz der theoretischen Vorteile haben klinische Studien widersprüchliche Aussagen zum Nutzen der Magnesiumtherapie ergeben. So konnt e in einer Studie, in der die intravenöse Magnesiumtherapie innerhalb von vier Stunden nach Einsetzen der thorakalen Schmerzen begonnen wurde, ein Rückgang der Letalität um 2,3 Promille nachgewiesen werden [26]. In einer größeren Studie, in der Magnesium acht bis zwölf Stunden nach Einsetzen der klinischen Symptomatik gegeben wurde, konnte dagegen keine Verbesserung der Überlebensrate nachgewiesen werden [3]. In beiden Studien wurde eine Lysetherapie durchgeführt. Eine mögliche Erklärung für den Vorteil des frühen Therapiebeginns ist deshalb ein protektiver Effekt von Magnesium gegen Reperfusionsschäden – es fehlt aber bis heute der Nachweis.

Indikationen

Indikationen für die intravenöse Therapie mit Magnesium beim Myokardinfarkt sind Hypokaliämie, Hypokalzämie, Rhythmusstörungen und Diuretikatherapie ohne adäquate

Magnesiumsubstitution. Da bei Patienten mit Myokardinfarkt eine Magnesiumverarmung (selbst bei normalen Serumkonzentrationen) häufig ist, erscheint die routinemäßige Applikation gerechtfertigt.
Zu den Kontraindikationen zählen Niereninsuffizienz, Hypotonie, kardiales Pumpversagen und AV-Blockierungen.

Dosierung

In den erwähnten klinischen Studien wurden 2 g $MgSO_4$ über fünf Minuten intravenös injiziert, gefolgt von einer Infusion von 8 g über 24 Stunden. Diese Dosierung sollte in der Regel zu einer Verdoppelung der Magnesiumkonzentration führen. Bei normaler Nierenfunktion wird der Magnesiumüberschuß jedoch rasch eliminiert und die Hypermagnesiämie ist nur kurzdauernd. Ein gängiges Regime ist die routinemäßige Verabreichung von 2 g $MgSO_4$ in 100 ml Kochsalzlösung über 30 bis 60 Minuten bei Aufnahme des Patienten auf die Intensivstation.

Frühe Komplikationen

Rhythmusstörungen

Die American Heart Association empfiehlt inzwischen nicht mehr die routinemäßige Prophylaxe gegen ventrikuläre Tachykardie oder Kammerflimmern, noch die Therapie von asymptomatischen Arrhythmien mit „Warn-Charakter" (wie etwa eine Folge von sechs ventrikulären Extrasystolen) [1, 2]. Ventrikuläre Extrasystolen werden nur therapiert, wenn sie mit einem Pumpversagen des Herzens oder einem Blutdruckabfall einhergehen. Diagnostik und Therapie der Rhythmusstörungen werden in Kapitel 20 besprochen.

Myokardiales Pumpversagen

Die Überlebensrate des akuten Myokardinfarkts nimmt mit sinkender Pumpleistung des Herzens kontinuierlich ab. Dies wurde aus der ersten klinischen Studie über Lysetherapie deutlich, in der die Letalitätsrate für einen unkomplizierten Myokardinfarkt 7% betrug, bei Vorliegen einer Herzinsuffizienz 16%, bei bestehendem Lungenödem 39% und bei Vorliegen eines kardiogenen Schocks 70% [6]. Die Therapie des myokardialen Pumpversagens und die des kardiogenen Schocks sind in Kapitel 16 beschrieben. Es sollte allerdings auf zwei Aspekte besonders geachtet werden.

Koronarangioplastie

Bei Patienten mit myokardialem Pumpversagen und transmuralem Infarkt sollte eine Koronarangioplastie erwogen werden. Die Zusammenschau von 14 klinischen Studien zeigte bei Patienten im kardiogenen Schock eine Reduktion der Mortalität von 80 auf 44%, wenn eine Angioplastie durchgeführt wurde. Leider ist es in vielen Kliniken nicht möglich, diese Maßnahme notfallmäßig durchzuführen.

Unterstützung der myokardialen Pumpleistung, Begrenzung des myokardialen Sauerstoffverbrauchs

Geht eine Myokardischämie mit einem myokardialen Pumpversagen einher, sollte eine Verbesserung der Herzleistung ohne Anhebung des Sauerstoffverbrauchs angestrebt werden. Die Beeinflussung des myokardialen Sauerstoffverbrauchs ($\dot{V}_{O_2}$) durch therapeutische Maßnahmen läßt sich anhand von vier Determinanten der kardialen Arbeit

Tabelle 19-5 Beeinflussung des myokardialen Sauerstoffverbrauchs durch die Therapie des myokardialen Pumpversagens.

Determinanten der myokardialen Arbeit	Low-output-Syndrom		Kardiogener Schock	
	Dobutamin	Vasodilatatoren	IABP	Dopamin
Vorlast	↓	↓	↓	↑
Kontraktilität	↑↑	–	–	↑↑
Nachlast	↓	↓↓	–	↑
Herzfrequenz	–	–	–	↑
$\dot{V}_{O_2}$	–	↓↓↓	↓↓	↑↑↑↑

IABP = Intraaortale Ballongegenpulsation

abschätzen: Vorlast, Kontraktilität, Nachlast und Herzfrequenz. In Tabelle 19-5 ist der Einfluß von verschiedenen therapeutischen Maßnahmen auf die vier Determinanten des $\dot{V}_{O_2}$ aufgeführt und zugleich ein Nettoeffekt berechnet. Die Therapie mit Vasodilatatoren hat den günstigsten Effekt auf den myokardialen Sauerstoffverbrauch, Dopamin den ungünstigsten, d.h., es verursacht die ausgeprägteste Steigerung des $\dot{V}_{O_2}$. **Vasodilatatoren sind Dobutamin in der Behandlung des Pumpversagens vorzuziehen.**
Zur Therapie des kardiogenen Schocks ist die intraaortale Ballongegenpulsation (IABP) sinnvoller als die Gabe von Dopamin. Auch zur Therapie eines Herzversagens mit grenzwertigem oder labilem Blutdruck wird die IABP gegenüber Dobutamin vorgezogen (Informationen über IABP in Kap. 16).

Akute Aortendissektion

Die akute Aortendissektion, die die Aorta ascendens einbezieht, ist ein herzchirurgischer Notfall, der aufgrund der substernalen Schmerzsymptomatik mit einem akuten Myokardinfarkt verwechselt werden kann.

Klinische Symptomatik

Die Aortendissektion betrifft Männer dreimal häufiger als Frauen und kann in allen Altersgruppen auftreten. 75% der Patienten haben einen Hypertonus in ihrer Anamnese, einige leiden unter Bindegewebserkrankungen (z.B. Marfan-Syndrom).

Thorakaler Schmerz

Die Dissektion der Aorta ascendens verursacht typischerweise einen retrosternalen Schmerz, der in Nacken, Kinn oder Schultern ausstrahlen kann. Der Schmerz wird als äußerst scharf beschrieben und mit Worten wie „durchreißend" oder „zerreißend" charakterisiert, die auch den pathologischen Prozeß in der Aorta wiedergeben. Die heftigen thorakalen Schmerzen persistieren meist, aber die Schmerzsymptomatik kann sich auch über Stunden oder Tage zurückbilden. Der Krankheitsprozeß kommt während dieser Zeit nicht zum Stillstand. Kehren die Schmerzen zurück, ist von einer Verschlimmerung auszugehen.

Befunde

Ein Leitsymptom dieser Erkrankung ist die **Aortenklappeninsuffizienz**, die bei einer proximalen Dissektion in über 50% der Fälle auftritt. Die Dissektion kann Gefäße der oberen Extremität (Pulsdifferenz) und die Koronararterien (Myokardischämie oder -infarkt) mit einbeziehen und kann ins Perikard rupturieren (Perikardtamponade).

Diagnose

Die Röntgenaufnahme des Thorax ist im allgemeinen pathologisch, aber zur Diagnosestellung sind weitere Untersuchungen erforderlich [28]. Mit abfallender Sensitivität sind dies:
- Magnetresonanztomographie (Sensitivität und Spezifität 98%)
- transösophageale Echokardiographie (Sensitivität 98%, Spezifität 77%)
- Computertomographie mit Kontrastmittel (Sensitivität 94%, Spezifität 87%)
- Aortographie (Sensitivität 88%, Spezifität 94%)

Magnetresonanztomographie und transösophageale Echokardiographie sind die diagnostischen Methoden mit der größten Sensitivität [28]. Die Aortographie weist zwar die geringste Sensitivität auf, kann dem Chirurgen aber wichtige Informationen liefern.

Therapie

Die proximale Aortendissektion muß unverzüglich operiert werden [27]. Die medikamentöse Therapie dient dazu, während der präoperativen Diagnostik Schmerzen und hypertone Blutdruckwerte zu kontrollieren. (Eine unkomplizierte Dissektion der Aorta descendens kann häufig ausschließlich medikamentös therapiert werden.) Da ein Anstieg des Blutflusses einen Anstieg der Scherkräfte an der Gefäßwand bewirkt und damit die Dissektion fördert, **muß das Ziel der antihypertensiven Therapie eine Blutdrucksenkung ohne Zunahme des Herzzeitvolumens sein.** Dies kann mit der in Tabelle 19-6 aufgeführten antihypertensiven Medikation erreicht werden [29].

Das klassische antihypertensive Regime bei der Aortendissektion sieht eine Therapie mit Nitroprussid (Blutdrucksenkung) und intravenös gegebenen Betarezeptorenblockern (Verhinderung des vasodilatationsbedingten Anstiegs des Herzzeitvolumens) vor. Vor der Therapie mit Nitroprussid muß die Betarezeptorenblockade durchgeführt sein.

Ebensogut kann eine Monotherapie durchgeführt werden [29]. Die Infusion des Ganglienblockers Trimethaphan erzeugt eine Vasodilatation bei gleichzeitiger Verhinderung

Tabelle 19-6 Therapie des Bluthochdrucks bei akuter Aortendissektion.

Medikament	Dosierung
Trimethaphan	0,6–6 mg/min
Labetalol	20 mg i.v., dann 1–2 mg/min i.v. oder 20 mg i.v., dann 40 mg i.v. alle 10 min
Propranolol und Nitroprussid	0,5 mg i.v., dann 1 mg i.v. alle 15 min 0,2–10 µg/kg KG × min i.v.

einer reflektorischen Zunahme des Herzzeitvolumens. Eine effektive Monotherapie ist ebenso mit Labetalol möglich, einem kombinierten α- und β-Rezeptorenblocker, der in Form von Bolusdosen oder als Dauerinfusion gegeben werden kann. Da die Dauertherapie mit Trimethaphan unangenehme Nebenwirkungen haben kann (Harnretention, Ileus, Obstipation, Tachyphylaxie), **bietet sich vorzugsweise Labetalol für eine Monotherapie an** (außer wenn Kontraindikationen gegen Labetalol wie Asthma oder AV-Blokkierungen vorliegen). Weitere Informationen über Labetalol sind Kapitel 18 zu entnehmen.

KAPITEL 20

Tachyarrhythmien

Akute Arrhythmien gelten als die Springteufel jeder Intensivstation: Sie erscheinen aus heiterem Himmel, richten mehr oder weniger Chaos an und verschwinden so plötzlich, wie sie gekommen sind. In diesem Kapitel wird die Akuttherapie der häufigsten und unangenehmsten Rhythmusstörungen besprochen: der Tachyarrhythmien.

Klassifikation

Tachykarde Rhythmusstörungen (Herzfrequenz > 100 Schläge/min) können Ausdruck einer **gesteigerten Schrittmacheraktivität** sein (Sinustachykardien) oder aufgrund einer **heterotopen Reizbildung** zustande kommen (ektope Impulse). Sie können aber auch infolge eines **Reentry-Mechanismus** entstehen, bei dem ein ektoper Impuls auf eine Reizleitungsbahn trifft, die nur eine retrograde, aber keine anterograde Ausbreitung des elektrischen Reizes erlaubt [1, 2]. Eine derartige retrograde Erregung führt, wenn sie kreisförmig verläuft, zu einer kontinuierlichen Weiterleitung eines einmal entstandenen Reizes und damit zu einer sich selbst unterhaltenden Tachykardie. Reentry-Phänomene sind die häufigste Ursache von klinisch bedeutsamen tachykarden Rhythmusstörungen.
Tachykardien lassen sich nach der Lokalisation der Reizentstehung einteilen [1, 2, 3]. Supraventrikuläre Tachykardien (SVT) entstehen oberhalb des AV-Reizleitungssystems und haben schmale QRS-Komplexe. Ventrikuläre Tachykardien (VT) entstehen distal des AV-Reizleitungssystems und weisen eine verlängerte Dauer des QRS-Komplexes auf (> 0,12 s). Gemäß Abbildung 20-1 können beide Tachykardieformen weiter unterteilt werden in Abhängigkeit davon, ob die RR-Intervalle gleichmäßig lang oder wechselnd sind.

Anhaltspunkte im EKG-Streifen

Die erste Begegnung mit Arrhythmien ist oft der Moment, in dem die Schwester eine Unregelmäßigkeit auf dem sogenannten Rhythmusstreifen entdeckt. Zeigt dieser eine Tachykardie, so kommen vorrangig die folgenden Rhythmusstörungen in Frage.

Tachykardie mit schmalem Kammerkomplex

Beträgt die QRS-Breite 0,12 s oder weniger, kann es sich um eine Sinustachykardie, eine Vorhoftachykardie, eine AV-Knotentachykardie, Vorhofflattern oder Vorhofflimmern handeln. Die folgenden Hinweise mögen bei der Eingrenzung des Problems helfen.

```
                    Herzfrequenz > 100/min
                              │
              ┌───────────────┴───────────────┐
         QRS ≤ 0,12 s                    QRS > 0,12 s
              │                                │
         ( RR-Intervalle )              ( RR-Intervalle )
          ┌───┴────┐                     ┌────┴────┐
      regelmäßig  unregelmäßig      regelmäßig   unregelmäßig
          │          │                   │            │
```

Links (QRS ≤ 0,12 s, regelmäßig):
1. Sinustachykardie
2. Vorhofflattern oder -flimmern mit fixiertem AV-Block
3. AV-Knoten-Reentry-Tachykardie

Links (unregelmäßig):
1. Multifokale Vorhoftachykardie
2. Vorhofflimmern

Rechts (QRS > 0,12 s, regelmäßig):
1. Ventrikuläre Tachykardie
2. Regelmäßige supraventrikuläre Tachykardie mit verlängerter AV-Überleitung

Rechts (unregelmäßig):
1. Unregelmäßige supraventrikuläre Tachykardie mit verlängerter AV-Überleitung

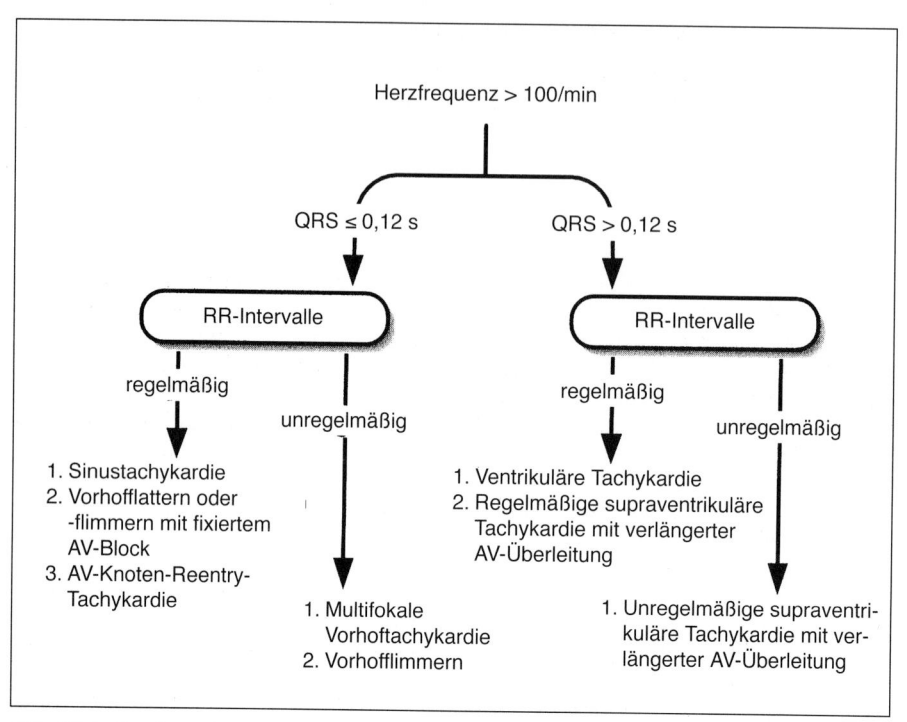

Abb. 20-1 *Einteilung der tachykarden Rhythmusstörungen, basierend auf der QRS-Dauer und der Regelmäßigkeit der RR-Intervalle.*

Rhythmus, Frequenz

regelmäßig, > 150 Schläge/min	AV-Knoten-Reentry-Tachykardie
regelmäßig, 150 Schläge/min	möglicherweise Vorhofflattern mit AV-Block und 2:1-Überleitung
deutlich unregelmäßig	Vorhofflimmern oder multifokale Vorhoftachykardie

Vorhofaktivität

uniforme P-Wellen, PR-Intervall konstant	Sinustachykardie
P-Morphologie wechselnd, wechselndes PR-Intervall	multifokale Vorhoftachykardie
invertierte P-Wellen	AV-Knotentachykardie
Sägezahnwellen	Vorhofflattern
keine Vorhofaktivität erkennbar	AV-Knoten-Reentry-Tachykardie

Tachykardie mit verbreitertem QRS-Komplex

Bei einer Tachykardie mit verbreitertem Kammerkomplex handelt es sich entweder um eine ventrikuläre Tachykardie (VT) oder um eine supraventrikuläre Tachykardie (SVT) mit verlängerter AV-Überleitung. Die beiden Arrhythmieformen können folgendermaßen unterschieden werden:

deutliche Unregelmäßigkeit der RR-Intervalle:	SVT
Fusionssystolen:	VT
AV-Dissoziation:	VT

Wenn die RR-Intervalle von unterschiedlicher Dauer sind, besteht entweder Vorhofflimmern oder eine multifokale supraventrikuläre Tachykardie. Werden vor Beginn der Tachykardie Fusionssystolen oder eine AV-Dissoziation beobachtet, handelt es sich wahrscheinlich um eine VT. Eine Fusionssystole besteht aus einer ventrikulären Extrasystole, die mit einem normalen QRS-Komplex verschmilzt (fusioniert). Der so entstandene Kammerkomplex stellt morphologisch eine Mischung aus normalem QRS-Komplex und ventrikulärer Extrasystole dar. Eine Fusionssystole ist daher beweisend für eine ventrikuläre ektopische Aktivität.

Abbildung 20-2 zeigt, wie schwierig es sein kann, zwischen einer VT und einer SVT mit verzögerter AV-Überleitung zu unterscheiden. Die obere Aufzeichnung (A) zeigt eine tachykarde Rhythmusstörung mit verbreiterten QRS-Komplexen, die einer VT zu entsprechen scheint. Die untere Aufzeichnung (B) zeigt, daß der QRS-Komplex verbreitert bleibt, auch nachdem sich ein Sinusrhythmus wieder eingestellt hat. Dies spricht dafür, daß es sich eher um eine SVT bei vorbestehendem Schenkelblock handelte.

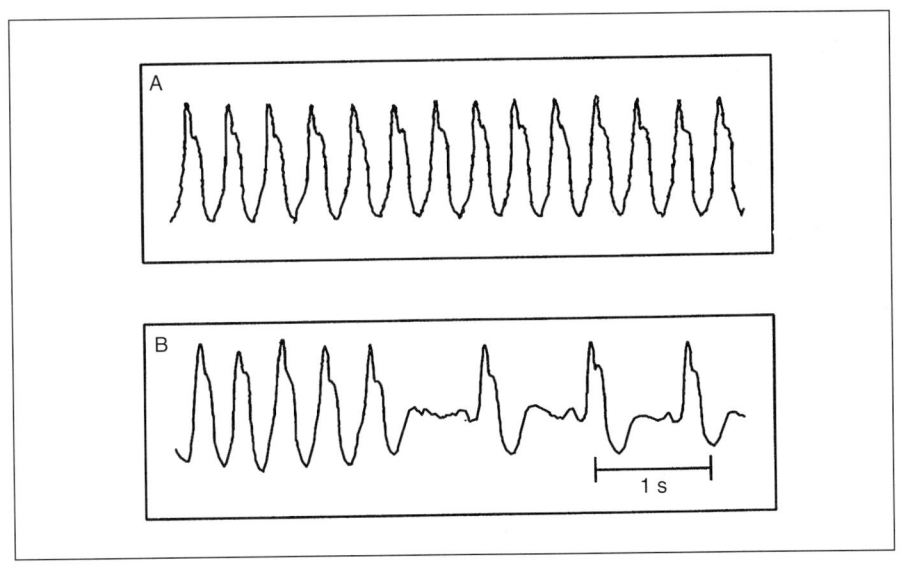

Abb. 20-2 Verlängerte AV-Überleitungszeit bei einer supraventrikulären Tachykardie, die dadurch eine ventrikuläre Tachykardie vortäuscht. (Die Aufzeichnung wurde von Dr. Richard M. Greenberg freundlicherweise zur Verfügung gestellt.)

Sinustachykardie

Ein gesteigerter Automatismus der Schrittmacherzellen im Sinusknoten führt zu einer allmählich beginnenden Tachykardie mit schmalen Kammerkomplexen und Frequenzen zwischen 100 und 140/min. Das EKG zeigt uniforme P-Wellen und ein konstantes PR-Intervall. Eine Sinustachykardie kann auch infolge eines Reentry-Phänomens im Sinusknoten entstehen. Diese Form der Sinustachykardie hat einen plötzlichen Beginn, ist aber ansonsten nicht von einem gesteigerten Automatismus zu unterscheiden [2].

Therapie

Eine Sinustachykardie hat meist nichtkardiale Ursachen und stellt häufig eine physiologische Antwort des Organismus dar, z.B. als Adapatationsmechanismus bei körperlicher Anstrengung. Im allgemeinen wird eine Sinustachykardie gut toleriert (die kardiale Füllung ist gewöhnlich bis zu Frequenzen von 180/min nicht beeinträchtigt) und erfordert keine vorrangige Therapie [4]. **Primär sollte die Ursache dieser kardialen Reaktion gefunden und behandelt werden.** Mögliche Ursachen für eine Sinustachykardie sind Hypoxämie, Sepsis, Hypovolämie und die Therapie mit Sympathomimetika.
Hauptindikationen zur Frequenzsenkung sind Myokardischämie und Myokardinfarkt. In diesen Situationen kann die Frequenz mit Betarezeptorenblockern kontrolliert werden. Da Betarezeptorenblocker negativ inotrop wirken, sollten sie nicht angewendet werden, wenn gleichzeitig ein systolisches Herzversagen besteht. In Kapitel 19 wird die Therapie mit Betarezeptorenblockern bei Myokardischämie und Myokardinfarkt näher beschrieben (s. Tab. 19-4).

Vorhofflattern und -flimmern

Neben der Sinustachykardie ist Vorhofflimmern die häufigste Ursache für eine tachykarde Rhythmusstörung bei Patienten auf der Intensivstation. Vorhofflattern ist eine seltene und vorübergehende Arrhythmie und geht oft in Vorhofflimmern über. Sowohl Vorhofflattern als auch Vorhofflimmern werden im folgenden mit AF abgekürzt.

Vorkommen

Es wird geschätzt, daß 2,2 Millionen Erwachsene in den USA AF aufweisen [5]. Meistens handelt es sich um ältere Patienten (im Mittel 75 Jahre), die entweder unter einer Klappenerkrankung des Herzens, einer koronaren Herzerkrankung oder einer dilatativen Kardiomyopathie leiden. Entgegen der landläufigen Meinung besteht nur in seltenen Fällen eine Hyperthyreose [6]. Zu den prädisponierenden Faktoren gehören akuter Myokardinfarkt, kurz zurückliegende herzchirurgische Operationen (insbesondere Klappenoperationen) und Lungenoperationen.

Postoperatives Vorhofflimmern

Nach Operationen mit Einsatz der Herz-Lungen-Maschine entwickeln ungefähr 30% aller Patienten zwischen dem zweiten und vierten postoperativen Tag AF [7]. Ein besonders hohes Risiko weisen Patienten auf, die präoperativ mit Betarezeptorenblockern behandelt wurden oder sich einer Klappenoperation unterzogen. Die Ätiologie ist unklar; aufgrund des verspäteten postoperativen Auftretens werden Elektrolytverschiebungen, insbesondere von Magnesium und Kalium, diskutiert. Diese Komplikationen sind mehr lästig als lebensbedrohend, können aber den Krankenhausaufenthalt um einige Tage verlängern. Zur Prophylaxe und Therapie des postoperativen AF werden häufig Betarezeptorenblocker eingesetzt.

Unerwünschte Auswirkungen von Vorhofflimmern

Der Verlust der Vorhofkontraktion sowie die verkürzte Diastolendauer bei Vorliegen einer Tachykardie beeinträchtigen die ventrikuläre Füllung bei AF. Beim normalen Herzen sorgt die Vorhofkontraktion für ein Viertel der diastolischen Füllung und damit des Preload [4]. Dieser Beitrag zur Ventrikelfüllung nimmt bei einer Abnahme der ventrikulären Compliance aufgrund der dann erschwerten diastolischen Füllung ab. Der Verlust des Vorhofbeitrags zur Ventrikelfüllung wird von einem gesunden Herzen gut toleriert, bei eingeschränkter Compliance jedoch, wie sie z.B. bei einer Hypertrophie des Herzmuskel besteht, kann die kardiale Funktion ernsthaft beeinträchtigt sein.
Eine andere Komplikation des AF ist die Entstehung wandständiger Thromben im linken Vorhof, die zu zerebralen Embolien führen können. Bei 15% aller Patienten, die länger als drei Tage AF aufweisen, kann ein Vorhofthrombus nachgewiesen werden [5]. Jedes Jahr erleiden 4-5% der Patienten mit chronischem AF ohne adäquate Antikoagulation einen Apoplex [5]. Ein wandständiger Thrombus kann zwar innerhalb von drei Tagen nach Auftreten eines AF entstehen, eine daraus entstehende Thromboembolie ist im allgemeinen aber ein subakutes oder chronisches Ereignis und wird hier nicht weiter diskutiert (s. [5] für weitere Informationen zu AF und Thromboembolie).

Überwachung und Therapie

Die akute Behandlung des AF hat in der Regel eine Verlangsamung der ventrikulären Frequenz zum Ziel und ist weniger auf eine Wiederherstellung des Sinusrhythmus ausgerichtet. Mit anderen Worten: Im Vordergrund steht die **Behandlung der Herzfrequenz und nicht des Herzrhythmus**. Als Therapieziel gilt eine Normalisierung des Schlagvolumens, es sollte kein Pulsdefizit bestehen, und die Kammerfrequenz sollte unter 100 Schlägen/min liegen. Aufgrund der unmittelbaren Abhängigkeit des ventrikulären Schlagvolumens von der Vorlast (s. Abb. 1-2) eignet sich das Schlagvolumen am besten zur Abschätzung der kardialen Funktionsbeeinträchtigung durch AF. Steht ein invasives hämodynamisches Monitoring nicht zur Verfügung, so ist die Bestimmung des **Pulsdefizits (die Differenz zwischen auskultatorisch und palpatorisch bestimmter Herzfrequenz)** der nächstgeeignete Parameter. Das Vorhandensein eines Pulsdefizits bei Patienten mit AF signalisiert eine ernsthafte Beeinträchtigung der kardialen Funktion. Deshalb sollte das Verschwinden des Pulsdefizits das Ziel einer Kontrolle der Herzfrequenz bei der Behandlung eines AF sein. Somit ist die Herzfrequenz der am häufigsten kontrollierte Parameter bei Patienten mit AF. Sie sollte in einem normalen Bereich, d.h. unter 100 Schläge/min, gehalten werden.

Elektrische Kardioversion

Hinweise zur Gleichstromkardioversion sind in Übereinstimmung mit den jüngsten ACLS (advanced cardiac life support)-Richtlinien der American Heart Association in Tabelle 20-1 angegeben. Die elektrische Kardioversion sollte eingesetzt werden, wenn die klinischen Zeichen einer Organminderdurchblutung bestehen, wie etwa eine nicht tolerable Hypotonie oder Änderungen des mentalen Zustands. Um zu vermeiden, daß der Stromstoß in der vulnerablen Phase der Ventrikelrepolarisation abgegeben wird, wird die Kar-

Tabelle 20-1 *Elektrische Kardioversion. Empfehlungen gemäß den ACLS-(advanced cardiac life support-)Richtlinien der American Heart Association [1].*

Indikationen:	1. Hypotonie oder eingeschränkte Organperfusion 2. ventrikuläre Frequenz > 150/min
Prämedikation:	Sedativum (z.B. Diazepam oder Midazolam), ggf. Analgetikum (z.B. Morphin oder Fentanyl)
Synchronisation:	nicht erforderlich

Tachykardie	Stufenschema der applizierten Energie (J)
SVT und Vorhofflattern	50, 100, 200, 300, 360
VT und Vorhofflimmern	100, 200, 300, 360
polymorphe VT	200, 200–300, 360

SVT = supraventrikuläre Tachykardie

dioversion normalerweise R-Zacken-synchronisiert durchgeführt. Einen nachgewiesenen Vorteil für die Synchronisation gibt es allerdings nicht, sie kann sogar zu unerwünschten Verzögerungen führen [1]. Stromstöße ohne Synchronisation sind daher durchaus akzeptabel, besonders wenn eine Kardioversion ohne Verzögerung vonnöten ist. Die Energie der Stromstöße wird in Joule (J) angegeben (s. Anhang 1). Hinweise zur Energiewahl sind in Tabelle 20-1 aufgeführt. Bei Vorhofflimmern sollten initial 100 J gewählt werden, bei Vorhofflattern, das einfacher zu konvertieren ist, 50 J. Ist die Konversion initial nicht erfolgreich, wird bei weiteren Stromstößen die Energie gemäß Tabelle 20-1 erhöht. Mit diesem Stufenplan ist die Kardioversion bei 90% aller Patienten mit erst kürzlich aufgetretenem AF erfolgreich.

Alternative Strategien

Eine elektrische Kardioversion kann im Wachzustand als sehr quälend und schmerzhaft empfunden werden. Beim hypotensiven, aber noch wachen Patienten (der damit wenigstens eine ausreichende zerebrale Durchblutung aufzuweisen scheint) ist die unmittelbare Durchführung einer Kardioversion nicht nötig. Zunächst sollte der Blutdruck mittels Volumenzufuhr angehoben werden. Solange der zentrale Venendruck und der pulmonalarterielle Verschlußdruck unter 20 mmHg bleiben, können kolloidale Lösungen 100-ml-weise infundiert werden, bis der systolische Blutdruck auf über 100 mmHg ansteigt. Führt dies zum Erfolg, kann die pharmakologische Therapie des AF gewählt werden. Kolloidale Lösungen werden gegenüber kristalloiden Lösungen bevozugt, da sie eine effektivere intravasale Flüssigkeitsauffüllung ermöglichen (s. Kap. 15).

Pharmakotherapie

Die Medikamente, die sich zur Therapie des AF bewährt haben, sind in Tabelle 20-2 aufgelistet. Nur ein Medikament, nämlich Procainamid, ist in der Lage, AF in einen Sinusrhythmus zu konvertieren. Alle anderen Medikamente verlangsamen die ventrikuläre Frequenz.

Tabelle 20-2 Akute Pharmakotherapie des Vorhofflimmerns (nach [8–20]).

Medikament	Dosierung bei i.v. Gabe	Kommentar
Digoxin	• 0,75 mg über 5 min • dann zweimal 0,25 mg in 4stündigem Abstand	ausreichende Wirkung u.U. erst nach 9-10 Stunden, daher ungeeignet zur raschen Kontrolle der Herzfrequenz
Diltiazem	• 0,25 mg/kg KG über 2 min • nach 15 min bei Bedarf 0,35 mg/kg KG • Infusion mit 10–15 mg/h möglich[1]	bevorzugtes Medikament bei Patienten mit systolischem Pumpversagen
Esmolol	• 0,5 mg/kgKG • dann Infusion mit 50–300 µg/kg KG × min (s. Text)[2]	ultrakurzwirkender Betarezeptorenblocker; mögliche Probleme: Hypotonie, diffizile Dosierung
Magnesium	• 2 g MgSO$_4$ (in 50 ml NaCl 0,9%) über 15 min • dann 6 g MgSO$_4$ (in 500 ml NaCl 0,9%) über 6 h	nach vorläufigen Studienergebnissen sicher und effektiv; wirkt möglicherweise durch eine Kalziumkanalblockade
Metoprolol	• 5 mg über 2 min • bei Bedarf Wiederholung in 5-min-Abständen bis zu einer Gesamtdosis von 15 mg	kardioselektiver Betarezeptorenblocker; ist bei COPD komplikationslos angewendet worden
Procainamid	• 10 mg/kg KG, Injektionsgeschwindigkeit maximal 25 mg/min • dann Infusion mit 1–6 mg/min	geeignet zur medikamentösen Kardioversion, nicht zur Frequenzkontrolle, verkürzt vorübergehend die AV-Überleitungszeit und sollte daher mit Medikamenten, die die AV-Überleitungszeit verlängern, kombiniert werden
Verapamil	• 0,075 mg/kg KG über 2 min • nach 10 min bei Bedarf 0,15 mg/kg KG über 15 min • Infusion mit 5 µg/kg KG × min möglich[3]	effektive Frequenzkontrolle, Anwendung limitiert durch negativ inotropen Effekt und Blutdruckabfall

Anmerkungen des Übersetzers:
[1] Herstellerangaben: Repetitionsdosis nach 30 min, tägliche Gesamtdosis = 300 mg
[2] Herstellerangaben: maximale Erhaltungsdosis für Esmolol = 200 µg/kg KG × min
[3] Herstellerangaben: durchschnittliche tägliche Gesamtdosis = 100 mg

Verapamil

Die intravenöse Gabe von Verapamil, einem Kalziumkanalblocker, ermöglicht bei 70% aller Patienten mit tachykardem AF eine effektive Frequenzkontrolle [2].
Dosierung: 0,075 mg/kg KG über 2 min i.v. Falls sich nach zehn Minuten kein Effekt zeigt, kann eine zweite Dosis von 0,15 mg/kg KG verabreicht werden.
Die Wirkung tritt innerhalb weniger Minuten nach Injektion ein und hält bis zu einer Stunde an [2]. Ist die Initialtherapie effektiv, sollte Verapamil wegen seiner kurzen Wirkdauer in einer Dosierung von 5–20 mg/h kontinuierlich infundiert werden [9, 10]. Da die Substanz in der Leber biotransformiert wird, sollte die Dosierung bei Patienten mit Leberinsuffizienz um 50% reduziert werden.
Hauptsächliche Nachteile von Verapamil sind ein Blutdruckabfall aufgrund seiner vasodilatatorischen Wirkung und die Verschlechterung eines systolischen Pumpversagens aufgrund seiner negativ inotropen Wirkung [10]. Eine Vorbehandlung mit Kalzium kann das Risiko eines Blutdruckabfalls verringern [11].

Tabelle 20-3 Medikamentenwechselwirkungen von Antiarrhythmika.

Antiarrhythmikum	Wechselwirkung mit	Mechanismus	Empfehlungen
Adenosin	Dipyridamol	blockiert die Aufnahme und Verstoffwechselung von Adenosin	Reduktion der Adenosindosis um 50%
	Theophyllin	antagonisiert die Wirkung von Adenosin	Kombination vermeiden
Betarezeptorenblocker	Kalziumkanalblocker	additiver kardiodepressiver Effekt	Kombination vermeiden
Digoxin	Diltiazem Chinidin Verapamil	erhöhte Serumdigoxinkonzentration (Mechanismus unklar)	Überwachung der Serumdigoxinkonzentration
Lidocain	Betarezeptorenblocker Cimetidin	hepatische Clearance reduziert	Reduktion der Lidocaindosis um 50%
	Barbiturate Phenytoin Rifampicin	hepatische Clearance gesteigert	oberen empfohlenen Dosisbereich für Lidocain wählen
Metoprolol	Verapamil	hepatische Clearance reduziert	Kombination vermeiden
Procainamid	Cimetidin	reduzierte renale Clearance	Kombination vermeiden

Zur **Kalziumvorbehandlung** werden 10 ml 10%iges Kalziumglukonat über fünf Minuten i.v. direkt vor der Gabe von Verapamil injiziert. Mit dieser Maßnahme werden 90 mg Kalzium verabreicht. Kalzium ist auch als 10%iges **Kalziumchlorid** verfügbar, aber diese Verbindung **enthält dreimal mehr Kalzium als 10%iges Kalziumglukonat** (270 mg Kalzium in 10 ml). Daher sollte man nicht einfach „eine Ampulle Kalzium" verlangen, sondern sich über den Unterschied der Verbindungen im klaren sein.
Die möglichen Medikamentenwechselwirkungen von Verapamil sind in Tabelle 20-3 aufgeführt. Verapamil erhöht die Serumdigoxinkonzentration (der Mechanismus ist nicht klar), daher sollte die Digitaliskonzentration kontrolliert werden. Bei gleichzeitiger Behandlung mit Betarezeptorenblockern kann eine Therapie mit Verapamil fatale kardiovaskuläre Auswirkungen haben, daher ist diese Kombination kontraindiziert. Weitere Kontraindikationen sind ein AV-Block 2. und 3. Grades, ein systolisches Pumpversagen des Herzens, das Vorliegen einer Hypotonie und das Wolff-Parkinson-White-(WPW-)Syndrom [2]. Bei Patienten mit WPW-Syndrom und AF können Substanzen wie Verapamil, die die AV-Überleitung verlängern, paradoxerweise zu einer Erhöhung der Kammerfrequenz führen.

Diltiazem

Diltiazem, ein anderer Kalziumkanalblocker, zeichnet sich durch eine ähnlich schnelle und effektive Kontrolle der Herzfrequenz aus wie Verapamil. Da die negativ inotrope Wirkung von Diltiazem weniger ausgeprägt ist als diejenige von Verapamil [12], eignet sich Diltiazem **besser zur Anwendung bei Patienten mit systolischem Herzversagen.** Die im Text und in Tabelle 20-2 angegebenen Dosierungen sind problemlos bei Patienten mit mäßigem bis ausgeprägtem Herzversagen angewendet worden [13].
Dosierung: 0,25 mg/kg KG i.v. über zwei Minuten. Tritt innerhalb von zehn Minuten keine ausreichende Wirkung ein, kann eine zweite Dosis von 0,35 mg/kg KG gegeben werden. Die Wirkdauer von Diltiazem ist wie diejenige von Verapamil kurz, daher empfiehlt sich nach erfolgreicher Bolusgabe eine kontinuierliche Zufuhr (10–15 mg/h) [12, 13].

Betarezeptorenblocker

Betarezeptorenblocker werden zur Kontrolle tachykarder Kammerfrequenzen bei AF benutzt, wenn gleichzeitig eine hyperadrenerge Situation besteht, z.B. bei akutem Myokardinfarkt oder nach herzchirurgischen Eingriffen. Kardioselektive Betarezeptorenblocker, die bevorzugt β_1-Rezeptoren blockieren, haben nichtselektive Betarezeptorenblocker wie Propranolol weitgehend ersetzt. In Tabelle 20-2 sind zwei kardioselektive Betarezeptorenblocker aufgeführt: Esmolol und Metoprolol. Esmolol hat große Beachtung gefunden, da es ein ultrakurzwirkendes Medikament ist (Plasmahalbwertszeit 9 min), das leicht titriert werden kann [14]. Wie den Dosierungsempfehlungen zu entnehmen ist, kann die Steuerung der Therapie mit Esmolol trotzdem etwas mühsam sein.
Esmolol-Dosierung: Initial wird eine Bolusdosis von 0,5 mg/kg KG über 30 s verabreicht, dann erfolgt eine kontinuierliche vierminütige Infusion von 50 µg/kg KG × min. Tritt nach dieser Zeit der gewünschte therapeutische Effekt nicht ein, sollte die Bolusgabe wiederholt und die Infusion auf 100 µg/kg KG × min für vier Minuten gesteigert werden. Ist danach der Effekt noch nicht ausreichend, kann die Dosierung um 50 µg/kg KG × min alle vier Minuten bis zu einer Maximaldosis von 300 µg/kg KG × min gesteigert werden. Vor jeder Dosissteigerung sollte ein erneuter Bolus von 0,5 mg/kg KG verabreicht werden [15].

Der Betarezeptorenblocker Metoprolol ist wesentlich einfacher zu dosieren. **Die Kombination von Betarezeptorenblockern und Kalziumkanalblockern sollte vermieden werden,** da dies zu einer ausgeprägten Kardiodepression führen kann (s. Tab. 20-3) [8].

Magnesium

Die intravenöse Gabe von Magnesium hat sich als sicher und effektiv in der Frequenzkontrolle [16, 17] und zur Prophylaxe des postoperativen AF erwiesen [18].
Dosierung: 2 g MgSO$_4$ über fünf bis 15 Minuten, gefolgt von einer Infusion von 6 g MgSO$_4$ in 500 ml physiologischer Kochsalzlösung über sechs Stunden (1 g/h).
Obwohl die klinische Erfahrung mit der Therapie des AF durch Magnesium beschränkt ist, spricht vieles dafür, daß Magnesium insbesondere bei Intensivpatienten mit dieser Rhythmusstörung sinnvoll ist:
1. Magnesium ist ein Kalziumkanalblocker, und Medikamente mit ähnlicher Wirkweise haben sich zur Frequenzkontrolle bei AF bewährt.
2. Magnesium wird zum aktiven Membrantransport von Natrium und Kalium benötigt. Da die Natrium-Kalium-Pumpe zur Aufrechterhaltung einer Hyperpolarisation benötigt wird, ist es vorstellbar, daß Magnesium seine Wirkung als Antiarrhythmikum über eine Stabilisierung des Membranpotentials entfaltet.
3. Ein Magnesiumdefizit ist eine häufige Elektrolytstörung bei Intensivpatienten (s. Kap. 42). Eine Magnesiuminfusion könnte durch Korrektur dieses Defizits zur Frequenznormalisierung beitragen.

Digoxin

Digoxin wird gern zur dauerhaften Kontrolle der Kammerfrequenz bei AF eingesetzt. **Aufgrund seines verzögerten Wirkungseintritts ist es aber nicht zur Akuttherapie geeignet.** Abbildung 20-3 demonstriert diese Eigenschaft. Diese Abbildung ist einer Arbeit entnommen, die die Wirkung von intravenös verabreichtem Diltiazem (Dosierung wie in Tab. 20-2) oder Digoxin (0,5 mg in zwei Dosen innerhalb von 30 min) bei Patienten mit kürzlich eingetretenem AF untersuchte [19]. Bei Patienten, die Diltiazem erhielten, konnte innerhalb von 15 Minuten nach Therapiebeginn eine adäquate Frequenzkontrolle erreicht werden, während Patienten der Digoxingruppe noch drei Stunden nach Therapiebeginn nicht ausreichend therapiert waren.

Procainamid

Das Ziel einer intravenösen Therapie mit Procainamid besteht nicht in der Kontrolle der ventrikulären Herzfrequenz, sondern in der medikamentösen Kardioversion des AF zum Sinusrhythmus.
Dosierung: 10 mg/kg KG i.v. mit einer maximalen Injektionsgeschwindigkeit von 25 mg/min. Danach erfolgt eine Infusion mit 1–6 mg/min [20].
Procainamid wird zur Hälfte unverändert über die Nieren ausgeschieden und zu 15% zu einem aktiven Metaboliten, N-Acetylprocainamid (NAPA), verstoffwechselt, der renal eliminiert wird. Die Dosierung von Procainamid sollte bei älteren Patienten und bei Patienten mit eingeschränkter Nierenfunktion um 50% reduziert werden, eine 25%ige Dosisreduktion sollte bei Vorliegen einer Herzinsuffizienz erfolgen [20].
Procainamid verbessert vorübergehend die AV-Überleitung, so daß eine Kombination mit Medikamenten, die die AV-Überleitung blockieren, empfohlen wird. Da Procainamid negativ inotrope Eigenschaften aufweist, wird Digitalis gegenüber Kalziumkanalblockern oder Betarezeptorenblockern der Vorzug gegeben.

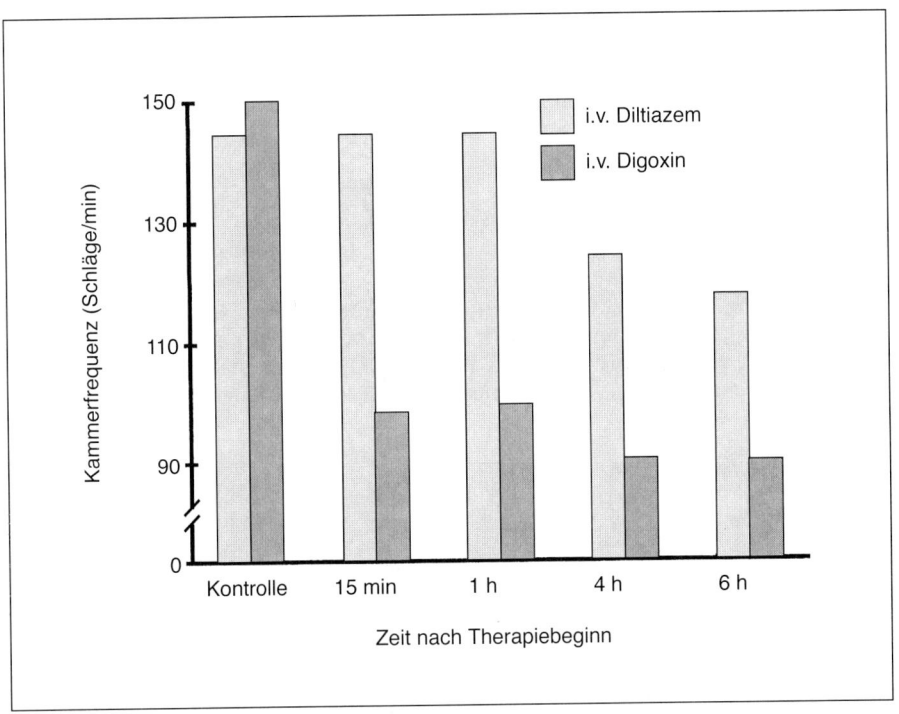

Abb. 20-3 *Akuttherapie tachykarder Kammerfrequenzen bei AF mittels intravenöser Gabe von Diltiazem (Dosierung gemäß Tab. 20-2) oder Digoxin (0,5 mg in zwei Dosen innerhalb von 6 h) (aus: Schreck DM et al. Emergency treatment of atrial fibrillation and flutter: comparison of IV digoxin versus IV diltiazem. Ann Emerg Med 1995; 25: 127).*

Procainamid führt außerdem zu einer Verlängerung des QT-Intervalls, und dies kann **bei Patienten mit schon verlängertem QT-Intervall** arrhythmogen wirken. Daher ist die Substanz bei diesen Patienten **kontraindiziert.** Procainamid sollte auch bei Patienten mit eingeschränkter Nierenfunktion vermieden werden.

Wolff-Parkinson-White-Syndrom

Bei Patienten mit WPW-Syndrom (verkürztes PR-Intervall bei Vorliegen einer Delta-Welle) existiert eine akzessorische Reizleitungsbahn mit Reentry-Eigenschaften im AV-Knoten, die zu rezidivierend auftretenden Tachykardien (sowohl mit schmalem als auch mit verbreitertem Kammerkomplex) einschließlich AF prädisponiert. Medikamente wie Digoxin und Verapamil, die die AV-Überleitung hemmen und damit normalerweise zu einer Verlangsamung der Frequenz bei AF führen, können bei Patienten mit WPW-Syndrom paradoxerweise eine Beschleunigung der Kammerfrequenz (durch Blockierung der falschen Reizleitungsbahn) bewirken. Daher sind Digoxin und Verapamil bei Patienten mit WPW-Syndrom und gleichzeitig bestehendem AF kontraindiziert. Die Therapie der Wahl ist die elektrische oder medikamentöse (Procainamid) Kardioversion.

Vorhof- und Knotentachykardien

Einige Vorhoftachykardien haben ihren Ursprung in ektopen Reizbildungszentren, die meisten gehen allerdings auf Reentry-Phänomene mit Beteiligung des AV-Knotens zurück. Die folgenden Rhythmusstörungen sind häufig auf Intensivstationen anzutreffen.

Multifokale Vorhoftachykardie

Eine multifokale Vorhoftachykardie (MAT) ist durch unterschiedliche Morphologien der P-Welle und variierende PR-Intervalle gekennzeichnet [21]. Da die Kammerfrequenz sehr unregelmäßig ist, wird die MAT leicht mit AF verwechselt, falls die Vorhofaktionen auf einem EKG-Streifen nicht eindeutig identifiziert werden können. Häufig wird eine MAT bei Patienten mit chronischen Lungenerkrankungen beobachtet, ein Zusammenhang mit Theophyllintherapie wird diskutiert [22]. Andere prädisponierende Faktoren sind Hypokaliämie, Hypomagnesiämie, akute Lungenembolie, akuter Myokardinfarkt und Herzinsuffizienz [1, 2, 21].

Akute Therapiemaßnahmen

Es kann schwierig sein, eine MAT zu therapieren. Bei Patienten mit schweren Lungenerkrankungen sollten zunächst komplizierende Faktoren, wie etwa eine Hypoxämie, behandelt werden. Danach sollten folgende Schritte erfolgen:
1. Eine Therapie mit **Theophyllin sollte abgesetzt werden.** Allein diese Maßnahme konnte in einer Studie bei der Hälfte der Patienten einen Sinusrhythmus wiederherstellen [22].
2. Liegen keine Kontraindikationen vor, sollte **Magnesium** entsprechend Tabelle 20-2 gegeben werden [23]. Neben seinen antiarrhythmischen Eigenschaften bewirkt Magnesium eine Dilatation der Pulmonalarterien (was bei Patienten mit COPD hilfreich sein kann).
3. Bei niedrigem Serumkaliumspiegel sollte nach der intravenösen Gabe von Magnesium (2 g $MgSO_4$ in 50 ml physiologischer Kochsalzlösung über 15 min) die Infusion von 20 mmol Kalium über eine Stunde erfolgen. Zur Therapie einer Hypokaliämie ist häufig die vorangehende Korrektur einer Hypomagnesiämie erforderlich (s. Kap. 42).
4. Sind diese Maßnahmen ineffektiv, sollte eine Therapie mit Verapamil oder Metoprolol (Dosierung s. Tab. 20-2) erwogen werden. Ist anamnestisch eine reaktive Atemwegserkrankung bekannt, sollte Verapamil (als schwacher Bronchodilatator) bevorzugt werden. Hat der Patient eine COPD, kann auch ein selektiver β_1-Rezeptorantagonist verwendet werden. **Metoprolol konvertiert eine MAT in 70–100% aller Fälle** in einen Sinusrhythmus [2].

AV-Knoten-Reentry-Tachykardie

Neben der Sinustachykardie ist ein Reentry-Phänomen mit AV-Knotenbeteiligung (AVNRT), das durch einen ektopen Impuls getriggert wird, die häufigste Ursache für eine Tachykardie mit regelmäßigen RR-Intervallen und schmalen Kammerkomplexen. Dieser Tachykardietyp ist als paroxysmale SVT bekannt und durch seinen abrupten Beginn und die Abwesenheit einer erkennbaren Vorhofaktivität (die P-Wellen sind im QRS-Komplex verborgen) charakterisiert. Mit Frequenzen zwischen 140 und 220/min weist die AVNRT eine höhere Frequenz auf als die Sinustachykardie.

Akute Therapiemaßnahmen

Einst waren Manöver zur Erhöhung des Vagotonus zur Beendigung einer AVNRT beliebt. Allerdings sind die meisten dieser Maßnahmen ineffektiv und zum Teil, wie etwa die Bulbuskompression, sogar gefährlich. Im allgemeinen sollte eine AVNRT durch Medikamente, die den Reentry-Pfad im AV-Knoten blockieren, beendet werden. Am effektivsten haben sich hierzu Kalziumkanalblocker (Verapamil und Diltiazem) und Adenosin erwiesen. Diese Substanzen sind gleich effektiv, die kardiodepressiven Eigenschaften von Adenosin sind aber im Vergleich zu den Kalziumkanalblockern geringer ausgeprägt. In Tabelle 20-4 sind die wichtigsten Daten der Therapie mit Adenosin aufgeführt.

Adenosin

Adenosin ist eine endogene Substanz, die eine Dilatation der Koronararterien bewirkt, die Sinusknotenaktivität herabsetzt, eine Verlängerung der AV-Überleitung verursacht sowie die positiv inotropen Wirkungen von Katecholaminen blockiert [24]. Wenn **Adeno-**

Tabelle 20-4 Adenosin zur intravenösen Therapie der supraventrikulären Tachykardie.

Indikationen:	Terminierung einer AV-Knoten-Reentry-Tachykardie, insbesondere bei Patienten mit • Herzinsuffizienz • Hypotonie • gleichzeitiger Therapie mit Betarezeptorenblockern oder Kalziumkanalblockern • WPW-Syndrom
Kontraindikationen:	Asthma, AV-Block
Dosierung:*	bei Applikation über periphere Venen: • 6 mg als Bolus rasch i.v., mit Kochsalzlösung nachspülen • falls erforderlich: nach 2 min 12 mg i.v. • falls erforderlich: einmalige Wiederholung von 12 mg i.v.
Anpassung der Dosierung:	Dosisreduktion um 50% bei • Injektion in einen zentralen Venenzugang • gleichzeitige Therapie mit Betarezeptorenblockern, Kalziumkanalblockern oder Dipyridamol
Wirkbeginn:	< 30 s
Wirkdauer:	1–2 min
Nebenwirkungen:	Gesichtsrötung (50%) Sinusbradykardie, AV-Block (50%) Dyspnoe (35%) Angina-pectoris-typischer Brustschmerz (20%) Übelkeit, Kopfschmerzen, Schwindel (5–10%)

* **Anmerkungen der Übersetzer:**
laut Empfehlungen des Herstellers wird, falls Repetitionsdosen erforderlich sind, eine Therapie mit 3, 6, 9 und 12 mg in 2-min-Abständen empfohlen.

sin als intravenöse Bolusinjektion rasch verabreicht wird, kann es **in 90–100% der Fälle eine AVNRT terminieren** [24, 25, 26]. Da Adenosin eine ultrakurze Wirkdauer von ein bis zwei Minuten aufweist, ist die kardiodepressive Eigenschaft ohne Bedeutung [24, 25, 26]. Daher ist **Adenosin das Medikament der Wahl, um eine AVNRT bei herzinsuffizienten Patienten zu behandeln.**

Die Dosierungsempfehlungen für Adenosin sind in Tabelle 20-4 angegeben. Die **Dosierung sollte um 50% reduziert werden, wenn die Substanz durch einen zentralen Venenkatheter** und nicht über einen peripheren Venenzugang appliziert wird [27]. Diese Empfehlung beruht auf Berichten über von Adenosin hervorgerufene Asystolien, wenn die Standarddosis über einen zentralen Venenkatheter injiziert wurde [27].

Medikamentenwechselwirkungen mit Adenosin sind in Tabelle 20-3 aufgeführt. Theophyllin antagonisiert die Adenosinwirkung durch Blockade der Adenosinrezeptoren. Daher können **therapeutische Dosen von Adenosin bei Patienten, die mit Theophyllin behandelt werden, unwirksam** sein, und eine Kombination der beiden Substanzen wird nicht empfohlen.

Nebenwirkungen werden unter Adenosin häufig beobachtet (Tab. 20-4, die prozentuale Häufigkeit ist in Klammern angegeben) [26]. Glücklicherweise sind die Nebenwirkungen nur von kurzer Dauer. Ein Brustschmerz ähnlich einer Angina pectoris ist ein häufiger Grund zur Besorgnis, wird aber nicht durch eine Myokardischämie verursacht. **Bei Asthmatikern** kann Adenosin eine Bronchokonstriktion verursachen und ist daher bei diesen Patienten **kontraindiziert** [28, 29].

Ventrikuläre Tachykardie

Wie in Abbildung 20-2 demonstriert, kann die Interpretation in einer einzelnen EKG-Ableitung einer Tachykardie mit verbreiterten Kammerkomplexen schwierig sein. Es ist zwar mittels einer Zwölf-Kanal-Aufzeichnung möglich, zwischen SVT und VT zu unterscheiden, eine derart detaillierte Analyse ist aber häufig mehr dem EKG-Labor als der Intensivstation vorbehalten [30]. Aus demselben Grund wird in den kürzlich erschienenen ACLS-Richtlinien dazu ermahnt, mehr dem kritisch kranken Patienten Aufmerksamkeit zu widmen, statt detaillierten EKG-Analysen [1]. Tatsächlich könnten ausführliche EKG-Auswertungen unnötig sein, da ganze 95% aller Tachykardien mit breiten Kammerkomplexen bei Patienten mit kardialer Vorerkrankung Kammertachykardien sind [31]. **Daher sollte auf der Intensivstation eine Tachykardie mit verbreitertem Kammerkomplex immer wie eine Kammertachykardie behandelt werden.**

Akute Therapiemaßnahmen

Die empfohlenen Maßnahmen zur Therapie einer mutmaßlichen VT sind im Text und in Tabelle 20-5 aufgeführt [1, 32].

1. Ist der Patient hämodynamisch instabil, so sollte **unverzüglich** die elektrische Kardioversion mit einer initialen Energie von 100 J durchgeführt werden, wenn nötig, gefolgt von Stromstößen mit 200, 300 und 360 J (Tab. 20-1).
2. Ist der Patient hämodynamisch stabil, erfolgt ein Therapieversuch mit Lidocain in einer Dosierung entsprechend Tabelle 20-5. Ist der initiale Bolus erfolgreich, wird mit einer Infusion von 2-4 mg/min fortgefahren. Die Infusionstherapie sollte auf eine Zeitdauer von sechs bis zwölf Stunden beschränkt werden, um das Auftreten exzitatorischer neurotoxischer Syndrome zu vermeiden, die nach längerer Infusionsdauer insbeson-

dere bei älteren Patienten und bei gleichzeitiger Therapie mit Betarezptorenblockern oder Cimetidin beobachtet werden (s. Tab. 20-3).
3. Ist die Therapie mit Lidocain unwirksam, richtet sich das weitere Vorgehen nach der Länge des QT-Intervalls im EKG. Das QT-Intervall wird im allgemeinen in der EKG-Ableitung II gemessen und als frequenzkorrigierter Wert ausgedrückt: korrigierte QT-Zeit (QT_k) = gemessene QT-Zeit, dividiert durch die Quadratwurzel des RR-Intervalls. Eine korrigierte QT-Zeit von mehr als 0,44 s gilt als pathologisch [33]. **Ist die QT_k normal (QT_k < 0,44 s, erfolgt ein Therapieversuch mit Procainamid.** Wie aus Tabelle 20-5 zu entnehmen, wird Procainamid nicht als Bolus injiziert, sondern mit einer Infusionsgeschwindigkeit von 25 mg/min infundiert. Daher kann die Wirkung nach Infusionsbeginn um bis zu 15 Minuten verzögert auftreten. Die Gabe von Procainamid sollte fortgesetzt werden, bis eine Kardioversion eintritt oder bis eine Gesamtdosis von 17 mg/kg KG (1–1,5 g) erreicht ist [34]. Verlängert sich die QRS-Dauer um mehr als 50% oder kommt es zu einem Blutdruckabfall, sollte die Infusion zeitweilig unterbrochen werden.

Die Beliebtheit von Procainamid zur Therapie von Tachykardien mit breiten Kammerkomplexen beruht darauf, daß es zur Behandlung sowohl supraventrikulärer als auch ventrikulärer Tachykardien geeignet ist. Wie schon erwähnt, kann die Substanz bei Patienten mit verlängertem QT-Intervall arrhythmogen wirken und ist deshalb dort kontraindiziert.

Ist das QT-Intervall verlängert (QT_k > 0,44 s), so wird, falls der Patient nicht ein Nierenversagen aufweist, die **intravenöse Gabe von Magnesium** empfohlen. Magnesium ist zur Therapie ventrikulärer Rhythmusstörungen geeignet, auch wenn diese auf Lidocain

Tabelle 20-5 Stufenschema zur Behandlung ventrikulärer Tachykardien [1, 32].

1. Stufe	elektrische Kardioversion	• stufenweise Erhöhung der elektrischen Energie gemäß Tab. 20-1
2. Stufe	Lidocain	• 1–1,5 mg/kg KG als Bolus i.v. • nach 5 min kein Erfolg: 0,5–0,75 mg/kg KG i.v. • erfolgreich: Infusion von 2–4 mg/min
3. Stufe QT_k < 0,44 sec	Procainamid	• Infusion von 25 mg/min bis zur erfolgreichen Kardioversion oder bis zur Maximaldosis von 17 mg/kg KG • bei QRS-Verbreiterung > 50% oder bei Blutdruckabfall Infusion zeitweilig unterbrechen
QT_k > 0,44 sec	Magnesium	• 2 g $MgSO_4$ i.v. über 1 min • kein Erfolg: Wiederholung nach 10 min • erfolgreich: Infusion von 1 g $MgSO_4$/h über 6 h
4. Stufe	Bretylium	• 5–10 mg/kg KG i.v. über 10 min • erfolgreich: Infusion von 1–2 mg/h

QT_k = korrigierte QT-Zeit = $\frac{QT}{\sqrt{RR}}$

refraktär sind [35]. Da eine Verlängerung des QT-Intervalls von einem Magnesiummangel herrühren kann, ist die Therapie mit Magnesium speziell bei Patienten mit dieser EKG-Veränderung eventuell besonders erfolgreich.

Nach den ACLS-Richtlinien der American Heart Association wird bei lidocainrefraktären Kammertachykardien die Gabe von Bretylium empfohlen [1]. Bretylium hat sich aber in der Therapie von Kammertachykardien nicht als wirkungsvoller als Lidocain erwiesen [32]. Zudem kann dieses Medikament einen ausgeprägten Blutdruckabfall verursachen (Bretylium wurde ursprünglich als Antihypertensivum entwickelt). Der nicht erwiesene therapeutische Vorteil und die schwerwiegenden Nebenwirkungen sollten zum Überdenken der Therapieempfehlungen für Bretylium führen.

Prädisponierende Faktoren

Nach einer elektrischen oder medikamentösen Kardioversion einer VT sollte immer nach auslösenden Ursachen gefahndet werden. Routinemäßig sollten EKG (Myokardischämie), arterielle Blutgase (Hypoxämie und Azidose), Serumelektrolyte (Hypokaliämie, Hypokalzämie, Hypomagnesiämie) und Plasmakonzentrationen bestimmter Medikamente (Digoxin, Theophyllin) überprüft werden.

Torsade de pointes

Die Kammertachykardie vom Typ „torsades de pointes" ist eine polymorphe VT, die durch oszillierende Veränderungen von Amplitude und Polarität der ventrikulären Komplexe charakterisiert ist (Abb. 20-4). Diese Rhythmusstörung tritt häufig, aber nicht ausschließlich in Verbindung mit einer Verlängerung des QT-Intervalls auf [36]. Eine Vielzahl von Medikamenten und Elektrolytstörungen kann diese Rhythmusstörung hervorrufen. Dazu gehören Antiarrhythmika (Chinidin, Procainamid), antimikrobielle Substanzen (Erythromycin, Pentamidin) und Psychopharmaka (Haloperidol, Phenothiazine). Zu den prädisponierenden Elektrolytstörungen gehören Hypokalzämie, Hypomagnesiämie und Hypokaliämie.

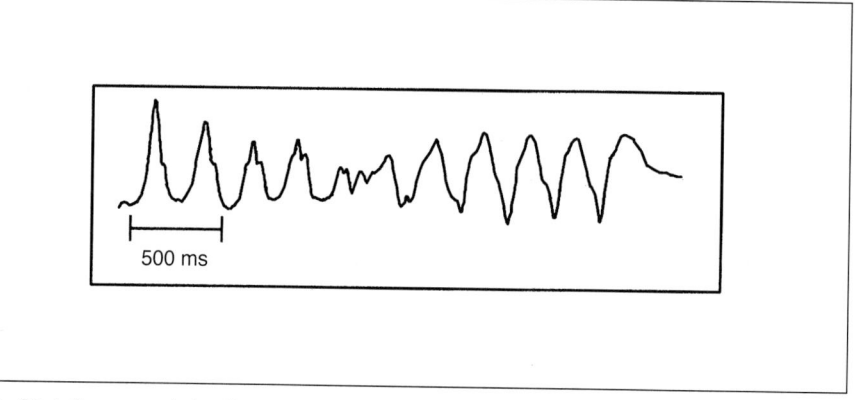

Abb. 20-4 Kammertachykardie vom Typ „torsades de pointes" (sinngemäß: Schwingungen um die [isoelektrischen] Punkte). (Die Aufzeichnung wurde freundlicherweise von Dr. Richard M. Greenberg zur Verfügung gestellt.)

Therapie

Die Therapie der Torsades-de-pointes-Tachykardie wird von der Länge des QT-Intervalls bestimmt. Ist das QT-Intervall verlängert, so sind konventionelle Antiarrhythmika häufig wirkungslos. Die Therapie der Wahl besteht in einer Beschleunigung der Herzfrequenz und der damit einhergehenden Verkürzung des QT-Intervalls durch eine temporäre ventrikuläre Schrittmacherstimulation (Frequenz 100–120 Schläge/min).
Ist das QT-Intervall normal, kann eine antiarrhythmische Therapie mit Lidocain oder Procainamid erfolgreich sein.
Nach Beendigung der Tachykardie sollten potentiell arrhythmogene Medikamente abgesetzt und Elektrolytdefizite korrigiert werden.

Teil VI

Akute respiratorische Insuffizienz

Kapitel 21

Hypoxämie und Hyperkapnie

Für arterielle Blutgasanalysen bei Intensivpatienten gibt es eine ausgesprochene Vorliebe. Tatsächlich ist die Bestimmung der arteriellen Blutgase die am häufigsten durchgeführte Laboruntersuchung bei Intensivpatienten [1, 2]. Und es ist anzunehmen, daß sich mit der Einführung von Blutgasbestimmungsmethoden am Patientenbett („*point of patient care*"-Laboruntersuchung) [3] und kontinuierlicher In-vivo-Blutgasüberwachung Blutgasanalysen in Zukunft noch mehr häufen werden [4]. In diesem Kapitel steht die Frage im Mittelpunkt, was zu tun ist, wenn sich in der arteriellen Blutgasanalyse ein niedriger P_{O_2} oder hoher P_{CO_2} findet.

Pulmonaler Gasaustausch

Ein adäquater Gasaustausch in der Lunge wird durch das ausgewogene Verhältnis von pulmonaler Ventilation und kapillärem Blutfluß bestimmt [5, 6, 7, 8]. Diese Balance wird im allgemeinen als Ventilations-Perfusions-Verhältnis ($\dot{V}/\dot{Q}$) beschrieben. Der Einfluß von $\dot{V}/\dot{Q}$ auf den pulmonalen Gasaustausch läßt sich schematisch an einer alveolokapillären Einheit darstellen (Abb. 21-1). Der obere Teil der Abbildung zeigt den Idealzustand mit $\dot{V}/\dot{Q} = 1{,}0$. Er gilt als Bezugspunkt für die Definition abweichender Muster des Gasaustauschs.

Totraumventilation

Eine $\dot{V}/\dot{Q}$-Verhältnis größer als 1,0 (Abb. 21-1, mittlerer Teil) beschreibt eine im Vergleich zum kapillären Blutfluß übermäßig starke Ventilation. Diese übermäßige Belüftung, auch Totraumventilation genannt, trägt nicht zum Gasaustausch mit dem Blut bei. Es gibt zwei Arten von Totraumventilation.
Als *anatomischer Totraum* wird die Luft in den großen zuführenden Atemwegen bezeichnet, die nicht mit den Kapillaren in Kontakt kommt. Etwa 50% des anatomischen Totraums befinden sich im Pharynx.
Der *physiologische Totraum* ist der Anteil der Alveolarluft, der nicht vollständig am kapillären Gasaustausch teilnimmt.

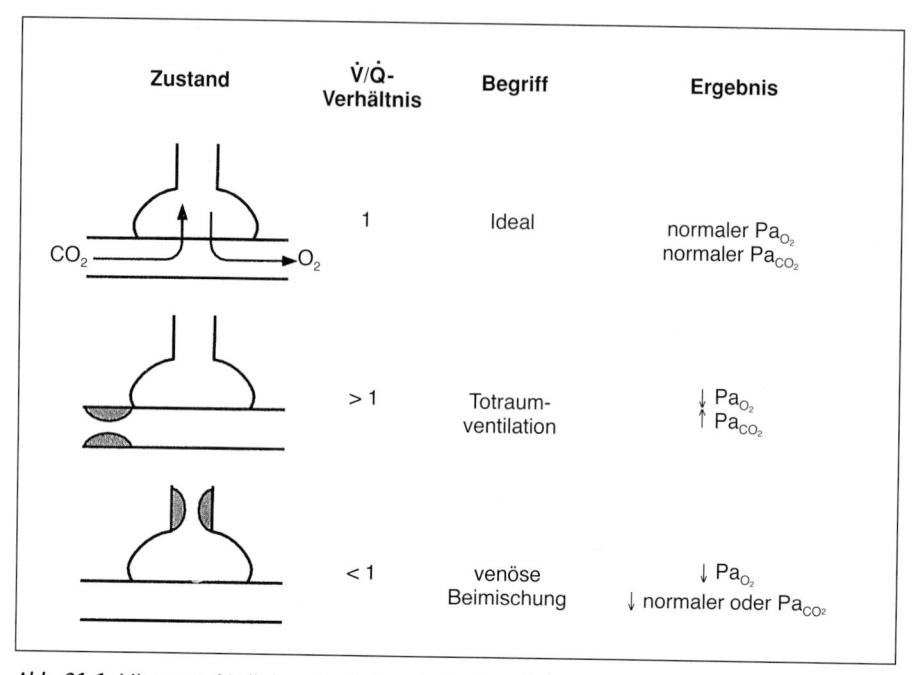

Zustand	V̇/Q̇-Verhältnis	Begriff	Ergebnis
	1	Ideal	normaler Pa_{O_2} normaler Pa_{CO_2}
	> 1	Totraum-ventilation	↓ Pa_{O_2} ↑ Pa_{CO_2}
	< 1	venöse Beimischung	↓ Pa_{O_2} ↓ normaler oder Pa_{CO_2}

Abb. 21-1 Mit unterschiedlichen Ventilations-Perfusions-(V̇/Q̇-)Verhältnissen assoziierte Blutgasveränderungen.

Dabei überwiegt die *alveoläre* Ventilation im Vergleich zum kapillären Blutfluß. Beim Gesunden macht die Totraumventilation (V̇d) etwa 20–30% der gesamten Ventilation (V̇t) aus, das heißt V̇d/V̇t = 0,2–0,3 [5, 7]. Eine Zunahme von V̇d/V̇t führt sowohl zu Hypoxämie als auch Hyperkapnie (ähnlich wie beim willkürlichen Anhalten des Atems). Zu einer Hyperkapnie kommt es üblicherweise, wenn V̇d/V̇t über 0,5 ansteigt [7].

Pathophysiologie

Die Totraumventilation nimmt zu, wenn die Membran zwischen Alveolen und Kapillaren zerstört ist (z.B. beim Emphysem), wenn der Blutfluß verringert ist (z.B. bei Herzversagen oder Lungenembolie) oder wenn Alveolen durch eine positive Druckbeatmung überdehnt werden.

Intrapulmonaler Shunt

Ein V̇/Q̇-Quotient kleiner als 1,0 (Abb. 21-1, unterer Teil) beschreibt einen im Vergleich zur Ventilation übermäßigen kapillären Blutfluß. Dieser exzessive Blutfluß, auch bekannt als intrapulmonaler Shunt, nimmt nicht am pulmonalen Gasaustausch teil. Es gibt zwei Arten des intrapulmonalen Shunts.
Ein *echter Shunt* tritt bei völligem Fehlen eines Gasaustauschs zwischen Kapillarblut und alveolärem Gas (V̇/Q̇ = 0) auf und ist gleichbedeutend mit einem anatomischen Shunt zwischen der rechten und linken Herzhälfte.

Bei *venöser Beimischung* befinden sich kapillärer Blutfluß und Alveolarluft nicht im Gleichgewicht (Ø < V̇/Q̇ < 1,0). Wenn die venöse Beimischung zunimmt, nähert sich das V̇/Q̇-Ungleichgewicht einem echten Shunt (V̇/Q̇ = 0).
Der Teil des Herzzeitvolumens, der den intrapulmonalen Shunt ausmacht, wird Shuntfraktion genannt. Bei gesunden Patienten beträgt dieser intrapulmonale Shuntfluß (Q̇s) weniger als 10% des gesamten Herzzeitvolumens (Q̇t); die Shuntfraktion (Q̇s/Q̇t) ist also kleiner als 10% [5, 6, 8].

Pathophysiologie

Die intrapulmonale Shuntfraktion nimmt zu, wenn die kleinen Atemwege verschlossen sind (z.B. bei Asthma, chronischer Bronchitis), wenn die Alveolen mit Flüssigkeit gefüllt sind (z.B. bei Lungenödem, Pneumonie) oder kollabieren (z.B. bei Atelektasen) und wenn der kapilläre Blutfluß übermäßig groß ist (z.B. in nichtembolisierten Lungenabschnitten bei Lungenembolie).

Arterielle Blutgase

Der Einfluß der Shuntfraktion auf den arteriellen Sauerstoff- und Kohlendioxidpartialdruck (Pa_{O_2} bzw. Pa_{CO_2}) ist in Abbildung 21-2 dargestellt. Nimmt die Shuntfraktion zu, fällt der Pa_{O_2} stetig ab, während der Pa_{CO_2} konstant bleibt, solange die Shuntfraktion 50% nicht überschreitet [8].

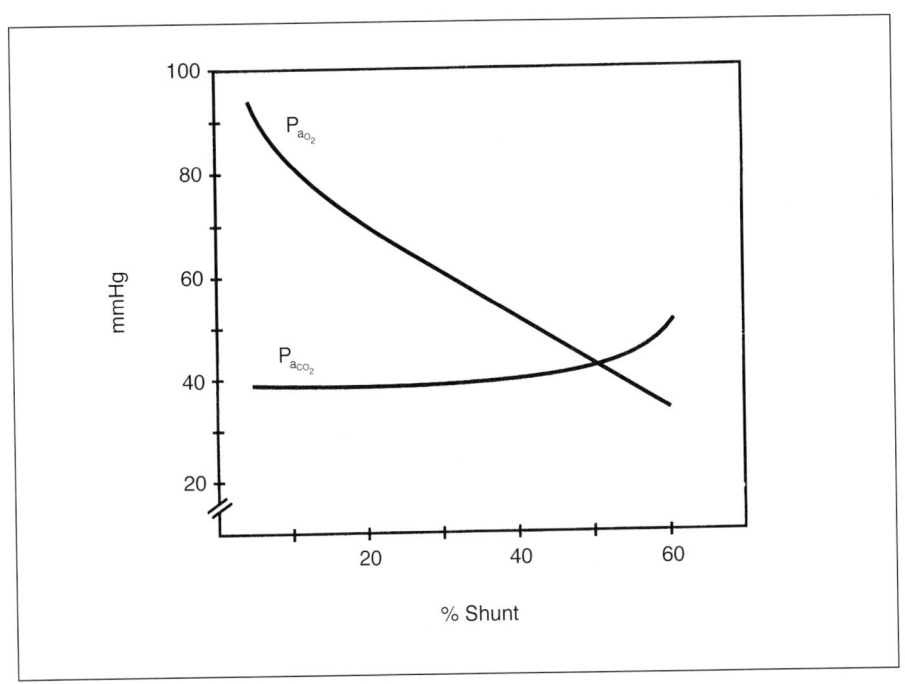

Abb. 21-2 *Einfluß der Shuntfraktion auf den arteriellen Sauerstoffpartialdruck (Pa_{O_2}) und Kohlendioxidpartialdruck (Pa_{CO_2}) (aus D'Alonzo GE, Dantzger DR. Med Clin North Am 1983; 67:557–571).*

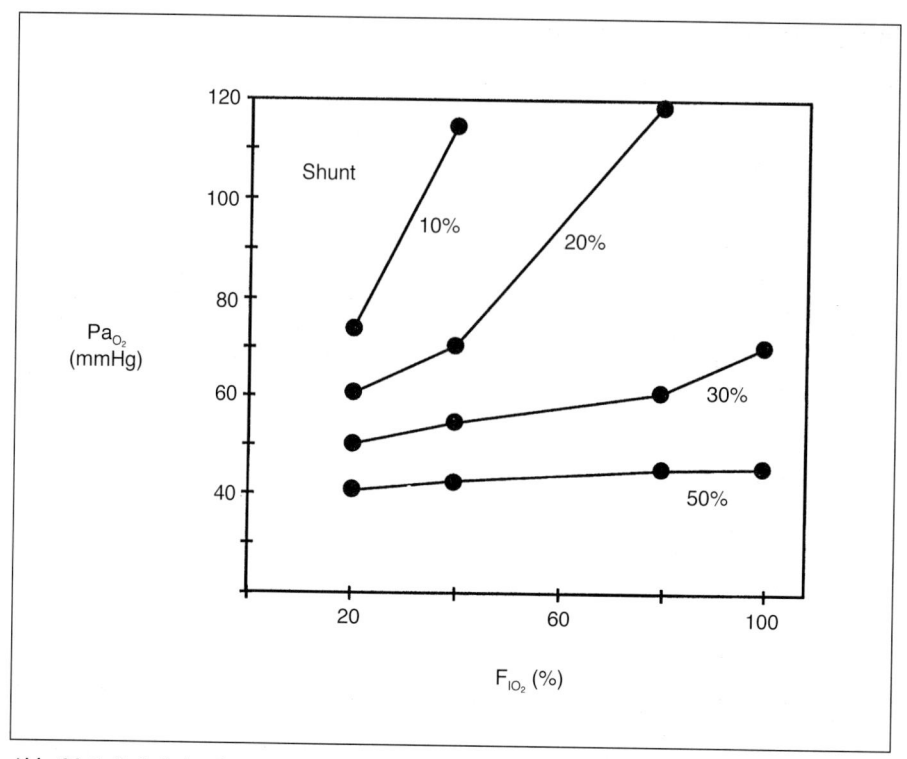

Abb. 21-3 *Einfluß der Shuntfraktion auf das Verhältnis von eingeatmetem Sauerstoff (F_{IO_2}) zu arteriellem P_{O_2} (Pa_{O_2}) (aus D'Alonzo GE, Dantzger DR. Med Clin North Am 1983; 67: 557–571).*

Bei Patienten mit gesteigertem intrapulmonalem Shunt liegt der Pa_{CO_2} oft unter der Norm, was durch eine Hyperventilation aufgrund des Krankheitsprozesses (z.B. Pneumonie) oder durch eine begleitende Hypoxämie bedingt ist.

Die Shuntfraktion bestimmt auch den Einfluß des eingeatmeten Sauerstoffs auf den arteriellen P_{O_2} (Abb. 21-3) [8]. Nimmt der intrapulmonale Shunt von 10 auf 50% zu, verursacht eine Erhöhung der Konzentration des eingeatmeten Sauerstoffs (F_{IO_2}) eine geringere Zunahme des Pa_{O_2}. Übersteigt die Shuntfraktion 50%, so ist der Pa_{O_2} unabhängig von Änderungen der F_{IO_2}. Dieser Zustand imitiert einen echten (anatomischen) Shunt. Der mit Zunahme der Shuntfraktion verminderte Einfluß des eingeatmeten Sauerstoffs auf den arteriellen P_{O_2} ist für die Begrenzung des Risikos einer pulmonalen Sauerstofftoxizität von Bedeutung. Bei Zuständen, die mit einer hohen Shuntfraktion vergesellschaftet sind (z.B. ARDS), kann die F_{IO_2} oft auf ein Maß reduziert werden, das als nichttoxisch gilt (z.B. F_{IO_2} unter 50%), ohne daß die arterielle Oxygenierung weiter eingeschränkt wird.

Quantitative Bestimmungen

Die folgenden Bestimmungen können dazu benutzt werden, Ventilations-Perfusions-Störungen zu identifizieren und zu quantifizieren. Wie gezeigt wird, können sich diese Bestimmungen sowohl bei der Diagnose als auch bei der Therapie einer respiratorischen Insuffizienz als nützlich erweisen.

Totraum ($\dot{V}d/\dot{V}t$)

Die Bestimmung der Totraumventilation ($\dot{V}d/\dot{V}t$) basiert auf der Differenz zwischen dem P_{CO_2} in der Ausatemluft und dem P_{CO_2} im endkapillären (arteriellen) Blut. In der gesunden Lunge setzt sich das Kapillarblut mit der Alveolarluft völlig ins Gleichgewicht, wobei der exspiratorische P_{CO_2} ($P_{E_{CO_2}}$) annähernd gleich dem arteriellen P_{CO_2} (Pa_{CO_2}) ist. Nimmt die Totraumventilation ($\dot{V}d/\dot{V}t$) zu, sinkt der $P_{E_{CO_2}}$ unter den Wert vom Pa_{CO_2}. Die folgende Bohr-Gleichung (von Christian Bohr, dem Vater von Nils Bohr) beruht auf diesem Prinzip.

$$\dot{V}d / \dot{V}t = \frac{Pa_{CO_2} - P_{E_{CO_2}}}{Pa_{CO_2}}$$

Wenn der exspiratorische P_{CO_2} im Vergleich zum arteriellen P_{CO_2} abnimmt, wird $\dot{V}d/\dot{V}T$ entsprechend größer. Der $P_{E_{CO_2}}$ wird gemessen, indem man Ausatemluft in einem großen Beutel sammelt und mit Hilfe eines Infrarot-CO_2-Analysegeräts den P_{CO_2} dieser Luft bestimmt.

Shuntfraktion ($\dot{Q}s/\dot{Q}t$)

Die Shuntfraktion ($\dot{Q}s/\dot{Q}t$) kann nicht so einfach wie $\dot{V}d/\dot{V}t$ bestimmt werden. $\dot{Q}s/\dot{Q}t$ leitet sich aus der Beziehung zwischen den Sauerstoffkonzentrationen des arteriellen Blutes (Ca_{O_2}), des gemischtvenösen Blutes ($C\bar{v}_{O_2}$) und des pulmonalkapillären Blutes (Cc_{O_2}) ab.

$$\dot{Q}s/\dot{Q}t = \frac{Cc_{O_2} - Ca_{O_2}}{Cc_{O_2} - Cv_{O_2}}$$

Das Problem hierbei ist, daß der kapilläre Sauerstoffgehalt (Cc_{O_2}) nicht direkt gemessen werden kann. Daher wurde zur Shuntberechnung reine Sauerstoffatmung empfohlen (um eine 100%ige Oxyhämoglobinsättigung im pulmonalkapillären Blut zu erreichen). Unter diesen Bedingungen stellt $\dot{Q}s/\dot{Q}t$ allerdings nur den echten Shunt dar.

A-a-P_{O_2}-Gradient (alveolo-arterielle Sauerstoffpartialdruckdifferenz)

Die P_{O_2}-Differenz zwischen Alveolarluft und arteriellem Blut (A-a-P_{O_2}-Gradient) wird als indirekter Parameter für Ventilations-Perfusions-Störungen verwendet [9, 10, 11, 13]. Der A-a-P_{O_2}-Gradient leitet sich aus folgender Gleichung ab:

$$P_{A_{O_2}} = P_{I_{O_2}} - \left(\frac{Pa_{CO_2}}{RQ}\right)$$

Diese Gleichung beschreibt den Zusammenhang zwischen alveolärem P_{O_2} ($P_{A_{O_2}}$), dem P_{O_2} der eingeatmeten Luft ($P_{I_{O_2}}$), dem alveolären (arteriellen) P_{CO_2} und dem respiratorischen Quotienten (RQ). Die letztgenannte Variable definiert den proportionalen Austausch von

O_2 und CO_2 über die alveolokapilläre Grenzschicht; also ist RQ = $\dot{V}c_{O_2} / \dot{V}_{O_2}$. $\dot{P}_{IO_2}$ ist eine Funktion der inspiratorischen Sauerstoffkonzentration (F_{IO_2}), des Barometerdrucks (P_B) und des Wasserdampfpartialdrucks (P_{H_2O}) in gesättigtem Gas; das heißt, P_{IO_2} = F_{IO_2} ($P_B - P_{H_2O}$). Bei Körpertemperatur beträgt der P_{H_2O} 47 mmHg.

Bei einem Gesunden, der auf Meereshöhe Raumluft atmet, errechnet sich der Pa_{O_2} (aus F_{IO_2} = 0,21; P_B = 760 mmHg; P_{H_2O} = 47 mmHg; Pa_{O_2} = 90 mmHg; Pa_{CO_2} = 40 mmHg; und RQ = 0,8) wie folgt:

$$Pa_{O_2} = F_{IO_2} (P_B - P_{H_2O}) - (Pa_{CO_2} / RQ)$$
$$= 0{,}21 (760 - 47) - (40/0{,}8)$$
$$= 100 \text{ mmHg}$$

Da der arterielle P_{O_2} 90 mmHg beträgt, ist der A-a-P_{O_2}-Gradient in diesem Beispiel 10 mmHg. Das entspricht eher einem idealisierten als einem normalen A-a-P_{O_2}-Gradienten, da dieser mit Alter und inspiratorischer Sauerstoffkonzentration variiert.

Einfluß des Alters

Wie Tabelle 21-1 zeigt, steigt der normale A-a-P_{O_2}-Gradient mit fortschreitendem Alter stetig an [10]. In der Annahme, daß die meisten erwachsenen Intensivpatienten 40 Jahre oder älter sind, kann ein normaler A-a-P_{O_2}-Gradient bei einem Raumluft atmenden Intensivpatienten bis zu 25 mmHg betragen. Allerdings atmen nur wenige Intensivpatienten Raumluft, und bei Sauerstoffgabe ist der normale A-a-P_{O_2}-Gradient erhöht.

Einfluß des eingeatmeten Sauerstoffs

Den Einfluß des eingeatmeten Sauerstoffs auf den A-a-P_{O_2}-Gradienten zeigt Abbildung 21-4 [11]. Der A-a-P_{O_2}-Gradient erhöht sich von 15 auf 60 mmHg, wenn die F_{IO_2} von Raumluft auf reinen Sauerstoff angehoben wird. **Demzufolge steigt der normale A-a-P_{O_2}-Gradient je 10% Steigerung der F_{IO_2} um 5–7 mmHg an.**

Dieser Effekt kommt vermutlich durch den Wegfall der regionalen hypoxischen Vasokonstriktion der Lunge zustande. Hypoxische Vasokonstriktion in schlecht belüfteten Lungenarealen kann dazu dienen, das $\dot{V}/\dot{Q}$-Gleichgewicht aufrechtzuerhalten, indem Blut in besser belüftete Lungenbezirke umgeleitet wird. Der Wegfall dieser regionalen

Tabelle 21-1 Normwerte für arterielle Blutgase (aus dem Intermountain Thoracic Society Manual of Uniform Laboratory Procedures. Salt Lake City, 1984; 44–45).

Alter (in Jahren)	Pa_{O_2} (mmHg)	Pa_{CO_2} (mmHg)	A-a-P_{O_2} (mmHg)
20	84–95	33–47	4–17
30	81–92	34–47	7–21
40	78–90	34–47	10–24
50	75–87	34–47	14–27
60	72–84	34–47	17–31
70	70–81	34–47	21–34
80	67–79	34–47	25–38

Alle Werte gelten bei Raumluftatmung auf Meereshöhe.

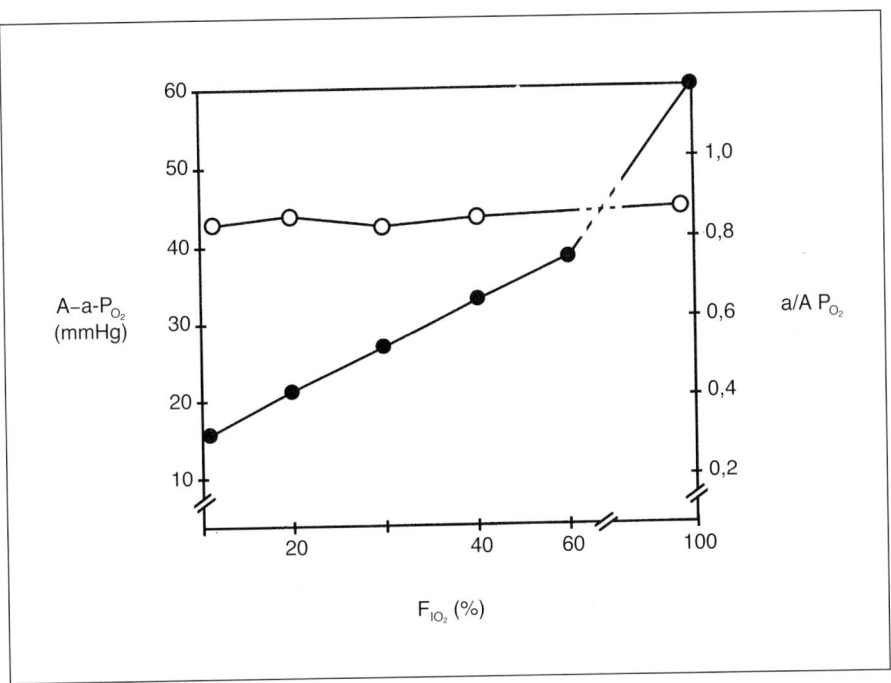

Abb. 21-4 Einfluß der F_{IO_2} auf den alveolo-arteriellen P_{O_2}-Gradienten (A-a-P_{O_2}) und das arteriell-alveoläre P_{O_2}-Verhältnis (a/A P_{O_2}) beim Gesunden (aus Gilbert R, Kreighley JF. Am Rev Respir Dis 1974; 109:142–145).

hypoxischen Vasokonstriktion während Sauerstoffgabe erhöht den Blutfluß in minderbelüftete Lungengebiete. Dies wiederum steigert die intrapulmonale Shuntfraktion und damit auch den A-a-P_{O_2}-Gradienten.

Positive Druckbeatmung

Mechanische positive Druckbeatmung hebt den Atemwegsdruck über den Luftdruck der Umgebung an. Deshalb sollte bei der Berechnung des A-a-P_{O_2}-Gradienten beim beatmeten Patienten der mittlere Atemwegsdruck zum Luftdruck addiert werden [12]. Im vorhergehenden Beispiel würde ein mittlerer Atemwegsdruck von 30 cmH$_2$O den A-a-P_{O_2}-Gradienten von 10 auf 16 mmHg erhöhen (eine 60%ige Steigerung des A-a-P_{O_2}-Gradienten). Obwohl diese Korrektur für eine exakte Bestimmung des A-a-P_{O_2}-Gradienten notwendig ist, ist ihre klinische Relevanz nicht erwiesen.

a/A P_{O_2}

Anders als der A-a-P_{O_2}-Gradient wird das a/A-P_{O_2}-Verhältnis relativ wenig von der F_{IO_2} beeinflußt (s. Abb. 21-4) [11]. Dies erklärt sich durch folgende Gleichung:

$$a/A\text{-}P_{O_2} = 1 - \frac{A\text{-}a\text{-}P_{O_2}}{P_{A_{O_2}}}$$

Da der alveoläre P_{O_2} sowohl im Zähler als auch im Nenner dieser Gleichung steht, beeinflußt die F_{IO_2} den Pa_{O_2} nicht. Das a/A-P_{O_2}-Verhältnis ist sozusagen ein mathematischer Kunstgriff, der die Beeinflussung des a/A-P_{O_2}-Gradienten durch die F_{IO_2} eliminiert. Die Normwerte des a/A-P_{O_2}-Verhältnisses für Raumluft- und reine Sauerstoffatmung [11] sind:

F_{IO_2}	normales a/A P_{O_2}-Verhältnis
0,21	0,74–0,77
1,0	0,80–0,82

Pa_{O_2}/F_{IO_2}

Ebenfalls mit der Shuntfraktion korreliert ist das einfach zu bestimmende Verhältnis von arteriellem P_{O_2} zu F_{IO_2}. Folgende Beziehungen wurden angegeben [13]:

Pa_{O_2}/F_{IO_2}	$\dot{Q}s/\dot{Q}t$
< 200	> 20%
> 200	< 20%

Die größte Einschränkung für den Pa_{O_2}/F_{IO_2} Quotienten ergibt sich durch die Variabilität der F_{IO_2} bei Patienten, die Sauerstoff über Nasensonde oder Gesichtsmaske zugeführt bekommen (s. Kap 23). Diese Einschränkung gilt auch für den A-a-P_{O_2}-Gradienten.

Blutgasvariabilität

Als allererster Schritt zur Therapie von Hypoxämie und Hyperkapnie ist festzulegen, welche Veränderungen des arteriellen P_{O_2} und P_{CO_2} als pathologisch zu werten sind. Diesbezüglich wichtige Informationen bietet Tabelle 21-2. Die Angaben stammen aus einer Studie an 26 klinisch stabilen, beatmeten Traumapatienten. Bei jedem dieser Patienten wurde innerhalb einer Stunde viermal eine Blutgasmessung durchgeführt [14]. Die Variabilität der arteriellen P_{O_2}- und P_{CO_2}-Werte aller Patienten ist in Tabelle 21-2 dargestellt. Der arterielle P_{O_2} differierte um ganze 36 mmHg, während der arterielle P_{CO_2} um 12 mmHg schwankte. In einer anderen Studie an Patienten einer internistischen Intensivstation wurde über eine ähnliche Schwankungsbreite berichtet [15].
Die Variabilität der gemessenen Blutgasparameter in Tabelle 21-2 wirft ein Schlaglicht auf die folgenden zwei wichtigen Aspekte:
1. Eine **routinemäßige Blutgasbestimmung** (ohne Veränderung des klinischen Zustands des Patienten) ist nicht gerechtfertigt und liefert oftmals irreführende Informationen.

Tabelle 21-2 Spontane Blutgasvariabilität.

Veränderung	Pa_{O_2}	Pa_{CO_2}
Mittelwert	13 mmHg	2,5 mmHg
95. Perzentile	± 18 mmHg	± 4 mmHg
Schwankungsbreite	2–37 mmHg	0–12 mmHg

Veränderung im Verlauf einer Stunde bei 26 maschinell beatmeten Traumapatienten in klinisch stabilem Zustand (aus Hess D, Agarwal NN. J Clin Monitor 1992; 8: 111).

2. **Veränderte arterielle P_{O_2}- und P_{CO_2}-Werte bei einer Routine-Blutgasanalyse sind nicht unbedingt pathologisch,** wenn sich der klinische Zustand des Patienten nicht verändert hat. Dies sollte man bedenken, bevor eine lange und zeitraubende Suche nach etwas beginnt, das vielleicht gar nicht zu finden ist.

Hypoxämie

Ergibt eine Blutgasanalyse eine signifikante Verminderung des arteriellen P_{O_2}, müssen drei wichtige Funktionsstörungen bedacht werden [5, 8, 16, 17]. Sie sind in Tabelle 21-3 zusammen mit den Meßwerten, die bei ihrer Identifizierung helfen, aufgelistet. Zu beachten ist, daß eine der Ursachen für eine Hypoxämie ein Ungleichgewicht zwischen Sauerstofftransport und Sauerstoffaufnahme im systemischen Kreislauf ($\dot{D}_{O_2}/\dot{V}_{O_2}$-Ungleichgewicht) ist. In diesem Fall ist die periphere Sauerstoffausschöpfung erhöht (aufgrund eines geringen Sauerstoffangebots oder einer vermehrten Sauerstoffaufnahme) und der gemischtvenöse P_{O_2} erniedrigt. Die Beziehung zwischen gemischtvenösem und arteriellem P_{O_2} wird im Anschluß erläutert.

Gemischtvenöser P_{O_2}

Der Sauerstoff des arteriellen Blutes ist die Summe aus dem Sauerstoff des gemischtvenösen (pulmonalarteriellen) Blutes und dem Sauerstoff aus der Alveolarluft. Bei normalem Gasaustausch ist der P_{O_2} der Alveolarluft die Hauptdeterminante des arteriellen P_{O_2}. Bei eingeschränktem Gasaustausch allerdings trägt der alveoläre P_{O_2} weniger, der gemischtvenöse P_{O_2} dagegen mehr dazu bei [17]. Geht der Gasaustausch gegen Null, bestimmt allein der venöse P_{O_2} den arteriellen P_{O_2}.

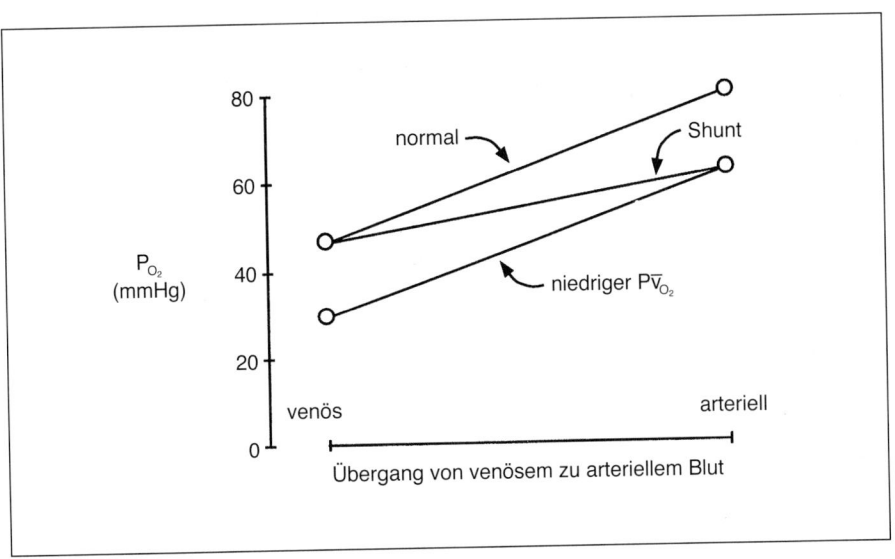

Abb. 21-5 Einfluß von Ventilations-Perfusions-Störung (Shunt) und niedrigem gemischtvenösem P_{O_2} ($P\bar{v}_{O_2}$) auf den Übergang von venösem zu arteriellem P_{O_2}.

Tabelle 21-3 Beurteilung einer Hypoxämie.

Zugrundeliegende Störung	A-a-P_{O_2}	$P\bar{v}_{O_2}$
Hypoventilation	normal	normal
Lungenfunktionsstörung	erhöht	normal
$\dot{D}_{O_2}/\dot{V}_{O_2}$-Ungleichgewicht	erhöht	erniedrigt

Das Diagramm in Abbildung 21-5 veranschaulicht, wie eine Hypoxämie entweder aus einer Gasaustauschstörung oder einem erniedrigten gemischtvenösen P_{O_2} entstehen kann. Die Grafik zeigt sowohl den normalen Übergang von venösem P_{O_2} zu arteriellem P_{O_2} als auch den bei vergrößerter Shuntfraktion oder bei niedrigem venösen P_{O_2}. Die Steigung der Übergangskurve wird durch die Effizienz des Sauerstoffaustauschs zwischen Alveolen und Kapillarblut bestimmt. Ein pathologischer Gasaustausch vermindert daher die Steigung, wie die Kurve für erhöhten intrapulmonalen Shunt zeigt. Ist der gemischtvenöse P_{O_2} reduziert, die Steigung der Kurve aber normal (z.B. bei normalem Gasaustausch), so verringert sich der arterielle P_{O_2} im selben Maße wie bei einer Vergrößerung des intrapulmonalen Shunts. Damit wird deutlich, wie ein niedriger gemischtvenöser P_{O_2} einen verminderten arteriellen P_{O_2} verursachen kann.

Shuntfraktion

Der Einfluß des gemischtvenösen P_{O_2} auf den arteriellen P_{O_2} wird durch den Grad des intrapulmonalen Shunts bestimmt. In der gesunden Lunge haben Verringerungen des venösen P_{O_2} relativ wenig Auswirkung auf den arteriellen P_{O_2}. Erhöht sich allerdings die Shuntfraktion, so beginnen sich Veränderungen des venösen P_{O_2} auf den arteriellen P_{O_2} auszuwirken. Bei einer Shuntfraktion von 100% bestimmt allein der venöse P_{O_2} den arteriellen P_{O_2}. **Daher ist der gemischtvenöse P_{O_2} bei Lungenerkrankungen, die mit einer hohen Shuntfraktion einhergehen,** wie Lungenödem oder Pneumonie, **ein wichtiger Gesichtspunkt bei der Einschätzung einer Hypoxämie** [5, 8, 17].

Diagnostische Beurteilung

Bei der Suche nach der individuellen Ursache einer Hypoxämie kann entsprechend dem Diagramm in Abbildung 21-6 verfahren werden. Für diese Vorgehensweise benötigt man den in Vena cava superior oder pulmonalarteriellem Blut gemessenen P_{O_2}. Daher läßt sich das Schema nur bei Patienten anwenden, die einen zentralvenösen Zugang oder einen Pulmonalarterienkatheter haben.

Schritt 1: A-a P_{O_2}-Gradient

Der erste Schritt ist, den A-a P_{O_2}-Gradienten zu bestimmen. Nachdem er nach Alter und F_{IO_2} korrigiert wurde, kann der A-a P_{O_2}-Gradient folgendermaßen interpretiert werden:

Normaler A-a P_{O_2}: deutet eher auf eine generalisierte Hypoventilation als auf eine kardiopulmonale Störung hin. In diesem Fall sind die Ursachen wahrscheinlich in einer medikamenteninduzierten Atemdepression oder neuromuskulären Schwäche zu suchen. Letzteres kann durch die Messung des maximalen inspiratorischen Drucks ($P_{I_{max}}$) erfaßt werden. Im Abschnitt „Hyperkapnie" wird diese Meßmethode beschrieben.

```
                    ┌ normal ──────▶ V̇/Q̇-Mißverhältnis
         ┌─ P̄v̄O₂ ──┤
         │          └ niedrig ─────▶ ḊO₂/V̇O₂-Ungleichgewicht
 erhöht  │
A-a-PO₂ ─┤
unverändert
         │                          ┌ normal ──▶ zentrale Hypoventilation
         └─ alveoläre ── P_Imax ────┤
            Hypoventilation          └ niedrig ─▶ neuromuskuläre Störung
```

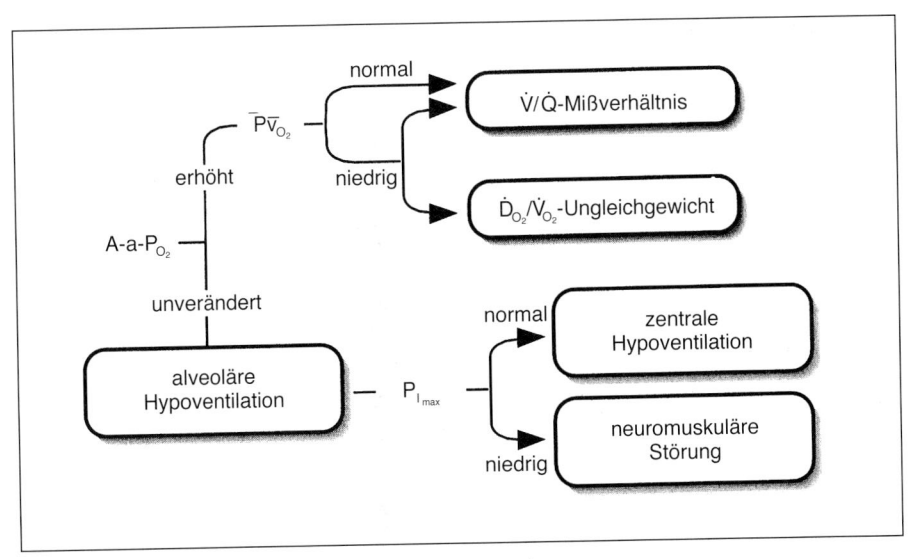

Abb. 21-6 Flußdiagramm zur Beurteilung einer Hypoxämie.

Erhöhter A-a-P_{O_2}: deutet auf eine V̇/Q̇-Störung (kardiopulmonale Störung) und/oder ein systemisches $\dot{D}_{O_2}/\dot{V}_{O_2}$-Ungleichgewicht hin. Ist der A-a-P_{O_2}-Gradient erhöht, so ist der gemischtvenöse P_{O_2} (oder der zentralvenöse P_{O_2}) notwendig, um ein systemisches $\dot{D}_{O_2}/\dot{V}_{O_2}$-Ungleichgewicht erkennen zu können.

Schritt 2: gemischtvenöser P_{O_2}

Bei erhöhtem A-a-P_{O_2}-Gradienten ist eine Blutprobe aus der distalen Öffnung des Pulmonalarterienkatheters oder aus einem zentralvenösen Katheter (Vena cava superior) zu entnehmen. Der P_{O_2} jeder dieser Proben kann wie folgt gewertet werden:

Normaler gemischtvenöser P_{O_2}: zeigt an, daß das Problem allein in einem V̇/Q̇-Mißverhältnis der Lunge zu suchen ist. Ist der gemischtvenöse P_{O_2} 40 mmHg oder höher, könnte die Hypoxämie von der Lunge ausgehen. Bietet eine Röntgenthoraxaufnahme keinen Anhaltspunkt, sollte eine akute Lungenembolie in Betracht gezogen werden.

Niedriger gemischtvenöser P_{O_2}: läßt ein systemisches $\dot{D}_{O_2}/\dot{V}_{O_2}$-Ungleichgewicht erkennen (z.B. eine geringe $\dot{D}_{O_2}$ oder ein hohes $\dot{V}_{O_2}$). Ein gemischtvenöser P_{O_2} unter 40 mmHg weist entweder auf eine verminderte Sauerstofftransportrate (Anämie, niedriges Herzzeitvolumen) oder auf eine vermehrte Sauerstoffmetabolisierungsrate (Hypermetabolismus) hin.

Die gerade beschriebene und in Abbildung 21-7 gezeigte Vorgehensweise benützt drei Variablen (A-a-P_{O_2}-Gradient, $P_{I_{max}}$ und $P\bar{v}_{O_2}$), um die Ursache der Hypoxämie zu ergründen. Obwohl diese Methode nicht den Krankheitsvorgang erklärt, trägt sie doch dazu bei, die Suche nach der zugrundeliegenden Krankheit in die richtige Richtung zu lenken.

Hyperkapnie

Die Beurteilung einer Hyperkapnie (Pa_{CO_2} größer als 46 mmHg) verläuft in ähnlicher Weise wie diejenige der Hypoxämie. Vor Beginn der Beurteilung muß ausgeschlossen werden, daß die Erhöhung des arteriellen P_{CO_2} eine kompensatorische Antwort auf eine metabolische Alkalose ist (s. Kap. 36). Ist das nicht der Fall, geht man wie unten beschrieben vor.

Ursachen einer Hyperkapnie

Die Kohlendioxidkonzentration des arteriellen Blutes (Pa_{CO_2}) ist direkt proportional zur CO_2-Produktionsrate durch oxidative Metabolisierung ($\dot{V}_{CO_2}$) und umgekehrt proportional der CO_2-Eliminationsrate durch alveoläre Ventilation ($\dot{V}_A$) [5, 18].
Daher gilt: $Pa_{CO_2} = k \times (\dot{V}_{CO_2}/\dot{V}_A)$, wobei k die Proportionalitätskonstante ist. Die alveoläre Ventilation ergibt zusammen mit der Totraumventilation ($\dot{V}d/\dot{V}t$) das exspiratorische Minutenvolumen ($\dot{V}_E$); also ist $\dot{V}_A = \dot{V}_E (1 - \dot{V}d/\dot{V}t)$. Die erste Gleichung kann daher auch wie folgt ausgedrückt werden:

$$Pa_{CO_2} = \frac{k \times \dot{V}_{CO_2}}{\dot{V}_E \times (1 - \dot{V}d/\dot{V}t)}$$

Mit Hilfe dieser Gleichung lassen sich **drei Hauptursachen einer Hyperkapnie** aufdecken: (*a*) vermehrte CO_2-Produktion ($\dot{V}_{CO_2}$), (*b*) Hypoventilation ($\dot{V}_E$) und (*c*) vermehrte Totraumventilation ($\dot{V}d/\dot{V}t$).
Eine vermehrte CO_2-Produktion (z.B. durch Hypermetabolismus) wird normalerweise von einem Anstieg des Atemminutenvolumens begleitet. Die kompensatorisch vermehrte Atmung dient dazu, das überschüssige CO_2 nach außen abzugeben und so den arteriellen P_{CO_2} konstant zu halten. Eine übermäßige CO_2-Produktion verursacht daher im Normalfall keine Hyperkapnie. Ist die CO_2-Ausscheidung allerdings durch eine gesteigerte Totraumventilation gestört, kann eine vermehrte CO_2-Produktion einen Anstieg des arteriellen P_{CO_2} zur Folge haben. Eine erhöhte CO_2-Produktion kann also bei Patienten mit Lungenerkrankungen ein wichtiger Faktor für die Entstehung einer Hyperkapnie sein.

Diagnostische Beurteilung

Das Einschätzen einer Hyperkapnie am Krankenbett kommt dem Vorgehen bei Hypoxämie sehr nahe. Abbildung 21-7 zeigt ein Flußdiagramm dazu (man beachte die Ähnlichkeit der Abb. 21-6 und 21-7). Wie bei der Hypoxämie beginnt man auch hier mit der Betrachtung des A-a-P_{O_2}-Gradienten [19]. Ein erhöhter A-a-P_{O_2}-Gradient deutet auf eine vermehrte Totraumventilation hin (z.B. bei Lungenfunktionsstörung), die möglicherweise durch eine höhere CO_2-Produktion zusätzlich kompliziert ist. Ein normaler oder unveränderter A-a-P_{O_2}-Gradient weist darauf hin, daß das Problem in einer alveolären Hypoventilation zu suchen ist.

CO_2-Produktion

Die CO_2-Produktion ($\dot{V}_{CO_2}$) kann am Krankenbett mit Hilfe von speziellen „*metabolic carts*" bestimmt werden, die normalerweise für die Kalorimetrie verwendet werden. Diese Geräte benützen Infrarotlicht zur Messung der CO_2-Konzentration in der Ausatemluft (ähnlich den in Kap. 22 beschriebenen Meßgeräten für das endtidale CO_2) und liefern ein Maß für das gesamte während einer Minute ausgeschiedene CO_2. Im Gleichgewicht

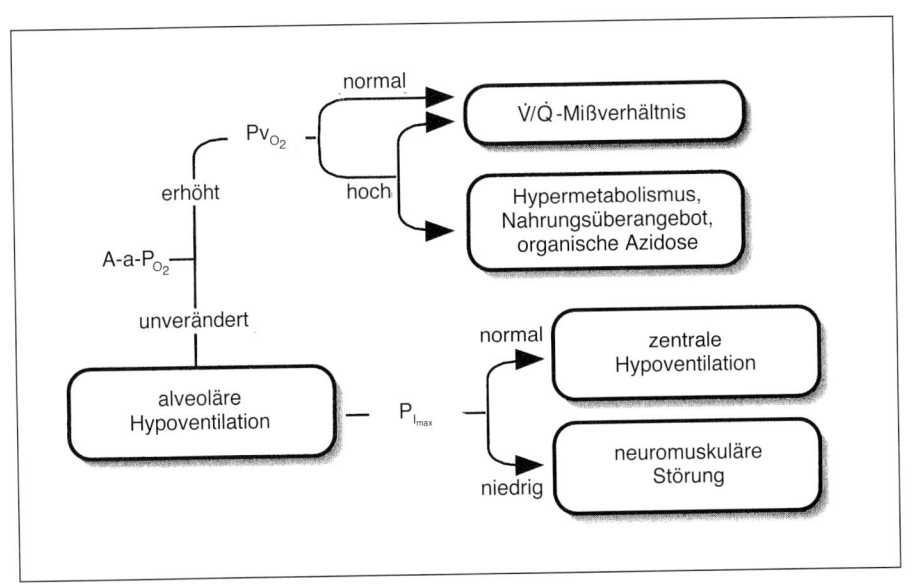

Abb. 21-7 Flußdiagramm zur Beurteilung einer Hyperkapnie.

entspricht die CO_2-Ausscheidung der CO_2-Produktion ($\dot{V}_{CO_2}$). **Die normale $\dot{V}_{CO_2}$ beträgt 90 bis 130 l/min $\times$ m²**, das entspricht etwa 80% der $\dot{V}_{O_2}$ (s. Tab. 2-4). Folgende Ursachen gibt es für eine erhöhte $\dot{V}_{CO_2}$: gesteigerter Stoffwechsel, Nährstoffüberangebot (exzessive Kalorienzufuhr) oder organische Azidosen.

Die übermäßige Zufuhr von Kalorien über den Tagesbedarf hinaus ist eine bekannte Ursache der Hyperkapnie bei Patienten mit schweren Lungenerkrankungen und akuter respiratorischer Insuffizienz [20]. Berichten zufolge kommt eine ernährungsbedingte Hyperkapnie insbesondere bei beatmeten Patienten vor und kann das Entwöhnen (Weaning) vom Atemgerät verzögern [22]. Eine übermäßige Nahrungszufuhr sollte daher bei jedem Intensivpatienten mit respiratorischer Funktionsstörung als mögliche Ursache für eine CO_2-Retention in Betracht gezogen werden, vor allem aber bei beatmungspflichtigen Patienten. Diese Möglichkeit kann untersucht werden, indem man die $\dot{V}_{CO_2}$ am Patientenbett bestimmt.

Alveoläre Hypoventilation

Die Gründe für eine alveoläre Hypoventilation, die auf einer Intensivstation am wahrscheinlichsten sind, faßt Tabelle 21-4 zusammen. Die häufigsten Ursachen bei Intensivpatienten sind medikamenteninduzierte Atemdepression und neuromuskuläre Schwäche.

Schwäche der Atemmuskulatur

Mögliche Ursachen für eine neuromuskuläre Schwäche bei Intensivpatienten schließen Schock, Multiorganversagen, länger andauernde neuromuskuläre Blockaden, Elektrolytentgleisungen und herzchirurgische Eingriffe (Schädigung des N. phrenicus) ein. Der kritische Allgemeinzustand an sich kann periphere Nervenstrukturen in Mitleidenschaft

Tabelle 21-4 Alveoläre Hypoventilation bei Intensivpatienten.

Beeinträchtigung des Hirnstamms	- Medikamente (z.B. Opiate) - Adipositas
Neuropathien	- Polyneuropathie bei kritisch Kranken - Schädigung des N. phrenicus (Herzchirurgie) - Schock/Multiorganversagen - Myasthenie/Guillain-Barré-Syndrom
Myopathien	- langdauernde Paralyse - Hypophosphatämie - Magnesiummangel - niedriges Herzzeitvolumen (Zwerchfell)

ziehen und damit ein Syndrom erzeugen, das auch Intensiv-Polyneuropathie („critical illness polyneuropathy") genannt wird [21]. Dieses Syndrom ist mit einer ausgeprägten generalisierten Schwäche und einer verzögerten Entwöhnung von der Beatmung assoziiert. Es wird zusammen mit anderen Ursachen neuromuskulärer Schwäche bei Intensivpatienten in Kapitel 51 beschrieben.

Der Standardmeßwert zur Bestimmung der Kraft der Atemmuskulatur ist der maximale inspiratorische Druck ($P_{I_{max}}$), den man erhält, wenn man den Patienten von der funktionellen Residualkapazität (FRC) aus mit maximaler Anstrengung gegen ein geschlossenes Ventil einatmen läßt. Der Normbereich des PImax hängt sowohl vom Alter als auch vom Geschlecht ab und kann individuell sehr verschieden sein. Jedoch haben die meisten gesunden Erwachsenen einen PImax über 80 cmH$_2$O [22]. **Eine Kohlendioxidretention entwickelt sich, wenn der $P_{I_{max}}$ unter 40% des Normwertes fällt** [23].

Zentrale Hypoventilationssyndrome

Eine Hypoventilation bei fehlendem Hinweis auf eine Schwäche der Atemmuskulatur deutet auf eine mögliche medikamenteninduzierte Atemdepression hin. Opiate (bei Älteren auch Benzodiazepine) sind dabei die Hauptauslöser. Eine Hypoventilation ohne ersichtlichen Grund bei adipösen Patienten kann durch eine chronische und noch wenig erforschte Störung ausgelöst sein, das sog. Fettsucht-Hypoventilations-Syndrom. Bei normalgewichtigen Patienten kommt eine Hypoventilation ohne offensichtliche Ursache dagegen eher selten vor und wird als primäre alveoläre Hypoventilation bezeichnet.

KAPITEL 22

Oxymetrie und Kapnographie

ie nichtinvasive Bestimmung arterieller Blutgaswerte durch Verwendung von optischen und kolorimetrischen Techniken ist der bedeutendste Fortschritt der letzten 25 Jahre bei der Überwachung von Intensivpatienten [1, 2, 3, 4, 5, 6]. Dieses Kapitel beschreibt Meßmethoden, die in die tägliche Patientenversorgung auf Intensivstationen integriert wurden. Nachforschungen zeigen allerdings, daß trotz der routinemäßigen Anwendung dieser Techniken 95% des Intensivpersonals (Ärzte und Pflegekräfte) ihre Funktionsweise kaum oder gar nicht verstehen [7].

Definitionen

Alle Atome und Moleküle reflektieren spezifische Wellenlängen des Lichts (darauf basieren die Farben der lichterfüllten Welt). Die Spektrophotometrie ist eine optische Meßmethode, die die Lichtreflexionseigenschaften von Molekülen dazu benutzt, Konzentrationen chemischer Stoffe in Gasen oder Flüssigkeiten zu bestimmen. Wird die Spektrophotometrie zum Nachweis von oxygeniertem und desoxygeniertem Hämoglobin angewendet, spricht man von Oxymetrie. Die optische Bestimmung von Kohlendioxid wird als Kapnometrie bezeichnet. Der Begriff *Kapnographie* bezieht sich auf das optisch erfaßte Muster der CO_2-Ausscheidung während einzelner Ausatmungsphasen.

Oxymetrie

Hämoglobin (wie im übrigen alle Proteine) ändert seine räumliche Konfiguration, wenn es an einer chemischen Reaktion teilnimmt. Jede dieser Konfigurationen besitzt ein anderes Lichtreflexionsmuster. In Abbildung 22-1 sind diejenigen von oxygeniertem (HbO_2) und desoxygeniertem Hämoglobin (Hb) dargestellt. Bei einer Wellenlänge von 660 Nanometer (nm), die dem roten Bereich des Lichtspektrums entspricht, reflektiert oxygeniertes Hämoglobin (HbO_2) das Licht besser als desoxygeniertes Hämoglobin (Hb). (Das erklärt, warum oxygeniertes Blut intensiver rot aussieht als desoxygeniertes Blut.)

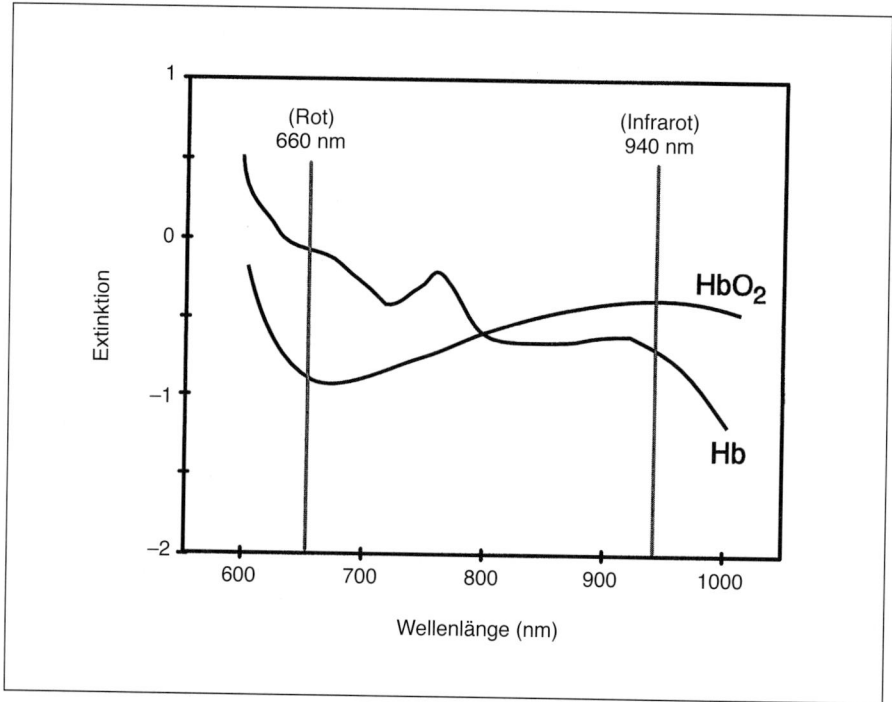

Abb. 22-1 Muster der Extinktion von oxygeniertem Hämoglobin (HbO$_2$) und desoxygeniertem Hämoglobin (Hb). Die vertikalen Linien entsprechen den beiden Wellenlängen des Lichts (660 nm und 940 nm), die von Pulsoxymetern verwendet werden (aus: Ohmeda Biox 3700 Pulse Oximeter Operating and Maintenance Manual. Louisville, CO: BOC Health Care, 1988; 1–2).

Bei 940 nm (im infraroten Spektrum) dagegen reflektiert Hb das Licht stärker als HbO$_2$. Wenn man daher beide Wellenlängen durch eine Blutprobe sendet, so ist die Lichtdurchlässigkeit der Blutprobe bei 660 nm hauptsächlich eine Funktion der HbO$_2$-Konzentration der Probe, während die Lichtdurchlässigkeit bei 940 nm vorrangig durch die Hb-Konzentration bestimmt wird. Die Konzentrationen von HbO$_2$ und Hb werden als relative Größen angegeben, das heißt als der Teil des Hämoglobins, der in oxygenierter Form vorliegt. Diese sog. prozentuale Oxyhämoglobinsättigung (%-Sättigung) kann folgendermaßen hergeleitet werden:

$$\text{\%-Sättigung} = \frac{HbO_2}{HbO_2 + Hb} \times 100$$

Grenzen

Die Verwendung von zwei Wellenlängen des Lichts zur Bestimmung der fraktionellen Konzentration des oxygenierten Hämoglobins beruht auf der Annahme, daß andere Formen des Hämoglobins wie Methämoglobin (MetHb) und Carboxyhämoglobin (COHb) nur in vernachlässigbarer Weise zum gesamten Hämoglobinpool beitragen. Meistens liegen weniger als 5% des Hämoglobins in Form von COHb und MetHb vor, so daß diese Annahme gültig ist. Allerdings führt in Fällen, in denen COHb (z.B. bei Rauchinhalation) oder MetHb (z.B. bei hochdosiertem Nitroglycerin) erhöht ist, eine Nichtbeachtung dieser Hämoglobinformen zu falsch-hohen Einschätzungen der HbO_2-Konzentration (%-Sättigung).

Methoden der Oxymetrie

Oxymetrie kann in vivo und in vitro durchgeführt werden. Es gibt zwei In-vivo-Techniken. Die eine benutzt Sonden auf der Hautoberfläche, um die O_2-Sättigung in den darunterliegenden Blutgefäßen zu messen. Bei der anderen Technik wird mit einem Pulmonalarterienkatheter die O_2-Sättigung im gemischtvenösen (Pulmonalarterien-)Blut bestimmt.

Ohroxymetrie

In den 60er Jahren wurden Oxymeter eingeführt, die eine kontinuierliche Online-Messung der arteriellen Sauerstoffsättigung (Sa_{O_2}) am Krankenbett ermöglichen. Die Originalgeräte wurden an den Ohrläppchen angebracht. Das Oxymeter bestand aus einem Phototransmitter, der auf der einen Seite des Ohrläppchens plaziert war und rote und infrarote Lichtwellen emittierte, sowie einem Photodetektor, der sich auf der gegenüberliegenden Seite befand und das durch das Gewebe des Ohrläppchens dringende Licht aufzeichnete. Diese frühen Oxymeter unterlagen zwei Hauptbeschränkungen. Zum einen wurde die Lichtdurchlässigkeit nicht nur vom Hämoglobin, sondern auch von Faktoren wie Ohrläppchendicke und Hautpigmentierung beeinflußt. Zum anderen konnte nicht zwischen dem Hämoglobin in Arterien und dem in Venen unterschieden werden.

Pulsoxymetrie

Mit der Einführung der Pulsoxymetrie Mitte der 70er Jahre konnten die Probleme der frühen Ohroxymeter weitgehend beseitigt werden. Das Prinzip der Pulsoxymetrie ist in Abbildung 22-2 veranschaulicht [3, 4, 5, 6]. Arterielle Pulsationen sind mit Schwankungen des Blutvolumens verbunden und erzeugen daher phasische Veränderungen der Lichtdurchlässigkeit. Die Photodetektoren der Pulsoxymeter sind so beschaffen, daß sie nur Licht einer sich ändernden Intensität messen (analog einem Wechselstromverstärker, der nur Wechselstromimpulse verarbeitet). Dadurch werden fehlerhafte Messungen ausgeschlossen, die durch Lichtreflexion nichtpulsierender Strukturen wie extravaskulärem Gewebe und (nichtpulsierenden) Venen entstehen.

Co-Oxymeter

Die In-vitro-Oxymetrie wird mit sog. Co-Oxymetern durchgeführt, die vier Wellenlängen des Lichts durch eine Blutprobe senden. Diese Geräte ermöglichen den Nachweis von Methämoglobin und Carboxyhämoglobin (zusätzlich zu Hb und HbO_2), bieten aber nicht die kontinuierliche Überwachung, die mit Pulsoxymetern zur Verfügung steht.

Gemischtvenöse Oxymetrie

Die O_2-Sättigung des gemischtvenösen (Pulmonalarterien-)Blutes kann mit speziellen Pulmonalarterienkathetern kontinuierlich gemessen werden. Diese senden rotes und infrarotes Licht von der Spitze des Katheters aus und messen das vom Hämoglobin der zirkulierenden Erythrozyten reflektierte Licht. Diese Methode wird Reflektospektro-

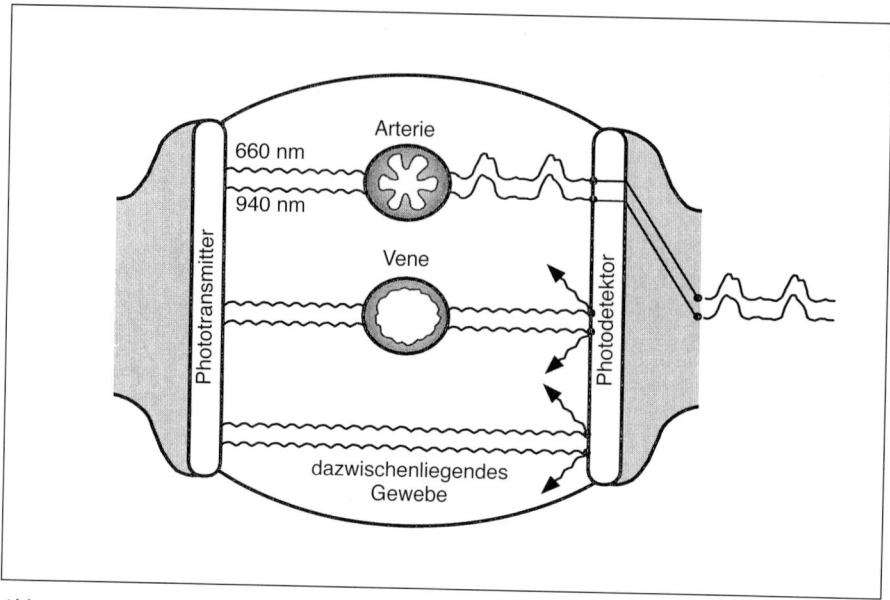

Abb. 22-2 *Prinzip der Pulsoxymetrie. Der Photodetektor mißt nur Licht mit alternierender Intensität (analog einem Wechselstromverstärker).*

photometrie genannt. Pulsoxymeter und Co-Oxymeter verwenden hingegen die Transmissions-Spektrophotometrie.

Pulsoxymetrie

Wie schon erwähnt, **zeichnen Pulsoxymeter nur Lichtübertragung durch pulsierende Arterien auf.** Wie die frühen Ohroxymeter benutzen Pulsoxymeter zwei Wellenlängen des Lichts, eine im roten Spektralbereich (660 nm), die andere im infraroten Spektralbereich (940 nm). Die Sensoren der Pulsoxymeter werden gewöhnlich an den Fingern befestigt.

Genauigkeit

Bei einer klinisch akzeptablen arteriellen Oxygenierung (Sa_{O_2} über 70%) weicht die mit Pulsoxymetern registrierte O_2-Sättigung (Sp_{O_2}) um weniger als 3% von der tatsächlichen (durch Co-Oxymeter gemessenen) Sa_{O_2} ab [3, 4, 5, 6]. Die Sp_{O_2} ist auch durch einen hohen Präzisionsgrad gekennzeichnet (Übereinstimmung wiederholter Messungen). Zur Illustration findet sich in Tabelle 22-1 eine Erfassung der spontanen Veränderungen der Sp_{O_2} über den Zeitraum einer Stunde bei klinisch stabilen, beatmungspflichtigen Patienten [8]. Die Sp_{O_2} variierte in 95% der Fälle um höchstens 2%, was zeigt, daß pulsoxymetrische Aufzeichnungen einen kleinen Zufallsfehler haben.

Häufige Bedenken bezüglich der Pulsoxymetrie (Sp_{O_2})

Es gibt eine Reihe von Zuständen, die in ursächlichem Zusammenhang mit einer fehlerhaften Pulsoxymetrie stehen sollen. Einige davon sind in Tabelle 22-2 aufgeführt.

Tabelle 22-1 Veränderlichkeit von Oxymetrie- und Kapnometrieaufzeichnungen.

erfaßte Parameter	Sp_{O_2}*	$S\bar{v}_{O_2}$**	$P_{ET_{CO_2}}$*
Zeitraum	60 min	120 min	60 min
mittlere Abweichung	1%	6%	2 mmHg
95. Perzentile	± 2%	–	± 3 mmHg
Schwankungsbreite	0–5%	1–19%	0–7 mmHg

Klinisch stabile Patienten. 95% der Meßwerte wurden während künstlicher Beatmung ermittelt.

* aus [8]
** aus [21]

Tabelle 22-2 Genauigkeit der Pulsoxymetriewerte.

Situation	Genauigkeit der Sp_{O_2}	Literatur
Sa_{O_2} > 70%	98%ige Korrelation zwischen Sp_{O_2} und Sa_{O_2}	[6]
Dyshämoglobinämie • COHb • MetHb	Sp_{O_2} unzuverlässig (falsch-hoch)	[6]
Hypotonie	Sp_{O_2} verläßlich bis zu einem Blutdruck von 30 mmHg	[9]
Anämie	Sp_{O_2} verläßlich bis zu einem Hb von 3 g/dl	[11]
Hautpigmentierung • Melanin • Bilirubin	Sp_{O_2} normalerweise zuverlässig, bei sehr dunkler Haut jedoch manchmal falsch-niedrige Werte	[12]
Nagellack	blaue oder schwarze Farben können die Sp_{O_2} fälschlicherweise um 3–5% reduzieren	[13]

Dyshämoglobinämien

Auf Oxymeter, die zwei Wellenlängen des Lichts verwenden, ist, wie bereits erwähnt, kein Verlaß, wenn neben HbO_2 und Hb andere Formen des Hämoglobins in erhöhter Konzentration vorliegen. Carboxyhämoglobin (COHb) reflektiert genausoviel rotes Licht wie HbO_2, was auch die kirschrote Farbe des Blutes bei Kohlenmonoxidvergiftung erklärt. Pulsoxymeter registrieren dementsprechend COHb als HbO_2, und die Sp_{O_2} übersteigt dann die tatsächliche Sa_{O_2} [3, 4, 6]. Derselbe Fehler tritt bei hohen Konzentrationen von Methämoglobin (MetHb) auf: Bei Methämoglobinämie fällt die Sp_{O_2} selten unter 85%, obwohl die Sa_{O_2} weit darunter liegt [6]. Deshalb **sollte die Pulsoxymetrie nicht benutzt werden, wenn der Verdacht auf eine Methämoglobinämie oder Kohlenmonoxidvergiftung besteht.** Richtige Messungen von COHb, MetHb und Sa_{O_2} werden nur durch Co-Oxymeter mit vier Wellenlängen gewährleistet.

Hypotonie

Obwohl die Pulsoxymetrie auf dem Vorhandensein eines pulsierenden Blutflusses basiert, gibt die Sp_{O_2} bis zu so niedrigen Blutdrücken wie 30 mmHg die Sa_{O_2} genau wieder [9]. Gedämpfte Pulsationen beeinflussen die Genauigkeit der Fingerspitzen-Sp_{O_2}-Messung auch dann nicht, wenn die Arteria radialis kanüliert wurde [10].

Anämie

Wenn keine Hypoxämie vorliegt, ist die Pulsoxymetrie bis zu einem Hämoglobinwert von 2 bis 3 g/dl zuverlässig [11]. Bei einer geringgradigen Anämie (Hb zwischen 2,5 und 9 g/dl) wird die Sa_{O_2} durch die Sp_{O_2} nur um 0,5% zu niedrig bestimmt [11].

Pigmentierung

Eine Pigmentierung der Haut (durch Bilirubin oder Melanin) beeinflußt die Genauigkeit der Pulsoxymetrie normalerweise nicht. Trotzdem kann die Sp_{O_2} bei Patienten mit sehr dunkler Haut falsch-niedrig sein [12]. Fingernagellack, der blaue oder schwarze Farben enthält, kann zu einer um 3 bis 5% zu niedrigen Sp_{O_2} führen [6, 13]. Auch bei einer Onychomykose (Pilzinfektion der Fingernägel) kann die Sp_{O_2} um 3 bis 5% zu niedrig sein [14]. Der größte Farbpigmenteffekt wird durch Methylenblau verursacht, das bei intravenöser Injektion eine 65%ige Reduktion der Sp_{O_2} bewirken kann [6]. Da Methylenblau zur Behandlung einer Methämoglobinämie angewandt wird, ist dies ein weiterer Grund, die Pulsoxymetrie bei Patienten mit Methämoglobinämie zu vermeiden.

Anwendungsbereiche der Pulsoxymetrie

Die Pulsoxymetrie bietet im Vergleich zur konventionellen arteriellen Blutgasbestimmung mehrere Vorteile bei der Überwachung der arteriellen O_2-Sättigung:
- genauere Bestimmung der arteriellen O_2-Sättigung [15]
- bessere Erkennung hypoxämischer Episoden [6]
- nichtinvasiv, einfacher
- geringere Morbidität, größere Patientenzufriedenheit
- geringere Kosten [16]

Die Pulsoxymetrie ist daher der Blutgasbestimmung in jeder Hinsicht überlegen. Tatsache ist, daß die Sa_{O_2} eines arteriellen Blutgases kein gemessener Wert ist, sondern aus einem Nomogramm hergeleitet wird. Es hat sich gezeigt, daß dieser abgeleitete Parameter viel weniger genau ist als die pulsoxymetrischen Meßwerte [15]. Von der American Society of Anesthesiologists wurde der Stellenwert der Pulsoxymetrie anerkannt und in einer formellen Erklärung die routinemäßige Anwendung der Pulsoxymetrie während und direkt nach Allgemeinanästhesien empfohlen [17, 18]. Eine ähnliche Empfehlung scheint **bei allen Intensivpatienten** angebracht, **die Sauerstoff erhalten.**

Erkennung einer Hypoxämie

Mindestens 15 klinische Studien belegen die Überlegenheit der Pulsoxymetrie gegenüber periodisch gewonnenen Blutgasanalysen zur Erfassung einer signifikanten Hypoxämie bei kritisch kranken Patienten [6]. Diese Studien machen jedoch auch deutlich, daß **die verbesserte Erfassung hypoxämischer Phasen durch die Pulsoxymetrie weder auf die Morbidität noch auf die Mortalität Einfluß hat** [6]. Dies ist nicht der Fehler der Pulsoxymetrie, sondern könnte Fehler derjenigen sein, die ständig die großenteils nicht nachgewiesenen Gefahren einer Hypoxämie betonen (detaillierter in Kapitel 24).

Grenzen

Eine Schwachstelle der Pulsoxymetrie, die erwähnt werden sollte, ist die fehlende Sensitivität der Sa_{O_2}, Störungen des pulmonalen Gasaustauschs aufzudecken [19]. Dies wird durch die Form der Sauerstoffbindungskurve erklärt. Übersteigt die Sa_{O_2} 90% (arterieller Sauerstoffdruck [Pa_{O_2}] über 60 mmHg), verläuft die Kurve flach, und große Veränderungen des Pa_{O_2} ändern die Sa_{O_2} nur geringfügig. Daher ist die Sa_{O_2} im physiologischen Meßbereich kein sensitiver Parameter für Veränderungen der Lungenfunktion.

Gemischtvenöse Oxymetrie

Die kontinuierliche Messung der O_2-Sättigung im gemischtvenösen (pulmonalarteriellen) Blut wird mit Hilfe spezieller Pulmonalarterienkatheter durchgeführt, die mit fiberoptischen Bündeln ausgestattet sind. Diese sind in der Lage, Licht zur Katheterspitze hin- und wieder zurückzuleiten. Die optische Messung der gemischtvenösen O_2-Sättigung ($S\bar{v}_{O_2}$) geschieht durch Reflexionsspektrophotometrie. Wellenlängen des Lichts, ähnlich den in der Pulsoxymetrie verwendeten, werden entlang den fiberoptischen Bündeln durch den PAK gesendet und treten durch die Spitze des Katheters aus. Der Lichtstrahl verläuft durch das vorbeiströmende Blut und wird, wenn er mit dem Hämoglobin zirkulierender Erythrozyten in Kontakt kommt, zur Katheterspitze zurückreflektiert. Dieses Licht wird dann durch den Katheter zurück zu einem Photodetektor und Mikroprozessor geleitet, wo in 5-Sekunden-Intervallen die durchschnittliche $S\bar{v}_{O_2}$ aufgezeichnet wird.

Genauigkeit

Die durch PAK gemessene $S\bar{v}_{O_2}$ liegt innerhalb von 1,5% der $S\bar{v}_{O_2}$, die mit einem Co-Oxymeter bestimmt wurde (wobei letzteres der Goldstandard ist) [20]. Obwohl die Genauigkeit akzeptabel erscheint, kann die $S\bar{v}_{O_2}$ auch ohne eine Veränderung der Hämodynamik erheblich variieren. Diese spontanen $S\bar{v}_{O_2}$-Veränderungen sind in Tabelle 22-1 dargestellt. Die durchschnittliche Abweichung während eines 2-Stunden-Intervalls beträgt 6%, kann aber auch bis zu 19% betragen [21]. In der Praxis sieht man **eine länger als 10 Minuten andauernde Abweichung der $S\bar{v}_{O_2}$ um mehr als 5% als signifikante Veränderung an** [22]. Die $S\bar{v}_{O_2}$ liegt normalerweise zwischen 65 und 75% [21].

Klinische Anwendung

Die SVO_2 ist ein Hinweis für die Balance zwischen O_2-Transport und O_2-Verbrauch (des ganzen Körpers); es gilt: $S\bar{v}_{O_2} = \dot{D}_{O_2}/\dot{V}_{O_2}$. Setzt man statt $\dot{D}_{O_2}$ und $\dot{V}_{O_2}$ die Komponenten ein, aus denen sie jeweils bestehen, kann die $S\bar{v}_{O_2}$ wie folgt hergeleitet werden:

$$S\bar{v}_{O_2} = \frac{\dot{Q}}{\dot{V}_{O_2}} \times Hb \times Sa_{O_2}$$

(wobei $\dot{Q}$ das Herzzeitvolumen und Hb die Hämoglobinkonzentration im Blut ist). Daher ändert sich die $S\bar{v}_{O_2}$ gleichsinnig mit Veränderungen des Herzzeitvolumens, des Hämoglobins und der arteriellen O_2-Sättigung und gegensinnig zu Veränderungen des $\dot{V}_{O_2}$. Eine Änderung der $S\bar{v}_{O_2}$ signalisiert also eine Veränderung einer oder mehrerer Variablen der $S\bar{v}_{O_2}$-Gleichung. Um den verursachenden Parameter zu identifizieren, benötigt man dann die geeigneten Meßwerte.

Die kontinuierliche Bestimmung der $S\bar{v}_{O_2}$ liefert also eine globale Überwachungsmethode für eine Gruppe von vier Variablen ($\dot{Q}$, Hb, Sa_{O_2} und $\dot{V}_{O_2}$). Eine Veränderung

Tabelle 22-3 Duale Oxymetrie.

($Sa_{O_2} - S\bar{v}_{O_2}$)	Interpretation
20–30%	Normbereich
30–50%	niedriges Herzzeitvolumen Anämie Hypermetabolismus
> 50–60%	hohes Risiko für eine Dysoxie Transfusionstrigger

der $S\bar{v}_{O_2}$ darf nicht isoliert interpretiert werden, sondern sollte als Anstoß dienen, mit der Durchführung weiterer Messungen das zugrundeliegende Problem zu identifizieren.

Duale Oxymetrie

Der prognostische Wert der $S\bar{v}_{O_2}$ kann erhöht werden, indem man die $Spo_2(Sa_{O_2})$-Messung, die durch die Pulsoxymetrie geliefert wird, hinzunimmt. Dadurch erhält man eine kontinuierliche Bestimmung der gesamten O_2-Aufnahme des Körpers (d.h. $Sa_{O_2} - S\bar{v}_{O_2}$), die sog. duale Oxymetrie [23]. Um die Determinanten der Gesamtkörpersauerstoffaufnahme zu definieren, kann die $S\bar{v}_{O_2}$-Gleichung wie folgt umgeschrieben werden:

$$Sa_{O_2} - S\bar{v}_{O_2} = \frac{\dot{V}o_2}{\dot{Q} \times Hb}$$

Daraus geht hervor, daß sich die Differenz aus $Sa_{O_2} - S\bar{v}_{O_2}$ gleichsinnig mit Änderungen der Stoffwechselrate ($\dot{V}o_2$) und gegensinnig zu Veränderungen des Herzzeitvolumens und des Hämoglobins verändert. Darauf basieren die in Tabelle 22-3 aufgeführten Interpretationen (mehr über die O_2-Aufnahme s. Kap. 2 und 11).

Kolorimetrischer CO_2-Detektor

Die kolorimetrische Bestimmung der CO_2-Konzentration in der Ausatemluft mit Hilfe eines Einweggerätes, wie in Abbildung 22-3 dargestellt, hat sich zu einer Standardmethode entwickelt, um den Erfolg oder Mißerfolg einer endotrachealen Intubation nachzuweisen [24, 25]. Der ovale Bereich in der Mitte des Gerätes enthält ein Filterpapier, das mit einem pH-sensitiven Indikator imprägniert ist. Dieser verändert seine Farbe als Funktion des pH. Wenn nun ausgeatmete Luft auf das Filterpapier trifft, wird das in diesem Gasgemisch enthaltene CO_2 durch den Flüssigkeitsfilm auf dem Filterpapier hydriert und der resultierende pH-Wert durch eine Farbveränderung angezeigt. Am Außenrand des Gerätes befinden sich farbkodierte Bereiche, die verschiedene CO_2-Konzentrationen repräsentieren. Das Nichtvorhandensein von CO_2 wird durch eine violette Farbe angezeigt (die Farbe des Kontrollbereichs auf dem Gerät), Gelb bedeutet eine CO_2-Konzentration von mehr als 2% (Bereich C auf dem Gerät). Wird das Gerät sofort nach einer Intubation auf den endotrachealen Tubus gesteckt, weist eine Gelbfärbung in der Mitte des Gerä-

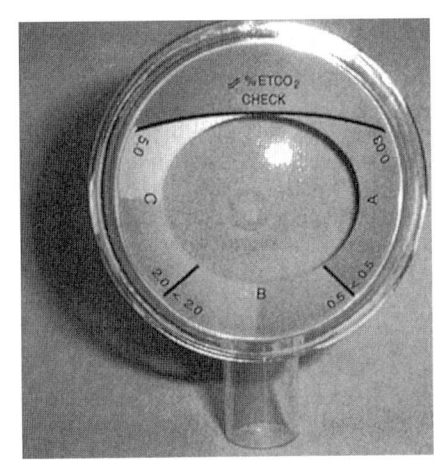

Abb. 22-3 Einweggerät (Easy Cap, Nellcor Puritan Bennett) für die kolorimetrische Bestimmung von CO_2 in der Ausatemluft.

tes auf eine erfolgreiche Plazierung des Tubus in den oberen Atemwegen hin. Eine Violettfärbung bedeutet, daß der Tubus wahrscheinlich im Ösophagus liegt (s. u.).

Vorhersagewert

Die Genauigkeit dieses kolorimetrischen Gerätes bei der Vorhersage des Erfolgs einer endotrachealen Intubation wird in Tabelle 22-4 gezeigt [24]. Außer bei Patienten mit Herzstillstand zeigt eine fehlende Gelbfärbung des zentralen Bereichs immer an, daß der Tubus nicht in den Atemwegen liegt (d.h., die Sensitivität der Farbveränderung ist 100%). Bei einem Herzstillstand kann die CO_2-Konzentration der Ausatemluft allerdings zu niedrig sein, um eine Gelbfärbung zu erzielen (die Sensitivität ist hier nur 72%). Daher **weist das Fehlen einer angemessenen Farbveränderung (zu Gelb) bei einem Herzstillstand nicht immer auf eine falsche Plazierung des Tubus hin.**
Nach Tabelle 22-4 bedeutet umgekehrt eine Farbveränderung zu Gelb nicht immer, daß der Tubus endotracheal richtig plaziert ist. Obwohl Luft im Ösophagus normalerweise vernachlässigbare Mengen an CO_2 enthält (weil es Umgebungsluft ist, die verschluckt wurde), kann das CO_2 dieser Luft nach Mund-zu-Mund-Beatmung (d.h. Insufflation von Exspirationsluft) oder dem Genuß von kohlensäurehaltigen Getränken erhöht sein. Dieses CO_2 verschwindet normalerweise nach ein paar Atemzügen, so daß man mindestens viermal beatmen sollte, bevor man das ausgeatmete CO_2 kontrolliert.

Tabelle 22-4 Vorhersagewert der kolorimetrischen CO_2-Messung für die endotracheale Lage des Tubus (Daten aus [24]).

klinischer Zustand	Patienten	Sensitivität	Spezifität
kein Herzstillstand	137	100%	86%
Herzstillstand	103	72%	100%

Infrarot-Kapnometrie

Die Absorption von infrarotem Licht liefert eher eine quantitative Messung des ausgeatmeten CO_2 als kolorimetrische Methoden [26, 27]. Infrarot-CO_2-Analysegeräte können im exspiratorischen Schenkel des Beatmungsgerätes plaziert werden, wie in Abbildung 22-4 dargestellt ist. Eine lichtemittierende Diode produziert einen konstanten Infrarotlichtstrahl, der die strömende Ausatemluft durchdringt; und ein Photodetektor mißt auf der anderen Seite die Intensität des ankommenden Lichts. Die Intensität der Lichtübertragung ist umgekehrt proportional zur CO_2-Konzentration der strömenden Luft.

Kapnogramm

Infrarot-CO_2-Meßgeräte sprechen schnell an und können Veränderungen der CO_2-Konzentration während einer einzelnen Exspirationsphase erkennen. Diese Veränderungen werden als Kurve, ein sog. Kapnogramm, aufgezeichnet. Diese sieht üblicherweise wie diejenige in Abbildung 22-4 aus. Die Form eines normalen Kapnogramms wurde als Umriß einer Schlange beschrieben, die einen Elefanten verschluckt hat [28]. Zu Beginn der Exspiration kann der P_{CO_2} vernachlässigt werden, weil zuerst die Luft aus den oberen Atemwegen die Lunge verläßt. Mit fortschreitender Exspiration beginnt die Luft aus den Alveolen zur Ausatemluft beizutragen, und der P_{CO_2} beginnt kontinuierlich anzusteigen. Nähert sich die Exspiration dem Ende, erreicht der P_{CO_2} ein Plateau und bleibt dort bis

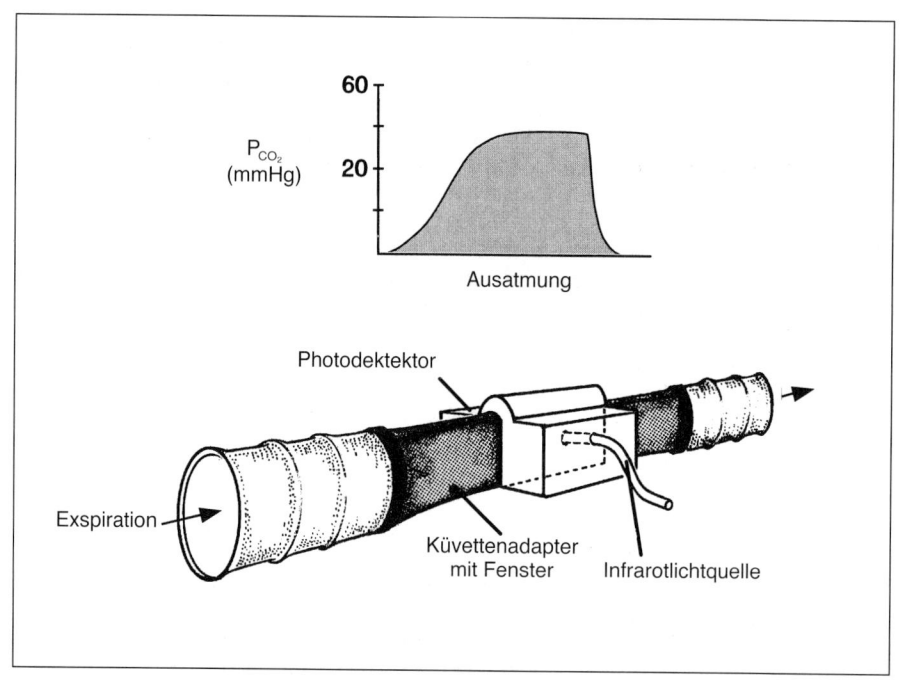

Abb. 22-4 *Infrarotgerät für die CO_2-Messung in der Exspirationsluft. Das Kapnogramm zeigt die normale Kurve der CO_2-Elimination während eines Atemzugs.*

zum Beginn der Inspiration. Ist der pulmonale Gasaustausch ungestört, entspricht der P_{CO_2} am Ende der Exspiration dem P_{CO_2} im endkapillären (arteriellen) Blut. Der endexspiratorische P_{CO_2} wird im allgemeinen als endtidaler P_{CO_2} ($P_{ET_{CO_2}}$) bezeichnet.

Pa_{CO_2} versus $P_{ET_{CO_2}}$

Normalerweise beträgt die Differenz zwischen arteriellem und endtidalem P_{CO_2} (sog. Pa_{CO_2}-$P_{ET_{CO_2}}$-Gradient) weniger als 5 mmHg [26, 27]. Ist der Gasaustausch in der Lunge jedoch beeinträchtigt, **verringert sich der $P_{ET_{CO_2}}$ im Vergleich zum Pa_{CO_2}**, und der Pa_{CO_2}-$P_{ET_{CO_2}}$-Gradient wird entsprechend größer. Dies tritt unter folgenden Bedingungen ein:
- vergrößerter anatomischer Totraum
  - offenes Beatmungssystem
  - oberflächliche Atmung
- vergrößerter physiologischer Totraum
  - obstruktive Lungenerkrankung
  - niedriges Herzzeitvolumen
  - Lungenembolie
  - exzessive Lungenblähung (z.B. PEEP)

Im Grunde verursacht jede Lungenfunktionsstörung bzw. jede kardiale Erkrankung, bei der das Herzzeitvolumen verringert ist, einen Anstieg des Pa_{CO_2}-$P_{ET_{CO_2}}$-Gradienten. Daher ist bei Patienten mit kardiopulmonalen Erkrankungen anfangs eine Blutgasanalyse notwendig, um die Übereinstimmung von Pa_{CO_2} und $P_{ET_{CO_2}}$ zu überprüfen. Hat man einen Pa_{CO_2}- $P_{ET_{CO_2}}$-Gradienten, können Veränderungen des endtidalen CO_2 überwacht werden, da sich der $P_{ET_{CO_2}}$ im Steady state äquivalent zum Pa_{CO_2} verändern sollte (d.h., der Pa_{CO_2}-$P_{ET_{CO_2}}$-Gradient bleibt gleich). Jedoch kann jede Störung, die den Gasaustausch betrifft (z.B. Veränderungen der Beatmungsparameter), den Pa_{CO_2}-$P_{ET_{CO_2}}$-Gradienten verändern [29]. Daher ist bei Verdacht auf einen veränderten Gasaustausch eine erneute Blutgasanalyse notwendig, um den Pa_{CO_2}-$P_{ET_{CO_2}}$-Gradienten zu bestimmen.

$P_{ET_{CO_2}}$ höher als Pa_{CO_2}

Es ist zwar ungewöhnlich, aber unter bestimmten Bedingungen kann die endtidale CO_2-Konzentration höher als der arterielle P_{CO_2} sein [27, 30]:
- übermäßige CO_2-Produktion, bei gleichzeitig
  - geringem Inspirationsvolumen
  - hohem Herzzeitvolumen
- hohe inspiratorische O_2-Konzentration (CO_2 wird vom Hb verdrängt)

Nichtintubierte Patienten

Obwohl die endtidale CO_2-Überwachung normalerweise intubierten Patienten vorbehalten ist, ist sie auch bei nichtintubierten Patienten möglich [31, 32, 33]. Nasensonden, die für eine CO_2-Messung geeignet sind, sind im Handel erhältlich (Datascope Corp., Paramus, NJ: Salter Labs, Arvin, CA); Abbildung 22-5 zeigt, wie man eine gewöhnliche Nasensonde präpariert, um eine CO_2-Messung zu ermöglichen [31]. Der Trick dabei ist, daß man das Lumen zwischen den zwei Nasenlochöffnungen verschließt (entweder mit Hilfe eines Wattebällchens, das durch eine der Öffnungen eingeführt wird, oder mit einer kleinen Klemme). Dadurch kann die eine Öffnung zur Sauerstoffinhalation benützt werden, während die Ausatemluft über die andere Öffnung geleitet wird. Ein 14-Gauge-Venen-

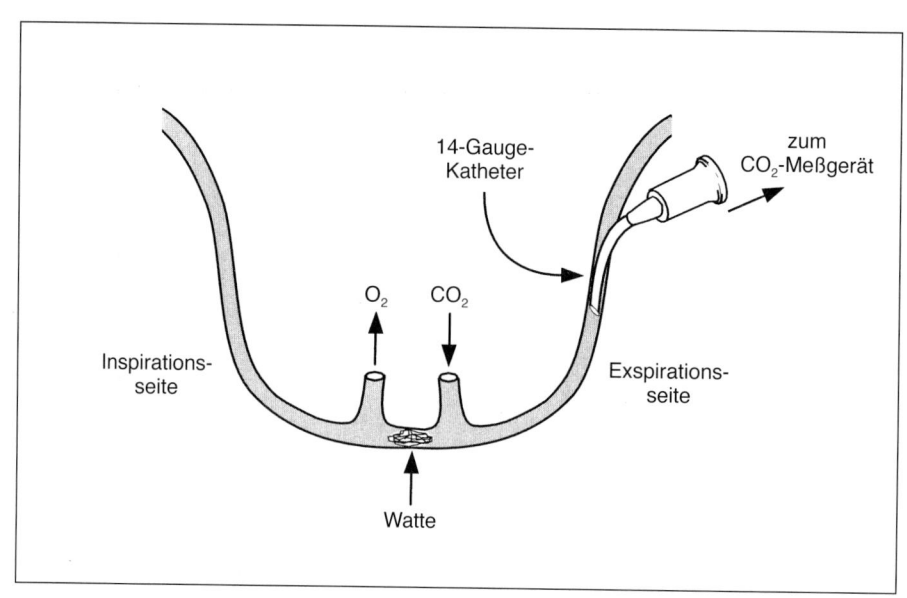

Abb. 22-5 Modifizierte Nasensonde zur endtidalen CO_2-Messung.

katheter (5 cm lang) wird im „Exspirationsschenkel" der Nasensonde angebracht, um die Luft zum CO_2-Meßgerät zu leiten. Ein Nebenstrom-CO_2-Meßgerät (d.h. eines, das Luft aus dem Sondenlumen ansaugt) ist für diese Meßanordnung am besten geeignet. Steht ein solches Meßgerät nicht zur Verfügung, kann ein Hauptstrom-CO_2-Detektor (wie in Abbildung 22-3 gezeigt) mit einer Saugpumpe verwendet werden, um Gasproben (150 ml/min) aus dem Lumen zu entnehmen.

Klinische Anwendungen

Die Infrarot-Kapnometrie wird auf der Intensivstation zu verschiedenen Zwecken genutzt. Im folgenden werden einige Situationen besprochen, in denen die Kapnometrie wertvoll sein kann.

Herzzeitvolumenüberwachung

Wie schon in Kapitel 14 und 17 besprochen, können Veränderungen des $P_{ET_{CO_2}}$ zur Überwachung der Volumentherapie eines hypovolämischen Schocks (s. Abb. 14-1) und während kardiopulmonaler Reanimation (s. Abb. 17-4) benutzt werden. Der enge Zusammenhang zwischen Veränderungen des $P_{ET_{CO_2}}$ und Veränderungen des Herzzeitvolumens ist in Abbildung 22-6 dargestellt [34].
Wegen der Möglichkeit, Veränderungen des Herzzeitvolumens zu überwachen, gibt es auf der Intensivstation verschiedene Anwendungsmöglichkeiten für ein CO_2-Monitoring (z.B. die Überwachung der Auswirkungen einer Entwöhnung von der intraaortalen Ballongegenpulsation). Wichtiger ist die Möglichkeit, mit dem $P_{ET_{CO_2}}$ den Erfolg einer kardiopulmonalen Reanimation vorherzusagen (s. Kap. 17).

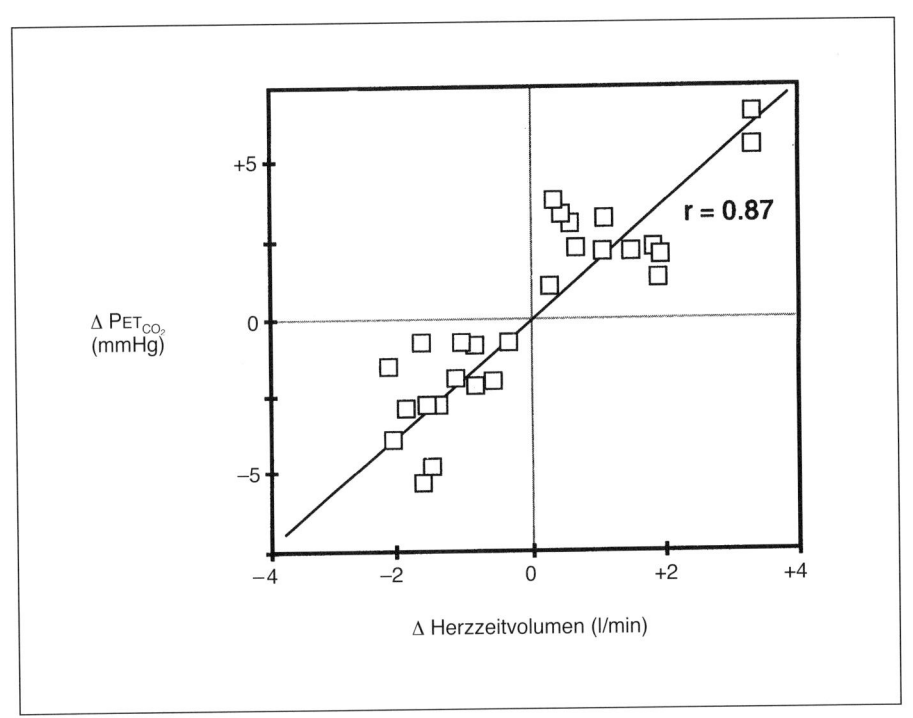

Abb. 22-6 Zusammenhang zwischen Veränderungen des endtidalen P_{CO_2} (ΔP_{ETCO_2}) und Veränderungen des Herzzeitvolumens. Daten von neun Patienten, die an einem Bauchaortenaneurysma operiert wurden. Korrelationskoeffizient mit r bezeichnet (aus: Shibutani K et al.: Changes in cardiac output affect P_{ETCO_2}, CO_2 transport und O_2 uptake during unsteady state in humans. J Clin Monit 1992; 8: 175).

Zwischenfälle durch das Beatmungsgerät

Infrarot-CO_2-Meßgeräte sind mit einer Alarmvorrichtung ausgestattet, die eine Diskonnektion des Patienten vom Beatmungsgerät anzeigen kann. In so einem Fall verursacht die Diskonnektion einen plötzlichen Abfall der exspiratorischen CO_2-Konzentration, was den Alarm auslöst [35]. Ein Abfall des P_{ETCO_2} kann auch eine Verlagerung des Endotrachealtubus in einen Hauptbronchus anzeigen [35].

Früherkennung nosokomialer Komplikationen

Ein Abfall des P_{ETCO_2}, kombiniert mit einer Erhöhung des Pa_{CO_2}-P_{ETCO_2}-Gradienten, kann ein Frühzeichen für eines der folgenden Probleme sein [26, 27]:
- akute Lungenembolie
- Atelektasen
- niedriges Herzzeitvolumen
- Pneumonie
- Lungenödem

Ein vergrößerter Pa_{CO_2}-PET_{CO_2}-Gradient kann also als frühes Warnsignal für jede dieser Komplikationen dienen. Besonders wertvoll ist dies bei beatmungspflichtigen Patienten, die im Hinblick auf nosokomiale Komplikationen besonders gefährdet sind.

Entwöhnung vom Beatmungsgerät

Während der Entwöhnung von einer maschinellen Beatmung kann die endtidale CO_2-Überwachung verschiedenen Zwecken dienen [36]. Bei einem unkomplizierten Weaning (z.B. nach Operationen) dient sie als nichtinvasives Maß des Pa_{CO_2}. Bei schwierigem oder kompliziertem Weaning kann sie dazu beitragen, den Erfolg oder Mißerfolg des Entwöhnungsversuchs zu dokumentieren. Beispielsweise kann ein kontinuierlicher Anstieg des PET_{CO_2} eine erhöhte Atemarbeit signalisieren (ein Zeichen für ein Entwöhnungsversagen), wohingegen eine Verringerung des PET_{CO_2} bei ansteigendem Pa_{CO_2}-PET_{CO_2}-Gradienten auf eine Atemmuskelschwäche mit oberflächlicher Atmung hinweisen kann (ein weiteres Zeichen für ein Entwöhnungsversagen).

Kontrollierte Hyperventilation

Wird Hyperventilation dazu benutzt, bei Schädel-Hirn-Traumapatienten den intrakraniellen Druck zu senken, hilft die Messung des endtidalen CO_2, den angestrebten Pa_{CO_2} aufrechtzuerhalten. In diesem Fall muß der Pa_{CO_2}-PET_{CO_2}-Gradient regelmäßig kontrolliert werden, um die geeignete Größe des PET_{CO_2} herauszufinden.

KAPITEL 23

Acute Respiratory Distress Syndrome (ARDS)

> Physicians think
> they do a lot for a patient when they give
> his disease a name.
>
> IMMANUEL KANT

Das in diesem Kapitel beschriebene Krankheitsbild wird in den Vereinigten Staaten als die Hauptursache einer akuten respiratorischen Insuffizienz betrachtet. In den 60er Jahren wurde es erstmals formell beschrieben und hatte seither mehrere Namen, unter anderem *shock lung* (Schocklunge), *wet lung* („nasse" Lunge) und *leaky-capillary pulmonary edema* (Lungenödem durch Kapillarleck). Die am weitesten verbreitete Bezeichnung ist *adult respiratory distress syndrome* (ARDS), was kürzlich in *acute respiratory distress syndrome* umgeändert wurde, weil dieses Syndrom nicht nur bei Erwachsenen vorkommt [1]. Ungeachtet der Neigung zur Benennung und Umbenennung dieses Krankheitszustands über die Jahre konnte am ungünstigen klinischen Verlauf wenig geändert werden [2]. Tatsächlich ist ARDS aber keine primäre Erkrankung, sondern eher eine Komplikation anderer Erkrankungen, wenn diese eine schwere und progressive Form einer systemischen entzündlichen Reaktion auslösen [3]. Nach dem Lesen dieses Kapitel schaue man sich Kapitel 31 (Infektion, Entzündung und Multiorganerkrankung) an, und achte man auf die Ähnlichkeiten zwischen ARDS und der überschießenden systemischen inflammatorischen Reaktion.

Pathogenese

Der erste klinische Bericht über das ARDS erwähnte 12 Patienten mit diffusen Infiltraten im Thoraxröntgenbild und einer Hypoxämie, die sich durch die Gabe von Sauerstoff nicht verbessern ließ [4]. Sieben Patienten starben (Mortalität 60%), und in der Autopsie fanden sich in der Lunge dichte Infiltrate mit Leukozyten und eiweißartigem Material. Diese mikroskopischen Funde deuteten darauf hin, daß es sich bei ARDS um eine diffuse entzündliche Lungenschädigung handelte.

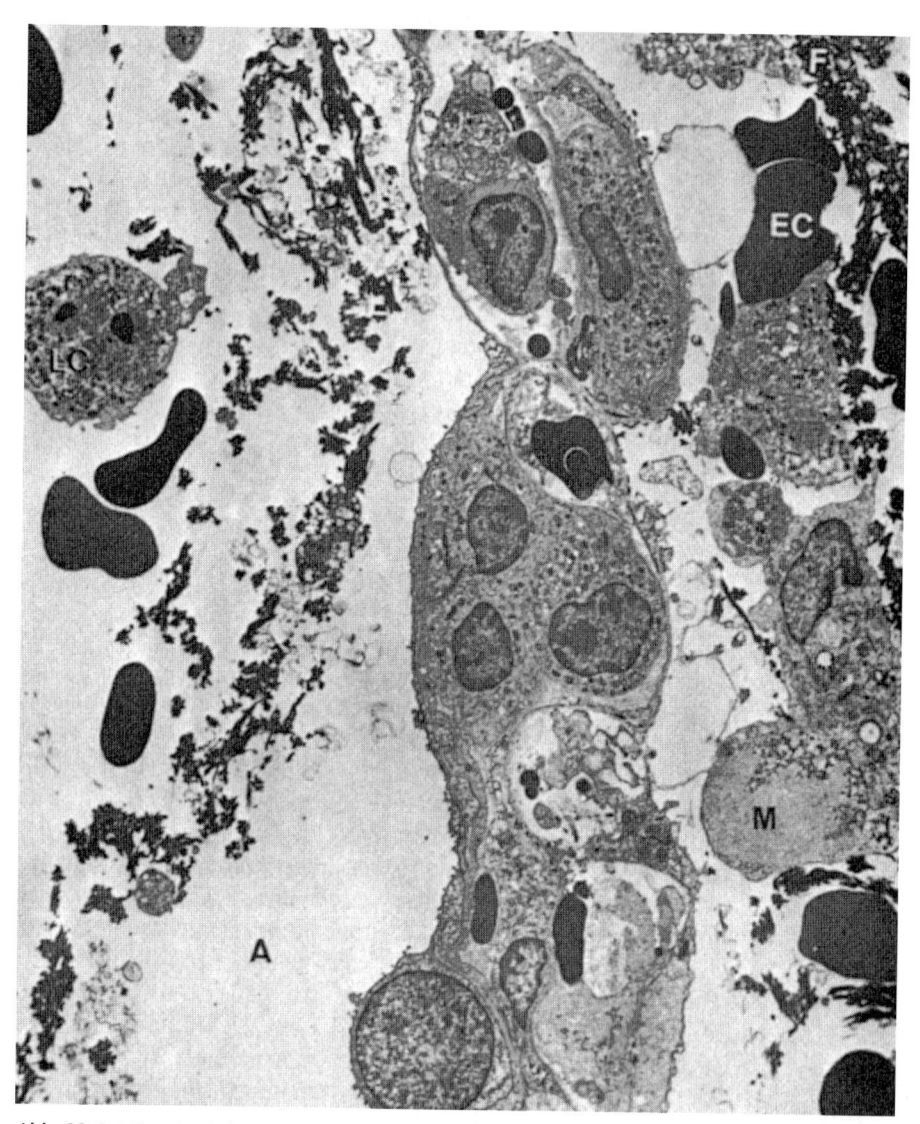

Abb. 23-1 *Mikroskopische Veränderungen der Lunge im Frühstadium eines ARDS. Die vertikale Gewebesäule im Zentrum des Bildes stellt ein interalveoläres Septum dar. Die Alveolen (A) auf beiden Seiten des Septums sind angefüllt mit Leukozyten (LC), Erythrozyten (EC), pulmonalen Makrophagen (M) und Fibrinsträngen (F).*

Entzündliche Schädigung

Die zugrundeliegende Pathologie des ARDS ist ein diffuser Entzündungsprozeß, der beide Lungenflügel betrifft. Die Abbildung 23-1 stammt von einem Patienten im Frühstadium eines ARDS (weniger als 24 Stunden Krankheitsdauer). Die Alveolarräume zu beiden Seiten des im Zentrum lokalisierten Septums enthalten Erythrozyten, Leukozyten und eiweißhaltiges Material. Bei Fortschreiten des Krankheitsbildes sammelt sich dieses exsudative Material an und kann die Alveolarräume vollständig verstopfen.

Es wird angenommen, daß die Lungenschädigung bei ARDS durch eine systemische Aktivierung zirkulierender Neutrophiler zustande kommt [5]. Die aktivierten Neutrophilen werden klebrig und lagern sich am vaskulären Endothel der pulmonalen Kapillaren an [6]. Daraufhin schütten sie den Inhalt ihrer zytoplasmatischen Granula (d.h. proteolytische Enzyme und toxische Sauerstoffmetaboliten) aus, was eine Endothelschädigung verursacht und über ein Kapillarleck zu einer Exsudation in das Lungenparenchym führt. So finden Neutrophile und andere Entzündungsmediatoren Zugang zum Lungenparenchym und halten den Entzündungsprozeß in Gang. Die Entzündung verursacht dann die Lungenschädigung.

Obwohl es oft als eine Art Lungenödem bezeichnet wird, **ist das ARDS also ein Entzündungsvorgang und keine Ansammlung wäßriger Ödemflüssigkeit.** Dies ist eine wichtige Unterscheidung für Diagnose und Therapie des ARDS.

Prädisponierende Faktoren

Viele Erkrankungen prädisponieren für ein ARDS, die häufigeren darunter sind in Abbildung 23-2 dargestellt. Gemeinsames Merkmal dieser Krankheitszustände ist die Aktivierung von Neutrophilen im Lungen- bzw. systemischen Kreislauf. Daher sind die Bedingung, die eine systemische Entzündungsreaktion (SIRS) hervorrufen, die gleichen, die für

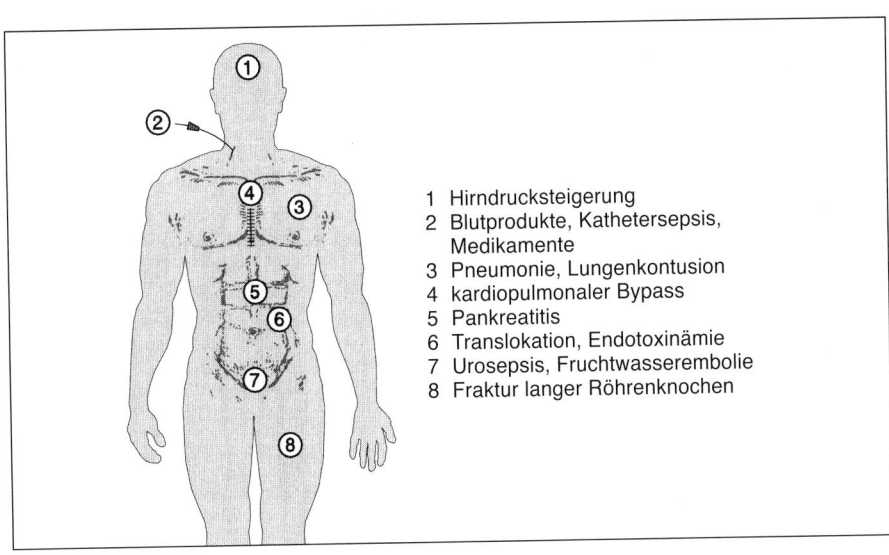

1 Hirndrucksteigerung
2 Blutprodukte, Kathetersepsis, Medikamente
3 Pneumonie, Lungenkontusion
4 kardiopulmonaler Bypass
5 Pankreatitis
6 Translokation, Endotoxinämie
7 Urosepsis, Fruchtwasserembolie
8 Fraktur langer Röhrenknochen

Abb. 23-2 Häufige ARDS-prädisponierende Erkrankungen.

Tabelle 23-1 Prädisponierende Faktoren und Mortalität bei ARDS (Daten aus [7]).

Hochrisikofaktoren	Inzidenz eines ARDS (%)	Mortalität (%) ARDS	kein ARDS
Sepsissyndrom	41	69	50
Massivtransfusion	36	70	35
Lungenkontusion	22	49	12
Aspiration von Mageninhalt	22	48	21
multiple Frakturen	11	49	9
Medikamentenüberdosierung	9	35	4
alle Hochrisikofaktoren zusammengefaßt	26	62	19

ein ARDS prädisponieren. Das am häufigsten ARDS-prädisponierende Krankheitsbild ist die Sepsis, die eine systemische inflammatorische Antwort (wie Fieber oder Leukozytose) auf eine Infektion darstellt.

Die Unterscheidung zwischen Entzündung und Infektion ist wichtig, denn die Lungenschädigung bei ARDS wird durch eine Entzündung, nicht durch eine Infektion verursacht. Diese Unterscheidung wird in Kapitel 30 und 31 nochmals wichtig.

Einige Hochrisikofaktoren für die Entstehung eines ARDS sind in Tabelle 23-1 aufgeführt. Die Daten dieser Tabelle stammen aus einer Studie an 695 Patienten mit ARDS-prädisponierenden Erkrankungen, die auf eine Intensivstation aufgenommen wurden [7]. Insgesamt entwickelte jeder vierte Patient ein ARDS (letze Zeile in Tab. 23-1); am häufigsten trat ein ARDS bei Patienten mit Sepsissyndrom und nach Massivtransfusion (hier definiert als 15 oder mehr Transfusionen innerhalb von 24 Stunden) auf. Beachten Sie den negativen Einfluß eines ARDS auf das Überleben. Bei allen Patienten mit Hochrisikofaktoren verdreifachte sich die Mortalitätsrate (von 19 auf 62%), wenn sie ein ARDS entwickelten.

Klinisches Erscheinungsbild

Zu den frühesten klinischen Zeichen eines ARDS gehören Tachypnoe und progressive Hypoxämie bei Patienten mit Krankheitsbildern, die für ein ARDS prädisponieren. Die Hypoxämie bessert sich nach Sauerstoffgabe häufig nicht. Das Thoraxröntgenbild kann

Tabelle 23-2 Klinische Kriterien eines ARDS (vorgeschlagen von der American-European Consensus Conference für ARDS [1]).

Parameter	ARDS
Ausbruch	akut
klinische Ausgangssituation	prädisponierende Erkrankung
Gasaustausch	PA_{O_2}/F_{IO_2} < 200 mmHg, PEEP wird nicht berücksichtigt
Thoraxröntgenbild	beidseitige Infiltrate
Wedge-Druck	≤ 18 mmHg

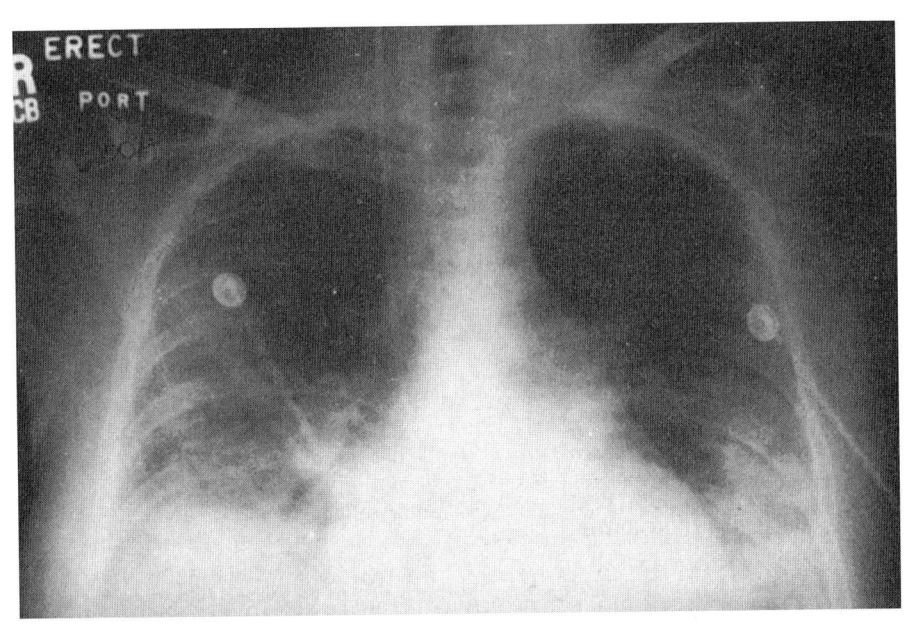

Abb. 23-3 *Thoraxröntgenaufnahme einer 36jährigen Frau mit Fieber und respiratorischer Insuffizienz. Die Patientin verstarb zwei Tage später. In Blutkulturen war Escherichia coli nachweisbar.*

in den ersten Stunden unauffällig sein. Innerhalb von 24 Stunden entwickeln sich jedoch beidseitige pulmonale Infiltrate [8]. Diese Infiltrate können in den peripheren Lungenbezirken ausgeprägter sein [9], wie das Infiltratmuster in Abbildung 23-3. Oft werden die Patienten innerhalb der ersten 48 Stunden beatmungspflichtig [2].

Europäische und amerikanische Experten haben die klinischen Kriterien für ein ARDS zusammengestellt. Diese sind in Tabelle 23-2 aufgelistet [1]. Kennzeichen eines ARDS sind: diffuse pulmonale Infiltrate, refraktäre Hypoxämie (PA_{O_2}/F_{IO_2} kleiner als 200), das Vorliegen einer prädisponierenden Erkrankung und kein Anhalt für ein Linksherzversagen (Wedge-Druck kleiner als 18 mmHg). Allerdings kommen die klinischen Merkmale des ARDS auch bei anderen Erkrankungen vor, die ein akutes respiratorisches Versagen verursachen können.

Diagnostische Schwierigkeiten

Zu den Krankheitsbildern, die klinisch ein ARDS nachahmen können, gehören Pneumonie, akute Lungenembolie und kardiogenes (hydrostatisches) Lungenödem. Die gemeinsamen Symptome sind in Tabelle 23-3 dargestellt.

Körperliche Untersuchung

Die Befunde einer körperlichen Untersuchung bei ARDS (z.B. Fieber, Tachypnoe und Rasselgeräusche) sind unspezifisch; man findet sie bei jeder der in Tabelle 23-3 aufgezählten Erkrankung. Man beachte, daß Fieber ein Zeichen für ein kardiogenes Lungenödem (ein aus einem akuten Myokardinfarkt oder einer Myokarditis resultierendes Ödem) sein kann.

Tabelle 23-3 *Klinische Symptomatik bei ARDS und anderen Ursachen einer akuten respiratorischen Insuffizienz.*

Symptom	ARDS	Linksherz-versagen	Pneumonie	Lungen-embolie
Fieber, Leukozytose	ja	möglich	ja	ja
bilaterale Lungen-infiltrate	ja	ja	möglich	unwahrscheinlich
Pleuraergüsse	unwahrscheinlich	ja	möglich	möglich
Wedge-Druck	normal	hoch	normal	normal
Proteingehalt der BAL	hoch	niedrig	hoch	hoch

Schweregrad der Hypoxämie

Der Schweregrad der Hypoxämie kann manchmal bei der Unterscheidung zwischen ARDS und kardiogenem Lungenödem hilfreich sein. Im Frühstadium des ARDS ist die Hypoxämie oft stärker ausgeprägt als die pathologischen Veränderungen des Röntgenbildes, wohingegen beim kardiogenen Lungenödem im Frühstadium die pathologischen

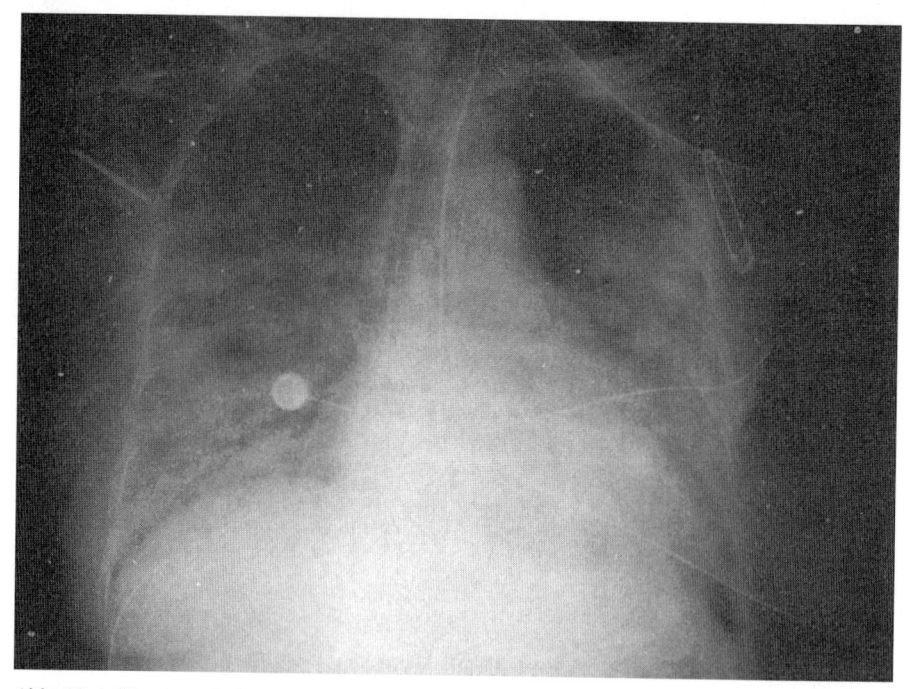

Abb. 23-4 *Röntgenaufnahme des Thorax einer 46jährigen Patientin mit Fieber und akuter respiratorischer Insuffizienz. Diese Patientin hatte einen akuten Vorderwandinfarkt mit kardiogenem pulmonalem Ödem. Die Patientin überlebte.*

Röntgenbildveränderungen gegenüber der Hypoxämie überwiegen. Es gibt aber auch Ausnahmen. So kann sich etwa beim kardiogenen Lungenödem eine hochgradige Hypoxämie entwickeln, wenn der gemischtvenöse Sauerstoffpartialdruck als Folge eines niedrigen Herzzeitvolumens erniedrigt ist (s. Abb. 21-5).

Thoraxröntgenaufnahme

Sind auf einer Thoraxröntgenaufnahme beidseitig pulmonale Infiltrate zu sehen, ist vorrangig zwischen einem ARDS und einem kardiogenen Lungenödem zu unterscheiden. Dies kann sehr schwierig sein [8]. Um sich diese Schwierigkeit zu vergegenwärtigen, vergleiche man die Thoraxbilder der Abbildungen 23-3 und 23-4. Beides sind Aufnahmen von Patienten mit Fieber und akutem Lungenversagen, und auf beiden sieht man bilaterale Infiltrate, die in den peripheren Lungenbezirken prominenter sind. Trotz der Ähnlichkeiten der Thoraxröntgenbilder (und der ähnlichen klinischen Symptomatik) zeigt eines davon ein ARDS (Abb. 23-3) und das andere ein kardiogenes Lungenödem (Abb. 23-4). Das verdeutlicht, warum übereinstimmend gilt, daß **Thoraxröntgenaufnahmen kein verläßliches Mittel zur Unterscheidung zwischen ARDS und kardiogenem Lungenödem sind** [2, 8].

Prädisponierende Faktoren

Das Vorliegen von in hohem Maß für ein ARDS prädisponierenden Krankheitsbildern bietet vielleicht den besten Ansatzpunkt, ein ARDS von einem kardiogenen Lungenödem zu unterscheiden. Viele dieser Erkrankungen prädisponieren jedoch neben einem ARDS auch zu Pneumonie oder Lungenembolie, so daß ihre Vorhersagekraft eingeschränkt ist, wenn eine Pneumonie oder Lungenembolie in Betracht kommt.

Diagnostische Hilfen

Trotz der hohen Prävalenz des ARDS kann die Diagnose problematisch sein. Folgende diagnostische Methoden stehen zur Verfügung.

Wedge-Druck

Die Standardmethode, um ein ARDS von einem kardiogenen Lungenödem zu unterscheiden, ist, den pulmonalkapillären Wedge-Druck (PCWP) mit Hilfe eines Pulmonalarterienkatheters zu messen. Der PCWP wird folgendermaßen interpretiert (Tab. 23-2):

PCWP ≤ 18 mmHg = ARDS
PCWP > 18 mmHg = kardiogenes Lungenödem

Wedge-Druck versus hydrostatischer Druck

Die Verwendung des Wedge-Drucks zur Erkennung eines ARDS basiert auf der Annahme, daß der PCWP ein Maß für den pulmonalkapillären hydrostatischen Druck (P_c) darstellt. Der PCWP ist aber ein Maß für den linksatrialen Druck, und dieser kann bei vorhandenem Blutfluß nicht dem pulmonalkapillären Druck entsprechen (s. Kap. 11). Denn **entspräche der (linksatriale) Wedge-Druck dem Druck in den Lungenkapillaren, so wäre kein Druckgradient für den Pulmonalvenenfluß vorhanden.** Daher muß der PCWP niedriger als der P_c sein.

Schätzung des Kapillardrucks

Der P_C kann abgeschätzt werden, indem man PCWP und Pulmonalarterienmitteldruck (Pa) in die folgende Gleichung eingesetzt (s. Kap. 11):

$$P_C = PCWP + 0{,}4 \, (Pa - PCWP)$$

wobei 0,4 die fraktionelle Druckminderung über die Lungenstrombahn darstellt, die in den Pulmonalvenen stattfindet, wie in Abb. 11-4 gezeigt. Bei Gesunden resultiert durch diese Korrektur nur ein geringer Unterschied zwischen P_C und PCWP. Wie in Kapitel 11 detailliert beschrieben, kann der P_C bei Patienten mit ARDS und pulmonalem Hypertonus jedoch doppelt so hoch wie der PCWP sein.

Kolloidosmotischer Druck

Der Wert des Wedge-Drucks bei der Unterscheidung von ARDS und kardiogenem Lungenödem wird auch dadurch eingeschränkt, daß andere Faktoren nicht berücksichtigt werden, die die Neigung zur Ödembildung bestimmen. Diese Faktoren gibt die Starling-Gleichung wieder [10]:

$$\dot{Q} = Kp \, (P_C - KOD)$$

wobei $\dot{Q}$ der Geschwindigkeit des Flüssigkeitsaustritts aus den Kapillaren, Kp dem kapillären Permeabilitätskoeffizienten, P_C dem kapillären hydrostatischen Druck und KOD dem kolloidosmotischen Druck des Blutes entspricht. Der kolloidosmotische Druck (auch onkotischer Druck genannt) ist eine Kraft, die durch große, nicht frei durch Kapillarmembranen durchtretende Plasmaproteine entsteht. Durch diese Kraft wird Flüssigkeit in den intravasalen Raum gezogen. Sie ist deshalb ein Gegenspieler zum kapillären hydrostatischen Druck. Der größte Anteil des KOD (60 bis 80%) wird durch das Albumin im Plasma erzeugt, Fibrinogen und die Immunglobuline sind für den restlichen Teil verantwortlich [11, 12].

KOD-Messung

Der Plasma-KOD kann mit Hilfe eines Onkometers (Funktionsbeschreibung in [11]) bestimmt werden. Der normale KOD verändert sich mit der Körperlage [12]:
- normaler KOD im Stehen: 22–29 mmHg (im Mittel 25 mmHg)
- normaler KOD in Rückenlage: 17–24 mmHg (im Mittel 20 mmHg)

Die Verringerung des KOD in Rückenlage entsteht durch die Mobilisierung von proteinfreier Flüssigkeit in den zentralen Kreislauf und entwickelt sich innerhalb von etwa vier Stunden. Da sich die meisten Intensivpatienten in Rückenlage befinden, wird der normale KOD für sie mit 20 mmHg angegeben. Der bei Intensivpatienten gemessene KOD kann bis auf 10 mmHg erniedrigt sein [12]. Das bedeutet, daß sich **bei Intensivpatienten ein hydrostatisches Lungenödem auch dann entwickeln kann, wenn der P_C im Normbereich (kleiner als 18 mmHg) liegt.**

Schätzung des KOD

Steht kein Onkometer zur Verfügung, kann der KOD abgeschätzt werden, indem man die totale Proteinkonzentration (TP) im Plasma verwendet [11, 12]:

$$KOD = 2{,}1 \, TP + 0{,}16 \, TP^2 + 0{,}009 \, TP^3$$

Man beachte, daß die letzten beiden Terme der Gleichung wenig zum endgültigen KOD beitragen. Man kann sie also weglassen, ohne daß das Ergebnis an Genauigkeit verliert. Obwohl die Verläßlichkeit dieser Rechnung nicht immer gleich gut ist, kann sie doch eine adäquate Annäherung an den KOD liefern [6]. Eine Fehlerquelle entsteht, wenn Kolloide ohne Protein (Hydroxyäthylstärke oder Dextrane) als Plasmaexpander verabreicht werden. Diese Kolloide verdünnen die Serumproteine und verringern den berechneten, nicht den gemessenen KOD. Der KOD sollte daher nicht berechnet, sondern gemessen werden, wenn HAES oder Dextran als Volumenexpander verwendet werden.

Diagnostische Verwendung des KOD

Die zusätzliche Messung des KOD sollte die Verläßlichkeit des kapillären hydrostatischen Drucks in bezug auf die Erkennung eines kardiogenen (hydrostatischen) Lungenödems verbessern. Folgende Regeln erscheinen vernünftig:
- Ist der PCWP (P_c) mindestens 4 mmHg niedriger als der KOD, ist ein hydrostatisches Lungenödem unwahrscheinlich.
- Ist der PCWP (P_c) mehr als 4 mmHg größer als der KOD, ist ein hydrostatisches Lungenödem wahrscheinlich.

Bronchoalveoläre Lavage

Die Bronchoskopie wird normalerweise nicht als diagnostisches Hilfsmittel bei ARDS benötigt. Es kann jedoch sein, daß bei einem Patienten mit Verdacht auf ARDS zufällig aus anderen Gründen eine Bronchoskopie durchgeführt wird (z.B. um einen Erreger zu identifizieren). In diesem Fall kann mit der Bronchoskopie eine bronchoalveoläre Lavage (BAL) durchgeführt werden, um die weiter unten beschriebenen Parameter zu bestimmen [13]. Eine BAL kann durchgeführt werden ohne Patienten mit ARDS zu schaden [14].

Neutrophile

Normalerweise beträgt der Anteil von Neutrophilen in einer Lavageflüssigkeit der unteren Atemwege weniger als 5%, dagegen macht er bei Patienten mit ARDS bis zu 80% der gewonnenen Zellen aus [13]. Der Überhang an Neutrophilen in der Lavageflüssigkeit kann dazu beitragen, ein ARDS von einem kardiogenen Ödem zu unterscheiden, ist aber wenig hilfreich, wenn eine Pneumonie vorliegen könnte [2, 13].

Gesamtproteinkonzentration

Die Proteinkonzentrationen in Ödemflüssigkeit und Blut können zur Unterscheidung eines wäßrigen hydrostatischen Ödems von einem inflammatorischen Ödem herangezogen werden. Folgende Kriterien wurden vorgeschlagen [15]:
- Protein (Ödem/Serum) < 0,5 = hydrostatisches Ödem
- Protein (Ödem/Serum) > 0,7 = inflammatorisches Ödem

Noch einmal: Diese Werte können dazu beitragen, ein ARDS von einem kardiogenen Ödem zu unterscheiden, sind aber wenig hilfreich, wenn eine Pneumonie vorliegen könnte.

Therapeutische Strategien

Da keine spezifische Therapie existiert, die die inflammatorische Lungenschädigung bei ARDS aufhalten könnte, hat die Behandlung eines ARDS üblicherweise folgende Ziele: (a) Vermeidung einer iatrogenen Lungenschädigung, (b) Reduktion des Lungenwassers und (c) Aufrechterhaltung der Gewebeoxygenierung. Diese Ziele können auf jeden Patienten mit akutem Lungenversagen angewandt werden.

Fokus der Therapie

Bevor auf die Behandlung eines ARDS eingegangen wird, ist es wichtig hervorzuheben, daß, obwohl sich die Therapie hauptsächlich auf die Lunge konzentriert, **nur 15 bis 40% der Todesfälle bei ARDS durch respiratorisches Versagen verursacht sind** [16, 17, 18, 19]. Die Mehrheit der Todesfälle ist einem Multiorganversagen zuzuschreiben. Auch das Alter spielt eine wichtige Rolle. Die Mortalität bei über 60jährigen Patienten ist fünfmal höher [20].

Den Einfluß eines Multiorganversagens auf das Überleben bei ARDS zeigt Abbildung 23-5. In dieser Graphik sind die Ergebnisse einer Multicenter-Studie [17] und eines einzelnen Krankenhauses vereint [18]. Beide zeigen einen stetigen Anstieg der Mortalität bei Versagen weiterer Organe neben dem Lungenversagen. Das demonstriert, daß ein ARDS oft nur Teil einer Multiorganerkrankung ist, und es betont die Grenzen von Behandlungsstrategien, die primär auf die Lunge fokussiert sind.

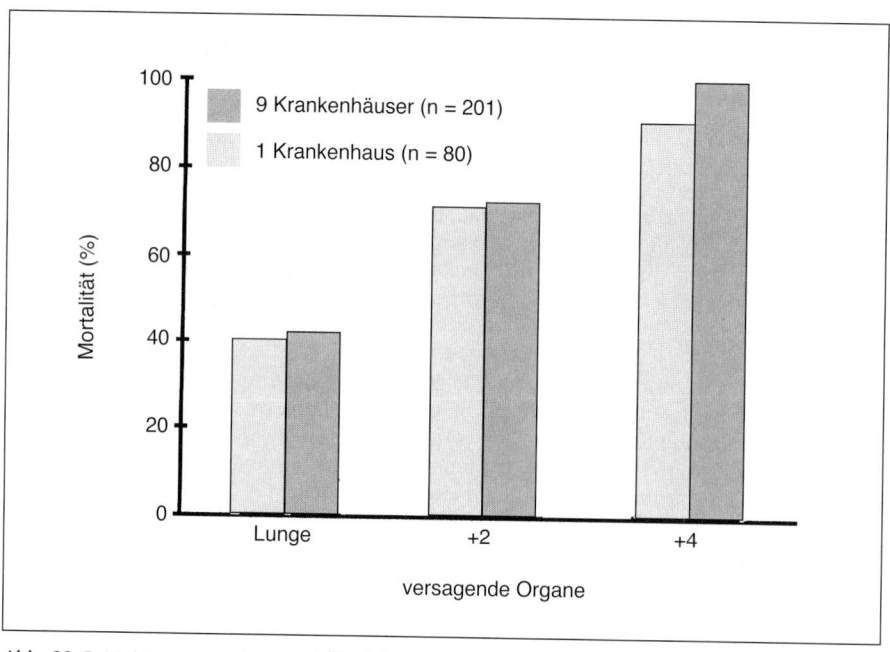

Abb. 23-5 *Multiorganversagen und Überleben bei ARDS (Ergebnisse einer Multicenter-Studie [17] und einer Singlecenter-Studie [18]).*

Vermeidung iatrogener Schäden

Beatmungstherapie

Es gilt inzwischen als gesichert, daß hohe Tidalvolumina, wie sie bei konventioneller maschineller Beatmung verwendet werden (10 bis 15 ml/kg), die Lunge schädigen können [21, 22]. Die pathologischen Veränderungen bei ARDS sind nicht gleichmäßig über die gesamte Lunge verteilt. Statt dessen finden sich zwischen den Lungenbezirken mit Infiltraten wieder Regionen, wo der Lungenaufbau unauffällig ist. Diese gesunden Bezirke (manchmal nur noch 30% der Lunge) erhalten den größten Teil des verabreichten Tidalvolumens. Daraus resultiert eine Überdehnung gesunder Lungenbezirke, die zu Alveolenzerreißung, Surfactant-Verlust und Zerstörung der alveolokapillären Grenzfläche führt. Angesichts des Risikos einer Lungenschädigung durch hohe Zugvolumina und Drücke ist man zu einer alternativen Behandlungsstrategie übergegangen, bei der **die inspiratorischen Druckspitzen unter 35 cmH$_2$O gehalten werden, indem man Tidalvolumina von 7 bis 10 ml/kg verwendet** [21, 22]. Nach diesem Behandlungskonzept wird eine maschinelle Beatmung mit Zugvolumina von 10 ml/kg begonnen. Ist der dabei resultierende inspiratorische Spitzendruck (PIP) höher als 35 cmH$_2$O, wird das Zugvolumen in Schritten von 2 ml/kg reduziert, bis der PIP kleiner als 35 cmH$_2$O ist. Werden niedrige Zugvolumina verwendet, fügt man einen externen endexspiratorischen positiven Druck (PEEP, 5 bis 10 cmH$_2$O) hinzu, um Kompressionsatelektasen zu vermeiden und den phasischen Kollaps der distalen Atemwege zu begrenzen [23, 24]. Durch Zugvolumina von 5 bis 8 ml/kg kann es zu einer CO$_2$-Retention kommen. Solange dadurch aber keine Nebenwirkungen entstehen, kann die Hyperkapnie akzeptiert werden (permissive Hyperkapnie) [25]. Diese Art von druckkontrollierter Beatmung wird nochmals in Kapitel 26 beschrieben.

Toxizität des Sauerstoffs für die Lungen

Die fraktionelle Konzentration des eingeatmeten Sauerstoffs (F$_{IO_2}$) sollte bei 50% oder darunter gehalten werden, um das Risiko einer Sauerstofftoxizität zu minimieren. Statt des arteriellen P$_{O_2}$ sollte die arterielle Sauerstoffsättigung (Sa$_{O_2}$) überwacht werden, da sie den Sauerstoffgehalt des arteriellen Blutes bestimmt. Eine Sa$_{O_2}$ von mehr als 90% sollte ausreichen, um den Sauerstofftransport in die peripheren Gewebe aufrechtzuerhalten. Kann die F$_{IO_2}$ nicht unter 60% reduziert werden, wird ein externer PEEP eingestellt, damit die F$_{IO_2}$ auf nichttoxische Werte gesenkt werden kann (zur Sauerstofftoxizität s. a. Kap. 24).

Verringerung des Lungenwassers

Die beiden Mittel, die für eine Verringerung des Lungenwassers in Frage kommen, sind Diuretika und PEEP. Unglücklicherweise ist beim ARDS keines der beiden effektiv, wie weiter unten erklärt wird.

Diuretika

Eine Diuretikatherapie kann das Lungenwasser verringern, indem der kapilläre hydrostatische Druck gesenkt und der kolloidosmotische Druck erhöht wird (erhöhte Plasmaproteinkonzentration). Obwohl dieses Prinzip bei einem wäßrigen hydrostatischen Ödem funktionieren sollte, ist die Situation beim ARDS anders. **Die pulmonalen Infiltrate bei ARDS entstehen durch einen entzündlichen Prozeß, Diuretika verringern aber nicht die Entzündung.** Daher ist es nicht überraschend, daß beim ARDS das Lungenwasser durch Diuretika nicht nachhaltig verringert werden kann [26]. Betrachtet man die Pathologie des ARDS, so erscheint die Anwendung von Diuretika zur Reduzierung des Lungenwassers als Routinemethode nicht geeignet [27].

Die Verwendung von Diuretika zur Minimierung oder Reduzierung einer Flüssigkeitsüberladung scheint eine vernünftigere Maßnahme zu sein, allerdings nur bei eingeschränkter renaler Wasserausscheidung (ansonsten ist der beste Weg, eine Volumenüberladung zu vermeiden, die Aufrechterhaltung eines adäquaten Herzzeitvolumens). Bei jeder Anwendung von Diuretika muß die Hämodynamik auf irgendeine Art und Weise überwacht werden, damit sichergestellt ist, daß die Diurese das Herzzeitvolumen nicht negativ beeinflußt.

Positiver endexspiratorischer Druck (PEEP)

Der Einsatz von PEEP bei ARDS war sehr beliebt in der Annahme, daß dadurch das Lungenwasser reduziert werden könnte. Wie Abbildung 23-6 veranschaulicht, vermindert ein PEEP das extravaskuläre Lungenwasser jedoch beim ARDS nicht [28, 29]. Darüber hinaus verringert die prophylaktische Anwendung eines PEEP auch nicht die Inzidenz eines ARDS bei Hochrisikopatienten [30]. Hohe PEEP-Werte können im Gegenteil das Lungenwasser sogar erhöhen [31].

Letzteres mag das Ergebnis einer schon vorher erwähnten alveolären Überdehnung oder aber eines PEEP-induzierten eingeschränkten Lymphabflusses aus der Lunge sein.

All dies legt nahe, daß ein **PEEP keine geeignete Therapie für ein ARDS ist.** Aber er kann helfen, iatrogene Lungenschädigungen zu verringern, indem er eine Beatmung mit geringen Hubvolumina und eine Reduktion der F_{IO_2} auf weniger toxische Werte gestattet.

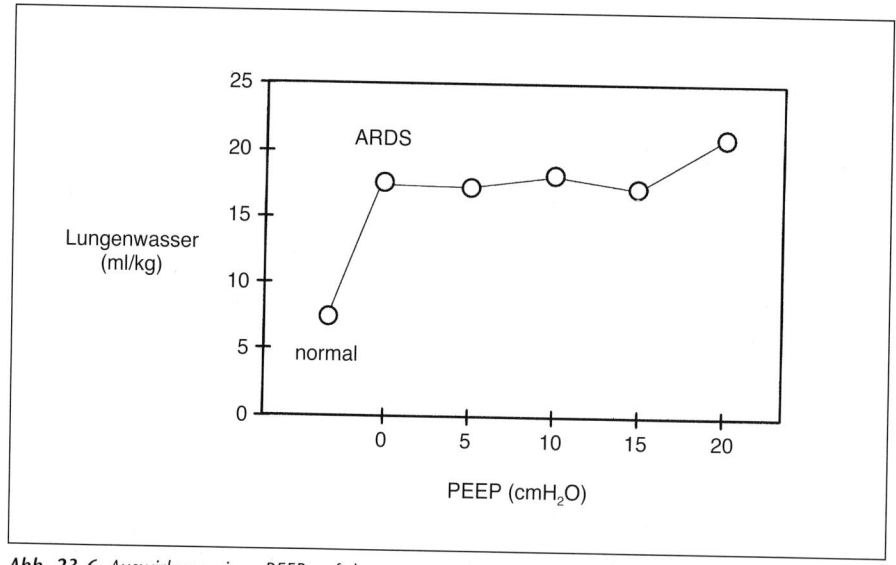

Abb. 23-6 Auswirkung eines PEEP auf das extravasale Lungenwasser bei ARDS (modifiziert nach Saul GM et al.: Effect of graded administration of PEEP on lung water in noncardiogenic pulmonary edema. Crit Care Med 1982; 10:667–669).

Sicherung der Gewebeoxygenierung

Das eigentliche Ziel der Therapie eines respiratorischen Versagens ist eine adäquate Oxygenierung der lebenswichtigen Organe. Die Ermittlung der Gewebeoxygenierung wird in Kapitel 13 beschrieben. Die besten verfügbaren Meßmethoden zur Bestimmung der Gewebeoxygenierung am Patientenbett sind die systemische Sauerstoffaufnahme ($\dot{V}_{O_2}$), die venöse Laktatkonzentration und der pH-Wert der Magenschleimhaut (indirekt mit Hilfe der Gastrotonometrie bestimmt). **Man spricht von inadäquater Gewebeoxygenierung, wenn die Ganzkörper-$\dot{V}_{O_2}$ weniger als 100 ml/min × m² beträgt, die venöse Laktatkonzentration 4 mmol/l übersteigt oder der pH-Wert der Magenschleimhaut unter 7,32 liegt** (s. Tab. 13-1). Liegt ein Anhalt für eine eingeschränkte Gewebeoxygenierung vor, kann den Therapievorschlägen der Abbildung 13-4 gefolgt werden. Einige erwähnenswerte Aspekte sind unten aufgeführt.

Kardiale Füllungsdrücke

Anhand von zentralem Venendruck (ZVD) und Wedge-Druck werden die kardialen Füllungsvolumina während einer positiven Druckbeatmung häufig überschätzt, vor allem wenn ein PEEP eingestellt ist. Das resultiert zum Teil aus einer Übertragung intrathorakaler Drücke auf das Lumen intrathorakaler Blutgefäße, wodurch sich der intravasale Druck erhöht, ohne daß sich der transmurale Druck (der die ventrikuläre Dehnung und Ödembildung bestimmt) verändert. **Daher bedeutet ein normaler ZVD oder Wedge-Druck nicht notwendigerweise normale kardiale Füllungsvolumina während einer maschinellen positiven Druckbeatmung.** In diesem Fall können ZVD und Wedge-Druck nur verwertet werden, wenn sie vermindert sind oder unter dem Niveau des eingestellten PEEP liegen.

Herzzeitvolumen

Ist das Herzzeitvolumen nicht adäquat (d.h. bei einem Herzindex unter 3 l/min × m²), der ZVD bzw. Wedge-Druck aber nicht erhöht, so ist eine Volumengabe indiziert. Auch wenn ein ARDS als „leaky-capillary"-Lungenödem bezeichnet wird, bestehen die Lungeninfiltrate doch aus inflammatorischem Exsudat; und deswegen unterscheidet sich die Volumengabe bei ARDS nicht von einer Volumengabe bei einem Pneumoniepatienten. Ist eine Volumensubstitution nicht indiziert, wird Dobutamin verwendet, um das Herzzeitvolumen anzuheben (Dosierung s. Tab. 18-3) [26]. **Dopamin sollte vermieden werden wegen seiner Eigenschaft, die pulmonalen Venen zu verengen,** was den Wedge-Druck erhöht, während sich das linksventrikuläre enddiastolische Volumen verringert (s. Abb. 18-1). Vasodilatatoren sollten ebenfalls vermieden werden, da sie den intrapulmonalen Shunt erhöhen können, was zu der primären Gasaustauschstörung bei ARDS beitragen kann (Ausnahme: vasodilatierende Prostaglandine).

Bluttransfusionen

Oft wird eine Transfusion empfohlen, um den Hb über 10 g/dl zu halten, dafür existiert aber keine gesicherte Grundlage. Betrachtet man das Risiko, durch eine Bluttransfusion ein ARDS zu verursachen, ist sogar eher anzuraten, auf Blutprodukte bei ARDS zu verzichten. **Liegt kein Hinweis auf eine inadäquate Gewebeoxygenierung vor, besteht keine Notwendigkeit, eine Anämie zu korrigieren.**

Spezifische Therapien

Die folgenden therapeutischen Maßnahmen zielen darauf ab, die pathologischen Lungenveränderungen bei ARDS zu korrigieren. Leider gibt es hierbei wenig Grund zur Begeisterung [32].

Steroide

Hochdosierte Steroide wurden in bezug auf ihre Fähigkeit, den inflammatorischen Lungenschaden bei ARDS zu verringern, untersucht. Leider lassen die Ergebnisse keinen Vorteil der Anwendung von Steroiden bei ARDS erkennen, zumindest nicht im Frühstadium der Erkrankung. Es folgt eine kurze Zusammenfassung der vorhandenen Studien.

- Hochdosiertes Methylprednisolon (30 mg/kg i.v. alle 6 Stunden, 4mal insgesamt), das Patienten innerhalb von 24 Stunden nach der Diagnose eines ARDS verabreicht wurde, verbesserte weder den Verlauf, noch reduzierte es die Mortalität [33, 34]. Eine Studie ergab sogar eine höhere Mortalität im Zusammenhang mit einer Steroidtherapie bei ARDS [34].
- Hochdosiertes Methylprednisolon (gleiche Dosierung wie oben) als Prophylaxe bei Patienten mit einem Sepsissyndrom konnte die Inzidenz eines ARDS nicht senken [34].
- Sekundärinfektionen sind bei Patienten häufiger, die hochdosiert Methylprednisolon wegen eines ARDS erhalten [34].
- Von 25 Patienten im Spätstadium eines ARDS (Dauer: 2 Wochen), die Anhaltspunkte für eine aktive Fibrinproliferation zeigten (was zu irreversibler pulmonaler Fibrose führt), sprachen 21 günstig auf die Gabe von hochdosiertem Methylprednisolon (2–3 mg/kg × Tag) an. Unter diesen Patienten lag die Überlebensrate bei 86 % [35]. Diese Studie läßt eine mögliche Rolle der Steroide im Spätstadium eines ARDS vermuten, es fehlen aber weitere Bestätigungen.

Surfactant

Surfactant in Aerosolform (Exosurf, Burroughs Wellcome und Survanta, Ross Laboratories) hat sich als effektiv bei der Verbesserung des Verlaufs der neonatalen Form des ARDS erwiesen, beim ARDS des Erwachsenen hat es allerdings keinen ähnlichen Erfolg gezeigt [36].

Antioxidanzien

Wenn man bedenkt, daß Sauerstoffmetaboliten eine wichtige Rolle bei der durch Neutrophile vermittelten Gewebsschädigung spielen (s. Kap. 3) und daß diese Gewebsschädigung bei der Pathogenese des ARDS eventuell eine wichtige Rolle spielt, überrascht es nicht, daß ein beträchtliches Interesse an Antioxidanzien als spezifischer Therapie des ARDS besteht. Obwohl Stickoxid (NO) die Oxygenierung verbessern und den Pulmonalarteriendruck bei ARDS senken kann, bleibt die Mortalität unverändert [37]. Es gibt einen Bericht über eine verbesserte Überlebensrate bei ARDS-Patienten, die mit Acetylcystein (ein Glutathionersatz; s. Kap. 3) behandelt wurden [38]. Diese Studie steht im Moment allerdings noch allein.

KAPITEL 24

Sauerstofftherapie

> For as a candle burns out much faster in dephlogisticated
> than in common air, so we might, as may be said, live out too fast ...
> in this pure kind of air.
>
> JOSEPH PRIESTLEY

S elten findet man auf einer Intensivstation einen Patienten, der *nicht* zusätzlich Sauerstoff erhält. Zieht man die destruktive Natur des Sauerstoffs (wie in Kap. 3 beschrieben) in Betracht, so ist die Tendenz, Intensivpatienten mit Sauerstoff zu überfluten, ein risikoreiches Unterfangen. Dieses Kapitel untersucht zunächst die Indikationen und Ziele einer Sauerstoffapplikation [1]. Danach folgt eine kurze Beschreibung der verschiedenen Sauerstoffinhalationssysteme [2, 3, 4]. Der letzte Teil des Kapitels schließt an Kapitel 3 an und widmet sich der Toxizität inhalierten Sauerstoffs.

Der Bedarf an zusätzlichem Sauerstoff

Trotz der Tatsache, daß die Inhalation von Sauerstoff als therapeutische Maßnahme dazu dienen soll, eine Gewebehypoxie zu korrigieren, erscheint die Sauerstoffapplikation eher wie eine automatische Reaktion auf einen lebensbedrohlichen Zustand. Unterstützt wird diese Aussage durch eine neuere Übersicht, die zeigt, daß mehr als 50% der Krankenhauspatienten Sauerstoff ohne ärztliche Anweisung erhielten [5].

Tabelle 24-1 Schwere Hypoxämie ohne Hinweis auf Gewebehypoxie (Daten aus [6]).

Patient	arterieller P_{O_2} (mmHg)	Blutlaktatkonzentration (mmol/l)
1	22	0,90
2	30	0,25
3	32	0,86
4	33	1,57
5	34	2,03
6	37	2,08
7	39	1,12

Indikationen für Sauerstoff

Arterielle Hypoxämie versus Gewebehypoxie

Klinische Studien belegen nur einen schwachen Zusammenhang zwischen arterieller Hypoxämie und Gewebehypoxie. Dies ist in Tabelle 24-1 dargestellt, die den arteriellen P_{O_2} und die Blutlaktatkonzentration von sieben Patienten angibt, bei denen sich aufgrund einer akuten Exazerbation ihrer chronisch-obstruktiven Lungenerkrankung eine schwere Hypoxämie (Pa_{O_2} unter 40 mmHg) entwickelte [6]. Nimmt man eine Hyperlaktatämie (Laktatkonzentration über 4 mmol/l) als Indikator für eine Gewebehypoxie, so findet man bei keinem dieser Patienten mit hochgradiger Hypoxämie einen Hinweis auf eine Gewebehypoxie, nicht einmal bei dem niedrigen arteriellen P_{O_2} von 22 mmHg. Diese Beobachtung wurde bei Patienten mit ARDS bestätigt [7].
Das läßt den Schluß zu, daß eine arterielle Hypoxämie kein Maß für das Vorliegen einer Gewebehypoxie ist (zumindest nicht bei Verwendung indirekter Marker für Gewebehypoxie). Die folgende Feststellung aus der Untersuchung in Tabelle 24-1 ist in diesem Zusammenhang wichtig: *Beim immobilen Patienten führt selbst eine schwerste klinische Hypoxämie, die durch eine pulmonale Insuffizienz verursacht ist, nicht zu einer generalisierten anaeroben Stoffwechsellage der Gewebe* [6]. An diesen Satz sollte man denken, wenn man, ausgehend von Meßwerten der arteriellen Oxygenierung, zusätzlichen Sauerstoff gibt.

Was überwacht werden sollte

Auch als Zielgröße einer Sauerstoffinhalationstherapie kann die arterielle Oxygenierung irreführend sein. Dieser Punkt wird in Abbildung 24-1 verdeutlicht. Die beiden Graphen dieser Abbildung zeigen die Diskrepanz zwischen den Veränderungen des arteriellen P_{O_2} und Veränderungen des systemischen Sauerstofftransports während Sauerstoffgabe [8]. Man beachte, daß der arterielle P_{O_2} von 61 auf 83 mmHg ansteigt (36%ige Veränderung, p < 0,01), während die Sauerstofftransportrate von 12,8 auf 12,1 ml/min × kg abnimmt (5%ige Veränderung, nicht signifikant). **Eine Zunahme des arteriellen P_{O_2} während Sauerstoffinhalation sollte daher nicht als Beleg für ein verbessertes Sauerstoffangebot im Gewebe gewertet werden** [8, 9]. Dies ist mit der Beobachtung vereinbar, daß die Inhalation von Sauerstoff nicht vor einer Myokardischämie schützt [10].

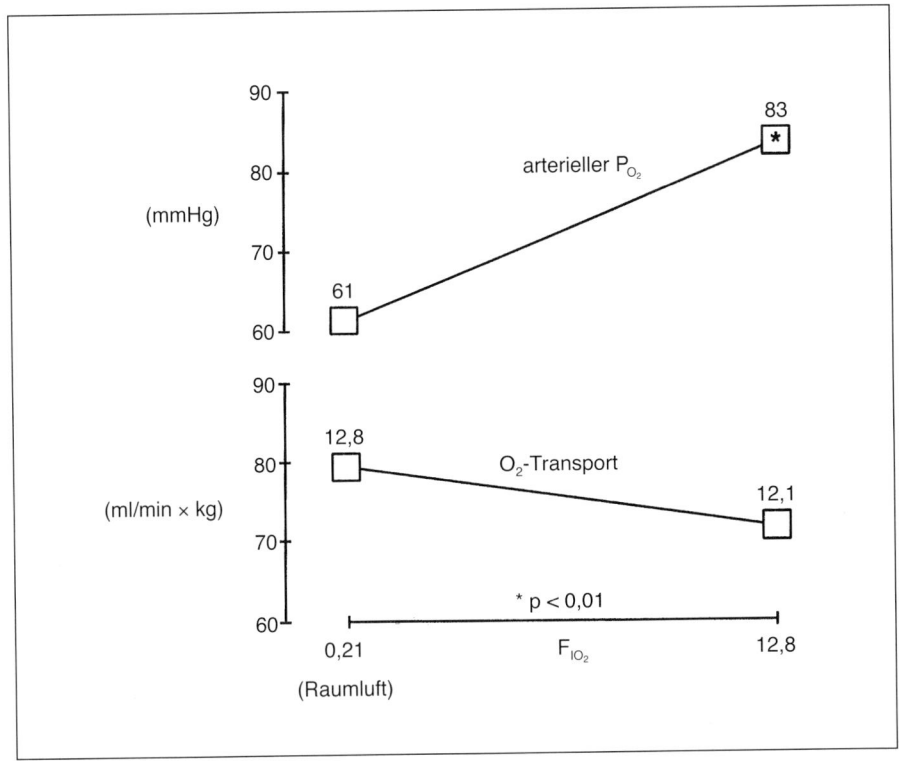

Abb. 24-1 *Auswirkungen der Inhalation von Sauerstoff ($F_{IO_2} = 0{,}26$) auf arterielle Oxygenierung und systemischen Sauerstofftransport. Die Kästchen auf den Kurven stellen die Mittelwerte der untersuchten Patientengruppen dar (Daten aus DeGaute JP et al: Oxygen delivery in acute exacerbation of chronic obstructive pulmonary disease. Effects of controlled oxygen therapy. Am Rev Respir Dis 1981; 124: 26).*

Sauerstoff und systemischer Blutfluß

Die ausbleibende Verbesserung des systemischen Sauerstofftransports unter Inhalation von Sauerstoff erklärt sich durch **die Tendenz des Sauerstoffs, den systemischen Blutfluß zu verringern.** Für diesen Effekt sind zwei Mechanismen verantwortlich. Erstens wirkt Sauerstoff vasokonstriktorisch in allen Gefäßprovinzen mit Ausnahme der Lungenstrombahn (dort wirkt er vasodilatierend) [11, 12]. Zweitens geht eine Sauerstoffinhalation oft mit einer Abnahme des Herzzeitvolumens einher [8, 9, 13]. Obwohl dies zum Teil durch Aufhebung der kreislaufstimulierenden Wirkungen einer Hypoxämie verursacht ist, hat Sauerstoff auch negativ-inotrope Effekte am Herzmuskel. Eine Sauerstoffinhalation kann das Herzzeitvolumen auch dann vermindern, wenn keine Hypoxämie vorliegt. Die dem Sauerstoff eigene Tendenz, das Herzzeitvolumen zu senken, unterstreicht, wie wichtig ein invasives hämodynamisches Monitoring für die Beurteilung der Auswirkungen einer O_2-Inhalation ist.

Methoden der Sauerstoffinhalation

Die Sauerstoffgeräte werden in Low-flow- und High-flow-Systeme eingeteilt. Low-flow-Systeme (Nasensonden, Gesichtsmasken und Masken mit Beuteln) stellen ein Sauerstoffreservoir zur Verfügung, das der Patient inhalieren kann. Übersteigt das Atemminutenvolumen die Kapazität des O_2-Reservoirs, wird Raumluft inhaliert. Die resultierende Konzentration des inhalierten Sauerstoffs (F_{IO_2}) hängt von der Größe des O_2-Reservoirs, der Füllrate des Reservoirs und dem Atemminutenvolumen des Patienten ab. Im Gegensatz zur variablen F_{IO_2} der Low-flow-Systeme liefern High-flow-Systeme eine gleichbleibende F_{IO_2}.

Dies wird durch Sauerstoff-Flowraten, die die maximale inspiratorische Flußrate des Patienten überschreiten, oder durch Geräte, die einen festen Anteil Raumluft beimengen, erreicht.

Nasensonden

Nasensonden liefern einen konstanten Sauerstofffluß in den Naso- und Oropharynx, der als Sauerstoffreservoir dient (durchschnittliche Kapazität = 50 ml oder etwa ein Drittel des anatomischen Totraums) [2, 14]. Der Zusammenhang zwischen der Sauerstoff-Flowrate und der F_{IO_2} bei Gesunden ist in Tabelle 24-2 dargestellt [14]. Nimmt die Sauerstoff-Flowrate von 1 auf 6 l/min zu, steigt die F_{IO_2} von 0,24 auf 0,46.

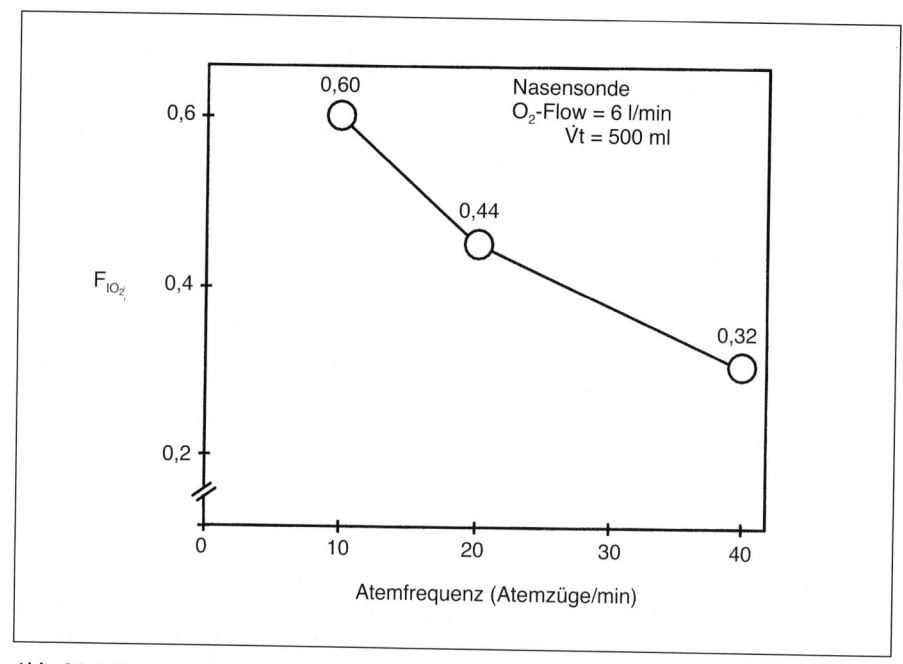

Abb. 24-2 Zusammenhang zwischen Atemfrequenz und F_{IO_2} während Sauerstoffgabe von 6 l/min durch eine Nasensonde. Angenommen wird ein konstantes Atemzugvolumen (Vt) von 500 ml (modifiziert aus O'Connors BS, Vender JS.: Oxygen therapy. Crit Care Clin 1995; 11:67).

Tabelle 24-2 Low-flow-Applikationssysteme für Sauerstoff (aus [14]).

Zubehör	Kapazität des Reservoirs	Sauerstofffluß (l/min)	ungefähre F_{IO_2}*
Nasensonde	50 ml	1	0,21–0,24
		2	0,24–0,28
		3	0,28–0,34
		4	0,34–0,38
		5	0,38–0,42
		6	0,42–0,46
Sauerstoffmaske	150–250 ml	5–10	0,40–0,60
Maske mit Reservoir Teilrückatmung ohne Rückatmung	750–1250 ml	5–7 5–10	0,35–0,75 0,40–1,0

* Die geschätzten Werte basieren auf einem Tidalvolumen von 500 ml, einer Atemfrequenz von 20/min und einem Inspirations-Exspirations-Verhältnis von 1 : 2.

Es ist wichtig, sich klarzumachen, daß die F_{IO_2}-Werte in Tabelle 24-2 nur auf Patienten zutreffen, die über einen normalen Gasaustausch verfügen (s. Tabellen-Fußnote). Jegliche Veränderung des Atemmusters verändert auch die F_{IO_2}. Diese Auswirkung ist in Abbildung 24-2 zu sehen [4]. In dem Beispiel wurde die Atemfrequenz von 10 auf 40/min verändert, während die Sauerstoff-Flowrate durch die Nasensonde und das Tidalvolumen des Patienten konstant gehalten wurden. Eine Vervierfachung der Atemfrequenz führte zu einer Reduktion der F_{IO_2} um 48%. Das zeigt die Grenzen einer Sauerstoffapplikation mit Hilfe von Nasensonden bei Patienten auf, die schnell atmen oder ein hohes Atemminutenvolumen haben.

Vor- und Nachteile

Nasensonden sind einfach zu handhaben und werden von den meisten Patienten gut toleriert. Die Hauptnachteile von Nasensonden sind die Tendenz der F_{IO_2}, bei einer Veränderung des Atemmusters des Patienten zu variieren, und daß es bei Patienten mit starkem Atmungsbedarf nicht gelingt, eine hohe F_{IO_2} zu erreichen. Der kontinuierliche Sauerstoff-Flow durch eine Nasensonde wurde als Ursache einer spontanen Magenruptur beschrieben [15], aber diese iatrogene Komplikation ist selten.

Sauerstoffmasken mit niedrigem Flow

Gesichtsmasken erhöhen die Kapazität des Sauerstoffreservoirs um 100 bis 200 ml. Sie liegen so locker auf dem Gesicht, daß bei Bedarf Raumluft geatmet werden kann. Standardsauerstoffmasken liefern Sauerstoff mit Flowraten zwischen 5 und 10 l/min. Die Mindestflußrate von 5 l/min wird benötigt, um die ausgeatmete Luft aus der Maske zu entfernen. Mit Low-flow-Sauerstoffmasken läßt sich eine maximale F_{IO_2} von etwa 0,60 erreichen.

Vor- und Nachteile

Standardgesichtsmasken ermöglichen eine geringfügig höhere maximale F_{IO_2} als Nasensonden. Dieser Unterschied ist jedoch sehr gering. Im allgemeinen haben Gesichtsmasken dieselben Nachteile wie Nasensonden.

Masken mit Reservoirbeuteln

Ein zusätzlicher Reservoirbeutel zu einer Gesichtsmaske erhöht die Kapazität des Sauerstoffreservoirs um 600 bis 1000 ml (abhängig von der Größe des Beutels). Hält man den Reservoirbeutel stets gefüllt, atmet der Patient nur das in dem Beutel enthaltene Gas ein. Es gibt zwei Arten solcher Masken mit Reservoirbeutel. Die in Abbildung 24-3 gezeigte ist ein Teilrückatmungssystem. Hier kann das ausgeatmete Gas in der Anfangsphase der Exspiration in den Reservoirbeutel zurückfließen. Mit fortschreitender Exspiration wird die Flowrate geringer, und wenn diese unter die Sauerstoff-Flowrate sinkt, kann das ausgeatmete Gas nicht mehr in den Reservoirbeutel zurückströmen. Anfangs wird Gas aus den oberen Atemwegen (anatomischer Totraum) ausgeatmet, daher ist das rückgeatmete Gasgemisch reich an Sauerstoff und nahezu frei von CO_2. Teilrückatmungssysteme erreichen eine maximale F_{IO_2} von 70 bis 80%.

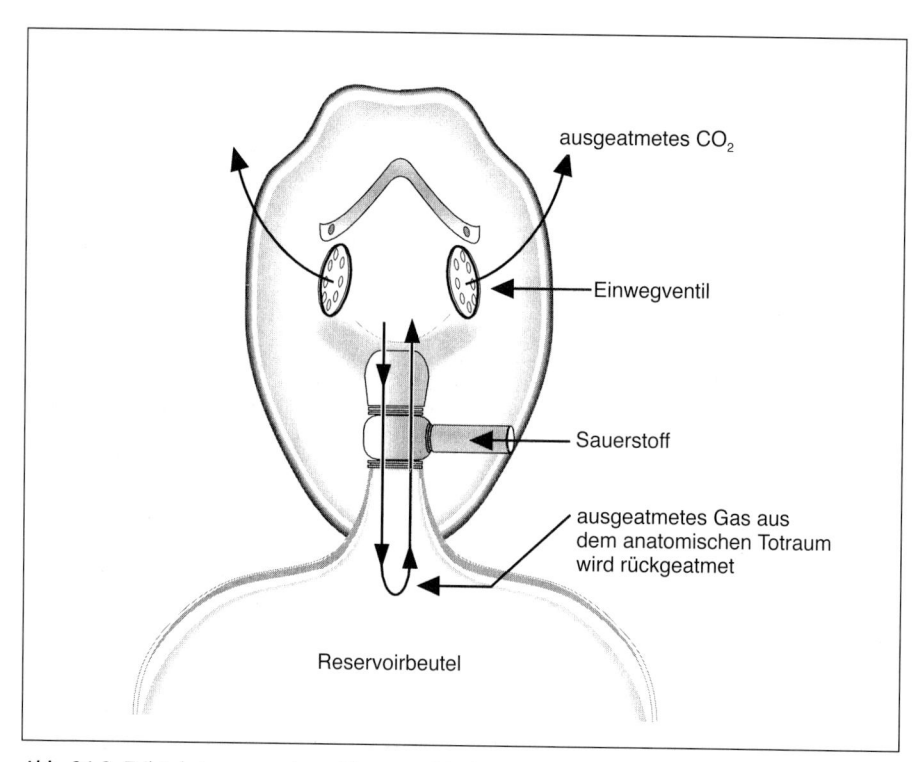

Abb. 24-3 *Teilrückatmungssystem. Die ersten 100 bis 150 ml des ausgeatmeten Gasgemischs (anatomischer Totraum) werden zur Rückatmung in den Reservoirbeutel geleitet.*

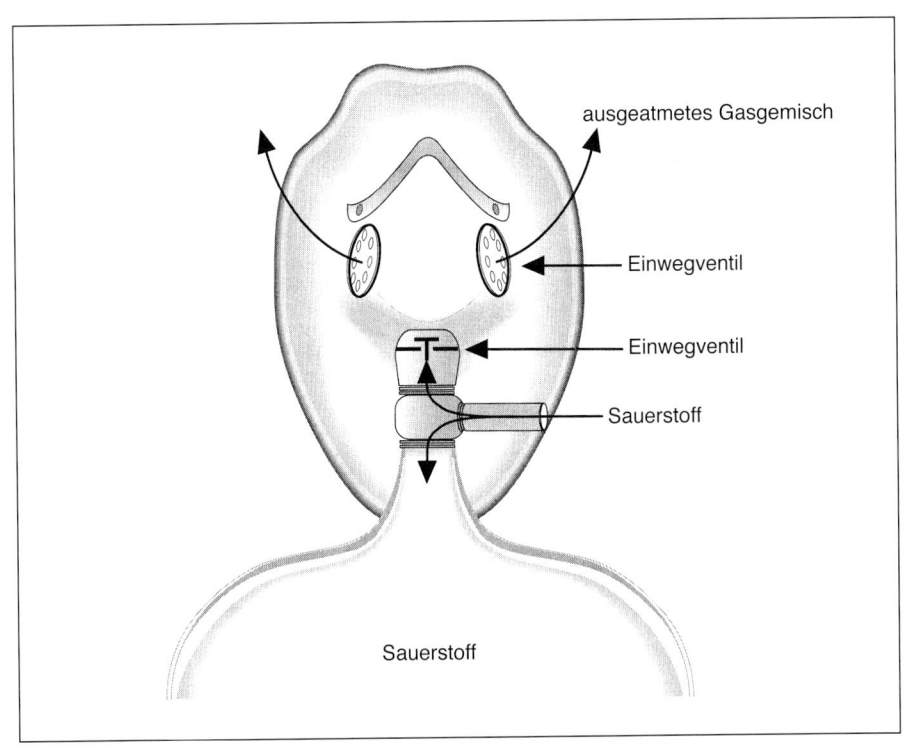

Abb. 24-4 Nichtrückatmungssystem. Ein Einwegventil verhindert den Rückstrom von ausgeatmetem Gas in den Reservoirbeutel.

Die modifizierte Vorrichtung in Abbildung 24-4 ist ein Nichtrückatmungssystem. Dieses Gerät enthält ein Einwegventil, das jegliches Zurückströmen von ausgeatmetem Gas in den Reservoirbeutel verhindert. Nichtrückatmungsgeräte erlauben die Inhalation von reinem Sauerstoff (F_{IO_2} = 1,0).

Vor- und Nachteile

Der Hauptvorteil der Reservoirbeutel ist die bessere Kontrollmöglichkeit des eingeatmeten Gasgemisches. Da diese Masken jedoch dicht anliegen müssen, ist es während ihrer Anwendung nicht möglich, die Patienten durch Mund oder nasoenterale Sonde zu ernähren. Auch eine Aerosoltherapie mit Bronchodilatatoren ist bei Reservoirsystemen nicht möglich.

High-flow-Sauerstoffmasken

High-flow-Sauerstoffinhalationssysteme ermöglichen eine vollständige Kontrolle des eingeatmeten Gasgemischs und gewährleisten eine konstante F_{IO_2}, unabhängig von Veränderungen des Atemmusters. Das Funktionsprinzip einer High-flow-Sauerstoffmaske wird in Abbildung 24-5 vorgestellt [16]. Sauerstoff strömt mit niedrigen Flußraten zur Maske,

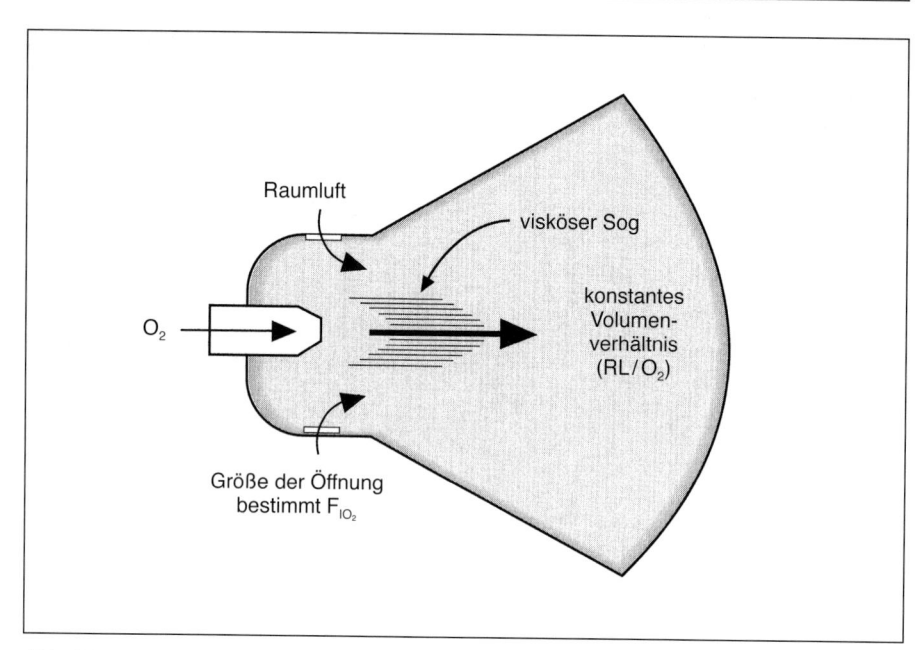

Abb. 24-5 High-flow-Sauerstoffinhalationsvorrichtung. RL = Raumluft.

an deren Eingang sich eine enge Öffnung befindet. Dadurch entsteht ein Luftstrom hoher Geschwindigkeit (vergleichbarer Effekt wie bei einer Tülle auf einem Gartenschlauch). Der Hochgeschwindigkeitsluftstrom erzeugt eine Scherkraft, den sog. viskösen Sog, die Raumluft in die Maske zieht. Die Menge der in die Maske angesaugten Luft (die die F_{IO_2} bestimmt) kann variiert werden, indem man die Größe der Öffnungen (sog. Entrainment-Öffnungen) an der Maske verändert. Mit solchen Masken läßt sich die F_{IO_2} auf maximal 0,50 erhöhen. Bei jeder vorgegebenen F_{IO_2} bleibt der Anteil der eingesogenen Raumluft am eingeatmeten Gasgemisch konstant; das heißt, daß die F_{IO_2} unabhängig von Veränderungen der Sauerstoffflußrate oder der inspiratorischen Flußrate gleichbleibt.

Vor- und Nachteile

Der Hauptvorteil der High-flow-Sauerstoffmasken ist, daß sie eine gleichbleibende F_{IO_2} liefern. Diese Eigenschaft ist bei Patienten mit chronischer Hyperkapnie erwünscht, da bei ihnen eine ungewollte Erhöhung der F_{IO_2} zu einer weiteren CO_2-Retention führen kann. Der Hauptnachteil dieser Masken ist ihr Unvermögen, hohe inspiratorische Sauerstoffkonzentrationen zu liefern.

Toxizität des eingeatmeten Sauerstoffs

Die schädlichen Auswirkungen von Sauerstoff werden in Kapitel 3 im Detail beschrieben. Der Sauerstoff im eingeatmeten Gasgemisch ist eine unablässige Bedrohung der funktionalen Integrität der Lunge. Glücklicherweise verfügt die Lunge über einen konzentrierten Vorrat endogener Antioxidanzien, die sie gegen die destruktiven Wirkungen des Sauerstoffs schützen. Werden diese antioxidativen Schutzfaktoren jedoch überwältigt (durch zuviel Sauerstoff) oder sind nicht genügend vorhanden, kann die Inhalation von Sauerstoff die Lunge weitgehend schädigen [17].

Toxizität des Sauerstoffs für die Lunge

Die Inhalation von reinem Sauerstoff kann eine progressive und letale Form einer Lungenschädigung verursachen, die einem ARDS (s. Kap. 23) sehr ähnlich ist [17]. Diese Ähnlichkeit überrascht nicht, denn ein ARDS resultiert aus einer entzündlichen Zellschädigung, bei der Sauerstoffmetaboliten eine wichtige Rolle spielen.

Vergleichende Physiologie

Die Tendenz, eine pulmonale Sauerstofftoxizität zu entwickeln, ist bei verschiedenen Spezies sehr unterschiedlich ausgeprägt. Wenn zum Beispiel Laborratten 5 bis 7 Tage lang reinen Sauerstoff atmen, ist es für sie tödlich, wogegen Meeresschildkröten schadlos und unbegrenzt reinen Sauerstoff aufnehmen können [18]. Diese unterschiedliche Empfindlichkeit ist von Bedeutung, denn experimentelle Studien zur pulmonalen Sauerstofftoxizität wurden fast nur an Tieren durchgeführt. Deswegen ist nur wenig über die Entwicklung einer pulmonalen Sauerstofftoxizität beim Menschen bekannt. Bei gesunden Probanden führt die kurzzeitige (6 bis 12 Stunden) Inhalation von 100%igem Sauerstoff zu einer Tracheobronchitis und einer Abnahme der Vitalkapazität [17]. Der letztgenannte Effekt wird Resorptionsatelektasen zugeschrieben, was aber unbewiesen ist. Am längsten wurden fünf Patienten im irreversiblen Koma (3 bis 4 Tage) und ein gesunder Freiwilliger (4,5 Tage) 100%igem Sauerstoff ausgesetzt [19, 20]. Bei allen kam es durch die andauernde Sauerstoffexposition zu einem pulmonalen Syndrom, das einem ARDS sehr ähnelte.

Ungefährliche versus toxische F_{IO_2}

Aufgrund der Beobachtung, daß eine Sauerstoffinhalation die Vitalkapazität nicht vermindert, solange die F_{IO_2} unter 0,60 liegt [17], wurde ein F_{IO_2}-Grenzwert von 0,60 festgelegt, um die sicheren von den toxischen Konzentrationen inhalierten Sauerstoffs zu trennen. Obwohl er für gesunde Erwachsene eingeführt wurde, wird dieser Grenzwert auch auf Intensivpatienten angewandt. Es herrscht Übereinstimmung, daß die **Inhalation eines Gasgemischs mit einer F_{IO_2} von mehr als 0,60 für länger als 48 Stunden eine toxische Exposition an eingeatmetem Sauerstoff darstellt.** Ist daher eine F_{IO_2} über 0,60 länger als einige Tage erforderlich, sollten andere Maßnahmen ergriffen werden (wie maschinelle Beatmung oder PEEP), um die F_{IO_2} auf weniger toxische Werte zu senken.

Antioxidanzienmangel

Ein allgemeingültiger Grenzwert der F_{IO_2}, der zwischen sicheren und toxischen Sauerstoffinhalationen unterscheidet, kann nicht angegeben werden, denn er bezieht den Anteil der endogenen Antioxidanzien am Risiko der Sauerstofftoxizität nicht mit ein. Die wichtigsten Antioxidanzien sind in Tabelle 3-1 aufgeführt. Kommt es zu einem Mangel an Antioxidanzien, ist eine Sauerstofftoxizität bereits bei einer viel geringeren F_{IO_2} als 0,60 möglich. Eine Antioxidanzienverringerung kommt bei Intensivpatienten anscheinend häufig vor, vor allem bei längeren Liegezeiten auf der Intensivstation. Dieser Effekt wird in Abbildung 24-6 dargestellt [21]. Das Antioxidans ist in diesem Fall Selen, ein Cofak-

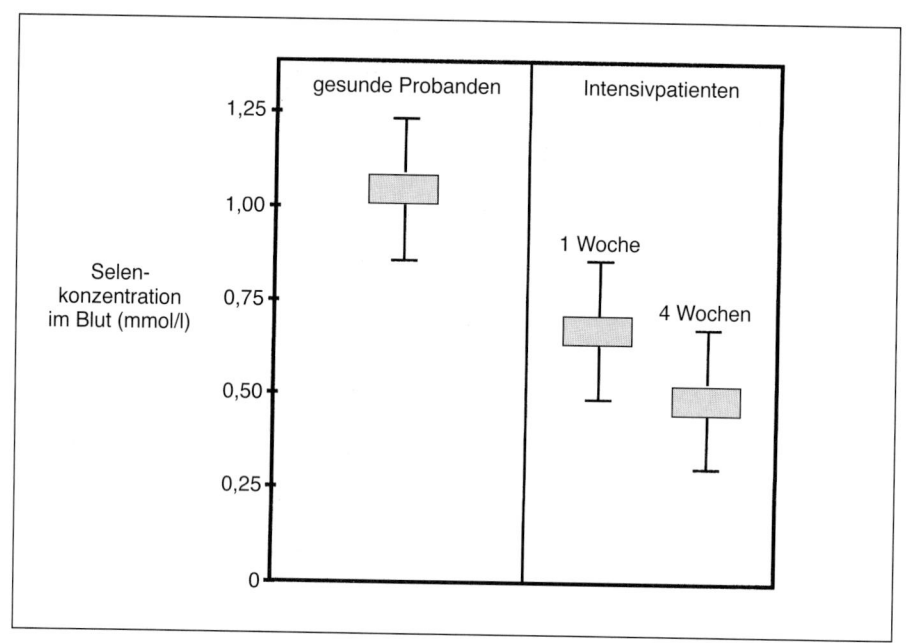

Abb. 24-6 *Erniedrigte Konzentrationen eines Antioxidans (Selen) bei Intensivpatienten. Daten (Mittelwerte und Standardabweichungen) von 57 gesunden Blutspendern und 175 nacheinander aufgenommenen Intensivpatienten (aus Hawker FH et al.: Effects of acute illness on selenium homeostasis. Crit Care Med 1990; 18:442).*

tor des Glutathion-Peroxidaseenzyms (s. Abb. 3-3). Eine Woche nach Aufnahme auf die Intensivstation ist die Selenkonzentration (im Vollblut) 37% niedriger als bei Kontrollpatienten; in der 4. Woche des Intensivaufenthalts beträgt sie nur noch etwa 50% der Konzentration in der Kontrollgruppe. Es wurde auch für andere Antioxidanzien (Glutathion und Vitamin E) über verringerte Konzentrationen bei Intensivpatienten berichtet [22, 23].

Optimale F_{IO_2}

Da der Schutz durch Antioxidanzien bei Intensivpatienten mangelhaft sein kann, gilt die Empfehlung, eine F_{IO_2} kleiner als 0,6 sei sicher, nicht für diese Patienten. Es ist vernünftiger anzunehmen, daß **jede F_{IO_2} von mehr als 0,21 (Raumluft) bei Intensivpatienten zu einer Sauerstoffvergiftung führen kann.** Aufgrund dessen ist die optimale F_{IO_2} für eine sichere Sauerstoffinhalation die niedrigstmögliche (anstelle irgendeiner beliebigen) F_{IO_2} unter 0,60.

Präventivmaßnahmen

Die in Tabelle 24-3 aufgezählten Maßnahmen zielen darauf ab, das Risiko der pulmonalen Sauerstofftoxizität zu reduzieren. Die Präventivmaßnahmen sind auf drei Ziele ausgerichtet.

Tabelle 24-3 Präventivmaßnahmen gegen Sauerstofftoxizität.

Ziele	Vorgehensweise
Begrenzung der O_2-Inhalation	zusätzlichen Sauerstoff nur bei folgenden Indikationen geben: • arterielle Hypoxämie, die schädlich sein kann: arterieller P_{O_2} < 55 mmHg (fördert pulmonale Hypertonie) • indirekter Anhalt für eine Gewebehypoxie: Gesamtkörper $\dot{V}_{O_2}$ < 100 ml/min × m^2 Laktat im Blut > 4 mmol/l pH der Magenschleimhaut < 7,32 • hohes Risiko für eine Gewebehypoxie: Herzindex < 2 l/min × m^2 periphere Sauerstoffausschöpfung > 50% gemischtvenöse Sauerstoffsättigung < 50%
Begrenzung der F_{IO_2}	• ist die F_{IO_2} länger als 48 h höher als 0,6, maschinelle Beatmung oder PEEP in Betracht ziehen • ist die F_{IO_2} kleiner als 0,6 und gibt es keine Indikationen für eine O_2-Inhalation, die F_{IO_2} reduzieren
Unterstützung der Schutzfunktion der Antioxidanzien	• Tagesbedarf von Selenium substituieren: 70 µg/d bei Männern 55 µg/d bei Frauen • bei hohem Risiko für eine Sauerstofftoxizität regelmäßig die Selen- und Vitamin-E-Konzentrationen bestimmen

Begrenzung der O_2-Inhalation

Wie schon wiederholt in diesem Kapitel betont wurde, ist die routinemäßige Gabe von Sauerstoff unangemessen und sollte daher verlassen werden. Die Hauptindikationen für eine Sauerstofftherapie werden in Tabelle 24-3 aufgezählt. Dazu gehören der klinische Anhalt für eine unzureichende Gewebeoxygenierung und ein hohes Risiko einer Gewebehypoxie. Richtet man sich nach diesen Indikationen, sollte das Risiko einer Sauerstofftoxizität abnehmen, ohne daß dadurch die Gefahr einer Gewebehypoxie zunimmt.

Begrenzung der F_{IO_2}

Die zweite Maßnahme folgt aus der ersten und beinhaltet die Verwendung der niedrigsten tolerablen F_{IO_2}. Vor allem sollte die F_{IO_2} nicht länger als 48 Stunden höher als 0,6 sein. Liegt sie unter 0,6 und gibt es keine Indikationen für eine zusätzliche Sauerstoffgabe, sollte die F_{IO_2} allmählich auf den kleinsten noch akzeptablen Wert reduziert werden. Die Verringerung der F_{IO_2} kann fortgesetzt werden, solange es keinen Anhaltspunkt (oder ein hohes Risiko) für eine Gewebehypoxie gibt.

Die hier beschriebene Beschränkung der Sauerstoffapplikation mag keine leichte Aufgabe sein; das Personal einer Intensivstation, das an die uneingeschränkte Anwendung von Sauerstoff gewöhnt ist, könnte sich widersetzen. Wenn man auf Widerstand stößt, sollte man hervorheben, daß Sauerstoffgabe eine Therapiemaßnahme darstellt (tatsächlich wird Sauerstoff oft als Medikament klassifiziert) und daher (das gilt für alle Therapien) ohne Begründung nicht gerechtfertigt ist.

Unterstützung der Schutzfunktion der Antioxidanzien

Da ein Mangel an Antioxidanzien bei Intensivpatienten wahrscheinlich häufig vorkommt, ist es wichtig, zur Vermeidung einer Sauerstofftoxizität den Bestand an endogenen Antioxidanzien aufrechtzuerhalten. Leider ist es immer noch nicht möglich, die Kapazität dieser Schutzfunktion zu messen. Die in Tabelle 24-3 vorgeschlagenen Maßnahmen können jedoch hilfreich sein, die Körpervorräte zweier endogener Antioxidanzien aufrechtzuerhalten: Selen und Vitamin E. Zu mehr Information über die Konzentrationsbestimmung und Dosierung dieser Antioxidanzien siehe Kapitel 3.

KAPITEL 25

Pharmakotherapie im Bereich der Atemwege

Dieses Kapitel konzentriert sich auf Pharmaka, die zur Verbesserung des Flows in den Luftwegen zur Lunge angewendet werden. Dabei lassen sich drei verschiedene Strategien beschreiben. Die erste beinhaltet den Einsatz von Medikamenten, die das Kaliber der Atemwege vergrößern, indem sie die glatte Bronchialmuskulatur relaxieren (**Bronchodilatatoren**). Die zweite bezieht Medikamente ein, die eine durch Entzündung in den Wänden der kleinen Atemwege entstandene Obstruktion verringern (**Kortikosteroide**); und bei der dritten handelt es sich um Maßnahmen, die den Abfluß obstruierender Sekrete erleichtern (**mukokinetische Therapie**).

Überwachung am Krankenbett

Therapiemaßnahmen, die den Atemstrom zur Lunge verstärken sollen, müssen durch Messungen der Atemwegsfunktion überwacht werden. Da Intensivpatienten nicht so einfach in die entsprechende Abteilung gebracht werden können, müssen die Lungenfunktionsmessungen am Patientenbett stattfinden. Die folgenden drei Parameter können einfach am Krankenbett bestimmt werden.

Maximaler exspiratorischer Fluß

Der maximale exspiratorische Fluß (peak expiratory flow), der bei einer mit höchster Anstrengung durchgeführten Exspiration erreicht wird, ist ein Maß für die totale Strömungskapazität der Atemwege. Der maximale exspiratorische Fluß läßt sich recht einfach mit einem handlichen Gerät am Patientenbett bestimmen, wie in Abbildung 25-1 gezeigt. Das dargestellte Gerät (ein Mini Wright „Peak-flow-Meter") ist etwa 18 cm lang und wiegt nur 340 g. Der Patient hält das Gerät in der Hand, atmet tief ein (bis zur Vitalkapazität) und bläst die Luft so kräftig wie möglich in das Mundstück des Gerätes. Das ausgeatmete Gas beschreibt eine Kurve wie in Abbildung 25-1 gezeigt. Dabei wird die maximale Strömung in der frühen Exspiration erreicht (wenn die elastische Rückstellkraft der Lunge und das Kaliber der Atemwege am größten sind).

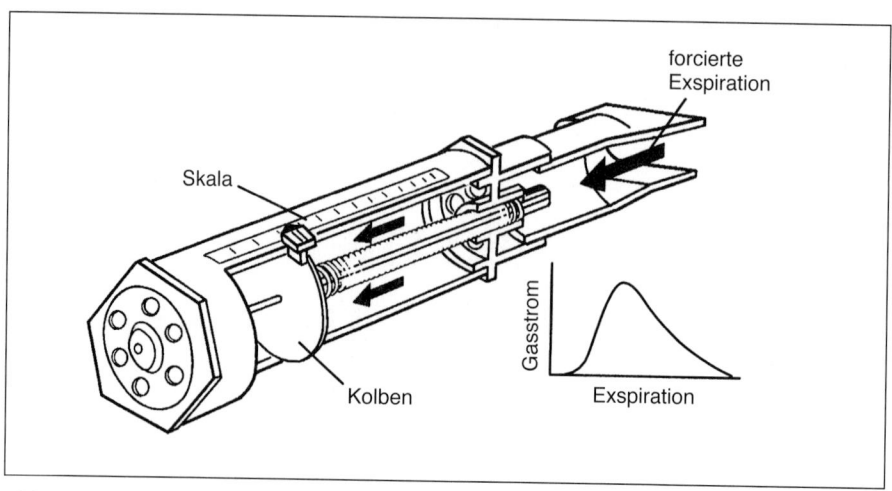

Abb. 25-1 *Handgerät zur Messung der maximalen Flußrate (= Peak flow) bei forcierter Exspiration (= höchster Punkt auf der exspiratorischen Strömungskurve).*

Durch die Strömung des ausgeatmeten Gases verschiebt sich ein federgespannter Kolben im Peak-flow-Meter und durch einen an dem Kolben befestigten Zeiger wird die Verschiebung auf einer kalibrierten Skala an der Außenseite des Gerätes angezeigt. Diese Skala gibt die Verschiebung als maximale („peak") Strömungsgeschwindigkeit in Liter pro Minute (l/min) an. Die Messung wird zweimal wiederholt und der höchste der drei Meßwerte als maximaler exspiratorischer Fluß zu diesem Zeitpunkt aufgezeichnet [1]. Der maximale exspiratorische Fluß hängt von der aufgebrachten Anstrengung ab und ist nur dann ein verläßlicher Parameter für den Strömungswiderstand, wenn die Exspiration größtmöglich forciert (und gleichmäßig) erfolgt. Daher ist es wichtig, den Patienten während der Peak-flow-Messung zu beobachten, ob er auch wirklich maximal forciert ausatmet. Ist dies nicht der Fall, sollte die Messung nicht gewertet werden [2, 3, 4].

Variabilität

Der maximale exspiratorische Fluß variiert mit Alter, Geschlecht und Körpergröße; daher sind Referenztabellen nötig, um die Peak-flow-Messung eines Patienten individuell beurteilen zu können (diese Tabellen finden sich im Anhang). Der Einfluß von Geschlecht und Alter auf den maximalen exspiratorischen Fluß (peak expiratory flow rate – PEFR) stellt sich folgendermaßen dar [5].

normale PEFR	**Alter (in Jahren)**
Männer (Größe 178 cm)	
690 l/min	20
550 l/min	70
Frauen (Größe 165 cm)	
460 l/min	20
400 l/min	70

Tabelle 25-1 Interpretation des exspiratorischen Peak flow.

1. Schweregrad der Atemwegsobstruktion		2. Ansprechen auf Bronchodilatatoren	
PEFR (% Soll)	Bewertung	PEFR (Zunahme in %)	Bewertung
> 70	geringe Obstruktion	> 15	günstiges Ansprechen
50–70	mäßige Obstruktion		
< 50	schwere Obstruktion	< 10	geringes Ansprechen
< 25	CO_2-Retention		

Mit 20 Jahren haben Männer eine 50% größere PEFR als Frauen; bei beiden Geschlechtern verringert sie sich im Alter um 15 bis 20%. Die PEFR verändert sich auch je nach Tageszeit um 10 bis 20%, ihr Tiefpunkt liegt am frühen Morgen [6]. Ob dieser Tagesrhythmus bei Krankenhauspatienten wichtig ist (bei denen ein zirkadianer Rhythmus eventuell fehlt), ist noch nicht geklärt.

Klinische Anwendungen

Die PEFR kann dazu verwendet werden, den Schweregrad einer Atemwegsobstruktion [1, 7, 8] oder das Ansprechen auf Bronchodilatatoren [9] festzustellen. Die entsprechenden Kriterien sind in Tabelle 25-1 dargestellt [1]. Nach einem Expertenbericht des National Asthma Education Program sollte die PEFR bei Asthmapatienten regelmäßig überwacht werden [1]. In der Notaufnahme kann die Therapie eines akuten Asthmaanfalls (s. Abb. 25-4) anhand der PEFR erfolgen. Die PEFR kann auch verwendet werden, um die Notwendigkeit einer bronchodilatierenden Therapie einzuschätzen. Dazu wird die PEFR kurz vor und etwa 20 Minuten nach der Therapie mit einem bronchodilatierenden Aerosol bestimmt. Ist die PEFR nach der Behandlung um mindestens 15% größer, ist die Fortführung der Therapie mit bronchodilatierenden Aerosolen gerechtfertigt. Dies ist ein vernünftigeres Herangehen an eine Behandlung mit Bronchodilatatoren als die gängige Praxis, bei allen aufgenommenen Patienten mit obstruktiver Atemwegserkrankung routinemäßig bronchodilatierende Aerosole zu verordnen.

Inspiratorischer Spitzendruck

Beatmeten Patienten werden routinemäßig bronchodilatierende Aerosole verabreicht, oftmals ohne dokumentierte Notwendigkeit oder Nutzen. Eine Möglichkeit, das Ansprechen auf Bronchodilatatoren während maschineller Beatmung zu überprüfen, besteht darin, Veränderungen des inspiratorischen Spitzendrucks (peak inspiratory pressure – PIP) zu überwachen, der am Ende der Inspiration im endotrachealen Tubus gemessen wird. Dieser Druck wird durch das Zugvolumen, die Dehnbarkeit (Compliance) der Lunge und den Strömungswiderstand im endotrachealen Tubus sowie in den Atemwegen bestimmt. Hat eine bronchienerweiternde Therapie den Atemwegswiderstand wirksam verringert, sollte auch der PIP kleiner werden. Unter der Voraussetzung, daß alle anderen Parameter konstant bleiben, kann daher eine Verringerung des PIP nach einer Behandlung mit bronchodilatierenden Aerosolen als Beweis für das Ansprechen auf diese Therapie betrachtet werden [9]. Der PIP wird in Kapitel 26 genauer beschrieben.

Auto-PEEP

Bei beeinträchtigtem Fluß in den Atemwegen entweicht die ausgeatmete Luft nicht vollständig aus der Lunge; und die in den distalen Atemwegen gefangene Luft baut am Ende der Exspiration einen positiven Druck auf. Dieser positive endexspiratorische Druck (PEEP) wird als intrinsischer oder Auto-PEEP bezeichnet und ist ein indirektes Maß für den Schweregrad einer Atemwegsobstruktion. (Dieses Phänomen ist Ausdruck des gesteigerten Zugvolumens, sog. Hyperinflation, bei obstruktiven Atemwegserkrankungen). Ist also ein Auto-PEEP vorhanden, sollte ein positives Ansprechen auf eine bronchodilatierende Therapie von einer Verringerung des Auto-PEEP begleitet sein. Die Messung eines Auto-PEEP wird in Kapitel 28 erläutert.

β-Rezeptoragonisten

Die wirkungsvollsten Bronchodilatatoren sind Pharmaka, die β-adrenerge Rezeptoren Subtyp $β_2$ in der Bronchialmuskulatur stimulieren und die Erschlaffung der glatten Muskulatur fördern. Diese β-Rezeptoragonisten wirken am besten und am wenigsten toxisch, wenn sie als Aerosol inhaliert werden [1, 2, 3, 4, 10]. In Tabelle 25-2 sind Medikamente und Dosierungsempfehlungen für eine Aerosoltherapie mit β-Agonisten angegeben. Alle Therapievorschläge sind in bezug auf Wirksamkeit und Toxizität als gleichwertig zu betrachten.

Aerosoltherapie

Es gibt zwei Geräte, um bronchodilatierende Aerosole zu erzeugen, beide sind in Abbildung 25-2 schematisch dargestellt [2].

Jet-Vernebler

Der Jet-Vernebler arbeitet nach demselben Prinzip wie die in Abbildung 24-5 gezeigte High-flow-Sauerstoffmaske. Ein Ende eines engen Kapillarrohrs taucht in die Arzneimit-

Tabelle 25-2 Aerosoltherapie mit β-Rezeptoragonisten.

β-Rezeptor-agonist	Vernebler		Inhalator mit genauer Dosierungsmöglichkeit	
	Zubereitung	Dosis	Dosis	Anwendung
Albuterol	0,5% Lösung (5 mg/ml)	2,5 mg	0,09 mg	2–3 Hübe
Isoetharin	1% Lösung (10 mg/ml)	5,0 mg	0,34 mg	2–3 Hübe
Metaproterenol	5% Lösung (50 mg/ml)	15 mg	0,65 mg	2–3 Hübe

Je nach klinischem Zustand variiert die Häufigkeit der Verabreichungen.

Anm. d. Übers.: Diese Substanzen sind in Deutschland nicht erhältlich. Alternativen: Fenoterol, Terbutalin, Salbutamol.

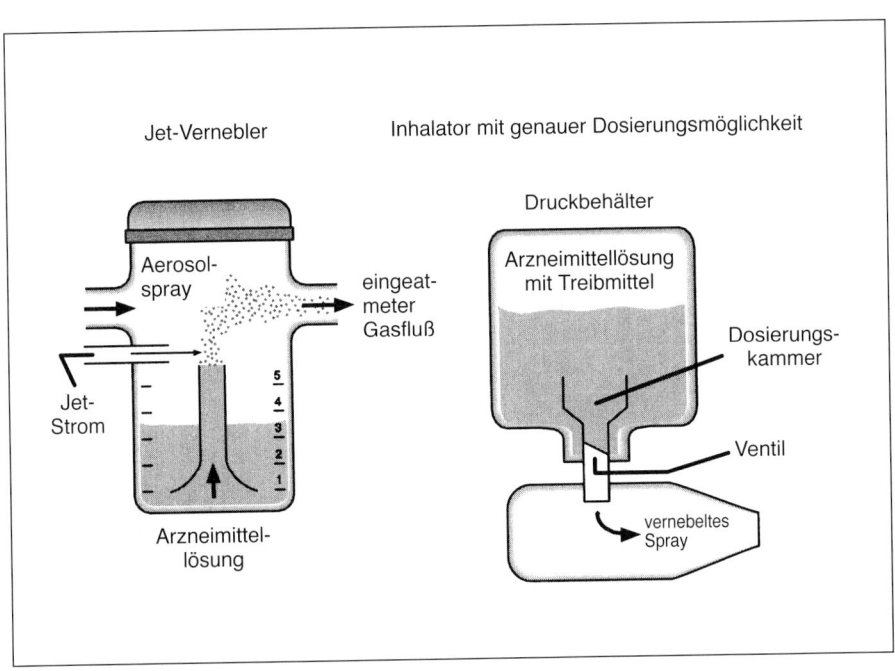

Abb. 25-2 *Kleinvolumige Aerosolgeräte.*

tellösung, während über das andere Ende ein schneller Luftstrom geleitet wird. Dieser Jetstrom erzeugt einen Sog, der die Medikamentenlösung im Rohr hochsteigen läßt. Wenn die Lösung den Jetstrom erreicht, wird sie vernebelt und als Aerosol mit der inspiratorischen Gasströmung dem Patienten zugeführt. Das Reservoirvolumen dieser Jet-Vernebler beträgt 3 bis 6 ml (Arzneimittellösung plus Kochsalzverdünnung), die in weniger als 10 Minuten vollständig vernebelt werden können.

Inhalator mit genauer Dosierungsmöglichkeit

Dieser Inhalator funktioniert sehr ähnlich wie ein Haarspraybehälter. Er hat einen Druckbehälter mit einer Medikamentenlösung, deren Siedepunkt unterhalb der Raumtemperatur liegt. Drückt man den Behälter mit den Fingern zusammen, so öffnet sich ein Ventil und gibt eine bestimmte Menge der Arzneimittellösung frei. Im gleichen Moment, in dem sie aus dem Behälter freigesetzt wird, verdampft die Flüssigkeit, während ein in der Lösung enthaltenes Treibmittel ein Hochgeschwindigkeitsspray erzeugt. Das Spray kann beim Entweichen aus dem Behälter eine Geschwindigkeit von 30 Meter pro Sekunde erreichen (mehr als 108 km/h) [11]. Nimmt man einen solchen Inhalator direkt in den Mund, trifft bei dieser hohen Geschwindigkeit der größte Teil des freigesetzten Aerosolsprays auf die hintere Wand des Oropharynx und wird nicht inhaliert. Dieses Phänomen kann verringert werden durch die Verwendung eines sog. Spacers, der den Abstand zwischen Behälter und Mund vergrößert (dadurch wird die Geschwindigkeit des Sprays geringer).

Jet-Vernebler oder Inhalator mit genauer Dosierungsmöglichkeit?

Aus Tabelle 25-2 wird ersichtlich, daß bei einem Inhalator mit exakter Dosierungsmöglichkeit die therapeutische Dosis (gewöhnlich 2 oder 3 Hübe) nur ein Bruchteil der bei Jet-Verneblern benötigten Menge ist. Trotz dieses Dosisunterschieds kann man die bronchodilatierende Wirkung der beiden Geräte oft nicht unterscheiden, wie Abbildung 25-3 zeigt. In diesem Fall wurde Patienten mit schwerem Asthma (PEFR kleiner als 50% des Solls) ein Albuterol-Aerosol mit Hilfe eines Handverneblers (2,5 mg Albuterol pro Anwendung) bzw. eines exakt dosierenden Inhalators (4 Hübe bzw. 0,36 mg Albuterol pro Anwendung) verabreicht [12]. Bei beiden Formen der Aerosolbehandlung nahm nach zwei Anwendungen die maximale exspiratorische Luftströmung in gleichem Maße zu. Trotz eines fast zehnfachen Dosisunterschieds (5 mg beim Vernebler gegenüber 0,7 mg beim Inhalator) wird also mit beiden Aerosolformen die gleiche bronchodilatierende Wirkung erzielt.

Gleichwertige bronchodilatierende Wirkungen von Vernebler und Inhalator wurden sowohl für spontan atmende als auch für beatmungspflichtige Patienten beschrieben [2, 12, 13, 14].

Das läßt sich wahrscheinlich damit erklären, daß bei jeder Art von Aerosoltherapie nur ein geringer Teil des Medikaments (weniger als 10%) die Lunge erreicht (der größte Teil geht durch Kondensation an den Gerätebestandteilen verloren). Da die Behandlung mit

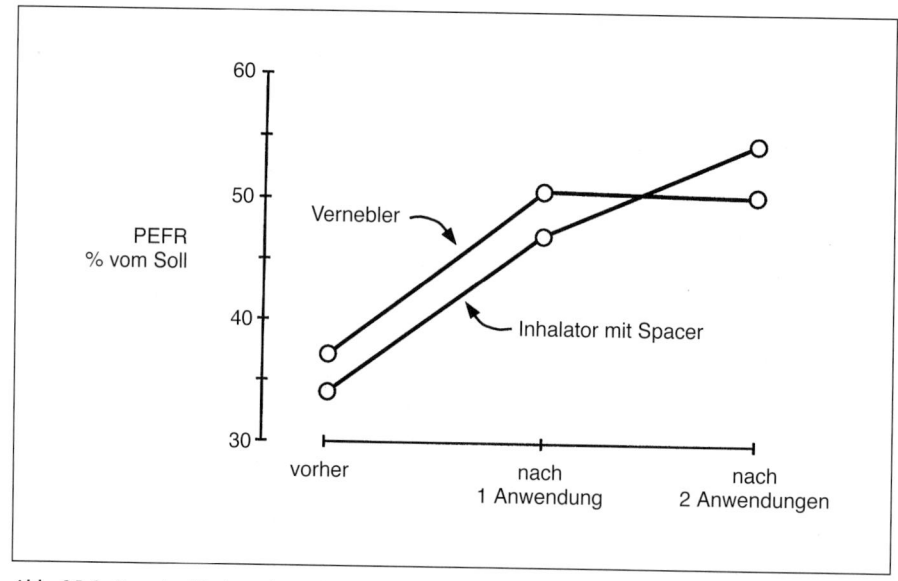

Abb. 25-3 Bronchodilatierende Wirkung von Albuterol, je nach Applikation durch Jet-Vernebler (2,5 mg pro Anwendung) bzw. Inhalator mit genauer Dosierungsmöglichkeit (0,4 mg pro Anwendung), bei Patienten mit einem akuten Asthmaanfall. Jeder Punkt repräsentiert den Mittelwert aller Patienten in jeder Behandlungsgruppe. PEFR = maximale exspiratorische Luftströmung (peak expiratory flow rate) (aus Idris AH et al: Emergency department treatment of severe asthma. Chest 1993; 103: 665–672).

einem dosiergenauen Inhalator kostengünstiger und weniger arbeitsintensiv ist als die Behandlung mit einem Vernebler, werden bei Krankenhauspatienten für eine bronchienerweiternde Therapie immer öfter Inhalatoren verwendet. Die jährlichen Einsparungen durch diese Umstellung wurden in einem Fall mit 83 000 Dollar für das Krankenhaus sowie 300 000 Dollar für die Patienten beziffert [15].

Beatmungspflichtige Patienten

Obwohl Vernebler als Standard-Aerosolgeräte bei beatmungspflichtigen Patienten galten, wurden auch genau dosierende Inhalatoren eingesetzt, um während maschineller Beatmung bronchodilatierende Aerosole zu verabreichen (s. a. [2] für Beispiele, wie der Inhalator an das Beatmungssystem angeschlossen werden kann). Die beste Wirkung erzielt man, wenn das im Inhalator erzeugte Aerosol durch einen dünnen Katheter verabreicht wird, der über die Spitze des endotrachealen Tubus hinausreicht [16]. Durch folgende Schritte läßt sich jede Aerosoltherapie optimieren [13,17]: (a) Man stelle den Befeuchter ab, (b) verringere den inspiratorischen Flow, und (c) Verlängere die Inspirationszeit.

Therapie des akuten Asthmaanfalls

Inhalative β-Agonisten sind die Medikamente der Wahl für die Akuttherapie von Patienten mit Asthma. Bei Patienten mit einem akuten Asthmaanfall kann nach dem Schema in Abbildung 25-4 vorgegangen werden. Die Therapie beginnt mit der in 20minütigem Abstand wiederholten Verabreichung von β-Agonisten in Aerosolform. Dabei können sowohl Vernebler als auch Inhalatoren verwendet werden. Nach jeder Anwendung wird der Peak flow gemessen. Ist nach drei Aerosolbehandlungen (d. h. nach einer Stunde) keine zufriedenstellende Wirkung eingetreten, wird ein Kortikosteroid verabreicht; im 1-Stunden-Intervall kann dann die Aerosolbehandlung so lange fortgesetzt werden, bis ein befriedigendes Ansprechen erzielt ist. Nachdem sich der Zustand des Patienten stabilisiert hat, wird der β-Agonist in Aerosolform alle 6 Stunden appliziert.

Nebenwirkungen

Die am häufigsten berichteten Nebenwirkungen einer Aerosoltherapie mit β-Agonisten sind **Tachykardie** (kardiale β-Rezeptoren), **Tremor** (β-Rezeptoren der Skelettmuskulatur), eine **Erniedrigung des Serumkaliums** (transzelluläre Kaliumverschiebung) sowie eine **Verringerung des arteriellen P_{O_2}** (vergrößerter intrapulmonaler Shunt) [18, 19]. Der letztere Effekt ist vorübergehend (Dauer etwa 30 Minuten) und tritt gewöhnlich während der aggressiven bronchodilatierenden Therapie eines akuten Asthmaanfalls auf [18].
Zu den weiteren Nebenwirkungen gehören Hyperglykämie und eine Abnahme der Serumkonzentrationen von Magnesium und Phosphat [19]. Auch über kardiale Ischämien wurde berichtet, diese sind jedoch selten [18].

Hypokaliämie

Die üblichen therapeutischen Dosen inhalativer β-Agonisten sind nur mit geringfügig verringerten Serumkaliumkonzentrationen verbunden (bis 0,5 mval/l) [19].
Allerdings wurden inhalative β-Agonisten in hoher Dosierung (z.B. 20 mg Albuterol) zur Therapie einer Hyperkaliämie verwendet [20]; daher könnte eine aggressive Behandlung mit inhalativen β-Agonisten zu einer signifikanten Hypokaliämie führen.

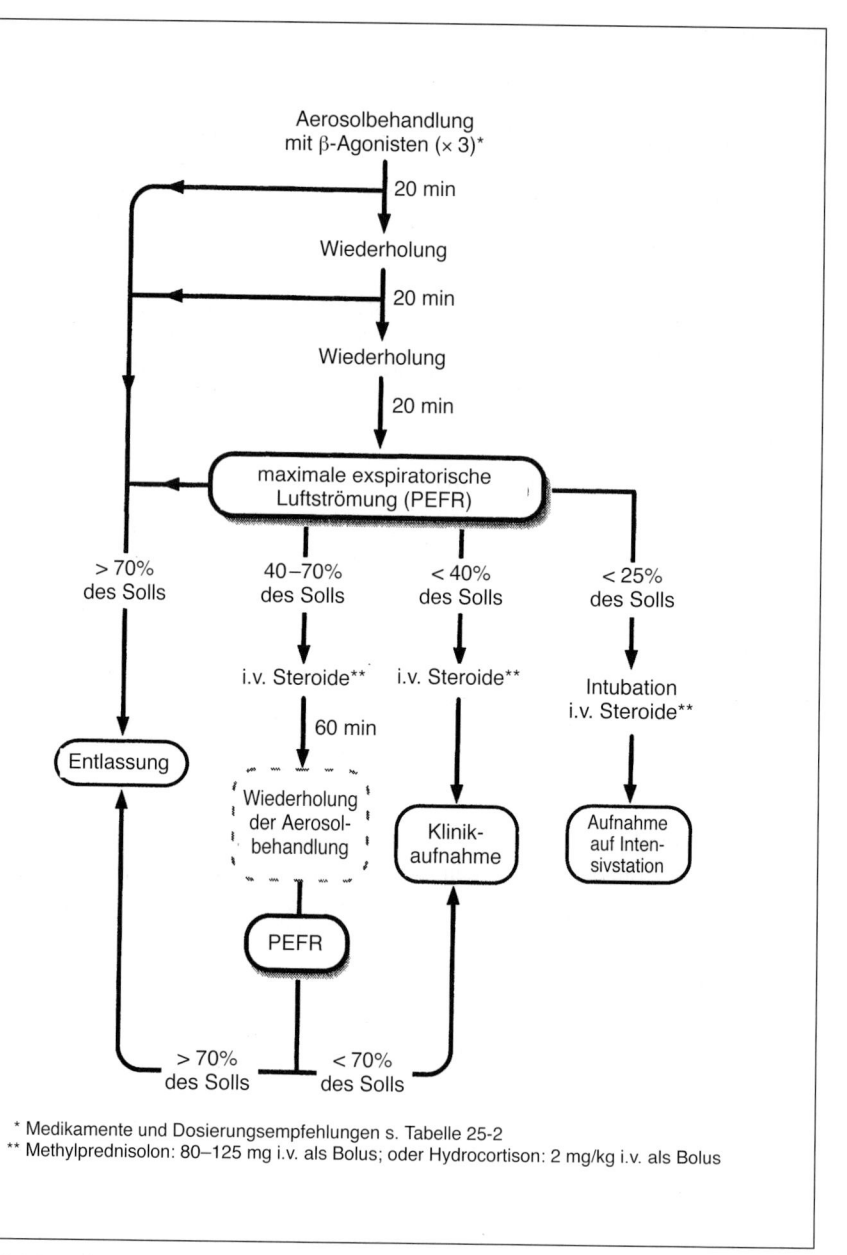

Abb. 25-4 Vorgehensweise bei der Ersttherapie des akuten Asthmaanfalls in der Notaufnahme. PEFR = maximale exspiratorische Luftströmung (peak expiratory flow rate) (bearbeitet aus: National Asthma Education Program, Expert Panel Report [1]).

Theophyllin

Theophyllin war mehr als 50 Jahre lang ein beliebter Bronchodilatator in den USA, hat aber für die Akuttherapie nur geringen Wert [21]. **Theophyllin ist weniger wirksam als β-mimetische Aerosole, produziert aber mehr unerwünschte Nebenwirkungen** [1, 22, 23]. Dies unterstreichen die in Tabelle 25-3 aufgeführten Feststellungen aus dem „National Asthma Education Program" [1]. Wie in Abbildung 25-5 dargestellt, nützt Theophyllin auch nur wenig, wenn es in Kombination mit β-Agonisten als Aerosol bei akutem Asthma eingesetzt wird [22, 23].

Theophyllin ist noch ungünstiger zu bewerten, wenn man die Kosten für die Überwachung der Serumtheophyllinkonzentration betrachtet (etwa 50 Dollar pro Bestimmung). In den USA erfolgen jährlich geschätzte 500 000 Krankenhauseinweisungen wegen Asthma [24]; würde jedesmal bei der Einweisung und vor der Entlassung die Theophyllinkonzentration bestimmt, lägen die jährlichen Kosten bei 25 Millionen Dollar.

Tabelle 25-3 Expertenkommentar zu Theophyllin (aus [1]).

- Wird Aminophyllin alleine intravenös angewendet, so ist es 3- bis 4mal weniger wirksam gegen eine Atemwegsobstruktion als die repetitive Gabe von β-mimetischen Bronchodilatatoren
- Verwendet man intravenöses Aminophyllin in Kombination mit repetitiven Dosen von β-mimetischen Bronchodilatatoren, verstärkt es vermehrt Nebenwirkungen, ohne eine zusätzliche Bronchodilatation zu bewirken
- Es wird betont, daß bei Erwachsenen und Kindern, die mit repetitiven Dosen von β-mimetischen Bronchodilatatoren behandelt wurden, Methylxanthine keine relevante Rolle bei der Linderung einer Atemwegsobstruktion spielen

Gebrauchsinformation

Obwohl es keine klar umschriebenen Indikationen für Theophyllin bei Intensivpatienten gibt, wird dieses Medikament weiterhin verwendet. Deshalb sind in Tabelle 25-4 einige Dosierungsempfehlungen aufgenommen.

Aminophyllin

Wird Theophyllin intravenös appliziert, muß ein Lösungsmittel zugesetzt werden, um die Löslichkeit zu gewährleisten. Dieses Lösungsmittel ist Ethylendiamin (kommt auch in Schellack und Pestiziden vor). Die Theophyllin-Ethylendiamin-Zubereitung heißt Aminophyllin.

Über Überempfindlichkeitsreaktionen auf Ethylendiamin wurde berichtet [25]. Für sensibilisierte Patienten ist auch eine Theophyllin-Dextrose-Lösung für die intravenöse Anwendung erhältlich (Travenol Labs).

Dosierungen

Mit der Dosierungsanleitung in der Tabelle 25-4 wird ein Serumtheophyllinspiegel von etwa 10 mg/l angestrebt, was der unteren Grenze des therapeutischen Fensters entspricht. **Der therapeutische Bereich der Serumtheophyllinkonzentration liegt zwischen 10 und**

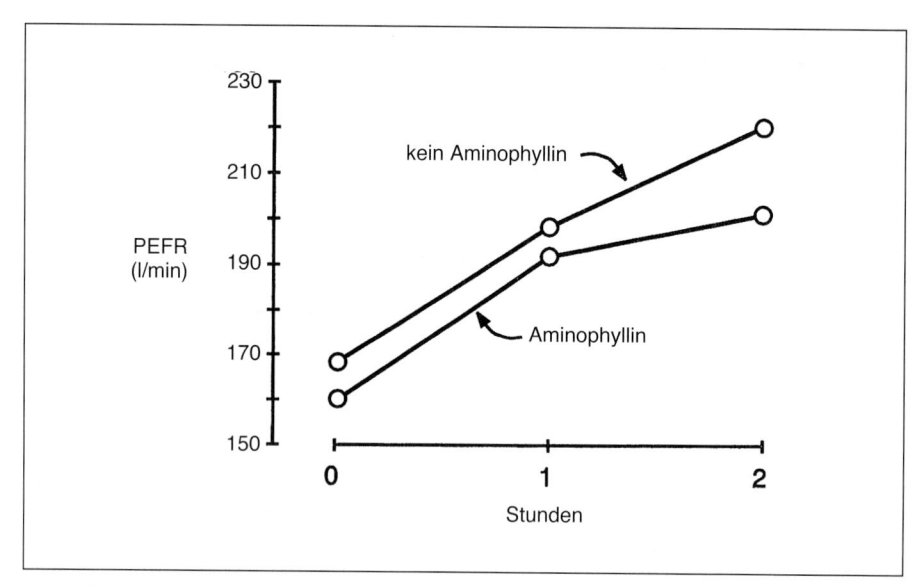

Abb. 25-5 Veränderungen der maximalen exspiratorischen Luftströmung (peak expiratory flow rate, PEFR) bei Patienten mit akutem Asthmaanfall, die mit Metaproterenolinhalation und Hydrocortison intravenös sowie mit bzw. ohne Aminophyllin intravenös behandelt wurden. Jeder Punkt repräsentiert den Mittelwert aller Patienten einer Behandlungsgruppe (aus Wrenn K et al. Aminophylline therapy for acute bronchospastic disease in the emergency room. Ann Intern Med 1991; 115: 241–247).

Tabelle 25-4 Dosierung von intravenösem Aminophyllin (aus: Powell JR et al: Theophylline disposition in acutely ill hospitalized patients. Am Rev Respir Dis 1978; 118: 229–238).

	Situation	Dosis
Startdosis	keine vorherige Verabreichung weiterführende Verabreichung Geschwindigkeit	6 mg/kg * $(T_D-T_P)/1{,}6$ ** < 0,2 mg/kg/h
Infusionsrate	Standard niedriges Herzzeitvolumen Raucher	0,5 mg/kg/h 0,2 mg/kg/h 0,8 mg/kg/h

* Idealgewicht zugrunde legen; bei adipösen Patienten könnte die Dosis unterschätzt werden.
** T_D und T_P entsprechen gewünschter und bestehender Theophyllinkonzentration.

20 mg/l bzw. bei 55,5–111 mmol/l (1 mg/l = 5,5 mmol/l). Bei adipösen Patienten wird für die Initialdosis zwar üblicherweise das Idealgewicht zugrunde gelegt, angemessener für die Berechnung der Dosis bei Adipositas ist aber ein Wert zwischen dem Ideal- und dem tatsächlichen Gewicht [26]. Die Überwachung der Serumtheophyllinkonzentration ist daher bei adipösen Patienten sehr wichtig. Man beachte auch die deutlich reduzierte

Theophyllindosis für Patienten mit Herzinsuffizienz. Dosisanpassungen können auch notwendig werden, wenn Patienten mit Medikamenten behandelt werden, die die Theophyllinkonzentration beeinflussen können (Medikamente, die mit Theophyllin interagieren, werden in Kapitel 54 beschrieben).

Theophyllintoxizität

Theophyllin ist die fünfthäufigste Ursache einer medikamenteninduzierten Intoxikation, und eine Theophyllinintoxikation ist die fünfthäufigste Ursache von Todesfällen durch Drogen-/Medikamentenintoxikation [27]. Eine Veröffentlichung zeigte, daß Verordnungsfehler der Hausärzte für 68% der Krankenhauseinweisungen wegen Theophyllinintoxikation verantwortlich waren [28].

Symptomatik

Eine Theophyllinintoxikation liegt definitionsgemäß bei einer höheren Serumkonzentration als 20 mg/l vor. Bei den meisten Patienten treten klinische Symptome bei Serumkonzentrationen zwischen 20 und 30 mg/l auf, bei Theophyllinspiegeln über 30 mg/l sind praktisch alle Patienten betroffen [29]. Zu den häufigen Manifestationen einer leichten Intoxikation gehören Tachykardie, Tremor, Übelkeit, Diarrhö und Agitiertheit. Schwerwiegendere Intoxikationen sind durch Verwirrung, Hypotonie, Hypokaliämie und supraventrikuläre Tachykardien gekennzeichnet. Im schlimmsten Fall kommt es zu generalisierten Krampfanfällen, Koma und Kammerflimmern. Der Schweregrad der klinischen Symptomatik korreliert dabei nicht immer mit dem Grad der Erhöhung der Serumtheophyllinkonzentration [29, 30].

Therapie

Das Vorgehen bei einer Theophyllinintoxikation erfolgt in drei Stufen:
Stufe 1: Als erstes muß die Medikamentenzufuhr unterbrochen werden. Bei einer geringgradigen Intoxikation kann die Therapie mit einer niedrigeren Dosis fortgesetzt werden.
Stufe 2: Ist die Symptomatik der Intoxikation ernster (z.B. Veränderungen des Geisteszustands), so wird **Aktivkohle oral** verabreicht, um die Theophyllinausscheidung zu beschleunigen. Aktivkohle kann im Gastrointestinaltrakt die Theophyllinausscheidung aus dem Blut tatsächlich beschleunigen. Sie absorbiert nämlich einen Teil des Medikaments, das durch die Schleimhaut des Gastrointestinaltrakts hin und her zirkuliert („gastrointestinale Dialyse"). Die Dosierung der Aktivkohle beträgt **20 g alle 2 Stunden. Jeder zweiten Dosis werden 75 ml 70%iges Sorbitol zugesetzt**, um die Passage der Kohle zu beschleunigen [30].
Stufe 3: Bei einer lebensbedrohlichen Theophyllinintoxikation (z.B. bei ernsten Arrhythmien, Krampfanfällen oder einer Serumtheophyllinkonzentration über 100 mg/l) empfiehlt sich eine **Kohle- oder Harzhämoperfusion,** um die Theophyllinausscheidung zu beschleunigen. Stehen diese Möglichkeiten nicht zur Verfügung, ist die Hämodialyse eine wirkungsvolle Alternative. Eine Peritonealdialyse beschleunigt die Theophyllinausscheidung nicht.

Zusätzlich zu der Behandlung, die auf eine Beschleunigung der Theophyllinausscheidung abzielt, können andere, spezifischere Maßnahmen notwendig werden. Obwohl sich Krampfanfälle gewöhnlich nicht wiederholen [29], wird trotzdem eine Kurzzeittherapie mit Antikonvulsiva empfohlen, bis die Serumtheophyllinkonzentration wieder im sicheren Bereich ist. Kardiale Arrhythmien können mit einem selektiven β_1-Rezeptorantagonisten behandelt werden (z.B. Esmolol), ohne einen Bronchospasmus auszulösen [31]. Es kann vorkommen, daß eine theophyllininduzierte Hypotonie auf konventionelle Vasopressoren nicht anspricht.

Kortikosteroide

Kortikosteroide waren lange Zeit beliebt zur Therapie von Asthma, das auf Bronchodilatatoren nicht ansprach. Die jeweiligen Eigenschaften der antiinflammatorischen Kortikosteroide werden in Tabelle 25-5 vorgestellt.

Asthma

Der akute Asthmaanfall wird nicht mehr nur als Bronchospasmus betrachtet. Der Bronchospasmus ist ein frühes Symptom, dauert aber nur 30 bis 60 Minuten an.
Eine zweite Episode der Atemwegsobstruktion tritt 3 bis 8 Stunden später auf und wird durch eine Entzündung und ein Ödem in den Wänden der kleinen Atemwege verursacht [32]. Daher sollten Bronchodilatatoren im Anfangsstadium eines akuten Asthmaanfalls wirksam sein, antiinflammatorische Kortikosteroide hingegen die später auftretende Obstruktion verbessern. Das würde auch erklären, warum die Steroidwirkungen bei akutem Asthma oft erst nach 6 bis 8 Stunden sichtbar werden.

Welche Substanz in welcher Dosierung?

Wie schon in Abbildung 25-4 dargestellt, sollte bei einem akuten Asthmaanfall, der nicht auf die dreimalige, sukzessive Gabe von β-Agonisten in Aerosolform anspricht, ein intravenöses Kortikosteroid verabreicht werden. Das „National Asthma Education Program" [1] empfiehlt 80 bis 125 mg Methylprednisolon i.v. als Bolus (danach 80 mg i.v. alle 6 bis 8 Stunden) oder 2 mg/kg Hydrocortison i.v. als Bolus (danach 2 mg/kg i.v. alle 4 Stunden). Obwohl es keine Anhaltspunkte dafür gibt, daß ein Kortikosteroid den anderen bei der Asthmabehandlung überlegen ist, sollte Methylprednisolon aufgrund seiner besseren antiinflammatorischen Aktivität gegenüber Hydrocortison bevorzugt werden (Tab. 25-5). Auch die geeignete Dosierung der Kortikosteroide ist nicht bekannt; die meisten Empfehlungen favorisieren jedoch hohe Dosen. Stabilisieren sich Patienten unter intravenö-

Tabelle 25-5 Vergleich antiinflammatorischer Kortikosteroide (aus: Zeiss CR: Intense pharmacotherapy. Chest 1992;101[Suppl]: 407S).

Kortikosteroid	parenterale Form	Äquivalenzdosis (mg)	relative antiinflammatrische Aktivität	relative Na$^+$-Retention
Hydrocortison	Hydrocortison Hoechst	20	1	20
Prednisolon	–	5	3,5	1
Methylprednisolon	z.B. Urbason® solubile	4	5	0,5
Dexamethason	z.B. Decadron	0,75	30–40	0

sen Steroiden, kann auf orales Prednisolon mit einer Tagesdosis von 60 mg umgestellt werden. Die orale Dosis wird dann je nach klinischer Situation reduziert.

Was ist zu erwarten?

Man erwarte keine Wunder. Trotz ihres hohen Beliebtheitsgrades ist die Steroidtherapie bei akutem Asthma nach Erfahrungsberichten weit entfernt von einem Verdienstorden. Eine Anzahl klinischer Studien zeigte *keinen* Nutzen einer Steroidtherapie bei akutem Asthma [33, 34, 35, 36]. Diese Studien ermöglichen eine ausgewogenere Beurteilung der Steroidtherapie bei akutem Asthma.

Chronisch-obstruktive Lungenerkrankung

Kortikosteroide sind auch in der Behandlung von Patienten mit schwerer COPD beliebt. Es gibt jedoch keinen Beweis dafür, daß sie eine COPD günstig beeinflussen [36]. Da eines der Charakteristika einer COPD das fehlende Ansprechen der Atemwege auf Bronchodilatatoren ist, erscheint es nicht vernünftig, bei COPD eine Reaktion der Atemwege auf eine medikamentöse Behandlung mit Kortikosteroiden zu erwarten.

Nebenwirkungen

Während eine Langzeitanwendung von Steroiden mit vielfältigen Nebenwirkungen verbunden ist, ist dies bei einer kurzdauernden Gabe von Steroiden (d.h. bis zu 1 Monat) nicht der Fall.

Psyche

Eine Kurzzeittherapie mit hochdosierten Steroiden wird häufig von einer Art Euphorie und Wohlgefühl begleitet. Obwohl häufiger psychotische Reaktionen als Komplikation einer hochdosierten Steroidtherapie erwähnt werden [18], ist dieses Phänomen wenig belegt.

Myopathie

Bei beatmungspflichtigen Asthmapatienten, die mit hochdosierten Steroiden und neuromuskulär blockierenden Substanzen behandelt wurden, wurde über eine Myopathie berichtet [37]. Anders als die traditionelle Steroidmyopathie, die durch eine Schwäche der proximalen Muskulatur gekennzeichnet ist, betrifft die Myopathie bei beatmungspflichtigen Asthmapatienten sowohl die proximalen als auch die distalen Muskelgruppen und ist oft mit einer Rhabdomyolyse vergesellschaftet [37]. Die Ätiologie dieser destruktiven Myopathie ist unbekannt, aber die Kombination aus Steroiden und relaxierenden Substanzen spielt sicherlich eine Rolle. Die muskuläre Schwäche kann andauern und eine Entwöhnung vom Beatmungsgerät hinauszögern. Besteht der Verdacht auf diese Erkrankung, ist ein schnelles Beenden der Zufuhr von Relaxanzien und Steroiden angezeigt. Glücklicherweise ist dieser Zustand reversibel.

Mukokinetische Therapie

Das Ziel einer mukokinetischen Therapie ist es, den Sekretabfluß aus dem Respirationstrakt zu erleichtern und intraluminale Hindernisse für den Luftstrom zu beseitigen [38]. Dieser Ansatz ist primär auf langzeitbeatmete Patienten begrenzt.

Blande Aerosole

Die Hauptaufgabe von Aerosolen in der klinischen Medizin besteht darin, eine pharmazeutische Substanz in die oberen Atemwege einzubringen. Aerosole, die keine pharmazeutisch wirksame Substanz enthalten, werden blande Aerosole genannt [38].

Die meisten blanden Aerosole werden aus Salzlösungen (hypoton, isoton und hyperton) oder destilliertem Wasser hergestellt. Sie sollen Husten induzieren (hypertone Aerosole) und eingedickte und zähe Sekrete verflüssigen. Die letztgenannte Anwendung wird zwar häufig praktiziert, ist aber nicht gerechtfertigt, wie im folgenden beschrieben.

Sol versus Gel

Die respiratorischen Sekrete bilden eine Filmschicht, die die Schleimhautoberfläche der Atemwege bedeckt. Dieser Überzug besitzt eine hydrophile (Solphase) und eine hydrophobe Seite (Gelphase). Die hydrophile Seite ist nach innen gerichtet, um die Schleimhautoberfläche feucht zu halten. Die hydrophobe Seite zeigt zum Atemwegslumen. Dieser Bereich enthält ein Netzwerk aus Mukoproteinsträngen (sog. Schleimfäden), die von Disulfidbrücken zusammengehalten werden. Dieses Netzwerk fängt Partikel und sonstiges Material in den Atemwegen ein; diese Kombination von Mukoproteinnetz und gefangenem Material macht das viskös-elastische Verhalten der Sekrete aus. Da Wasser *nicht* in den Bereich des Sekrets, der für das viskös-elastische Verhalten verantwortlich ist, eindringen kann, ist die Verwendung von blanden Aerosolen zur Verflüssigung und Auflösung von Sekret nutzlos.

Mukolytische Therapie

Die Auflösung zäher Sekrete wird durch das Zerreißen der Bindungen, die die Mukoproteinstränge zusammenhalten, erreicht. Die mukolytische Therapie mit N-Acetylcystein (Mucomyst) [39] basiert auf einer Auftrennung der Disulfidbrücken zwischen den Mukoproteinsträngen. N-Acetylcystein (ACC) ist ein sulfhydrylhaltiges Tripeptid, das besser als Antidot bei Acetaminophenüberdosierung bekannt ist (s. Abb. 53-1) und als flüssige Zubereitung (10- oder 20%ige Lösung) erhältlich ist. Es kann als Aerosolspray verabreicht oder direkt in die Atemwege injiziert werden (Tab. 25-6). ACC in Aerosolform sollte möglichst vermieden werden, da es die Atemwege reizt und Husten und Bronchospasmus auslösen kann (vor allem bei Asthmatikern). Es besitzt einen unangenehmen Geschmack (wegen des Schwefelgehalts des ACC) und kann bei nichtintubierten Patienten zu Übelkeit und Erbrechen führen. Bei bestimmten Patienten mit Schwierigkeiten, Sekrete abzu-

Tabelle 25-6 Mukolytische Therapie mit N-Acetylcystein (N-ACC).

Aerosoltherapie	• 10%ige N-ACC-Lösung verwenden • 2,5 ml N-ACC mit 2,5 ml NaCl vermischen und in einen Vernebler geben, um es als Aerosol zu verabreichen Cave: kann Husten und Bronchospasmus auslösen
tracheale Instillation	• 20%ige N-ACC-Lösung verwenden • 2,0 ml N-ACC mit 2,0 ml NaCl vermischen und 2-ml-weise injizieren Cave: kann eine Bronchorrhö auslösen

husten, kann eine direkte Instillation von N-ACC in den endotrachealen Tubus (zwei- oder dreimal am Tag) vorgenommen werden. (Ich verwende diesen Therapieansatz bei postoperativen Patienten, bei denen obstruierende Sekrete bronchoskopisch entfernt werden müssen.) Übermäßige Mengen von intratrachealem N-ACC sollte man vermeiden, da die Lösung hyperton ist (sogar mit Zusatz von NaCl-Lösung) und eine Bronchorrhö auslösen kann.

Teil VII

Maschinelle Beatmung

All who drink of this remedy
will recover ...
except those in whom
it does not help,
who will die.
Therefore, it is obvious
that it fails only
in incurable cases.

Galen

KAPITEL 26

Prinzipien der maschinellen Beatmung

> „... an opening must be attempted in the trunk of the trachea, into which a tube of reed or cane should be put, you will then blow into this, so that the lung may rise again ... and the heart becomes strong ..."
>
> ANDREAS VESALIUS (1555)

Nach der Erstbeschreibung der Überdruckbeatmung durch Vesalius dauerte es noch 400 Jahre, bis diese Methode Einzug in der Patientenversorgung hielt. Während der Polioepidemie 1955 überstieg der Bedarf an Beatmungsgeräten den Bestand an Unterdrucktankventilatoren, den sogenannten eisernen Lungen. So waren in Schweden damals alle medizinischen Fakultäten vorübergehend geschlossen, während die Medizinstudenten in Acht-Stunden-Schichten eingesetzt wurden, um Patienten manuell zu beatmen. Mit durchschlagendem Erfolg stellte die Emerson Company in Boston dem nahe gelegenen Massachusetts General Hospital den Prototypen eines Überdruckbeatmungsgeräts zur Verfügung. Damit begann die Ära der maschinellen Überdruckbeatmung und auch die der Intensivmedizin.

Konventionelle maschinelle Beatmung

Die ersten Respiratoren waren **druckgesteuert,** d.h, sie blähten die Lunge, bis ein bestimmter vorher eingestellter Druck erreicht war. Dieses Beatmungsverfahren wurde jedoch bald verlassen, da das erreichte Hubvolumen mit Veränderungen der mechanischen Eigenschaften der Lunge variierte. Im Gegensatz dazu geben **volumenkontrollierte** Ventilatoren auch dann das voreingestellte Atemhubvolumen ab, wenn sich die Lungenmechanik ändert, und gewährleisten so eine konstante alveoläre Ventilation. Aus diesem Grund etablierte sich die volumenkontrollierte Ventilation als Standardmethode der maschinellen Überdruckbeatmung [1, 2, 3, 4, 5].

Beatmungsdrücke

Flow-, Volumen- und Druckveränderungen, wie sie bei volumengesteuerter Beatmung vorkommen, sind in Abbildung 26-1 dargestellt. Bei konstantem inspiratorischem Fluß nimmt das Lungenvolumen linear zu. Der Druck in den proximalen Luftwegen (P_{PROX}) steigt anfänglich steil an, um dann im weiteren Verlauf der Inspiration nur noch langsam zuzunehmen. Der Alveolardruck (P_{ALV}) steigt dagegen während der gesamten Inspirationsphase kontinuierlich an.

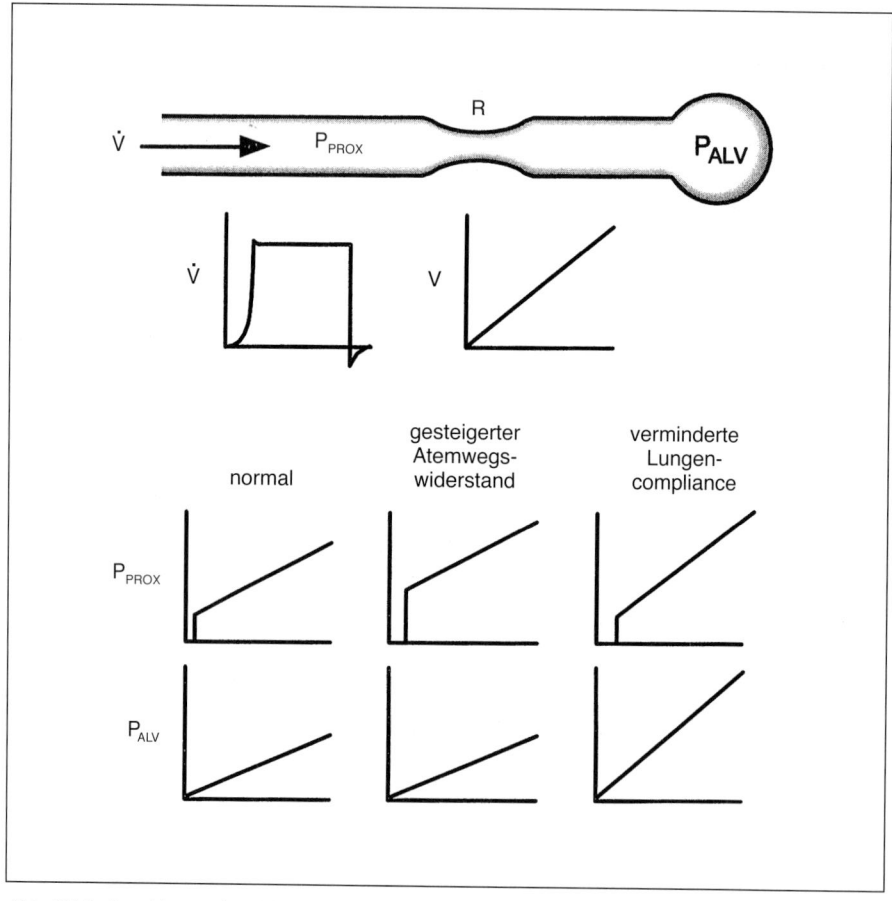

Abb. 26-1 Druckkurven bei volumenkontrollierter Beatmung mit konstantem Flow.
$\dot{V}$ = *inspiratorischer Flow, V = Atemhubvolumen, R = Atemwegswiderstand, P_{PROX} = proximaler Atemwegsdruck, P_{ALV} = Alveolardruck.*

Der anfänglich steile Druckanstieg in den proximalen Luftwegen ist ein Zeichen des Atemwegswiderstands. Eine Zunahme der Resistance erhöht den initialen Druckanstieg in den proximalen Atemwegen, während der Alveolardruck am Ende der Inspiration unverändert bleibt. **Folglich wird bei steigenden Atemwegswiderständen für das gleiche Hubvolumen ein höherer Inspirationsdruck benötigt, der aber nicht in die Alveolen fortgeleitet wird.** Anders verhält es sich jedoch, wenn die Dehnbarkeit der Lunge (Compliance) abnimmt. In diesem Fall kommt es sowohl in den proximalen Atemwegen als auch in den Alveolen zu einem Druckanstieg. **Somit wird bei abnehmender Compliance der für das gleiche Hubvolumen benötigte höhere Inspirationsdruck unmittelbar in die Alveolen weitergeleitet.** Der alveoläre Druckanstieg bei eingeschränkter Compliance kann zu einer druckinduzierten Lungenschädigung führen (s.u.).

Herzleistung

Die Einwirkung der Überdruckbeatmung auf die Herzleistung ist komplex und beinhaltet Veränderungen der Vorlast und der Nachlast, die sowohl das rechte als auch das linke Herz betreffen [6]. Um diese Veränderungen zu beschreiben, ist es wichtig, sich den Einfluß des intrathorakalen auf den transmuralen Druck in Erinnerung zu rufen, der wiederum die ventrikuläre Füllung (Vorlast) und den Widerstand gegen den ventrikulären Auswurf (Nachlast) bestimmt.

Transmuraler Druck

Die Übertragung des intrathorakalen Drucks auf das Lumen intrathorakaler Blutgefäße ist kurz in Kapitel 11 beschrieben (s. Abb. 11-1). Der Einfluß der Lungenmechanik auf diese Druckübertragung ist in Abbildung 26-2 dargestellt. Das linke Bild zeigt eine gesunde Lunge, die mit einem Atemhub von 700 ml beatmet wird. Der Anstieg des alveolären

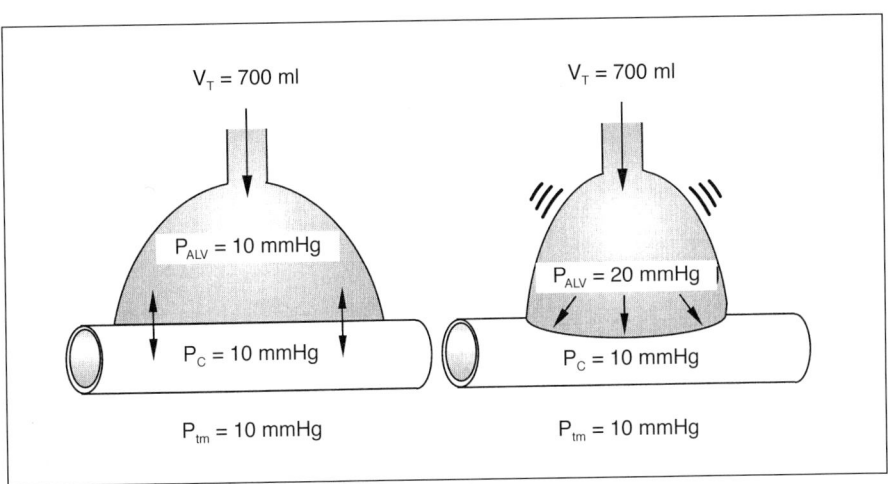

Abb. 26-2 Die Übertragung des Alveolardrucks (P_{ALV}) auf die pulmonalen Kapillaren bei normalen Lungen und bei Lungen mit verminderter Compliance. P_c = hydrostatischer Kapillardruck, P_{tm} = transmuraler Kapillarwanddruck, V_T = Hubvolumen.

Drucks wird dabei komplett auf die pulmonalen Kapillaren übertragen. Eine Veränderung des kapillären transmuralen Drucks resultiert daraus nicht. Beatmet man jedoch eine Lunge mit verminderter Compliance (rechtes Bild) in gleicher Weise, so wird der Anstieg des alveolären Drucks nicht komplett auf die Kapillaren übertragen. Dies hat einen Anstieg des transmuralen Drucks zur Folge. Diese Zunahme des transmuralen Drucks bewirkt eine Kompression der Kapillaren. Daher führt die Überdruckbeatmung bei Zuständen mit verminderter Lungencompliance (z.B. Lungenödem, Pneumonie) zu einer Kompression des Herzens und der intrathorakalen Blutgefäße, die sich vor- oder nachteilig auswirken kann (s.u.) [7, 8, 9].

Vorlast

Überdruckbeatmung kann die ventrikuläre Füllung auf verschiedene Weise beeinträchtigen (Abb. 26.3). Zum einen senkt ein positiver intrathorakaler Druck den Druckgradienten für den venösen Rückfluß zum Thorax. Weiterhin führt jeder extraventrikuläre Druckanstieg zu einer Abnahme der ventrikulären Dehnbarkeit, woraus eine verminderte diastolische ventrikuläre Füllung resultieren kann. Schließlich kann eine Kompression der pulmonalen Blutgefäße die linksventrikuläre Füllung vermindern: einerseits durch einen abnehmenden linksatrialen venösen Einstrom, andererseits durch einen erschwerten rechtsventrikulären Auswurf. In diesem Fall kann es zu einer rechtsventrikulären Dilatation kommen, die das Ventrikelseptum gegen den linken Ventrikel drückt und somit zu einer Abnahme der linksventrikulären Kammergröße führt. Dieses Phänomen, bekannt als *interventrikuläre Interdependenz,* ist einer der Mechanismen, die ein Rechtsherzversagen die linksventrikuläre Leistung beeinträchtigen lassen (s. Abb. 16-4).

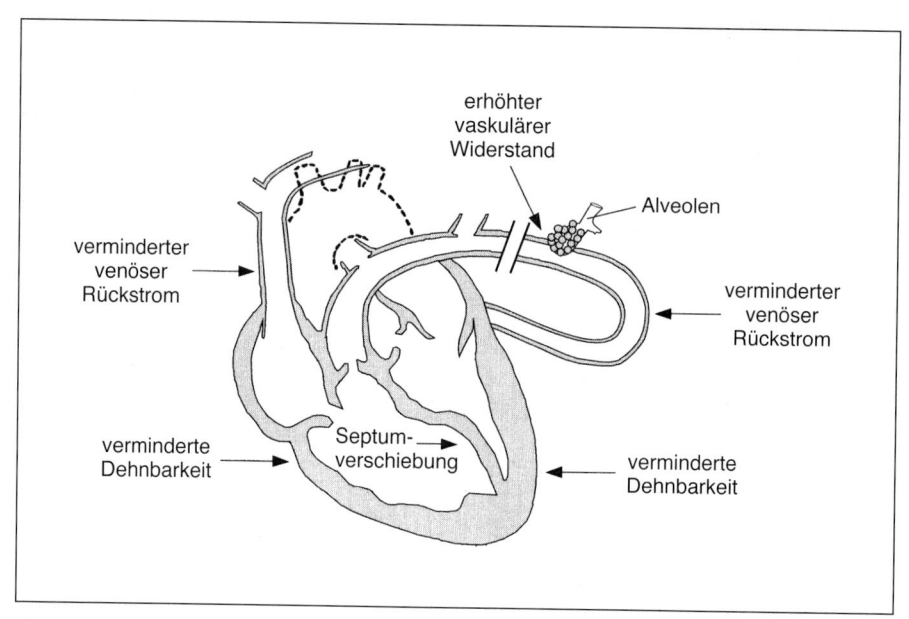

Abb. 26-3 Verminderte ventrikuläre Füllung (Vorlast) durch maschinelle Überdruckbeatmung.

Nachlast

Während eine ventrikuläre Kompression bei Überdruckbeatmung die diastolische Ventrikelfüllung erschwert, erleichtert dieselbe Kompression den ventrikulären Auswurf während der Systole. Dieser Effekt ist leicht vorstellbar (so als ob eine Hand den Ventrikel während der Systole ausdrückt) und kann auch mit den Begriffen der ventrikulären Nachlast erklärt werden. Das bedeutet, daß die ventrikuläre Nachlast oder der Widerstand gegen den ventrikulären Auswurf vom systolischen transmuralen Wandspitzendruck abhängig ist (s. Abb. 1-3). Unvollständige Übertragung des intrathorakalen Drucks auf die Ventrikel vermindert den transmuralen ventrikulären Druck während der Systole und führt zu einer Abnahme der ventrikulären Nachlast.

Herzzeitvolumen

Überdruckbeatmung führt tendenziell zu einer verminderten ventrikulären Füllung während der Diastole, erhöht aber gleichzeitig den ventrikulären Auswurf während der Systole. Bei verminderter ventrikulärer Füllung ist das HZV gleichermaßen vermindert. Wenn die ventrikuläre Füllung jedoch nicht beeinträchtigt ist, kann die Überdruckbeatmung zu einer Steigerung des kardialen Schlagvolumens führen. Der Anstieg des Schlagvolumens bedingt einen Anstieg des systolischen Blutdrucks während der Überdruckbeatmung – ein Phänomen, das als *umgekehrter Pulsus paradoxus* bezeichnet wird. Dieser Einfluß eines positiven intrathorakalen Drucks auf das HZV ist einer der Mechanismen, die den günstigen Effekt der externen Herzdruckmassage beim Herzstillstand erklären (s. Kap. 17).

Indikationen zur maschinellen Beatmung

Die Entscheidung zur Intubation und maschinellen Beatmung ist nicht so kompliziert wie immer angenommen. Anstelle der üblichen Listen klinischer und physiologischer Indikationen zur maschinellen Beatmung sollten die folgenden einfachen Regeln genügen:
Regel 1: **Die Indikation zur Intubation und maschinellen Beatmung ist immer dann gegeben, wenn man an sie denkt.** Man neigt dazu, die Intubation möglichst lange hinauszuschieben in der Hoffnung, sie ganz vermeiden zu können. Eine elektive Intubation ist jedoch weit weniger riskant als eine Notfallintubation, so daß ein Hinausschieben der Intubation den Patienten unnötig gefährdet. Bei einem Patienten, der sich in so schlechtem Zustand befindet, daß man an Intubation und Beatmung denkt, sollte man diese unverzüglich durchführen.
Regel 2: **Intubation ist kein Ausdruck von Inkompetenz.** Der Nachtdienst neigt dazu, sich bei der Morgenvisite zu entschuldigen, wenn ein Patient in der Nacht intubiert wurde, so als ob diese Maßnahme ein Ausdruck von Feigheit sei. Es ist aber niemals jemand dafür zu tadeln, daß er die Atemwege gesichert hat.
Regel 3: **Endotrachealtuben sind keine Krankheit, und Beatmungsgeräte machen nicht süchtig.** Die Binsenweisheit „einmal am Respirator, immer am Respirator" ist ein Irrglaube und sollte niemals die Entscheidung zur Beatmung beeinflussen. Nicht Endotrachealtuben und Respiratoren schaffen die Notwendigkeit einer maschinellen Beatmung, kardiopulmonale und neuromuskuläre Krankheiten hingegen schon.

Beatmungsstrategien

Dreißig Jahre nach Einführung der maschinellen Überdruckbeatmung wurde offensichtlich, daß die eingeführten Methoden der assistierten Beatmung die zugrundeliegenden kardiopulmonalen Störungen sogar verschlimmern können. Diese Erkenntnis führte zu einer revidierten Strategie der maschinellen Beatmung, die in Kapitel 23 schon angesprochen wurde und in Tabelle 26-1 zusammengestellt ist [3].

Hohes Atemhubvolumen

In den Anfangszeiten der maschinellen Überdruckbeatmung wurde ein großes Atemhubvolumen empfohlen, um einem Kollaps der Alveolen vorzubeugen; diese hohen Atemhubvolumina wurden zum Standard. **Während das Atemhubvolumen eines spontan atmenden Erwachsenen normalerweise 5–7 ml/kg KG beträgt, ist bei der volumenkontrollierten Beatmung ein Hubvolumen von 10–15 ml/kg KG etabliert** (d.h. mindestens das Doppelte). Dieser Unterschied wird durch mechanische Seufzer zusätzlich verstärkt, die 1,5- bis zweimal größer sind als das Standardhubvolumen (oder 15–30 ml/kg KG) und sechs- bis zwölfmal pro Stunde appliziert werden (Tab. 26-1). Diese großen Atemhubvolumina der konventionellen maschinellen Beatmung können nicht nur das HZV vermindern, sondern auch die Lunge schädigen (s.u.) [8, 9].

Respiratorbedingte Lungenschädigung

Bei beatmungspflichtigen Lungenerkrankungen (z.B. ARDS, Pneumonie) betreffen die pathologischen Veränderungen nicht in die ganzen Lunge gleichermaßen [11]. Da der Atemhub bevorzugt in Regionen mit normaler Lungenfunktion abgegeben wird, werden gesunde Bezirke geschädigter Lungen meist überbläht. Bei der Applikation hoher Atemhubvolumina wird die Gefahr erhöht, normale Lungenregionen zu überdehnen.
Die Überblähung gesunder Lungenbezirke während maschineller Beatmung kann zur Schädigung der Alveolarwand und angrenzender pulmonaler Kapillaren führen [12, 13]. Diese Alveolarschädigung kann eine Alveolarruptur mit Ansammlung alveolärer Luft im Lungenparenchym (interstitielles Lungenemphysem), im Mediastinum (Mediastinalemphysem) oder im Pleuraspalt (Pneumothorax) verursachen. Die Schädigung der pulmonalen Kapillaren kann zu einem – Capillary-leak-Syndrom-ähnlichen – Lungenödem führen [14]. Diese Komplikationen können das Resultat extrem hoher Alveolardrücke (Barotrauma) oder Alveolarvolumina (Volutrauma) sein [15].

Tabelle 26-1 Strategien der mechanischen Beatmung.

Beatmungsparameter	Herkömmlich	Lungenprotektiv
Hubvolumen	10–15 ml/kg KG	5–10 ml/kg KG
Seufzer	15–30 ml/kg KG; 6–12/h	keine
endinspiratorischer Druck	Spitzendruck < 50 cmH$_2$O	Plateaudruck < 35 cmH$_2$O
PEEP	nur um die F$_{IO_2}$ < 0,6 zu halten	5–15 cmH$_2$O
arterielle Blutgase	normaler Pa$_{CO_2}$; pH = 7,36–7,44	permissive Hyperkapnie; pH = 7,20–7,44

Lungenprotektive Beatmung

Wegen der Gefahr der Lungenschädigung durch hohe Hubvolumina wurde vor einigen Jahren ein alternatives Konzept erarbeitet, das niedrigere Beatmungsvolumina (5–10 ml/kg KG) fordert (Tab. 26-1) [3]. Diese Beatmungsstrategie verzichtet auf Seufzerbeatmung und benutzt positive endexspiratorische Drücke (PEEP), um einen Kollaps der Alveolen und kleinen Luftwege zu verhindern [16]. Ziel ist ein endinspiratorischer Plateaudruck, der unter 35 cmH$_2$O liegt (auf diesen Druck wird im Laufe dieses Kapitels noch näher eingegangen).

Hubvolumina von 8 ml/kg KG oder darunter können zu einer CO$_2$-Retention führen, die bei fehlenden Hinweisen auf eine Schädigung toleriert wird. Dieses Verfahren wird als *permissive Hyperkapnie* bezeichnet [17].

Überwachung der mechanischen Eigenschaften der Lunge

Während der Spontanatmung können die mechanischen Eigenschaften der Lunge (elastische Retraktionskräfte der Lunge, Atemwegswiderstand) anhand von Lungenfunktionstests erfaßt werden. Diese Tests sind während maschineller Beatmung nur schwer durchführbar. In diesem Fall kann man die Drücke in den proximalen Atemwegen zur Beurteilung der Lungenfunktion heranziehen [18, 19].

Drücke in den proximalen Atemwegen

Maschinelle Überdruckrespiratoren überwachen den Druck in den proximalen Atemwegen während jedes einzelnen Atemzyklus. Der Verlauf dieses Drucks ist in Abbildung 26-4 dargestellt.

Endinspiratorischer Spitzendruck

Der Spitzendruck am Ende der Inspiration (P$_{pk}$) hängt vom Atemhubvolumen, vom Atemwegswiderstand und von den elastischen Rückstellkräften von Lunge und Thorax ab. Bei konstantem Hubvolumen ist der Spitzendruck direkt abhängig vom Atemwegswiderstand (Resistance) und den elastischen Rückstellkräften (Elastizität) von Lunge und Thorax:

$$P_{pk} \sim \text{Resistance} \times \text{Elastizität}$$

Ein Anstieg des Spitzendrucks weist bei konstantem Hubvolumen entweder auf eine Zunahme des Atemwegswiderstands oder eine Abnahme der Elastizität von Lunge und Thorax oder eine Kombination aus beidem hin.

Endinspiratorischer Plateaudruck

Zwischen dem Anteil der Resistance und der Elastizität am inspiratorischen Spitzendruck kann unterschieden werden, indem man am Ende der Inspiration den exspiratorischen Schenkel verschließt (s. Abb. 26-4). Wird das Atemhubvolumen in der Lunge gehalten, fällt der Druck in den proximalen Atemwegen anfänglich ab und erreicht dann einen konstanten Wert, den man als *endinspiratorischen Plateaudruck* bezeichnet. Da sich der Plateaudruck während des inspiratorischen Strömungsstillstands aufbaut, ist er nicht vom Atemwegswiderstand abhängig. Dagegen ist der Plateaudruck (P$_{pl}$) direkt proportional zur Elastizität von Lunge und Thorax.

$$P_{pl} \sim \text{Elastizität}$$

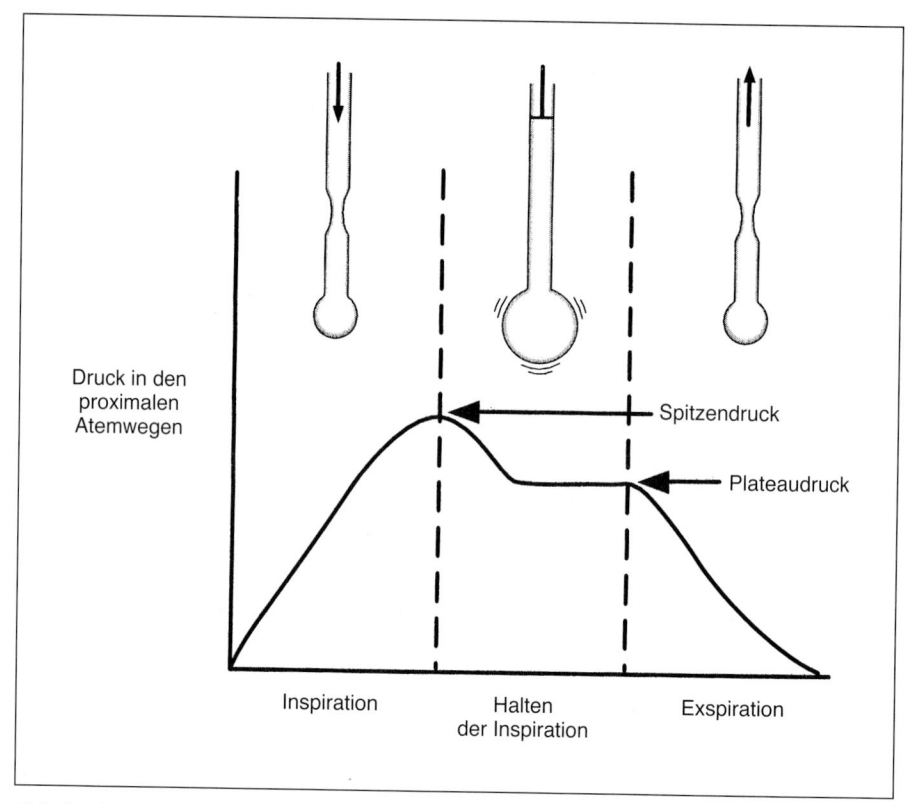

Abb. 26-4 *Proximaler Atemwegsdruck bei Überdruckbeatmung. Der Plateaudruck kommt durch einen Verschluß des Tubus oder der Respiratorschläuche zustande, um eine Exspiration zu verhindern. Mit Hilfe dieser Drücke kann man die Lungenmechanik beurteilen (s. Abb. 26-5).*

Folglich ist die Differenz zwischen dem endinspiratorischen Spitzendruck und dem Plateaudruck proportional dem Atemwegswiderstand.

$$(P_{pk} - P_{pl}) \sim \text{Resistance}$$

Tips für die Praxis

Das Flußdiagramm in Abbildung 26-5 zeigt, wie die Messung der Drücke in den proximalen Atemwegen auf die Patientenversorgung übertragen werden kann. In diesem Fall werden die Drücke zur Beurteilung einer akuten respiratorischen Verschlechterung herangezogen.

1. Wenn der Spitzendruck ohne gleichzeitige Erhöhung des Plateaudrucks ansteigt, liegt eine Erhöhung der Resistance vor. Die häufigsten Ursachen dafür sind eine Obstruktion des Endotrachealtubus, eine Verlegung der Atemwege durch Sekret oder, was relativ selten ist, ein akuter Bronchospasmus. Es empfiehlt sich daher, die Atemwege ab-

```
                    ┌─────────────────────┐
                    │ akute respiratorische│
                    │   Verschlechterung  │
                    └─────────┬───────────┘
                              │
                              ▼
                    ┌─────────────────────┐
                    │   inspiratorischer  │
                    │     Spitzendruck    │
                    └─────────────────────┘
```

vermindert / erhöht / unverändert

→ erhöht: Plateaudruck

vermindert:
Leckage
Hyperventilation

unverändert:
?
pulmonale Embolie
extrathorakale Prozesse

Plateaudruck — unverändert / erhöht

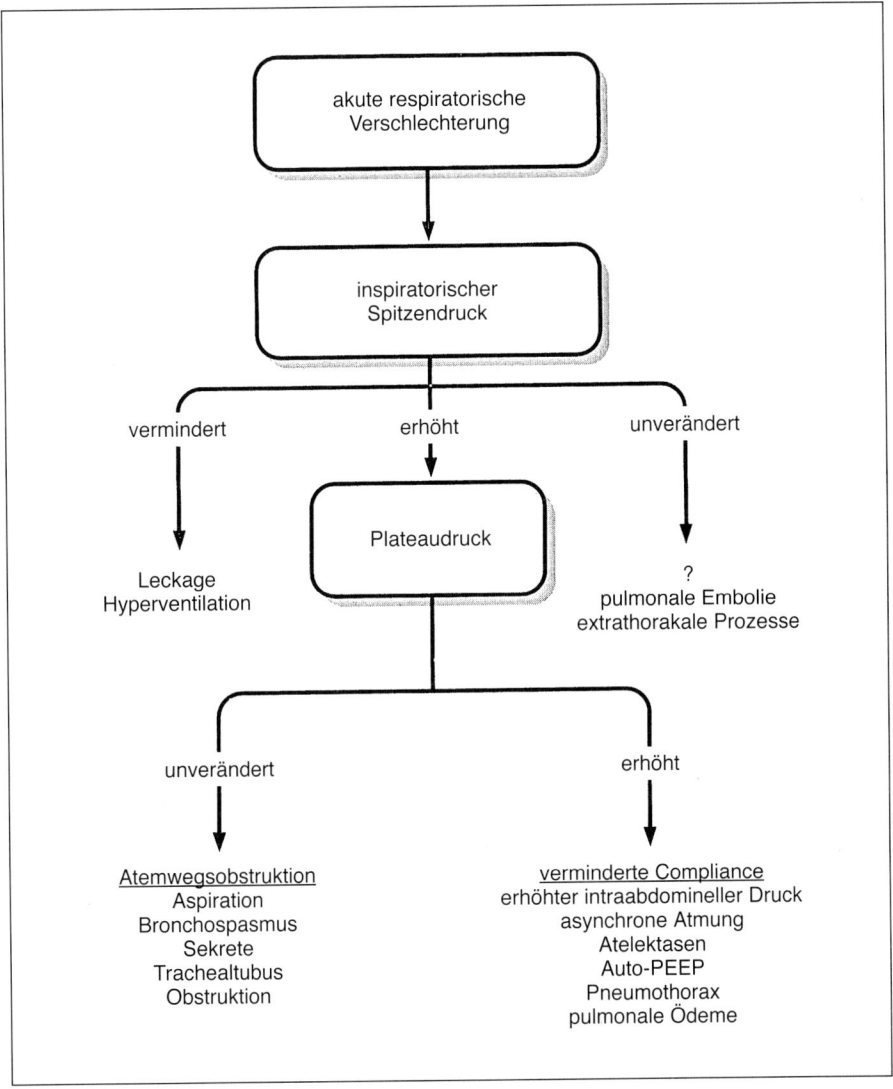

unverändert:
<u>Atemwegsobstruktion</u>
Aspiration
Bronchospasmus
Sekrete
Trachealtubus
Obstruktion

erhöht:
<u>verminderte Compliance</u>
erhöhter intraabdomineller Druck
asynchrone Atmung
Atelektasen
Auto-PEEP
Pneumothorax
pulmonale Ödeme

Abb. 26-5 Beurteilung akuter Veränderungen der Beatmungsparameter mit Hilfe der proximalen Atemwegsdrücke.

zusaugen, um Sekret zu entfernen, gefolgt von einer Behandlung mit bronchodilatatorischen Aerosolen (falls erforderlich).
2. Sind sowohl der Spitzen- als auch der Plateaudruck erhöht, ist der Grund dafür eine verminderte Dehnbarkeit von Lunge und Thoraxwand. In dieser Situation sollte man

an Pneumothorax, Lappenatelektase, akutes Lungenödem und sich verschlimmernde Pneumonie oder ARDS denken. Eine Kontraktion der Muskulatur der Thoraxwand oder ein erhöhter intraabdomineller Druck kann ebenfalls die Dehnbarkeit des Thorax vermindern. Schließlich kann ein Patient mit einer obstruktiven Lungenerkrankung, der eine Tachypnoe entwickelt, auch einen Auto-PEEP aufbauen, der den Spitzen- und Plateaudruck erhöht (s. Kap. 28).

3. Fällt der Spitzendruck ab, kann z.B. eine Leckage vorliegen (Diskonnexion des Tubus, Cuff-Leck). Es empfiehlt sich in diesem Fall, mit einem Ambu-Beutel manuell zu beatmen und zu horchen, ob der Cuff dicht ist. Ein erniedrigter Spitzendruck tritt auch auf, wenn der Patient hyperventiliert und durch eigene Atemzüge einen negativen Druck an der Maschine aufbaut.

4. Kommt es trotz Verschlechterung des Gasaustauschs zu keiner Veränderung des Spitzendrucks, bedeutet dies nicht, daß sich die Lungenmechanik nicht verändert hat. Es ist nämlich nicht bekannt, inwieweit die proximalen Atemwegsdrücke Veränderungen der Lungenmechanik anzeigen können. Verändern sich die Drücke nicht, setzen Sie Ihre Beurteilung so fort, wie Sie es ohne die Hilfe der proximalen Drücke täten.

Ansprechen auf Bronchodilatatoren

Beatmete Patienten werden oft routinemäßig mit vernebelten Bronchodilatatoren behandelt, ohne daß dafür eine Notwendigkeit besteht oder ein Nutzen belegt ist. Die Messung der proximalen Atemwegsdrücke ermöglicht eine rationalere Einstellung im Umgang mit Bronchodilatatoren bei beatmungspflichtigen Patienten. Wenn die Vernebelung von Bronchodilatatoren den inspiratorischen Spitzendruck nicht senkt (wie man es bei einer Bronchodilatation erwarten würde), gibt es kaum eine Rechtfertigung für die Fortsetzung der Therapie.

Thorakale Compliance

Die Compliance oder Dehnbarkeit von Lunge und Thoraxwand (sog. thorakale Compliance) kann quantitativ aus dem Verhältnis der Änderung des Lungenvolumens (d.h. Atemhubvolumens) zur Änderung des elastischen Rückstelldrucks (d.h. Plateaudrucks) bestimmt werden. Bei einem Atemhubvolumen (V_T) von 800 ml und einem Plateaudruck (P_{pl}) von 10 cmH$_2$O errechnet sich die statische Compliance (C_{stat}) des Thorax folgendermaßen:

$$\begin{aligned} C_{stat} &= V_T / P_{pl} \\ &= 0{,}8 \text{ l} / 10 \text{ cmH}_2\text{O} \\ &= 0{,}08 \text{ l/cmH}_2\text{O (oder 80 ml/cmH}_2\text{O)} \end{aligned}$$

Die thorakale Compliance bei beatmeten Patienten mit gesunder Lunge liegt zwischen 0,05 und 0,08 l/cmH$_2$O (oder 50–80 ml/cmH$_2$O) [18]. Bei Patienten mit steifen Lungen ist die thorakale Compliance mit 0,01–0,02 l/cmH$_2$O deutlich niedriger [20]. Daher bietet die Bestimmung der Compliance ein objektives Maß der Schwere einer pulmonalen Erkrankung, sofern diese mit einer Veränderung der Compliance einhergeht.

Voraussetzungen

Folgende Faktoren beeinflussen die Bestimmung der statischen Compliance:
1. Ein eingestellter **PEEP** erhöht den Plateaudruck. Daher sollte bei der Bestimmung der Compliance der PEEP (eingestellter oder Auto-PEEP) vom Plateaudruck abgezogen werden.

2. Die Verbindungsschläuche zwischen dem Respirator und dem Patienten dehnen sich während der Überdruckbeatmung. Um das durch diese Ausdehnung verlorene Volumen reduziert sich das inspiratorische Hubvolumen, das den Patienten erreicht. Dieses verlorene Volumen ist abhängig vom inspiratorischen Spitzendruck und von der Compliance der Verbindungsschläuche. Die übliche Compliance der Verbindungsschläuche beträgt 3 ml/cmH$_2$O, was bedeutet, daß pro 1 cmH$_2$O inspiratorischen Druckanstiegs 3 ml Volumen verlorengehen. Wenn das am Respirator eingestellte Hubvolumen 700 ml und der inspiratorische Spitzendruck 40 cmH$_2$O beträgt, dann gehen bei der Ausdehnung der Verbindungsschläuche (3 × 40) 120 ml verloren, und nur noch (700–120) 580 ml erreichen den Patienten. Wegen dieser Diskrepanz sollte das am Respirator voreingestellte Hubvolumen nicht zur Berechnung der Compliance herangezogen werden. Statt dessen sollte das exspiratorische Volumen, das meist am Monitor des Respirators angezeigt wird, benutzt werden.
3. Da die proximalen Atemwegsdrücke transthorakale (d.h. bezogen auf den Atmosphärendruck) und keine transpulmonalen (d.h. bezogen auf den intrapleuralen Druck) Drücke sind, schließt die Bestimmung der Compliance die Thoraxwand und die Lunge ein. Weil Kontraktionen der Thoraxwandmuskulatur die Compliance (Dehnbarkeit) der Thoraxwand senken können, sollte die Bestimmung der Compliance nur während passiver Beatmung erfolgen. Dennoch kann während passiver Beatmung der Anteil der Thoraxwand an der gesamten thorakalen Compliance 35 % betragen [19, 20].

Atemwegswiderstand (Resistance)

Der Widerstand, der sich dem Luftstrom während der Inspiration entgegenstellt (R_{insp}), kann als Quotient aus dem Druckgradienten, der zur Überwindung des Atemwegswiderstands benötigt wird ($P_{pk} - P_{pl}$), und der inspiratorischen Strömung (V_{insp}) bestimmt werden: $R_{insp} = (P_{pk} - P_{pl})/V_{insp}$. Die errechnete Resistance ist die Summe der Widerstände der Verbindungsschläuche, des Endotrachealtubus und der Luftwege. Da die Resistance der Verbindungsschläuche und des Tubus konstant bleibt (vorausgesetzt der Tubus ist sekretfrei), sollte eine Veränderung von R_{insp} auf eine Veränderung des Atemwegswiderstands zurückgeführt werden können. Wenn z.B. der inspiratorische Fluß 60 l/min (1,0 l/sec), der Spitzendruck 20 cmH$_2$O und der Plateaudruck 10 cmH$_2$O beträgt, ergibt sich für die Bestimmung der inspiratorischen Resistance folgende Rechnung:

$$R_{insp} = (P_{pk} - P_{pl})/V_{insp}$$
$$= 20 - 10/1 \text{ l/s}$$
$$= 10 \text{ cmH}_2\text{O/l/s}$$

Der niedrigste Flußwiderstand in großlumigen Endotracheltuben beträgt 3–7 cmH$_2$O/l/s, so daß nicht der Lunge zurechenbare Widerstände erheblich zur gesamten inspiratorischen Resistance beitragen können [21].

Einschränkungen

Die größten Einschränkungen bei der Bestimmung der inspiratorischen Resistance bestehen im Anteil der nicht der Lunge zurechenbaren Widerstände und der relativen Ungenauigkeit der Messung während der Inspiration. Eine Obstruktion wird normalerweise während der Exspiration festgestellt, wenn die kleinen Luftwege am häufigsten kollabieren. Durch den inspiratorischen Überdruck werden die Luftwege aber offengehalten, so daß der inspiratorische Flußwiderstand die Kollapsneigung der kleinen Luftwege nicht messen kann [19].

# KAPITEL 27

Beatmungsmuster

*Development in most fields of medicine
appears to occur according to sound scientific principles.
However, exceptions can be found,
and the development of mechanical ventilatory
support is one of them.*

J. RASANEN

In den 50 Jahren seit Einführung der Überdruckbeatmung wurden mindestens 15 verschiedene Methoden der assistierten Beatmung vorgestellt – jede mit dem Anspruch, den anderen überlegen zu sein [1, 2, 3]. Dieser Anspruch hielt jedoch in der Regel der klinischen Erprobung nicht stand. Man vergißt leicht, daß die maschinelle Beatmung nur eine unterstützende Maßnahme ist und keine Therapie bei kardiopulmonalen Erkrankungen. Zur Verbesserung der Behandlungsresultate beatmungspflichtiger Patienten sollte die Aufmerksamkeit weniger auf die Regler des Respirators gelenkt werden als auf die Krankheiten, die Patienten beatmungspflichtig werden lassen.

Assistiert-kontrollierte Beatmung

Die volumenkontrollierte Beatmung ist die Standardmethode der maschinellen Überdruckbeatmung (d.h., der Respirator gibt ein voreingestelltes Atemhubvolumen ab). Dabei kann der Patient jeden Beatmungshub selbst auslösen (assistierte Beatmung). Ist er dazu nicht in der Lage, gibt die Beatmungsmaschine das voreingestellte Hubvolumen ab (kontrollierte Beatmung). Dieses Beatmungsmuster wird assistiert-kontrollierte Beatmung (assist-control ventilation; **ACV**) genannt.

Beatmungsmuster

Der Druckverlauf bei ACV ist in Abbildung 27-1 dargestellt. Die Kurve beginnt mit einem negativen Druckausschlag, gefolgt von einem positiven Ausschlag durch den maschinellen Atemhub. Der negative Druck gibt einen spontanen Inspirationsversuch wieder, durch den ein druckgesteuertes Ventil geöffnet wird, das die Abgabe des maschinellen Atemhubs ermöglicht. Der zweite maschinelle Atemhub in der Druckkurve ist mit dem ersten identisch, ihm geht jedoch kein spontaner Inspirationsversuch voraus. Damit ist der erste Atemhub ein Beispiel für eine assistierte Beatmung, der zweite für eine kontrollierte.

Atemzyklus

Wie in Kapitel 26 erwähnt, werden bei der konventionellen volumenkontrollierten Beatmung hohe Atemhubvolumina eingesetzt (etwa das Doppelte eines spontanen Atemhubs). Um diese großen Volumina wieder aus der Lunge hinauszubefördern, wird für die Exspiration sehr viel mehr Zeit benötigt als für die Inspiration (Abb. 27-1). Während herkömmlicher volumenkontrollierter Beatmung wird ein I:E-Verhältnis (das Verhältnis von Inspirations- zu Exspirationsdauer) von 1:2 bis 1:4 aufrechterhalten [1, 2, 3]. Das wird ermöglicht durch die Anpassung der inspiratorischen Flußrate (d.h., ein Anstieg der inspiratorischen Flußrate verkürzt die Inspirationszeit und erhöht das I:E-Verhältnis). Sinkt das I:E-Verhältnis unter 1:2, besteht die Gefahr, daß sich die Lunge nach dem Beatmungshub nicht vollständig entleert. Dies kann zur zunehmenden Überblähung führen.

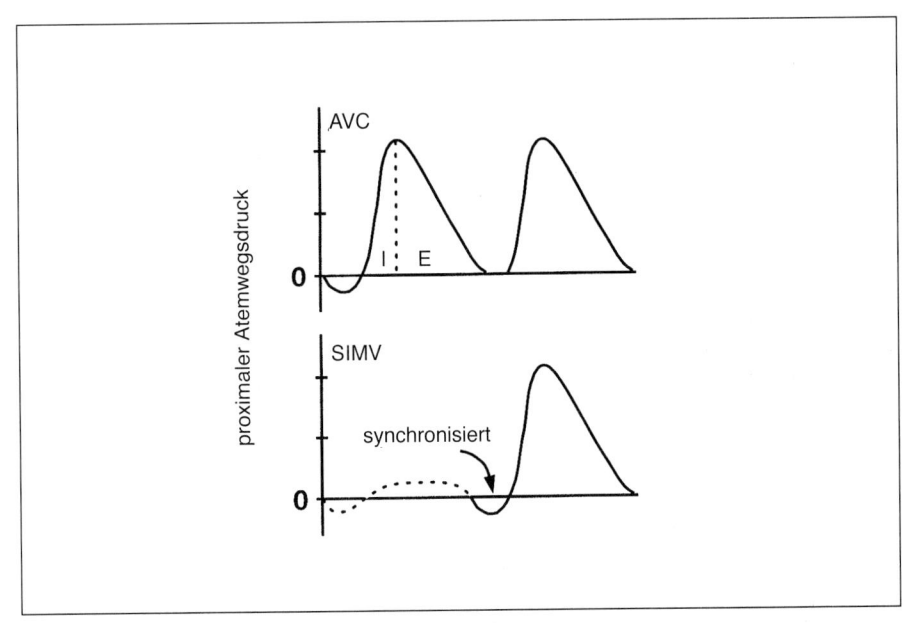

Abb. 27-1 Beatmungsmuster bei assistiert-kontrollierter Ventilation (ACV) und synchronisierter „intermittent mandatory ventilation" (SIMV). Spontane Atemzüge sind durch eine unterbrochene Linie dargestellt, maschinelle Hübe durch eine durchgezogene Linie. Der maschinelle Atemhub im oberen Teil ist unterteilt in Inspiration (I) und Exspiration (E).

Atemarbeit

Die verbreitete Annahme, daß das Zwerchfell während maschineller Inspiration ruht, ist falsch. Die Zwerchfellkontraktionen werden vom Atemzentrum im Hirnstamm gesteuert, dessen Neurone zeitlebens Aktionspotentiale erzeugen [4]. Wenn sich das Zwerchfell kontrahiert und damit einen maschinellen Beatmungshub triggert, beendet dies nicht die Kontraktion, sondern sie bleibt für die Dauer der neuronalen Aktivität des Atemzentrums erhalten. Das Zwerchfell ist also kein willkürlicher Muskel, der während assistierter maschineller Beatmung seine Kontraktion aussetzt. Daher kann die Atemarbeit bei assistierter Beatmung beträchtlich sein [5].

Nachteilige Wirkungen

Die unerwünschten Eigenschaften von ACV treten in erster Linie bei Patienten mit hohen Atemfrequenzen auf: Die steigende Frequenz maschineller Beatmungshübe kann zu Hyperventilation und schwerer respiratorischer Alkalose führen, durch die verkürzte Exspirationszeit kommt es zur Überblähung. Eine Überblähung durch unvollständige Exspiration ist mit einer Art innerem PEEP verbunden, dem sogenannten Auto-PEEP. Dieser Auto-PEEP kann dieselben ungünstigen Auswirkungen wie ein extern applizierter PEEP haben (s.u.). Überblähung und Auto-PEEP durch übermäßige Überdruckbeatmung sind neben anderen Ursachen einer elektromechanischen Entkopplung während kardiopulmonaler Reanimation [6].

Intermittent mandatory ventilation

Aufgrund der Probleme bei hohen Atemfrequenzen während ACV wurde die „intermittent mandatory ventilation" (**IMV**) eingeführt. Dieser Beatmungsmodus wurde 1971 konzipiert, um Neugeborene mit „respiratory distress syndrome" zu beatmen, die typischerweise Atemfrequenzen von mehr als 40 Atemzügen/min haben. Im IMV-Modus gibt der Respirator mit einer voreingestellten Frequenz volumenkontrollierte Atemhübe ab, zwischen denen eine Spontanatmung möglich ist (s. unteres Bild in Abb. 27-1). Weil nicht jeder spontane Atemzug einen Maschinenhub triggert, ist bei IMV das Risiko von respiratorischer Alkalose und Überblähung geringer.

Schon bald nach ihrer Einführung wurde IMV als Methode zur schrittweisen Entwöhnung vom Respirator vorgeschlagen [7]. Seitdem ist IMV eine verbreiteter Weaning-Modus. In diesem Kapitel soll IMV allerdings nur als Beatmungsmodus vorgestellt werden (der Einsatz von IMV bei der Entwöhnung ist in Kapitel 29 beschrieben).

Grundeigenschaften

In Abbildung 27-2 ist das IMV-Kreisteil dargestellt. Der Patient ist mit einer Sauerstoffquelle über zwei parallele Schenkel verbunden. In den einen Schenkel ist ein Reservoirbeutel mit der gewünschten Atemgasmischung integriert, in den anderen ein volumenkontrolliertes Beatmungsgerät. Der Respirator liefert Atemhübe mit voreingestellter Frequenz und Hubvolumen. Wird der Patient gerade nicht vom Respirator beatmet, kann er über ein Einwegventil am Reservoirbeutel spontan atmen.

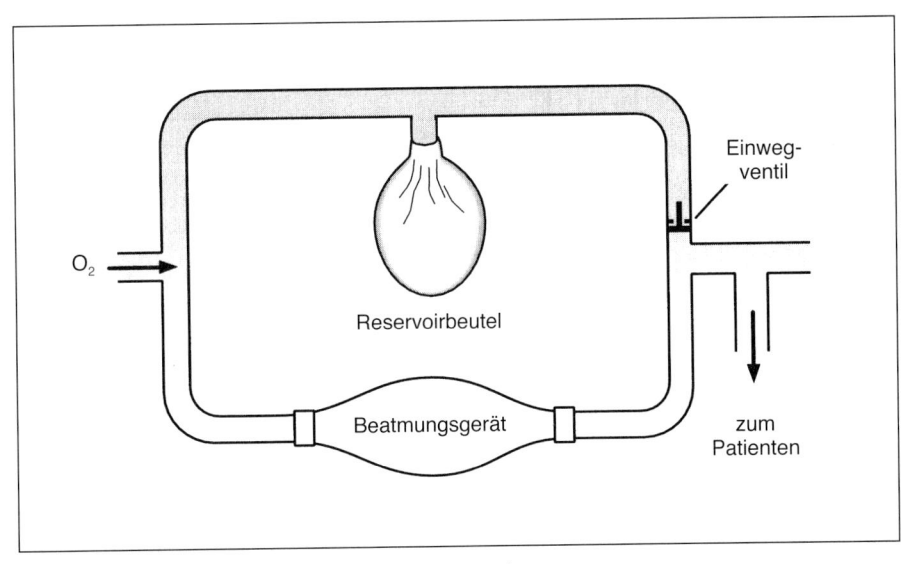

Abb. 27-2 *Schematische Darstellung eines IMV-Kreisteils.*

Beatmungsmuster

Das untere Bild in Abbildung 27-1 zeigt das Beatmungsmuster bei IMV. Der initial negative und dann positive Ausschlag der Kurve gibt einen spontanen Atemhub wieder (unterbrochene Linie). Der zweite spontane Atemzug triggert einen Maschinenhub (durchgezogene Linie). Dieser Modus wird **synchronisierte** IMV genannt, weil die maschinellen Atemhübe zeitlich mit den spontanen Atemzügen synchronisiert werden. Es gibt auch eine asynchrone IMV, bei der der maschinelle Atemhub unabhängig vom spontanen Atemzyklus erfolgt und diesen auch unterbricht. Dieser asynchrone Modus wird vom Patienten schlecht toleriert (z.B., wenn der Atemhub dann erfolgt, wenn der Patient gerade versucht auszuatmen) und kann zu ungleichmäßiger Beatmung führen. Daher ist SIMV vorzuziehen.

Nachteile

Die hauptsächlichen Nachteile von IMV sind eine erhöhte Atemarbeit und die Tendenz zu erniedrigtem Herzzeitvolumen.

Atemarbeit

Die Spontanatmung während IMV findet gegen hohe Widerstände statt (Endotrachealtubus und Respiratorschläuche) und setzt die Öffnung eines Ventils voraus. Beide Faktoren können zu einer **erhöhten Atemarbeit während IMV** führen [8]. Tatsächlich scheint die geringere Inzidenz einer respiratorischen Alkalose während IMV auf eine erhöhte Atemarbeit hinzuweisen (die von einem Anstieg der CO_2-Produktion begleitet ist) und nicht auf eine verminderte alveoläre Ventilation [9]. Die erhöhte Atemarbeit während IMV führt möglicherweise zur Ermüdung der Atemmuskulatur und könnte so eine längere

Beatmungspflichtigkeit begünstigen. Eine Druckunterstützung während Spontanatmung kann diese erhöhte Atemarbeit während IMV begrenzen (s.u. Beschreibung der Druckunterstützung).

Herzzeitvolumen

Überdruckbeatmung kann das Herzzeitvolumen (HZV) durch eine erschwerte ventrikuläre Füllung vermindern oder aber auch durch eine Senkung der Nachlast steigern [10]. Bei Patienten mit eingeschränkter linksventrikulärer Pumpfunktion können die günstigen Auswirkungen der maschinellen Beatmung die ungünstigen überwiegen (solange das Blutvolumen konstant bleibt) [9]. Das mag erklären, warum bei Patienten mit eingeschränkter linksventrikulärer Pumpfunktion das HZV während IMV abfallen kann [11].

IMV versus ACV

Die Beschreibung von ACV und IMV führt zu folgenden Schlußfolgerungen:
1. Bei Patienten, die während ACV hohe Atemfrequenzen haben und Zeichen einer Hyperventilation (respiratorische Alkalose) oder Überblähung (Auto-PEEP) zeigen, sollte ein Wechsel auf IMV günstig sein.
2. Bei Patienten mit Zeichen einer Schwäche der Atemmuskulatur oder bekannter linksventrikulärer Funktionsstörung, sollte ACV bevorzugt werden.

Ansonsten gibt es wenig nachgewiesene Vorteile für den einen oder anderen Beatmungsmodus [1, 3, 12, 13]. Daher hängt die Wahl der Beatmungsart auf der Intensivstation weitgehend von den persönlichen Vorlieben des Arztes ab.

Druckkontrollierte Beatmung

Das Risiko einer beatmungsbedingten Lungenschädigung durch zu große Hubvolumina (s. Kap. 26) ließ das Interesse an der druckkontrollierten Beatmung wiederaufleben. Die Gefahr eines Barotraumas bei druckkontrollierter Beatmung ist aufgrund der niedrigeren Spitzendrücke geringer als bei volumenkontrollierter Beatmung. Druckkontrollierte Beatmung (PCV) wird ohne Patientenbeteiligung vollständig vom Respirator gesteuert (vergleichbar mit der volumenkontrollierten Beatmung). Das Beatmungsmuster bei PCV ist in Abbildung 27-3 dargestellt.

Vorteile und Risiken

Der Hauptvorteil von PCV besteht im inspiratorischen Flußverhalten. Bei volumenkontrollierter Beatmung ist die Flußrate während der ganzen Inspiration konstant, wohingegen bei druckkontrollierter Beatmung der inspiratorische Fluß exponentiell während der Beatmung abnimmt (um den Atemwegsdruck auf dem gewählten Niveau zu halten). Dieses Flußverhalten senkt den Spitzendruck und kann den Gasaustausch verbessern [13, 14].
Der Hauptnachteil von PCV ist die Gefahr wechselnder Hubvolumina bei Veränderungen der mechanischen Eigenschaften der Lunge (Abb. 27-4). Das Hubvolumen nimmt mit steigendem Spitzendruck zu (unterbrochene Linie), bei konstantem Spitzendruck nimmt es jedoch ab, wenn der Atemwegswiderstand steigt oder die Compliance sinkt. Daher kann jede Veränderung der Lungenmechanik während PCV zu einer Veränderung des Hubvolumens führen. Aufgrund dessen sollte PCV vorwiegend bei Patienten mit neuromuskulären Erkrankungen (und normaler Lungenmechanik) eingesetzt werden.

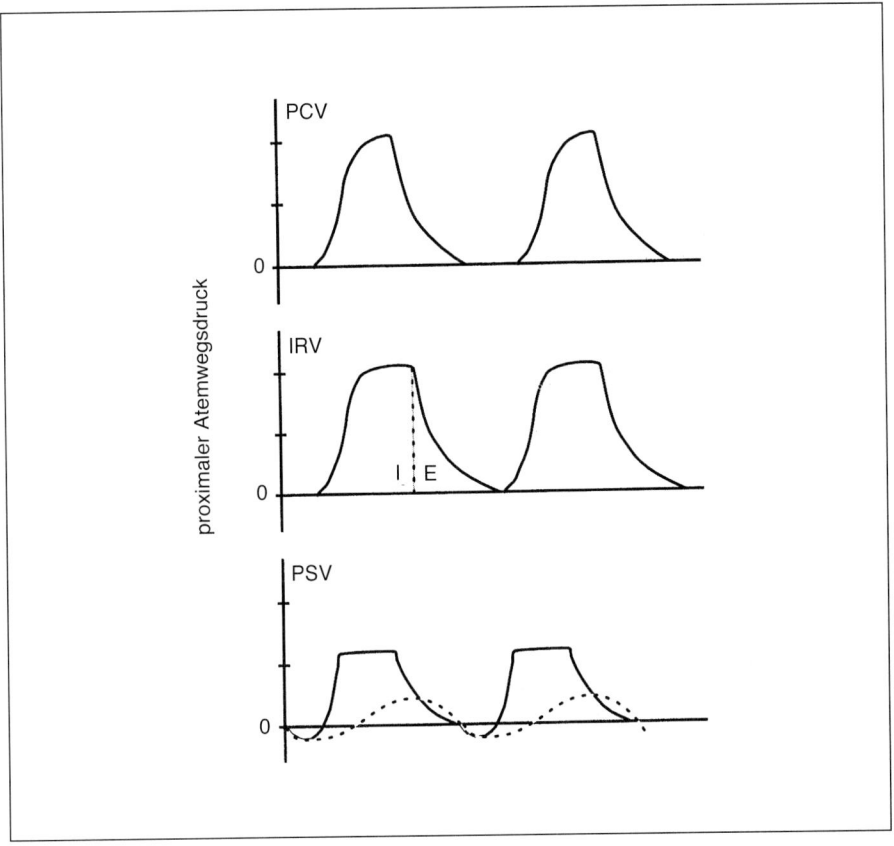

Abb. 27-3 Beatmungsmuster bei druckkontrollierter (PCV), Inverse-ratio- (IRV) und druckunterstützter (PSV) Beatmung. Spontane Atemzüge sind durch unterbrochene Linien, maschinelle Atemhübe mit durchgezogenen Linien dargestellt.

Inverse-ratio-Ventilation

Wenn man PCV mit einer verlängerten Inspirationszeit kombiniert, resultiert daraus eine Inverse-ratio-Ventilation (IRV) [15, 16]. Das Beatmungsmuster von IRV ist in der Mitte der Abbildung 27-3 dargestellt. Eine niedrigere inspiratorische Flußrate kann zur Verlängerung der Inspirationszeit genutzt werden. Damit wird das übliche I:E-Verhältnis von 1:2 bis 1:4 in ein 2:1-Verhältnis umgekehrt. Die verlängerte Inspirationszeit kann dazu beitragen, einen Alveolarkollaps zu vermeiden. Auf der anderen Seite jedoch erhöht sie die Gefahr einer unvollständigen Exspiration, was zu einer Überblähung und dem Aufbau eines Auto-PEEP führen kann. **Ein solcher Auto-PEEP kann einen Abfall des HZV während IRV auslösen.** Dies stellt den Hauptnachteil von IRV dar [17]. IRV wird vor allem bei Patienten mit ARDS angewandt, die unter einem herkömmlichen Beatmungsmodus eine refraktäre Hypoxie oder Hyperkapnie aufweisen [17].

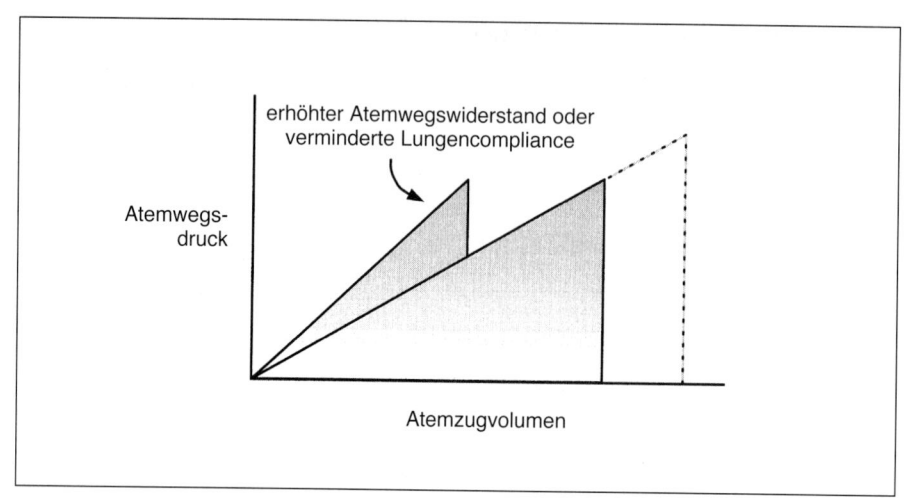

Abb. 27-4 Determinanten des Atemhubvolumens bei PCV.

Druckunterstützte Beatmung

Die druckunterstützte Beatmung (PSV) erlaubt dem Patienten, das Hubvolumen und die Dauer des Atemzyklus selbst zu bestimmen [18]. Bei diesem Beatmungsmodus geht es um die Unterstützung der Spontanatmung und nicht um die kontrollierte Beatmung.

Beatmungsmuster

Das Beatmungsmuster bei PSV ist im unteren Teil der Abbildung 27-3 dargestellt. Durch den negativen Druck, den der Patient bei Beginn einer spontanen Inspiration erzeugt, wird ein Ventil geöffnet und Gas mit einem vorgewählten Druck (normalerweise 5–10 cmH$_2$O) in die Lungen insuffliert. Die inspiratorische Flußrate des Patienten wird durch den Respirator so reguliert, daß der Inspirationsdruck konstant bleibt. Wenn die inspiratorische Flußrate des Patienten unter 25% des inspiratorischen Spitzenflusses sinkt, wird der unterstützte Atemhub beendet. Da PSV die inspiratorische Flußrate des Patienten erkennt, **kann der Patient Dauer und Volumen des Atemzugs selbst bestimmen.** Dies sollte zu einer physiologischeren Beatmung führen.

Klinischer Nutzen

PSV kann eingesetzt werden, um das Hubvolumen unter Spontanatmung zu erhöhen oder den Strömungswiderstand des Kreisteils zu überwinden. Letztere Anwendung dient häufig der Verminderung der Atemarbeit während der Entwöhnung vom Respirator. Dabei ist das Ziel nicht die Erhöhung des Hubvolumens, sondern es wird lediglich genug Druck aufgebaut, um den Strömungswiderstand des Endotrachealtubus und der Verbindungsschläuche zu überwinden. Beatmungsdrücke von 5–10 cmH$_2$O sind dafür ausreichend. PSV ist inzwischen auch ein häufig angewendeter nichtinvasiver Modus der maschinellen Beatmung [19]. Dabei werden über spezielle Gesichts- oder Nasenmasken Beatmungsdrücke von 20 cmH$_2$O appliziert.

Positiv endexspiratorischer Druck

Normalerweise wird das eingeatmete Gasvolumen vollständig ausgeatmet. Folglich stoppt der exspiratorische Gasfluß zum Ende der Exspiration. Damit entspricht der endexspiratorische Alveolardruck dem Atmosphärendruck (Referenzpunkt Null). Wenn der endexspiratorische Alveolardruck über dem Atmosphärendruck liegt, wird er als positiv endexspiratorischer Druck (PEEP) bezeichnet. Es gibt zwei Möglichkeiten, während maschineller Beatmung einen PEEP zu erzeugen:
– Beim extrinsischen PEEP stoppt eine Druckbegrenzung die Exspiration bei einem bestimmten Drucklevel.
– Beim intrinsischen PEEP oder Auto-PEEP werden Patienten hochfrequent mit großen Hubvolumina beatmet und damit eine Überblähung erzeugt [20].

Die Beschreibung in diesem Kapitel bezieht sich meist auf den extrinsischen PEEP, der Auto-PEEP wird in Kapitel 28 besprochen.

Extrinsischer PEEP

Ein extrinsischer PEEP wird durch ein Druckbegrenzungsventil im Exspirationsschenkel des Kreisteils erzeugt. Dieses Ventil übt einen der Exspiration entgegengesetzten Druck aus. Die Exspiration endet, wenn dieser Druck erreicht ist. Den gleichen Effekt würde man erreichen, wenn man das distale Ende des Exspirationsschlauchs unter Wasser hielte. Der entgegenwirkende Druck entspräche dann der Eintauchtiefe des Schlauchs.

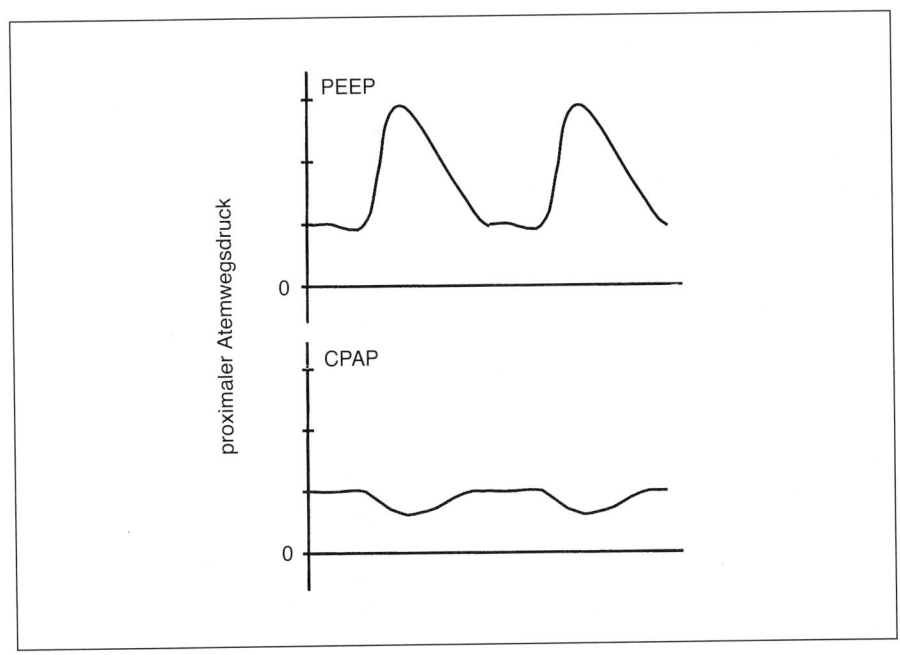

Abb. 27-5 Verlauf des Atemwegsdrucks bei volumenkontrollierter Beatmung mit PEEP und bei Spontanatmung mit CPAP.

Die Auswirkungen eines extrinsischen PEEP auf den Atemwegsdruck sind in Abbildung 27-5 dargestellt. Die gesamte Druckkurve wird durch die Anwendung von PEEP nach oben verschoben. Das bedeutet, daß PEEP nicht nur den end exspiratorischen, sondern auch den mittleren intrathorakalen Druck erhöht. Dies ist wichtig für das Verständnis der Auswirkungen von PEEP auf die kardiale Leistung.

Der Einfluß von PEEP auf den proximalen Atemwegsdruck muß berücksichtigt werden, wenn man anhand des endexspiratorischen Spitzendrucks und des Plateaudrucks die Lungenmechanik beurteilen möchte (s. Kap. 26). Will man den aktuellen Druck bestimmen, der durch die mechanischen Eigenschaften der Lunge erzeugt wird, so muß der PEEP vom endexspiratorischen Druck subtrahiert werden.

Die Auswirkungen von PEEP auf physiologische Vorgänge

Die distalen Atemwege neigen dazu, am Ende der Exspiration zu kollabieren, vor allem wenn die Lunge steif ist (z.B. ARDS). Ein Alveolarkollaps verschlechtert den Gasaustausch und macht die Lunge steifer. PEEP verhindert den endexspiratorischen Alveolarkollaps und kann bereits kollabierte Alveolen wieder öffnen [21]. Das verbessert den Gasaustausch (durch Verringerung des intrapulmonalen Shunts) und macht die Lungen weniger steif (durch eine Erhöhung der Compliance). Der verbesserte Gasaustausch erhöht den arteriellen P_{O_2}. Damit kann die F_{IO_2} auf ein weniger toxisches Niveau reduziert werden. Dieser Effekt (Senkung auf weniger toxische O_2-Konzentrationen) ist eine der Hauptindikationen für die Anwendung eines extrinsischen PEEP.

Herzleistung

Weil PEEP die gesamte Beatmungsdruckkurve nach oben verschiebt, werden die Auswirkungen der Überdruckbeatmung auf die Herzleistung verstärkt (s. Kap. 26). Daher ist die Gefahr der Verringerung von ventrikulärer Füllung und HZV bei der Anwendung von PEEP größer, vor allem bei bestehender Hypovolämie und kardialer Funktionsstörung. **Das Risiko, durch PEEP-Beatmung das HZV zu verringern, ist nicht vom PEEP-Niveau abhängig,** sondern vom PEEP-induzierten Anstieg des mittleren intrathorakalen Drucks. Daher ist die oft gemachte Aussage „es ist doch nur ein 5er PEEP, also sollte das HZV in Ordnung sein" ohne Hintergrund. Auch ein niedriger PEEP kann für das HZV deletär sein, wenn der mittlere intrathorakale Druck hoch ist.

Sauerstofftransport

Bei der Bestimmung der Sauerstofftransportrate (D_{O_2}) muß berücksichtigt werden, daß ein PEEP das HZV verringern kann:

$$\dot{D}_{O_2} = \dot{Q} \times 1,3 \times Hb \times Sa_{O_2}$$

Folglich bestimmt die Auswirkung eines PEEP auf das HZV ($\dot{Q}$), ob ein PEEP-induzierter Anstieg der arteriellen Sauerstoffsättigung (Sa_{O_2}) mit einem gleichgerichteten Anstieg der systemischen Oxygenierung einhergeht. Dieser Zusammenhang ist in Abbildung 27-6 dargestellt. Wenn sich das HZV durch den eingestellten PEEP nicht ändert, ist ein Anstieg der arteriellen Sauerstoffsättigung mit einem Anstieg der Sauerstoffangebots an das Gewebe verbunden. Fällt das HZV durch den PEEP jedoch ab, geht ein Anstieg der arteriellen Sättigung mit einem Abfall der Sauerstoffangebots einher. Demnach werden die Auswirkungen eines PEEP auf die systemische Oxygenierung von Änderungen des HZV und nicht von Änderungen der arteriellen Oxygenierung bestimmt. Der PEEP,

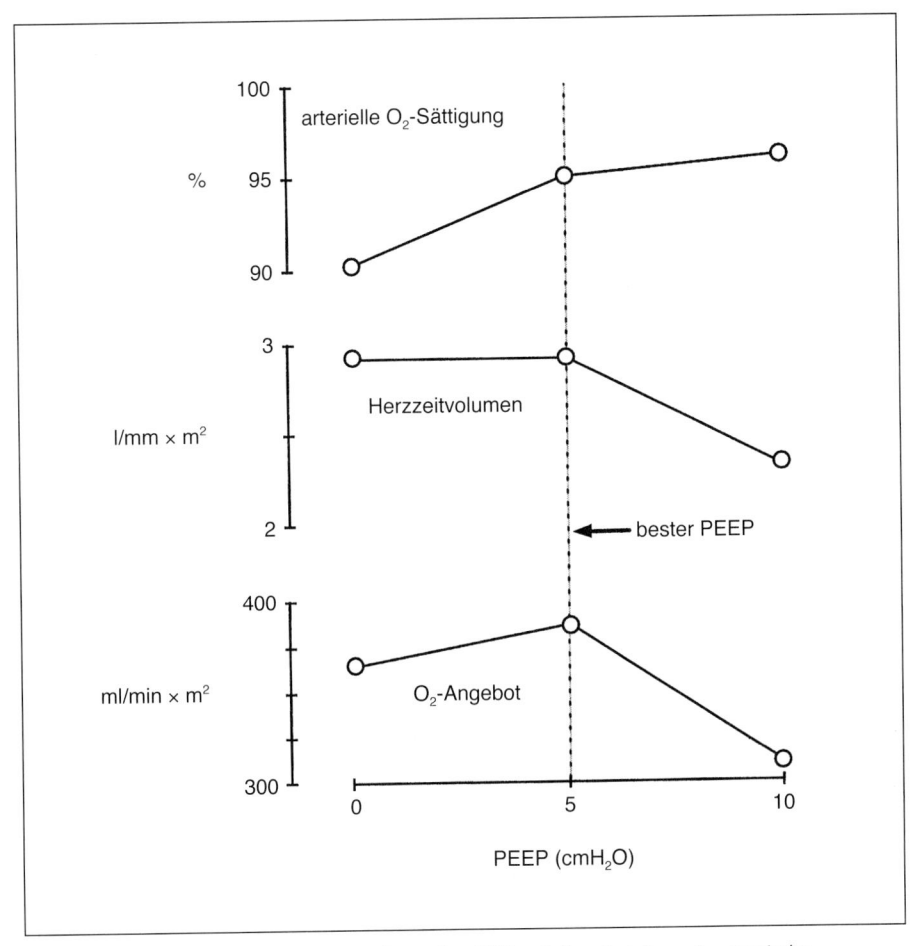

Abb. 27-6 *Die Auswirkungen eines zunehmenden PEEP auf die arterielle und systemische Oxygenierung bei einem Patienten mit schwerem ARDS.*

mit dem man die höchste Sauerstofftransportkapazität erzielt, wird „bester" PEEP genannt.

Die in Abbildung 27-6 dargestellten PEEP-Effekte machen folgendes deutlich: **Ein Anstieg der arteriellen Oxygenierung darf niemals der Endpunkt der PEEP-Einstellung sein.** Statt dessen muß bei Neueinstellung der PEEP-Beatmung das HZV überwacht werden. Dabei sollte mindestens 15 Minuten abgewartet werden, bis die Auswirkungen des PEEP auf das HZV vollständig ausgeprägt sind [22]. Kann das HZV nicht gemessen werden, kann die venöse Sauerstoffsättigung zur Bestimmung dienen. Ein Abfall der venösen Sauerstoffsättigung nach Einstellung eines PEEP ist ein Hinweis auf einen PEEP-induzierten Abfall des HZV.

Klinische Anwendungen

In folgenden Situationen erscheint die Anwendung eines extrinsischen PEEP als sinnvoll.

Toxische O_2-Konzentrationen des inspiratorischen Gasgemischs

Bei Patienten, die für eine ausreichende Oxygenierung mit toxischen Sauerstoffkonzentrationen ($F_{IO_2} > 0,6$) beatmet werden müssen, kann ein PEEP die arterielle und systemische Oxygenierung verbessern. Dadurch kann die inspiratorische Sauerstoffkonzentration auf ein weniger toxisches Niveau reduziert werden. In dieser Hinsicht ist ein PEEP am effektivsten bei diffusen Lungenerkrankungen und verminderter Compliance (wie z.B. beim ARDS).

Bei umschriebenen Lungenerkrankungen (wie z.B. bei einer Pneumonie) kann es durch einen PEEP zur Überdehnung der Alveolen in den gesunden Lungenabschnitten kommen, was zu einer Umverteilung des Blutes in die erkrankten Abschnitte führt. In einem solchen Fall kann durch einen PEEP die arterielle Oxygenierung verschlechtert werden [23].

Beatmung mit niedrigen Hubvolumina

Wie bereits in Kapitel 26 erwähnt, wird PEEP für eine volumenkontrollierte Beatmung mit niedrigen Hubvolumina (5–10 ml/kg KG) empfohlen [24]. Dabei soll der PEEP das wiederholte Öffnen und Schließen kleiner Atemwege verhindern, was als Ursache einer fortschreitenden Lungenschädigung gilt. Der eingestellte PEEP sollte so hoch sein, daß es nicht zum Alveolarkollaps kommt. Fehlt eine dafür geeignete Meßeinrichtung, kann als wohl ausreichend ein PEEP von 10 cmH$_2$O eingestellt werden [24].

Obstruktive Lungenerkrankung

Bei Patienten mit obstruktiven Lungenerkrankungen (z.B. Asthma und COPD) kommt es häufig zum endexspiratorischen Alveolarkollaps. Ein extrinsischer PEEP kann in einer solchen Situation die Atemwege offenhalten und dadurch die Gefahr des „air-trapping" reduzieren [25]. Die Anwendung eines extrinsischen PEEP bei obstruktiven Lungenerkrankungen wird in Kapitel 28 ausführlich besprochen.

Falsche klinische Anwendung

In folgenden Situationen ist die Anwendung eines PEEP entweder ungeeignet oder ungerechtfertigt.

Behandlung eines Lungenödems

Wie schon in Kapitel 23 angesprochen, kommt es durch PEEP zu keiner Abnahme eines Lungenödems beim ARDS (s. Abb. 23-6). **Positive intrathorakale Drücke können möglicherweise durch einen verschlechterten Lymphabfluß sogar die Wasseransammlung in den Lungen fördern [26].**

Routinemäßiger Einsatz von PEEP

Weil der endexspiratorische Glottisschluß beim spontan atmenden Menschen einen leichten (physiologischen) PEEP erzeugt, hat es sich eingebürgert, alle intubierten Patienten mit PEEP zu beatmen. Es gibt aber keinen Beweis darauf, daß Erwachsene wirklich einen

PEEP durch Glottisverschluß erzeugen (wie es schnarchende Neugeborene machen) oder daß der routinemäßige Einsatz von PEEP bei beatmeten Patienten irgendeinen Nutzen hat [26].

Blutung ins Mediastinum

PEEP wird häufig nach kardiopulmonaler Bypass-Operation angewandt, um eine Blutung ins Mediastinum zu verhindern oder zu stillen. Dabei werden die Auswirkungen eines PEEP auf den transmuralen Druck allerdings falsch verstanden, denn der PEEP wird auf die Blutgefäße übertragen und kann dadurch den transmuralen Druck nicht verringern. Folglich kann ein PEEP die Rate mediastinaler Blutungen aus intrathorakalen Gefäßen auch nicht verringern. Klinische Studien belegen, daß ein PEEP die postoperative mediastinale Blutungsneigung nicht reduziert [27].

Continuous positive airway pressure

Unter „continuous positive airway pressure" (CPAP) versteht man einen positiven Druck, der unter Spontanatmung während des ganzen Atemzyklus aufrechterhalten wird. Der Atemwegsdruck unter CPAP ist in Abbildung 27-5 dargestellt. Bei diesem Verfahren muß der Patient keinen negativen Druck erzeugen, um das Atemgas zu erhalten. Dies wird durch ein spezielles Inspirationsventil ermöglicht, das sich öffnet, wenn der Atmosphärendruck überschritten ist. Die Atemarbeit wird erleichtert, weil kein Sog erzeugt werden muß.
CPAP unterscheidet sich also von PEEP bei Spontanatmung, bei dem ein negativer Atemwegsdruck zur Inspiration notwendig ist. Aufgrund der geringeren Atemarbeit hat CPAP den PEEP bei Spontanatmung ersetzt.

Klinische Anwendung

Meist wird CPAP bei nichtintubierten Patienten eingesetzt. Dabei werden spezielle Gesichtsmasken mit einstellbarem Überdruckventil verwendet. CPAP-Masken wurden erfolgreich eingesetzt, um den Zeitpunkt einer Intubation bei Patienten mit akuter respiratorischer Insuffizienz hinauszuschieben [28]. Die Masken müssen allerdings dicht sitzen und können zum Essen nicht abgenommen werden, weshalb sie nur für kurze Perioden angewandt werden. Spezielle Nasenmasken werden besser toleriert.
CPAP über Nasenmasken (Nasen-CPAP) wird inzwischen häufig bei Patienten mit obstruktivem Schlafapnoe-Syndrom eingesetzt [29]. Dabei soll CPAP einen Kollaps der oberen Atemwege während der negativen Druckphasen der Atmung verhindern. Auch bei akuter Exazerbation chronisch obstruktiver Lungenerkrankungen wurde Nasen-CPAP mit Erfolg angewandt [30].

Airway pressure release

Bei einer Sonderform des CPAP wird der positive Atemwegsdruck während Exspiration kurzfristig abgelassen, um die Ausatmung zu erleichtern. Diese Methode wird „airway pressure release ventilation" genannt. Sie verwendet höhere Drücke als der herkömmliche CPAP. Sie wird als Alternative zur maschinellen Beatmung bei Patienten mit akutem Lungenversagen eingesetzt [31].

# Kapitel 28

Der beatmungspflichtige Patient

Dieses Kapitel befaßt sich mit einigen der täglichen Überlegungen und Routinen im Umgang mit beatmungspflichtigen Patienten. Im Vordergrund stehen dabei die Komplikationen und der Umgang mit dem künstlichen Luftweg (Endotrachealtubus und Trachealkanüle) und der Überdruckbeatmung. Nosokomiale Erkankungen, die bei Intensivpatienten auftreten können, wie beispielsweise Pneumonien und progressive systemisch-inflammatorische Erkrankungen, werden an anderer Stelle besprochen.

Künstlicher Luftweg

Mechanische Beatmung mit positiven Atemwegsdrücken setzt im allgemeinen (jedoch nicht immer) die tracheale Intubation voraus. Diese kann entweder durch translaryngeale (endotracheale) Intubation, perkutane Krikothyreoidotomie (Koniotomie) oder durch Tracheotomie erfolgen [1, 2, 3]. Tuben für die tracheale Intubation des Erwachsenen haben einen aufblasbaren Cuff, der die Trachea abdichten und die unteren Atemwege vom Larynx und von den oberen Atemwegen isolieren soll (wegen des bei Kindern kleineren Trachealdurchmessers haben pädiatrische Trachealtuben in der Regel keinen Cuff). Die Art der Komplikation bei trachealer Intubation ist abhängig von dem gewählten Zugangsweg und dem Ausmaß des Schadens, den der liegende Tubus und der geblockte Cuff verursachen. Alle potentiell möglichen Komplikationen der trachealen Intubation sind in Abbildung 28-1 wiedergegeben [2, 4, 5].

Endotracheale Intubation

Endotracheale Tuben können durch die Nase oder den Mund eingeführt werden. Die Eigenschaften dieser unterschiedlichen Zugangswege sind in Tabelle 28-1 aufgeführt. Der nasale Weg wird oft bei Intubation wacher, kooperativer Patienten bevorzugt, der orale Weg bei komatösen, unkooperativen Patienten oder bei Notfallintubation (z.B. bei Herzstillstand). Die typischen Komplikationen der nasotrachealen Intubation sind Epistaxis und Sinusitiden der Nasennebenhöhlen sowie Nekrosen der Nasenmukosa. Typische

Tabelle 28-1 *Nasale und orale endotracheale Intubation.*

Nasotracheale Intubation		Orotracheale Intubation	
Indikationen	Komplikationen	Indikationen	Komplikationen
HWS-Frakturen	Epistaxis	komatöse oder unkooperative Patienten	Zahnschaden
zervikale Halo-Fixation	ösophageale Intubation		Tubusokklusion durch Biß
Unterkieferfraktur	Sinusitis	Notfallintubation	höheres Risiko für Larynxtrauma
vorzugsweise bei wachen, kooperativen Patienten	nasale Septumnekrose		
	Bakteriämie		

Komplikationen der orotrachealen Intubation beinhalten Zahnschäden und Tubusverschluß bei wachen Patienten (wenn sie auf den Tubus beißen). Darüber hinaus tritt der orotracheale Tubus in einem steileren Winkel in den Kehlkopf ein, was durch die größere Druckbelastung zu größeren Schäden am posterioren Larynx führen kann.

Physiologische Auswirkungen

Der anatomische Totraum bei Erwachsenen mißt ca. 1 ml/kg Körpergewicht, der Rauminhalt der meisten Endotrachealtuben beträgt ca. 35–45 ml [6]. Dementsprechend reduziert die endotracheale Intubation den anatomischen Totraum eines durchschnittlich großen Erwachsenen um etwa die Hälfte. Dies ist klinisch jedoch nur von untergeordneter Bedeutung. Die wichtigste physiologische Auswirkung der trachealen Intubation ist der Anstieg des Atemwegswiderstands. Aus der Gleichung von Hagen-Poiseuille (s. Kap. 1) ergibt sich, daß der Radius des Tubus einen wesentlich höheren Einfluß auf den Atemwegswiderstand hat als die Tubuslänge. Trachealtuben mit kleinem Durchmesser (sowohl Endotrachealtuben als auch Trachealkanülen) können zu einer ausgeprägten Erhöhung der Atemarbeit führen. Besonders ausgeprägt ist dieser Einfluß bei hohen Flow-Raten (z.B. bei Patienten mit Atemnotsyndrom) [6]. **Der Durchmesser eines Trachealtubus beim Erwachsenen sollte nicht unter 7 mm ID, eher 8 mm ID betragen, um die tubusbedingte zusätzliche Atemarbeit in der Weaning-Phase zu minimieren [86].**

Intrakranieller Druck

Die endotracheale Intubation kann – unabhängig vom gewählten Intubationsweg – zu einem Anstieg des intrakraniellen Drucks (ICP) führen. Der Mechanismus hierfür ist unklar, man kann den Anstieg jedoch durch die Gabe von Lidocain verhindern. Die intravenöse Gabe von **Lidocain (1,5 mg/kg KG)** zeigt einen ausgeprägteren Effekt als die endotracheale Gabe [7]. Zur Vermeidung intrakranieller Druckanstiege wird die Gabe von Lidocain unmittelbar vor der endotrachealen Intubation empfohlen.

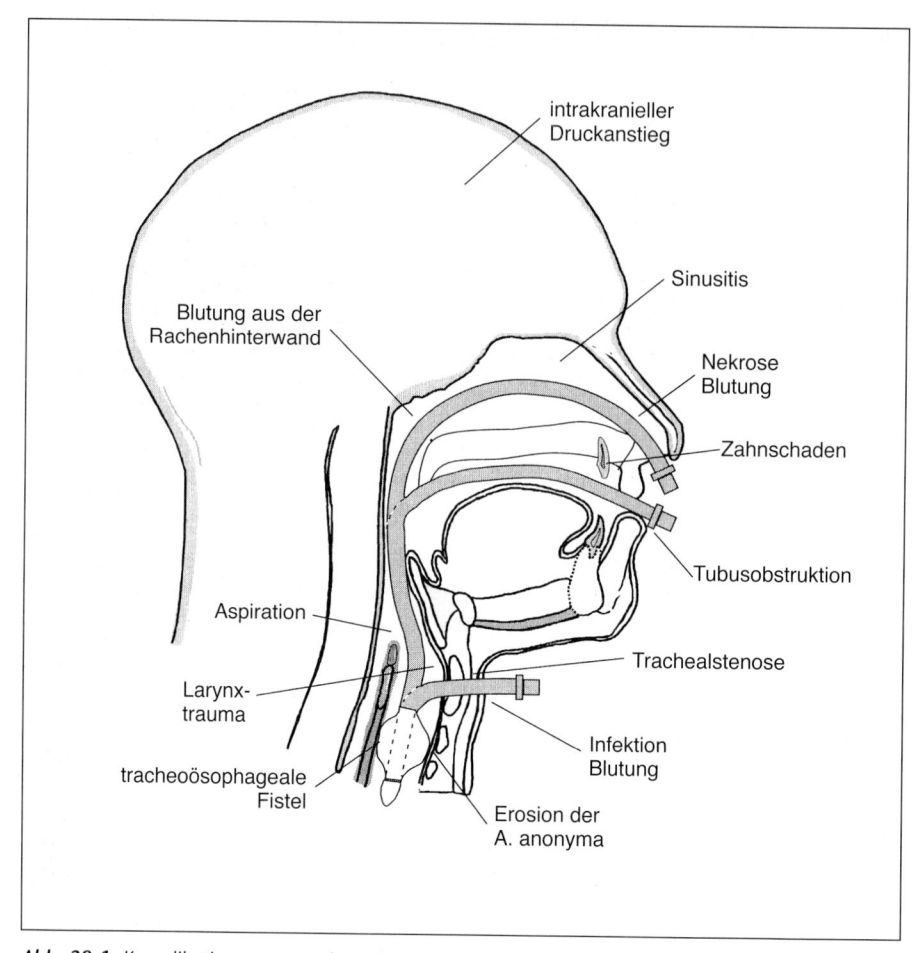

Abb. 28-1 *Komplikationen von endotrachealer Intubation (orotracheal und nasotracheal) und Tracheotomie.*

Nach Gabe von Fentanyl (3–5 µg/kg KG) und Succinylcholin (1,5 mg/kg KG) ist die intrakranielle Druckerhöhung als Reaktion auf die endotracheale Intubation reduziert [4, 8]. Succinylcholin kann selbst zwar zu einem ICP-Anstieg führen. Dies kann jedoch durch die Vorgabe eines nichtdepolarisierenden Muskelrelaxans (z.B. Vecuronium 0,01 mg/kg KG oder Pancuronium 0,01 mg/kg KG) verhindert werden [8].

Lage des Trachealtubus

In 5–10% aller endotrachealen Intubationen liegt die Spitze des Tubus irrtümlich in einer der beiden Hauptbronchien [9]. Da der rechte Hauptbronchus den Verlauf der Trachea in direkter Linie fortsetzt, ist die einseitige Intubation der rechten Lunge häufiger. Die

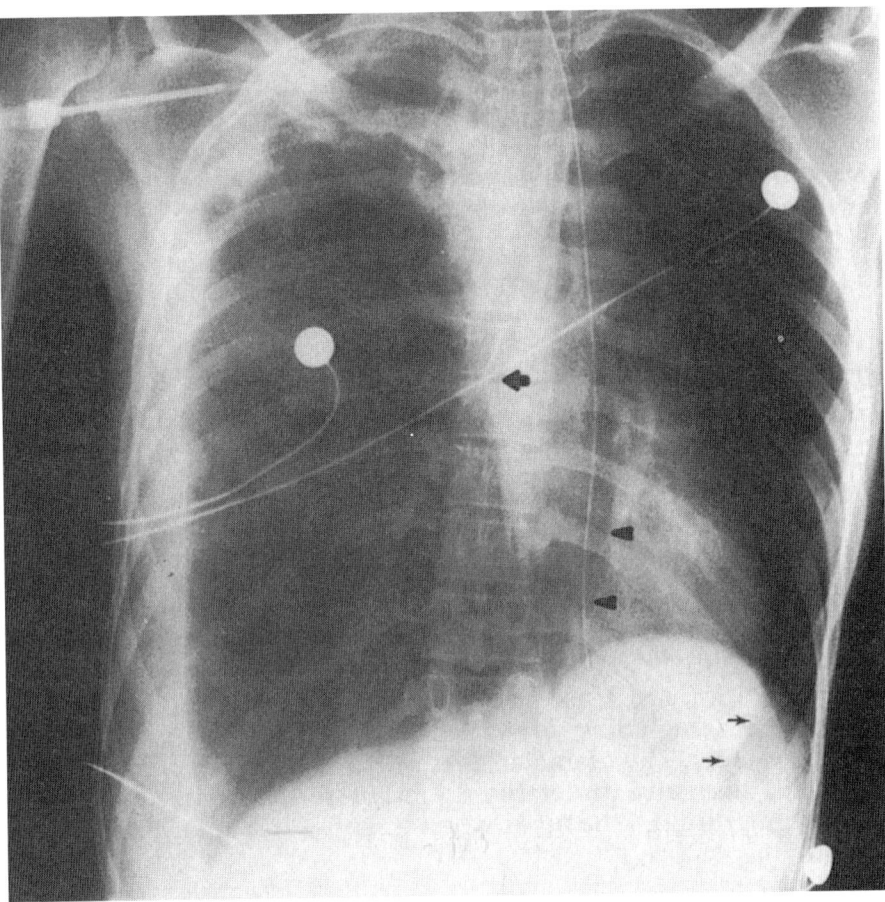

Abb. 28-2 *Röntgenaufnahme des Thorax: Die Spitze des Endotrachealtubus liegt im rechten Hauptbronchus (Pfeil in der Mitte) mit Herniation der rechte Lunge in den linken Hemithorax (Pfeile). Die schmalen Pfeile weisen auf eine pleurale Luftansammlung an der linken Lungenbasis hin.*

Folgen einer rechtsseitigen Intubation sind in Abbildung 28-2 dargestellt. Man beachte die Überblähung der rechten Lunge mit einer Herniation der Lunge in den linken Hemithorax (Pfeile).

Das Risiko einer einseitigen Intubation kann reduziert werden, wenn man den Endotrachealtubus nicht weiter als 21 cm ab Zahnreihe bei Frauen und 23 cm bei Männern vorschiebt [10]. **Die seitengetrennte Auskultation der Atemgeräusche ist keine verläßliche Methode zur Lagekontrolle des Tubus,** wenngleich sie etablierte Praxis ist. Insbesondere schließt das Vorliegen beidseitiger Atemgeräusche weder eine einseitige noch eine ösophageale Intubation aus [9, 11]. Deshalb **sollte die Tubuslage routinemäßig durch eine Röntgenaufnahme kontrolliert werden.**

Radiologische Orientierungspunkte

Einige nützliche radiologische Orientierungspunkte zur Beurteilung der Tubuslage sind in Tabelle 28-2 aufgeführt [12]. Die Stimmbandebene liegt normalerweise auf der Höhe des Zwischenwirbelraums von 5. und 6. Halswirbel (C5–C6). Die Tracheabifurkation projiziert sich – falls sie nicht direkt sichtbar ist – in einer Röntgenthoraxaufnahme auf Höhe des 4. und 5. Brustwirbelzwischenraums (T4–T5). Ist der Kopf in Neutralstellung, sollte die Spitze des Trachealtubus entweder ca. 3–5 cm oberhalb der Bifurkation oder auf halber Strecke zwischen Bifurkation und Stimmbandebene enden. Der Kopf befindet sich in Neutralstellung, wenn sich die Unterkante der Mandibula auf die untere Halswirbelsäule (C5–C6) projiziert. Man beachte, daß eine Flexion oder Extension von Kopf und Hals eine Verlagerung der Tubusspitze um jeweils 2 cm bewirkt. Die insgesamt mögliche Verschiebung des Tubus um 4 cm bei Änderungen der Kopfposition beträgt also immerhin ein Drittel der gesamten Tracheallänge.

Sinusitis

Nasotracheale (wie auch nasoenterale) Tuben können die Mündungen der Nasennebenhöhlen verlegen und eine eitrige Sinusitis hervorrufen [13, 14]. Der Sinus maxillaris ist dabei fast immer betroffen (s. Abb. 30-3). Ein Flüssigkeitsspiegel auf der Nasennebenhöhlenaufnahme weist auf die Diagnose hin, die durch Aspiration von infizierter Flüssigkeit aus dem betroffenen Sinus bestätigt werden muß. Bei der Beurteilung fieberhafter Zustände bei intubierten Patienten muß die Sinusitis als Ursache in Betracht gezogen werden. Dies gilt auch für die orotracheale Intubation, bei der eine Sinusitis beinahe so häufig ist wie bei nasotrachealer Intubation [15]. Diese Komplikation wird in Kapitel 30 näher erläutert.

Tabelle 28-2 Radiologische Diagnostik der trachealen Intubation (aus Goodman LR, Putman CE, ed. Critical Care imaging. 3rd edition, Philadelphia: WB Saunders, 1992: 35–56).

Radiologische Lokalisation	
Anatomische Strukturen	
– Stimmbandebene	normalerweise Zwischenwirbelraum C4–C5
– Bifurkation	normalerweise Zwischenwirbelraum T4–T5
Position von Hals und Kopf	
– Neutralposition	Unterkante des Unterkiefers projiziert sich auf C4–C5
– Anteflexion	Unterkiefer projiziert sich auf T1–T2
– Retroflexion	Unterkiefer oberhalb von C4
Lage des Trachealtubus	
– Kopf in Neutralposition	Tubusspitze sollte sich auf die halbe Strecke zwischen Stimmbandebene und Birfurkation projizieren oder 3–5 cm oberhalb der Bifurkation
– Kopf in Anteflexion	Tubusspitze wandert 2 cm nach kaudal
– Kopf in Retroflexion	Tubusspitze wandert 2 cm nach kranial

Kehlkopfläsion

Das Risiko einer Kehlkopfläsion durch die translaryngeale Intubation ist die Hauptindikation zur Tracheotomie, wenn eine Langzeitbeatmung absehbar ist [1, 2]. Das Spektrum der Kehlkopfläsionen durch die Intubation reicht von Ulzerationen und Granulombildung bis zu Stimmbandlähmung und Larynxödem. Einige dieser Läsionen werden oft schon innerhalb der ersten 72 Stunden nach Intubation evident [2]. Ein Larynxödem tritt in 5% der Fälle auf.

Glücklicherweise führen die Kehlkopfläsionen in den meisten Fällen nicht zu einer relevanten Atemwegsobstruktion. Die meisten Schäden heilen nach einigen Wochen folgenlos aus [16]. In Kapitel 29 wird das Problem des Larynxödems nach Dekanülierung beschrieben.

Tracheotomie

Zur Langzeitbeatmung sollten Patienten tracheotomiert werden. Zu den Vorteilen der Tracheotomie gegenüber der endotrachealen Intubation zählen ein höherer Komfort für den Patienten und die bessere Sekretentfernung [17]. Tracheotomierte Patienten können oral ernährt werden und sind mit Hilfe spezieller Trachealkanülen sogar zur Kommunikation fähig. Allerdings kann die Tracheotomie mit mehr Komplikationen belastet sein als die Intubation.

Komplikationen

Schwere Komplikationen treten bei der herkömmlichen Tracheotomie in 5% der Fälle auf. Die Mortalität wird mit bis zu 2% angegeben gegenüber 1 : 5000 bei der endotrachealen Intubation [18]. Unmittelbare postoperative Komplikationen sind der Pneumothorax (5%), die Blutung aus dem Stoma (5%) und die akzidentelle Dekanülierung [17, 18]. Eine versehentliche Dekanülierung kann in den ersten Tagen nach der Anlage des Tracheostomas ein unangenehmes Problem sein, weil sich die Tracheotomiewunde schnell schließt. Beim Versuch, die Kanüle wieder einzuführen, kann eine Via falsa entstehen. Wird in der ersten Woche nach Anlage des Tracheostomas ein Kanülenwechsel erforderlich, so empfiehlt es sich, einen Absaugkatheter (12 French) als Führung einzulegen, um eine Traumatisierung oder eine erfolglose Rekanülierung zu vermeiden.

Die **Trachealstenose** ist die gefürchtetste Komplikation der Tracheotomie. Sie tritt normalerweise im Stomabereich und nicht im Bereich des Cuffs auf. Es handelt sich um eine Spätkomplikation, die in der Regel erst Tage bis Wochen nach Dekanülierung auftritt.

Zeitpunkt der Durchführung einer Tracheotomie

Der optimale Zeitpunkt zur Tracheotomie für Langzeitbeatmung ist Thema einer langjährigen Kontroverse. Dennoch scheint gegenwärtig folgender Konsens zu bestehen: **Eine Tracheotomie sollte durchgeführt werden, wenn nach einer Woche endotrachealer Intubation nur geringe Chancen bestehen den Patienten innerhalb einer weiteren Woche extubieren zu können** [2, 17, 18]. Bei Patienten mit einer Tracheotomie in der Vorgeschichte sollte, wenn möglich, eine weitere Tracheotomie erst nach Ablauf von ein oder zwei Wochen durchgeführt werden, da das Risiko einer Trachealstenose mit wiederholten Tracheotomien steigt.

Probleme mit dem Cuff

Wie schon erwähnt, setzt die Beatmung mit positiven Atemwegsdrücken bei Erwachsenen voraus, daß der Trachealtubus über einen aufblasbaren Cuff verfügt, der die Trachea abdichtet und ein Entweichen der Luft durch den Larynx verhindert. Abbildung 28-3 zeigt zwei Trachealkanülen mit aufgeblasenem Cuff am distalen Ende. Die Kanüle links im Bild besitzt einen Cuff, der normalerweise entblockt ist und aufgeblasen wird, indem man mit einer Spritze ein bestimmtes Luftvolumen in den Cuff injiziert. Die Kanüle auf der rechten Seite hat einen mit Schaum gefüllten Cuff, der normalerweise mit Luft atmosphärischen Drucks gefüllt ist. Vor Einführen der Kanüle wird dieser Cuff mit einer Spritze entblockt, indem die Luft herausgesaugt wird. Liegt die Kanüle in situ, läßt man den Cuff sich wieder füllen und dichtet so die Trachea ab. Diese Cuff-Ausführung erlaubt eine gute Abdichtung der Trachea bei gleichzeitig minimalem Risiko eines druckbedingten Schleimhautschadens der Trachea.

Aspiration

Im Gegensatz zur vorherrschenden Meinung **verhindert die Blockung des Cuffs zur Abdichtung der Trachea nicht, daß Mundsekret und nasogastral zugeführte Nährlösungen in die tiefen Atemwege aspiriert werden.** Die Aspiration von Speichel und Flüssignahrung ist bei mehr als 50% aller beatmungspflichtigen, tracheotomierten Patienten berichtet worden [19]. In mehr als 75% der Fälle ist die Aspiration klinisch stumm erfolgt [19]. Wie beträchtlich die Gefahr bei Aspiration von Mundsekret ist, wird ersichtlich aus der Tatsache, daß der Mensch normalerweise ca. 1 l Speichel pro Tag produziert (Speichelproduktion ca. 0,6 ml/min) und daß jeder *Mikro*liter Speichel ca. 1 Milliarde Mikroorganismen enthält [20]. Dies unterstreicht die Notwendigkeit, die Trachea routinemäßig abzusaugen, um Sekrete aus den Atemwegen zu entfernen.

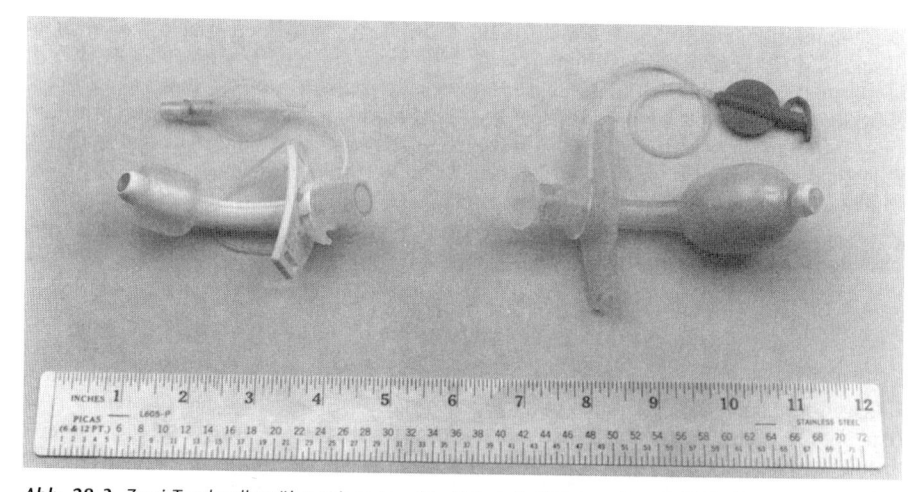

Abb. 28-3 Zwei Trachealkanülen mit unterschiedlichen Cuff-Typen. Der Cuff der linken Kanüle wird mit Überdruck geblockt. Die Kanüle rechts hat einen schaumgefüllten Cuff, der bei atmosphärischem Druck geblockt ist. Dieser schaumgefüllte Cuff kann die Trachea ohne das Risiko einer Drucknekrose der Trachealschleimhaut abdichten.

Cuff-Leckagen

Genau wie Flüssigkeiten am geblockten Cuff vorbei in die tieferen Atemwege gelangen können, kann Luft aus den tieferen Atemwegen um den geblockten Cuff herum nach außen entweichen. Undichtigkeiten des Cuffs werden normalerweise durch das Geräusch entdeckt, das die während der Inspiration zurückströmende Luft an den Stimmbändern verursacht. Das Leckage-Volumen kann ermittelt werden, indem man die Differenz zwischen eingestelltem und ausgeatmetem Atemzugvolumen am Respirator abliest.

Selten sind Cuff-Rupturen die Ursache für Leckagen [21]. Der häufigste Grund für Leckagen ist der ungleichmäßige Kontakt von Cuff und Trachealwand. Ebenso kann ein undichtes Einwegventil am Kontrollballon zum Entweichen von Luft aus dem Cuff führen. Hat man den Verdacht auf eine Undichtigkeit des Cuffs, sollte der Patient vom Respirator diskonnektiert und manuell beatmet werden. Hört man ein Leckage-Geräusch, sollte man zuerst den Cuff so lange aufblasen, bis das Geräusch verschwindet. Der Cuff-Druck sollte gemessen werden und 25 cmH$_2$O nicht überschreiten. Liegt der Druck höher, sollte der Tubus gewechselt werden. Fällt der Cuff-Druck mit der Zeit ab, so ist wahrscheinlich das Einwegventil am Kontrollballon defekt. In diesem Fall kann das Auftreten von Undichtigkeiten verhindert werden, indem man eine Klemme vor dem Einwegventil anbringt und die Verbindung zum Cuff unterbricht.

Trachealnekrosen

Ursprünglich hatten Trachealtuben Cuffs mit geringer Dehnbarkeit, die während der Blockung druckbedingte Trachealnekrosen verursachten. Durch die Einführung großlumiger Niederdruck-Cuffs mit hoher Dehnbarkeit Mitte der siebziger Jahre wurde die Rate dieser Komplikation deutlich reduziert. Diese Cuffs üben im geblockten Zustand einen geringeren Druck auf die Trachealwand aus und verteilen diesen Druck auf eine größere Fläche.

Der systolische Blutdruck in einer Schleimhautkapillare der Trachea beträgt normalerweise 20–25 mmHg, so daß das Ziel sein muß, eine adäquate Blockung mit einem Cuff-Druck unter 20 cm H$_2$O zu erreichen [17]. Bei Patienten im Schock mit Hypotonie kann eine Trachealnekrose schon bei weit niedrigeren Cuff-Drücken auftreten. In diesen Fällen bevorzugen wir eine Kanüle mit Schaum-Cuff, die bei atmosphärischem (Null-)Druck eine Abdichtung der Trachea ermöglicht (s. Abb. 28-3, rechts).

Alveolarruptur

Eine der ständigen Gefahren bei beatmungspflichtigen Patienten ist die Alveolarruptur. Sie tritt in bis zu einem Viertel aller Patienten auf, die mit IPPV beatmet werden [22]. Wie in Kapitel 26 ausgeführt, kann die Alveolarruptur Folge eines exzessiv hohen Beatmungsdrucks (Barotrauma) oder einer Alveolarüberdehnung (Volutrauma) sein.

Klinische Zeichen

Der Austritt von Luft aus den Alveolen kann sich klinisch verschiedenartig manifestieren [23]. Die Luft kann sich entlang von Gewebeschichten ausbreiten, ins Lungengewebe eindringen und zu einem *interstitiellen Emphysem* führen, und sie kann sich längs des Mediastinums ausbreiten und ein *Pneumomediastinum* hervorrufen. Mediastinale Luftansammlungen können in die Halsweichteile vordringen, so daß ein *Hautemphysem* entsteht, oder sie wandern nach distal bis unterhalb des Zwerchfells und führen zum *Pneumoperitoneum*. Reißt schließlich auch die Pleura visceralis ein, sammelt sich die Luft im Pleuraraum an, und es kommt zum *Pneumothorax*. Alle diese Zustände können einzeln oder in Kombination auftreten [22, 23].

Pneumothorax

In 5–15% der beatmungspflichtigen Patienten findet man radiologische Zeichen eines Pneumothorax [22, 23]. Hohe Beatmungsdrücke, hohe Atemhubvolumina und ein hoher positiver endexspiratorischer Druck (PEEP) sowie eine diffus vorgeschädigte Lunge sind Risikofaktoren für einen Pneumothorax. Das höchste Risiko haben Patienten mit ARDS (acute respiratory distress syndrome), die eine Pneumothoraxhäufigkeit bis zu 60% aufweisen [23].

Klinische Zeichen

Klinisch manifestiert sich ein Pneumothorax entweder gar nicht, minimal oder unspezifisch. Das **sicherste klinische Zeichen ist das Hautemphysem** im Bereich des Halses und der oberen Thoraxapertur, das pathognomonisch für eine Alveolarruptur ist. Auskultationsbefunde beim beatmeten Patienten sind unzuverlässig, da Strömungsgeräusche der

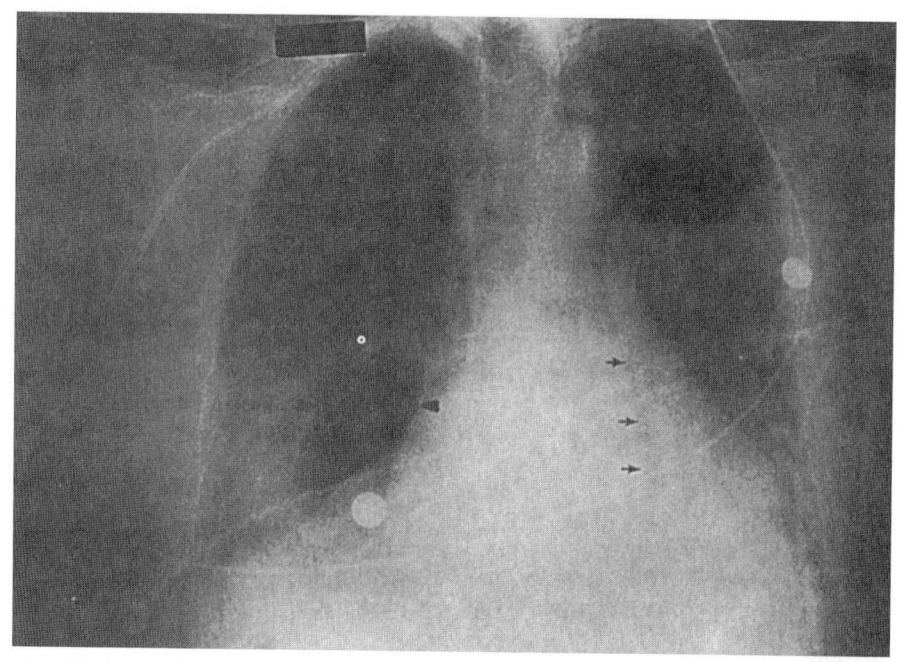

Abb. 28-4 Röntgenaufnahme des Thorax in Rückenlage mit atypischen radiologischen Zeichen eines Pneumothorax: Der hypertransparente Bereich an der rechten Lungenbasis zeigt eine pleurale Luftansammlung ventral der rechten Lunge. Dieser Bereich ist der höchstgelegene Pleuraraum in Rückenlage. Die schmale Linie (dünne Pfeile), die die Aorta abgrenzt, repräsentiert Luft hinter dem Lig. pulmonale inferior.

Beatmungsschläuche fortgeleitet und fälschlich für Atemwegsgeräusche gehalten werden können.

Radiologische Zeichen

Auf dem Röntgenbild, das mit einem mobilen Röntgengerät am Bett des **auf dem Rücken liegenden Patienten** aufgenommen wurde, kann die Diagnose eines Pneumothorax schwierig sein. In dieser Position sammelt sich die Luft im Pleuraspalt nicht an der Lungenspitze [23, 24], so daß sie schwierig zu erkennen ist. Abbildung 28-4 zeigt einen atypischen radiologischen Befund bei Pneumothorax in Rückenlage. Der hypertransparente Bereich an der rechten Lungenbasis zeigt eine pleurale Luftansammlung ventral der rechten Lunge. Dieser Bereich ist der höchstgelegene Pleuraraum in Rückenlage. Eine ähnlich atypische Luftansammlung findet sich an der Basis der linken Lunge in Abbildung 28-2. **Luftansammlungen an der Lungenbasis und subpulmonal sind charakteristisch für einen Pneumothorax auf Röntgenaufnahmen in Rückenlage.**

Projizierte Hautfalten

Wird die Röntgenkassette unter den Patienten geschoben, kann eine Hautfalte am Rücken entstehen. Diese erzeugt im Röntgenbild einen Schatten entlang des Thorax, der für einen Pneumothorax gehalten werden kann. Abbildung 28-5 zeigt eine solche Linie. Auffallend

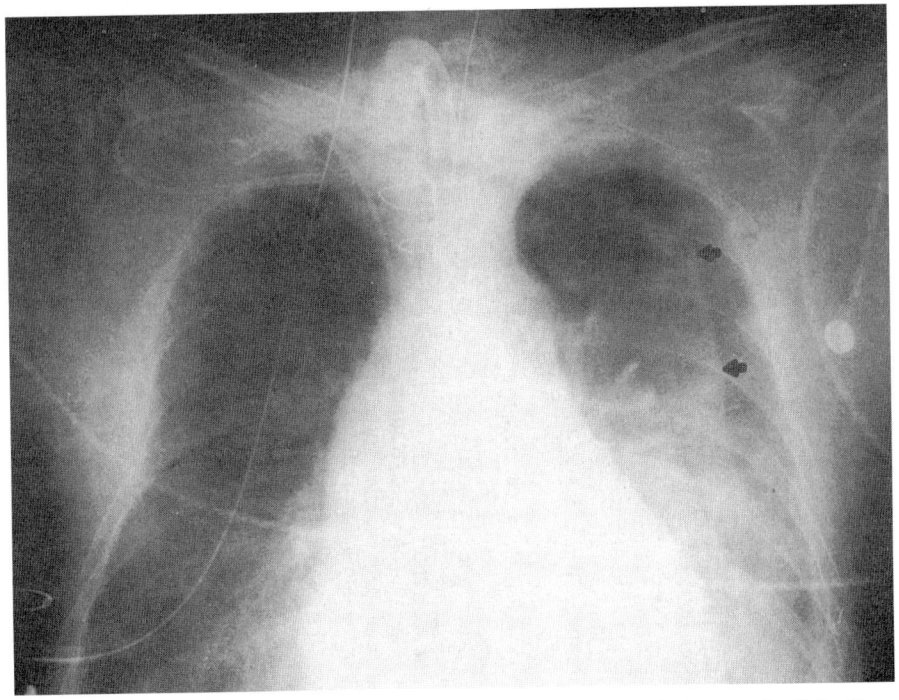

Abb. 28-5 Röntgenaufnahme des Thorax: Im linken Hemithorax zeigt sich eine gewellte Linie. Sie entstand durch eine Hautfalte und nicht durch einen Pneumothorax.

ist die zunehmende Verdichtung der Linie, die plötzlich wellenförmig endet. Diese Verdichtung entsteht durch die Haut, die überlappend gefaltet ist. Ein Pneumothorax würde als scharfe helle Linie erscheinen, die beidseits durch dunkle Schatten (Luft) begrenzt ist.

Hat man den Verdacht auf Vorliegen einer projizierten Hautfalte, sollte die Röntgenaufnahme wiederholt werden. War der Schatten eine projizierte Hautfalte, müßte er auf der zweiten Aufnahme verschwunden sein. Am besten weist man das Röntgenpersonal auf das Problem hin, damit auf eine plane Lage des Patienten auf der Röntgenkassette geachtet wird.

Pleuradrainage

Wegen der Gefahr eines Spannungspneumothorax muß ein Pneumothorax, der während Überdruckbeatmung entsteht, entlastet werden. Dies geschieht durch Anlage einer Pleuradrainage im vierten oder fünften Interkostalraum in der mittleren Axillarlinie. Die Drainage sollte während des Vorschiebens nach ventral und kranial dirigiert werden, da sich in Rückenlage die Luft in dieser Region ansammelt. Mittels eines Dreikammersystems (Abb. 28-6) werden Luft und Sekret aus dem Pleuraraum abgeleitet [25].

Sekretauffangflasche

Die erste Flasche des Systems fängt das Sekret auf, das aus dem Pleuraraum läuft, und läßt Luft zur nächsten Flasche durchströmen. Da die Flüssigkeit nicht mit dem Zulauf der zweiten Flasche kommuniziert, kann die erste Kammer Sekret sammeln, ohne einen Staudruck auf den Pleuraspalt auszuüben.

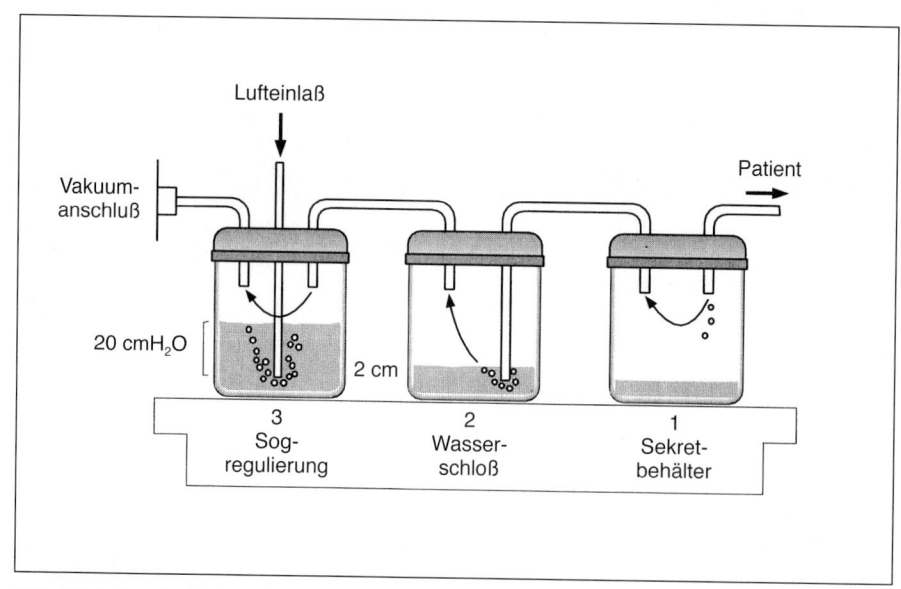

Abb. 28-6 Standard-Pleuradrainage-System zur Drainage von Luft und Flüssigkeit aus der Pleurahöhle.

Wasserschloß

Die zweite Flasche dient als Einwegventil, so daß zwar Luft aus der Pleurahöhle strömen, Luft aus der Atmosphäre jedoch nicht in den Pleuraraum eindringen kann.
Der Einlaßschlauch taucht in den Wasserspiegel ein und übt dadurch einen Staudruck auf den Pleuraspalt aus, der seiner Eintauchtiefe entspricht. Der positive Druck im Pleuraraum verhindert daher, daß Luft mit atmosphärischem (Null-)Druck in den Pleuraraum eindringen kann. Das Wasser dichtet den Pleuraraum zur umgebenden Atmosphäre hin ab. Der Staudruck des Wasserschlosses beträgt normalerweise 2 cmH$_2$O. Luft, die aus dem Pleuraraum abgesaugt wird, strömt durch das Wasser in der zweiten Flasche und verursacht Blasen. Ist im Wasserschloß Blasenbildung erkennbar, weist dies auf das Fortbestehen einer bronchopleuralen Fistel hin.

Flasche zur Sogregulation

Mit der dritten Flasche des Systems wird der Sog eingestellt, der maximal auf den Pleuraraum ausgeübt werden soll. Die Soghöhe wird über die Eintauchtiefe eines mit der Atmosphäre in Verbindung stehenden Rohrs in Wasser reguliert. Der Unterdruck (aus dem Vakuumwandanschluß) zieht das Wasser im Luftrohr nach unten. Übersteigt der Unterdruck die Eintauchtiefe des Rohrs, wird Luft aus der Atmosphäre angesaugt. Der Sog in der Flasche kann somit nicht größer werden, als es die Eintauchtiefe des Rohrs in das Wasser vorgibt.
Der Füllstand des Wassers in der dritten Flasche wird auf 20 cm eingestellt. Dann wird der Unterdruck aus dem Vakuumanschluß so lange gesteigert, bis Luftblasen erscheinen. Nun liegt der maximale Sog am Wasserschloß an.
Das ständige Blubbern in dieser Flasche fördert das Verdunsten des Wassers, so daß der Wasserstand regelmäßig überprüft und gegebenfalls aufgefüllt werden muß.

Ist ein Sog sinnvoll?

Ein Sog zur Entlastung eines Pneumothorax ist unnötig und potentiell schädlich. Man nimmt zwar an, daß ein Sog die Ausdehnung der Lunge unterstützt, allerdings wird sich eine Lunge auch ohne Sog wieder ausdehnen. Auch erhöht ein Unterdruck im Pleuraraum den transpulmonalen Druck (i.e. die Druckdifferenz zwischen Alveole und Pleuraraum) und verstärkt so den Luftstrom über eine bronchopleurale Fistel. **Eine Sogwirkung auf den Pleuraraum kann bronchopulmonale Fisteln verstärken und deren Verschluß verhindern.** Bleibt eine Luftfistel unter Sog bestehen, sollte der Sog abgestellt werden. Sammelt sich Luft im Pleuraraum an, wird sie sich nach außen entleeren, sobald der Druck im Pleuraraum den Druck im Wasserschloß übersteigt.

Auto-PEEP

Wie schon in Kapitel 27 erwähnt, kommt es unter den Bedingungen einer maschinellen Beatmung mit hohen Atemhubvolumina und hohen Atemfrequenzen häufig zur Ausbildung eines positiven endexspiratorischen Atemwegsdrucks (PEEP). Dieser ist das Ergebnis einer unvollständigen Entleerung der Alveolen während der Exspiration [26, 27, 28]. Diese Phänomen wird in Abbildung 28-7 näher erläutert.

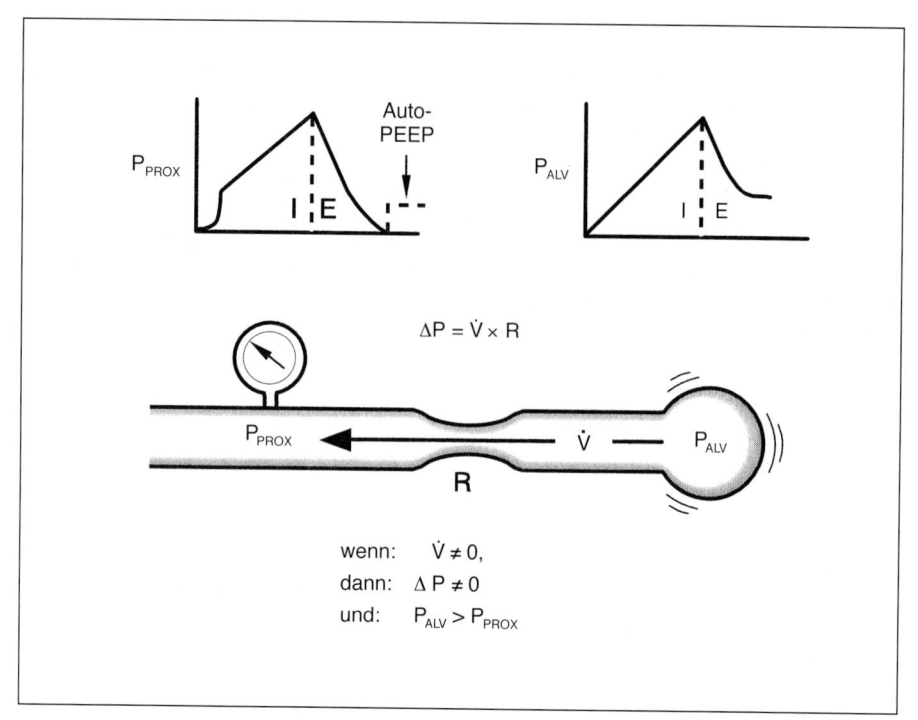

Abb. 28-7 *Entstehung eines Auto-PEEP durch inadäquate alveoläre Entleerung. Das Vorhandensein eines Luftstroms (V) am Ende der Exspiration baut ein Druckgefälle zwischen Alveole (P_{ALV}) und oberen Luftwegen (P_{PROX}) auf. Der obere Teil der Abbildung zeigt, daß der Druck in den oberen Atemwegen auf Null fällt, während in der Alveole ein positiver Druck verbleibt = Auto-PEEP. Das Diagramm oben links zeigt die Bestimmung des Auto-PEEP mit der endexspiratorischen Okklusionsmethode. Das Diagramm oben rechts zeigt den Druckverlauf in den Alveolen unter externem PEEP. Erklärung s. Text.*

Pathogenese

Unter normalen Umständen kommt der Luftstrom am Ende einer Exspiration zum Erliegen. Der endexspiratorische Druck in den Alveolen entspricht dann dem in den oberen Luftwegen. Wenn die alveoläre Entleerung während der Ausatmung unvollständig war, bleibt am Ende der Exspiration ein Luftstrom von den Alveolen zu den oberen Luftwegen bestehen. Daraus resultiert ein Druckgefälle von den Alveolen zu den oberen Atemwegen, der Alveolardruck ist am Ende der Exspiration (also ein PEEP) positiv gegenüber dem atmosphärischen Druck (der gleich Null ist). Dieser positive Druck wird in den oberen Atemwegen nicht wahrgenommen (Abb. 28-7) – es handelt sich also um einen *verborgenen* PEEP [26]. Andere Bezeichnungen für diesen Druck lauten Auto-PEEP, *Intrinsic PEEP, okkulter PEEP* oder *dynamische Hyperinflation* [27]. Der letztere Ausdruck ist üblicherweise dem PEEP vorbehalten, der durch eine obstruktive Atemwegserkrankung verursacht wird (s.u.).

Prädisponierende Faktoren

Sowohl beatmungs- als auch krankheitsbedingte Faktoren können zu Hyperinflation und zu Auto-PEEP prädisponieren. Zu den beatmungsbedingten Faktoren, die eine Hyperinflation begünstigen, gehören hohe Atemhubvolumina, hohe Atemfrequenzen und eine relative Verkürzung der Ausatemphase. Krankheitsbedingt fördert eine Obstruktion der Atemwege (wie bei Asthma bronchiale und COPD [chronic obstructive pulmonary disease]) die Hyperinflation. Bei beatmeten Patienten mit obstruktiver Atemwegserkrankung summieren sich alle drei Faktoren. **Patienten mit Asthma bronchiale und COPD-Patienten weisen wahrscheinlich immer während volumengesteuerter maschineller Beatmung einen Auto-PEEP auf** [27, 28, 29]. In einer Studie an beatmungspflichtigen Patienten mit COPD lag der Auto-PEEP zwischen 2,5 und 15 cmH$_2$O [27]. Auch bei beatmungspflichtigen ARDS-Patienten findet sich häufig ein Auto-PEEP [30].

Konsequenzen

Herzauswurfleistung

Der intrinsische PEEP entspricht dem extrinsischen PEEP im Hinblick auf die Auswirkungen auf die Herzauswurfleistung, die in Kapitel 27 beschrieben sind. Die nachteiligen Auswirkungen des Auto-PEEP auf die Herzleistung gelten auch als Ursache der elektromechanischen Entkoppelung während kardiopulmonaler Reanimation [31].

Alveolarruptur

Auto-PEEP als Manifestation einer Hyperinflation erhöht das Risiko für eine Alveolarruptur (Volutrauma). Besonders bei beatmungspflichtigen Asthmapatienten ist auf die Entwicklung eines Pneumothorax zu achten [29].

Thorakale Compliance

Als Folge des Auto-PEEP steigen alle endinspiratorischen Drücke (Atemwegsspitzendrücke und Plateaudrücke) in den oberen Atemwegen. Wird das Vorliegen von Auto-PEEP nicht erkannt, kann der Anstieg des Plateaudrucks fälschlicherweise als Abnahme der Compliance von Lunge und Thorax interpretiert werden. **Wird ein Auto-PEEP übersehen, führt dies zu einer Unterschätzung der thorakalen Compliance** [32]. Bei Überwachung der Compliance (s. Kap. 27) muß der Auto-PEEP vom Plateaudruck subtrahiert werden, um aus diesem korrigierten Plateaudruck die korrekte Compliance errechnen zu können.

Atemarbeit

Der Auto-PEEP kann mit einem Anstieg der Atemarbeit einhergehen. Dabei spielen zwei Mechanismen eine Rolle. Zum einen wird die Druck-Volumen-Kurve der Lunge durch die Hyperinflation flacher, so daß höhere Drücke notwendig sind, um dasselbe Tidalvolumen zu bewegen. (Um dies nachzufühlen, muß man nur tief einatmen und dann versuchen, noch weiter einzuatmen.) Zum anderen wird das Zwerchfell durch die Hyperinflation der Lunge abgeflacht. Dies führt dazu, daß das Zwerchfell eine größere Muskelkontraktion aufbringen muß, um den intrathorakalen Druck zu verändern (Laplace-Gesetz: $T = P \times r$). Die durch Auto-PEEP ausgelöste höhere Atemarbeit kann das Entwöhnen des Patienten von der Beatmung deutlich erschweren (s. Kap. 29).

Überwachung des Auto-PEEP

Eine Überwachung des Auto-PEEP ist, besonders quantitativ, nur schwer möglich. Die nachfolgenden Methoden werden angewandt, um einen Auto-PEEP zu messen.

Endexspiratorische Okklusion

Ein Auto-PEEP beim kontrolliert beatmeten Patienten (ohne eigene Atemtätigkeit) kann bestimmt werden, indem man am Ende der Exspiration den Ausatemschlauch okkludiert [32]. Durch dieses Manöver wird der Luftfluß gestoppt, und die Drücke in den oberen Atemwegen gleichen sich denen in den Alveolen an. **Somit gibt ein plötzlicher Druckanstieg in den oberen Atemwegen bei endexspiratorischer Okklusion einen Hinweis auf das Vorliegen eines Auto-PEEP** (vgl. Abb. 28-7, oben).
Zur Quantifizierung des Auto-PEEP muß die Okklusion exakt am äußersten Ende der Exspiration erfolgen. Da der exspiratorische Fluß noch bis zum Ende der Exspiration anhalten kann, wird eine zu früh durchgeführte Okklusion zu einer Überschätzung des Auto-PEEP führen. Leider läßt sich der Zeitpunkt der Okklusion des Exspirationsschenkels nur sehr schwer exakt bestimmen. Die elektronische Durchführung des Okklusionsmanövers als Bestandteil einer neuen Generation von Beatmungsgeräten wird eine zuverlässigere Bestimmung der Höhe des Auto-PEEP ermöglichen.

Extrinsischer PEEP

Normalerweise erhöht die Anwendung eines extrinsischen PEEP die Atemwegsspitzendrücke in entsprechendem Umfang. In der Gegenwart von Auto-PEEP kann es allerdings sein, daß sich bei Zuschaltung eines extrinsischen PEEP der inspiratorische Spitzendruck nicht ändert (dies wird im folgenden erklärt). **Demnach ist es ein Zeichen für das Vorliegen eines Auto-PEEP, wenn der Einsatz eines extrinsischen PEEP nicht mit einer Erhöhung des inspiratorischen Spitzendrucks beanwortet wird** [33, 34, 35]. Der extrinsische PEEP-Wert, der notwendig ist, um einen Anstieg des inspiratorischen Spitzendrucks hervorzurufen, entspricht zahlenmäßig der Höhe des Auto-PEEP [33].

Management

Alle Maßnahmen zur Vermeidung einer Hyperinflation der Lunge und der Ausbildung eines Auto-PEEP sind darauf gerichtet, die Entleerung der Alveolen in der Exspirationsphase zu fördern. Am Respirator kann durch die Einstellung niedriger Atemhubvolumina und längerer Exspirationszeiten eine Überdehnung der Alveolen vermindert werden. Eine genaue Beschreibung dieser Maßnahmen findet sich in Kapitel 26.

Extrinsischer PEEP

Asthma und COPD führen zum Kollaps der kleinen Atemwege am Ende der Exspiration, was zu einer Hyperinflation der Alveolen führt. In diesem Fall kann die Anwendung eines extrinsischen PEEP helfen, die kleinen Atemwege gegen Ende der Exspiration offenzuhalten. Die Höhe dieses PEEP muß gerade groß genug sein, um dem Druck gegenzuwirken, der zum Atemwegskollaps führt (dies ist der sogenannte kritische Verschlußdruck), sollte aber nicht über dem intrinsischen PEEP liegen, um den exspiratorischen Atemwegsflow nicht zu behindern [34]. Für dieses Ziel sollte die Höhe des extrinsischen PEEP der Höhe des Auto-PEEP entsprechen. Ist eine exakte Messung des Auto-PEEP unmöglich, sollte die Änderung des inspiratorischen Spitzendrucks unter Anwendung des extrinsischen PEEP beobachtet werden. Wie schon beschrieben, kann man die Höhe des extrinsischen PEEP, die mit einer Erhöhung des inspiratorischen Spitzendrucks beantwortet wird, gleichsetzen mit der Höhe des Auto-PEEP. Deshalb sollte man den extrinsischen PEEP so lange erhöhen, bis der inspiratorische Spitzendruck anzusteigen beginnt. Setzt man den externen PEEP sinnvoll ein, läßt sich die durch Auto-PEEP entstandene zusätzliche Atemarbeit wirksam reduzieren. Inwieweit dies klinisch von Bedeutung ist, ist noch unklar.

Kapitel 29

Entwöhnung von der maschinellen Beatmung

Die Bemühungen, den Patienten vom Respirator zu entwöhnen, beanspruchen ca. 40% der gesamten Beatmungszeit [1]. Wird ein Patient zur Überbrückung einer Atemdepression (z.B. nach Allgemeinanästhesie, bei Medikamentenüberdosierung o.ä.) maschinell beatmet, kann er nach seinem Erwachen leicht vom Respirator entwöhnt werden. Sind jedoch kardiopulmonale Probleme Ursache für die Beatmungstherapie, kann die Entwöhnung ein schwieriger und schrittweiser Prozeß sein. In diesem Kapitel soll dieser Vorgang, das Weaning, besprochen werden [2, 3, 4].

Falsche Vorstellungen

Tabelle 29-1 listet einige der falschen Vorstellungen auf, die bisher den Konzepten einer Entwöhnung vom Respirator zugrunde liegen. Viele dieser Mißverständnisse hängen mit der Vorstellung zusammen, daß die maschinelle Beatmung die Atemmuskulatur schwäche. Dies mag für die Atemhilfsmuskulatur der Fall sein, gilt jedoch nicht unbedingt für das Zwerchfell.

Das Zwerchfell

Das Gefühl, schrittweise entwöhnen zu müssen, rührt von der Vorstellung her, daß die Atemmuskulatur durch die maschinelle Beatmung im Sinne einer Inaktivitätsatrophie

Tabelle 29-1 Falsche Vorstellungen über das Weaning.

- Je länger die Beatmungsdauer, desto schwieriger ist die Entwöhnung.
- Der Weaning-Erfolg hängt von der Weaning-Methode ab.
- Häufig ist eine Zwerchfellschwäche die Ursache für ein Scheitern des Weaning.
- Hyperkalorische Ernährung unterstützt den Prozeß des Weaning.
- Die Extubation reduziert die Atemarbeit für den Patienten.

geschwächt sei und demzufolge langsam trainiert werden müsse, bevor sie wieder zu einer Spontanatmung fähig ist. Dies kann man als „Arm in Gips"-Vorstellung von Weaning bezeichnen. Diese Analogie gilt vielleicht für die Atemhilfsmuskulatur, nicht jedoch für das **Zwerchfell**. **Es gehört nicht zur Willkürmuskulatur und kontrahiert sich somit während maschineller Beatmung weiter** (s. Kap. 26).

Die Kontraktionen des Zwerchfells werden durch Impulse der erregenden Hirnstammneurone ausgelöst. Diese Neurone geben die Impulse lebenslang ab, ja sie müssen dies tun. Demnach kontrahiert sich das Zwerchfell regelmäßig während des gesamten Lebens, unabhängig davon, ob gerade eine maschinelle Beatmung durchgeführt wird oder nicht. Triggert die Zwerchfellkontraktion einen Atemhub des Respirators, endet die Zwerchfellkontraktion nicht mit dem Atemhub, sondern hält an, solange der Hirnstamm Impulse sendet [5]. Daraus resultiert, daß **unter maschineller Ventilation nicht notwendigerweise eine Inaktivitätsatrophie des Zwerchfells auftritt.** Es ist jedoch eine Schwächung des Zwerchfells bei beatmungspflichtigen Intensivpatienten durch andere Ursachen (z.B. Schock, niedriges Herzzeitvolumen oder eine Hypophosphatämie) möglich.

Weaning

Man wird dem Problem also nicht gerecht, wenn man bei erfolglosem Weaning automatisch eine Zwerchfellschwäche als Ursache annimmt. In einer vom Verfasser durchgeführten Studie gab es tatsächlich keinen Hinweis darauf, daß eine Zwerchfellschwäche die Ursache für ein Scheitern des Weanings war [6]. Auch andere Untersucher konnten keine Fälle von Zwerchfellschwäche als Ursache eines mißlungenen Weanings dokumentieren [7].

Weaning-Kriterien am Krankenbett

Der Prozeß des Weanings beginnt mit der Auswahl der dafür geeigneten Patienten. Diese sollten bei F_{IO_2}-Werten unter 0,5 eine ausreichende arterielle Sauerstoffsättigung aufweisen, und der extrinsische PEEP sollte nicht mehr als 5 cmH$_2$O betragen. Sind diese Voraussetzungen gegeben, werden eine Reihe leicht zu erhebender Befunde am Krankenbett

Tabelle 29-2 Klinische Kriterien für die Entwöhnung.

Parameter	Normalbereich Erwachsene	Mindestanforderung für Weaning
Pa_{O_2}/F_{IO_2}	> 400	200
Atemzugvolumen (V_T)	5–7 ml/kg KG	5 ml/kg KG
Atemfrequenz (AF)	14–18/min	< 40/min
Vitalkapazität	65–75 ml/kg KG	10 ml/kg KG
Atemminutenvolumen	5–7 l/min	< 10 l/min
Besserer Vorhersagewert		
maximaler inspiratorischer Sog	> –90 cmH$_2$O (Frauen) > –120 cmH$_2$O (Männer)	– 25 cmH$_2$O
AF/V_T	< 50/min/l	< 100/min/l

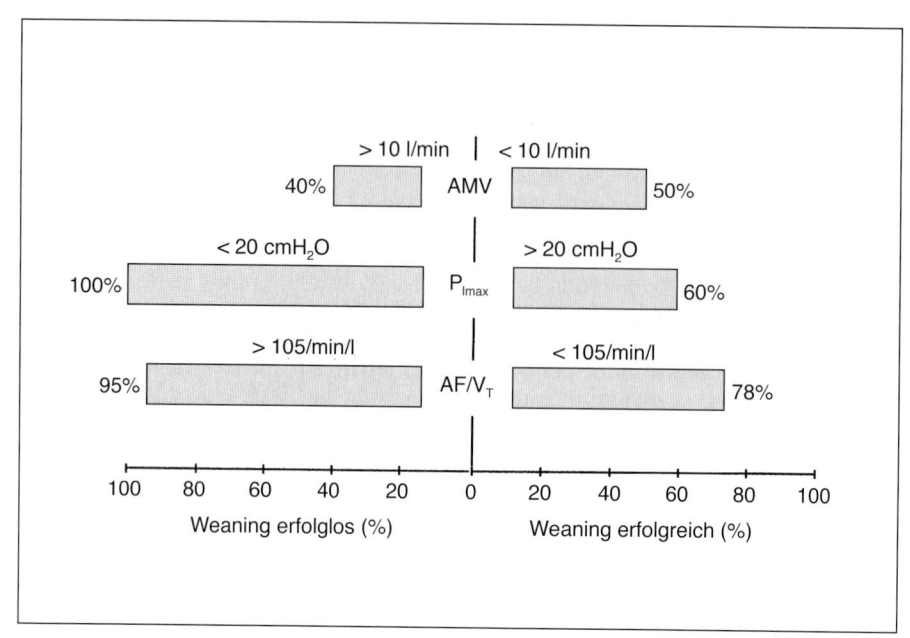

Abb. 29-1 Der prädiktive Wert ausgewählter Weaning-Kriterien. AMV = Atemminutenvolumen, P_{Imax} = maximaler inspiratorischer Sog, AF/V_T = Quotient Atemfrequenz/Tidalvolumen (aus Yang K, Tobin MJ. A prospective study of indexes predicting the outcome of weaning from mechanical ventilation. N Engl J Med 1991; 324: 1445).

zur Vorhersage der Wahrscheinlichkeit eines erfolgreichen Weanings herangezogen. Diese Parameter sind in Tabelle 29-2 aufgeführt. Manche dieser häufig verwendeten Parameter sind zwar am Krankenbett leicht zu bestimmen, besitzen aber leider einen nur geringen prädiktiven Wert, besonders in bezug auf den einzelnen Patienten [8]. Abbildung 29-1 zeigt den geringen Vorhersagewert der Messung des Atemminutenvolumens. In dieser Untersuchung lag der Vorhersagewert eines erfolgreichen Weanings anhand des Atemminutenvolumens bei 40–50%, was in etwa der Trefferquote einer geworfenen Münze entspricht.

Die bettseitig bestimmbaren Parameter mit den höchsten Vorhersagewerten werden im folgenden besprochen.

Maximaler inspiratorischer Sog

Die inspiratorische Kraft des Zwerchfells und der anderen Atemmuskeln kann bestimmt werden, indem man den Patienten zunächst das exspiratorische Reservevolumen ausatmen läßt und ihn dann auffordert, maximal gegen ein geschlossenes Inspirationsventil einzuatmen [9]. Der dabei entstehende Atemwegsdruck wird maximaler inspiratorischer Sog (P_{Imax}) genannt. Gesunde Männer erzielen einen negativen P_{Imax} von mehr als 100 cmH$_2$O, gesunde Frauen etwas weniger (Tab. 29-2). Um ein erfolgreiches Weaning zu gewährleisten, muß der P_{Imax} mindestens –20 bis –30 cmH$_2$O betragen.

Prädiktiver Wert

Der prädiktive Wert von P_{Imax} in einer großen Studie ist in Abbildung 29-1 dargestellt [8]. Keiner der Patienten mit einem P_{Imax} von unter –20 cmH$_2$O konnte entwöhnt werden. Allerdings konnten auch 40% der Patienten nicht entwöhnt werden, die einen inspiratorischen Sog von mehr als –20 cmH$_2$O aufbauen konnten. Daher eignet sich der P_{Imax} als Indikator dafür, welche Patienten noch nicht entwöhnt werden können. Er eignet sich aber nicht zur Vorhersage einer erfolgreichen Entwöhnung.

Verhältnis aus Atemfrequenz und Atemzugvolumen

Eine rasche und flache Atmung ist typisch für Patienten, die sich von einer maschinellen Beatmung nicht entwöhnen lassen. Ein Index für eine rasche und flache Atmung ist das Verhältnis aus Atemfrequenz und Atemzugvolumen (AF/V_T). Dieses Verhältnis beträgt normalerweise weniger als 50 (Atemzüge/min/l), übersteigt aber bei Patienten, deren Entwöhnung nicht gelingt, häufig einen Wert von 100.

Prädiktiver Wert

Der Vorhersagewert des Quotienten aus Atemfrequenz/Tidalvolumen (AF/V_T) wurde in einer Studie untersucht (s. Abb. 29-1) [8]. 95% aller Weaning-Versuche waren erfolglos, wenn der Quotient AF/V_T über 105 Atemzüge/min/l betrug. Lag er unter diesem Wert, konnte der Patient in 80% aller Fälle erfolgreich entwöhnt werden. **Der Quotient AF/V_T hat einen hohen prädiktiven Wert bezüglich eines erfolgreichen bzw. erfolglosen Weaning.** Leider ist dieser Vorhersagewert nicht in allen Studien gleich gut [10]. Dennoch hat dieser Parameter von allen bettseitigen Weaning-Tests einen der besten prädiktiven Werte.

Weaning-Methoden

Die Entwöhnung vom Respirator kann grundsätzlich auf zweierlei Weise erfolgen. Der eine Weg ist die intermittierende Spontanatmung zwischen Phasen maschineller Ventilation. Im anderen Fall wird die Unterstützung durch den Ventilator Schritt für Schritt reduziert, bis Spontanatmung erreicht ist. Die abrupte Methode nennt man „T-Stück-Weaning" nach der Form des dafür verwendeten Tubusansatzstücks. Für die schrittweise Reduktion der Atemunterstützung wird die Beatmungsform IMV (intermittent mandatory ventilation) verwendet, die in Kapitel 27 beschrieben ist.

T-Stück-Weaning

Diese Methode funktioniert wie ein Wechselschalter „An–Aus", der zwischen maschineller Ventilation und Spontanatmung hin- und herschaltet. Das ursprünglich für die Spontanatmungsphase verwendete System ist in Abbildung 29-2 gezeigt (man beachte die T-förmige Anordnung der Schläuche). Das Atemgas wird mit hohem Flow durch den horizontalen Schenkel geleitet, der Patient holt sich das Atemgas durch den senkrecht dazu stehenden Schenkel. Der hohe Gasfluß verhindert zum einen, daß der Patient Raumluft einatmet, zum anderen spült er ausgeatmetes Gas in den Exspirationsschenkel und beugt so einer Rückatmung vor.

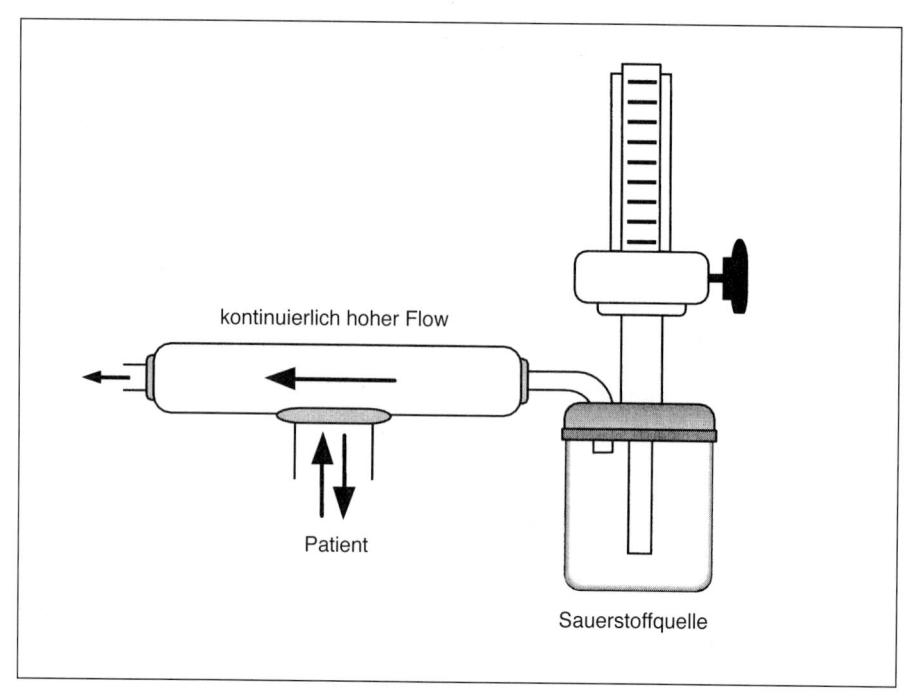

Abb 29-2 *Eine schematische Darstellung des für die Entwöhnung eingesetzten T-Stücks. Über den horizontalen Schenkel fließt ein kontinuierlicher hoher Gasstrom, um zu verhindern, daß der Patient Raumluft einatmet oder Ausatemluft rückatmet.*

Vorgehensweise

Für diese Weaning-Methode gibt es eine Reihe von Protokollen. Jedes hat seine vorgeschriebenen Zeiten der maschinellen Ventilation und der Spontanatmungsphasen (z.B. 4 Stunden Beatmung, 4 Stunden T-Stück). Dabei wird die Zeitspanne am T-Stück langsam gesteigert. Wir bevorzugen es, den Patienten am T-Stück so lange spontan atmen zu lassen, wie er es toleriert. Gelingt dies über 24 Stunden, ist das Weaning erfolgreich. Toleriert der Patient die Spontanatmungsphasen nicht mehr, wird er wieder maschinell beatmet. Fühlt sich der Patient wieder wohl und hat sich sein Zustand stabilisiert, beginnen wir erneut mit einem Versuch am T-Stück so lange, wie es der Patient toleriert. Auf diese Weise wird der Patient nur dann wieder an den Respirator angeschlossen, wenn er die Spontanatmung nicht mehr toleriert.

Minimale Druckunterstützung

Mit modernen Respiratoren kann das Weaning analog der T-Stück-Methode am Respirator durchgeführt werden. Dies ermöglicht eine Überwachung der einzelnen Atemzugvolumina und der Atemfrequenz. Der Nachteil dabei ist, daß der Patient gegen einen erhöhten Atemwegswiderstand durch das Schlauchsystem und die Respiratorventile atmen muß. Um diesen erhöhten Atemwegswiderstand auszugleichen, wird während der Spon-

tanatmungsphasen eine Druckunterstützung durch den Respirator gegeben (s. Kap. 27). Ziel dieser Druckunterstützung ist es, dem Patienten zwar bei der Überwindung des erhöhten Atemwegswiderstands zu helfen, nicht jedoch seine spontanen Atemzugvolumina zu vergrößern, daher der Ausdruck „minimale Druckunterstützung".
Dieser minimale Druck, der nötig ist, den erhöhten Atemwegswiderstand zu kompensieren, kann aus folgender Gleichung errechnet werden [11]:

$P_{min} = PIFR \times R$

PIFR ist die „peak inspiratory flow rate", also die maximale Flowrate während der Inspiration, die gemessen werden kann, während der Patient am Respirator spontan atmet. R ist der Widerstand gegen den inspiratorischen Flow während der maschinellen Beatmung. Dieser Widerstand leitet sich wie folgt ab (s. Kap. 26): $R = (P_{pk} - P_{pl})/V_{insp}$, wobei P_{pk} der endinspiratorische Spitzendruck, P_{pl} der Plateaudruck und V_{insp} die inspiratorische Flowrate des Respirators ist. Der so errechnete minimale Unterstützungsdruck wird während der Spontanatmungsphasen angewendet und bis zur Extubation beibehalten.

IMV-Weaning

IMV liefert eine vorgegebene Zahl maschineller Atemhübe pro Minute und ermöglicht dem Patienten, zwischen den maschinellen Hüben spontan zu atmen (s. Abb. 27-1). IMV wird zum Weaning eingesetzt, indem man die Zahl maschineller Atemhübe schrittweise reduziert. Innerhalb welches Zeitraums man die mechanische Ventilation zurücknimmt, ist äußerst variabel und hängt vom Zustand des Patienten und von den Vorlieben der Mitarbeiter auf der Intensivstation ab. Aus demselben Grund wie bei der T-Stück-Methode wird auch bei IMV-Beatmung die Spontanatmung des Patienten mit einer Druckunterstützung gekoppelt.

Falsche Sicherheit bei IMV

Man neigt dazu, IMV wegen seiner „back-up"-Beatmungsfunktion für die sicherere Methode zu halten. Der IMV-Modus paßt sich jedoch Änderungen der Bedürfnisse des Patienten nicht an, da er kein rückgekoppeltes System darstellt. Der Respirator kompensiert einen Rückgang des spontanen Atemminutenvolumens des Patienten nicht. Die Aufrechterhaltung eines konstanten Minutenvolumens ist nicht gewährleistet, und der Patient kann ebenso leicht in Bedrängnis geraten wie am T-Stück. Die falsche Sicherheit der IMV-Methode kann sogar gefährlich werden, da sie dazu verleitet, diese Patienten weniger zu überwachen als Patienten am T-Stück.

Welche Methode zur Entwöhnung?

Frühere Erfahrungen legten nahe, daß es egal ist, mit welcher Methode man einen Patienten vom Respirator entwöhnt. Jüngere Untersuchungen haben jedoch gezeigt, daß die täglich praktizierte T-Stück-Atmung die schnellsten Weaning-Erfolge bringt [12, 13]. Die Überlegenheit dieser Methode scheint dabei nicht in der T-Stück-Atmung selbst zu liegen, sondern darin, daß man bei der täglichen Anwendung früher erkennt, wann der Patient spontan atmen kann [13]. Da IMV schließlich auch in eine T-Stück-Atmung übergeht, ist die Zeit, die man mit der Reduktion der IMV-Frequenz zubringt, bei den Patienten, die in der Lage sind, spontan zu atmen, vergeudete Zeit. Dies führt zu einer sehr wichtigen Erkenntnis bezüglich des Weanings: **Das Wichtigste am erfolgreichen Weaning ist nicht die Methode, sondern das rechtzeitige Erkennen, wann der Patient ohne Unter-**

stützung spontan atmen kann. Die meisten Patienten benötigen eine Beatmungstherapie, weil ihre Lungenfunktion beeinträchtigt ist. Weaning verbessert die Lungenfunktion nicht. Ist die Lungenfunktion soweit wieder hergestellt, daß der Patient Spontanatmung wieder toleriert, kann man ihn entwöhnen, egal mit welcher Technik.

Komplizierende Faktoren

Die nachfolgenden Faktoren können den Weaning-Vorgang erschweren. Um erfolgreich entwöhnen zu können, müssen sie beachtet werden.

Dyspnoe

Angst und Dyspnoe treten während des Weanings häufig auf, unabhängig von der Art der Weaning-Methode [14]. Dyspnoe führt zu einem Anstieg der Atemfrequenz, erzeugt einen Auto-PEEP (s. Kap. 28) und ist deshalb nachteilig für das Weaning. Eine adäquate Sedierung ist der beste Weg, Angst und Dyspnoe zu vermeiden. Das Gefühl der Atemnot wird mit Morphin sehr gut unterdrückt. Bei Patienten mit chronischer CO_2-Retention ist Haloperidol gut geeignet, da es nicht atemdepressiv wirkt.

Herzzeitvolumen

Der Wechsel von einer positiven Druckbeatmung zur Spontanatmung mit negativen Atemwegsdrücken kann zu einer Verminderung des Herzzeitvolumens führen, denn die linksventrikuläre Nachlast steigt [15]. Dieser HZV-Abfall kann das Weaning behindern,

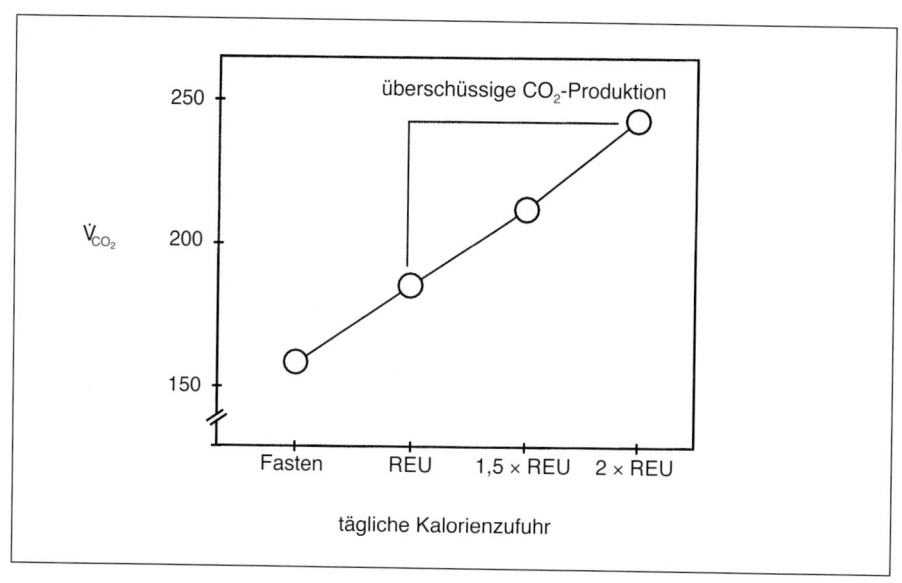

Abb. 29-3 *Einfluß der täglichen Kalorienzufuhr auf die CO_2-Produktion ($\dot{V}_{CO_2}$) beim maschinell beatmeten Patienten. REU = Ruheenergieumsatz in kcal/24 h, ermittelt durch indirekte Kalorimetrie. Daten sind Mittelwerte aus allen gemessenen Werten (Daten aus Talpers S, et al. Nutritionally associated increase carbon dioxide production. Chest 1992; 102: 551).*

da es zu einer pulmonalen Stauung führen kann und die Kontraktilität des Zwerchfells beeinträchtigt. Ebenso wie der Herzmuskel zeigt auch die Zwerchfellmuskulatur eine hohe Sauerstoffausschöpfung aus dem Blut. **Ein Abfall des HZV kann zur Abnahme der Kontraktilität des Zwerchfells führen** [16]. Wenn möglich, sollte das Herzzeitvolumen bei Patienten mit kardialen Pumpfunktionsstörungen überwacht werden (z.B. mittels eines Pulmonalarterienkatheters). Falls erforderlich, kann Dobutamin für die vorübergehende Unterstützung der Pumpfunktion eingesetzt werden.

Hyperkalorische Ernährung

Durch hyperkalorische Ernährung steigt die CO_2-Produktion (Abb. 29-3) [17]. Eine zu hohe Kalorienzufuhr führt zu einer exzessiven CO_2-Produktion, die Ursache von Weaning-Problemen sein kann [17, 18]. Deshalb sollte bei langzeitbeatmeten Patienten die tägliche Energiezufuhr nicht nach Formeln abgeschätzt, sondern mittels indirekter Kalorimetrie bestimmt werden. Die tägliche Kalorienzufuhr sollte den Bedarf nicht überschreiten (s. Kap. 46).

Elektrolytmangel

Ein zu geringes Angebot an Magnesium und Phosphat kann die Atemmuskelkontraktilität beeinträchtigen [18, 19]. Um optimale Weaning-Ergebnisse zu erzielen, muß ein Mangel an diesen Elektrolyten ausgeglichen werden.

Das problematische Weaning

Die nachfolgenden Probleme treten häufig beim Versuch der Entwöhnung vom Respirator auf.

Tachypnoe

Eines der häufigsten Weaning-Probleme ist eine Zunahme der Atemfrequenz. Bezüglich der Ursachen muß man in dieser Situation unterscheiden zwischen
- Angst
- Ermüdung der Atemmuskulatur
- kardiopulmonaler Insuffizienz

Das Flußdiagramm in Abbildung 29-4 zeigt, ausgehend vom spontanen Atemzugvolumen des Patienten, die Vorgehensweise. Angst ist von Hyperventilation begleitet, was üblicherweise zu einer Zunahme des Tidalvolumens führt. Muskelermüdung und kardiopulmonale Erkrankungen führen dagegen zu einer schnellen, oberflächlichen Atmung mit niedrigen Tidalvolumina. **Ein Anstieg des Tidalvolumens weist also auf Angst oder Agitiertheit hin, ein Abfall bedeutet ein tatsächliches Weaning-Versagen.** Ist das Tidalvolumen unverändert oder angestiegen, hilft eine arterielle Blutgasanalyse weiter. Ein Abfall des P_{CO_2} bedeutet Angst (Hyperventilation), ein unveränderter P_{CO_2} oder ein Anstieg einen echten Fehlschlag des Weanings.

Paradoxe Bauchwandbewegung

Die atemabhängigen Bewegungen der Bauchwand geben Aufschluß über die Funktionsfähigkeit des Zwerchfells [20]. Die Kontraktion des Zwerchfells führt zum Tiefertreten ins Abdomen und zu einer Erhöhung des intraabdominellen Drucks. Dadurch wölbt sich die Bauchwand in der Inspiration vor. Ist die Zwerchfellkontraktilität schwach, zieht der

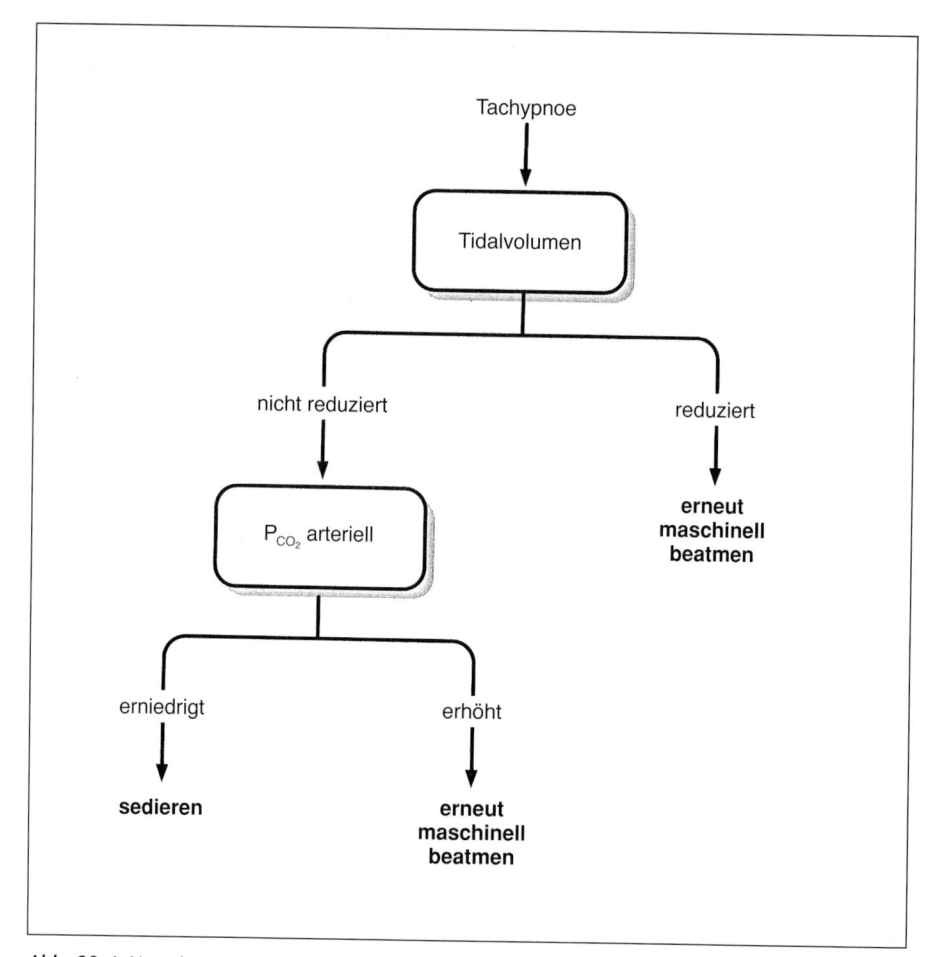

```
                    Tachypnoe
                        ↓
                 ┌──────────────┐
                 │  Tidalvolumen │
                 └──────────────┘
                   ↙          ↘
            nicht reduziert    reduziert
                 ↓                 ↓
         ┌──────────────┐      erneut
         │ P_CO2 arteriell│    maschinell
         └──────────────┘      beatmen
           ↙         ↘
      erniedrigt   erhöht
          ↓           ↓
       sedieren     erneut
                   maschinell
                    beatmen
```

Abb. 29-4 Vorgehensweise bei Tachypnoe in der Entwöhnungsphase. Erklärung s. Text.

durch die Atemhilfsmuskulatur verursachte negative intrathorakale Druck das Zwerchfell während der Inspiration nach kranial. Dadurch fällt der intraabdominelle Druck und verursacht ein paradoxes Einsinken der Bauchwand während der Inspiration. Diese paradoxe Bauchwandbewegung während der Weaning-Phase gibt einen Hinweis auf Zwerchfellschwäche oder -lähmung.

Prädiktiver Wert

Eine paradoxe Bauchwandbewegung ist nur während ruhiger Atmung ein verläßliches Zeichen für eine bilaterale Schwäche der Zwerchfellmuskulatur. Ist die Atemarbeit erhöht, können die Kontraktionskräfte der Atemhilfsmuskulatur die des Zwerchfells übersteigen und zu einer paradoxen Bauchwandbewegung trotz intakter Zwerchfellkontraktilität führen. Während einer schwierigen Entwöhnung liegt nur selten eine Ruheatmung vor, das Auftreten paradoxer Bauchwandbewegungen ist daher nicht unbedingt Zeichen einer Zwerchfellfunktionsstörung. Allerdings ist es ein Zeichen für eine erschwerte Atemarbeit und sollte Anlaß geben, rasch zur maschinellen Atemunterstützung zurückzukehren.

Hypoxämie

Das Vorgehen beim Auftreten einer Hypoxämie ist in Kapitel 21 erläutert (s. Abb. 21-6). Eine mögliche Ursache einer Hypoxämie verdient in diesem Zusammenhang Erwähnung: die Reduktion des Herzzeitvolumens. Hierbei ist die Hypoxämie durch den Abfall der gemischtvenösen Sauerstoffsättigung (Sv_{O_2}) hervorgerufen. Die Bestimmung der Sv_{O_2} ist also ein wichtiger Parameter zur Ursachenabklärung einer Hypoxämie unter Weaning.

Hyperkapnie

Das Vorgehen bei Hyperkapnie ist ebenfalls in Kapitel 21 erläutert (s. Abb. 21-7).
Das Auftreten einer Hyperkapnie ist ein ungünstiges Zeichen und sollte zur sofortigen Wiederaufnahme der maschinellen Beatmung Anlaß geben. Kann während des Weanings der endtidale P_{CO_2} (ET_{CO_2}) gemessen werden, dann gibt der Gradient zwischen arteriellem und endtidalem P_{CO_2} Hinweise auf das Problem. Steigt der Pa_{CO_2}-PET_{CO_2}-Gradient an, weist dies auf eine Erhöhung der Totraumventilation hin (z.B. verursacht durch einen Abfall des HZV oder eine Hyperinflation durch Auto-PEEP). Bleibt der Gradient unverändert, liegt eine Ermüdung der Atemmuskulatur oder eine gesteigerte CO_2-Produktion zugrunde.

Entfernung des Tubus

Benötigt der Patient keine maschinelle Beatmung mehr, ist der nächste Schritt – sofern möglich – die Entfernung des Trachealtubus. **Ein erfolgreiches Weaning von der maschinellen Beatmung ist *nicht* gleichbedeutend mit Extubation.** Ist ein Patient zwar erfolgreich von der Beatmung entwöhnt, aber nicht voll wach und ansprechbar oder nicht in der Lage, seine Atemwegssekrete ausreichend abzuhusten, sollte der Trachealtubus belassen werden.

Atemarbeit

Der Atemwegsquerschnitt auf Glottisebene eines normal großen Erwachsenen, also die engste Stelle des Atemwegs, beträgt 66 mm^2, der Querschnitt eines Tubus mit 8 mm ID beträgt 50 mm^2 [21]. Da der Atemwegswiderstand umgekehrt proportional dem Atemwegsquerschnitt ist, erhöht sich die Atemarbeit bei der Atmung über einen Trachealtubus (sowohl Endotrachealtubus als auch Tachealkanüle). Deshalb glaubte man, daß sich mit der Entfernung des Trachealtubus die Atemarbeit für den Patienten reduziere. In Wirklichkeit *steigt* die Atemarbeit jedoch an, nachdem der Tubus entfernt wird (Abb. 29-5) [11]. Höchstwahrscheinlich ist das durch den Tubus hervorgerufene Larynxödem hierfür die Ursache. Wenngleich diese Atemwegsobstruktion nur selten eine Reintubation erfordert, sollte das **Ziel einer Extubation niemals sein, dem Patienten die Atemarbeit zu erleichtern!**

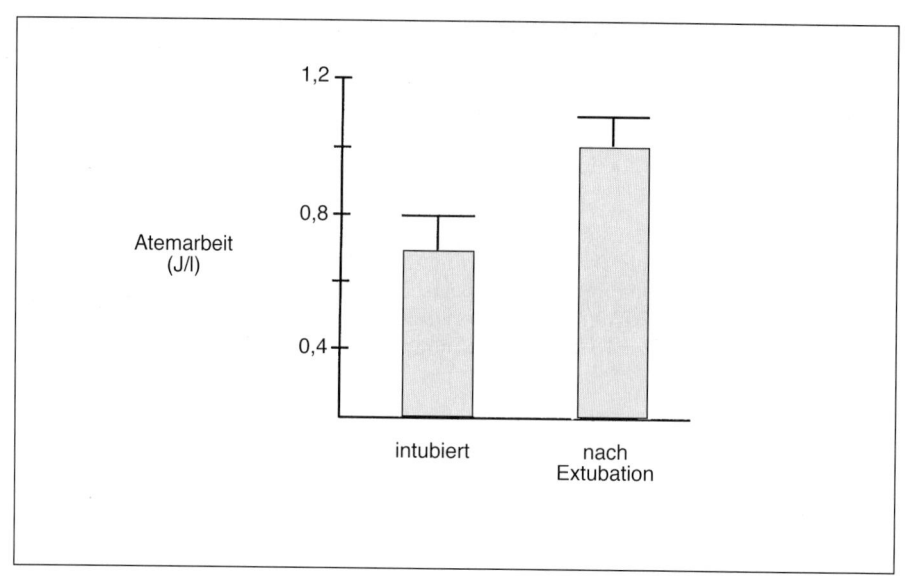

Abb. 29-5 *Atemarbeit in Joule/Liter nach Extubation (Tubus ID 8 mm). Angegeben sind Mittelwerte und Standardabweichung (aus Nathan SD et al. Prediction of minimal pressure support during weaning from mechanical ventilation. Chest 1993; 103: 1215).*

Endotrachealtuben

Obwohl in über 90% aller endotrachealen Intubationen ein Larynxödem unterschiedlicher Ausprägung auftritt [22], ist die Inzidenz signifikanter Obstruktionen des oberen Atemwegs (mit der Notwendigkeit der Reintubation) kleiner als 2% [22, 23]. Zeichen einer oberen Atemwegsobstruktion nach Extubation sind eine erschwerte Spontanatmung und ein Stridor. Das typische Geräusch des Stridors ist während der Inspiration zu hören, da die Obstruktion extrathorakal liegt und dieser Teil der Atemwege schon allein durch den negativen Inspirationsdruck eine Einengung erfährt. Ein inspiratorischer Stridor ist Zeichen einer schweren Atemwegsobstruktion (über 80%) und sollte zu einer unverzüglichen Reintubation veranlassen.
Die Behandlung einer ausgeprägten Obstruktion der oberen Atemwege nach Extubation erfolgt durch Reintubation und Tracheotomie.
Die Gabe von Kortikosteroiden reduziert den Schweregrad eines Larynxödems nach Extubation nicht [23]. Die Vernebelung von Epinephrin-Aerosol (2,5 ml 1%iges Adrenalin oder 2,25%iges Adrenalin-Racemat) reduziert bei Kindern nachweislich die Ausprägung eines Larynxödems nach Extubation [24]. Aber auch diese Behandlung sollte niemals zu einer Verzögerung der Reintubation führen.

Trachealkanülen

Die Entfernung einer Trachealkanüle erfolgt in zwei Schritten. Im ersten Schritt ersetzt man die Trachealkanüle mit Cuff durch eine gefensterte Kanüle gleicher Größe ohne Cuff. Wird diese Kanüle verschlossen, kann der Patient über das Fenster auf dem normalen

Weg atmen. Damit kann eine Obstruktion der oberen Atemwege z.B. durch ein Larynxödem identifiziert werden. Entgegen einer verbreiteten Ansicht **reduziert die Tracheotomie keineswegs immer den Larynxschaden, der durch die endotracheale Intubation hervorgerufen wird, ja, sie kann diesen sogar noch verstärken** (der Mechanismus hierfür ist unklar) [22]. Eine Überprüfung auf Obstruktion der oberen Atemwege ist deshalb unerläßlich, bevor die Trachealkanüle entfernt wird. Atmet der Patient bei verschlossener Trachealkanüle 24 Stunden lang ohne Zeichen einer oberen Atemwegsobstruktion, kann diese entfernt werden.

Eine Trachealstenose nach Tracheotomie entsteht meist an der Stelle der Inzision, nicht an der Stelle der Cuff-Blockung. Diese Komplikation zeigt sich in der Regel erst, nachdem das Tracheostoma sich verschlossen hat. Es handelt sich also bei der Trachealstenose um eine Spätkomplikation, die normalerweise erst auftritt, wenn der Patient die Intensivstation schon verlassen hat.

Teil VIII

Infektionen und entzündliche Erkrankungen

> Our arsenals for fighting off
> bacteria are so powerful ... that we're in more danger
> from them than from the invaders.
>
> Lewis Thomas

KAPITEL 30

Der Fieberpatient

> Humanity has but three great enemies:
> Fever, famine and war.
> Of these, by far the greatest,
> By far the most terrible, is fever.
>
> SIR WILLIAM OSLER

Trotz Oslers harschem Kommentar über das Fieber muß das Auftreten von hohen Temperaturen beim Intensivpatienten nicht immer eine Katastrophe ankündigen. Es ist jedoch ein Zeichen, das Beachtung erfordert. Dieses Kapitel geht auf einige der wahrscheinlichsten Gründe für nosokomiales Fieber beim Intensivpatienten ein (d.h. Auftreten 48 Stunden nach Hospitalisierung) und beschreibt einige frühe diagnostische und therapeutische Ansätze beim Patienten mit Fieber [1, 2, 3]. Die spezifischen Überlegungen bei Patienten, welche immunsupprimiert sind, werden in Kapitel 34 dargestellt.

Körpertemperatur

Um die Körpertemperatur zu bestimmen, werden zwei Maßeinheiten (Celsius und Fahrenheit) verwendet. Die Umrechnung von einer Skala in die andere ist in Tabelle 30-1 dargestellt. Obwohl die Celsius-Skala oft in Grad Zentigrad eingeteilt wird, ist diese Einheit eigentlich nicht für Temperaturen, sondern für die Gradeinteilung auf einem Kompaß vorgesehen [4]. Die richtige Bezeichnung für die Temperaturen auf der Celsius-Skala ist Grad Celsius.

Tabelle 30-1 Temperaturumrechnung.

Korrespondierende Skalen		Umrechnungsformeln
(°C)	(°F)	
100	212	Die Umrechnung basiert auf den korrespondierenden
41	105,8	Temperaturen am Gefrierpunkt von Wasser:
40	104	
39	102,2	0 °C = 32 °F
38	100,4	
37	98,6	und den Temperaturbereichen (vom Gefrier- bis zum
36	96,8	Siedepunkt von Wasser):
35	95	
34	93,2	100 °C = 180 °F oder 5 °C = 9 °F
33	91,4	
32	89,6	Die oben angegebenen Beziehungen werden dann
31	87,8	kombiniert, um die Umrechnungsformeln herzuleiten:
30	86	°F = (9/5 °C) + 32
0	32	°C = 5/9 (°F − 32)

Normale Körpertemperatur

Obwohl die Körpertemperatur zu den am häufigsten bestimmten Meßwerten in der klinischen Medizin gehört, gibt es einige Kontroversen darüber, welchen Wert die normale Körpertemperatur bei gesunden Erwachsenen haben sollte. Die folgenden Punkte illustrieren einige Widersprüche, welche die normale Körpertemperatur betreffen.
Die gebräuchliche Norm von 37 °C (98,6 °F) ist ein Durchschnittswert, der aus einer Untersuchung im späten 19. Jahrhundert von 25 000 gesunden Erwachsenen stammt, deren axilläre Körpertemperatur gemessen wurde [5]. Eine jüngere Untersuchung oraler Temperaturen an 148 gesunden Probanden (Alter 18–40 Jahre) ergab eine Durchschnittstemperatur von 36,8 °C (98,2 °F) [6].
Ältere Individuen haben im Durchschnitt eine Körpertemperatur, die annähernd 0,5 °C (0,9 °F) niedriger ist als die jüngerer Erwachsener [5, 7].
Die normale Körpertemperatur unterliegt einem zirkadianen Rhythmus mit einem Tiefpunkt am frühen Morgen (zwischen vier und acht Uhr) und einem Höchstwert am späten Nachmittag (zwischen 16 und 18 Uhr). Die Temperaturdifferenzen innerhalb eines Tages variieren interindividuell, wobei der größte Temperaturunterschied, der bei einem einzelnen gemessen wurde, bei 1,3 °C (2,4 °F) lag [6].
In der obengenannten Untersuchung aus dem 19. Jahrhundert wurde **Fieber** als axilläre Temperatur, die zu jeder beliebigen Tageszeit gleich oder höher als 38 °C (100,4 °F) lag, definiert [5]. In der jüngeren Studie mit einer niedrigeren Anzahl von Probanden wird Fieber eine Temperatur definiert, welche am frühen Morgen einen Wert von 37,2 °C (99 °F) oder höher und am späten Nachmittag einen Wert von 37,8 °C (100 °F) oder höher hat [6].
Die Körperkerntemperatur ist ungefähr 1,0 °C (1,8 °F) höher als die axillär gemessene [8] und 0,5 °C (0,9 °F) höher als die oral gemessene Temperatur [9]. Die rektale Temperatur ist meist höher als die oral oder axillär gemessenen Temperaturen. Der Zusammenhang ist jedoch variabel und nicht vorherbestimmbar [10].

Diese Beobachtungen zeigen, daß die normale Körpertemperatur keinen einzelnen festen Wert darstellt, sondern vielmehr einen Temperaturbereich, der von Alter, Tageszeit und Meßort abhängig ist.

Definition von Fieber

Die soeben beschriebenen Beobachtungen machen das Problem deutlich, das sich aus der Verwendung eines einzelnen Temperaturgrenzwerts zur Definition des *Status febril* ergibt. Fieber wird am besten definiert als eine Temperatur, welche den normalen täglichen Temperaturbereich des einzelnen überschreitet.

In einer Konsensus-Konferenz zu Sepsis und Entzündung wurde als praxisrelevante Definition von Fieber eine Körpertemperatur über 38 °C (100,4 °F) festgelegt [11]. Man muß allerdings bedenken, daß diese Definition einige Unzulänglichkeiten besitzt (so schließt sie z.B. nicht den Meßort, die Tageszeit oder das Alter des Patienten mit ein). Daher kann ihre Gültigkeit leicht in Frage gestellt werden.

Die febrile Reaktion

Fieber ist ein adaptiver Vorgang, bei dem die normale Körpertemperatur als Antwort auf zirkulierende Pyrogene auf eine höhere Ebene verstellt wird [12]. Dies unterscheidet es von der Hyperthermie (auch als Hyperpyrexie bezeichnet), welche keinen adaptiven Prozeß darstellt, sondern vielmehr einen Zustand kennzeichnet, in welchem der Körper nicht in der Lage ist, die Körperkerntemperatur zu kontrollieren [13]. Folgende Aspekte der febrilen Reaktion sind zu beachten:

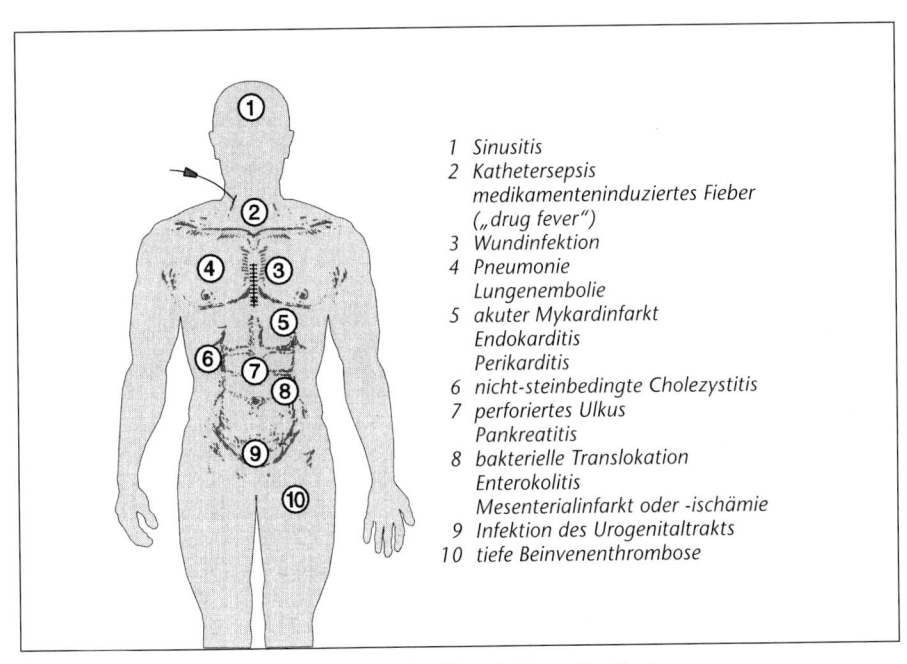

1 Sinusitis
2 Kathetersepsis
  medikamenteninduziertes Fieber
  („drug fever")
3 Wundinfektion
4 Pneumonie
  Lungenembolie
5 akuter Mykardinfarkt
  Endokarditis
  Perikarditis
6 nicht-steinbedingte Cholezystitis
7 perforiertes Ulkus
  Pankreatitis
8 bakterielle Translokation
  Enterokolitis
  Mesenterialinfarkt oder -ischämie
9 Infektion des Urogenitaltrakts
10 tiefe Beinvenenthrombose

Abb. 30-1 Häufige Ursachen für nosokomiales Fieber bei Intensivpatienten.

Fieber ist ein Zeichen für Entzündung, nicht für Infektion. Die fieberhafte Reaktion wird durch die inflammatorischen Zytokine (z.B. Tumornekrosefaktor und Interleukin 1β) ausgelöst. Daher ist Fieber keine spezifische Reaktion auf eine Infektion, sondern eine Reaktion auf alles, was die Produktion inflammatorischer Zytokine anregt. In vielen Fällen ist das auslösende Moment eine Verletzung von Gewebe und keine Infektion. **Tatsächlich ist bei annähernd 50% der Intensivpatienten das Fieber nicht die direkte Folge einer Infektion** [14]. Die Differenzierung zwischen Entzündung und Infektion ist wichtig, nicht nur für die Bewertung des Fiebers, sondern auch für das übliche Vorgehen, Fieber mit Antibiotika zu behandeln.

Der Schweregrad der febrilen Reaktion ist kein Hinweis auf das Vorhandensein oder den Schweregrad einer Infektion [1, 3]. Hohes Fieber und Rigor können auch bei nicht-infektiösen Prozessen auftreten (z.B. medikamenteninduziertes Fieber), und lebensbedrohliche Infektionen können mit einer nur geringen Temperaturerhöhung einhergehen. Daher sollte bei der Beurteilung des Fiebers oder der Entscheidung, eine antibiotische Therapie zu beginnen, das klinische Bild nicht den alleinigen Ausschlag geben.

Die häufigsten Gründe für nosokomiales Fieber bei Intensivpatienten sind in Abbildung 30-1 (1–3) dargestellt. Manchmal wird die Suche nach einer Ursache für das nosokomiale Fieber vom klinischen Hintergrund beeinflußt. Das ist der Fall beim postoperativen Fieber und beim Fieber, welches im Zusammenhang mit spezifischen diagnostischen und therapeutischen Verfahren auftritt. Diese reaktiven Fieber werden als nächstes behandelt.

Postoperatives Fieber

Chirurgie ist eine Form kontrollierter Gewebsverletzung (oder, mit den Worten von Dr. John Millili, einem Chirurgen und guten Freund, Chirurgie ist, wie von einem Baseball-Schläger getroffen zu werden). Da Entzündung und Fieber die normale Antwort auf eine Gewebsverletzung sind, überrascht es nicht, daß in bis zu zwei Drittel der Fieberfälle, welche in der frühen postoperativen Phase auftreten, keine Infektion vorhanden ist [15, 16]. Die meisten nicht-infektiösen Temperaturanstiege treten als Einzelereignis auf. Beim erstmaligen Auftreten eines postoperativen Temperaturanstiegs sollte eine gründliche körperliche Untersuchung ausreichen, eine zugrundeliegende Infektion zu identifizieren [16]. Falls die körperliche Untersuchung ergebnislos ist, gibt es keinen Grund für eine weitergehende Diagnostik.

Maligne Hyperthermie

Die maligne Hyperthermie ist eine seltene Erkrankung, die ungefähr bei 1 von 15 000 Allgemeinanästhesien auftritt und 1 von 50 000 Erwachsenen betrifft [17, 18]. Es handelt sich um eine erbliche Erkrankung, die charakterisiert ist durch eine massive Freisetzung von Kalzium aus dem sarkoplasmatischen Retikulum des Skelettmuskels als Antwort auf Allgemeinanästhetika und Muskelrelaxanzien [18].

Zum klinischen Erscheinungsbild gehört eine Muskelrigidität, die früh, d.h. meist schon im Operationssaal oder im Aufwachraum, auftritt. Innerhalb von Minuten bis Stunden folgen Fieber, Hyperpyrexie (insbesondere Körperkerntemperaturen von über 40 °C oder 104 °F) und verminderte Vigilanz. In 20% der Fälle wird die Temperaturerhöhung nicht von einer erkennbaren Muskelrigidität begleitet [19]. Dem akuten Syndrom folgen ein Übergang zu Rhabdomyolyse, myoglobinurischem Nierenversagen und eine autonome Instabilität. In unbehandelten Fällen liegt die Mortalität bei über 80% [18].

Therapie

Das Hauptelement der Therapie ist die *unverzügliche* Verabreichung des Skelettmuskelrelaxans **Dantrolen**.

Dosierung

Dantrolen sollte in einer Dosis von 1–2 mg/kg KG als intravenöser Bolus verabreicht werden. Diese Dosis sollte, falls nötig, alle 15 Minuten wiederholt werden.
Die Maximaldosis beträgt 10 mg/kg KG. Die Therapie sollte mit einer oral verabreichten Dosis von 4 × 1–2 mg/kg KG Dantrolen pro Tag über drei Tage fortgesetzt werden.
Dantrolen wirkt über eine Blockade der Kalziumfreisetzung aus dem sarkoplasmatischen Retikulum. Eine frühe Verabreichung ist notwendig, um die Progression zu Rhabdomyolyse und myoglobinurischem Nierenversagen aufzuhalten. Die Therapie mit Dantrolen hat die Mortalität dieses Krankheitsbildes auf weniger als 10% reduziert [18].
Alle Patienten, die bereits eine maligne Hyperthermie durchgemacht haben, sollten mit einem Begleitausweis versehen werden, um weiteren Episoden vorzubeugen. Ebenso sollten die engeren Verwandten über ihre genetische Prädisposition für dieses Krankheitsbild informiert werden, da es sich um eine genetische Erkrankung handelt (mit einem autosomal-dominanten Vererbungsmuster).

Wundinfektionen

Operationsbedingte Wundflächen können nach dem Infektionsgrad klassifiziert werden: 1. Wunde frei von Erregern, Bauch- oder Thoraxhöhle nicht eröffnet; 2. kontaminiert, Bauch- oder Thoraxhöhle eröffnet, und 3. infiziert, d.h., die Wundflächen haben direkten Kontakt mit Eiter oder Darminhalt [20]. Die meisten Wundinfektionen sind unkompliziert (insbesondere wenn nur Haut und Subkutangewebe betroffen sind). Therapie der Wahl ist das Débridement – eine antibiotische Therapie (um Streptokokken, Staphylokokken und Anaerobier zu erfassen) sollte Fällen von persistierendem Erythem oder tiefen Gewebsinfektionen vorbehalten bleiben [15]. Bei Fieber, das nach medianer Sternotomie auftritt, ist eine sternale Wundinfektion mit Ausbreitung ins Mediastinum besonders besorgniserregend [21]. In diesen Fällen kann eine Instabilität des Sternums ein frühes Infektionszeichen sein.
Nekrotisierende Wundinfektionen sind hervorgerufen durch Clostridien oder β-hämolysierende Streptokokken. Im Gegensatz zu anderen Wundinfektionen, die fünf bis sieben Tage nach dem chirurgischen Eingriff auftreten, werden nekrotisierende Wundinfektionen bereits in den ersten postoperativen Tagen evident. Häufig bildet sich ein deutliches Ödem im Bereich der Wunde. Auf der umgebenden Hautfläche können flüssigkeitsgefüllte Bläschen entstehen, wobei es zu einem durch den Lufteinschluß bedingten Knistern kommen kann. Die Entzündung dringt rasch in tiefere Muskelschichten vor. Daraus resultieren eine progressive Rhabdomyolyse mit myoglobinurischem Nierenversagen.
Die Behandlung besteht in der intravenösen Verabreichung von Penicillin und extensivem chirurgischem Débridement. Wenn sich Diagnose und Therapie verzögern, ist die Mortalität sehr hoch (über 60%).

Atelektasen

Atelektasen werden häufig als Ursache für früh auftretendes postoperatives Fieber angesehen [15]. Es gibt allerdings **keine Korrelation zwischen dem Vorhandensein von Atel-**

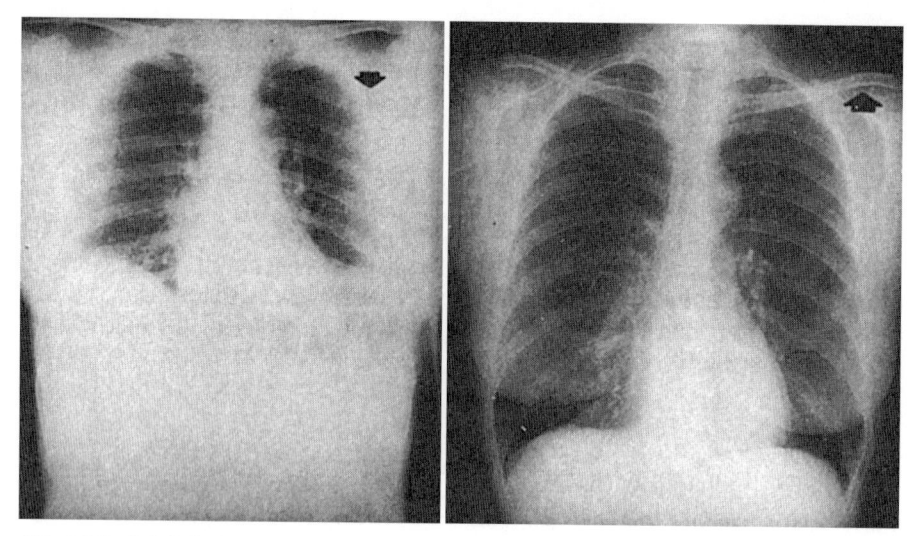

Abb. 30-2 *Einfluß der Körperposition auf die Röntgenaufnahme des Thorax. Beide Aufnahmen sind im Abstand von wenigen Minuten beim gleichen Patienten aufgenommen. Links: Patient im Liegen (Pfeil nach unten); rechts: Patient im Stehen (Pfeil nach oben).*

ektasen und dem **Auftreten von postoperativem Fieber** [22]. So sind z.B. Atelektasen nach Oberbaucheingriffen immer vorhanden (die funktionelle Residualkapazität wird dadurch um 40 bis 70% innerhalb der ersten postoperativen Woche reduziert) [23]; es kommt aber nur bei 15% der Patienten nach Oberbaucheingriffen zum Auftreten von Fieber [16].

Das Vorliegen einer postoperativen Atelektase wird radiologisch diagnostiziert. Hierbei liegen Streifenschatten und homogene Flächenschatten in den abhängigen Lungenpartien vor. Wie unspezifisch dieser Befund ist, wird in Abbildung 30-2 veranschaulicht. Die linke Röntgenaufnahme (Pfeil nach unten) zeigt eine Reduktion des Lungenparenchyms mit vermehrter Zeichnung besonders in den basalen Abschnitten der linken Lunge. Dieser Befund könnte als Atelektase des linken Unterlappens interpretiert werden. Diese Aufnahme wurde jedoch nur einige Minuten nach der rechts abgebildeten Aufnahme beim gleichen Patienten angefertigt.

Der entscheidende Unterschied zwischen beiden Aufnahmen ist die Körperposition: Das rechte Röntgenbild ist beim stehenden Patienten, das linke im Liegen angefertigt. Der Befund, den man als Atelektase interpretieren könnte, ist nur eine Folge der Körperlage. Es ist wichtig, dies zu berücksichtigen, da die meisten Röntgenaufnahmen der Lunge in der frühen postoperativen Phase am liegenden Patienten angefertigt werden.

Es ist daher unwahrscheinlich, daß Atelektasen eine wichtige Ursache für postoperatives Fieber sind. Da die meisten Temperaturerhöhungen, die Atelektasen zugeschrieben werden, innerhalb von einem bis zwei Tagen verschwinden, ist anzunehmen, daß diese durch eine entzündliche Reaktion auf das chirurgische Trauma verursacht sind.

Thrombembolie

Eine Thrombembolie kann bis zu einer Woche andauerndes Fieber hervorrufen [24]. Eine Autopsiestudie an postoperativen Todesfällen erbrachte bei einem Drittel der Patienten den Nachweis pulmonaler Embolien, wobei diese aber in den seltensten Fällen die Todesursache darstellten [25]. Dieses Ergebnis bestätigt das hohe Risiko von Thrombembolien bei postoperativen Patienten. Es ist am höchsten nach orthopädischen Eingriffen an Hüfte oder Knie und am geringsten im Anschluß an einen Eingriff aus dem Bereich der Herz-Lungen-Bypass-Chirurgie [26]. In mehr als der Hälfte der Fälle kann eine Thrombembolie mit einem normalen Untersuchungsbefund des betroffenen Beins einhergehen, so daß das Fehlen einer Schwellung oder von Schmerzen die Möglichkeit einer Thrombembolie als Ursache für postoperatives Fieber nicht ausschließt [27]. In Kapitel 7 ist das Vorgehen bei Verdacht auf Thrombembolie dargestellt.

Abdominelle Abszesse

Zu lokalen Ansammlungen infektiösen Materials im Abdomen kann es nach Traumatisierung der Baucheingeweide oder nach Laparotomie kommen. Eine Septikämie tritt in etwa 50% der Fälle auf [28].
Durch eine Computertomographie des Abdomens können diese Flüssigkeitsansammlungen in über 95% der Fälle entdeckt werden [28]. Bis zum Erregernachweis sollte sich die antibiotische Therapie gegen gramnegative enterale Pathogene, einschließlich der Anaerobier (z.B. *Bacteroides fragilis*), richten. Eine definitive Therapie erfordert eine chirurgische oder perkutane Drainage.

Fieber nach diagnostischen oder therapeutischen Eingriffen

Folgende Maßnahmen sind häufig mit Fieber ohne Zeichen einer Infektion assoziiert.

Hämodialyse

Febrile Reaktionen während der Hämodialyse sind durch Kontamination des Schlauchsystems mit Endotoxin bedingt. Eine Bakteriämie tritt dabei nur gelegentlich auf [29]. Wenn der Patient Zeichen einer Einschwemmung von Toxinen entwickelt, muß die Dialyse gestoppt werden. Nach Entnahme von Blutkulturen sollte umgehend eine Antibiotikatherapie begonnen werden. Eine Unterbrechung der Dialyse ist dann nicht notwendig, wenn es keinen Hinweis auf die Einschwemmung von Toxinen gibt. Es sollten aber auch in diesem Fall immer Blutkulturen gewonnen werden. Eine empirische antibiotische Therapie sollte sowohl grampositive als auch gramnegative Pathogene einschließen. Vancomycin plus Aztreonam dürften bis zum Vorliegen des Ergebnisses der Blutkulturen ausreichen. Aminoglykoside sollten wegen ihrer nephrotoxischen Nebenwirkung vermieden werden, solange die Möglichkeit besteht, daß die Nierenfunktion sich erholt.

Endoskopie

Die flexible fiberoptische Bronchoskopie führt in 5% der Fälle zu einem Temperaturanstieg [30]. Ursächlich dafür mag die Freisetzung von Tumornekrosefaktor (eines endogenen Pyrogens) in den systemischen Kreislauf sein. Selten kommt es zu Pneumonie oder Bakteriämie [30, 31]. Daher besteht normalerweise kein Grund für die Entnahme von Blutkulturen oder für den Beginn einer empirischen Antibiotikatherapie beim Auftreten eines postbronchoskopischen Fiebers, außer der Patient weist Zeichen einer sich entwickelnden Sepsis auf (z.B. Bewußtseinsänderungen oder Hypotonie) oder besitzt keine Milz mehr [23].

Die Endoskopie des Gastrointestinaltrakts ist ebenfalls eine seltene Ursache einer Infektion. Das höchste Risiko scheint bei einer retrograden Cholangiopankreatikographie zu bestehen, bei der in 1% der Fälle eine Infektion auftritt [31]. Die auslösenden Erreger sind zumeist Enterobakterien.

Bluttransfusion

Febrile Reaktionen im Gefolge einer Transfusion von Blutbestandteilen treten bei nicht weniger als 5% der Patienten auf. Das Fieber wird meist durch Antikörper gegen Leukozyten (nicht durch eine Infektion) ausgelöst und tritt bereits während oder unmittelbar nach der Transfusion auf. In Kapitel 44 wird ausführlicher auf die febrile Transfusionsreaktion eingegangen.

Iatrogen verursachtes Fieber

Falsch eingestellte oder fehlerhafte Heizelemente in Matratzen und Verneblern können zu Fieber durch Wärmeübertragung führen [33]. Die Überprüfung der Temperaturanzeiger an Matratzen oder Ventilatoren nimmt nur eine Minute in Anspruch. Erheblich zeitaufwendiger kann dagegen die Erklärung sein, warum man solch eine einfache Ursache für das Fieber nicht früher erkannt hat.

Häufige Infektionen

Die häufigsten Infektionen, die zu Fieber bei Intensivpatienten führen, sind Pneumonie, Infektionen des Urogenitaltrakts und Sepsis, ausgehend von intravaskulären Kathetern. Diese Infektionen werden ausführlich in eigenen Kapiteln behandelt und sollen hier nur kurz gestreift werden.

Pneumonie

Pneumonien sind ein zu häufig diagnostizierter Grund eines nosokomialen Fiebers bei Intensivpatienten. In einer Studie an maschinell beatmeten Patienten mit Fieber und Lungeninfiltraten war eine Pneumonie nur in 19% der Fälle die Ursache für das Fieber [19]. Notwendig zur Diagnosesicherung einer Pneumonie sind quantitative Kulturen von Proben aus den tiefen Atemwegen, die entweder über bronchoalveoläre Lavage oder bronchoskopisch (über spezielle Bürsten) gewonnen wurden. **Kulturen von kontaminiertem Nasotrachealsekret führen nur in die Irre und sind obsolet.** Nur von Nasotrachealsekret, das mikroskopisch auf Kontamination untersucht worden ist (um eine Verunreinigung durch Keime in den oberen Luftwegen auszuschließen), sollten Kulturen angelegt werden. Kapitel 32 bietet weitergehende Informationen zur Diagnostik der Pneumonie. In Kapitel 34 wird das Vorgehen bei pulmonalen Infiltraten beim immunsupprimierten Patienten behandelt.

Urosepsis

Infektionen des Urogenitaltrakts sind in 35–45% der Fälle für eine nosokomiale Infektion verantwortlich [35]. Häufig ist der prädisponierende Faktor ein Blasendauerkatheter. Diagnostik und Therapie dieser Infektion sind in Kapitel 33 näher beschrieben.

Tabelle 30-2 Richtlinien für das Vorgehen bei Verdacht auf Kathetersepsis.

- Durch den Katheter eine Probe von 10 ml Blut entnehmen, eine weitere 10-ml-Probe aus einer weiter entfernten Vene entnehmen. Von beiden Blutproben quantitative Blutkulturen anlegen lassen (s. Tab. 5-4).
- Katheter sofort entfernen, wenn die Einstichstelle ein Erythem aufweist oder Eiter austritt. Die neuerliche Punktion muß an einer anderen Stelle erfolgen.
- Falls an der Einstichstelle weder ein Erythem vorliegt noch Eiter austritt, kann der Katheter über einen Führungsdraht gewechselt werden.
- Alle Katheterspitzen sollten semiquantitativ mikrobiologisch untersucht werden (s. Tab. 5-5).

Kathetersepsis

Immer, wenn ein Katheter mehr als 48 Stunden liegt und unklares Fieber auftritt, sollte eine Infektion durch einen vaskulären Dauerkatheter vermutet werden. Richtlinien zum Vorgehen bei Verdacht auf Kathetersepsis sind in Tabelle 30-2 dargestellt. Für weitere Informationen über katheterinduzierte Sepsis sei auf Kapitel 5 verwiesen.

Weniger häufige Infektionen

Wenn die oben erwähnten häufigeren Ursachen ausscheiden, muß man die folgenden selteneren Infektionen als potentielle Ursachen für nosokomiales Fieber weiterverfolgen.

Sinusitis

Nasogastrale Sonden und nasotracheale Tuben können die Ostien verlegen, welche die Nasennebenhöhlen drainieren; dies kann zum Stau von infiziertem Sekret in den Nasennebenhöhlen führen [36, 37]. Die Kieferhöhlen sind fast immer betroffen und die daraus resultierende akute Sinusitis kann eine versteckte Quelle des Fiebers sein. Diese Komplikation tritt bei 15–20% aller Patienten mit nasalen Tuben auf [36, 37]. Überraschenderweise tritt eine Sinusitis auch bei Patienten auf, die oral intubiert sind und demzufolge freie Ostien haben [36, 37].

Diagnostik

Nicht immer kommt es zu eitrigen Sekretabsonderungen über die Nase, so daß die Diagnose über die radiologischen Kriterien einer Sinusitis gestellt werden muß (z.B. Verschattungen oder Flüssigkeitsspiegel in den betroffenen Höhlen).
Die radiologische Diagnose einer Sinusitis kann mittels einer konventionellen Röntgenaufnahme gestellt werden (Abb. 30-3). Die Kieferhöhlen können mit einer einfachen, am Krankenbett durchgeführten Röntgen-Schädelaufnahme (nach Waters) untersucht werden [38]. Häufig werden auch Computertomographien angefertigt, die aber meist unnötig sind [36, 37].
Es ist wichtig zu betonen, daß 30–40% der Patienten, die radiologisch eine Sinusitis zeigen, keine Infektion haben. Dies konnte anhand von Kulturen des aus der betroffenen Höhle gewonnenen Materials gezeigt werden [36, 37]. Daher ist der **radiologische Nachweis einer Sinusitis nicht ausreichend für die Diagnose einer eitrigen Sinusitis**. Die Diagnose muß durch eine Punktion des Sinus und die Isolation eines oder mehrerer

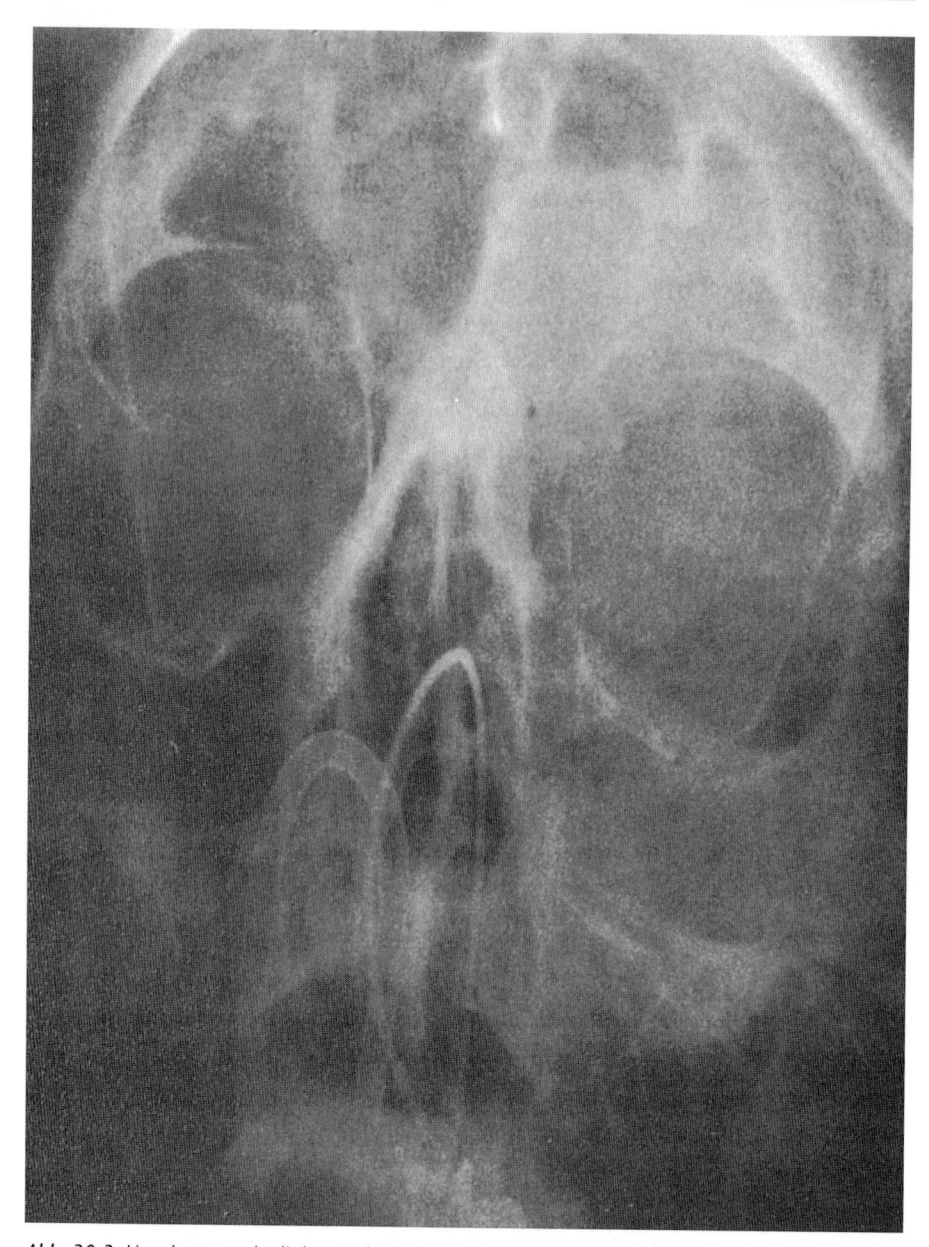

Abb. 30-3 Verschattung der linken Kiefer- und Stirnhöhle bei einem Patienten mit nasotrachealem Tubus und nasal eingeführter Ernährungssonde. Im Anschluß daran wurde die Diagnose einer akuten Sinusitis durch Punktion der Kieferhöhle mit Isolation von 10^3 KBE/ml S. epidermidis in der quantitativen Kultur gesichert.

Pathogene durch quantitative Kulturen mit mindestens 10^3 koloniebildenden Einheiten pro Milliliter (KBE/ml) gesichert werden [36, 37].

Therapie

Zu den häufigsten Erregern gehören Streptokokken, Staphylokokken (inklusive *Staphylococcus epidermidis*), enterale Erreger und Hefen (meist *Candida albicans*) [36, 37]. Mischinfektionen sind häufig. Obwohl eine lokale Spülung der Sinus mit antimikrobiellen Lösungen empfohlen wurde, scheint eine kurzdauernde Therapie mit systemischen Antibiotika angeraten, da die Septikämie eine Komplikation einer eitrigen Sinusitis beim Intensivpatienten darstellt (anders als bei ambulanten Patienten, wo eine Septikämie selten auftritt) [37]. Wenn das Sinussekret eitrig ist oder in der Gramfärbung Erreger nachweisbar sind, kann eine empirische Therapie mit Vancomycin plus Aztreonam oder einem Aminoglykosid begonnen werden, bis die Ergebnisse der Kulturen aus dem Sinussekret und der Blutkulturen vorliegen. Ebenso sollten, falls möglich, nasale Tuben entfernt werden. Bei rezidivierend auftretender Sinusitis ist eine Dekontamination der Nasengänge mit einer topisch aufzutragenden, antimikrobiell wirksamen Salbe zu erwägen (siehe Kapitel 6, dort wird eine antibiotische Salbe zur oropharyngealen Desinfektion beschrieben).

Die nicht-steinbedingte Cholezystitis

Die nicht-steinbedingte Cholezystitis ist eine seltene, aber schwere Erkrankung, welche bei bis zu 1,5% der Intensivpatienten auftritt [39]. Am häufigsten betroffen sind postoperative Patienten, Traumaopfer und Patienten, die parenteral ernährt werden. Ausgelöst wird die Cholezystitis durch ein Ödem des Gallengangs, was zu einer Abflußbehinderung aus der Gallenblase führt. Zum klinischen Bild gehören Fieber (70–95% der Fälle) und Schmerzen im rechten Oberbauch (60–100% der Fälle) [39]. Die Diagnose kann meist bereits über eine Sonographie des rechten Oberbauchs gestellt werden. Zu einer Perforation der Gallenblase kann es innerhalb der ersten 48 Stunden nach Auftreten der ersten Symptome kommen. Therapie der Wahl ist die Cholezystektomie bzw. die perkutane Cholezystostomie, falls die Patienten zu krank sind, um sich einem operativen Eingriff zu unterziehen. (Nähere Informationen zu diesem Thema finden Sie in Kapitel 33.)

Pseudomembranöse Enterokolitis

Bei Patienten, die mit Antibiotika behandelt werden, kommt es häufig zu einer Überwucherung durch *Clostridium difficile* im Intestinaltrakt, was wiederum zu einer toxinvermittelten Enterokolitis führen kann, die durch Fieber und Diarrhö charakterisiert ist [40]. Zur Diagnosesicherung ist der Nachweis des *C.-difficile*-Toxins in Stuhlproben oder von Pseudomembranen durch die Proktosigmoidoskopie erforderlich. Zur Therapie gehören oral oder intravenös verabreichtes Metronidazol (sechsstündlich 500 mg) oder oral verabreichtes Vancomycin (sechsstündlich 500 mg). Auf dieses Krankheitsbild wird in Kapitel 33 noch näher eingegangen.

Sonstige Infektionen

Zu den Infektionen, die bei bestimmten Patientengruppen berücksichtigt werden sollten, gehören die **Endokarditis** (bei Patienten mit Klappenersatz), **Meningitis** (bei neurochirurgischen Patienten und Patienten mit einer HIV-Infektion) und die **spontan auftretende bakterielle Peritonitis** (bei Patienten mit Zirrhose und Aszites).

Nicht-infektiöse Ursachen für Fieber

Im folgenden werden einige nicht-infektiöse Ursachen für Fieber geschildert, die bei Intensivpatienten in Betracht kommen.

Arzneimittelinduziertes Fieber („drug fever")

Eine Vielzahl pharmakologischer Substanzen kann Fieber verursachen. Einige der für Intensivstationen relevanten Substanzen sind in Tabelle 30-3 aufgelistet. Das Fieber kann isoliert auftreten oder von einem der in Tabelle 30-3 beschriebenen Symptome begleitet sein [41]. Hervorzuheben ist die Häufigkeit von Rigor und die damit verbundene Fehlinterpretation des medikamenteninduzierten Fiebers als Sepsis. Bemerkenswert ist auch das Auftreten einer Hypotension in 18% der Fälle, so daß **Patienten mit medikamenteninduziertem Fieber sehr schwer erkrankt erscheinen können.** Schließlich ist zu beachten, daß die Symptome einer Überempfindlichkeitsreaktion (wie z.B. Eosinophilie und Erythem) oft fehlen.

Die Diagnose eines medikamenteninduzierten Fiebers ist eigentlich eine Ausschlußdiagnose. Sie wird erst dann gestellt, wenn alle anderen Ursachen ausscheiden. Wird die Diagnose „drug-fever" ernsthaft in Betracht gezogen, muß man die Applikation möglichst aller Medikamente unterbrechen oder auf Alternativpräparate ausweichen. Ist damit die Ursache beseitigt, sollte das Fieber innerhalb von zwei bis drei Tagen zurückgehen. Die Diagnose kann mittels erneuter Medikamentenexposition gesichert werden, wobei das Fieber innerhalb von wenigen Stunden wieder auftreten sollte.

Tabelle 30-3 Arzneimittelinduziertes Fieber auf Intensivstationen.

Häufig	Gelegentlich	Klinik*
Amphotericin B	Cimetidin	Rigor (53%)
Cephalosporine	Carbamazepin	Myalgien (25%)
Penicilline	Dihydralazin	Leukozytose (22%)
Phenytoin	Rifampicin	Eosinophilie (22%)
Procainamid	Streptokinase	Exanthem (18%)
Chinidin	Vancomycin	Hypotonie (18%)

* nach [41]

Malignes neuroleptisches Syndrom

Das maligne neuroleptische Syndrom ist eine Variante der malignen Hyperthermie, die durch Neuroleptika (z.B. Haloperidol) getriggert wird [42]. Klinisches Erscheinungsbild und therapeutisches Vorgehen entsprechen dem bereits bei der malignen Hyperthermie Beschriebenen. Da Haloperidol ein gebräuchliches Sedativum in vielen Intensivstationen ist, sollte man bei bestimmten Patientengruppen auch an dieses Syndrom denken. (Nähere Informationen zu diesem Syndrom finden sich im Literaturverzeichnis [42].)

Systemisch inflammatorische Reaktion (systemic inflammatory response syndrome, SIRS)

Beim Auftreten einer systemischen Entzündungsreaktion (z.B. Fieber und Leukozytose) ohne Infektionsnachweis oder ohne andere mögliche nichtinfektiöse Ursache für das Fieber kann es sich um eine klinische Entität handeln, bekannt als systemisch-inflammatorische Reaktion (SIRS, systemic inflammatory response syndrome). Dieses Syndrom kann ausgelöst werden durch eine traumatische Gewebsschädigung oder die Translokation von Endotoxin durch die Darmschleimhaut. Zusätzlich kann eine Multiorgandysfunktion vorliegen. Dieses Syndrom kann in fortschreitendem Multiorganversagen gipfeln und schließlich im Tod des Patienten enden (Näheres dazu in Kapitel 30).

Mesenterialinfarkt

Mesenterialischämie und -infarzierung sind oft von starken Schmerzen und Druckempfindlichkeit des Abdomens begleitet. Diese Symptome können bei verwirrten oder betagten Patienten oft maskiert sein. Die Diagnosestellung ist leider oft schwierig, denn klini-

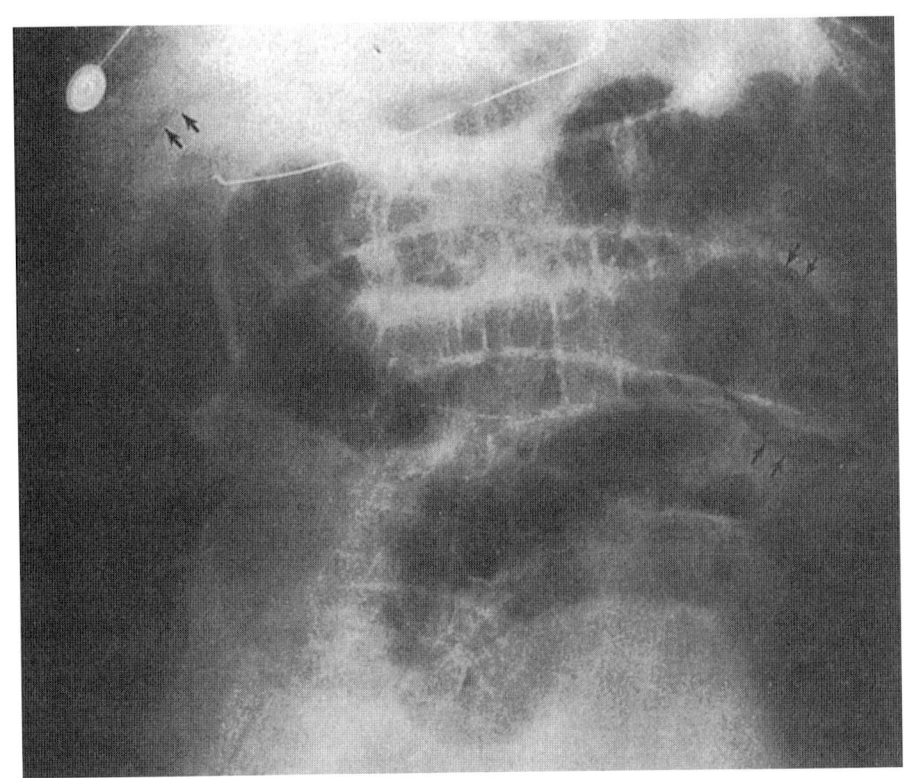

Abb. 30-4 Abdomenübersichtsaufnahme mit Luftansammlung in der Dünndarmwand (durch Pfeile gekennzeichnet) und Luft in den Lebervenen (Pfeile links oben). Der Patient verstarb einige Stunden nach dieser Röntgenaufnahme.

sche Befunde und Laboruntersuchungen sind weder sensitiv noch spezifisch. Die Röntgenübersichtsaufnahme des Abdomens zeigt gelegentlich Luft in der Darmwand oder in der Portalvene (Abb. 30-4). Allerdings sind die radiologischen Befunde oft unspezifisch. Zur Diagnosesicherung ist daher oft eine Laparotomie erforderlich.

Andere Gründe

Weitere nichtinfektiöse Gründe für Fieber bei Intensivpatienten sind die Thrombembolie, die Pankreatitis und die Nebenniereninsuffizienz. Diese Störungen werden jeweils an anderer Stelle beschrieben.

Maßnahmen, die frühzeitig durchgeführt werden sollten

Blutkulturen

Blutkulturen sollten bei jedem Verdacht auf das Vorliegen eines nosokomialen Fiebers entnommen werden, wenn eine infektiöse Ursache vermutet wird. Auf Intensivstationen trifft das für nahezu jedes nosokomiale Fieber zu, mit Ausnahme des Fiebers in der frühen postoperativen Periode. **Es sollte nicht mehr als ein Set Blutkulturen pro Punktionsstelle entnommen werden** [43]. Die Anzahl der insgesamt entnommenen Sets (Anzahl der Gefäßpunktionen) ist abhängig von der Wahrscheinlichkeit einer Septikämie im individuellen Fall. Bei einer geringen oder mäßig hohen Wahrscheinlichkeit einer Bakteriämie, wie z.B. bei einer Pneumonie oder einer Infektion der ableitenden Harnwege, genügen zwei Sets. Bei einer hohen Wahrscheinlichkeit einer Bakteriämie, wie bei der katheterinduzierten Sepsis, sollten drei Sets entnommen werden. Hat der Patient bereits Antibiotika erhalten, sollten mindestens vier Sets Blutkulturen entnommen werden, falls eine Bakteriämie mit hoher Wahrscheinlichkeit vermutet wird [41].

Blutvolumen

Das für die Blutkultur eingesetzte Blutvolumen ist einer der entscheidenden Faktoren für eine optimale diagnostische Ausbeute. 20–30 ml Blut pro Set gelten mittlerweile als optimale Menge, dabei sollte das Verhältnis Blut zu Kulturmedium in etwa 1:5 in jeder Kulturflasche betragen [41].

Empirische antibiotische Therapie

Falls keine Infektion nachzuweisen ist, sollte die empirische antibiotische Therapie Patienten mit den Symptomen eines septischen Schocks (z.B. Hypotension oder gestörte Vitalfunktionen) und den immunsupprimierten Patienten (z.B. bei Neutropenie) vorbehalten bleiben. Die empirische antibiotische Therapie neutropenischer Patienten wird in Kapitel 34 näher beschrieben. Falls bei nicht-immunsupprimierten Patienten eine lebensbedrohliche Sepsis vermutet wird, deckt eine Kombinationstherapie aus Vancomycin und Aztreonam das Spektrum der meisten potentiellen Erreger ab, bis die Ergebnisse der Blutkulturen eintreffen. In der Therapie einer gramnegativen Sepsis beim nicht-immunsupprimierten Patienten haben die Aminoglykoside keinen dokumentierten Vorteil gegenüber anderen Substanzen wie Aztreonam. Bedenkt man das nephrotoxische Potential der Aminoglykoside, ist anzuraten, diese Substanzgruppe soweit möglich zu vermeiden. Ausführlichere Informationen zu den Antibiotika finden sich in Kapitel 35.

Fiebersenkende Therapie

Es scheint ein allgemeiner Konsens darüber zu bestehen, daß die Unfähigkeit, Fieber zu entwickeln, bei schweren Infektionen nachteilige Auswirkungen hat [44]. Nichtsdestoweniger ist die antipyretische Therapie auf vielen Intensivstationen noch Standardverfahren. Im folgenden sollen einige Gründe genannt werden, weshalb fiebersenkende Maßnahmen auf Intensivstationen vermieden werden sollten.

Fieber als Abwehrmechanismus

Hohe Temperaturen behindern das bakterielle Wachstum und die virale Replikation. Der Effekt der Körpertemperatur auf das Wachstum von Bakterien im zirkulierenden Plasma wird in Abbildung 30-5 veranschaulicht. Erwähnenswert ist, daß die Temperaturen, die in dieser Studie angewandt wurden, mit den normalen afebrilen und febrilen Temperaturen der Versuchstiere korrespondieren. In dieser Abbildung wird der Vorteil von Fieber als Abwehrmechanismus deutlich. Bedenkt man, daß schwere Infektionen eine der Hauptursachen für Morbidität und Mortalität auf Intensivstationen sind, scheint ein Erhalt der Fieberantwort wünschenswert, um die Abwehrmechanismen gegen eine mikrobielle Invasion zu optimieren.

Kühlmatten

Die gemeinhin angewandte Praxis, mit Kühlmatten das Fieber zu senken, steht im Widerspruch zur Physiologie des Fiebers. Die Fieberantwort stellt eine Adaptation dar, die den operativen Bereich der Körpertemperatur steigert:

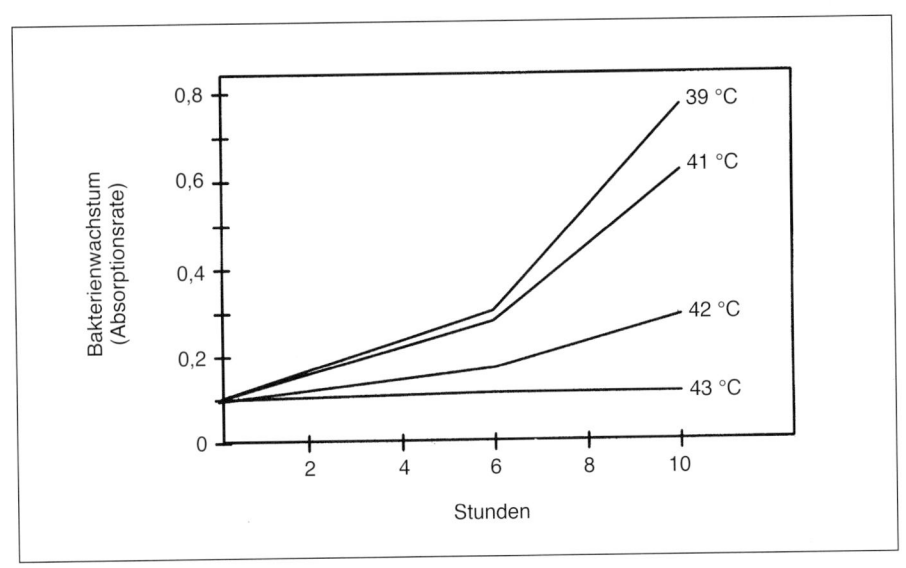

Abb. 30-5 *Der Einfluß der Körpertemperatur auf das Wachstum von Pasteurella multocida im Blut infizierter Labortiere. Die Temperaturen entsprechen den normalen febrilen und afebrilen Temperaturen der Versuchstiere (Kaninchen) (Ergebnisse aus Kluger M, Rothenburg B A. Fever and reduced iron: their interaction as a host defense response to bacterial infection. Science 1979; 203: 374–376).*

Der Körper verhält sich, als ob er auf eine kalte Umgebung reagieren würde. Deshalb wird eine externe Kühlung die Fieberantwort noch unterstützen und nicht verhindern [44]. **Daher sind Kühlmatten nicht dazu geeignet, das Fieber zu senken.** Externe Kühlung empfiehlt sich eher bei einer Hyperthermie, wo die Fähigkeit, die Körpertemperatur zu senken, beeinträchtigt ist.

KAPITEL 31

Infektion, Entzündung und Multiorganschaden

> Inflammation is not itself considered to be a disease
> but a salutary operation ... but when it cannot accomplish
> that salutary purpose ... it does mischief.
>
> JOHN HUNTER

Um ein guter Kliniker zu werden, gilt es, schlechte Angewohnheiten in der klinischen Argumentation zu vermeiden. Eine dieser schlechten Angewohnheiten besteht darin, Zeichen einer Entzündung (wie Fieber und Leukozytose) als Beweis für eine Infektion zu sehen. Wie noch wiederholt in diesem Kapitel betont werden wird, sind Entzündung und Infektion verschiedene Dinge [1]. Ist man sich dieses Unterschiedes nicht bewußt, kann es zu Fehlern in der Therapie der zwei tödlichsten Krankheitsbilder auf Intensivstationen kommen: dem septischen Schock und dem Multiorganversagen. Behandlungsfehler hat man als relevante Todesursache beim Multiorganversagen erkannt (in einer Studie wurden 30% der Todesfälle darauf zurückgeführt). Eine Gleichsetzung von Entzündung und Infektion kann also tödliche Folgen haben [2].

Die Entzündungsreaktion

Die Entzündungsreaktion ist ein komplexer Vorgang, welcher durch eine wie auch immer geartete Schädigung des Wirts initiiert wird, z.B. durch mikrobielle Invasion, physisches Trauma und Verbrennungen. Zweck der entzündlichen Antwort ist es, den Wirt vor den schädigenden Folgen der Verletzung zu schützen (s. Abb. 31-1). Wie schon der tüchtige Chirurg John Hunter vor mehr als 200 Jahren festgestellt hat, kann sie allerdings auch den Wirt selbst schädigen, da sie eine Vielzahl gewebsschädigender Substanzen (z.B. pro-

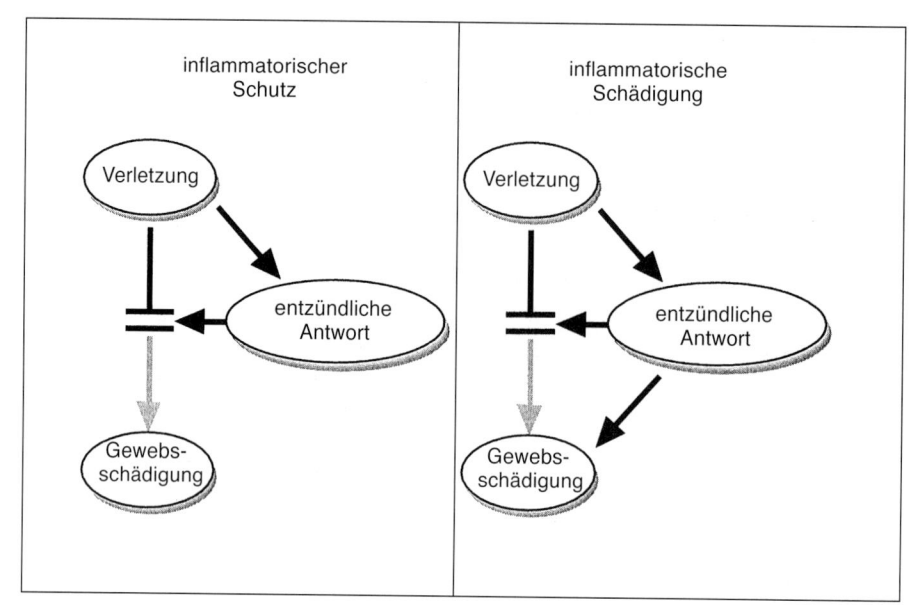

Abb. 31-1 Die protektiven und schädigenden Wirkungen der entzündlichen Antwort.

teolytische Enzyme und Sauerstoffmetabolite) generiert [3]. Dem wirken endogene Substanzen (z.B. Antioxidanzien) entgegen, welche in der Lage sind, die schädigenden Substanzen der Entzündungsreaktion zu blockieren bzw. zu inaktivieren.

Macht jedoch die entzündliche Antwort die normalen Schutzmechanismen, welche dem Wirt zur Verfügung stehen, zunichte, verursacht sie eine Schädigung im Gewebe. Veranschaulicht wird dies in der rechten Grafik von Abbildung 31-1. In diesem Fall wird die entzündliche Antwort *per se* zu einer Gefahr für den Wirt und führt zu weiterer Entzündung. Es kommt zu einer Kettenreaktion, welche in einer ausgedehnten und fortschreitenden entzündlichen Schädigung resultiert. Klinisch manifestiert sich dies in einer Funktionsstörung zahlreicher Organe, die zum Multiorganversagen führen kann [1, 4].

Klinische Syndrome

Die soeben beschriebenen Beziehungen zwischen Infektion, Entzündung und Organschädigung sind die Grundlage einer neuen Nomenklatur, die von der Konsensuskonferenz des American College of Chest Physicians und der Society of Critical Care Medicine vorgeschlagen wurde [1]. Zeichen einer systemischen Entzündungsreaktion (z.B. Fieber und Leukozytose) werden als *systemisch inflammatorische Reaktion* (systemic inflammatory response syndrome [SIRS]) bezeichnet. Ist eine Infektion die Ursache eines SIRS, so spricht man von *Sepsis*. Eine sog. *schwere Sepsis* liegt vor, wenn sie von der Dysfunktion eines oder mehrerer lebenswichtiger Organe begleitet wird. Geht die schwere Sepsis mit einer Hypotension einher, welche gegenüber Volumengabe refraktär ist, so wird dieser Zustand als *septischer Schock* bezeichnet. Im folgenden ein Überblick über die neue Nomenklatur:

Fieber + Leukozytose = SIRS
SIRS + Infektion = Sepsis
Sepsis + Funktionsstörung mehrerer lebenswichtiger Organe = schwere Sepsis
schwere Sepsis + therapierefraktäre Hypotension = septischer Schock

Der hauptsächliche Wert dieser Nomenklatur liegt darin, daß damit der Unterschied zwischen Entzündung und Infektion betont wird, d.h., daß Zeichen einer Entzündung (SIRS) kein Beweis für eine Infektion sind.

Systemisch inflammatorische Reaktion (SIRS)

Die Diagnose eines SIRS erfordert das Vorhandensein von zwei oder mehreren klinischen Zeichen einer systemischen Entzündungsreaktion [1, 5, 6]. Diese Zeichen sind in Tabelle 31-1 aufgelistet. Da einige dieser Zeichen (z.B. Tachypnoe und Tachykardie) bei Intensivpatienten häufig auftreten, kann ein SIRS ein ubiquitär vorkommender Zustand sein. In einer Übersichtsarbeit, in die 170 Patienten einer chirurgischen Intensivstation eingeschlossen waren, erfüllten 93% der Patienten die Kriterien für ein SIRS [5]. Eine Infektion wurde allerdings nur bei 25–50% der Patienten mit SIRS gefunden [5, 6]. Die übrigen Patienten wiesen eines der nicht-infektiösen Krankheitsbilder auf, die in Tabelle 31-1 genannt werden. Bei einigen Patienten konnte keinerlei Ursache gefunden werden. Wichtig hierbei ist, daß die klinischen Zeichen einer Entzündung nicht als Beleg für das Vorliegen einer Entzündung interpretiert werden.

Syndrom der multiplen Organdysfunktion (MODS)

Das Auftreten von funktionellen Störungen in mehr als einem lebenswichtigen Organsystem bei einem Patienten mit SIRS (mit oder ohne Infektion) wird als Syndrom der multiplen Organdysfunktion (multiple organ dysfunction syndrome [MODS]) bezeichnet [1]. Dabei können etliche Organsysteme beteiligt sein, wobei jedes einzelne in Tabelle 31-2 zusammen mit dem dazugehörigen klinischen Syndrom aufgeführt ist. Die am häufigsten betroffenen Organe sind die Lungen, die Nieren, das kardiovaskuläre System und das

Tabelle 31-1 Die systemisch-inflammatorische Reaktion (nach [1]).

Klinik	Ursachen
Zwei oder mehr der folgenden Symptome:	Jede der im folgenden genannten Ursachen:
Körpertemperatur > 38 °C oder < 36 °C	Infektion
Herzfrequenz > 90/min	intestinales Endotoxin
Atemfrequenz > 20/min	Ischämie
Hyperventilation (Pa_{CO_2} < 32 mmHg)	Polytrauma
Leukozytenzahl > 12000/mm^3 oder < 4000/mm^3	schädigende Substanzen
unreife neutrophile Granulozyten > 10%	Pankreatitis
	Schock
	Verbrennung

Nach: ACCP/SCCM Consensus Conference on Sepsis and Organ Failure [1]

Tabelle 31-2 Syndrom der multiplen Organdysfunktion (MODS).

Betroffene Organe bzw. Organsysteme	Syndrome
Lungen	akutes respiratorisches Versagen
Nieren	akute tubuläre Nekrose
kardiovaskuläres System	hyperdyname Hypotonie
Zentralnervensystem	metabolische Enzephalopathie
peripheres Nervensystem	Polyneuropathie des kritisch Kranken
Blutgerinnung	disseminierte intravasale Gerinnung
Gastrointestinaltrakt	Gastroparese und Ileus
Leber	akute nicht-infektiöse Hepatitis
Nebennieren	akute Nebenniereninsuffizienz
Skelettmuskel	Rhabdomyolyse

Siehe auch Anhang: Scoring-System für das Syndrom der Dysfunktion multipler Organe

zentrale Nervensystem. Die Dysfunktion multipler Organe kann bis zum Multiorganversagen fortschreiten [7, 8]. Das in diesem Zusammenhang am häufigsten vorkommende Organversagen ist das ARDS (acute respiratory distress syndrome), welches in Kapitel 25 beschrieben wird.

Pathogenese

Wie bereits erwähnt, ist das **MODS eine entzündlich-vermittelte Schädigung,** welche auftritt, wenn die Abwehrmechanismen des Wirts gegen die entzündliche Antwort versagen [4]. **Um dieses Syndrom zu verursachen, ist keine Infektion vonnöten.** Bei der Schädigung lebenswichtiger Organe durch Entzündung spielen aktivierte neutrophile Granulozyten im zirkulierenden Blut eine wichtige Rolle [3, 9].
Spezielle Adhäsionsmoleküle auf der Oberfläche von Endothelzellen und Neutrophile fördern die Adhäsion von neutrophilen Granulozyten an das Endothel [10]. Sobald sie adhärent geworden sind, können die aktivierten neutrophilen Granulozyten die Inhaltsstoffe ihrer zytoplasmatischen Granula freisetzen (welche proteolytische Enzyme und Sauerstoffmetabolite enthalten) und das Endothel schädigen [11]. Das geschädigte Endothel läßt nun eine Infiltration des Gewebeparenchyms durch Plasmaprodukte und Entzündungsmediatoren zu; der letztgenannte Vorgang führt zur Organdysfunktion. Diese Vorgänge müssen zur Festlegung der Behandlungsstrategie des Multiorganversagens bedacht werden.

Mortalität

Die Mortalität beim MODS ist direkt proportional zur Anzahl der versagenden Organsysteme. Dieser Zusammenhang ist in Abbildung 23-5 veranschaulicht (s. Kap. 23). Beim Versagen von vier oder mehr lebenswichtigen Organen beträgt die Mortalität über 80% [7, 8]. Um die Mortalität von einzelnen Intensivpatienten mit MODS abschätzen zu können, wurde ein Scoring-System entwickelt [12] (das Scoring-System für das Syndrom der multiplen Organ-Dysfunktion wird in Anhang 3 vorgestellt).
Der Zusammenhang zwischen Organversagen und Mortalität überrascht nicht, da die Überlebenschancen sich verringern, je mehr vitale Organe versagen. Tatsächlich kann

das Multiorganversagen als Ausdruck des Sterbeprozesses gesehen werden; d.h. das Versagen lebenswichtiger Organsysteme ist ein notwendiges Charakteristikum des Todes. Das mag manchen trivial erscheinen, zeigt aber, daß MODS keine primäre Erkrankung ist, sondern lediglich die Manifestation anderer Krankheitsprozesse.

Schwere Sepsis und septischer Schock

Wie bereits erwähnt, sind die **schwere Sepsis und der septische Schock Zustände, bei denen die Dysfunktion multipler Organe das Ergebnis einer Infektion ist.** Der einzige Unterschied zwischen den zwei Krankheitsbildern besteht in einer auf Volumengabe nicht ansprechenden Hypotension beim septischen Schock. In Untersuchungen an Intensivpatienten mit SIRS traten schwere Sepsis und septischer Schock bei 18 bzw. 4% der Patienten auf [5, 6].
Beide Krankheitsbilder können bereits im Anfangsstadium eines SIRS auftreten oder sich erst Tage danach entwickeln [5, 6].

Pathogenese

Eine Übersicht über das Spektrum der Mikroorganismen, welche an disseminierten Infektionen von Intensivpatienten beteiligt sein können, findet sich in Tabelle 31-3. Die am häufigsten vorkommenden Erreger sind gramnegative Darmkeime (z.B. *Klebsiella-Enterobacter spp.*, *Pseudomonas aeruginosa* und *Escherichia coli*), Staphylokokken (*Staphylococcus epidermidis* und *Staphylococcus aureus*) und *Enterococcus spp.* [13, 14]. Diese Organismen sind auch die am häufigsten vorkommenden Keime in Fällen schwerer Sepsis und beim septischen Schock [15]. Obwohl die gramnegative Septikämie die häufigste Ursache einer infektionsbedingten Schädigung multipler Organe ist, kann prinzipiell jede Infektion durch einen Mikroorganismus dazu führen.
Neueste Erkenntnisse weisen darauf hin, daß die **Tendenz, eine schwere Sepsis bzw. einen septischen Schock zu entwickeln,** weniger von der Funktion des betroffenen Organismus abhängig ist, sondern eher **von der Antwort des Wirts auf die Infektion** [14, 16–18]. Das bedeutet, daß die Wahrscheinlichkeit, ein Multiorganversagen zu entwickeln um so größer ist, je stärker die entzündliche Antwort auf die Infektion ist. Diese Korre-

Tabelle 31-3 Nosokomiale Septikämie bei kritisch kranken Patienten (Zahlen nach [13]).

Erreger	isolierte Keime (%)	häufigste Infektionsquelle
gramnegative enterale Keime	38	Pneumonie
koagulasenegative Staphylokokken	18	Gefäßkatheter
Staphylococcus aureus	11	Pneumonie
Enterokokken	10	Pneumonie
Streptokokken	7	unbekannt
Anaerobier	5	Pneumonie
Candida spp.	5	Gefäßkatheter
andere	6	viele Ausgangspunkte

Zahlen nach: Pittet D et al. [13]

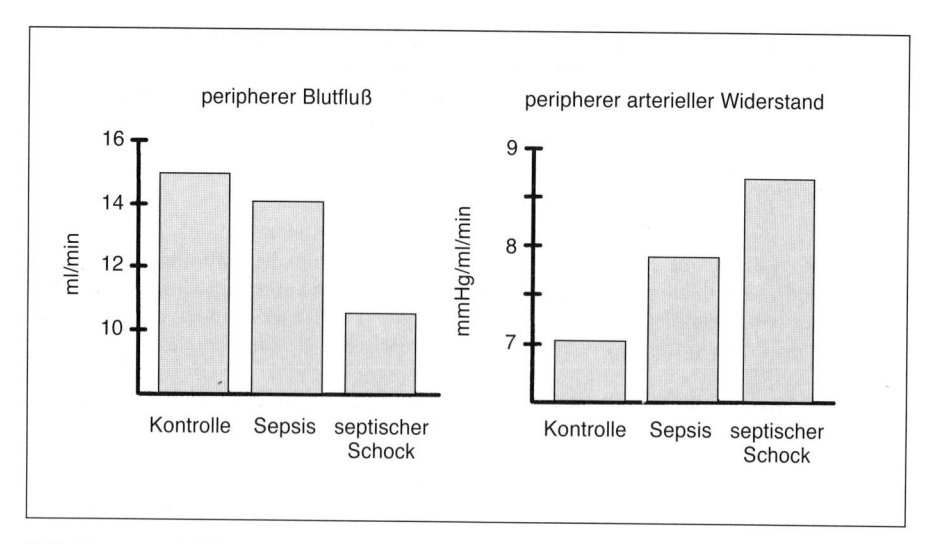

Abb. 31-2 Hypodynamische Veränderungen des Kreislaufs bei Sepsis und septischem Schock. (Ergebnisse aus Astiz ME et al. Peripheral vascular tone in sepsis. Chest 1991; 99: 1072–1075)

lation paßt zu dem Befund, daß das MODS ein Ergebnis einer entzündlichen Schädigung lebenswichtiger Organe ist.

Hämodynamische Veränderungen

Das Anfangsstadium bei schwerer Sepsis und septischem Schock ist oft durch eine relative (durch venöses Pooling) oder auch absolute (durch Flüssigkeitstranssudation) Hypovolämie charakterisiert [19]. Die Hypovolämie verursacht tendenziell einen hypodynamen Status (d.h. ein niedriges HZV). Ist das intravasale Volumen ausreichend, ist das HZV gewöhnlich erhöht [19, 29]. Allerdings ist die intrinsische kardiale Funktion (systolisch und diastolisch) unter den Bedingungen einer Sepsis beeinträchtigt und der Anstieg des HZV ist eher das Ergebnis einer Zunahme der Herzfrequenz als das Resultat eines erhöhten Schlagvolumens [20].
Trotz des Anstiegs des Herzzeitvolumens kann das intravasale Blutvolumen verringert sein (s. Abb. 31-2) [21]. Obwohl allgemein angenommen wird, daß die Sepsis eine primär hyperdyname zirkulatorische Störung ist (d.h. erhöhter Blutfluß und Vasodilatation), entsprechen die hämodynamischen Veränderungen im fortgeschrittenen Stadium einer Sepsis tatsächlich eher einem hypodynamen Zustand (d.h. reduzierter Blutfluß und Vasokonstriktion).

Sauerstofftransport

Schwere Sepsis und septischer Schock sind gekennzeichnet durch eine **Störung der Sauerstoffextraktion in der Peripherie** [22]. Die Reduktion des peripheren Blutflusses und die beeinträchtigte Fähigkeit, die periphere Sauerstoffextraktion zu erhöhen, führen zu einer verminderten Sauerstoffaufnahme (V_{O_2}) aus der Mikrozirkulation. Dieser Defekt gilt als Hauptursache der gestörten Gewebsoxygenierung im septischen Schock. Eine Hyperlaktatämie ist ein charakteristischer Befund bei schwerer Sepsis und im septischen Schock. Sie könnte aber eher von einem gestörten Pyruvatmetabolismus herrühren als von einer Gewebshypoxie (d.h. einer sauerstoffdefizitären Energieerzeugung) [23]. Auf die Ätiologie der sepsisinduzierten Hyperlaktatämie wird in Kapitel 13 näher eingegangen (s.a. Abb. 13-5).

Hämodynamisches Management

In Anbetracht der Tendenz zu relativer und absoluter Hypovolämie bei der Sepsis ist der Hauptpfeiler der frühen hämodynamischen Therapie eine **aggressive Volumentherapie** [19, 24]. Da die Sepsis oft mit einer Hypoalbuminämie einhergeht, ist eine initiale Therapie mit kolloidalen Volumenersatzmitteln anzuraten [25].
Als Zielgröße der Volumentherapie gilt ein rechter Vorhof- (zentralvenöser) Druck von 8–10 mmHg bzw. ein pulmonalkapillärer Verschlußdruck von 18–20 mmHg (s. a. Kap. 11). Falls die Hypotension trotz hochnormaler kardialer Füllungsdrucke weiterbesteht, ist **Dopamin** das am häufigsten eingesetzte hämodynamisch wirksame Medikament zur Erhöhung des Blutdrucks. Die Infusion wird mit einer Dosierung von 5 µg/kg × min begonnen und hochtitriert (s. Kap. 18). Dopamin kann jedoch auch zu einer Einschränkung der Gewebsoxygenierung in regionalen Gefäßprovinzen führen, wie z.B. im Splanchnikusstromgebiet [26], so daß während einer Dopamininfusion der intramukosale Magen-pH soweit möglich überwacht werden sollte (nähere Informationen zur Überwachung des intramukosalen Magen-pH findet man im Kap. 13).

Sauerstofftransport

Wie in jedem Fall eines Schocks sollte das Ziel der hämodynamischen Therapie eine Ganzkörper-Sauerstoffaufnahme im Normalbereich sein (d.h. $\dot{V}_{O_2}$ über 100 ml/min × m²). Da jedoch eine Sepsis durch Hypermetabolismus und erhöhten Sauerstoffbedarf charakterisiert ist, wird oft empfohlen, bei Patienten im septischen Schock, ein hochnormales systemisches Sauerstoffangebot ($\dot{D}_{O_2}$ über 600 ml/min × m², $\dot{V}_{O_2}$ über 170 ml/min × m²) anzustreben. Im Anschluß an eine adäquate Volumentherapie wird **Dobutamin** in einer Anfangsdosierung von 5 µg/kg × min verabreicht und die Dosis titrierend gesteigert, bis der gewünschte Endwert erreicht ist. Einige Studien berichten von einem verbesserten Resultat bei diesem therapeutischen Vorgehen [28]; andere hingegen konnten keine Verbesserung feststellen [29]. Zudem gelingt es bei 40 bis 50% der Patienten trotz maximaler Dobutamindosierung nicht, einen übernormalen systemischen Sauerstofftransportwert zu erreichen [28, 29]. Daher wird das Anstreben übernormaler systemischer Sauerstofftransportraten nicht als generelle Strategie empfohlen. Wenn es jedoch unter normalen Werten von $\dot{D}_{O_2}$ und $\dot{V}_{O_2}$ zu Zeichen einer fortbestehenden bzw. voranschreitenden Organschädigung kommt, sind Versuche gerechtfertigt, den $\dot{D}_{O_2}$- und $\dot{V}_{O_2}$-Wert mittels Volumenzufuhr und Dobutamin auf übernormale Werte zu heben.

Empirische antibiotische Therapie

Liegt lediglich der Verdacht auf eine Sepsis vor, ist jedoch noch kein Erregernachweis geglückt, sollte sich eine empirische antibiotische Therapie gegen die in Tabelle 31-1 aufgelisteten Erreger richten. Eine Kombination aus **Vancomycin** (deckt Staphylokokken, Enterokokken und Streptokokken ab) **plus Aztreonam oder einem Aminoglykosid** (um die gramnegativen enteralen Keime zu erfassen) sollte ausreichen, bis die Ergebnisse der

Kulturen verfügbar sind. Wird vermutet, daß die Sepsis enteralen Ursprungs ist, ist eine Abdeckung von *Bacteroides fragilis* zu empfehlen. Dies kann durch die Zugabe von **Clindamycin** oder **Metronidazol** zur oben angeführten Therapie oder durch eine Monotherapie mit **Imipenem** geschehen. Die empirische antibiotische Therapie wird im Kapitel 35 noch näher ausgeführt.

Steroide

In den 60er Jahren wurde die hochdosierte intravenöse Gabe von Steroiden zu einer beliebten Therapieform beim septischen Schock. Ein günstiger Effekt der Steroide konnte aber nicht nachgewiesen werden. Sie können bei Patienten mit schwerer Sepsis bzw. im septischen Schock sogar schädlich sein [30, 31, 32]. Deshalb empfiehlt die *Infectious Disease Society of America*, Steroide bei Patienten mit disseminierter Sepsis und im septischen Schock zu vermeiden [33].

Neuere Therapien

Weder die hämodynamische noch die antibiotische Therapie konnte die Mortalität bei schwerer Sepsis oder septischem Schock wesentlich reduzieren [15, 17, 28, 29, 30]. Unter Berücksichtigung dieser Fakten und im Hinblick darauf, daß ein entzündlicher Gewebsschaden eine wichtige Rolle in der Pathogenese des septischen Schocks spielt, haben neuere therapeutische Strategien ihr Augenmerk auf die Bekämpfung der entzündlichen Reaktion gerichtet. Die beiden folgenden Ansätze fanden dabei das meiste Interesse.

Antientzündliche Antikörper

Die pharmazeutische Industrie hat enorme (und teure) Anstrengungen unternommen, Antikörper gegen verschiedene entzündliche Mediatoren bei Patienten mit schwerer Sepsis und septischem Schock herzustellen und einzusetzen. Die meisten Antikörper richten sich gegen Endotoxin, den Tumornekrosefaktor oder das Interleukin-1 [17, 34, 35, 36, 37], da man vermutet, daß diese Substanzen eine wichtige Rolle bei den hämodynamischen Veränderungen im Rahmen einer Sepsis spielen.

Klinische Erfahrungen

Großangelegte klinische Studien waren nicht in der Lage, bei Patienten mit schwerer Sepsis und im septischen Schock, welche mit Antikörpern gegen Endotoxin [35], Tumornekrosefaktor [36] oder Interleukin-1 [37] behandelt wurden, ein verbessertes Outcome nachzuweisen. Angesichts dieser Ergebnisse und der enormen Kosten einer Antikörpertherapie hält sich die Begeisterung für diesen Ansatz der Sepsistherapie sehr in Grenzen.

Theoretische Probleme

Will man entzündlich bedingte Organschäden mit antientzündlichen Antikörpern behandeln, so muß man sich im wesentlichen zwei Problemen stellen:
Eine Schwierigkeit besteht darin, daß an der entzündlichen Antwort mehr als 30 Zytokine beteiligt sind und es praktisch unmöglich ist, für alle diese Substanzen Antikörper herzustellen [34]. Zum anderen kann eine Hemmung der entzündlichen Antwort auch das Ausmaß des Gewebsschadens durch die Infektion vergrößern (s.a. Abb. 31-3). Die Folgen einer supprimierten Immunantwort sind bei Patienten, die sich einer Chemotherapie unterziehen, klar erkennbar. Aus diesen beiden Gründen sind die Zukunftsaussichten einer Immuntherapie bei entzündlicher Organschädigung wenig erfolgversprechend.

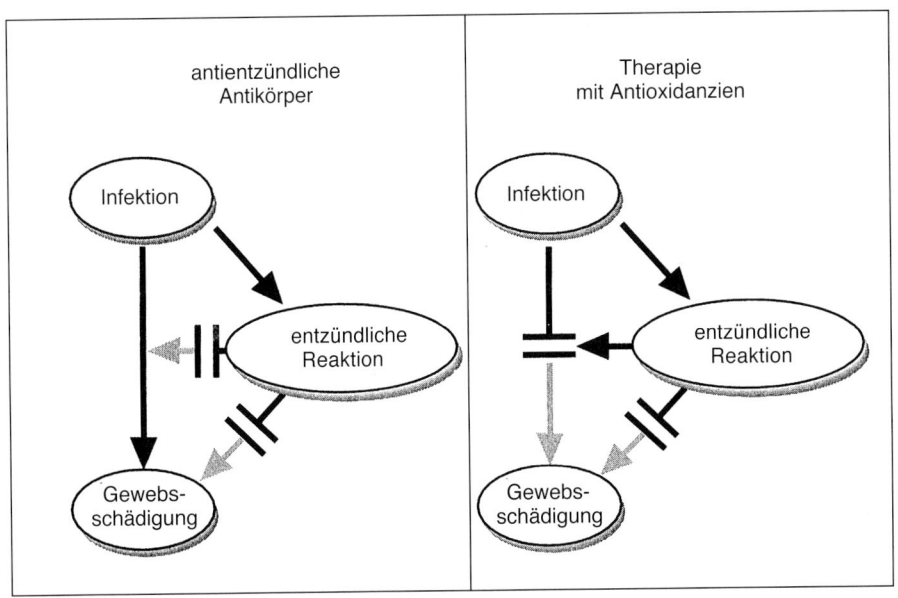

Abb. 31-3 Die theoretischen Folgen neuartiger Strategien, die entzündliche Organschädigung einzuschränken. Bemerkenswert ist, daß eine antientzündliche (Antikörper-)Therapie zu einer Gewebsschädigung führen kann, während dies für eine Therapie mit Antioxidanzien nicht gilt.

Therapie mit Antioxidanzien

Toxische Sauerstoffmetaboliten spielen eine wichtige Rolle bei der entzündlichen Antwort [9, 11, 38] und daher vermutlich auch bei der entzündlich vermittelten Gewebsschädigung [39, 40].
Die letztgenannte Möglichkeit hat zu der Überlegung geführt, daß die Therapie mit Antioxidanzien ein Mittel zur Einschränkung der Organschädigung durch Entzündung sein könnte [41, 42]. Wie in Abbildung 31-1 veranschaulicht ist, kann die Therapie mit Antioxidanzien gegenüber der antientzündlichen Therapie einen theoretischen Vorteil bieten, da Antioxidanzien die entzündliche Reaktion nicht behindern, sondern vielmehr den Wirt davor schützen. Ein weiterer Vorteil der Therapie mit Antioxidanzien beruht darauf, daß oxidative Reaktionen dazu tendieren, Kettenreaktionen hervorzurufen (s. Kap. 3), und so eine sich selbst unterhaltende Quelle für eine pathologische Gewebsschädigung generieren.

Klinische Erfahrungen

Im Gegensatz zur antikörperorientierten Therapie sind die klinischen Erfahrungen mit Antioxidanzien extrem begrenzt. Die intravenöse Verabreichung von N-Acetylcystein hat vielversprechende Ergebnisse bezüglich der Verbesserung des Outcome von Patienten mit ARDS gezeigt [43]. Allerdings müssen zur Bestätigung weitere Studien abgewartet werden. Betrachtet man die theoretischen Vorteile der Antioxidanzien, könnte dies ein fruchtbares Gebiet für die klinische Forschung sein.

Toxisches Schock-Syndrom

Das toxische Schock-Syndrom (TSS) ist eine Unterart des Syndroms der multiplen Organ-Dysfunktion, das durch Kolonisation oder Infektion mit einem toxinproduzierenden Stamm von S. aureus hervorgerufen wird [43]. Der verantwortliche Organismus besiedelt typischerweise mukokutane Regionen (wie die Nasengänge und die Vagina) und sezerniert ein Exotoxin, welches systemisch resorbiert wird und zu SIRS und MODS führt. Mehr als 80% der Fälle von TSS treten nach Gebrauch von Tampons bei menstruierenden Frauen auf, da der Tampon die Vaginalmukosa zerstören kann. Andere prädisponierende Faktoren sind Geburt, Infektionen des Beckens, Sinusitis und Grippe. Obwohl die mukokutane Kolonisation bzw. Infektion prädominiert, kann jegliche Art von Infektion mit Staphylokokken zu einem TSS führen, wenn der Stamm Toxine produziert. In diesem Zusammenhang kann die Grippe als prädisponierender Faktor für das TSS gesehen werden, da sie eine erhöhte Anfälligkeit für eine Staphylokokken-Pneumonie nach sich zieht [45].

Klinik

Die anfänglichen Symptome bei TSS sind unspezifisch, wobei Fieber, Kopfschmerz und Diarrhö vorherrschen. Dem folgt innerhalb von 24 bis 48 Stunden ein rasches Fortschreiten zur Dysfunktion verschiedener Organe, häufig begleitet von einem Hautausschlag [43]. Der früh auftretende Hautausschlag ist ein diffuser erythematöser Ausschlag, der unter Druck abblaßt. Ein weiterer, desquamativer Ausschlag, der die Innenflächen der Akren einbezieht, kann ein bis zwei Wochen später in der Rekonvaleszenzphase der Erkrankung auftreten [44]. Die Diagnose eines TSS basiert auf dem klinischen Erscheinungsbild und der Isolierung eines toxinbildenden Stammes von S. aureus aus den verdächtigten mukokutanen Regionen. Die Blutkulturen sind in der Regel steril.

Therapie

Die Therapie des TSS erfolgt ähnlich wie beim septischen Schock (Volumengabe gefolgt von Dopamin bei persistierender Hypotension). Eine antibiotische Therapie hat wenig Einfluß auf die akute Erkrankung (da eine disseminierte Infektion ungewöhnlich ist), aber sie reduziert das Wiederauftreten von TSS, zu welchem es bei einem Drittel der menstruierenden Patientinnen kommen kann [44]. Effektiv sind Vancomycin, Nafcillin oder Cephalosporine der ersten Generation (z.B. Cephalotin). Bei menstruierenden Patientinnen ist eine sofortige Entfernung des Tampons obligatorisch. Vaginalspülungen zur Beseitigung der Toxine sind dagegen von ungesichertem Nutzen. Unter einer adäquaten Therapie beträgt die Mortalität beim TSS weniger als 5% [44].

Anaphylaxie

Die Anaphylaxie ist eine Form der entzündlich vermittelten Dysfunktion von Organen, die durch eine abnorme entzündliche Reaktion auf chemische Substanzen hervorgerufen wird. Häufige Auslöser sind Antibiotika, Anästhetika, Kontrastmittel, Nährstoffe und Insektengifte [46]. Kontrastmittel sind die häufigste Ursache schwerer anaphylaktischer Reaktionen, mit einer Inzidenz von 1 : 1000 bis 1 : 14000 Injektionen [47]. Etwa 10% dieser Reaktionen verlaufen tödlich [47].

Klinik

Die anaphylaktischen Reaktionen variieren in Erscheinungsbild und Schweregrad. Klinische Manifestationen erscheinen binnen Minuten bis zu wenigen Stunden nach Kontakt mit dem auslösenden Agens.
Im allgemeinen treten klinische Manifestationen um so schneller auf, je schwerer die Reaktion ist. Bei leichteren Reaktionen kommt es zu Flush, erythematösem Hautausschlag, Urtikaria, Bauchkrämpfen und Diarrhö, während bei schwereren Reaktionen Quincke-Ödem, Kehlkopfödem, Bronchospasmus und Hypotension auftreten. Die lebensbedrohlichste Reaktion ist ein sich rasch entwickelnder kardiovaskulärer Kollaps, bekannt als *anaphylaktischer Schock*.

Tabelle 31-4 Therapie anaphylaktischer Reaktionen.

Reaktion	Intervention	Regime
Urtikaria	H_1-Antagonisten	Diphenhydramin: 50 mg p.o. alle 6 h
Quincke-Ödem	H_1-Antagonisten	Diphenhydramin: 50 mg i.m. oder p.o alle 6 h
	Adrenalin s.c.	0,3–0,5 ml einer 1:1000 verdünnten Lösung (1 mg/ml)
Bronchospasmus	Bronchodilatatoren	Salbutamol per inhal. 2,5 ml einer 0,5%-Lösung Theophyllin i.v.: Aufsättigungsdosis 5–6 mg/kg, dann 0,2–0,9 mg/kg/h
Stridor laryngealis	Adrenalin s.c. Adrenalinvernebler	wie oben 0,25 ml einer 1%-Lösung (10 mg/ml) auf 2 ml isotone Kochsalzlösung
	Intubation	translaryngeal oder Krikothyroidotomie
Hypotension	Volumengabe	Kolloide (5% Albumin, 6% Hydroxyäthylstärke) initial
	Adrenalin i.v.	3–5 ml einer 1:10 000-Lösung (0,1 mg/ml)
persistierende Hypotonie	Katecholamine	Adrenalin (2–8 µg/min) oder Dopamin (5–15 µg/min) oder Noradrenalin (2–8 µg/min)
	Steroide i.v.	Hydrocortison: 100–200 mg i.v. alle 4 h

Therapie

Die Therapie der Anaphylaxie ist abhängig von der Klinik. Bei schweren Reaktionen ist eine **rasche Intervention** der Schlüssel zum Erfolg. In Tabelle 31-4 werden die gebräuchlichen Therapien bei Anaphylaxie angeführt.

Antihistaminika haben nur einen begrenzten Wert bei der Therapie der Anaphylaxie, obwohl eine Histaminfreisetzung eine wichtige Rolle bei der Pathogenese der Anaphylaxie zu spielen scheint. H_1-Antagonisten (wie Diphenhydramin) können eingesetzt werden, um den Pruritus zu lindern, der mit den Hautreaktionen einhergeht. H_2-Blocker (wie Cimetidin) haben keinerlei Vorteile gegenüber H_1-Blockern.

Adrenalin ist das Medikament der Wahl bei schweren anaphylaktischen Reaktionen und in der Lage, die Freisetzung entzündlicher Mediatoren aus den sensibilisierten Zellen zu blockieren. Bei den meisten Reaktionen wird es subkutan verabreicht, es kann aber ebenso vernebelt (beim Kehlkopfödem) oder intravenös injiziert werden (im anaphylaktischen Schock) (Dosierung s. Tab. 31-4) [48].

Anmerkung der Übersetzer: Die subkutane Injektion ist unüblich und potentiell gefährlich. Bei der inhalativen Anwendung ist dem racemischen Adrenalin (Micronephrin®) der Vorzug zu geben.

Bei der Hypotension ist eine **Volumengabe** wichtig, da es bei der disseminierten Anaphylaxie zu einem raschen und ausgeprägten Flüssigkeitsverlust aus dem Intravasalraum kommt. In dieser Situation wird den kolloidalen Volumenersatzmitteln der Vorzug vor den kristalloiden gegeben.

Theophyllin bleibt Patienten mit persistierendem Bronchospasmus nach Adrenalingabe vorbehalten. Dieses Medikament kann Arrhythmien verschlimmern, wenn es zusammen mit Adrenalin verabreicht wird, und sollte daher mit Vorsicht angewandt werden.

Steroide werden bei persistierender Hypotension eingesetzt, obwohl es nur wenige Hinweise auf eine positive Wirkung gibt. Hydrocortison wird wegen seiner mineralokortikoiden Wirkungen bevorzugt. Es ist allerdings kein Vorteil gegenüber Methylprednisolon nachgewiesen.

KAPITEL 32

Nosokomiale Pneumonie

Everything hinges on the matter of evidence.

CARL SAGAN

Wenn man die nosokomiale (im Krankenhaus erworbene) Pneumonie mit einem Wort charakterisieren müßte, wäre *problematisch* ein angemessener Ausdruck. Grundlegende Schwierigkeiten ergeben sich zum einen bei der Diagnosestellung, zum anderen bei der Identifikation des verantwortlichen Erregers [1–3]. Obwohl Fieber und neuaufgetretene pulmonale Infiltrate als Beleg für das Vorhandensein einer Pneumonie angesehen werden [4, 5], ist bei 50–60% der Patienten mit dieser Klinik keine Lungenentzündung feststellbar. Da die Diagnosestellung sich als Problem erweist, ist auch die Literatur in bezug auf Prävalenz, Ursachen und Folgen einer nosokomialen Pneumonie widersprüchlich. Dieses Kapitel faßt das derzeitige Wissen über nosokomiale Pneumonien bei immunkompetenten Patienten zusammen. Die Betonung liegt dabei auf dem beatmungspflichtigen Intensivpatienten. Dabei werden insbesondere diagnostische Methoden beleuchtet, die optimale Möglichkeiten bieten, eine parenchymale Lungenentzündung zu diagnostizieren und den verantwortlichen Erreger zu identifizieren. Über Diagnose und Therapie nosokomialer Pneumonien beim immunsupprimierten Patienten informiert Kapitel 34.

Pathogenese

Im Gegensatz zu den außerhalb des Krankenhauses erworbenen Pneumonien, bei denen die häufigsten Erreger grampositive Kokken, wie *Streptococcus pneumoniae* sind, handelt es sich bei der nosokomialen Pneumonie meist um gramnegative enterale Keime. In Tabelle 32-1 sind die Erreger, die für eine nosokomiale Pneumonie bei stationären und

Tabelle 32-1 Mikrobiologische Isolate bei nosokomialen Pneumonien.

Erreger (%)	stationäre Patienten (%)	beatmungspflichtige Patienten (%)
aerobe gramnegative Bakterien	46	83
Pseudomonas sp.	9	30
Acinetobacter sp.	–	19
Escherichia coli	14	8
Klebsiella sp.	14	6
Proteus sp.	11	11
andere	3	4
Streptococcus pneumoniae	31	14
Staphylococcus aureus	26	27
Haemophilus influenzae	17	9
anaerobe Organismen	35	2
Hefen und Pilze	–	4

Alle Isolate stammen aus Blutkulturen, Empyemflüssigkeit oder Proben aus dem unteren Respirationstrakt.
Nach: Estes RJ, Meduri GU. Intensive Care Med 1995; 21: 365–383.

beatmeten Patienten verantwortlich sind, aufgelistet, wobei auch die Häufigkeit, mit der jeder einzelne davon isoliert wird, angegeben ist [3]. Zu beachten ist, daß in der Tabelle nur Organismen angeführt sind, welche aus Blutkulturen, Empyemflüssigkeit oder Proben aus dem unteren Respirationstrakt gewonnen wurden.

Nosokomiale Pneumonien werden häufig durch Mischinfektionen verursacht, so daß die Summe der Prozentangaben in der Tabelle 100 Prozent überschreitet. Bei beatmungspflichtigen Patienten sind die häufigsten Isolate gramnegative enterale Keime (insbesondere *Pseudomonas*-Arten) und *Staphylococcus aureus*. Wie weiter unter beschrieben, reflektiert das mikrobielle Spektrum bei nosokomialen Pneumonien einen Wechsel der residenten Mikroflora im Oropharynx.

Kolonisation des Oropharynx

Die Aspiration von oralen Sekreten in die oberen Atemwege ist das auslösende Ereignis bei den meisten Pneumonien. Im Schnitt findet sich eine Milliarde Bakterien in jedem Milliliter Speichel, so daß schon die Aspiration von einigen Mikrolitern Speichel eine große Anzahl von Bakterien in die Atemwege bringt [6]. Bei gesunden Erwachsenen besteht die residente Mikroflora des Oropharynx hauptsächlich aus symbiotischen Keimen wie anaeroben Bakterien und α-hämolysierenden Streptokokken. Bei hospitalisierten Patienten allerdings ist der Oropharynx oft mit (aeroben) gramnegativen enteralen Erregern besiedelt [3]. Die Prävalenz dieser Keime in der Bevölkerung und im Krankenhaus ist in Abbildung 32-1 dargestellt. Anzumerken ist, daß die entscheidenden Determinanten einer Besiedelung das Vorhandensein und der Schweregrad einer Erkrankung sind, und daß die Umgebung (z.B. Bevölkerung versus Krankenhaus) keinerlei Effekt hat. Dieser Wandel der residenten Mikroflora des Oropharynx erklärt die Prävalenz von gramnegativen Erregern bei der nosokomialen Pneumonie.

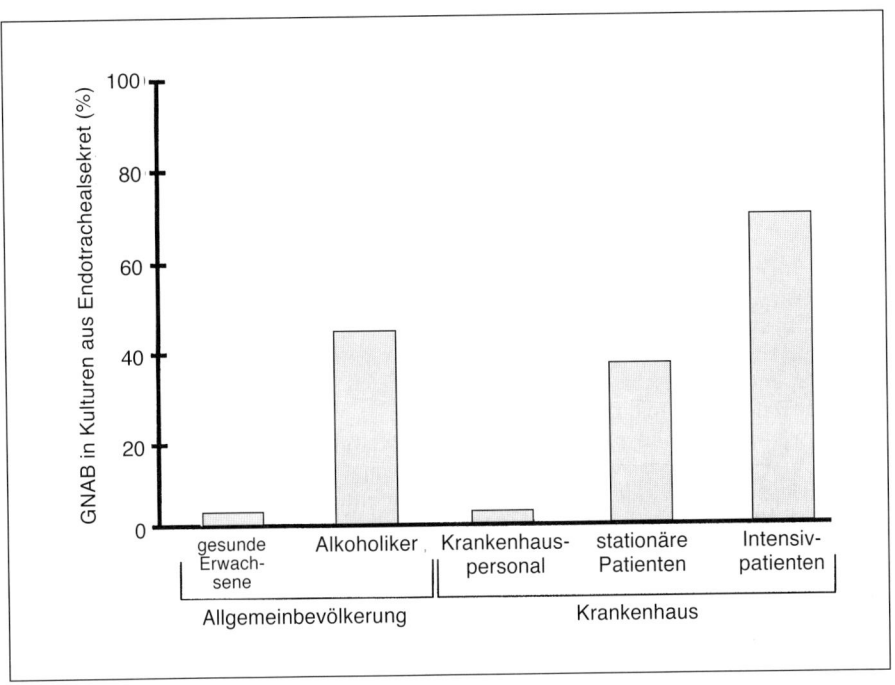

Abb. 32-1 *Besiedelung des Oropharynx mit gramnegativen aeroben Bakterien (GNAB) bei verschiedenen Personengruppen (Daten aus: Johanson WG et al. Changing pharyngeal bacterial flora of hospitalized patients. N Engl J Med 1969; 281: 1137–1140).*

Bakterienadhärenz

Der krankheitsinduzierte Wechsel der Mikroflora im Mund beruht auf einer Änderung der Fähigkeit gramnegativer Organismen, die orale Mukosa zu besiedeln. Bei gesunden Erwachsenen bedeckt eine Substanz namens Fibronektin die Epithelzellen im Mund und verhindert die Adhärenz gramnegativer Keime an die Zellen. Bei schweren Erkrankungen kommt es zu einem Verlust dieses Schutzfilms und zu einer Bindung gramnegativer Keime an die Epithelzellen des Oropharynx. Aus diesem Grund empfiehlt sich die Applikation einer antibiotisch wirksamen Salbe auf die orale Schleimhaut als Prophylaxe gegen eine nosokomiale Pneumonie.

Besiedelung der Magenschleimhaut

Wie in Kapitel 6 beschrieben, hat der saure pH-Wert des Magensaftes einen bakteriziden Effekt auf Mikroorganismen, welche mit Nahrung oder Speichel verschluckt werden (s. Abb. 6-2). Diese Wirkung hilft, eine sterile Umgebung im oberen Gastrointestinaltrakt aufrechtzuerhalten. Wird der Magensaft alkalisiert (durch Antazida, H_2-Blocker, Protonenpumpenhemmer oder enterale Sondenkost), können die verschluckten Bakterien im Mageninhalt gedeihen und diesen besiedeln; dies wiederum stellt ein Reservoir für Bakterien dar, die die Lungen über Regurgitation oder Translokation besiedeln können [3, 7].

Demzufolge haben Patienten, welche magensäurehemmend therapiert werden, um blutenden Streßulzera vorzubeugen, ein erhöhtes Risiko, eine nosokomiale Pneumonie zu entwickeln [8].
Andererseits geht eine Streß-Ulkus-Prophylaxe mit Sucralfat, welches den Magensaft-pH bei den meisten Patienten nicht beeinflußt, mit einem geringeren Risiko einer nosokomialen Pneumonie einher [9]. Nähere Infomationen zu den Risiken einer Suppression der Magensäureproduktion finden sich in Kapitel 6.

Klinik

Die klinischen Manifestationen einer Pneumonie (z.B. Fieber, neuaufgetretene pulmonale Infiltrate, Tachypnoe und Dyspnoe) sind unspezifisch. Das Center for Disease Control (CDC) der USA hat folgende Kriterien für das Vorliegen einer Pneumonie bei erwachsenen Patienten vorgeschlagen:
1. Sich verändernde Qualität des Sputums
2. Nachweis eines pathogenen Erregers aus Blutkultur, Lungenbiopsie, Trachealsekret, bronchialem Bürstenabstrich oder Bronchiallavage
3. Nachweis von Viren oder viralen Antigenen im Endotrachealsekret
4. Serologischer Nachweis (IgM) oder Anstieg (IgG) von Antikörpertitern auf das Vierfache in zwei aufeinanderfolgenden Serumproben
5. Histopathologische Hinweise auf eine Pneumonie

Anzumerken ist, daß **diese Kriterien keine Gramfärbungen von Sputum oder Kulturen aus Sputum miteinbeziehen,** obwohl die Untersuchung von Sputum bei der Diagnostik der Pneumonie üblich ist.

Die Röntgenaufnahme des Thorax

Sensitivität

Nach den CDC-Kriterien für eine Pneumonie sind neugebildete Infiltrate auf der Röntgenaufnahme des Thorax mit einer 100%igen Wahrscheinlichkeit nachweisbar (Sensitivität von 100%). Dies ist allerdings nur eine Annahme, die sich bei näherer Betrachtung als relativ unwahrscheinlich erweist. So ist z.B. ein Lungenödem auf einer Röntgen-Thoraxaufnahme erst dann sichtbar, wenn das extravasale Lungenwasser auf 30–50% angestiegen ist. Diese geringe Sensitivität dürfte ebenso auf eine entzündliche Infiltration der Lungen zutreffen [11]. Die Sensitivität der Röntgen-Thoraxaufnahme hinsichtlich parenchymatöser Infiltrate kann auch durch Überblähung bei mechanischer Beatmung reduziert werden. Daher sollte bei der Evaluierung eines nosokomialen Fiebers eine blande oder unveränderte Röntgen-Thoraxaufnahme nicht als sicherer Beweis gegen das Vorliegen einer Pneumonie gedeutet werden (zumindest in der Frühphase). Falls die Ursache für ein Fieber auf der ersten Aufnahme nicht zu erkennen ist, empfiehlt es sich, weitere Röntgenbilder anzufertigen.

Spezifität

Wie bereits oben erwähnt, gelingt es oft nicht, bei Patienten mit Fieber und frischen Lungeninfiltraten eine Pneumonie mikrobiell nachzuweisen [4, 5].
In den meisten klinischen Studien haben neuaufgetretene pulmonale Infiltrate auf einer Röntgen-Thoraxaufnahme eine Spezifität von 40–60% für das Vorhandensein einer Pneu-

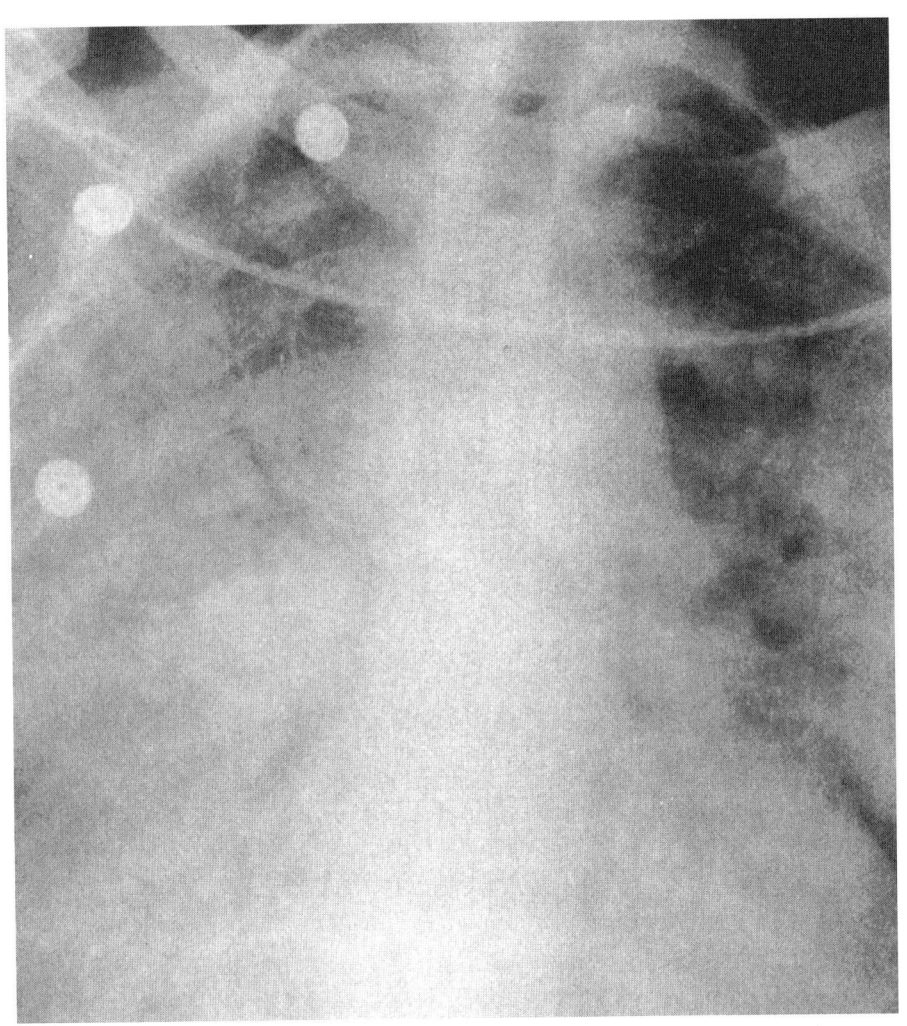

Abb. 32-2 *Röntgen-Thoraxaufnahme eines älteren Patienten mit Fieber und akuter respiratorischer Insuffizienz.*

monie [4, 5]. Das heißt, daß bei 40–60% aller Patienten mit Fieber die Infiltrate eine andere Ursache haben als eine pneumonale Infektion. Die niedrige Spezifität der Röntgenthoraxaufnahmen wird durch den in Abbildung 32-2 gezeigten Fall veranschaulicht. Diese Aufnahme stammt von einem älteren Patienten, der mit Fieber, Benommenheit und akutem respiratorischem Versagen in der Notaufnahme eines Krankenhauses aufgenommen wurde. In den aus den unteren Atemwegen via Bronchoskopie gewonnenen Kulturen gab es keinen Hinweis auf eine Infektion der Lunge.

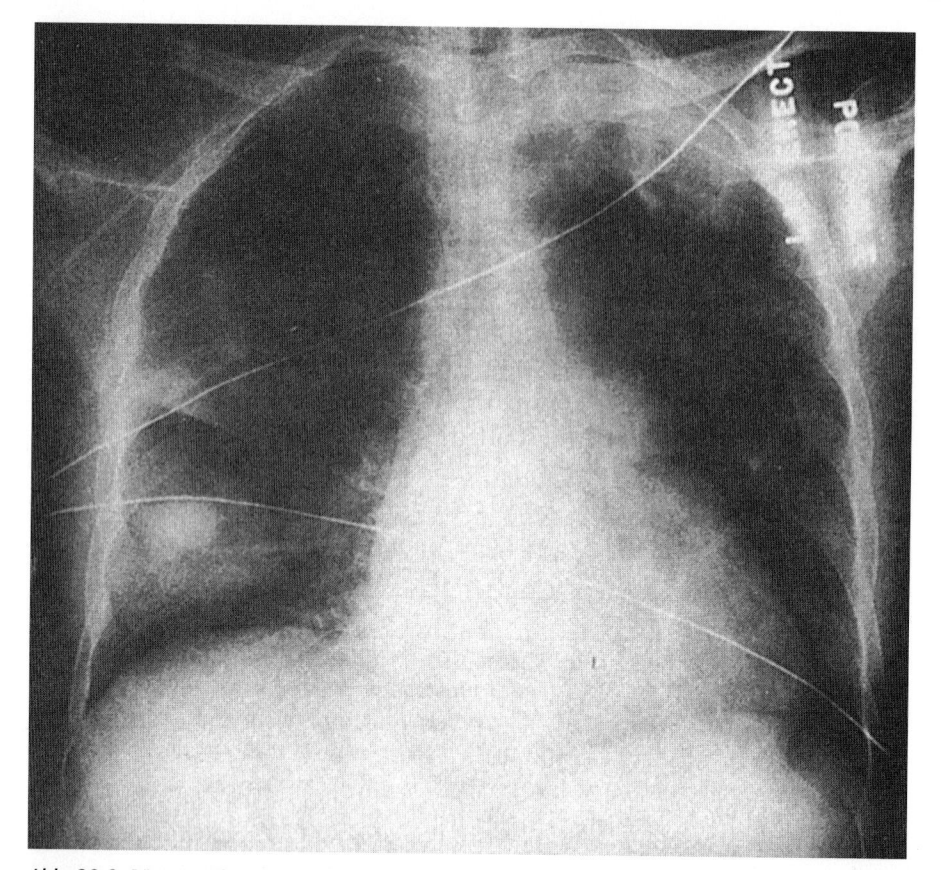

Abb. 32-3 Röntgen-Thoraxaufnahme mit peripheren Infiltraten und einem Rundherd im rechten Unterfeld. Die Verdachtsdiagnose in diesem Fall lautete septische Lungenembolie. Die daraufhin durchgeführte Echokardiographie zeigte Vegetationen auf der Trikuspidalklappe.

Im Urikult waren jedoch mehr als 100 000 *Escherichia-coli*-Kolonien nachweisbar; dieselben Erreger konnten aus Blutkulturen isoliert werden. Die Röntgen-Thoraxaufnahme zeigt in diesem Fall also ein ARDS (adult respiratory distress syndrome) als Folge einer Urosepsis mit gramnegativer Septikämie.
In einigen Fällen kann das Muster der Lungeninfiltrate bei der Identifikation einer Pneumonie von Nutzen sein. So erhärtet das Auftreten kavernöser Läsionen mit Luft-Flüssigkeits-Spiegeln den Verdacht auf eine nekrotisierende Lungenentzündung. Abbildung 32-3 ist ein weiteres Beispiel für ein diagnostisches Muster auf einer Röntgen-Thoraxaufnahme. Die Aufnahme zeigt in diesem Fall periphere Infiltrate mit einer rundlichen Verdichtung im rechten Unterfeld. Dieses Verteilungsmuster ist typisch für eine septische Lungenembolie. Die weiterführende Diagnostik bei diesem Patienten ergab eine Trikuspidalklappen-Endokarditis.

Zusammenfassend kann man sagen, daß ein vorhandenes Infiltrat auf einer Thoraxaufnahme zwar nicht als definitiver Beweis für eine Infektion der Lunge angesehen werden kann, aber dazu anregen sollte, weitere Untersuchungen durchzuführen, mit dem Ziel, eine Infektion zu sichern und den verantwortlichen Erreger zu identifizieren.

Diagnostik

Zu den diagnostischen Maßnahmen bei Verdacht auf Pneumonie sollte die Analyse von Blutkulturen, Pleurasekret sowie Proben aus den unteren Atemwegen gehören.

Sputum oder Trachealsekret

Wie wichtig es ist, bestimmte schlechte Angewohnheiten im klinischen Alltag zu vermeiden, wurde bereits in der Einleitung zu Kapitel 31 erwähnt. Die Praxis, zur Diagnosesicherung einer Pneumonie **Kulturen aus beliebigen Sputum- oder Trachealsekretproben zu gewinnen,** ist einer dieser Kardinalfehler. Dieses Vorgehen führt in **40–60% der Fälle zu fehlerhafter Information** [12, 13]. Das bedeutet mit anderen Worten, daß die Wahrscheinlichkeit, eine zutreffende diagnostische Information aus Sputum oder Trachealsekret zu gewinnen, ebenso hoch ist wie die richtige Voraussage von Kopf oder Zahl beim Hochwerfen einer Münze.

Um ihre Lokalisation bzw. ihren Ursprung zu identifizieren (z.B. proximale versus distale Atemwege) sollten die Proben also immer als erstes mikroskopisch gescreent werden. Einige Kriterien zur Identifikation des Ursprungs von Atemwegssekreten sind in Tabelle 32-2 [14–17] dargestellt.

Plattenepithelzellen

Die Epithelzellen, welche die Mundhöhle auskleiden, sind große, abgeflachte Zellen mit reichlich Zytoplasma und einem kleinen Kern. Die Morphologie dieser Zellen ist in Abbildung 32-4 dargestellt. Lassen sich **mehr als 25 solcher Plattenepithelzellen bei gerin-**

Tabelle 32-2 Morphologie des Sputums bei der Pneumoniediagnostik (nach [14–17]).

Bestandteil	Interpretation
Plattenepithelzellen	Sind mehr als 25 Epithelzellen pro Gesichtsfeld bei geringer Vergrößerung vorhanden, ist eine Kontamination mit Sekret aus der Mundhöhle anzunehmen.
Makrophagen	Das Vorhandensein von einem oder mehreren Makrophagen bei beliebiger Vergrößerung weist auf eine Herkunft der Probe aus den unteren Atemwegen hin.
Elastinfasern	Das Vorhandensein von Elastin in einer 40%-KOH-Aufarbeitung gibt einen diagnostischen Hinweis auf eine nekrotisierende Pneumonie.
neutrophile Granulozyten	Lassen sich mehr als 25 neutrophile Granulozyten pro Gesichtsfeld bei geringer Vergrößerung nachweisen, gilt eine Infektion als wahrscheinlich (Tracheobronchitis oder Pneumonie).

ger Vergrößerung (× 100) pro Gesichtsfeld zählen, dann muß von einer Durchmengung der Probe mit Mundsekret ausgegangen werden [15]. Die Probe sollte dann nicht mehr zum Anlegen einer Kultur verwandt werden.

Alveoläre Makrophagen

Alveoläre Makrophagen sind große, ovale Zellen mit einem granulären Zytoplasma und kleinen, exzentrisch liegenden Kernen (Abb. 32-4). Die Größe des Kerns in einem Makrophagen entspricht in etwa der Größe eines neutrophilen Granulozyten. Obwohl Makrophagen auch in den Atemwegen vorkommen können, findet man sie hauptsächlich in den distalen Lungenabschnitten [16]. Das **Vorhandensein von Makrophagen zeigt daher an, daß die Probe mit großer Wahrscheinlichkeit aus dem unteren Respirationstrakt** stammt. Demzufolge kann eine Sputumprobe bzw. Trachealsekret, welches mindestens einen Makrophagen enthält, zur Anlage einer Kultur benutzt werden.

Elastinfasern

Bei nekrotisierenden Lungenentzündungen können Elastinfasern aus dem Lungenparenchym in den ausgehusteten oder aspirierten Sekreten der Luftwege gefunden werden. Diese Elastinfasern sind filamentöse Stränge, die dadurch sichtbar gemacht werden können, daß man einen Tropfen einer 40%igen Kaliumhydroxidlösung auf einen Sputum-

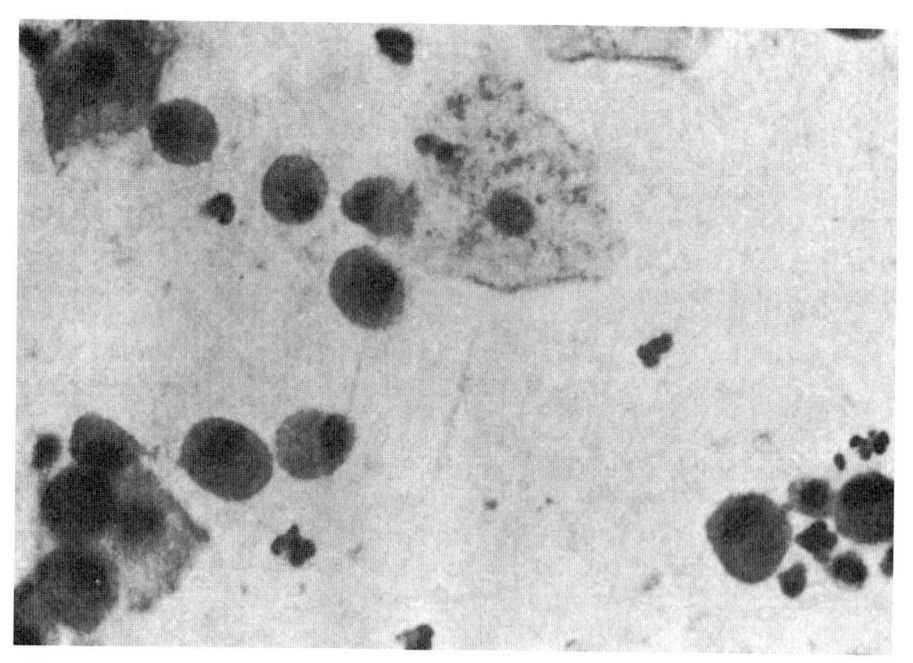

Abb. 32-4 Mikroskopische Darstellung (Vergrößerung × 400) eines bronchialen Bürstenabstrichs bei einem beatmeten Patienten. Die großen, abgeflachten Zellen sind Plattenepithelzellen; die ovalen Zellen mit den exzentrischen Kernen stellen Makrophagen dar; bei den kleinsten Zellen handelt es sich um neutrophile Granulozyten.

ausstrich aufbringt und diesen mit einem Glas bedeckt [17]. Bei geringer Vergrößerung sind die Elastinfasern nun als Klumpen verknäuelter Filamente zu sehen. Der Nachweis von Elastinfasern dient zum einen als Hinweis darauf, daß die Probe aus den distalen Atemwegen stammt, und zum anderen, daß eine nekrotisierende Lungenveränderung vorliegt.

Neutrophile Granulozyten

Das reichliche Vorkommen von neutrophilen Granulozyten in expektorierten oder aspirierten Lungensekreten weist mit hoher Wahrscheinlichkeit auf eine Infektion hin, gibt aber keinen Aufschluß über deren Ort (z.B. Tracheobronchitis versus Pneumonie). Der Zusatz *reichlich* soll hier betont werden, da die neutrophilen Granulozyten bis zu 20% der Zellen ausmachen können, welche aus einer einfachen Mundspülung gewonnen werden [16]. **Mehr als 25 neutrophile Granulozyten pro Gesichtsfeld bei einer geringen Vergrößerung (× 100) können dagegen als Beleg für eine Infektion gelten** [14]. Dieser Befund ist jedoch kein Beweis für eine Pneumonie. Um den Ort einer Infektion zu kennzeichnen, sind die Kriterien anzuwenden, welche in Tabelle 32-2 aufgelistet sind.

Geschützte Bürstenproben (protected specimen brushing, PSB)

Bronchoskopisch gewonnene Aspirate und Bürstenproben führen oft zu falsch-positiven Kulturen, da der Kanal, durch den die Proben gewonnen werden, oft schon beim Vorschieben des Bronchoskops durch die oberen Atemwege kontaminiert wird [18]. Um dies zu vermeiden, wurde zur Gewinnung von Proben aus dem unteren Respirationstrakt ein spezielles Bürstenset entwickelt. Abbildung 32-5 zeigt ein Schema dieses Sets. Die Bürste sitzt in einem Katheter, der sich in einem größeren äußeren Katheter befindet, welcher am distalen Ende mit Gelatine oder einem anderen löslichen Material verschlossen ist. Der Verschluß des äußeren Katheters soll die Bürste vor einer Kontamination mit den Sekreten der oberen Atemwege schützen. Erst wenn die Vorrichtung aus dem Broncho-

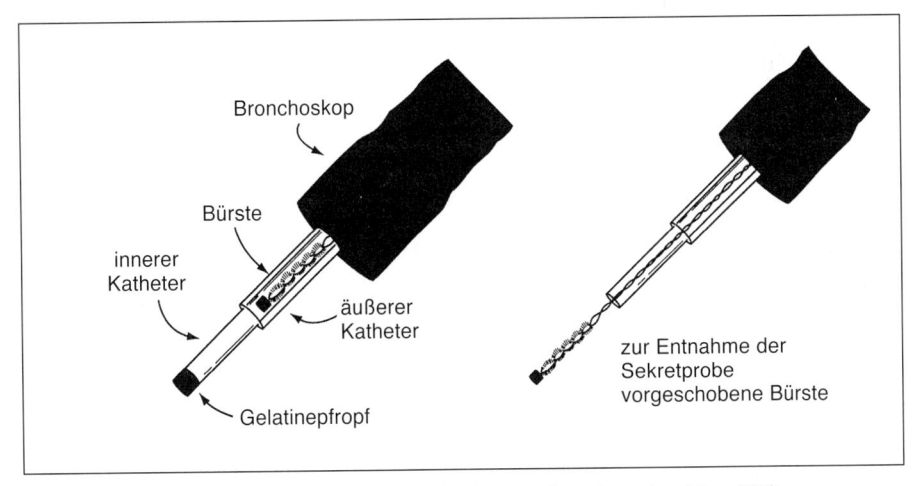

Abb. 32-5 Technik der geschützten Bürstenprobe (protected specimen brushing, PSB) zur Gewinnung von nicht-kontaminierten Sekretproben aus dem unteren Respirationstrakt.

skop in den unteren Respirationstrakt vorgeschoben wird, löst der innere Katheter den distalen Verschluß des äußeren Katheters. Die Bürste wird dann weiter in die unteren Atemwege vorgeschoben, um die Probe aufzunehmen. Nachdem man die Bürstenprobe gewonnen hat, wird die Bürste in die innere Hülle, und diese ihrerseits in die äußere Hülle zurückgezogen, und anschließend die gesamte Vorrichtung durch das Bronchoskop entfernt.

Weiterverarbeitung der Proben

Nachdem die Vorrichtung aus dem Bronchoskop entfernt ist, wird die Bürste in einen Milliliter Transportflüssigkeit gelegt. Diese Mischung aus Verdünnungslösung und Bürstenprobe wird dann *quantitativ* angezüchtet, wobei ein Wachstum von 10^3 Kolonien (pro ml) oder mehr als positives Kulturergebnis gewertet wird [3, 19, 20]. Dieser Grenz-

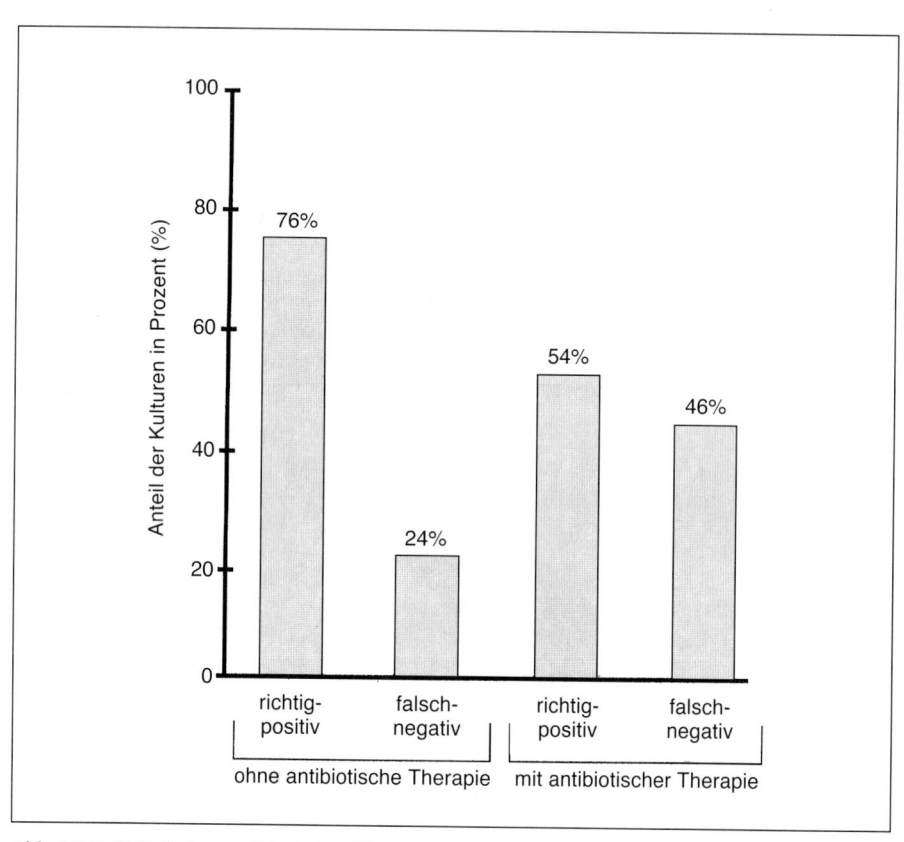

Abb. 32-6 *Einfluß einer antibiotischen Therapie auf die diagnostische Ausbeute von Kulturen aus geschützten Bürstenproben. Es handelt sich um quantitative Kulturen mit einem unteren Grenzwert von 10^3 KBE/ml für ein positives Ergebnis (aus: Meduri GU, Chastre J. The standardization of bronchoscopic techniques for ventilator-associated pneumonia. Chest 1993; 102 (Suppl): 557S–564S).*

Tabelle 32-3 Quantitative Kulturen aus geschützter Bürstenprobe (PSB) und bronchoalveolärer Lavage (BAL).

	PSB	BAL
Sekretvolumen	0,01–0,001 ml	≥ 1 ml
Verdünnungsvolumen	1 ml	10–100 ml
Grenzwert für ein positives Kulturergebnis	10^3 Kolonien/ml	10^4 Kolonien/ml
entsprechende Konzentrationen in den Sekreten	10^5–10^6 Kolonien/ml	10^5–10^6 Kolonien/ml

(nach: Griffin JJ, Meduri GU. New approaches to the diagnosis of nosocomial pneumonia. Med Clin North Am 1994; 78: 1091–1122)

wert entspricht einer Bakteriendichte von 10^5 bis 10^6 Kulturen pro Milliliter unverdünnten Sekrets [3]. Die relevanten Volumina und Bakterienzahlen bei Bürstenproben sind in Tabelle 32-2 aufgeführt.

Diagnostische Wertigkeit

Das diagnostische Resultat aus quantitativen Bürstenkulturen wird stark von einer laufenden Antibiotikatherapie beeinflußt [19, 20]. Dies ist in Abbildung 32-6 näher erläutert [20]. In dieser Untersuchung stieg die Inzidenz falsch negativer Bürstenkulturen von 24 auf 46% an, wenn die Probe während einer antibiotischen Therapie gewonnen wurde. Wegen der erhöhten Inzidenz falsch negativer Kulturen aus PSB-Proben wird **diese Technik nicht bei Patienten empfohlen, die eine antibiotische Therapie erhalten.** Bei Verdacht auf Pneumonie sollten daher die Proben vor dem Beginn einer empirischen antibiotischen Therapie begonnen werden.

Bronchoalveoläre Lavage (BAL)

Um eine bronchoalveoläre Lavage durchzuführen, wird das Bronchoskop so weit als möglich in einen distalen Luftweg eingeführt und das Lungensegment anschließend mit isotoner Kochsalzlösung gespült. Dafür ist auch eine spezielle Doppelkathetervorrichtung mit einer verschlossenen Spitze (ähnlich dem in Abb. 32-5 gezeigten Schema) erhältlich. Diese Lavagetechnik wird auch *geschützte* BAL genannt [3]. Um eine adäquate Probe aus dem gespülten Lungensegment zu erhalten, empfiehlt sich ein minimales Spülvolumen von 120 ml. Allerdings sind auch kleinere Volumina gebräuchlich (bei einer Spülmenge von 10–20 ml spricht man von einer Mini-BAL) [20]. Wieder aspiriert werden können nur bis zu 25% des instillierten Volumens. Das Aspirat wird dann zur Anlage quantitativer Kulturen benutzt analog den via Bürstenbiopsie gewonnenen Proben. Bei der BAL liegt der Grenzwert für eine positive Kultur jedoch bei 10^4 Kolonien pro ml [3]. Der BAL-Schwellenwert ist somit zehnmal höher als derjenige der Bürstenprobe. Beide Grenzwerte entsprechen jedoch derselben Bakterienzahl in unverdünnten Proben (Tab. 32-3).

Tabelle 32-4 Management parapneumonischer Effusionen.

klinischer Befund	sofortige Anlage einer Thoraxdrainage?	
	Ja	Nein
Luft-Flüssigkeitsspiegel	x	
Hydropneumothorax	x	
massiv eitrige Flüssigkeit	x	
pH-Wert des Ergusses:		
< 7,0	x	
> 7,2		x
Glukosekonzentration des Ergusses:		
< 40 mg/dl	x	
> 40 mg/dl		x

Diagnostische Wertigkeit

Die Sensitivität und Spezifität von BAL-Kulturen liegt zwischen 70 und 100% [3]. Ähnlich wie bei den Kulturen aus Bürstenbiopsien, wird das diagnostische Resultat deutlich beeinträchtigt, wenn der Patient bereits antibiotisch behandelt wird [21]. In diesem Fall kann also auch die BAL nicht als effektives diagnostisches Verfahren empfohlen werden.

Parapneumonische Ergüsse

Bei bis zu 50% aller bakteriellen Pneumonien treten Pleuraergüsse auf [22]. Wenn möglich, sollten diese genauer untersucht werden. Falls der Erguß fixiert ist (d.h. seine Lage verändert sich bei Körperbewegung nicht), kann am Bett des Patienten eine Ultraschalluntersuchung durchgeführt werden, um Lage und Tiefe der Flüssigkeitsansammlung zu bestimmen.

Zusätzlich zu einer Gramfärbung und einer Kultur sollten die Glukosekonzentration und der pH-Wert des Ergusses bestimmt werden. Eine Differenzierung zwischen Transsudat und Exsudat (über eine Bestimmung der Protein- und LDH-Konzentrationen) ist unnötig, da infektiöse Ergüsse dadurch nicht sicher von sterilen abgegrenzt werden können.

Indikationen zur Anlage einer Thoraxdrainage

Die Indikationen zur sofortigen Anlage einer Thoraxdrainage bei parapneumonischen Effusionen sind in Tabelle 32-4 aufgelistet. Die radiologischen Kriterien zur Anlage einer Drainage beinhalten das Vorhandensein eines Luft-Flüssigkeitsspiegels im Erguß oder eines Hydropneumothorax (beides sind Hinweise auf eine bronchopleurale Fistel). Zu den laborchemischen Kriterien für eine Drainage gehören eine Glukosekonzentration im Pleurasekret, die unter 40 mg/dl (2,4 mmol/l) liegt, oder ein pH-Wert unter 7,0 [22]. Falls bei einem Patienten mit einer parapneumonischen Effusion unter antibiotischer Therapie eine deutliche Besserung eintritt, ist in den seltensten Fällen eine weitere Evaluierung oder eine Drainage des Ergusses nötig.

Die Antibiotikatherapie

Frühe antibiotische Therapie

Die früh begonnene antibiotische Therapie stützt sich auf den mikroskopischen Befund von Sekreten aus dem unteren Respirationstrakt oder aus parapneumonischen Effusionen. Einige Therapiestrategien einer frühen antibiotischen Therapie, die auf Gram-Färbungen basieren, sind in Tabelle 32-5 dargestellt. Diese Strategien sind für die ersten 24–48 Stunden der Therapie gedacht, bis die Ergebnisse aus den Kulturen verfügbar sind.

Gramnegative Bakterien

Falls gramnegative Bakterien die einzigen oder die dominierenden Organismen sind, kommen als Erreger sehr wahrscheinlich enterale Keime in Frage, wie sie in Tabelle 32-1 aufgeführt sind. Die adäquate Abdeckung von *Pseudomonas*-Stämmen ist das wichtigste Anliegen. Bei Verdacht auf eine bakteriämische *Pseudomonas*-Pneumonie wird eine kombinierte Antibiotikatherapie empfohlen, da sie im Vergleich zur Monotherapie zu einer Verringerung der Mortalität bei den betreffenden Patienten führte [23]. Geeignete Therapieregime bestehen aus einem Aminoglykosid, das durch ein antipseudomonal wirksames Penicillin (Carbenicillin oder Ticarcillin) oder Ceftazidim ergänzt wird. Wenn gramnegative Bakterien Vielförmigkeit aufweisen, liegt der Verdacht auf *Haemophilus influenzae* nahe. Wegen der steigenden Inzidenz von *H.-influenzae*-Isolaten wird eine frühe Abdeckung dieses Erregers am besten mit Trimethoprim-Sulfamethoxazol oder Cefuroxim erreicht [24].

Grampositive Kokken

Das Vorherrschen von grampositiven Kokken deutet mit aller Wahrscheinlichkeit auf Streptokokken und *Staphylococcus*-Spezies als Erreger hin. Vancomycin ist in dieser Situation die beste Substanz, insbesondere wenn das Risiko von methicillinresistenten Staphylokokken oder penicillinresistenten Streptokokken besteht [25]. Obwohl die Prävalenz vancomycinresistenter Enterokokken mehr und mehr zunimmt (s. Kap. 35), sind die Enterokokken bei der nosokomialen Pneumonie eher seltene Erreger [3].

Mischflora

Das Vorhandensein einer Mischflora ohne einen dominierenden Erreger ist typisch für anaerobe Infektionen, kann aber ebenso eine polymikrobielle aerobe Infektion repräsentieren. In beiden Fällen deckt eine Monotherapie mit Imipenem die Mehrzahl der potentiellen Erreger ab (mit Ausnahme von methicillinresistenten Staphylokokken und einigen *Pseudomonas*-Stämmen).
Eine Kombinationstherapie mit Aztreonam oder einem Aminoglykosid (für Enterobacteriacae) in Verbindung mit Metronidazol oder Clindamycin (für anaeroben Erreger) bietet ebenfalls eine adäquate Abdeckung bei breitem Wirkungsspektrum. Da anaerobe Erreger auf Routinekulturen von Sekreten des Respirationstrakts nicht wachsen, schließt eine sterile Bakterienkultur eine Infektion mit Anaerobiern nicht aus.

Antibiotikaprophylaxe

Die topische Applikation einer antimikrobiellen Paste auf die Mundschleimhaut, um die Kolonisation des Oropharynx mit pathogenen Keimen zu verhindern, stellt eine offensichtlich effektive, jedoch häufig vernachlässigte Form der Prophylaxe nosokomialer

Tabelle 32-5 Frühe antibiotische Therapie nosokomialer Pneumonien bei Patienten, die nicht immunsupprimiert sind.

Gram-Färbung[a]	Antibiotikaregime[b]	Kommentare
gramnegative Bakterien: einförmig	Aminoglykosid + ein Anti-Pseudomonas-Penicillin oder Ceftazidim	doppelte Abdeckung von Pseudomonas-Spezies
vielförmig	Aminoglykosid + Cefuroxim oder TMP-SMZ[c]	Vielförmigkeit kann auf Mycoplasma pneumoniae hinweisen
grampositive Kokken	Vancomycin	deckt alle möglichen grampositiven Erreger inkl. methicillinresistenter Staphylokokken und penicillinresistenter Streptokokken ab
Mischflora	Imipenem	eine Mischflora kann auf anaerobe bzw. polymikrobielle aerobe Erreger hinweisen

[a] Gewonnen aus Sekret des unteren Respirationstrakts bzw. aus parapneumonischen Effusionen
[b] Dosierungsempfehlungen siehe Kap. 35
[c] TMP-SMZ = Trimethoprim–Sulfamethoxazol

Pneumonien dar [26]. Das am häufigsten eingesetzte Präparat ist eine Methylzellulosepaste, welche 2% Polymyxin, 2% Tobramycin und 2% Amphotericin B enthält und alle sechs Stunden auf die Mundschleimhaut aufgetragen wird [26, 27]. Dieses Vorgehen ist Teil eines größeren Therapieansatzes zur Prävention nosokomialer Pneumonien, der bekannt ist als *selektive Darmdekontamination* (SDD) [27]. Das Verfahren wird am Ende von Kapitel 6 näher beschrieben.
Die Auswirkungen einer SDD auf die Inzidenz der nosokomialen Pneumonie sind in Abbildung 6-3 dargestellt. In Anbetracht dieser Ergebnisse scheint es, daß dieser Therapieansatz zur Bekämpfung nosokomialer Pneumonien mehr Beachtung verdient, als er im Moment erhält.

KAPITEL 33

Sepsis, ausgehend von Abdomen und Becken

Eines der immer wiederkehrenden Themen in diesem Buch ist die Bedeutung des Gastrointestinaltrakts als Infektionsquelle beim Intensivpatienten. Das vorliegende Kapitel beschäftigt sich ebenfalls mit diesem Thema, indem es die infektiösen Risiken an beiden Enden des Gastrointestinaltrakts, einschließlich des benachbarten biliären Systems beschreibt. Der letzte Teil des Kapitels behandelt die nosokomialen Infektionen der ableitenden Harnwege, wobei der Schwerpunkt auf Infektionen, die in Zusammenhang mit Blasendauerkathetern auftreten, gelegt wird.

Nicht-steinbedingte Cholezystitis

Die nicht-steinbedingte (akalkulöse) Cholezystitis ist ein Krankheitsbild, das als Ileus der Gallenblase beschrieben werden könnte. Es tritt zwar eher selten auf, kann aber tödlich verlaufen, falls es nicht erkannt und umgehend therapiert wird [1].

Pathogenese

Es gibt eine Anzahl von Faktoren, die zu einer akalkulösen Cholezystitis prädisponieren (s. Tab. 33-1) [1, 2, 3]. Die meisten Fälle treten in Zusammenhang mit einem Polytrauma oder Abdominalchirurgie (nicht bei Eingriffen am biliären System) auf. Bei der Pathogenese der akalkulösen Cholezystitis kann eine Vielzahl von Mechanismen beteiligt sein, inklusive Ischämie (z.B. beim Polytrauma, im Schock), Stase (z.B. unter parenteraler Ernährung) und Reflux von Pankreassekret (z.B. unter Therapie mit Opioidanalgetika). Bei HIV-infizierten Patienten ist eine akalkulöse Cholezystitis meist durch eine opportunistische Infektion mit dem Zytomegalievirus und *Cryptosporidium* verursacht [3].

Klinik

Zu den klinischen Symptomen einer akalkulösen Cholezystitis gehören Fieber, Übelkeit und Erbrechen, abdomineller Schmerz und Druckempfindlichkeit im rechten oberen Quadranten (s. Tab. 33-1). Die abdominellen Symptome können minimal sein oder vollständig fehlen, wobei als einzige klinische Manifestation Fieber auftritt.

Tabelle 33-1 Akute akalkulöse Cholezystitis (nach [1–3]).

Prädisponierende Faktoren:	
Verbrennungen HIV-Infektion große chirurgische Eingriffe Polytrauma	Opioidanalgesie parenterale Ernährung Schock
Klinik:	
Fieber (70–95%) Erbrechen (35–65%)	abdomineller Schmerz (60–90%) Druckempfindlichkeit des rechten oberen Quadranten (60–100%)
Diagnostik:	
Ultraschall	Sludge und Hydrops der Gallenblase verdickte Gallenblasenwand (> 3,5 mm) subseröses Ödem (Halo-Zeichen)

Eventuell sind erhöhte Serumkonzentrationen des Bilirubins, der alkalischen Phosphatase und der Amylase nachweisbar. Dies ist jedoch nicht immer der Fall.

Diagnostik

Oft liefert eine Ultraschalluntersuchung des Abdomens (rechter oberer Quadrant) diagnostische Hinweise. Sludge in der Gallenblase sowie eine Gallenblasendistension sind häufige, jedoch unter Umständen unspezifische Befunde. Zu den spezifischeren Befunden gehören eine verdickte Gallenblasenwand (> 3,5 mm) und ein submuköses Ödem [1, 2]. Falls eine Darstellung mittels Ultraschall Schwierigkeiten bereitet, kann auch eine CT-Untersuchung nützliche Informationen liefern [1].

Vorgehen

Um eine fortschreitende Distension und **Ruptur der Gallenblase** zu vermeiden, ist eine rasche Intervention vonnöten. Letztere Komplikation soll **in 40% der Fälle auftreten, wenn nach Auftreten der ersten Symptome 48 Stunden oder mehr bis zur Diagnose und zum Therapiebeginn** verstrichen sind [1]. Therapie der Wahl ist die Cholezystektomie. Bei Patienten, die für einen chirurgischen Eingriff zu moribund sind, ist die perkutane Cholezystostomie eine geeignete Alternative. Eine empirische antibiotische Therapie sollte begonnen werden, sobald die Diagnose gesichert ist. Dazu eignet sich eine Kombination aus Vancomycin und Imipenem, die alle intestinalen Erreger abdeckt.

Besiedelung des oberen Gastrointestinaltrakts

Der Gastrointestinaltrakt kann zur Sepsisquelle werden, wenn ein übermäßiges Wachstum pathogener Keime im Darmlumen stattfindet. Dazu kommt es im oberen Gastrointestinaltrakt insbesondere bei einer Therapie mit magensäurehemmenden Mitteln, im unteren Gastrointestinaltrakt bei einer Behandlung mit Antibiotika (s.a. *Chlostridium-difficile*-Kolitis weiter unten in diesem Kapitel).

Pathogenese

Die Hemmung der Magensäuresekretion und die darauffolgende Besiedelung des oberen Gastrointestinaltrakts werden in Kapitel 6 näher erläutert. Keime, die am häufigsten den Magen besiedeln, entsprechen denjenigen Erregern, die auch bei nosokomialen Infektionen vorrangig auftreten [4]. Dieser Zusammenhang wird in Abbildung 33-1 dargestellt. Obwohl dies keinen Beweis für einen Kausalzusammenhang zwischen einer Besiedelung des Magens und dem Auftreten einer nosokomialen Infektion darstellt, zeigt es dennoch, daß der obere Gastrointestinaltrakt als Reservoir für Keime dient, welche gemeinhin an der nosokomialen Sepsis beteiligt sind.

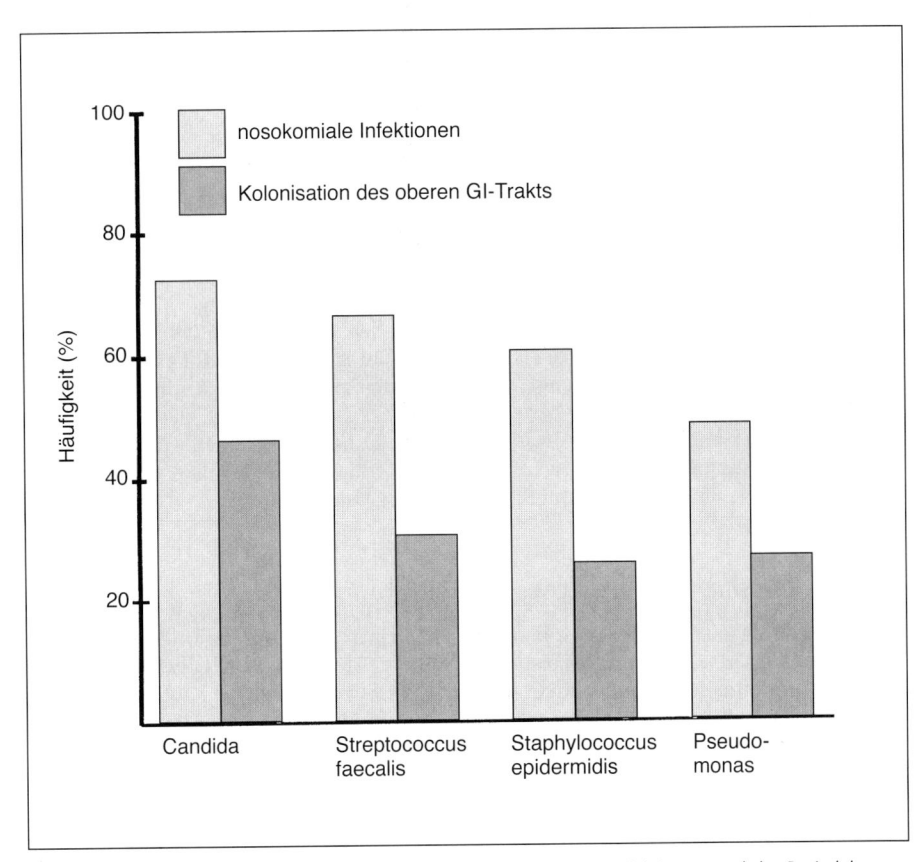

Abb. 33-1 Die am häufigsten isolierten Erreger bei nosokomialen Infektionen und der Besiedelung des oberen Gastrointestinaltrakts bei Intensivpatienten (Daten aus: Marshall JC, Christou NV, Meakins JL, et al. The gastrointestinal tract: the „undrained abscess" of multiple organ failure. Ann Surg 1993; 218: 111–119).

Präventive Maßnahmen

Maßnahmen mit der Zielsetzung, die Kolonisation des oberen Gastrointestinaltrakts zu verhindern, sind in Kapitel 6 beschrieben. Dabei gibt es zwei prinzipielle Vorgehensweisen:
1. Die Vermeidung von Substanzen, welche den Magensäure-pH erhöhen (z.B. Antazida, H_2-Antagonisten und Protonenpumpenhemmer). Eine Prophylaxe gegen die Blutung von Streßulzera kann durch die Gabe von Sucralfat erreicht werden, einer zytoprotektiven Substanz, welche den pH des Magensekrets nicht erhöht.
2. Die selektive Darmdekontamination (SDD) mit nicht-resorbierbaren Antibiotika (Näheres zum Antibiotikaregime bei der SDD in Kapitel 6). Die Zielsetzung dabei ist, eine Kolonisation des Gastrointestinaltrakts zu vermeiden. Abbildung 6-3 zeigt den Erfolg einer SDD bei der Reduktion der Inzidenz nosokomialer Infektionen. Diese Ergebnisse dokumentieren nicht nur die Effizienz der SDD, sondern belegen auch, daß der Gastrointestinaltrakt tatsächlich eine wichtige Quelle der nosokomialen Sepsis ist.

Translokation

Ein weiterer Faktor, der die Entstehung einer Sepsis aus dem Gastrointestinaltrakt fördern kann, ist die Tendenz zur Schädigung der Darmschleimhaut bei kritisch kranken Patienten. Dabei ist die normale Schutzfunktion der Darmwand geschwächt, wodurch es enteralen Erregern gelingt, Zutritt zur systemischen Zirkulation zu erlangen (s.a. Kap. 6). Zwei Bedingungen können zu einer bakteriellen Translokation durch die Darmmukosa beitragen: eine mesenteriale Minderdurchblutung und eine länger anhaltende Inaktivität des Darms. Können diese Zustände vermieden werden, so läßt sich das Risiko einer vom Gastrointestinaltrakt ausgehenden Sepsis begrenzen. Obwohl es nicht immer möglich ist, eine Minderdurchblutung des Mesenteriums zu verhindern, kann die Messung des pH-Wertes in der Magenschleimhaut (s. Kap. 13) dazu beitragen, die Mesenterialdurchblutung bei Patienten im klinischen Schock aufrechtzuerhalten. Wie man eine anhaltende Inaktivität des Darms verhindern kann, um die funktionale Integrität der Darmmukosa zu sichern, ist in Kapitel 47 näher ausgeführt.

Clostridium-difficile-Kolitis (pseudomembranöse Kolitis)

Eine Besiedelung mit pathogenen Keimen kann auch in den unteren Regionen des Gastrointestinaltrakts auftreten. Der am meisten gefürchtete Erreger ist dabei *Clostridium difficile*, ein sporenbildender grampositiver anaerober Keim, der derzeit die häufigste Ursache einer vom Gastrointestinaltrakt ausgehenden nosokomialen Infektion darstellt [5]. Er kommt beim Gesunden nicht häufig vor, gedeiht aber sehr gut, wenn die normale Mikroflora des unteren Gastrointestinaltrakts durch Antibiotikatherapie verändert ist. *C. difficile* ist kein invasiver Erreger, er produziert jedoch Enterotoxine, die eine Entzündung der Darmschleimhaut verursachen. Schwere Fälle einer Schleimhautentzündung gehen einher mit erhabenen, plaqueähnlichen Läsionen an der Schleimhautoberfläche, den sogenannten Pseudomembranen. Diese Läsionen sind verantwortlich für die Bezeichnung *pseudomembranöse Kolitis*, die verwendet wird, um fortgeschrittene Fälle einer *Clostridium-difficile*-Enterokolitis zu beschreiben.

Epidemiologie

Obwohl *C. difficile* in der Allgemeinbevölkerung bei weniger als 5% aller gesunden Erwachsenen auftritt, kann dieser Erreger bei bis zu 40% aller stationären Patienten nachgewiesen werden [6]. Mehr als die Hälfte aller Patienten, bei denen *C. difficile* im Stuhl nachweisbar ist, sind asymptomatisch [7, 8]. Der Erreger wird hauptsächlich bei Patienten nachgewiesen, die bis vor kurzem (bis vor zwei Wochen) antibiotisch behandelt wurden oder eine länger andauernde Antibiotikatherapie erhalten, sowie bei Patienten, welche sich in unmittelbarer Nähe zu Personen befinden, die Träger dieses Keims sind. *C. difficile* wird bereits durch Kontakt mit kontaminierten Gegenständen (z.B. in sanitären Einrichtungen) und über die Hände des Krankenhauspersonals von Patient zu Patient übertragen [7]. Konsequentes Tragen von Einmalhandschuhen kann die nosokomiale Übertragung von *C. difficile* signifikant reduzieren [9].

Klinik

Die häufigsten Symptome einer *C.-difficile*-Infektion sind Fieber, Bauchschmerzen und wäßrige Diarrhö. In 5–10% der Fälle kommt es auch zu blutiger Diarrhö [5]. In seltenen Fällen kann die Enterokolitis sich zu einem toxischen Megakolon entwickeln, das mit Meteorismus, Ileus und klinischen Zeichen eines Schockgeschehens symptomatisch wird. Diese Komplikation kann tödlich enden und erfordert daher umgehend eine subtotale Resektion des Kolons [10].

Diagnostik

Die Diagnose einer *C.-difficile*-Kolitis basiert häufig auf den Resultaten der in Tabelle 33-2 aufgelisteten Labortests. Der Erreger kann aus frischen Stuhlproben angezüchtet werden. Da jedoch ein Wachstum oft erst nach 48 Stunden oder mehr nachweisbar ist, bieten Kulturen keine unmittelbare diagnostische Information. Ein rascher Nachweis von *C. difficile* im Stuhl ist mittels eines Latexagglutinationstests möglich [11]. Bei diesem Test werden Latexpartikel eingesetzt, die auf ihrer Oberfläche Antikörper gegen *C.-difficile*-Antigene tragen. Beim Vermischen mit einer Stuhlprobe kommt es zu einem sichtbaren Verklumpen, falls *C. difficile* vorhanden ist. Der am häufigsten angewandte Test ist jedoch ein Gewebekulturassay zum Nachweis eines Zytotoxins, welches von *C. difficile* produziert wird.

Tabelle 33-2 Labortests zum Nachweis einer durch C. difficile hervorgerufenen Enterokolitis (nach [5–8, 11–15]).

Test	Dauer	Sensitivität (%)	Spezifität (%)
Stuhlkultur	2–7 Tage	> 90	≤ 80
Latexagglutinationstest auf *C.-difficile*-Antigene	30 min	≥ 70	≤ 80
Gewebekulturassay für *C.-difficile*-Zytotoxin	2–4 Tage	≥ 70	≥ 85

Sensitivität und Spezifität dieser Labortests sind in Tabelle 33-2 angegeben. Daraus wird ersichtlich, daß **ein einzelner Labortest nicht ausreicht, die Diagnose C.-difficile-Kolitis zu bestätigen bzw. auszuschließen** [12]. Da man nicht-toxische *C.-difficile*-Stämme im Stuhl von asymptomatischen Patienten finden kann [3, 6], mangelt es jenen Tests an Spezifität, welche *C. difficile* im Stuhl nachweisen (z.B. Stuhlkulturen oder Latexagglutinationstest).

Bei bis zu 30% der Patienten mit der Verdachtsdiagnose *C.-difficile*-Kolitis (positive Kulturen und Pseudomembranen) kann bei einer einzelnen Stuhlprobe ein negatives Resultat im Zytotoxinassay auftreten [13, 14]. Der Zytotoxinassay ist daher nicht genügend sensitiv. Um die Sensitivität dieses Tests zu erhöhen wird empfohlen, eine Serie von Zytotoxinassays mit mehreren Stuhlproben durchzuführen [14].

Um die diagnostische Sicherheit beim Nachweis einer *C.-difficile*-Kolitis zu erhöhen, kann man auch mehrere Tests miteinander kombinieren, um sowohl den Erreger als auch das Zytotoxin im Stuhl nachzuweisen [15].

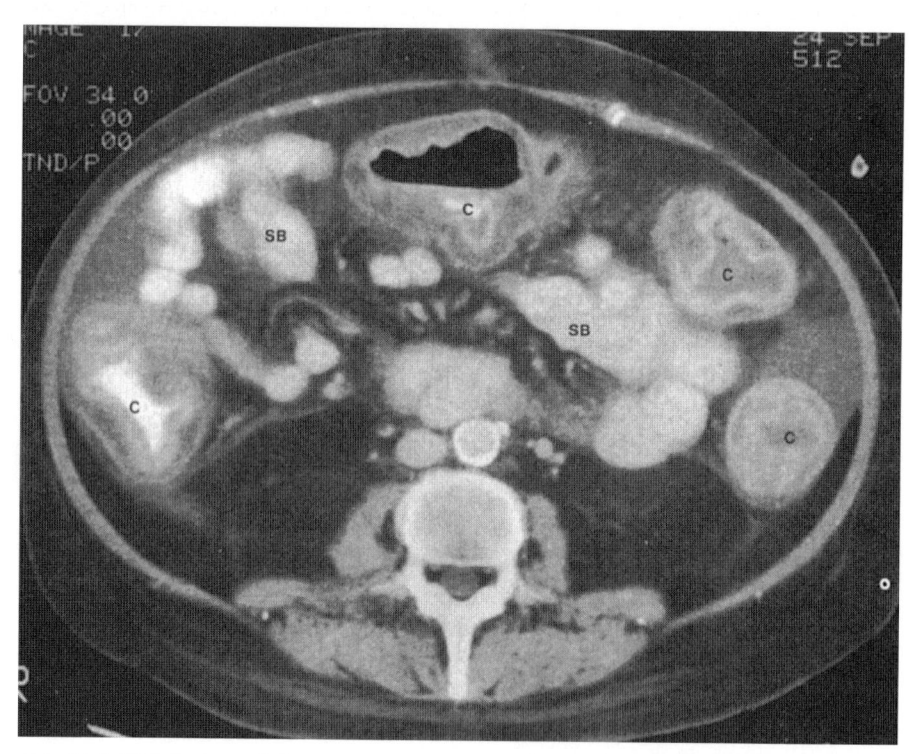

Abb. 33-2 CT-Aufnahme mit Kontrastmittel eines Patienten mit einer durch C. difficile hervorgerufenen Enterokolitis. Auffällig ist die deutlich verdickte Kolonwand (C), während die Dünndarmwand keine Verdickung aufweist (SB). Durch die Ödemflüssigkeit kommt es zu einem weniger dichten Streifen zwischen der röntgendichteren Mukosa und der Serosa, wodurch ein kokardenähnliches Muster entsteht (nach: Braley SE et al. Overview of diagnostic imaging in sepsis. New Horiz 1993; 1: 214–230).

Computertomographie

Falls die Labortests keine eindeutigen Ergebnisse ergeben oder nicht verfügbar sind, kann eine Computertomographie wertvolle diagnostische Informationen liefern [16]. Die charakteristischen CT-Befunde bei einer *C.-difficile*-Kolitis sind in Abbildung 33-2 gezeigt. Es läßt sich eine deutliche Verdickung der Kolonwand nachweisen. Durch die Ödemflüssigkeit in der Darmwand kommt es zu einem weniger dichten Streifen zwischen Mukosa und Serosa, was zur Ausbildung eines **kokardenähnlichen Musters** führt. Die genannten Zeichen sind deutliche Hinweise auf eine aktive, entzündliche Enterokolitis.

Endoskopie des unteren Gastrointestinaltrakts

Die endoskopische Inspektion der Dickdarmschleimhaut ist eine wertvolle, aber leider zu selten praktizierte Untersuchung bei der *C.-difficile*-Kolitis. Die Diagnose einer *C.-difficile*-Kolitis wird durch das Vorhandensein von Pseudomembranen auf der Schleimhautoberfläche bestätigt.

Um optimale Ergebnisse zu erzielen, ist die Koloskopie der Proktosigmoidoskopie vorzuziehen.

Therapie

Die Standardtherapie einer *C.-difficile*-Kolitis besteht in der Verabreichung von Antibiotika zur Beseitigung der Erreger im Stuhl. Folgende antibiotische Therapieregime sind zu empfehlen:

1. Die traditionelle Therapie der Wahl (aber wahrscheinlich nicht die zukünftig favorisierte, s.u.) besteht in der **oralen Verabreichung von Vancomycin** (250–500 mg alle sechs Stunden über wenigstens sieben Tage). Vancomycin wird nicht über die Darmschleimhaut resorbiert, daher kommt es zu hohen Medikamentenkonzentrationen im Stuhl. Die intravenöse Verabreichung von Vancomycin ist unwirksam. Trotz einer nahezu vollständigen Eradikation des Erregers innerhalb einer Therapiewoche kommt es in 20% der Fälle zu einem Rezidiv innerhalb des ersten Monats nach Therapieende [17].
2. Die orale oder intravenöse Verabreichung von Metronidazol (500 mg alle sechs Stunden über insgesamt sieben Tage) beseitigt den Erreger ebenso effektiv wie oral verabreichtes Vancomycin. Ursprünglich war die orale Gabe von Metronidazol nur eine Alternative zur Verabreichung von Vancomycin; **Metronidazol wird aber zunehmend zum bevorzugten Medikament, um das Auftreten von vancomycinresistenten *Enterokokken* einzuschränken.** Die intravenöse Verabreichung von Metronidazol ist Patienten vorbehalten, die eine orale Medikation nicht vertragen.

Eine chirurgische Intervention ist erforderlich, wenn -was jedoch selten vorkommt- die *C.-difficile*-Kolitis trotz Antibiotikatherapie mit fortschreitender Sepsis, Multiorganversagen oder Zeichen einer Peritonitis assoziiert ist [10]. Die subtotale Resektion des Kolons ist die Methode der Wahl.

Prävention

Die beste Methode, eine *C.-difficile*-Kolitis zu verhindern, ist die Einschränkung des Gebrauchs von Antibiotika, insbesondere von Clindamycin [18]. Eine andere Möglichkeit der Prävention besteht in der oralen Einnahme der Hefe *Saccharomyces boulardii* (kommt auf Litschifrüchten vor). Diese Hefe produziert eine Protease, die den Rezeptorort für das *C.-difficile*-Enterotoxin zerstört. Eine Besiedelung des unteren Gastrointestinaltrakts mit dieser Hefe kann daher die durch toxinproduzierende *C.-difficile*-Stämme verursachte Entzündungsreaktion verhindern. Die orale Gabe von einem Gramm gefriergetrockneter Hefezubereitung pro Tag kann zu einem 50%igen Rückgang der antibiotikaassoziierten Diarrhö führen [19]. Obwohl es sich hierbei um eine effiziente Maßnahme handelt, mangelt es ihr bisher noch an Popularität.

Abdominelle Abszesse

Abdominelle Abszesse treten meist als Komplikationen nach stumpfen Bauchtraumen oder abdominellen Eingriffen auf [20, 21].

Klinik

Es ist schwierig, einen abdominellen Abszeß im Rahmen einer Routineuntersuchung zu entdecken. Meist liegt Fieber unklarer Genese vor. Der geringe Ertrag einer Routineuntersuchung ist in Tabelle 33-3 dargestellt. In einer Untersuchung an 143 Patienten mit abdominellen Abszessen klagten nur ca. ein Drittel über Bauchschmerzen. In weniger als 10% der Fälle war ein abdomineller Tumor zu tasten [21]. Obwohl routinemäßig Röntgenübersichtsaufnahmen des Abdomens in liegender, aufrechter und seitlicher Position angefertigt werden, liefern diese Untersuchungen nur wenig nützliche Informationen.

Eine **Computertomographie** des Abdomens ist die einzige wertvolle diagnostische Maßnahme bei Verdacht auf einen intraabdominellen Abszeß. Dabei liegen sowohl die Sensitivität als auch die Spezifität bezüglich der Aufdeckung von Abszessen bei mindestens 90% [20, 21]. CT-Aufnahmen in der frühen postoperativen Phase können allerdings falsch-positiv sein, da sich Blut oder Spülflüssigkeit von der Operation in der Bauchhöhle ansammeln können. Um ein optimales Ergebnis zu erzielen, sollten daher die CT-Aufnahmen nach der ersten postoperativen Woche angefertigt werden (wenn die Ansammlungen peritonealer Flüssigkeiten resorbiert sind) [21].

Tabelle 33-3 Klinische Befunde bei 143 Patienten mit intraabdominellen Abszessen (aus: Fry D. Noninvasive imaging tests in the diagnosis and treatment of intraabdominal abscesses in the postoperative patient. Surg Clin North Am 1994; 74: 693–709).

Klinischer Befund	Häufigkeit (%)
Körperliche Untersuchung	
lokalisierter abdomineller Schmerz	36
palpabler abdomineller Tumor	7
Röntgen-Thoraxaufnahmen	
Pleuraerguß	33
basale Atelektasen	12
Röntgen-Abdomenübersicht	
freie Luft oder Luft-Flüssigkeits-Spiegel	13
mechanischer Ileus	4

Therapie

Eine sofortige Drainage ist unabdingbar bei jeder Art von intraabdominellen Abszessen [22]. Eine genaue Lokalisierung mittels CT-Aufnahmen gestattet es, viele Abszesse perkutan mittels radiographisch gesteuerter Drainagekatheter zu entlasten. Eine empirische antibiotische Therapie sollte sofort begonnen werden, während die Kulturergebnisse aus der Abszeßflüssigkeit abgewartet werden. Eine Monotherapie hat sich dabei als ebenso effektiv erwiesen wie Therapieregime aus mehreren Therapeutika [23]. Zu den gebräuchlichen Substanzen, die bei einer Monotherapie eingesetzt werden, gehören Ampicillin-Sulbactam, Cefoxitin und Imipenem [23].

Urosepsis

Etwa 30% aller nosokomialen Infekte sind Harnwegsinfekte [24]. Wichtigster prädisponierender Faktor ist ein Blasendauerkatheter. Da die meisten Intensivpatienten einen Blasendauerkatheter haben, sind die folgenden Ausführungen auf Harnwegsinfektionen bei katheterisierten Patienten beschränkt.

Pathogenese

Patienten mit Blasendauerkatheter haben ein Risiko von 4–7% (pro Tag), einen Harnwegsinfekt zu entwickeln [25]. Die derzeit gängige Erklärung für eine kausale Verknüpfung von Blasendauerkatheter und Harnwegsinfekten ist, daß Keime retrograd am Katheter entlang wandern. Allerdings bleibt die Frage bestehen, warum Bakterien, die die Harnröhre hinauf bis in die Harnblase gelangen, nicht sofort wieder durch den Urinfluß aus der Blase ausgewaschen werden. Die Spültätigkeit des Urins ist ein Abwehrmechanismus, der die Blase vor einer retrograden Besiedelung durch Hautkeime schützt. Diese Schutzfunktion erklärt, warum eine direkte Injektion von Bakterien in die Harnblase nicht zu einer Harnwegsinfektion bei gesunden Probanden führt [26].

Bakterienadhärenz

Das fehlende Glied in dem Rätsel um die Harnwegsinfektionen ist die Adhärenz der Bakterien am Blasenepithel [27]. Die Epithelialzellen der Blase sind normalerweise mit Laktobazillen bedeckt, wie Abbildung 33-3 zeigt. Diese Organismen sind weder invasiv noch virulent. Indem sie die Oberfläche des Blasenepithels bedecken, halten sie invasivere und virulente Erreger davon ab, sich an die Blasenwand anzuheften und sich in der Harnblase anzusiedeln. Ein Verlust dieses Schutzfilms und die Adhärenz von Keimen aus dem Urin an die Blasenschleimhaut führen letztendlich zu Besiedelung und Infektion der unteren Harnwege [27]. Der Kausalzusammenhang zwischen Blasenkatheterisierung und bakterieller Adhärenz in der Blase ist allerdings noch unbekannt.

Mikrobiologische Befunde

Die häufigsten, für nosokomiale Harnwegsinfektionen (in den USA) verantwortlichen Erreger, sind in Tabelle 33-4 aufgelistet. Zwei Übersichtsarbeiten des National Nosocomial Infections Surveillance System sind darin aufgeführt; eine stammt aus den frühen 80er Jahren [28], die andere aus den frühen 90ern [29]. Interessant sind die Übereinstimmungen zwischen den zwei Arbeiten, was darauf hinweist, daß sich das Erregerspektrum für Harnwegsinfekte innerhalb des Jahrzehnts, das die beiden Studien trennt,

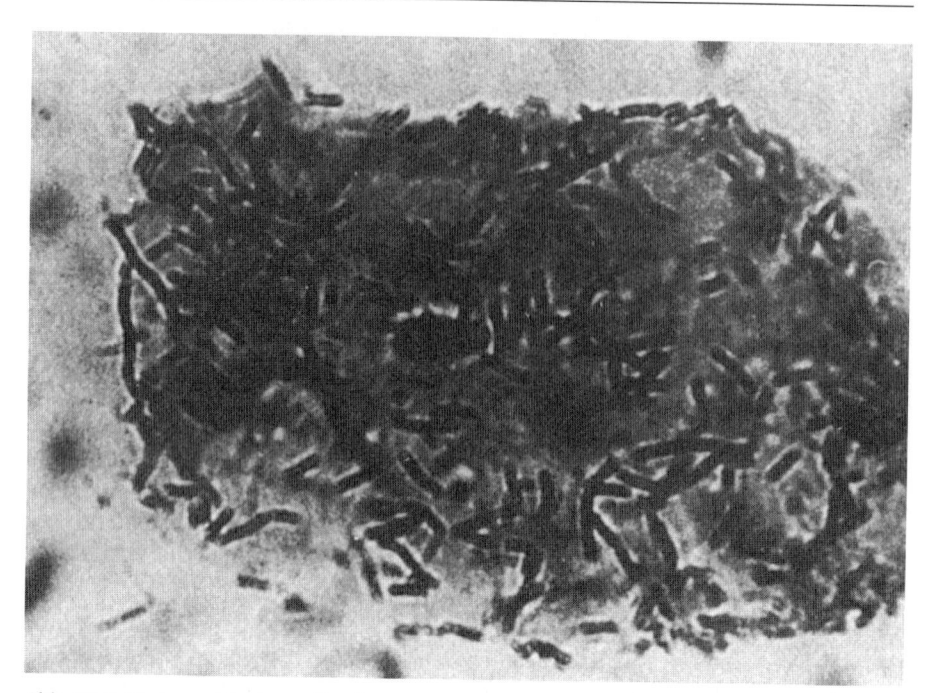

Abb. 33-3 *Photographie eines mikroskopischen Befundes, der massenhaft am Blasenurothel anhaftende Laktobazillen zeigt (aus: Sobel JD: Pathogenesis of urinary tract infection: host defenses. Infect Dis Clin North Am 1987; 1: 751–772).*

nur unwesentlich verändert hat. Die dominierenden Erreger sind enterale gramnegative aerobe Bakterien, wobei *Escherichia coli* der häufigste Erreger ist. Die meisten außerhalb des Krankenhauses erworbenen Harnwegsinfektionen werden von einem einzelnen Erreger verursacht, während nosokomiale, katheterassoziierte Harnwegsinfektionen auch von mehreren Erregern verursacht sein können (insbesondere bei Blasendauerkathetern) [24]. Das Wachstum von Mischkulturen in Urinproben von Patienten ohne Blasendauerkatheter läßt hingegen meist auf eine Verunreinigung der Probe schließen.

Klinik

Eine asymptomatische Bakteriurie bei katheterisierten Patienten wird nicht als Infektion bezeichnet. Kennzeichen eines Harnwegsinfekts ist immer das Vorhandensein klinischer Symptome [24].
Allerdings gibt es nur wenige klinische Symptome. Fieber und Leukozytose (d.h. Zeichen einer systemischen Entzündungsreaktion) können die einzigen klinischen Manifestationen eines Harnwegsinfekts beim katheterisierten Patienten sein, da durch den Blasendauerkatheter Symptome wie Harndrang, Dysurie und erhöhte Frequenz entfallen. Bei annähernd 50% der älteren Patienten treten im Zusammenhang mit Harnwegsinfektionen mentale Veränderungen ein [30]. In schweren Fällen einer Urosepsis kann es auch zu Multiorgandysfunktion bis hin zum Multiorganversagen kommen [31].

Tabelle 33-4 Mikrobielle Isolate bei nosokomialen Harnwegsinfekten.

Erreger	Relative Häufigkeit 1983* (%)	1990-1992** (%)
Escherichia coli	31	25
Enterococcus spp.	15	16
Pseudomonas aeruginosa	13	11
Klebsiella pneumoniae	8	7
Proteus mirabilis	7	5
Candida albicans	5	8
Staphylococcus epidermidis	4	4
Staphylococcus aureus	2	2

* Daten aus [28]
** Daten aus [29]

Diagnostik

Bei katheterisierten Patienten, insbesondere bei Patienten, die über einen längeren Zeitraum katheterisiert worden sind (d.h. mehr als vier Wochen), ist die Diagnose eines Harnwegsinfekts nicht immer einfach. Eine längerdauernde Katheterisierung ist oft a priori verbunden mit Pyurie und Bakteriurie. Dadurch erschwert sich der Nachweis einer Infektion anhand von Bakterienkulturen aus dem Urin oder mittels mikroskopischer Untersuchung des Harns. Unter diesen Bedingungen sind Befundänderungen in mehreren Urinproben zuverlässiger als die Untersuchung einer einzelnen Urinprobe.

Das Urinsediment

Die mikroskopische Untersuchung eines Urinsediments ist beim katheterisierten Patienten nur von eingeschränktem Wert. Die gebräuchlichen Kriterien einer Pyurie (mehr als zehn Leukozyten pro Gesichtsfeld bei starker Vergrößerung) und einer Bakteriurie (zwei oder mehr Erreger pro Ölimmersionsfeld) in einem zentrifugierten Urinsediment sind für die Evaluierung eines Harnwegsinfekts bei ambulanten und nicht bei katheterisierten Patienten angelegt [32]. Wie bereits erwähnt, können katheterisierte Patienten die mikroskopischen Kriterien für einen Infekt der Harnwege a priori aufweisen. Demzufolge sind diese Kriterien bei diesen Patienten nur von geringer Bedeutung. Ein möglicher Wert der Urinmikroskopie besteht darin, daß mittels Gramfärbung bestimmte Erreger differenziert werden können (z.B. grampositive Kokken von gramnegativen Erregern), was zur Festlegung der frühen antibiotischen Therapie nützlich sein kann.

Urinkulturen

Untersuchungen von Urinkulturen können ebenfalls fehlleiten. Der übliche Grenzwert für eine signifikante Bakteriurie bei katheterisierten Patienten liegt bei 10^5 koloniebildenden Einheiten pro ml (KBE/ml). Zahlen über diesem Wert können lediglich Zeichen einer Besiedelung sein, während eine Infektion auch schon bei Koloniezahlen von 100 KBE/ml vorliegen kann [24]. Das mikrobielle Wachstum in einer einzelnen Urinprobe ist dabei weniger aussagekräftig als das Wachstumsmuster in einer Reihe von Urinproben über einen gewissen Zeitraum. Allerdings dauert die Durchführung solcher Untersuchungen viel zu lange, als daß ihre Ergebnisse hinsichtlich einer Entscheidung für eine Therapiestrategie bei Verdacht auf Urosepsis von Nutzen sein könnten. Andererseits ist auch die Kultur aus einer einzelnen Urinprobe wenig hilfreich, um Therapieentscheidungen zu treffen.

Frühe antibiotische Therapie

Der frühe Beginn einer antibiotischen Therapie bei Verdacht auf Harnwegsinfekt wird bei allen Patienten empfohlen, die immunsupprimiert sind, Hinweise auf eine Multiorgandysfunktion zeigen oder eine künstliche bzw. geschädigte Herzklappe besitzen. Wie bereits erwähnt, kann die Gramfärbung des Urinsediments bei der Auswahl des geeigneten Antibiotikums hilfreich sein. Im folgenden werden hierzu einige Empfehlungen gegeben (s. a. Tab. 35-1).

Gramnegative Keime

Wenn gramnegative Keime die vorherrschenden Erreger in der Gramfärbung des Urinsediments sind, sollte eine frühe antibiotische Therapie eine der folgenden Substanzen beinhalten: Ein **Cephalosporin** der dritten Generation (z.B. Ceftriaxon oder Ceftazidim), ein **Aminoglykosid** (Amikacin, Gentamicin oder Tobramycin), **Aztreonam** oder **Imipenem**. Trimethoprim-Sulfamethoxazol ist zwar ein effektives Medikament zur Therapie von Harnwegsinfekten in der Bevölkerung, wird aber wegen der zunehmenden Resistenz von *E. coli* und *Klebsiellen* bei nosokomial erworbenen Harnwegsinfekten nicht empfohlen [33].

Grampositive Kokken

Ein Überwiegen von grampositiven Kokken in der Gramfärbung des Urinsediments weist auf Enterokokken als verantwortlichen Erreger hin. Staphylokokken sind eher ungewöhnlich bei nosokomialen Harnwegsinfekten. Falls der Patient nicht schwer erkrankt ist, kann ein durch Enterokokken verursachter Harnwegsinfekt mit **Ciprofloxacin** effektiv behandelt werden. Falls der Patient jedoch schwer erkrankt ist oder eine künstliche oder geschädigte Herzklappe trägt, sind **Ampicillin oder Vancomycin plus Gentamicin** die Mittel der Wahl. Da bei 10–15 % aller nosokomialen Enterokokkenisolate eine Ampicillinresistenz beobachtet wurde, könnte Vancomycin in der Kombinationstherapie der Vorzug gegeben werden [34].

Candidurie

Bei Nachweis von Candida im Urin kann eine Besiedelung, eine Infektion der Harnwege oder eine disseminierte Candidiasis mit renaler Beteiligung vorliegen [35, 36]. In den meisten Fällen handelt es sich um eine Besiedelung der unteren Harnwege, als Folge einer antibiotischen Therapie und längerdauernden Katheterisierung. Eine Besiedelung wird von einer Infektion durch das Vorhandensein oder Fehlen von Fieber, Leukozytose und anderen Zeichen einer Sepsis differenziert. Die Anzahl der koloniebildenden Einheiten im Urin ist zur Differenzierung nicht geeignet.

Lokale Therapie

Eine Besiedelung der Harnwege mit Candida ist kein Vorläufer einer disseminierten Candidiasis und demzufolge ist eine Therapie zur Beseitigung des Erregers nicht erforderlich. Sobald jedoch Hinweise auf eine Candidazystitis vorliegen (wie Fieber oder

Schmerzen im Unterbauch), sollte eine **Blasenspülung mit Amphotericin** erfolgen, um die Erreger in den Harnwegen zu beseitigen [35]. Ebenso wird eine Blasenspülung mit Amphotericin B empfohlen, wenn bei Patienten mehr als 100 000 KBE/ml nachgewiesen werden können, obwohl der Nutzen dieser Maßnahme noch nicht bestätigt ist. Da Blasendauerkatheter verhindern, daß die Amphotericinlösung für einen längeren Zeitraum in der Blase verbleibt, wird zur Blasenspülung eine kontinuierliche Infusion angewandt. Dabei geht man folgendermaßen vor:

> **Kontinuierliche Blasenspülung:** Man löst 50 mg Amphotericin B in einem Liter sterilen Wasser (keine physiologische Kochsalzlösung; führt zur Ausfällung) und infundiert diese Lösung mit einer Geschwindigkeit von 40 ml/h über einen speziellen dreilumigen Blasenspülkatheter. Die Spülung sollte über einen Zeitraum von drei bis vier Tagen fortgesetzt werden.

Dieses Therapieregime beseitigt den Erreger in den meisten Fällen, außer die Candidurie war die Folge einer disseminierten Candidiasis. Amphotericin wird nicht durch die Blasenschleimhaut resorbiert, so daß keine Gefahr systemischer Nebenwirkungen besteht. Ist die Therapie beendet, sollte der Blasenkatheter falls möglich entfernt werden, um eine erneute Besiedelung zu verhindern.

Disseminierte Candidiasis

Obwohl *Candida* für gewöhnlich nicht von den Harnwegen aus streut, können dennoch im Rahmen einer disseminierten Candidiasis die Nieren mitbetroffen sein, wodurch es zu einer sekundären Candidurie kommen kann. An eine disseminierte Candidiasis sollte man denken, wenn eine Candidurie mit Zeichen einer fortschreitenden Sepsis, Multiorgandysfunktion oder klinischem Schock einhergeht. Die Diagnose kann allerdings schwierig sein, da die **Blutkulturen in mehr als 50% der Fälle einer disseminierten Candidiasis steril** sind [36]. Eine Candidainfiltration der Retina kann zu einer Endophthalmitis führen. Die hierbei auftretenden Läsionen können für eine disseminierte Candidiasis pathognomonisch sein [36]. Wenn daher eine disseminierte Candidiasis vermutet wird, sollte eine Untersuchung des Augenhintergrunds erfolgen (durch einen Ophthalmologen). Falls diese Untersuchung ergebnislos verläuft, sollte an verschiedenen anderen Stellen nach Hinweisen auf eine disseminierte Candidiasis gesucht werden. Gelingt es, den Erreger aus Proben von drei verschiedenen Orten (z.B. Urin, Sputum und Gefäßkatheter) zu isolieren, kann dies als indirekter Beleg einer disseminierten Candidiasis gelten [36].

Bei Verdacht auf eine disseminierte Candidiasis kann eine empirische Therapie mit der intravenösen Verabreichung von **Fluconazol** (400 mg/d) begonnen werden. Dieses Antimykotikum kann in der Behandlung disseminierter Candidainfektionen ebenso effektiv sein wie Amphotericin (zumindest bei nicht neutropenischen Patienten), ist allerdings wesentlich weniger toxisch [37]. Falls sich jedoch unter Fluconazoltherapie der klinische Zustand verschlechtert, sollte eine intravenöse Therapie mit Amphotericin begonnen werden. (Nähere Informationen zu Fluconazol und Amphotericin s. Kap. 35.)

KAPITEL 34

Der immunsuprimierte Patient

Die Behandlung von Intensivpatienten ist mit einem hohen Zeit- und Arbeitsaufwand und nicht zuletzt mit einer starken psychischen Belastung verbunden. Dies gilt in ganz besonderem Maß für die Behandlung des immunsuprimierten Patienten.
Dieses Kapitel behandelt einige spezielle Probleme bei der Behandlung dreier unterschiedlicher Gruppen immunsuprimierter Patienten: Patienten, welche unter einer Infektion mit humanen Immundefizienzviren (HIV) leiden, neutropenische Patienten und Empfänger von Organtransplantaten.
Dabei ist zu berücksichtigen, daß es sich dabei um Gebiete handelt, auf denen zur Zeit viel im Wandel ist. Aus diesem Grund kann die Aktualität der in diesem Kapitel genannten Empfehlungen nicht garantiert werden.

Infektionsprophylaxe

Zum Schutz vor der Übertragung von Infektionskrankheiten ist eine Reihe von Vorsichtsmaßnahmen nötig, welche die Übertragung von infektiösem Material zwischen Patienten und medizinischem Personal einschränken bzw. verhindern sollen. Eines der wichtigsten Ziele besteht darin, eine HIV-Übertragung auf diejenigen zu verhindern, welche in direktem Patientenkontakt stehen [1, 2].

HIV-Übertragung

Eine HIV-Übertragung kann durch die in Tabelle 34-1 aufgelisteten Körpersekrete erfolgen [3]. Im Krankenhaus kommt es durch Nadelstichverletzungen oder durch direkten Schleimhautkontakt mit Blut von infizierten Patienten zu einer HIV-Übertragung. Glücklicherweise kommt eine HIV-Übertragung auf Krankenhauspersonal eher selten vor. So wurde z.B. im Jahr 1993 nur von 39 Fällen einer HIV-Übertragung berichtet, die auf direkten pflegerischen Kontakt mit Patienten zurückzuführen waren [2].

Tabelle 34-1 Risiko einer HIV-Übertragung durch Körpersekrete (nach [1, 2, 3]).

Übertragung nachgewiesen	Übertragung möglich	Übertragung nicht nachgewiesen
Blut	Liquor	Kot
Muttermilch	Peritonealflüssigkeit	Speichel
Samenflüssigkeit	Pleuraflüssigkeit	Sputum
Vaginalsekret		Schweiß
		Tränen
		Urin

Nadelstichverletzungen

Bei einem Nadelstich wird im Durchschnitt 1 µl Blut übertragen [4]. Während der virämischen Stadien der HIV-Infektion sind nicht weniger als fünf infektiöse Partikel pro µl Blut nachzuweisen [3]. Daher kann schon der direkte Kontakt mit weniger als einem tausendstel Milliliter Blut eines HIV-infizierten Patienten zu einer Übertragung infektiöser viraler Partikel führen. Verglichen damit kann ein µl Blut von Patienten mit viraler Hepatitis bis zu einer Million infektiöser Partikel enthalten, was zur Folge hat, daß das Risiko einer Übertragung des Hepatitis-Virus mittels Nadelstichverletzungen wesentlich höher einzustufen ist, als das Risiko einer HIV-Übertragung [3].

Eine einmalige Nadelstichverletzung mit Blut eines HIV-infizierten Patienten beinhaltet ein HIV-Übertragungsrisiko von 0,25 % [2]. Das heißt, daß pro 10 000 Nadelstichverletzungen mit HIV-infiziertem Blut in 25 Fällen eine HIV-Übertragung auftritt. Bei einer geschätzten Anzahl von 16 000 Nadelstichverletzungen mit HIV-infiziertem Blut in den USA muß man pro Jahr 38 Fälle einer möglichen HIV-Übertragung durch versehentliche Nadelstichverletzungen annehmen.

Schleimhautexposition

Das Risiko einer HIV-Infektion über direkten Kontakt verletzter Haut oder Schleimhaut mit kontaminierten Körpersekreten ist geringer als das Übertragungsrisiko durch Nadelstichverletzungen. Ein einmaliger Kontakt verletzter Haut oder Schleimhaut mit dem Blut eines HIV-infizierten Patienten geht mit einem HIV-Übertragungsrisiko von 0,09 % einher. Das heißt, daß pro 10 000 Schleimhautkontakten mit kontaminierten Körpersekreten neun Fälle einer HIV-Übertragung auftreten.

Allgemeine Vorsichtsmaßregeln

Die Entdeckung, daß die HIV-Infektion mittels Blut und Körpersekreten übertragen wird, führte unmittelbar zur Einführung allgemeingültiger Vorsichtsmaßregeln im Umgang mit Blut und Körpersekreten. Die daraus resultierenden Verhaltensrichtlinien sind bekannt als „allgemeine Vorsichtsmaßregeln". Die Grundlage dieser Regeln ist die Annahme, daß Blut und Körpersekrete aller Patienten potentiell infektiös sind. Daher bezieht sich die unten angeführte Zusammenfassung der allgemeinen Vorsichtsmaßregeln auf den Umgang mit allen Patienten [5].

Handschuhe

Handschuhe sollten bei allen Maßnahmen getragen werden, welche einen direkten Kontakt mit Blut, Schleimhäuten und den folgenden Körpersekreten erfordern: Fruchtwasser, Perikarderguß, Peritonealflüssigkeit, Pleurasekret, Synovia, Samenflüssigkeit, Vaginalsekret und jede andere Körperflüssigkeit, die mit Blut kontaminiert ist. Handschuhe werden ebenfalls empfohlen zur Anlage von Gefäßkathetern und für alle invasiven Vorgänge. Handschuhe sind nicht erforderlich (es wird aber auch nicht von ihrem Gebrauch abgeraten) bei allen routinemäßigen Venenpunktionen.

Händewaschen

Das Waschen der Hände wird nach jedem Kontakt mit Blut und Körpersekreten empfohlen, auch wenn Handschuhe getragen werden. Die einfache Reinigung mit Wasser und Seife ist ausreichend; spezielle antiseptische Seifen sind nicht nötig.

Schutzbarrieren

Die Schleimhäute sollten während allen Maßnahmen, bei denen es zum Verspritzen von Blut oder Körpersekreten kommen könnte, durch Hilfsmittel wie Masken, Kittel, Spritzschutz und Schutzbrillen geschützt werden.

Vorsichtsmaßnahmen bei Nadelstichen

Jedes Jahr kommt es in den USA im Schnitt zu 800 000 Nadelstichverletzungen (2000 pro Tag) [4]. Um diese Verletzungen zu vermeiden, sollten die Nadeln nicht wieder von Hand verschlossen werden, bzw. in irgendeiner Weise von Hand manipuliert werden (das beinhaltet auch das Entfernen der Nadel von der Spritze). Benutzte Nadeln sollten an der Spritze belassen und in speziellen punktionsfesten Spritzenbehältern entsorgt werden (welche in jedem Raum bereitgestellt sein müssen). Falls eine benutzte Nadel wieder verschlossen werden soll, empfiehlt sich die **einhändige „Schöpf"-Technik**. Dabei wird die Hülle nicht mit der Hand, sondern mit der Spritzennadel aufgenommen; anschließend drückt man die Spitze der Hülle gegen eine flache Oberfläche, um die Nadel fest zu verschließen. Diese Methode schließt das Risiko einer Stichverletzung an der anderen Hand aus. Diese Vorsichtsmaßnahmen zur Verhütung von Nadelstichverletzungen werden für alle gebrauchten Nadeln empfohlen. Das schließt auch Nadeln ein, die zur Injektion von Medikamenten in intravenöse Infusionssysteme benutzt wurden.

Exsudative Dermatitis

Jedes Mitglied des Krankenhauspersonals, das unter einer exsudativen oder „nässenden" Dermatitis leidet, sollte bis zur Abheilung direkten Patientenkontakt und den Umgang mit Gegenständen zur Patientenpflege meiden.
Diese allgemeinen Vorsichtsmaßregeln sind verbindlich für den Umgang mit allen Patienten. Dabei darf nicht vergessen werden, daß der Sinn dieser Handlungsanweisungen darin liegt, das Personal ebenso wie die Patienten zu schützen.

Der HIV-infizierte Patient

Die meisten Patienten mit HIV-Infektion, die in eine Intensivstation eingewiesen werden, haben eine schwere Pneumonie, die mit einer akuten respiratorischen Insuffizienz einhergeht. Ein geringerer Anteil wird mit schweren Verläufen einer Kryptokokkenmeningitis oder einer ZNS-Toxoplasmose eingewiesen. Die folgende Darstellung ist auf diese Probleme beschränkt. Für nähere Informationen zu den zahlreichen anderen Erkrankungen, welche mit der HIV-Infektion assoziiert sind, sei auf Sande und Volberding (1995) verwiesen.

Inzidenz der HIV-Infektion

Die HIV-Infektion ist eine weltweite Epidemie. Erkrankungen, die in direktem Bezug zur HIV-Infektion stehen (in ihrer Gesamtheit bekannt als erworbenes Immundefizienz-Syndrom, acquired immunodeficiency syndrome, AIDS), haben in den USA von Jahr zu Jahr zugenommen, wie Tabelle 34-2 zeigt. (Der starke Anstieg registrierter AIDS-Fälle im Jahr 1993 ist durch die erhöhte Zahl AIDS-definierender Erkrankungen zu erklären, welche in diesem Jahr aufgeführt wurden.) Nahezu 75% der registrierten AIDS-Fälle in den USA haben bisher einen tödlichen Verlauf genommen.

Zellvermittelte Immunität

HIV dringt bevorzugt in Lymphozyten und Makrophagen ein. Einer Infektion mit HIV folgt eine lange Latenzperiode mit einer durchschnittlichen Dauer von zehn bis elf Jahren [3]. Während dieses Intervalls vermehrt sich das Virus im lymphatischen System, was schließlich zu einer Supprimierung der zellvermittelten Immunität führt. Von diesem Zeitpunkt an besteht ein erhöhtes Infektionsrisiko, insbesondere durch gekapselte Mikroorganismen. Diese schließen Bakterien *(Streptococcus pneumoniae, Haemophilus influenzae)*, Pilze *(Cryptococcus neoformans)* und Protozoen *(Pneumocystis carinii, Toxoplasma gondii)* ein. Die Supprimierung der zellvermittelten Immunität durch HIV-Infektion geht einher mit einer Abnahme der Dichte bestimmter Lymphozytensubpopulationen im Blut. Eine davon ist der CD4-Lymphozyt, dessen Zellzahl unter das normale Niveau von 800 bis 1200 Zellen pro Mikroliter (oder mm^3) Blut abfällt. Die Anzahl zirkulierender CD4-Lymphozyten ist daher ein gebräuchlicher Marker für den Schweregrad der Immunsuppression bei HIV-infizierten Patienten [3].

Pneumonie

Als häufigste Ursache einer Pneumonie bei HIV-infizierten Patienten galt das Protozoon *Pneumocystis carinii*. Neuere Erkenntnisse zeigen jedoch, daß bakterielle Pneumonien bei diesen Patienten wahrscheinlich häufiger auftreten als Pneumocystis-Pneumonien

Tabelle 34-2 AIDS-Fälle in den USA (Quelle: Health United States, 1995. National Center for Health Statistics, U.S. Department of Health and Human Services).

Jahr	Neuaufgetretene AIDS-Fälle	AIDS-Todesfälle
1985	8160	6961
1990	41761	31339
1991	43771	36246
1992	45961	40072
1993	103463	42572
1994	77767	46810
1981–1994	461383	332644

[6, 7]. Gekapselte Bakterien wie *Streptococcus pneumoniae* (Pneumokokken) und *Haemophilus influenzae* sind häufige Erreger, ebenso *Staphylococcus aureus* [7]. Als weitere Ursachen einer Pneumonie beim HIV-infizierten Patienten sind das *Zytomegalievirus* (CMV), *Mycobacterium tuberculosis* und *Mycobacterium avium* zu erwähnen. Durch Pilze (z.B. Aspergillus) verursachte Infektionen der Lunge treten gewöhnlich nur in den fortgeschrittenen Stadien der HIV-Infektion auf (d.h. wenn die Anzahl der CD4-Lymphozyten unter $50/mm^3$ abgefallen ist) [3, 6].

Klinik

Das klinische Erscheinungsbild der Pneumonie ist unspezifisch und erlaubt keine Identifikation des verantwortlichen Erregers [6]. Insbesondere das Infiltrationsmuster in der Röntgen-Thoraxaufnahme ist nicht pathogenspezifisch. Zur Veranschaulichung sollen die Abbildungen 34-1 und 34-2 dienen. Beide Röntgenaufnahmen stammen von HIV-infi-

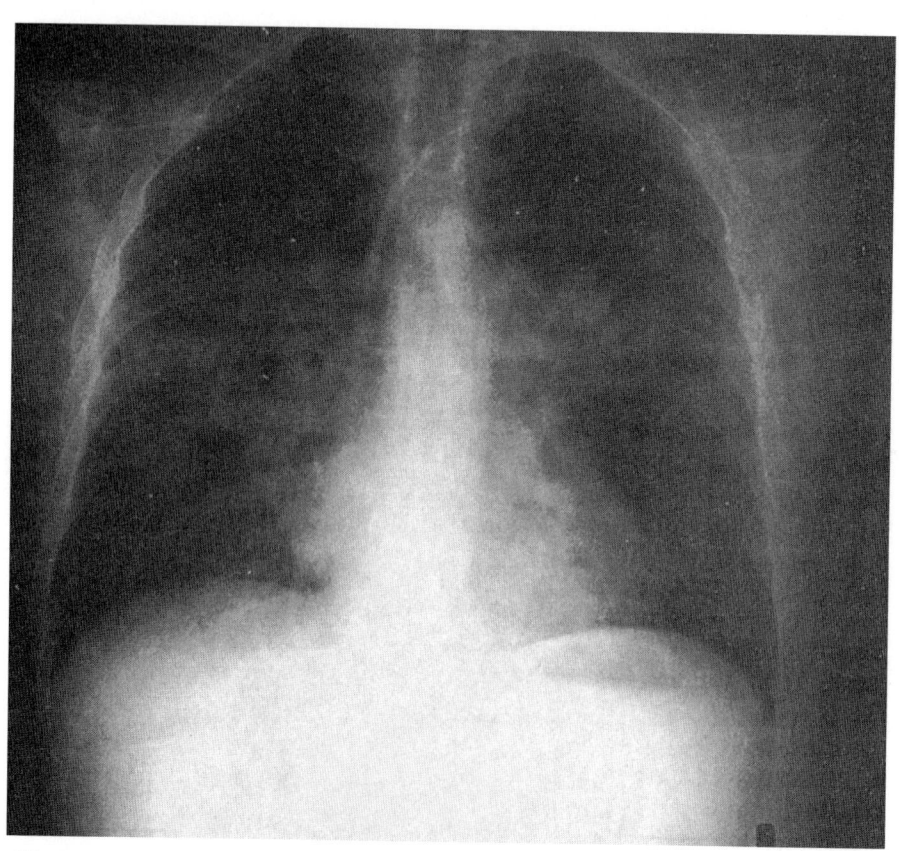

Abb. 34-1 Röntgen-Thoraxaufnahme eines HIV-infizierten Patienten, der unter Fieber, unproduktivem Husten und Dyspnoe litt. Auffallend sind die fleckigen Infiltrate in beiden Lungen (Aufnahme von Dr. med. Richard Katz).

zierten Patienten, die unter Fieber, unproduktivem Husten und Dyspnoe litten. Es war nicht möglich, Sputum zur Analyse zu gewinnen; die Ergebnisse der Blutkulturen waren entweder negativ oder nicht aussagekräftig. Könnten Sie aus den vorliegenden Informationen auf den Erreger schließen?

Das soeben anhand der beiden Patienten beschriebene klinische Erscheinungsbild läßt sich häufig beobachten. Besteht keine Möglichkeit, Sputum oder Pleuraflüssigkeit zu untersuchen, ist meist eine Bronchoskopie erforderlich, um das auslösende Pathogen zu identifizieren.

Bronchoskopie

Mittels Bronchoskopie kann bei 85% der Pneumonien, verursacht durch *Pneumocystis carinii* (dieser Organismus läßt sich durch spezielle Färbemethoden mikroskopisch differenzieren) und bei 95% der Infektionen, verursacht durch *Mycobacterium tuberculosis*

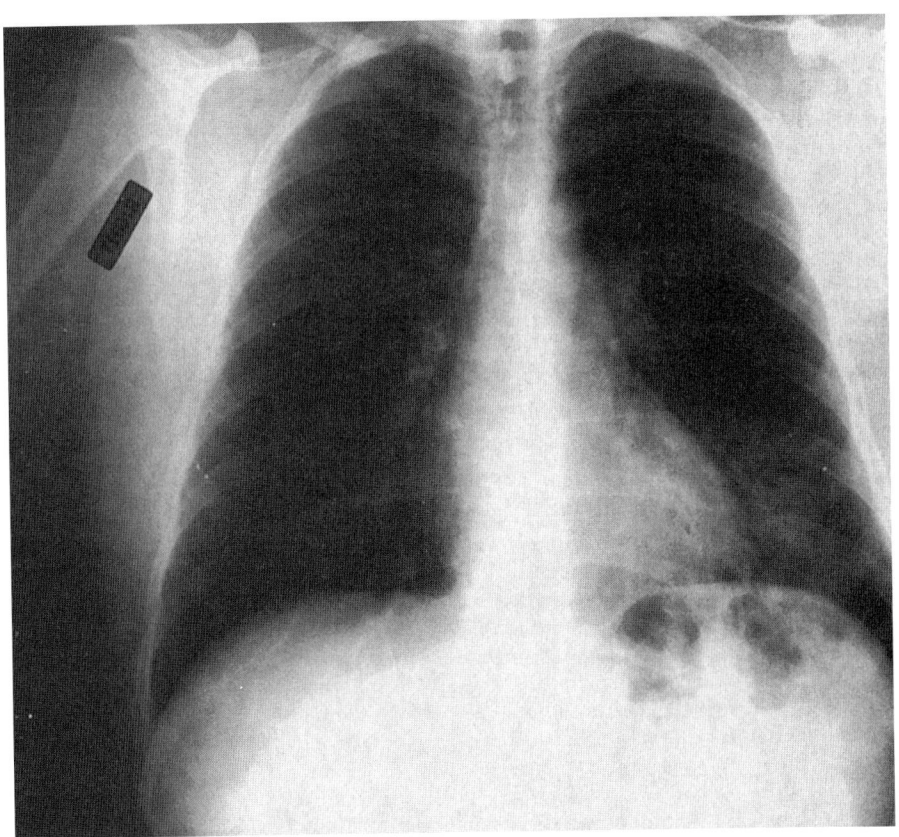

Abb. 34-2 Röntgen-Thoraxaufnahme eines HIV-infizierten Patienten, der unter Fieber, unproduktivem Husten und Dyspnoe litt. Auffallend ist das Infiltrat im linken Unterlappen (Aufnahme von Dr. med. Richard Katz).

die Diagnose gesichert werden [6, 8, 9, 10]. Wie bereits in Kapitel 32 beschrieben, kann die Bronchoskopie auch bei bakteriellen Pneumonien als effektives diagnostisches Verfahren eingesetzt werden. Quantitative Bakterienkulturen werden aus Proben gewonnen, die mittels spezieller Bürsten oder bronchoalveolärer Lavage gewonnen werden.

Bei HIV-infizierten Patienten liegt allerdings der Schwellenwert für ein positives Kulturergebnis höher. Der gebräuchliche Grenzwert von 10^3 koloniebildenden Einheiten pro Milliliter (KBE/ml) zeigt beim HIV-Infizierten nicht immer eine parenchymale Infektion an. Für die Diagnose einer Pneumonie beim HIV-infizierten Patienten wird sogar ein Schwellenwert von 10^4 KBE/ml empfohlen [9]. Beim Patienten, dessen Röntgenaufnahme in Abbildung 34-1 zu sehen ist, wurden mittels Bronchoskopie zahlreiche *Pneumozystis-carinii*-Organismen in der bronchoalveolären Lavageflüssigkeit nachgewiesen; beim anderen Patienten (s. Röntgen-Thoraxaufnahme, Abb. 34-2) erbrachte die Bronchoskopie keinen pathologischen Befund.

Offene Lungenbiopsie

Wenn eine oder mehrere Bronchoskopien die Diagnose einer vermuteten Pneumonie nicht sichern konnten, ist eine offene Lungenbiopsie in Erwägung zu ziehen. Obwohl die offene Lungenbiopsie zusätzliche Informationen liefern kann, führt dies oft nicht zu einer Verbesserung des klinischen Verlaufs [8]. Der Zustand schwersterkrankter HIV-Patienten kann sich nach dem Eingriff verschlechtern [10]. Deshalb ist die offene Lungenbiopsie keine Routinemethode zur Evaluation der Pneumonie beim HIV-infizierten (oder aus anderen Gründen immunsupprimierten) Patienten.

Beim obenerwähnten Patienten (s. Abb. 34-2), dessen Bronchoskopie ergebnislos geblieben war, wurde keine offene Lungenbiopsie durchgeführt. Daher konnte der verantwortliche Erreger nicht gefunden werden. (Der Patient verbesserte sich unter empirischer Antibiotikatherapie.) Dieser Fall ist aufgeführt, um zu verdeutlichen, daß **in den meisten Fällen einer Pneumonie beim HIV-infizierten Patienten das verantwortliche Pathogen nicht identifiziert werden kann.** Eine Untersuchung an HIV-Patienten mit klinisch apparenter Pneumonie erbrachte nur bei 40% der Patienten den Nachweis eines bestimmten Pathogens [7].

Pneumocystis-carinii-Pneumonie

Die *Pneumocystis-carinii*-Pneumonie (PCP) ist bei HIV-infizierten Patienten die häufigste Ursache für die Aufnahme in die Intensivstation [11]. Eine Thoraxaufnahme wie die in Abbildung 34-3 gezeigte, ist typisch für Patienten in diesem Stadium. (Vergleichen Sie dieses Bild mit Abb. 34-1, die eine PCP in einem weniger fortgeschrittenen Stadium zeigt.) Die radiologischen Veränderungen im fortgeschrittenen Stadium einer PCP sind vergleichbar mit denjenigen beim ARDS (Adult Respiratory Distress-Syndrom). Tatsächlich ist – mit Ausnahme der Antibiotikatherapie – das therapeutische Vorgehen bei Patienten mit PCP und akutem Lungenversagen dasselbe wie beim ARDS (s. Kap. 23).

Trimethoprim–Sulfamethoxazol

Wie in Tabelle 34-3 beschrieben, sind Trimethoprim/Sulfamethoxazol (TMP/SMX) die Mittel der ersten Wahl bei der Behandlung der PCP. Die empfohlene Dosierung beträgt 20 mg/kg KG TMP und 100 mg/kg KG SMX pro Tag, verabreicht in drei bis vier Einzeldosen. Obwohl TMP-SMX oral verabreicht werden kann, empfiehlt sich bei Patienten

Tabelle 34-3 Therapieempfehlungen bei opportunistischen Infektionen.

Infektion	Behandlung
Zytomegalievirusinfektion	(1) Ganciclovir: 5 mg/kg alle 12 h (2) Foscarnet: 200 mg/kg/Tag
systemische Pilzinfektionen	(1) Amphotericin: 0,5–1,0 mg/kg/Tag (2) Fluconazol: 200–400 mg/Tag
Pneumocystis-carinii-Pneumonie	(1) TMP-SMX: 20 mg/kg/Tag TMP 100 mg/kg/Tag SMX (2) Pentamidin: 4 mg/kg/Tag
ZNS-Toxoplasmose	Pyrimethamin: 200 mg Aufsättigungsdosis, dann 75 mg/Tag Folinsäure: 10 mg/Tag Clindamycin: 600 mg alle 6 h

Die Zahlen in Klammern geben die Rangfolge an, in der die Antibiotika eingesetzt werden sollten.

mit Lungenversagen eine intravenöse Therapie. Eine günstige Wirkung kann innerhalb der ersten drei bis fünf Tage ausbleiben, wobei initial sogar eine Verschlechterung möglich ist. Falls nach fünf Tagen immer noch keine Besserung eingetreten ist, hat die Therapie versagt. Falls eine objektive Besserung innerhalb der ersten Tage der Therapie eintritt, wird die Behandlung für insgesamt drei Wochen fortgesetzt [11].

Nebenwirkungen auf TMP-SMX treten bei 30–50% der HIV-infizierten Patienten auf [11, 12, 13, 14]. Diese Reaktionen manifestieren sich normalerweise während der zweiten Behandlungswoche und sind oft schwer genug, um einen Therapieabbruch zu rechtfertigen. Die häufigsten Nebenwirkungen sind Neutropenie (45–50%), Fieber (45–50%), Exanthem (35–40%), erhöhte Transaminasen der Leber (30–35%), Hyperkaliämie (30%) und Thrombozytopenie (10–15%). Berichtet wird auch von einem Fall einer tödlich verlaufenen Pankreatitis im Zusammenhang mit TMP-SMX [15]. Nur 35–40% der Patienten, die TMP-SMX erhalten, können die Therapie zu Ende führen. Die hohe Inzidenz von schwerwiegenden Reaktionen auf TMP-SMX ist spezifisch für die HIV-Infektion. Bei anderen Patientengruppen entwickeln sich derartige Reaktionen auf TMP-SMX nur in 10% der Fälle [11].

Pentamidin

Pentamidin-Isoethionat gilt als Mittel der zweiten Wahl, wenn die Therapie mit TMP-SMX nicht anspricht oder das Medikament nicht vertragen wird. Empfohlen wird eine Dosierung von 4 mg/kg pro Tag als Einmalgabe. Pentamidin verursacht bei intramuskulärer Verabreichung sterile Abszesse, so daß die intravenöse Gabe vorzuziehen ist. Ansprechzeit und Therapiedauer entsprechen der bei TMP-SMX. Therapieversager treten bei einem Drittel der Patienten auf [11].

Auch bei intravenöser Gabe von Pentamidin kommt es zu unerwünschten Wirkungen [11, 16, 17, 18]. Zu diesen Nebenwirkungen gehören Neutropenie (5–30%), Hyper- oder Hypoglykämie (10–30%), Verlängerung des Q-T-Intervalls (3–35%), Torsade de pointes (bis zu 20%), Niereninsuffizienz (3–5%) und Pankreatitis (bis zu 1%). 40–50% aller

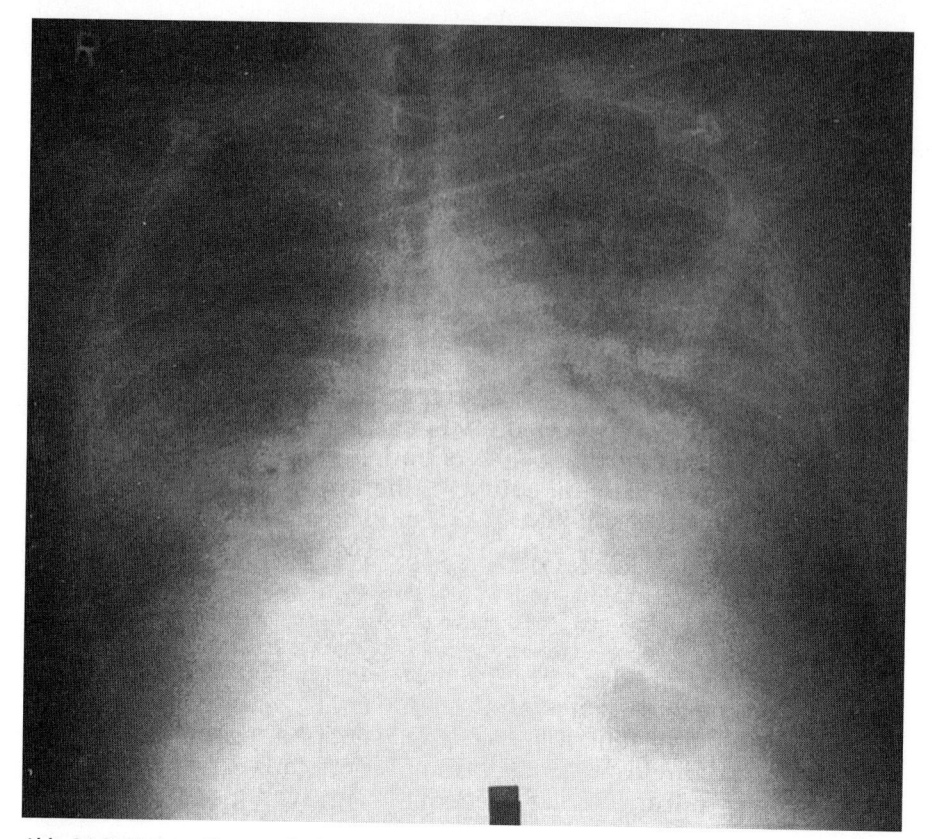

Abb. 34-3 Röntgen-Thoraxaufnahme eines Patienten mit schwerer Pneumocystis-carinii-Pneumonie und akutem Lungenversagen. Auffallend ist die Ähnlichkeit mit dem radiologischen Bild eines ARDS.

Patienten, die Pentamidin erhalten, können die Therapie wegen der Nebenwirkungen nicht fortsetzen [11, 16].

Für Patienten, die weder eine Therapie mit TMP-SMX noch mit Pentamidin zu Ende führen können, ist eine Vielzahl anderer Medikamente verfügbar (z.B. Dapson und Trimetrexat). In diesem Fall sollten Sie umgehend einen Experten für Infektionskrankheiten zu Rate ziehen.

Steroide

Es wurde berichtet, daß eine Steroidtherapie, die gleichzeitig mit der Antibiotikatherapie begonnen wird, die Heilungschancen von Patienten mit PCP verbessert [19]. In den meisten Studien wurde Prednisolon oral verabreicht, empfohlen wurde jedoch auch die intravenöse Gabe von Methylprednisolon (40 mg sechsstündlich über einen Zeitraum von mindestens sieben Tagen) [11]. Eine Behandlung mit Steroiden darf nicht später als 72 Stunden nach Ansetzen der Antibiotikatherapie begonnen werden, da sonst keine positive Wirkung mehr zu erwarten ist [19]. Die Reaktion auf Steroide scheint in den verschiedenen klinischen Berichten zu variieren; eine günstige Wirkung ist eventuell nur von kurzer Dauer [20].

Kryptokokken-Meningitis

Eine Kryptokokken-Meningitis ist die häufigste lebensbedrohliche Pilzinfektion bei HIV-infizierten Patienten [21, 22]. Sie ist bei 10% der HIV-infizierten Patienten zu erwarten, und tritt gewöhnlich in den fortgeschrittenen Stadien der Immunsuppression auf (bei Abfall der CD4-Lymphozytenzahl unter $50/mm^3$).

Klinik

In annähernd 85% der Fälle manifestiert sich eine Kryptokokken-Meningitis durch Symptome wie Fieber und Kopfschmerz. [21]. Daneben treten Meningismus (35–40%), mentale Störungen (10–15%) und Anfälle (weniger als 10%) auf [21]. Kryptokokken-Infektionen mit anderen Manifestationen (z.B. Pneumonie oder Hautausschlag) werden in 20% der Fälle beobachtet [22].

Diagnostik

Zur Diagnosestellung ist eine Lumbalpunktion erforderlich. Standardwerte im Liquor wie Glukose, Protein und weißes Blutbild liegen bei bis zu 50% der Fälle im Normbereich [21]. Die Erreger können durch Tuschefärbung des Liquors in 75% der Fälle gut dargestellt werden (höhere Nachweisrate als bei nicht HIV-infizierten Patienten) [21]. Die Liquorkulturen und Krytokokken-Antigentiter sind in über 90% der Fälle positiv [21].

Therapie

Die intravenöse Gabe von **Amphotericin** (s. Tab. 34-3) gilt als Standardtherapie bei Kryptokokken-Meningitis. Wie dieses Antimykotikum verabreicht wird, ist in Kapitel 35 (Tab. 35-3) beschrieben. Eine Therapie mit **Fluconazol** (200–400 mg/d) soll ebenso effektiv sein wie eine Behandlung mit Amphotericin [23]. Ehe **Fluconazol** als Mittel der ersten Wahl (da weniger toxisch) bei der Kryptokokken-Meningitis empfohlen werden kann, müssen damit allerdings noch weitere Erfahrungen gesammelt werden (nähere Informationen zu Fluconazol s.a. Kap. 35). Trotz Antimykotikatherapie erliegt ein Drittel der HIV-infizierten Patienten mit Kryptokokken-Meningitis dieser Infektion [21].

Toxoplasmen-Enzephalitis

Die Toxoplasmen-Enzephalitis ist die häufigste neurologische Erkrankung bei HIV-infizierten Patienten. Klinisch manifest wird die Krankheit bei 5–15% aller HIV-Infizierten, während sie in Autopsien bei bis zu 30% der Patienten nachweisbar ist [21].

Klinik

Für eine Toxoplasmen-Enzephalitis sind fokale zerebrale Läsionen charakteristisch. Hemiparesen und andere fokale neurologische Ausfälle treten in 60% der Fälle auf, Krampfanfälle werden bei 15–30% der Patienten beobachtet [21]. Andere Manifestationen sind Fieber (5–55%), Verwirrtheit (60–65%) und choreiforme Bewegungsabläufe, die von manchen auch als charakteristisch für eine Toxoplasmen-Enzephalitis bezeichnet wurden [21]. Obwohl eine extraneurale Manifestation eher selten ist, wurden Fälle einer disseminierten Toxoplasmose mit septischem Schock dokumentiert [24].

Diagnostik

Das Computertomogramm (CT) zeigt zumeist einzelne oder multiple hypodense, kontrastmittelanreichernde Gewebsläsionen in den Basalganglien und frontoparietalen Regionen der zerebralen Hemisphären [21]. Die Magnetresonanztomographie (MRT) ist sensitiver und kann Läsionen nachweisen, die auf CT-Aufnahmen nicht sichtbar sind [25]. Die Lumbalpunktion erbringt meist Befunde außerhalb der Norm, die allerdings unspezifisch sind. Zur definitiven Diagnosesicherung ist eine zerebrale Exzisionsbiopsie erforderlich (Nadelbiopsien sind oft negativ), wobei der Erreger mittels Immunperoxidase-Färbung nachgewiesen wird.

Therapie

Die Behandlung der Toxoplasmen-Enzephalitis ist in Tabelle 34-3 dargestellt. Es empfiehlt sich ein Therapieregime mit einer Kombination aus **Pyrimethamin** (200 mg Aufsättigungsdosis, dann 75 mg pro Tag) und **Clindamycin** (600 mg im Sechs-Stunden-Intervall). Da Pyrimethamin ein Folatantagonist ist, muß mit jeder Pyrimethamingabe auch **Folinsäure** (10 mg) verabreicht werden, um einer Suppression des Knochenmarks vorzubeugen. Alle Substanzen werden oral verabreicht. In annähernd 70% der Fälle kommt es zu einer positiven Reaktion auf dieses Regime, eine Besserung tritt normalerweise innerhalb der ersten Therapiewoche auf [26]. Ohne adäquate Therapie endet diese Krankheit in aller Regel tödlich.

Der neutropenische Patient

Im Gegensatz zur Suppression der zellvermittelten Immunität, die bei HIV-Infektionen auftritt, führt die isolierte Neutropenie (Anzahl der neutrophilen Zellen weniger als 500/mm^3) zu einer Suppression der humoralen Immunität. Dies führt zu einem erhöhten Infektionsrisiko durch bakterielle Errreger (weniger durch opportunistische Pathogene). Von besonderer Bedeutung beim neutropenischen Patienten ist die gramnegative Bakteriämie, die einen schnellen und tödlichen Verlauf nehmen kann. Glücklicherweise ist die Bakteriämie bei neutropenischen Patienten eher selten, solange die Anzahl der neutrophilen Granulozyten nicht unter 100/mm^3 gesunken ist [27]. Tatsächlich haben die meisten neutropenischen Patienten mit neuaufgetretenem Fieber keine nachgewiesenen Infektionen [28]. In diesen Situationen ist daher ein übereilter Therapiebeginn nicht angezeigt.

Empirische Antibiotikatherapie

Eine Anzahl empirischer Antibiotikaregimes hat sich bei febriler Neutropenie als sinnvoll erwiesen. Diese sind in Tabelle 34.4 dargestellt [27, 28, 29, 30, 31, 32]. Keines dieser Regimes hat sich den anderen gegenüber als überlegen herausgestellt.
Die Monotherapie mit Ceftazidim wird häufig angewandt und ist derzeit Therapie der Wahl am National Cancer Institute (USA) [30]. Eine Monotherapie mit Imipenem ist ebenso effektiv, allerdings wird diese Behandlungsstrategie wegen des Risikos zerebraler Anfälle nicht gerne angewandt. Diese Nebenwirkung ist allerdings geringer, als allgemein angenommen wird. Eine Kombinationstherapie empfiehlt sich, wenn eine gramnegative Septikämie, insbesondere mit Pseudomonas-Erregern, vermutet wird [31]. Die früher

Tabelle 34-4 Empirische Antibiotikatherapie bei febriler Neutropenie.

Antibiotika	Empfohlene Dosierung	Bemerkungen
Ceftazidim	2 g alle 8 h	derzeit Mittel der Wahl, deckt allerdings die grampositiven Erreger nicht ab
Imipenem	500 mg alle 6 h	hat ein breiteres Spektrum als Ceftazidim, allerdings mindert das – wenn auch geringe – Risiko zerebraler Anfälle seine Popularität
Piperacillin+ Gentamicin	3 g alle 4 h + 1,5 mg/kg alle 8 h	Aminoglykoside nur verabreichen, wenn Pseudomonasinfektion vermutet wird
Vancomycin + eines der o.a. Antibiotika	500 mg alle 6 h + o.a. Dosierung	Vancomycinzugabe, wenn eine grampositive Sepsis nicht ausgeschlossen werden kann (z.B. Kathetersepsis)

Anmerkung der Übersetzers: Heute wird die einmalige Gabe von Gentamicin alle 24 h empfohlen.

gebräuchliche Aminoglykosidtherapie wird wegen der Toxizität der Aminoglykoside nicht länger favorisiert. Vancomycin schließlich kann zusätzlich verabreicht werden, wenn der Verdacht auf grampositive Erreger besteht (z.B. katheterinduzierte Sepsis) oder falls im betreffenden Krankenhaus methicillinresistente Staphylokokken verbreitet sind.

Pulmonale Infiltrate

Falls das Fieber mit pulmonalen (insbesondere diffusen) Infiltraten einhergeht, kommen als Erreger *Legionella pneumophila*, *Mycoplasma pneumoniae*, *Pneumocystis* und CMV in Frage. In diesem Fall wird bis zur Durchführung einer Bronchoskopie eine empirische Therapie mit Erythromycin und TPM-SMX empfohlen [8]. Da bereits wenige Dosen eines Antibiotikums die diagnostische Ausbeute endoskopisch gewonnener Kulturen verringern können (s. Kap. 32), sollte die Bronchoskopie so schnell wie möglich nach dem Beginn einer antibiotischen Therapie durchgeführt werden.

Persistierendes Fieber

Besteht das Fieber länger als eine Woche nach Beginn einer empirischen Antibiotikatherapie weiter, ist eine systemische Pilzinfektion (insbesondere eine disseminierte Candidiasis) in Erwägung zu ziehen. In dieser Situation wird die intravenöse Verabreichung von Amphotericin empfohlen (0,5 mg/kg pro Tag) [8]. Wie in Kapitel 33 erwähnt, sind Blutkulturen in mehr als 50% der Fälle disseminierter Candidiasis negativ. Die Diagnose einer disseminierten Candidiasis kann durch den Nachweis von Candida an drei verschiedenen Manifestationsorten gestellt werden (z.B. Urin, Speichel und Katheterspitzen). Gesichert wird die Diagnose durch das Auftreten einer Candida-Ophthalmitis (s.a. Literaturhinweis 36 in Kap. 33).

Der Transplantatempfänger

Auf der Intensivstation begegnet man Empfängern verschiedener Organtransplantate einschließlich Niere, Herz, Leber und Knochenmark. Infektionen innerhalb der ersten Wochen nach Transplantation sind meist verursacht durch bakterielle Erreger (z.B. *Staph. aureus*). Später auftretende Infektionen (nach 1–3 Monaten) sind hingegen häufig durch opportunistische Erreger wie CMV, Candida oder andere Pilze verursacht [8, 33, 34]. Dieser Wechsel des Erregerspektrums läßt sich durch die Chemotherapie erklären, mittels derer eine Abstoßung des transplantierten Organs verhindert werden soll.

Zytomegalievirus (CMV)

CMV ist ein Herpesvirus, das beim immunsupprimierten Patienten eine Vielzahl unterschiedlicher Infektionen wie Pneumonie, Retinitis, Hepatitis, Pankreatitis und ösophageale Ulzera hervorrufen kann. Das Virus ist äußerst pathogen für Transplantatempfänger und HIV-infizierte Patienten. Transplantatempfänger, bei denen vor der Transplantation keine CMV-Antikörper nachzuweisen waren, haben ein sehr hohes Risiko, eine CMV-Infektion nach Transplantation zu entwickeln.

Diagnostik

Die Diagnose einer CMV-Infektion erfordert den histologischen Nachweis einer Zellinvasion durch das Virus. Blut- und Urinkulturen gelten hier als unzuverlässig [35]. Die zytopathische Wirkung des CMV erzeugt charakteristische Zellen mit intranukleären Einschlußkörperchen („Eulenaugenzellen") [36]. Der Nachweis dieser Zellen in Gewebeproben oder Bronchoskopiematerial gilt als pathognomonisch für eine CMV-Infektion. Zytopathische Veränderungen in Epithelzellen der Atemwege, die mittels Bronchoskopie gewonnen wurden, weisen auf eine CMV-Infektion der Atemwege hin (Tracheobronchitis). Die Diagnose einer CMV-Pneumonie erfordert den Nachweis zytopathischer Veränderungen in Alveolarmakrophagen oder Material aus Lungenbiopsien. Eine CMV-Pneumonie wird von diffusen Infiltrationen beider Lungen begleitet und ist leicht zu verwechseln mit einer schweren Pneumocystispneumonie (s. Abb. 34-3). Tatsächlich tritt bei annähernd 50% der HIV-infizierten Patienten mit Pneumocystis-carinii-Pneumonie auch eine CMV-Infektion auf [37]. Jedoch scheint dies in den meisten Fällen eher ein Hinweis auf eine Besiedelung als auf eine Infektion zu sein. Anders ist die Situation bei Organtransplantatempfängern, bei denen CMV eine häufige Ursache für Pneumonien darstellt [38].

Therapie

Mittel der Wahl bei der Behandlung von CMV-Infektionen ist intravenös verabreichtes **Ganciclovir** (Tab. 34-3). Die empfohlene Dosierung liegt bei 5 mg/kg KG alle acht bis zwölf Stunden [36]. Eine niedrigere Dosierung wird gewählt, um einer CMV-Infektion bei Transplantatempfängern vorzubeugen [39]. Unerwünschte Wirkungen auf Ganciclovir wie Neutropenie, Thrombozytopenie und Hautausschlag treten bei 10% der Patienten auf. Bei CMV-Infektionen, die auf Ganciclovir therapierefraktär sind, ist die antivirale Substanz **Foscarnet** unter Umständen effektiv [40]. Empfohlen wird die kontinuierliche intravenöse Verabreichung von 200 mg/kg und Tag. Nebenwirkungen treten in 20% der Fälle auf und beinhalten Hypomagnesiämie, Hypokalziämie, Hypophosphatämie, Anämie und Niereninsuffizienz [36, 40]. Wegen der höheren Nebenwirkungsrate gilt Foscarnet lediglich als Alternativmedikament bei der Therapie von CMV-Infektionen.

KAPITEL 35

Antimikrobielle Therapie

The danger with germ-killing drugs is that they may kill the patient as well as the germ.

J.B.S. HALDANE

Antimikrobielle Therapie gehört zur alltäglichen Routine auf Intensivstationen. Die hier angeführten Substanzen decken die häufigsten auf Intensivstationen vorkommenden Infektionen ab:
- Aminoglykoside
- Antimykotika (Amphotericin, Fluconazol)
- Aztreonam
- Cephalosporine
- Imipenem
- Penicilline
- Chinolone
- Vancomycin

Diese Verbindungen werden auf den folgenden Seiten in der angegebenen Reihenfolge kurz vorgestellt. Am Ende des Kapitels gibt eine Tabelle Aufschluß über die geschätzten Kosten einer Therapie mit diesen Substanzen (s. Tab. 35-8).
Tabelle 35-1 gibt die Antibiotika der ersten Wahl bei spezifischen Erregern wieder.

Tabelle 35-1 Schema zur parenteralen Antibiotikatherapie häufiger Erreger (nach: The Medical Letter 1994; 36: 53–60).

Erreger	Antibiotikum der Wahl	Alternative
Aerobe grampositive Kokken:		
Staphylococcus aureus – methicillinresistent	Nafcillin oder Oxacillin Vancomycin ± Gentamicin ± Rifampicin	Cefazolin* oder Vancomycin Trimethoprim-Sulfamethoxazol oder Ciprofloxacin
Staphylococcus epidermidis	Vancomycin	Rifampicin
Streptococcus pneumoniae oder Streptococcus pyogenes	Penicillin G	Cefazolin*, Erythromycin oder Vancomycin
Aerobe gramnegative Bakterien:		
Enterobakterien: – Escherichia coli – Klebsiella pneumoniae – Proteus (indolpositiv)	Ceftazidim oder Ceftriaxon	Aminoglykoside, Aztreonam oder Imipenem
Haemophilus influenzae	Cefotaxim oder Ceftriaxon	Cefuroxim
Legionella spezies	Erythromycin + Rifampicin	Trimethoprim-Sulfamethoxazol oder Ciprofloxacin
Pseudomonas aeruginosa (schwere Infektionen)	Antipseudomonaspenicillin + Aminoglykoside	Aztreonam, Ceftazidim oder Imipenem
Salmonella-Spezies	Ceftriaxon oder Ciprofloxacin	Ampicillin oder Trimethoprim-Sulfamethoxazol
Anaerobier:		
Bacteroides-Spezies – oropharyngeale Stämme – B. fragilis	Penicillin G Metronidazol	Metronidazol Clindamycin oder Imipenem
Clostridium difficile	Metronidazol	Vancomycin (oral)
Clostridium tetani	Penicillin G	Tetracyclin
Enterococcus faecalis (schwere Infektionen)	Ampicillin + Gentamicin	Vancomycin + Gentamicin

* Bei anaphylaktischen Reaktionen auf Penicillin in der Anamnese sollten Cephalosporine vermieden werden.

Aminoglykoside

Aminoglykoside (Gentamicin, Tobramycin und Amikacin) sind die gebräuchlichen Substanzen zur Therapie schwerer Infektionen mit gramnegativen Erregern [1]. Jedoch hat das Risiko der Nephrotoxizität in den letzten Jahren zu einem erheblichen Rückgang bei der Anwendung von Aminoglykosiden geführt. An einem großen Lehrkrankenhaus in den USA kam es in den späten 80er Jahren zu einem Rückgang der Gentamicinanwendung um 70% [1].

Wirkspektrum

Die Aminoglykoside sind wirksam gegen alle Enterobakterien einschließlich *Pseudomonas aeruginosa*. Bisher ist keine Resistenzentwicklung auf Aminoglykoside bekannt – ein Grund für ihre fortbestehende Popularität.

Dosierung

Die für Intensivpatienten empfohlenen Aminoglykosiddosierungen sind in Tabelle 35-2 aufgeführt [2]. Die Angaben beziehen sich auf das **ideale Körpergewicht**. Für Patienten mit krankhafter Adipositas gilt folgende Ausnahmeregel: Das angemessene Dosierungsgewicht ist das Idealgewicht zuzüglich der halben Differenz zwischen Ideal- und aktuellem Körpergewicht [3]. Die Aufsättigungsdosierungen, die in Tabelle 35-2 angeführt sind, sind höher als die herkömmlich empfohlenen, da das Verteilungsvolumen der Aminoglykoside bei Intensivpatienten höher ist [4]. Die tägliche Erhaltungsdosierung wird üblicherweise in drei Einzeldosen verabreicht, kann allerdings auch als Einmaldosis gegeben werden. Da die Aminoglykoside renal ausgeschieden werden, sind bei beeinträchtigter Nierenfunktion Dosisanpassungen erforderlich. Dafür gibt es zwei Möglichkeiten:
1. Anpassung des Dosisintervalls durch Multiplikation des normalen Dosisintervalls mit dem aktuellen Serumkreatininwert (in mg/dl)
2. Anpassung der Dosis durch Division der normalen Dosis durch den aktuellen Serumkreatininwert (in mg/dl)

Tabelle 35-2 Dosierungsempfehlungen für Aminoglykoside in der Intensivmedizin (aus: Walting SM, Dasta JF. Aminoglycoside dosing considerations in intensive care unit patients. Ann Pharmacother 1993; 27: 351–357).

Substanz	Dosis in mg/kg*		angestrebte Serumkonzentrationen (mg/ml)**	
	initial	täglich***	Spitzenspiegel	Talspiegel
Gentamicin	3	3	> 6	1–2
Tobramycin	3	3	> 6	1–2
Amikacin	9	15	> 30	5–10

* bezogen auf das Idealgewicht mit Ausnahme krankhafter Adipositas
** die Spitzenkonzentration wird 30 Minuten nach Verabreichung des Medikaments, die Talkonzentration unmittelbar vor Gabe bestimmt
*** als Einmalgabe oder auf drei Einzeldosen verteilt; normale Nierenfunktion vorausgesetzt

Tägliche Einmalgabe

Der bakterizide Effekt der Aminoglykoside ist dosisabhängig, d.h. je höher die Konzentration in Blut und Geweben ist, desto besser ist auch die Wirkung [5]. Daraus resultiert die Empfehlung, Aminoglykoside als Einmaldosis pro Tag zu verabreichen, was im Vergleich zu den über den Tag verteilten Gaben zu höheren Gewebskonzentrationen führt. Die tägliche Einmalgabe ist in bezug auf Effizienz und Toxizität der über den Tag verteilten Verabreichung äquivalent [2, 6], dabei aber kostengünstiger (weniger Infusionssysteme und Serumkonzentrationsbestimmungen). Trotz dieser potentiellen Vorteile hat sich die Verabreichung der Aminoglykoside als Einmaldosis pro Tag erst in 15–20% der Krankenhäuser in den USA durchgesetzt [6].

Monitoring

Routinebestimmungen der Aminoglykosidserumkonzentrationen werden aus drei Gründen empfohlen [1, 2]. Zum einen besteht ein direkter Bezug zwischen Spitzenkonzentration und klinischer Wirksamkeit. Des weiteren korreliert die Toxizität der Aminoglykoside mit den Talkonzentrationen, die am Ende des Verabreichungsintervalls bestimmt werden. Schließlich führen äquivalente Dosen von Aminoglykosiden zu variablen Serumkonzentrationen beim einzelnen Patienten. Die empfohlenen Serumkonzentrationen sind Tabelle 35-2 zu entnehmen. Die dort aufgeführten Spitzenkonzentrationen korrelieren mit einem verbesserten Ergebnis, die angegebenen Talkonzentrationen sind assoziiert mit einer geringeren klinischen Toxizität [2]. Es gibt einen Fallbericht über falschhohe Serumkonzentrationen von Aminoglykosiden bei der Abnahme der Blutproben aus einem Silastic-Zentralvenenkatheter (Mechanismus unbekannt).

Toxizität

Nephrotoxizität

Annähernd 20% der Patienten, die Aminoglykoside erhalten, entwickeln unabhängig von der angewandten Substanz eine Nierenschädigung unterschiedlichen Ausmaßes [7].
Diese Störungen der Nierenfunktion treten meist drei bis sieben Tage nach Therapiebeginn auf. Als Frühsymptome gelten Harnzylinder im Urin, Proteinurie und ein Verlust der Harnkonzentrierung. Darauf folgt ein Anstieg der Serumkreatininkonzentration, der in einem akuten Nierenversagen gipfelt. Die Nephrotoxizität wird verstärkt durch Hypovolämie, fortgeschrittenes Lebensalter, vorbestehende renale Schädigung, Hypokaliämie und Hypomagnesiämie [7]. Das akute Nierenversagen ist meist nicht oligurisch und reversibel.

Ototoxizität

Aminoglykoside verursachen einen dosisabhängigen und irreversiblen Hörverlust im Hochfrequenzbereich. Da dieser Hörverlust Frequenzen oberhalb des Frequenzbereichs der normalen Sprache betrifft, ist die Durchführung einer Audiometrie zum Nachweis der Ototoxizität erforderlich [1].

Neuromuskuläre Blockade

In hohen Dosen hemmen Aminoglykoside die Acetylcholinfreisetzung aus den präsynaptischen Nervenendigungen und vermindern das postsynaptische Ansprechen auf Acetylcholin. Diese Substanzen können eine neuromuskuläre Blockade verschlimmern, die mit einer Myasthenie und der Anwendung nicht-depolarisierender Muskelrelaxanzien einhergeht [1, 8, 9]. Es gibt jedoch wenig Hinweise auf diesen Effekt, wenn diese Medikamente in therapeutischen Dosen verabreicht werden [10].

Kommentar

Das Risiko der Nephrotoxizität von Aminoglykosiden ist ein Grund, **diese Medikamente wenn möglich zu vermeiden.** Um Infektionen mit gramnegativen Erregern zu behandeln, ist mittlerweile eine Anzahl wesentlich weniger toxischer Substanzen verfügbar. Dazu gehören die Cephalosporine der dritten Generation, Aztreonam und Imipenem. Die pharmazeutische Industrie hat offensichtlich erkannt, daß diese Substanzgruppe keine Zukunftsaussichten hat, und deshalb seit über einem Jahrzehnt keine neuen Aminoglykoside mehr auf den Markt gebracht.

Antimykotika

Amphotericin

Amphotericin ist das wirksamste antimykotische Medikament in klinischer Anwendung [11]. Eine Therapie mit dieser Substanz geht jedoch mit einem beachtlichen Nebenwirkungsrisiko einher, weshalb verschiedene Vorsichtsmaßnahmen erforderlich sind.

Nebenwirkungen, die nach parenteraler Verabreichung auftreten

Infusionen mit Amphotericin werden in annähernd 70% der Fälle von Fieber, Schüttelfrost, Übelkeit, Erbrechen und Rigor begleitet [12]. Eine Vorgabe von Acetaminophen und Diphenhydramin 30 Minuten vor Infusionsbeginn, kann das Auftreten infusionsbedingter Nebenwirkungen vermindern (Tab. 35-3). Infusionsbedingter Rigor kann durch Vorgabe von Pethidin (Dolantin®) behandelt werden. Eine infusionsbedingte Venenreizung kann noch Tage nach dem Therapiebeginn auftreten und tritt insbesondere dann in Erscheinung, wenn das Medikament über eine periphere Vene verabreicht wird. Um dieser Komplikation vorzubeugen, wird der Infusionslösung häufig Heparin (1 IE/ml) zugesetzt, aber ein objektiver Nachweis der Effektivität dieser Methode steht noch aus [11].

Dosierung

Tabelle 35-3 gibt einige Hinweise zur Anwendung von Amphotericin [12]. Üblicherweise wird bei Therapiebeginn eine Testdosis verabreicht, bei routinemäßiger Verabreichung einer Medikamentenvorgabe (s.o.) ist dies allerdings nicht nötig. Falls trotz Medikamentenvorgabe das Fieber weiterhin bestehenbleibt, kann der Infusionslösung Hydrocortison zugegeben werden. Das Medikament wird einmal täglich verabreicht, wobei mit einer Dosis von 0,25 mg/kg begonnen wird, um dann bis zu einem Dosismaximum von 0,5–1,0 mg/kg gesteigert zu werden (bei schwereren Infektionen werden noch höhere Dosen angewandt). Die anfängliche Infusionsdauer beträgt vier Stunden, wobei dieses Intervall nach fünf Anwendungstagen auf eine Dauer von einer Stunde reduziert werden kann, falls keine renale Insuffizienz oder medikamentös bedingte Hypokaliämie aufgetreten sind. Die täglichen Infusionen werden fortgesetzt, bis die Kumulationsdosis einen bestimmten Wert erreicht hat. Die endgültige Amphotericindosis ist abhängig von der Schwere der Infektion und kann in Bereichen zwischen 500 mg (bei katheterinduzierter Candidämie) und 4 g (bei lebensbedrohlichen Pilzinfektionen) liegen.

Tabelle 35-3 Richtlinien zur Amphotericinverabreichung.

Vorgabe:	Um infusionsbedingte Nebenwirkungen zu vermeiden, sollten Acetaminophen (650 mg p.o) und Diphenhydramin (25 mg p.o. oder i.v. 30 min vor Gabe von Amphotericin). Bei Rigor im Zusammenhang mit der Infusion erfolgt die Prämedikation mit 25 mg Meperidin i.v.
Zubereitung: Lösungsmittel: Konzentration: Zusatz:	Glukose 5%, keine Kochsalzlösung verwenden 0,1 mg/ml Hydrocortison (0,1 mg/ml), wenn der Temperaturanstieg trotz der o.a. Medikamentenvorgabe persistiert.
Testdosis:	1 mg über 30 min (nicht immer erforderlich).
Tagesdosis:	Beginn mit einer Dosis von 0,25 mg/kg über 4 h, dann – bei leichteren Infektionen: die Dosis am zweiten Tag verdoppeln und dann mit einer Erhaltungsdosis von 0,5 mg/kg fortsetzen – bei schweren Infektionen: täglich um 0,25 mg/kg erhöhen, bis das Dosismaximum von 0,75–1,0 mg pro Tag erreicht ist.
Hinweise:	– Nach fünf Tagen kann die Infusionszeit auf eine Stunde verkürzt werden, wenn bis dahin keine renale Insuffizienz oder eine medikamenteninduzierte Hyperkaliämie eingetreten ist. – Falls das Serumkreatinin während der Therapie einen Wert von 3 mg/dl übersteigt: Verabreichung über drei Gaben aussetzen und falls möglich Volumen infundieren. Neubeginn mit der Hälfte der vorherigen Erhaltungsdosis und Dosissteigerung wie oben angegeben.

Nephrotoxizität

Die Hauptkomplikation der Amphotericintherapie ist eine Beeinträchtigung der Nierenfunktion. Zu den nephrotoxischen Wirkungen gehören renale Vasokonstriktion und eine tubuläre Azidose (im distalen Teil) mit erhöhter Ausscheidung von Kalium und Magnesium [13].

Letzteres führt zu **Kalium- und Magnesiummangel.** Die Inzidenz der Nephrotoxizität ist nicht bekannt, da Amphotericin meist unter Bedingungen eingesetzt wird, die schon per se eine renale Schädigung verursachen.

Zur **Prävention** der nephrotoxischen Wirkung von Amphotericin gehören Routinekontrollen von Kreatinin, Kalium und Magnesium. Falls das Serumkreatinin einen Wert von 3 mg/dl übersteigt, sollte die Amphotericininfusion zeitweise ausgesetzt werden (s. Tab. 35-3). Um Verluste über den Urin auszugleichen, sollte täglich Magnesium (300–600 mg/d) verabreicht werden. Da das Serummagnesium kein sensitiver Marker für den Magnesiumverlust (s. Kap. 42) ist, ist eine tägliche Substitution von Magnesium erforderlich. Die **Substitution von Natrium** (z.B. durch die Infusion von einem Liter isotonischer Kochsalzlösung) vor der Infusion von Amphotericin wird empfohlen, um eine ausreichende renale Durchblutung zu gewährleisten [13]. Allerdings schützt eine Natriumsubstitution nicht vor einem amphotericininduzierten Nierenversagen: Sie verstärkt den Tubulusschaden und fördert die Kaliumausscheidung in den Harn. Daher sollte die Natriumsubstitution mit Vorsicht betrachtet werden. Wichtiger ist es wahrscheinlich, während Amphotericintherapie eine Hypovolämie zu vermeiden.

Fluconazol

Fluconazol (Diflucan®) gehört zu den Imidazolderivaten (dazu zählen auch Itraconazol und Ketoconazol) und wurde 1990 für den klinischen Gebrauch zugelassen. Zu den Vorteilen von Fluconazol gehören ein breites antimykotisches Wirkungsspektrum und eine im Vergleich zu Amphotericin geringere Nebenwirkungsrate. Wegen dieser Vorteile könnte Fluconazol zu einer sichereren Alternative zu Amphotericin bei der Behandlung schwerer Pilzinfektionen werden [14].

Indikationen

Fluconazol ist effektiv bei der Behandlung von Infektionen, die durch *Candida* oder *Kryptokokkus* verursacht sind, und das sowohl bei Patienten mit geschwächtem als auch mit intaktem Immunsystem [15, 16]. Es ist ebenfalls wirksam zur Prävention von Pilzinfektionen bei immunsupprimierten Patienten [17]. Auf Intensivstationen liegt das Haupteinsatzgebiet bei Patienten mit Verdacht auf oder bereits nachgewiesener systemischer Candidiasis. Bei Patienten mit intaktem Immunsystem kann alternativ zu Amphotericin Fluconazol (400 mg/d) verabreicht werden [16]. Bei immunsupprimierten Patienten ist eine Kombinationstherapie aus Fluconazol und Amphotericin zu empfehlen.

Dosierung

Fluconazol wird einmal täglich verabreicht. Bei schweren Infektionen beträgt die Dosis 400 mg/d. Bei Patienten mit Niereninsuffizienz sollte die tägliche Dosis um 50% reduziert werden [14].
Als Anhaltspunkt zur Dosierung bei niereninsuffizienten Patienten kann die Serumkonzentration dienen. Die Talkonzentrationen sollten zwischen 6 und 20 µg/ml liegen [14].

Wechselwirkungen

Durch Interaktion mit der Biotransformation von Phenytoin und Warfarin (ein Cumarinderivat) kann Fluconazol zu einer Wirkungsverstärkung dieser Substanzen führen. Diese Interaktionen können klinisch signifikant werden, so daß bei Verabreichung dieser Medikamente zusammen mit Fluconazol eine regelmäßige Kontrolle der Phenytoinkonzentration und der Prothrombinzeit erforderlich ist [18, 19].

Hepatotoxizität

Es gibt Berichte von schweren Leberschädigungen und sogar solchen mit tödlichem Ausgang in Verbindung mit einer Fluconazoltherapie [20]. Betroffen waren in den meisten Fällen Patienten mit einer vorbestehenden Erkrankung der Leber oder HIV-Infektion. Obwohl es sich um eine eher seltene Nebenwirkung zu handeln scheint, sollten bei den obengenannten Risikogruppen die Leberenzyme in regelmäßigem Abstand kontrolliert werden [20].

Aztreonam

Aztreonam (Azactam®) ist ein synthetisches Antibiotikum, das ein ähnliches antibakterielles Spektrum wie die Aminoglykoside aufweist, allerdings ohne Nephrotoxizität [21].

Dosierung

Die gebräuchliche intravenöse Dosis von Aztreonam bei Erwachsenen beträgt 1g alle acht Stunden [21]. Bei schwer kranken Patienten wurde eine Verdopplung dieser Dosis empfohlen, es liegt jedoch bisher kein Beweis für den Nutzen dieser Maßnahme vor. Bei Patienten mit Niereninsuffizienz wird eine Dosisreduktion von 50 bis 75% empfohlen [22].

Nebenwirkungen

Aztreonam ist ein verhältnismäßig nebenwirkungsarmes Medikament. Bei einer Untersuchung an 2700 Patienten, die mit Aztreonam therapiert wurden, traten lediglich bei 7% Nebenwirkungen auf. Die meisten dieser Reaktionen waren nur leicht und unspezifisch (z.B. Übelkeit und Diarrhö) [21].

Kommentar

Zur Behandlung von schweren Infektionen mit gramnegativen Erregern ist Aztreonam eine sichere und effektive Alternative zu den Aminoglykosiden.

Cephalosporine

Für die klinische Anwendung steht ein ganzes Arsenal von Cephalosporinen zur Verfügung. Diese Substanzen werden in Abhängigkeit vom Zeitpunkt ihrer klinischen Zulassung in Generationen eingeteilt. Einige der parenteral zu verabreichenden Substanzen jeder Generation sind in Tabelle 35-4 aufgelistet [23].

Tabelle 35-4 Die Generationen der parenteral zu verabreichenden Cephalosporine (nach [23, 24]).

Substanz	Generation	grampositive Kokken*	gramnegative Bakterien	P. aeruginosa	B. fragilis	H. influenzae
Cefazolin (Gramaxin®)	1	++++	++	–	–	++
Cefoxitin (Mefoxitin®)	2	++	++++	–	++	++
Ceftriaxon (Rocephin®)	3	++	++++	–	–	++++
Ceftazidim (Fortum®)	3	–	++++	++++	–	++++
Cefepim (Maxipime®)	4	++	++++	++++	–	++++

* Schließt die koagulasenegativen oder methicillinresistenten Staphylokokken oder Enterokokken nicht mit ein. Die relative antibakterielle Wirksamkeit ist durch die Anzahl der Pluszeichen wiedergegeben.

Die Familie der Cephalosporine

Die Cephalosporine der ersten Generation sind hauptsächlich gegen aerobe grampositive Kokken wirksam, nicht aber gegen *Staphylococcus epidermidis* oder methicillinresistente Stämme von *Staphylococcus aureus*. Die bekannteste intravenös zu verabreichende Substanz dieser Stoffgruppe ist Cefazolin (Gramaxin®).

Die Cephalosporine der zweiten Generation weisen eine stärkere antibakterielle Wirksamkeit gegen gramnegative aerobe und anaerobe Bakterien enteralen Ursprungs auf. Die bekanntesten Substanzen in dieser Gruppe sind Cefoxitin (Mefoxitin®) und Cefamandol (Mandokef®).

Die Cephalosporine der dritten Generation zeigen eine größere antibakterielle Wirkung gegen gramnegative aerobe Bakterien, einschließlich *Pseudomonas aeruginosa* und *Haemophilus influenzae*, sind allerdings weniger wirksam gegen aerobe grampositive Kokken als die Cephalosporine der ersten Generation. Die bekanntesten Substanzen dieser Stoffgruppe sind Cefotaxim (Claforan®), Ceftriaxon (Rocephin®) und Ceftazidim (Fortum®). Das letztere ist insbesondere wegen seiner Wirkung gegen *Pseudomonas aeruginosa* erwähnenswert.

Die Cephalosporine der vierten Generation treten gerade in Erscheinung. Eine Substanz dieser Gruppe ist Cefepim (Maxipime®), die das gramnegative antibakterielle Spektrum von Ceftazidim hat (z.B. deckt es *Pseudomonas aeruginosa* ab), jedoch ebenso gegen aerobe grampositive Kokken wirksam ist (z.B. Streptokokken und methicillinsensitive Staphylokokken) [24].

Dosierung

Die Dosierungsempfehlungen für einige parenteral zu verabreichende Cephalosporine sind in Tabelle 35-5 aufgelistet. Die meisten Substanzen werden in einer Dosierung von 1-2 g im Intervall von sechs bis acht Stunden verabreicht.

Eine Ausnahme bildet Ceftriaxon, das alle zwölf bis 24 Stunden verabreicht wird. Die Dosisanpassungen bei Nierenversagen sind ebenfalls in Tabelle 33-5 angegeben [22]. Dabei ist zu beachten, daß eine Anpassung der Dosis eher über eine Verlängerung des Intervalls als über eine Reduktion der verabreichten Menge vorgenommen wird. Das geschieht, um die konzentrationsabhängige bakterizide Wirkung zu gewährleisten. Bei Ceftriaxon ist im Nierenversagen keine Dosisanpassung erforderlich.

Tabelle 35-5 Dosierung parenteral anzuwendender Cephalosporine.

Substanz	Dosierung bei schweren Infektionen	Dosierung bei Nierenversagen*
Cefazolin	1 g alle 6 h	1 g alle 24 h
Cefotaxim	2 g alle 8 h	2 g alle 24 h
Ceftazidim	2 g alle 8 h	2 g alle 48 h
Ceftriaxon	2 g alle 12 h	2 g alle 12 h

* nach [22]

Toxizität

Nebenwirkungen der Cephalosporine sind eher ungewöhnlich und unspezifisch (z.B. Übelkeit, Hautausschlag und Diarrhö). In 5–15% der Fälle tritt eine Kreuzallergie mit Penicillin auf [23]. Daher sollte die Verabreichung von Cephalosporinen bei Patienten, die bereits auf Penicillin eine anaphylaktische Reaktion gezeigt hatten, vermieden werden.

Kommentar

Die gebräuchlichsten Cephalosporine auf Intensivstationen sind die der dritten Generation (Cefotaxim, Ceftriaxon und Ceftazidim), welche zur Therapie von Infektionen mit gramnegativen Erregern eingesetzt werden (Tab. 35-1). Ceftazidim ist insbesondere aufgrund seiner Wirkung gegen *Pseudomonas aeruginosa* beliebt.
Am National Cancer Institute der USA ist die Monotherapie mit Ceftazidim eines der bevorzugten Regime zur empirischen Therapie einer febrilen Neutropenie [25]. Cefepim, eine Substanz der vierten Generation, wurde ebenfalls schon zur Therapie der febrilen Neutropenie eingesetzt. Dieses Medikament wird vielleicht einmal Ceftazidim ersetzen, da es auch gegen grampositive Erreger wirksam ist [24].

Imipenem

Imipenem hat von allen derzeit verfügbaren Antibiotika das breiteste Wirkungsspektrum [26]. Aus diesem Grund eignet sich Imipenem gut zur Behandlung von Mischinfektionen (z.B. enteral verursachte Sepsis) und bei der empirischen Therapie von febrilen neutropenischen Patienten.

Antibakterielles Wirkspektrum

Wie aus Tabelle 35-6 ersichtlich, werden durch das Wirkungsspektrum von Imipenem die meisten der Erreger, die nosokomiale Infektionen verursachen, abgedeckt. Die wichtigste Ausnahme sind die methicillinresistenten Staphylokokken. Zusätzlich zu seiner Wirkung gegen die Enterobakterien deckt Imipenem alle anaeroben Erreger ab, einschließlich

Tabelle 35-6 Antibakterielles Wirkungsspektrum von Imipenem.

abgedeckt sind	nicht abdeckt sind
aerobe Streptokokken	*S. aureus* (methicillinresistent)
S. aureus (methicillinempfindlich)	*Pseudomonas cepacia*
S. epidermidis	
anaerobe Erreger	
Enterococcus faecalis	
Enterobakterien	
Enterobacter	
Escherichia coli	
Klebsiella spp.	
Proteus spp.	
P. aeruginosa	

B. fragilis und *Enterococcus faecalis*. Einige Pseudomonasstämme (z.B. *P. cepacia*) sind imipenemresistent, außerdem wurde bereits eine Resistenzentwicklung bei *P. aeruginosa* beobachtet [26].

Dosierung

Imipenem wird durch Enzyme in den Nierentubuli inaktiviert, daher ist es nicht möglich, eine hohe Medikamentenkonzentration im Urin zu erreichen. Um dieses Problem zu umgehen, beinhaltet die handelsübliche Zubereitung von Imipenem einen Enzyminhibitor, das Cilastatin. Die Dosierungsempfehlungen für Imipenem–Cilastatin entsprechen der Imipenemdosis. Die Kombination Imipenem/Cilastatin ist als Zienam® erhältlich. Die übliche intravenös verabreichte Dosis beträgt **500 mg alle sechs Stunden bei Erwachsenen**. Bei Verdacht auf eine Pseudomonasinfektion wird diese Dosis auf 1 g alle sechs Stunden verdoppelt. Bei Nierenversagen sollte die Dosis um 50–75% reduziert werden [22].

Toxizität

Die wichtigste Nebenwirkung bei einer Imipenemtherapie sind generalisierte Krampfanfälle die bei 1–3% die Patienten auftreten [26]. Die meisten dieser Patienten hatten in der Vorgeschichte bereits Anfälle, eine intrakranielle Raumforderung oder ein Nierenversagen. Obwohl diese Nebenwirkung selten ist, wird eine Tagesmaximaldosis von 2 g bzw. 25 mg/kg KG empfohlen [26].

Kommentar

Das perfekte Antibiotikum wäre wirksam gegen alle Arten von Erregern und hätte keinerlei Nebenwirkungen. Imipenem kommt diesem Idealbild näher als alle anderen derzeit erhältlichen Antibiotika.
Zur empirischen Therapie bei Verdacht auf Sepsis ist die Monotherapie mit Imipenem ein empfehlenswertes Regime. Imipenem ist eines der Mittel der Wahl zur empirischen Therapie der febrilen Neutropenie [25, 27]. Aufgrund der zunehmenden Resistenzbildung von *Pseudomonas aeruginosa* kann eine Monotherapie mit Imipenem bei Verdacht auf Pseudomonasinfektion jedoch nicht empfohlen werden.

Die Penicilline

Zum klinischen Gebrauch stehen nahezu 30 Penicilline zur Verfügung. Die wenigen, zur Anwendung auf der Intensivstation geeigneten, sind in Tabelle 35-7 aufgeführt.

Natürliche Penicilline

Das von Alexander Fleming 1929 entdeckte Penicillin ist Benzylpenicillin oder Penicillin G. Diese Substanz ist wirksam gegen aerobe Streptokokken *(S. pneumoniae, S. pyogenes)* und die anaerobe Mundflora. Zum Zeitpunkt seiner Entdeckung war Penicillin G wirksam gegen Staphylokokken, aber diese Organismen sind durch ein Enzym (β-Laktamase oder Penicillinase), welches das Penicillinmolekül zerstört, resistent geworden. Das begrenzte Wirkspektrum von Penicillin G begrenzt auch seinen Einsatz auf Intensivstationen. Das Haupteinsatzgebiet für diese Substanz ist der Patient mit Pneumokokkenpneumonie oder disseminierter Pneumokokkensepsis.

Tabelle 35-7 Einsatzgebiete parenteral verabreichter Penicilline auf Intensivstationen.

Substanz	gängige Dosis	Einsatzgebiet
Penicillin G	6–24 Mio I.E./Tag	Infektionen verursacht durch aerobe Streptokokken (z.B. Pneumokokken)
Nafzillin Oxacillin	1–2 g alle 6–8 h	Infektionen verursacht durch methicillin-empfindliche Stämme von *Staphylococcus aureus*
Ticarcillin Piperacillin Mezlocillin	2–4 g alle 4–6 h	schwere Infektionen verursacht durch *Pseudomonas aeruginosa*

Penicillinasefeste Penicilline

Um die ursprüngliche Wirksamkeit gegen Staphylokokken wiederherzustellen, wurde das Penicillin-G-Molekül so modifiziert, daß es gegen Penicillinase resistent war. Das führte zur Einführung von **Methicillin, Oxacillin und Nafcillin** als Mittel, Staphylokokkeninfektionen zu behandeln. Im Laufe der letzten 10–15 Jahre haben die Staphylokokken jedoch eine zunehmende Resistenz gegen diese Substanzen entwickelt. Diese resistenten Organismen, bekannt als methicillinresistente Stapylokokken, sind bedeutende Erreger bei hospitalisierten Patienten geworden. Als Therapeutikum der Wahl bei diesen Erregern gilt Vancomycin.

Breitspektrumpenicilline

Die Penicilline dieser Kategorie weisen ein erweitertes antibakterielles Wirkungsspektrum auf, das auch die gramnegativen aeroben Bakterien abdeckt. Zu dieser Gruppe gehören die Aminopenicilline (Ampicillin und Amoxicillin), die Carboxypenicilline (Carbenicillin und Ticarcillin) und die Ureidopenicilline (Azlocillin, Mezlocillin und Piperacillin). Alle diese Substanzgruppen sind wirksam gegen gramnegative enterale Bakterien, die letztgenannten beiden Gruppen auch gegen *Pseudomonas aeruginosa*.
Diese Substanzen sind auch als Antipseudomonaspenicilline bekannt. Zusätzlich zur Therapie schwerer Infektionen, verursacht durch Pseudomonaden, werden diese Substanzen auch zur empirischen Therapie von Fieber bei neutropenischen Patienten eingesetzt [25].

Dosierung

Die empfohlenen Dosen für parenteral verabreichte Penicilline sind in Tabelle 35-7 aufgeführt. Penicillin G hat eine kurze Halbwertszeit (30 Minuten) und wird als kontinuierliche intravenöse Infusion verabreicht. Die modifizierten Penicilline werden üblicherweise in Dosen von 1–2 g alle vier bis sechs Stunden verabreicht. Die Penicilline werden über die Nieren ausgeschieden. Bei Niereninsuffizienz empfiehlt sich eine Dosisreduktion. Im Nierenversagen sollte das Dosisintervall auf acht bis zwölf Stunden ausgedehnt werden [22].

Toxizität

Die häufigsten Nebenwirkungen bei Penicillinen sind Reaktionen vom allergischen Typ. Ein Exanthem entwickelt sich bei bis zu 4% der behandelten Patienten, eine Anaphylaxie tritt allerdings nur bei 0,05% der Patienten auf [28]. Eine Immunkomplexnephritis wurde mit Methicillin in Verbindung gebracht, allerdings nicht mit den restlichen Penicillinen. Ein reversibles neurotoxisches Syndrom mit Delirium und Anfällen wurde nach Hochdosistherapie mit Penicillin G beobachtet, meist bei Patienten mit Niereninsuffizienz [28].

Die Chinolone

Die Chinolone wurden Mitte der 80er Jahre eingeführt, um komplizierte Infektionen des Urogenitaltrakts bei ambulanten Patienten zu behandeln. Derzeit sind zwei parenteral zu verabreichende Substanzen im klinischen Gebrauch: Ciprofloxacin und Ofloxacin.

Wirkungsspektrum

Die Chinolone sind wirksam gegen (methicillinempfindliche) Staphylokokken und die meisten Enterobakterien, inklusive *Pseudomonas aeruginosa*. Sie sind weniger wirksam gegen Streptokokken und nicht wirksam gegen Anaerobier. Beunruhigend ist die zunehmende Resistenzentwicklung einiger Pseudomonasarten [29].

Dosierung

Die Dosis von intravenös zu verabreichendem Ciprofloxacin bei schweren Infektionen beträgt 400 mg alle zwölf Stunden [30]. Das Medikament ist venenreizend und sollte daher entweder über eine zentrale Vene oder sehr langsam über eine Stunde verabreicht werden. Bei Nierenversagen sollte die tägliche Dosis um 25–50% reduziert werden [22].

Toxizität

Die Chinolone sind bei den meisten Patienten sicher anzuwenden. Es gibt wenige Berichte über eine interstitielle Immunkomplexnephritis nach Ciprofloxacingabe [31] und einen Fallbericht über die Exazerbation einer Myasthenie [32]. Die Chinolone **interferieren auch mit dem Leberstoffwechsel von Theophyllin und Phenylprocoumon Warfarin** und können daher die Wirkungen dieser Substanzen verstärken [29, 33]. Ciprofloxacin führt zu einem Anstieg der Theophyllinkonzentration im Serum um 25%. Eine kombinierte Therapie resultierte in einer symptomatischen Theophyllintoxizität [34]. Obwohl keine Dosisanpassung nötig ist, sollten die Theophyllinkonzentrationen und auch die Prothrombinzeiten sorgfältig kontrolliert werden, wenn Ciprofloxacin in Kombination mit diesen beiden Substanzen verabreicht wird.

Kommentar

Trotz ihrer großen Beliebtheit in der oralen Darreichungsform haben die Chinolone keinen eigenen Einsatzbereich in der Infektionstherapie auf Intensivstationen gefunden. Wegen der raschen Resistenzentwicklung bei den Pseudomonaden sollte der Gebrauch der Chinolone eingeschränkt werden [29, 34]. Sie können bei der Therapie von Harnwegsinfektionen eingesetzt werden, welche durch Erreger verursacht sind, die nicht durch andere gebräuchliche Substanzen abgedeckt werden.

Vancomycin

Vancomycin ist wahrscheinlich das beliebteste Antibiotikum in der Intensivmedizin. Es wird jedoch zu häufig eingesetzt, was zu Problemen mit erworbenen Resistenzen führt.

Wirkspektrum

Vancomycin ist wirksam gegen alle grampositiven Kokken, inklusive anaerobe Streptokokken *(S. faecalis)*, koagulasenegative Staphylokokken *(S. epidermidis)* und die methicillinresistenten Stämme von *S. aureus* [35]. Es ist auch eines der am besten wirksamen Medikamente gegen *Clostridium difficile*, den für die antibiotikaassoziierte pseudomembranöse Kolitis verantwortlichen Erreger. In den zurückliegenden Jahren sind die nosokomialen Stämme des Enterokokkus zunehmend gegen Vancomycin resistent geworden. Bei einer Untersuchung in Krankenhäusern der USA, die 1993 durchgeführt wurde, waren 8% aller Enterokokkenisolate vancomycinresistent [36].

Dosierung

Die übliche intravenöse Dosis von Vancomycin beträgt **500 mg alle sechs Stunden.** Das Medikament muß langsam infundiert werden **(weniger als 10 mg/min)**, um das Risiko infusionsbedingter Nebenwirkungen zu minimieren. Bei Niereninsuffizienz ist eine Dosisreduktion erforderlich. Bei Patienten im Nierenversagen wird das Medikament einmal

Tabelle 35-8 Kosten einer Antibiotikatherapie.

Substanzen	Tagesdosis	Tageskosten
Aminoglykoside		
Gentamycin	240 mg	DM 31,74
Tobramycin	240 mg	DM 44,85
Amikacin	1200 mg	DM 208,44
Antimykotika		
Amphotericin	35 mg	DM 53,60
Fluconazol	400 mg	DM 833,85
Cephalosporine		
Cefazolin	4 g	DM 50,90
Ceftazidim	6 g	DM 310,18
Ceftriaxon	6 g	DM 378,90
Penicilline		
Penicillin G	10 Mio. I.E.	DM 133,33
Nafcillin	8 g	in der BRD nicht verfügbar
Ticarcillin/Clavulansäure	12 g	DM 173,60
Andere		
Aztreonam	3 g	DM 190,88
Ciprofloxacin	800 mg	DM 225,04
Imipenem/Cilastatin	2 g	DM 225,89
Vancomycin	2 g	DM 163,76

im Zeitraum von vier Tagen verabreicht. Nach Hämodialyse werden keine zusätzlichen Dosen verabreicht [22].
Häufig erfolgt eine Bestimmung der Serumkonzentration, um die Toxizität einzuschränken und die Effizienz zu gewährleisten. Die Spitzenkonzentrationen sollten unter 40 mg/l liegen, um die Ototoxizität gering zu halten; die Talkonzentration sollte über 5 mg/l liegen, um die antibakterielle Wirkung aufrechtzuerhalten [37].

Toxizität

Infusionsbedingte Toxizität

Eine schnelle Verabreichung von Vancomycin führt zu Vasodilatation, Flush und Hypotension [38, 39]. Die Ursache ist eine vancomycininduzierte Histaminausschüttung aus den Mastzellen [38]. Eine langsame Infusionsgeschwindigkeit (weniger als 10 mg/Minute) reduziert das Risiko dieser Reaktion.

Ototoxizität

Vancomycin kann zu reversiblen Hörverlusten im Bereich der hohen Frequenzen führen, wenn die Serumkonzentration 40 mg/l überschreitet [37]. Bei einem Anstieg der Serumkonzentration über 80 mg/l kann es zu irreversibler Taubheit kommen [37].
Beide Komplikationen sind eher selten, wahrscheinlich aufgrund der häufigen Kontrolle der Serumkonzentration.

Nephrotoxizität

Von einer reversiblen Niereninsuffizienz wird bei 5% der Patienten berichtet, die sich einer Vancomycintherapie unterziehen [37]. Es gibt keine Beziehung zur Dosis des Vancomycin, aber die Inzidenz ist höher, wenn parallel dazu Aminoglykoside verabreicht werden. Viele der Patienten sind schwer krank und können auch aus anderen Gründen Nierenschädigungen erleiden. Daher wird das nephrotoxische Potential von Vancomycin wahrscheinlich überschätzt.

Kommentar

Vancomycin ist aufgrund seiner Wirksamkeit gegen methicillinresistente und koagulasenegative Staphylokokken ein wertvolles Medikament auf Intensivstationen. Es wird jedoch deutlich zu oft eingesetzt, und das Auftauchen von vancomycinresistenten Enterokokken sollte die Kliniker zu einer Einschränkung des Gebrauchs dieser Substanz bei stationären Patienten veranlassen.

Teil IX

Störungen des Säure-Basen-Haushalts

Life is a struggle,
not against sin, not against Money Power,
... but against hydrogen ions.

H. L. Mencken

KAPITEL 36

Interpretation des Säure-Basen-Status

A little learning is a dangerous thing.
Drink deep, or taste not the Pyrean spring.

ALEXANDER POPE

In einer Umfrage an einem universitären Lehrkrankenhaus behaupteten 70% der teilnehmenden Ärzte, daß sie in der Diagnostik von Säure-Basen-Störungen sehr versiert wären und keine Hilfe bei der Interpretation von arteriellen Blutgasanalysen (BGA) benötigten [1]. Als daraufhin denselben Ärzten eine Reihe von arteriellen BGA zur Begutachtung vorgelegt wurde, interpretierten sie nur 40% der Analyseergebnisse korrekt. Eine Untersuchung an einem anderen Lehrkrankenhaus zeigte, daß es aufgrund einer falschen Beurteilung des Säure-Basen-Status bei einem Drittel der BGA-Stichproben zu Fehlern in der Patientenbehandlung kam [2]. Diese Studien belegen ernsthafte Defizite auf einem Gebiet, das gerne vernachlässigt wird. Dies kann auf der Intensivstation zu Problemen führen, wo neun von zehn Patienten Störungen des Säure-Basen-Haushalts aufweisen [3].
Dieses Kapitel stellt – auf der Basis einiger klar definierter Regeln der arteriellen BGA – einen strukturierten Ansatz zur Interpretation des Säure-Basen-Status vor [4, 5, 6, 7]. Dieses Vorgehen ist von einem Computerprogramm abgeleitet und sollte daher funktionieren [8].

Grundlagen

Die Wasserstoffionenkonzentration [H⁺] in der Extrazellulärflüssigkeit wird durch das Gleichgewicht von Kohlendioxidpartialdruck (P_{CO_2}) und Bikarbonatkonzentration [HCO_3^-] bestimmt. Die entsprechende Formel lautet [3]:

$$[H^+] \text{ in nval/l} = 24 \times (P_{CO_2} / [HCO_3^-])$$

Im Normalfall ergibt sich bei einem arteriellen P_{CO_2} von 40 mm Hg und einer HCO_3^--Plasmakonzentration von 24 mval/l eine [H⁺] im arteriellen Blut von 24 × (40/24) = 40 nval/l.

[H⁺] und pH

Es ist zu beachten, daß [H⁺] in der Extrazellulärflüssigkeit in *Nano*äquivalent (nval) pro Liter angegeben wird. Ein Nanoäquivalent ist *ein Millionstel* eines Milliäquivalents, d.h., Natrium-, Chlorid- und andere Ionen, die in mval angegeben werden, sind millionenfach höher konzentriert als Wasserstoffionen. Da Nanoäquivalent ein etwas umständlicher Ausdruck ist, gibt man [H⁺] üblicherweise als pH-Wert an, der sich als negativer dekadischer Logarithmus von [H⁺] ableitet. Der Zusammenhang zwischen pH-Wert und [H⁺] ist

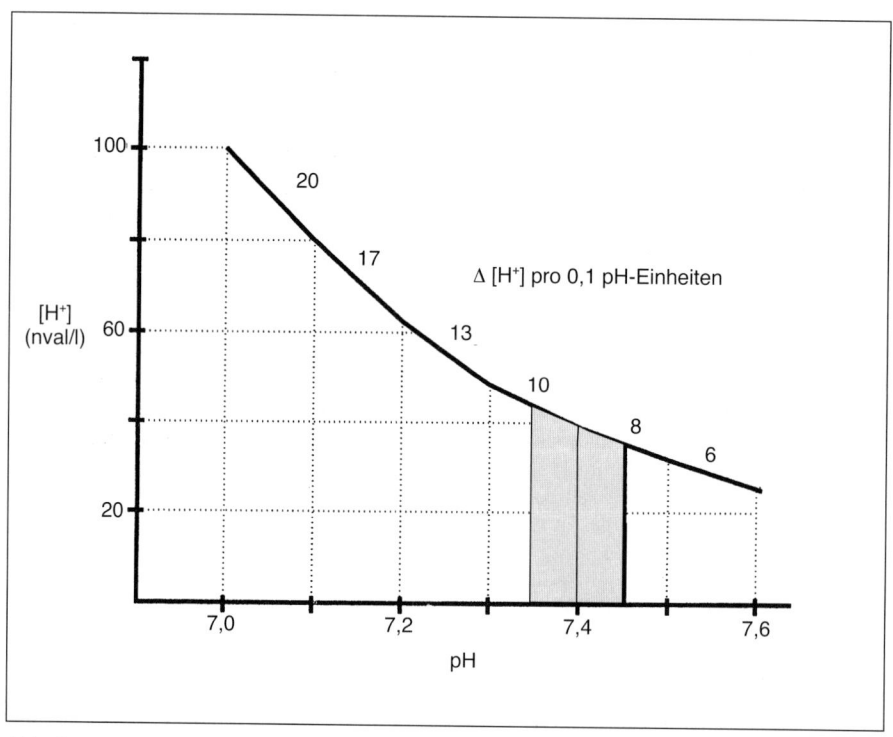

Abb. 36-1 *Zusammenhang zwischen Wasserstoffionenkonzentration [H⁺] und pH. Die Zahlen oberhalb der Kurve geben die Änderung von [H⁺] bezogen auf eine Änderung des pH-Werts um 0,1 Einheiten an. Die schraffierte Fläche zeigt den normalen pH-Bereich der Extrazellulärflüssigkeit.*

in Abbildung 36-1 dargestellt. Eine normale [H⁺] von 40 nval/l entspricht einem pH-Wert von 7,40. Da der pH-Wert der negative Logarithmus von [H⁺] ist, sind pH-Änderungen mit umgekehrten Änderungen von [H⁺] verbunden (z.B. eine Abnahme des pH mit einem Anstieg von [H⁺]). Es fällt auf, daß bei Abnahme des pH von seinem höchsten Wert (7,60) die Steigung der Kurve stetig zunimmt. Somit ist in dem Maße, in dem der pH-Wert abnimmt, eine gegebene pH-Änderung mit einer zunehmend größeren Änderung von [H⁺] verbunden. Die Zahlen oberhalb der Kurve geben an, in welchem Ausmaß sich [H⁺] mit jeder Änderung des pH-Werts um 0,1 Einheiten verändert. Im normalen pH-Bereich von 7,36 bis 7,44 (schraffierte Fläche in Abb. 36-1) beträgt die Änderung von [H⁺] weniger als 10 nval/l (dies zeigt, wie genau [H⁺] eingestellt ist). Im Azidose-Teil der Kurve ist die Änderung von [H⁺] um mehr als das Dreifache höher als am im Alkalose-Teil der Kurve (20 nval/l bzw. 6 nval/l pro pH-Einheit von 0,1). Deshalb hängen die Konsequenzen einer gegebenen pH-Änderung vom aktuellen Säure-Basen-Status des Patienten ab.

Kompensatorische Veränderungen

Entsprechend den oben erwähnten Determinanten von [H⁺] wird die Stabilität des extrazellulären pH von der Stabilität des P_{CO_2}/HCO_3^--Verhältnisses bestimmt. Durch die Wahrung eines konstanten P_{CO_2}/HCO_3^--Quotienten wird ein konstanter extrazellulärer pH-Wert aufrechterhalten. Dies ist die Grundlage der in Tabelle 36-1 aufgeführten primären und kompensatorischen Veränderungen bei Störungen des Säure-Basen-Status. Wenn sich durch eine primäre Säure-Basen-Störung eine Komponente des P_{CO_2}/HCO_3^--Quotienten ändert, kommt es im Sinne einer Konstanterhaltung dieses Quotienten kompensatorisch zu einer gleichgerichteten Änderung der anderen Komponente. Ist die primäre Störung also metabolisch (d.h. eine Änderung von HCO_3^-), so ist die kompensatorische Antwort respiratorisch (d.h. eine Änderung von P_{CO_2}) und umgekehrt. Es ist wichtig zu betonen, daß pH-Änderungen durch diese Kompensationen eher begrenzt als vollständig verhindert werden (d.h. Kompensation ist nicht synonym mit Korrektur).

Respiratorische Kompensation

Das respiratorische Kontrollsystem sorgt innerhalb sehr kurzer Zeit für eine Kompensation metabolischer Säure-Basen-Störungen. Änderungen der Ventilation werden über H⁺-sensitive Chemorezeptoren im Glomus caroticum (an der Karotisbifurkation) und im unteren Hirnstamm vermittelt. Eine metabolische Azidose führt über eine Erregung dieser

Tabelle 36-1 Primäre und sekundäre Veränderungen des Säure-Basen-Status.

Endpunkt: konstanter P_{CO_2} / HCO_3^--Quotient		
Säure-Basen-Störung	Primäre Veränderung	Kompensatorische Veränderung
respiratorische Azidose	↑ P_{CO_2}	↑ HCO_3^-
respiratorische Alkalose	↓ P_{CO_2}	↓ HCO_3^-
metabolische Azidose	↓ HCO_3^-	↓ P_{CO_2}
metabolische Alkalose	↑ HCO_3^-	↑ P_{CO_2}

Tabelle 36-2 Bei Säure-Basen-Störungen zu erwartende Veränderungen.

Primäre Störung	Erwartete Veränderung
metabolische Azidose	$Pa_{CO_2} = 1{,}5 \times HCO_3^- + (8 \pm 2)$
metabolische Alkalose	$Pa_{CO_2} = 0{,}7 \times HCO_3^- + (21 \pm 2)$
akute respiratorische Azidose	$\Delta pH = 0{,}008 \times (Pa_{CO_2} - 40)$
chronische respiratorische Azidose	$\Delta pH = 0{,}003 \times (Pa_{CO_2} - 40)$
akute respiratorische Alkalose	$\Delta pH = 0{,}008 \times (40 - Pa_{CO_2})$
chronische respiratorische Alkalose	$\Delta pH = 0{,}017 \times (40 - Pa_{CO_2})$

Chemorezeptoren zu einer unverzüglichen Zunahme der Ventilation und einer Abnahme des arteriellen P_{CO_2}. Eine metabolische Alkalose vermindert die Aktivität der Chemorezeptoren mit einer prompten Abnahme der Ventilation und einem Anstieg des arteriellen P_{CO_2}. Eine volle Funktionsfähigkeit dieser respiratorischen Antworten vorausgesetzt, kann der nach Kompensation zu erwartende arterielle P_{CO_2} anhand der Formeln in Tabelle 36-2 errechnet werden. Die Angaben zur kompensatorischen Antwort bei einer metabolischen Alkalose variieren in verschiedenen Berichten; die in Tabelle 36-2 angegebene Formel hat sich jedoch zumindest bis zu einer HCO_3^--Konzentration von 40 mval/l als zuverlässig erwiesen [9].

Metabolische Kompensation

Die Nieren sorgen für eine Kompensation respiratorischer Säure-Basen-Störungen, indem sie die Rückresoption von HCO_3^- am proximalen Tubulus steuern. Eine respiratorische Azidose stimuliert die Rückresorption von HCO_3^-, wodurch die Serum-HCO_3^--Konzentration ansteigt, während eine respiratorische Alkalose die Rückresorption von HCO_3^- hemmt, wodurch die Serum-HCO_3^--Konzentration abnimmt.

Die renale Kompensation erfolgt jedoch nicht sofort. Sie beginnt nach sechs bis zwölf Stunden und steigt in den folgenden Tagen langsam bis zu einem Fließgleichgewicht an. Wegen dieser Verzögerung der renalen Kompensation werden respiratorische Säure-Basen-Störungen in akute (vor Beginn der renalen Kompensation) und chronische (nach vollständiger Ausbildung der renalen Kompensation) unterteilt. Die mit akuten oder chronischen respiratorischen Störungen einhergehenden pH-Änderungen können anhand der Formeln in Tabelle 36-2 abgeschätzt werden.

Regeln zur Interpretation des Säure-Basen-Status

Der folgende Ansatz basiert auf den drei Variablen des Säure-Basen-Status: pH, Pa_{CO_2} und HCO_3^-. Die Referenzbereiche für jede der Variablen sind unten angegeben [3]. Jede Abweichung von diesen Normbereichen wird als pathologisch gewertet.

pH: 7,36–7,44

Pa_{CO_2}: 36–44 mm Hg

HCO_3^-: 22–26 mval/l

Primär metabolische Störungen

Regel 1: Eine primär metabolische Säure-Basen-Störung liegt vor, wenn der pH-Wert pathologisch ist und pH und Pa_{CO_2} in gleicher Richtung verändert sind.

Somit besteht bei einem arteriellen pH-Wert unter 7,36 und einem verminderten arteriellen P_{CO_2} (Pa_{CO_2}) eine primär *metabolische Azidose*, während bei einem pH über 7,44 und einem erhöhten Pa_{CO_2} eine primär *metabolische Alkalose* vorliegt. Wurde eine primär metabolische Säure-Basen-Störung festgestellt, geht man zu Regel 2 über.

Regel 2: Eine überlagerte respiratorische Säure-Basen-Störung liegt vor, wenn eine der folgenden Bedingungen erfüllt ist.
- Der gemessene P_{CO_2} ist normal.
- Der gemessene P_{CO_2} ist höher als der erwartete P_{CO_2} (dies deutet auf eine überlagerte respiratorische *Azidose* hin).
- Der gemessene P_{CO_2} ist niedriger als der erwartete P_{CO_2} (dies deutet auf eine überlagerte respiratorische *Alkalose* hin).

Wenn eine primär metabolische Störung festgestellt wurde, sollte anhand der entsprechenden Formel in Tabelle 36-2 der P_{CO_2} bestimmt werden, den man bei voller respiratorischer Kompensation erwarten würde. Liegt der gemessene P_{CO_2} dann über oder unter dem zu erwartenden P_{CO_2}, handelt es sich um eine *kombinierte* (metabolische und respiratorische) Säure-Basen-Störung.

Primär respiratorische Störungen

Regel 3: Eine primär respiratorische Säure-Basen-Störung liegt vor, wenn der Pa_{CO_2} pathologisch ist, und Pa_{CO_2} und pH gegensinnig verändert sind.

Somit besteht bei einem Pa_{CO_2} über 44 mm Hg und einem verminderten arteriellen pH-Wert eine *respiratorische Azidose*, während bei einem Pa_{CO_2} unter 36 mm Hg und erhöhtem pH eine *respiratorische Alkalose* vorliegt. Wurde eine primär respiratorische Säure-Basen-Störung festgestellt, geht man zu Regel 4 über.

Regel 4: Zur Entscheidung, ob die respiratorische Störung akut oder chronisch ist und ob eine überlagerte metabolische Säure-Basen-Störung vorliegt, wird die erwartete pH-Änderung (errechnet mit der Formel in Tab. 36-2) herangezogen.
- Wenn die pH-Änderung der 0,008fachen Änderung des Pa_{CO_2} entspricht, ist die respiratorische Störung *akut* (nicht kompensiert).
- Wenn die pH-Änderung das 0,003- bis 0,008fache der Änderung des Pa_{CO_2} beträgt, ist die respiratorische Störung *partiell* kompensiert.
- Wenn die pH-Änderung der 0,003fachen Änderung des Pa_{CO_2} entspricht, ist die respiratorische Störung *chronisch* (vollständig kompensiert).
- Wenn die pH-Änderung größer als das 0,008fache der Änderung des Pa_{CO_2} ist, liegt eine überlagerte metabolische Säure-Basen-Störung vor.

Ist beispielsweise der Pa_{CO_2} auf 50 mm Hg erhöht, verringert sich der pH-Wert im Falle einer akuten respiratorischen Azidose um (0,008 × 10 mmHg) 0,08 pH-Einheiten und im Falle einer chronischen respiratorischen Azidose um (0,003 × 10 mmHg) 0,03 pH-Einheiten. Bei einer partiell kompensierten respiratorischen Azidose würde die pH-Erniedrigung zwischen 0,03 und 0,08 pH-Einheiten betragen. Ist die Abnahme des pH größer als 0,08 pH-Einheiten, liegt eine überlagerte metabolische Azidose vor.

Kombinierte Störungen

Regel 5: Eine kombinierte (Azidose und Alkalose) Säure-Basen-Störung liegt vor, wenn der Pa_{CO_2} pathologisch und der pH-Wert unverändert oder normal ist bzw. wenn der pH-Wert pathologisch und der Pa_{CO_2} unverändert oder normal ist.

Diese Regel beruht auf der Tatsache, daß kompensatorische Antworten auf primäre Säure-Basen-Störungen die primäre Störung nicht vollständig korrigieren. Daher ist bei einem Pa_{CO_2} von 50 mm Hg und einem pH-Wert von 7,40 die kompensatorische pH-Änderung größer als erwartet. Dies deutet darauf hin, daß hier zusätzlich zu einer kompensierten respiratorischen Azidose eine metabolische Alkalose vorliegt.

Regelorientierte Interpretation des Säure-Basen-Status

Dieser Abschnitt erläutert, wie die oben beschriebenen fünf Regeln bei der Bewertung von arteriellen Blutgasanalysen angewendet werden können. Jede Interpretation beginnt beim arteriellen pH.

Azidämie

Bei einem pH-Wert unter 7,36 überprüft man den Pa_{CO_2} und geht folgendermaßen vor:
- Ein erniedrigter oder normaler Pa_{CO_2} deutet auf eine primär metabolische Azidose hin (Regel 1).
- Der Unterschied zwischen dem gemessenen und erwarteten Pa_{CO_2} wird zur Identifizierung einer überlagerten respiratorischen Störung herangezogen (Regel 2).
- Ein hoher Pa_{CO_2} deutet auf eine primär respiratorische Azidose hin (Regel 3).

Die pH-Änderung zeigt dann, ob es sich um eine akute oder chronische Störung handelt oder ob eine metabolische Säure-Basen-Störung übergelagert ist (Regel 4).

Alkalämie

Bei einem pH-Wert über 7,44 überprüft man den Pa_{CO_2} und geht folgendermaßen vor:
- Ein normaler oder erhöhter Pa_{CO_2} deutet auf eine primäre metabolische Alkalose hin (Regel 1).
- Der Vergleich zwischen gemessenem und erwartetem Pa_{CO_2} wird zur Identifizierung einer überlagerten respiratorischen Störung herangezogen (Regel 2).
- Ein erniedrigter Pa_{CO_2} deutet auf eine primär respiratorische Alkalose hin (Regel 3).

Die pH-Änderung zeigt dann, ob es sich um eine akute oder chronische Störung handelt oder ob eine metabolische Säure-Basen-Störung übergelagert ist (Regel 4).

Normaler pH-Wert

Ist das pH unverändert oder normal, überprüft man den Pa_{CO_2}:
- Ein hoher Pa_{CO_2} deutet auf eine Kombination von respiratorischer Azidose und metabolischer Alkalose hin (Regel 5).
- Ein niedriger Pa_{CO_2} deutet auf eine Kombination von respiratorischer Alkalose und metabolischer Azidose hin (Regel 5).

Normaler pH-Wert und normaler Pa_{CO_2} schließen jedoch eine Säure-Basen-Störung nicht aus, da das gemeinsame Vorliegen einer metabolischen Azidose und einer metabolischen Alkalose mit einem normalen pH und Pa_{CO_2} einhergehen kann.

Die Anionenlücke

Die Anionenlücke ist ein Parameter des Säure-Basen-Status, der bei Patienten mit einer metabolische Azidose verwendet wird, um zu bestimmen, ob eine Akkumulation von Wasserstoffionen (z.B. Laktatazidose) oder ein Verlust von Bikarbonat (z.B. Diarrhö) vorliegt. Obwohl dies in gewissen Situationen schwierig sein kann, liefert eine wohlüberlegte Bestimmung der Anionenlücke dennoch wertvolle Information.

Das Konzept

Für ein elektrochemisches Gleichgewicht müssen die Ionen der Extrazellulärflüssigkeit eine Nettoladung von Null aufweisen. Die Konzentration negativ geladener Anionen und positiv geladener Kationen muß sich also die Waage halten. Alle Ionen, sowohl die routinemäßig gemessenen wie Natrium (Na^+), Chlorid (Cl^-) und HCO_3^- als auch die nicht gemessenen, sind an diesem Gleichgewicht beteiligt. Die nicht gemessenen Kationen (NK) und Anionen (NA) stehen in folgender Beziehung zu den üblicherweise gemessenen Elektrolyten:

$$Na^+ + NK = (Cl^- + HCO_3^-) + NA$$

Nach entsprechender Umformung ergibt sich:

$$Na^+ - (Cl^- + HCO_3^-) = NA - NK$$

Der Term (NA – NK) ist ein Maß für den relativen Überschuß nicht gemessener Anionen und wird als Anionenlücke bezeichnet.

Determinanten

Die Anionen und Kationen, die zur Anionenlücke beitragen, sind in Tabelle 36-3 aufgelistet. Plasmaproteine stellen den größten Teil der nicht gemessenen Anionen, während Kalium und Kalzium zu den nicht gemessenen Kationen beitragen (wobei es kaum angebracht ist, diese Elektrolyte als nicht gemessen zu bezeichnen). Die Ladungsdifferenz zwischen diesen beiden Gruppen zeigt einen Anionenüberschuß (Anionenlücke) von 12 mval/l. Diese Differenz ist vor allem durch die Plasmaproteine bedingt. **Eine 50%ige Reduktion der Plasmaproteine kann beispielsweise zu einer 75%igen Verminderung der Anionenlücke führen** (von 12 auf 4 mval/l), wie in Tabelle 36-3 angegeben. Den größ-

Tabelle 36-3 Determinanten der Anionenlücke.

Nicht gemessene Anionen (NA)		Nicht gemessene Kationen (NK)	
Proteine	15 mval/l	Kalzium	5 mval/l
organische Säuren	5 mval/l	Kalium	4,5 mval/l
Phosphat	2 mval/l	Magnesium	1,5 mval/l
Sulfat	1 mval/l		
NA	23 mval/l	NK	11 mval/l
Anionenlücke = NA – NK = 12 mval/l Reduktion der Plasmaproteine um 50%: Anionenlücke = 4 mval/l			

ten Ladungsbeitrag der Plasmaproteine liefert Albumin, so daß eine Hypalbuminämie die Anionenlücke erheblich reduzieren kann [3].

Referenzbereich

Der Normbereich für die Anionenlücke wurde ursprünglich auf 8 bis 16 mval/l festgelegt [11, 12]. Dies hing jedoch mit den damaligen automatisierten Systemen für Elektrolytmessungen zusammen, die in den meisten klinischen Labors nicht mehr benutzt werden. Verwendet man neuere automatisierte Systeme, so ist der Normbereich mit 3 bis 11 mval/l niedriger als der ursprüngliche Referenzbereich. Die Bedeutung dieses niedrigeren Referenzbereichs ist unklar und bringt noch mehr Verwirrung in die Interpretation der Anionenlücke.

Metabolische Azidose

Wie bereits erwähnt, dient die Anionenlücke zur Diagnostik bestimmter Formen einer metabolischen Azidose. Sie wird besonders zur Unterscheidung zwischen einer durch Akkumulation von Wasserstoffionen und einer durch Bikarbonatverlust bedingten metabolischen Azidose herangezogen.

Große Anionenlücke

Wenn eine metabolische Azidose durch eine Akkumulation von Wasserstoffionen in der Extrazellulärflüssigkeit bedingt ist (z.B. Laktatazidose), reagieren diese Wasserstoffionen mit Bikarbonat zu Kohlensäure. Dies führt zu einer Abnahme der Bikarbonatkonzentration in der Extrazellulärflüssigkeit, wodurch wiederum die Anionenlücke vergrößert wird (entsprechend der Formel: Anionenlücke = $Na^+ - [Cl^- + HCO_3^-]$). Eine **metabolische Azidose mit einer großen Anionenlücke** ist höchstwahrscheinlich durch eine Akkumulation organischer Säuren (d.h. **Laktatazidose oder Ketoazidose**) oder durch eine **Niereninsuffizienz** mit eingeschränkter Ausscheidung von Wasserstoffionen bedingt. Obwohl eine große Anionenlücke bei der Erfassung einer metabolischen Azidose hilfreich sein kann, sollte sie nicht als beweisend angesehen werden, solange sie nicht größer als 30 mval/l ist [13]. Tatsächlich kann eine vergrößerte Anionenlücke auch auf eine zugrundeliegende metabolische *Alkalose* hinweisen. Das heißt, die Anionenlücke kann durch eine Alkalose vergrößert werden, vermutlich durch eine Erhöhung der negativen Ladung der Albuminmoleküle [10, 11].

Normale Anionenlücke

Ist eine metabolische Azidose durch einen Bikarbonatverlust der Extrazellulärflüssigkeit bedingt (z.B. Diarrhö), wird dieser Verlust durch Chloridionen ausgeglichen, um Elektroneutralität zu wahren. Da die Erhöhung der Chloridkonzentration proportional zur Verminderung der Bikarbonatkonzentration ist, bleibt die Anionenlücke unverändert. Eine **metabolische Azidose mit einer normalen Anionenlücke** ist daher ein Anzeichen für einen bikarbonatverlierenden Prozeß, beispielsweise eine **Diarrhö** oder einen erhöhten Bikarbonatverlust in den Urin im **frühen Stadium eines Nierenversagens**.

Zuverlässigkeit

Die Anionenlücke hat sich nicht als sensitiver Marker für eine Akkumulation organischer Säuren (d.h. Laktatazidose) erwiesen. Obwohl eine Milchsäureakkumulation mit einer vergrößerten Anionenlücke einhergehen sollte, liegen **zahlreiche Berichte über Laktat-**

azidosen mit einer normalen Anionenlücke vor [14, 15]. In einem neueren Fallbericht betrug die Anionenlücke nur 11 mval/l trotz deutlich erhöhtem Serumlaktat von 13 mval/l [15]. Einige dieser Fälle lassen sich wohl dadurch erklären, daß unter bestimmten Bedingungen eine Zunahme der Anionenlücke trotz Akkumulation von Säuren verhindert wird (z.B. bei Hypalbuminämie) [16]. Dies ändert jedoch nichts an der geringen Eignung der Anionenlücke als Screening zur Diagnostik einer Laktatazidose.

Kombinierte metabolische Störungen

Kombinierte metabolische Störungen (z.B. vergrößerte Anionenlücke bei Ketoazidose und normale Anionenlücke als Folge einer Diarrhö) können unter Berücksichtigung der Vergrößerung der Anionenlücke und der Abnahme des Plasma-HCO_3^- identifiziert werden. Dieser Zusammenhang wird als Anionenlücken-Überschuß/HCO_3^--Defizit-Quotient bezeichnet und gelegentlich auch *Lücke in der Lücke* genannt.

$$\frac{\text{Anionenlücken-Überschuß}}{HCO_3^- \text{-Defizit}} = \frac{\text{Anionenlücke} - 12}{24 - HCO_3^-}$$

Kombinierte metabolische Azidosen

Wenn Wasserstoffionen im Blut akkumulieren, ist die Abnahme des Serum-HCO_3^- gleich dem Anstieg der Anionenlücke und der Anionenlücken-Überschuß/HCO_3^--Defizit-Quotient bleibt 1. Wenn eine hyperchlorämische Azidose vorliegt, geht der Quotient gegen Null. Bei einer kombinierten Azidose (erhöhte Anionenlücke + normale Anionenlücke) gibt der Anionenlücken-Überschuß/HCO_3^--Defizit-Quotient den relativen Anteil jeder Azidoseform an. Ein Quotient von 0,5 beispielsweise weist auf gleichwertige Beiträge der beiden Azidoseformen hin.

Diabetische Ketoazidose

Bei einer diabetischen Ketoazidose erwartet man das Bild einer metabolischen Azidose mit erhöhter Anionenlücke. **Nach Beginn der Therapie** mit Flüssigkeit und Insulin kommt es jedoch zu einer **Normalisierung der Anionenlücke** bei weiterbestehender Azidose [17]. Dies ist teilweise durch den Chloridgehalt der intravenös verabreichten Flüssigkeiten bedingt. In dieser Situation bleibt das Serumbikarbonat erniedrigt (Verdünnungseffekt), während der Anionenlücken-Überschuß/HCO_3^--Defizit-Quotient stetig abnimmt. Die kontinuierliche Abnahme des Plasma-HCO_3^- kann den falschen Eindruck erwecken, daß die Ketosäuren nicht eliminiert werden. Dies verdeutlicht den Wert des Anionenlücken-Überschuß/HCO_3^--Defizit-Quotienten bei der Behandlung von Patienten mit Ketoazidose.

Kombinierte Azidose-Alkalose

Werden bei einer Azidose mit einer vergrößerten Anionenlücke Basen verabreicht, ist die Abnahme des Serumbikarbonats geringer als die Abnahme der Anionenlücke, und der Anionenlücken-Überschuß/HCO_3^--Defizit-Quotient ist größer als 1. Metabolische Alkalosen findet man häufig bei Intensivpatienten wegen der Ableitung des Mageninhalts und dem verbreiteten Einsatz von Diuretika. Kombinierte metabolische Azidosen und Alkalosen dürften daher häufiger als erwartet vorliegen.

Venöse Blutgase

Arterielle Blutgasanalysen gewinnen weiter an Bedeutung, obwohl der Säure-Basen-Status im arteriellen Blut wahrscheinlich nicht den Säure-Basen-Status in peripheren Geweben widerspiegelt. Die Diskrepanz zwischen arteriellen und venösen Blutgasen ist in Abbildung 36-2 dargestellt [18]. Diese Daten stammen aus einer Studie an 16 Intensivpatienten mit Pulmonaliskatheter, die einen Herzstillstand erlitten hatten. Die Messungen wurden während der kardiopulmonalen Reanimation durchgeführt. Dabei fällt auf, daß die arteriellen Blutgase ziemlich normal erscheinen (pH 7,41 und P_{CO_2} 32 mm Hg), während das venöse Blut eine schwere Azidämie (pH 7,15) und Hyperkapnie (P_{CO_2} 74 mm Hg) aufweist. Selbst in Extremsituationen ist daher die arterielle Blutgasanalyse kein sensitiver Marker für den Säure-Basen-Status im Gewebe. Daran sollte bei der Durchführung der kardiopulmonalen Reanimation gedacht werden.

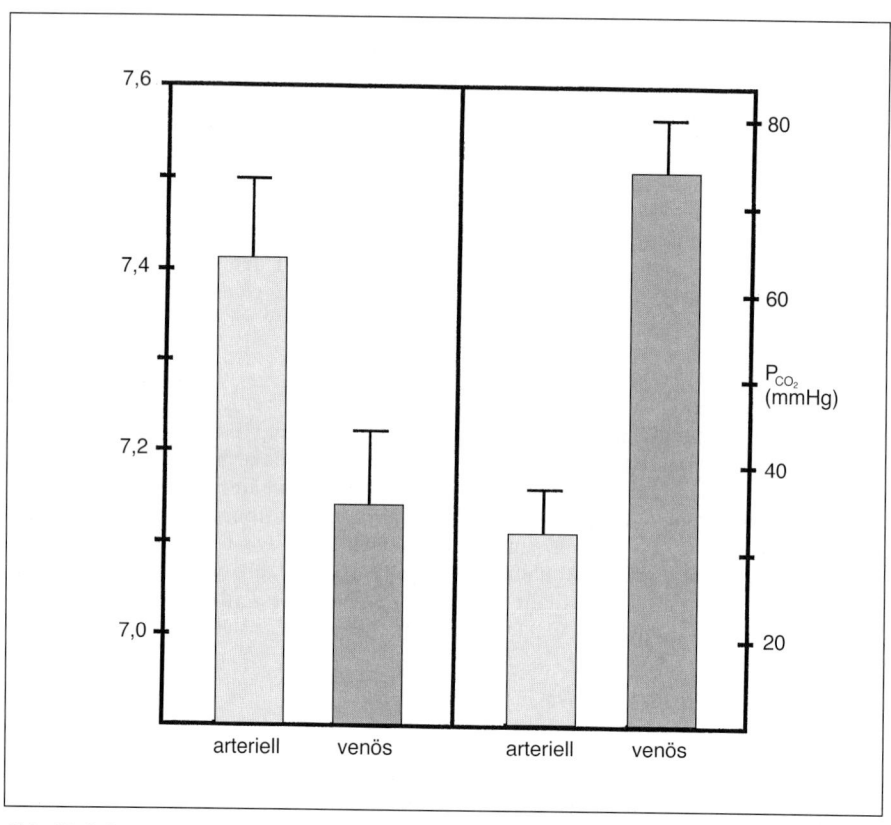

Abb. 36-2 *Parameter des Säure-Basen-Status in arteriellem und venösem Blut während kardiopulmonaler Reanimation. Angegeben sind Mittelwert und Standardabweichung bei 16 erwachsenen Patienten. (Aus Weil MH et al. Difference in acid-base state between venous and arterial blood during cardiopulmonary resuscitation. N Engl J Med 1986; 315: 153–6).*

KAPITEL 37

Organische Azidosen

Dieses Kapitel beschäftigt sich mit klinischen Störungen, die durch die Akkumulation organischer Säuren (z.B. Michsäure und Ketosäuren) in der Extrazellulärflüssigkeit hervorgerufen werden. In diesem Zusammenhang ist hervorzuheben, daß eine Säure-Basen-Störung keine primäre Erkrankung darstellt, sondern ein klinischer Marker einer zugrundeliegenden krankhaften Störung ist. Im Mittelpunkt sollte deshalb nicht die Behandlung der Säure-Basen-Störung stehen, sondern die Identifizierung und Beseitigung der zugrundeliegenden Erkrankung.

Laktatazidose

Laktatmetabolismus

Laktat ist das Endprodukt der anaeroben Glykolyse. Die Laktatproduktion beträgt normalerweise 1 mmol/kg * h (oder 1920 mmol/Tag bei einem 80 kg schweren Erwachsenen) [1, 2, 3, 4]. Die Reaktionsgleichung für die anaerobe Glykolyse lautet:

$$\text{Glukose} + 2\,\text{ADP} + 2\,H_2PO_4^- \rightarrow 2\,\text{Laktat} + 2\,\text{ATP} + 2\,H_2O$$

Hierbei ist zu beachten, daß nicht Milchsäure, sondern Laktat, ein negativ geladenes Ion, produziert wird. Die für die Umwandlung von Laktat zu Milchsäure benötigten Wasserstoffionen müssen unter Hydrolyse von ATP gebildet werden [5]. Laktatproduktion ist deshalb nicht identisch mit Milchsäureproduktion. Der größte Teil der Laktatproduktion findet in Skelettmuskeln, Darm, Gehirn und zirkulierenden Erythrozyten statt. Dieses Laktat kann in der Leber zu Glukose (durch Glukoneogenese) umgewandelt werden oder als primärer oxidativer Brennstoff dienen.

Energielehre

Der Energiegewinn durch Verstoffwechselung von Glukose ist in Abbildung 37-1 dargestellt (s. a. Tab. 13-5). Bei der anaeroben Glykolyse werden 47 Kilokalorien (kcal) pro mol Glukose, bei der aeroben 673 kcal/mol freigesetzt [6]. Die Energieausbeute bei anaerober Glykolyse beträgt daher nur etwa 7% der Energieausbeute bei aerobem Metabolismus. **Laktat kann jedoch als oxidativer Brennstoff dienen** und dadurch das mit der anaeroben Glykolyse verbundene Energiedefizit wieder ausgeglichen werden. Bei der Ver-

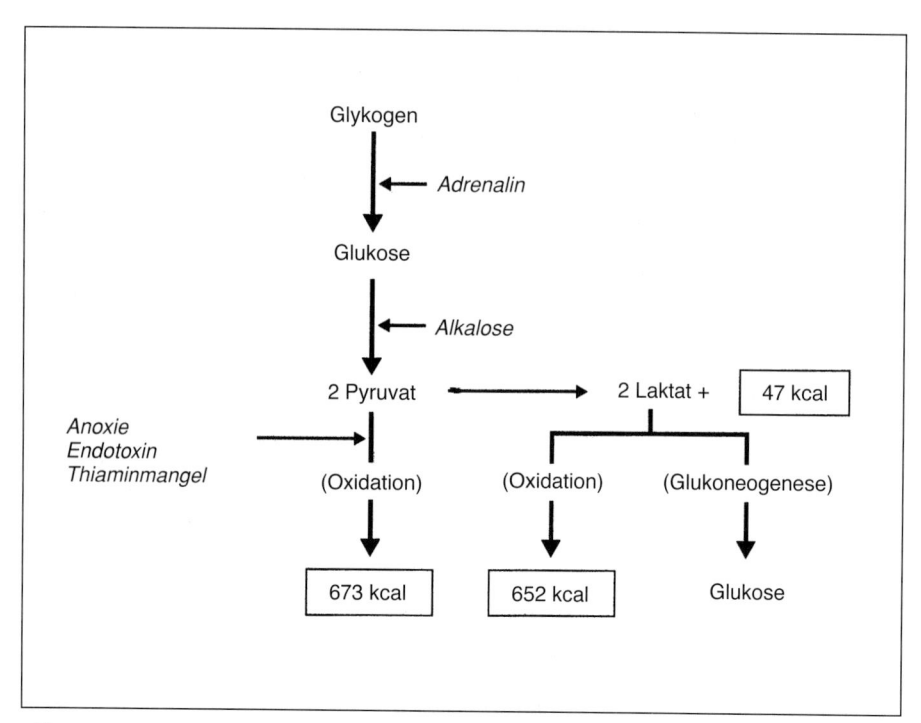

```
                    Glykogen
                       │
                       │  ← Adrenalin
                       ▼
                    Glukose
                       │
                       │  ← Alkalose
                       ▼
Anoxie              2 Pyruvat  ──────────→  2 Laktat +    [ 47 kcal ]
Endotoxin      →┤         │              │         │
Thiaminmangel       (Oxidation)    (Oxidation)   (Glukoneogenese)
                       │              │              │
                       ▼              ▼              ▼
                  [ 673 kcal ]   [ 652 kcal ]      Glukose
```

Abb. 37-1 *Grundzüge des Glukose- und Laktatmetabolismus.*

brennung von Laktat werden 326 kcal/mol Laktat freigesetzt [6]. Da aus 1 mol Glukose 2 mol Laktat entstehen, vergrößert sich die Energieausbeute der anaeroben Glykolyse um 652 (2 × 326) kcal/mol Glukose, wenn das gebildete Laktat vollständig oxidiert wird. Die Rolle, die Laktat als oxidativer Brennstoff (sog. Laktat-Shuttle) spielt, wurde in bezug auf körperliche Belastung beschrieben [7]. Es könnte auch in den Anfangsstadien des Schocks von Bedeutung sein. So könnte z.B., wenn die Skelettmuskulatur in einem frühen Schockstadium anaerob wird, das dort produzierte Laktat anderen, noch nicht anaeroben vitalen Organen wie Herz und ZNS als Energiequelle dienen.

Hyperlaktatämie

Die normale Laktatkonzentration im Blut beträgt weniger als 2 mmol/l in Ruhe und bis zu 5 mmol/l bei körperlicher Belastung [2, 3, 4]. Ein Blutlaktatspiegel über 2 mmol/l in Ruhe gilt als pathologisch. Eine leichte Blutlaktaterhöhung (2–4 mmol/l) muß jedoch nicht mit einer Azidose einhergehen. **Eine Hyperlaktatämie ist deshalb nicht identisch mit einer Laktatazidose.**

Ätiologie

Die Hauptursachen von Hyperlaktatämie und Laktatazidose sind in Abbildung 37.1 in Kursivdruck angegeben.

Sauerstoffmangel

Die wichtigste Ursache einer Laktatazidose ist die unzureichende Zelloxygenierung im Schock (z.B. hypovolämischer, kardiogener und septischer Schock). **Hypoxämie und Anämie,** die als mögliche Auslöser einer unzureichenden Zelloxygenierung angesehen werden, **gehen selten mit einer Laktatazidose einher.** (Das Fehlen eines Zusammenhangs zwischen einer schweren Hypoxämie und einer Hyperlaktatämie ist in Tabelle 24-1 dargestellt. Daß eine schwere Anämie keine Hyperlaktatämie hervorruft, ist in Kapitel 44 beschrieben.)

Bei Patienten im Schock ist das Ausmaß der Hyperlaktatämie prognostisch von Bedeutung [2, 3, 4, 8, 9, 10] (Abb. 37-2). Bei einem Anstieg des Blutlaktatspiegels auf 10 mmol/l ist die Überlebenswahrscheinlichkeit sehr gering. Die prognostische Aussagekraft des Blutlaktatspiegels gilt nur für Patienten im Schock.

Endotoxinämie

Wie in Kapitel 13 beschrieben, kann eine Endotoxinämie zu einer erhöhten Blutlaktatkonzentration führen, ohne daß ein zellulärer Sauerstoffmangel eintritt (s. Abb. 13-5). Dieser Effekt ist durch eine endotoxinvermittelte Hemmung der Pyruvatdehydrogenase (das Enzym, das die Pyruvatoxidation in den Mitochondrien initiiert) bedingt [11]. Dies

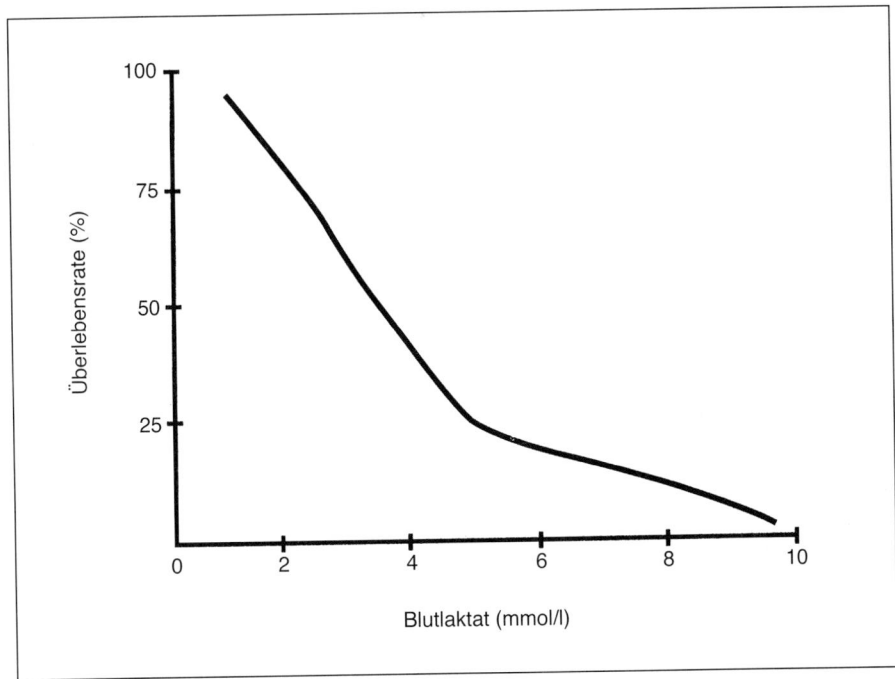

Abb. 37-2 Der prädiktive Wert der Blutlaktatkonzentration bei Patienten im Kreislaufschock (aus: Weil MH, Afifi AA. Experimental and clinical studies on lactate and pyruvate as indicators of the severity of acute circulatory failure [shock]. Circulation 1970; 16: 989–1001).

impliziert, daß eine **Sepsis** durch endotoxinproduzierende gramnegative Erreger eine **Hyperlaktatämie hervorrufen kann, ohne daß ein septischer Schock vorliegt.** Dies könnte das Auftreten einer Laktatazidose bei AIDS erklären [12].

Thiaminmangel

Thiamin dient als Kofaktor der Pyruvatdehydrogenase, die die Pyruvatoxidation in den Mitochondrien initiert. Ein Thiaminmangel kann daher mit einer Hyperlaktatämie einhergehen [13]. Wie bei einer Endotoxinämie muß auch bei Thiaminmangel die Hyperlaktatämie nicht von Anzeichen eines Schocks begleitet sein. Da schwerkranke Patienten häufig einen Thiaminmangel aufweisen (s. Kap. 46), sollte diese Diagnose bei jeder unklaren Hyperlaktatämie eines Intensivpatienten in Betracht gezogen werden.

Alkalose

Eine schwere (respiratorische oder metabolische) Alkalose kann den Blutlaktatspiegel erhöhen, weil die Laktatproduktion durch erhöhte Aktivität pH-abhängiger Enzyme der Glykolyse gefördert wird [14]. Wenn die Leberfunktion normal ist, wird das bei Alkalose überschüssig produzierte Laktat hepatisch eliminiert, und es kommt erst ab einem pH im Blut von 7,6 und höher zu einer Hyperlaktatämie. Bei Patienten mit eingeschränkter Leberfunktion kann eine Hyperlaktatämie jedoch auch bei einer weniger schweren Alkalose beobachtet werden. Eine durch Alkalose induzierte Laktatbildung ist eine unerwünschte Folge einer Alkalitherapie bei Laktatazidose.

Weitere Ursachen

Andere mögliche Ursachen einer Hyperlaktatämie bei Intensivpatienten sind **Krämpfe** (erhöhte Laktatproduktion), **Leberinsuffizienz** (verminderte Laktatausscheidung), **Adrenalininfusionen** (gesteigerte Glykogenolyse mit erhöhter Laktatproduktion), **Nitroprussidtoxizität** (Cyanidakkumulation) und **akutes Asthma** (möglicherweise erhöhte Laktatproduktion der Atemmuskulatur) [15, 16, 17]. Bei Adrenalininfusionen und Leberinsuffizienz ist die Hyperlaktatämie häufig mild und nicht von einer Laktatazidose begleitet [15]. Die Hyperlaktatämie bei generalisierten Krampfanfällen kann ausgeprägt sein, bildet sich aber zurück [16]. Eine Hyperlaktatämie durch Nitroprussidinfusionen ist Manifestation einer Zyanidintoxikation und ein beunruhigendes Zeichen (s. Kap. 53).

Diagnose

Eine Hyperlaktatämie ist – ungeachtet der Anionenlücke – eine mögliche Ursache einer metabolischen Azidose bei schwerkranken Patienten.

Die Anionenlücke

Wie in Kapitel 36 beschrieben, sollte die Anionenlücke bei einer Laktatazidose vergrößert sein. Es existiert aber eine Vielzahl von Berichten über Patienten mit einer Laktatazidose bei normaler Anionenlücke [16, 18]. **Die Anionenlücke sollte deshalb nicht als Screening-Test für eine mögliche Laktatazidose verwendet werden.**

Blutlaktat

Laktatkonzentrationen können im Plasma oder im Vollblut bestimmt werden. Mit einer laktatspezifischen Elektrode läßt sich die Laktatmessung in einer Blutprobe von nur 0,13 ml in weniger als 2 Minuten durchführen [10]. Diese Elektrode ist zusammen mit anderen substratspezifischen Elektroden in einem tragbaren Analysegerät (z.B. NOVA SP7, NOVA Biomedical, Waltham, Massachusetts) verfügbar, das am Krankenbett eingesetzt werden kann. Wenn eine unverzügliche Messung nicht möglich ist, sollte die Blutprobe auf Eis gelagert werden, um die Laktatproduktion der Erythrozyten zu verzögern. Eine Laktatkonzentration über 2 mmol/l (in Plasma oder Vollblut) ist pathologisch. Bei Patienten im Kreislaufschock weist eine Blutlaktatkonzentration über 4 mmol/l auf ein signifikantes Sauerstoffdefizit im Gewebe hin (s. Tab. 13-1). Die prognostische Bedeutung der Grenzwerte von 2 bzw. 4 mmol/l bei Patienten mit vermutetem Schock ist in Tabelle 13-4 erläutert.

D-Laktatazidose

Von Säugerzellen produziertes Laktat ist ein L-Isomer (dreht Licht nach links), während ein D-Isomer (dreht Licht nach rechts) des Laktats von verschiedenen Bakterienstämmen, die auch den Darm besiedeln können, gebildet wird [19]. Wenn durch bakterielle Fermentation im Darm freigesetztes D-Laktat in den systemischen Kreislauf gelangt, entwickelt sich eine metabolische Azidose, oft in Kombination mit einer metabolischen Enzephalopathie [20]. Die meisten Fälle einer D-Laktatazidose wurden nach ausgedehnten Dünndarmresektionen oder nach jejunoilealen Bypass-Operationen wegen krankhafter Fettleibigkeit beobachtet [19, 20, 21].

Diagnose

Eine D-Laktatazidose kann zu einer größeren Anionenlücke führen. Die Standardlabortests für Blutlaktat messen jedoch nur L-Laktat und erfassen eine D-Laktatazidose nicht. Auf Anfrage werden die meisten klinischen Labors einen spezifischen D-Laktat-Test durchführen.

Alkalitherapie der Laktatazidose

Primäres Ziel der Therapie bei Laktatazidose ist die Behebung der zugrundeliegenden metabolischen Störung. Die auf die Prävention einer schweren Azidämie (d.h. Serum-pH unter 7,2) ausgerichtete Alkalitherapie war sehr verbreitet, ihr Nutzen ist jedoch fragwürdig [22]. Wie wertlos die Alkalitherapie eingestuft wird, zeigt sich in der neuesten Empfehlung der American Heart Association, eine Bikarbonattherapie bei Herzstillstand zu vermeiden (s. Tab. 17-5). Die folgenden Punkte sind für den Einsatz der Alkalitherapie bei Laktatazidose von Bedeutung.

Hintergrund

Die größte Sorge bei der Azidose gilt dem Risiko einer beeinträchtigten myokardialen Kontraktilität [23]. Im gesunden Organismus ist eine Azidämie jedoch häufig von einem Anstieg des Herzzeitvolumens begleitet [24]. Dies läßt sich mit einer Stimulation der Katecholaminfreisetzung aus den Nebennieren und der Vasodilatation infolge der Azidose erklären. Eine durch Azidose eingeschränkte Kontraktilität ist daher im intakten Organismus von untergeordneter Bedeutung. Vielmehr könnte die Azidose eine protektive Rolle im Rahmen eines Schocks spielen. So konnte beispielsweise gezeigt werden, daß eine extrazelluläre Azidose energiearmte Zellen vor dem Zelltod bewahrt [25].

Durchführung

Eine Alkalitherapie wird mit Natriumbikarbonatlösungen durchgeführt (Tab. 37-1). Die Bikarbonatzufuhr richtet sich nach dem geschätzten Defizit an Bikarbonat(HCO_3^-)-Puffer:

$$HCO_3^- \text{-Defizit (mval)} = 0{,}6 \times KG \text{ (kg)} \times (HCO_3^- \text{-Soll} - HCO_3^- \text{-Ist})$$

In dieser Gleichung ist KG das *fettfreie Körpergewicht*. Der Faktor 0,6 repräsentiert das angenommene Bikarbonatverteilungsvolumen (ein Maß für die Pufferkapazität des gesamten Körpers), das bei leichter bis mäßiger Azidose 60% des Körpergewichts ausmacht [26]. Bei einer schweren Azidose (Plasma-HCO_3^- unter 10 mval/l) liegt das Bikarbonatverteilungsvolumen bei 70% des Körpergewichts, so daß der Faktor 0,7 in der Gleichung eingesetzt werden kann [26].

Tabelle 37-1 Bikarbonathaltige Pufferlösungen.

	NaHCO$_3$ 4,2%	NaHCO$_3$ 8,4%
Natrium	500 mval/l	1000 mval/l
HCO_3^-	500 mval/l	1000 mval/l
Osmolalität	1000 mosmol/kg KG	2000 mosmol/kg KG
pH	7,6–8,7	7,7–8,7

Wenn keine respiratorische Säure-Basen-Störung übergelagert ist, sollte ein Plasma-HCO_3^- von 15 mval/l den Plasma-pH-Wert in einem sicheren Bereich halten. Zur Berechnung des Bikarbonatdefizits kann deshalb ein HCO_3^--Soll von 15 mval/l angesetzt werden. Die Hälfte des Bikarbonatdefizits wird sofort ersetzt, das verbleibende Defizit innerhalb der folgenden vier bis sechs Stunden ausgeglichen.

Wirksamkeit

Die Gabe von Bikarbonat hat, was die Anhebung des pH angeht, bei Patienten mit Laktatazidose nur einen begrenzten Erfolg [27]. Dies wurde darauf zurückgeführt, daß sich aus Bikarbonat CO_2, eine flüchtige Säure, bilden kann. Eine einfachere Erklärung bietet jedoch die in Abbildung 37-3 dargestellte Titrationskurve für das Kohlensäure-Bikarbonat-Puffersystem. HCO_3^--Puffer wird durch Dissoziation von Kohlensäure (H_2CO_3) gebildet:

$$CO_2 + H_2O \leftrightarrow H_2CO_3 \leftrightarrow H^+ + HCO_3^-$$

Die Dissoziationskonstante (pK) für Kohlensäure (d.h. der pH-Wert, bei dem die Säure zu 50% dissoziiert ist) beträgt 6,1, wie in der Graphik angegeben. Puffer sind innerhalb eines Bereichs von je einer pH-Einheit unterhalb und oberhalb ihres pK-Werts am wirkungsvollsten [28]. Ein extrazellulärer pH-Wert zwischen 5,1 und 7,1 (schattierte Fläche um die Titrationskurve) läge also im effektiven Bereich des Bikarbonat-Puffersystems. **Daher ist nicht zu erwarten, daß Bikarbonat im üblichen pH-Bereich der Extrazellulärflüssigkeit ein effektiver Puffer ist.** Die limitierte Pufferkapazität von Bikarbonat im physiologischen pH-Bereich, die sich aus der Titrationskurve ergibt, verdient mehr

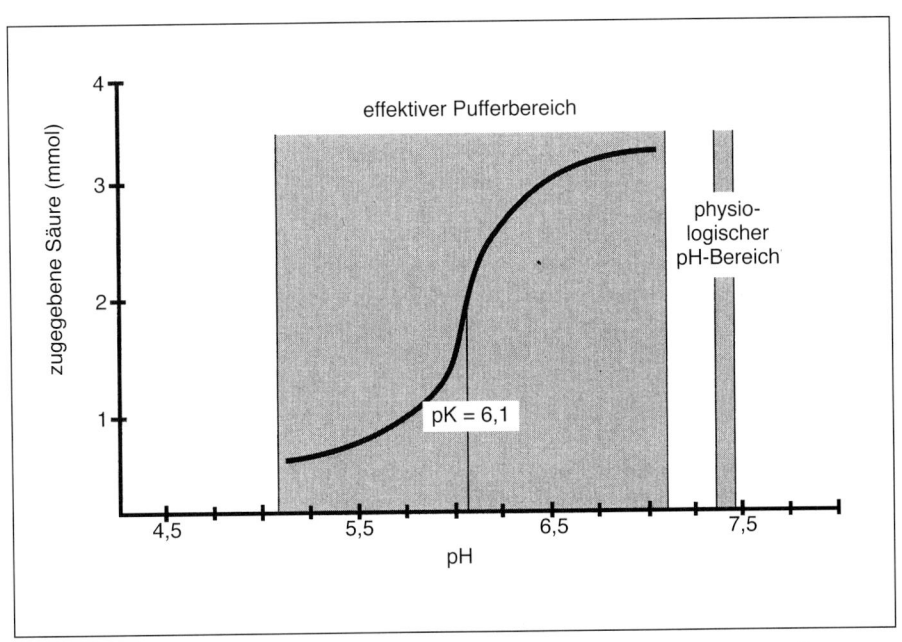

Abb. 37-3 Titrationskurve für das Kohlensäure-Bikarbonat-Puffersystem. Die große schraffierte Fläche markiert den effektiven pH-Bereich für das Bikarbonat-Puffersystem. Dieser Bereich deckt sich nicht mit dem normalen pH-Bereich der Extrazellulärflüssigkeit (modifiziert nach Comroe JH. Physiology of Respiration. Chicago: Yearbook Medical Publishers, 1974; 203).

Berücksichtigung in der Diskussion um die Bikarbonattherapie bei organischen Azidosen. In der Tat sollte man Bikarbonat am besten als Transportform von Kohlendioxid im Blut und nicht als Puffer beschreiben (s. Abb. 2-3).

Hämodynamik

Die Bikarbonattherapie ist nur in begrenztem Maße imstande, hämodynamische Veränderungen bei der schockassoziierten Laktatazidose zu beheben [29]. Jede durch Bikarbonatgabe hervorgerufene hämodynamische Verbesserung könnte auch auf die Natriumzufuhr statt auf die Alkalitherapie zurückzuführen sein (s. Tab. 37-1) [30].

Unerwünschte Wirkungen

Eine Bikarbonattherapie ist mit einer Reihe unerwünschter Wirkungen verbunden. Einer der wesentlichsten Nachteile besteht darin, daß Natriumbikarbonat **CO_2 bilden** und den P_{CO_2} sowohl intrazellulär als auch extrazellulär erhöhen kann [24, 29–31]. Betrachtet man den in Tabelle 37-1 angegebenen P_{CO_2} der Natriumbikarbonatlösung, so ist dieser Effekt nicht überraschend. Der Anstieg des P_{CO_2} ist unerwünscht, weil hierdurch eine Belastung mit einer flüchtigen Säure entsteht, die über die Lungen ausgeschieden werden muß und die Pufferkapazität des Natriumbikarbonats reduziert. Natriumbikarbonatinfusionen können auch den Blutlaktatspiegel erhöhen [29]. Dieser Effekt wird auf die alkaloseinduzierte Erhöhung der Laktatproduktion zurückgeführt und erscheint im Rahmen einer Hyperlaktatämie kaum wünschenswert. Schließlich kann Bikarbonat Kalzium binden und die Konzentration des ionisierten Kalziums im Blut erniedrigen. Dies kann zu einer Beeinträchtigung der myokardialen Kontraktilität führen und eine Hypotonie begünstigen.

Weitere Pufferlösungen

Tromethamin

Der Aminpuffer Tromethamin (TRIS oder THAM) sorgt für eine intra- und extrazelluläre Pufferung ohne CO_2-Produktion [31]. THAM hat bei Körpertemperatur einen pK-Wert von 7,8, so daß THAM eine effektive Pufferung in einem pH-Bereich von 6,8 bis 8,8 (ein pH-Bereich, der geeigneter ist als der von Bikarbonat) bietet. THAM ist als 0,3molare Lösung (0,3 mval/ml) verfügbar und wird nach dem Basendefizit dosiert: THAM (mval) = 0.3 × KG (kg) × Basendefizit. THAM wird renal ausgeschieden und sollte bei Patienten mit Niereninsuffizienz vermieden werden. Dieser Puffer könnte Vorteile hinsichtlich der zerebralen Protektion bei lokaler Gewebsazidose während und nach Herzstillstand aufweisen [31]. Bisher sind die klinischen Erfahrungen mit THAM allerdings noch begrenzt.

Zusammenfassung

Die Alkalitherapie spielt nur eine eingeschränkte Rolle in der Behandlung von Patienten mit Laktatazidose. Zum einen ist unklar, ob eine Azidose schädlich ist. Außerdem weist die Therapie mit Natriumbikarbonat eine begrenzte Wirksamkeit in bezug auf eine Anhebung des pH-Werts auf und führt zu einem unerwünschten Anstieg des P_{CO_2} in den Körperflüssigkeiten. Puffer, die kein CO_2 freisetzen, sind bereits verfügbar, allerdings ist ihr klinischer Nutzen noch nicht erwiesen.

Empfehlung

Entwickelt ein Patient eine schwere Laktatazidose (pH unter 7,1) und verschlechtert sich die klinische Situation, so kann eine Testdosis von Bikarbonat in Höhe der Hälfte des geschätzten Bikarbonatdefizits gegeben werden. Tritt dadurch eine kardiovaskuläre Verbesserung ein, sollte die Bikarbonattherapie fortgeführt werden. Wenn sich keine Verbesserung oder sogar eine Verschlechterung ergibt, ist eine weitere Bikarbonatzufuhr nicht gerechtfertigt.

Ketosen

Bei verminderter Nährstoffzufuhr entstehen im Fettgewebe freie Fettsäuren, die in die Leber aufgenommen und zu Acetessigsäure und β-Hydroxybuttersäure metabolisiert werden. Diese Ketonkörper werden von der Leber freigesetzt und können lebenswichtigen Organen wie Herz und ZNS als oxidativer Brennstoff dienen. Der oxidative Metabolismus der Ketonkörper liefert 4 kcal/g und damit mehr Energie als die 3,4 kcal/g, die beim Kohlenhydratstoffwechsel frei werden (s. Kap. 46).
Während die normale Konzentration der Ketonkörper im Blut vernachlässigbar gering ist (weniger als 0,1 mmol/l), kommt es nach drei Tagen Nahrungsentzug zu einem Anstieg auf das Zehnfache. Ketone sind starke Säuren, so daß eine zunehmende Ketose schließ-

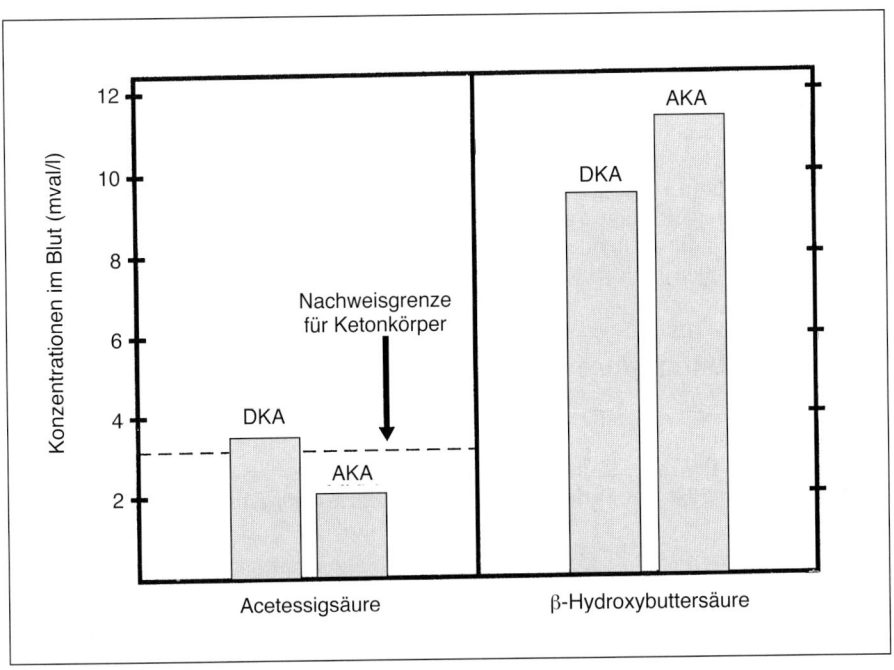

Abb. 37-4 Konzentrationen von Acetessigsäure und β-Hydroxybuttersäure im Blut bei diabetischer Ketoazidose (DKA) und alkoholinduzierter Ketoazidose (AKA). Die gestrichelte horizontale Linie gibt die minimale Konzentration von Acetessigsäure an, die eine positive Nitroprussidreaktion hervorruft.

lich zu einer metabolischen Azidose führt. Ob Acetessigsäure (Ac) oder β-Hydroxybuttersäure (BOHB) im Blut überwiegt, wird durch folgende Redoxreaktion bestimmt:

Ac + NADH ↔ BOHB + NAD

Das Gleichgewicht dieser Reaktion begünstigt die Bildung von β-Hydroxybuttersäure. Unter den Bedingungen einer gesteigerten Ketonkörperproduktion bewegt sich das BOHB:Ac-Verhältnis zwischen 3:1 (bei diabetischer Ketoazidose) und sogar 8:1 (bei alkoholinduzierter Ketoazidose). Die Konzentrationen der Ketonkörper im Blut bei diabetischer und alkoholinduzierter Ketoazidose sind in Abbildung 37-4 dargestellt. Auffällig ist das Übergewicht der β-Hydroxybuttersäure in beiden Fällen. Wegen dieses Überwiegens sollte die Ketoazidose richtiger als β-Hydroxybutyratazidose bezeichnet werden.

Nitroprussidreaktion

Die Nitroprussidreaktion ist eine kolorimetrische Methode zum Nachweis von Acetessigsäure und Aceton in Blut und Urin. Der Test kann mit Tabletten (Acetest) oder Reagenzstreifen (Ketostix, Labstix, Multistix) durchgeführt werden. Eine positive Reaktion erfordert eine minimale Acetessigsäurekonzentration von 3 mval/l.

Anm. d. Übersetzer: Nach Angaben der Hersteller liegt die Empfindlichkeit der in Deutschland erhältlichen Teststreifen bei 0,5 mmol/l Acetessigsäure.

Da jedoch die **vorherrschende β-Hydroxybuttersäure nicht erfaßt** wird, handelt es sich hierbei um eine unsensitive Methode, das Ausmaß einer Ketoazidose zu überwachen [32] (s. Abb. 37-4). Bei einer alkoholinduzierten Ketoazidose beträgt die Gesamtkonzentration der Ketonkörper im Blut 13 mval/l, was einen mehr als hundertfachen Anstieg gegenüber dem Normalwert darstellt. Die Nitroprussidreaktion wird jedoch negativ ausfallen, weil die Acetessigsäurekonzentration unter 3 mval/l liegt.

Es soll noch erwähnt werden, daß Acetylcystein ein falsch-negatives Ergebnis der Nitroprussidreaktion bewirken kann [33]. Die klinische Bedeutung dieser Interaktion erscheint unerheblich; doch die antioxidativen Eigenschaften von Acetylcystein (s. Kap. 3) könnten zu einem vermehrten Einsatz dieser Substanz bei Intensivpatienten führen.

Diabetische Ketoazidose

Eine diabetische Ketoazidose (DKA) wird normalerweise bei insulinabhängigen Diabetikern beobachtet. In 20% der Fälle findet sich jedoch kein Diabetes mellitus in der Vorgeschichte [34]. Eine DKA ist meistens das Resultat einer falschen Insulindosierung. Allerdings haben 50% der Patienten auch eine Begleiterkrankung, am häufigsten eine Infektion [34].

Klinische Charakteristika

Kennzeichnend für eine DKA ist die Kombination einer Hyperglykämie mit einem Serumbikarbonatspiegel unter 20 mval/l. Die Blutglukose liegt üblicherweise über 250 mg/dl, übersteigt jedoch in der Regel nicht 350 mg/dl. Es gibt keine Korrelation zwischen dem Außmaß der Hyperglykämie und der Schwere der Ketoazidose [35]. Mit semiquantitativen Methoden lassen sich Ketonkörper (Acetessigsäure) in Blut und Urin nachweisen, jedoch wird dabei, wie bereits erwähnt, der Grad der Ketonämie unterschätzt.

Anionenlücke

Ein Anstieg der Ketosäuren sollte eine größere Anionenlücke zur Folge haben; dies ist jedoch nicht immer der Fall, denn die Anionenlücke kann bei einer DKA auch normal sein [36]. Die renale Ausscheidung der Ketonkörper geht mit einer Erhöhung der Chloridreabsorption in den Nierentubuli einher, und die daraus resultierende Hyperchlorämie wirkt sich limitierend auf die Vergrößerung der Anionenlücke aus.

Behandlung

Die Behandlung der DKA ist in Tabelle 37-2 zusammengefaßt. Im folgenden werden einige Details besprochen.

Insulin

Insulin wird intravenös verabreicht, zunächst ein Bolus von 0,1 Einheiten pro Kilogramm Körpergewicht [37]. Wegen seiner kurzen Halbwertszeit von nur 5 Minuten bei intravenöser Verabreichung muß Insulin als kontinuierliche Infusion gegeben werden. Die initiale Dosierung beträgt 0,1 U/kg × h. Die Blutglukose sollte in der ersten Stunde nach Therapiebeginn um 10% fallen. Ist dies nicht der Fall, wird die Insulindosierung verdoppelt. Die Blutglukosekonzentration sollte während der intravenösen Insulintherapie

Tabelle 37-2 Behandlung der diabetischen Ketoazidose.

Insulin:	0,1 U/kg KG i.v. als Bolus, dann 0,1 U/kg KG × h kontinuierlich infundieren. Dosisreduktion auf 50% bei einem Anstieg des Serumbikarbonats über 16 mval/l
Flüssigkeit:	Beginn mit 0,9% NaCl, 1 l/h in den ersten 2 h Fortführung mit 0,45% NaCl, 250–500 ml/h Das Gesamtflüssigkeitsdefizit beträgt üblicherweise 50–100 ml/kg KG

Kalium:	Bei Serumkalium = ____ mval/l gibt man ____ mval in der nächsten Stunde
	          < 3 40
	          3–4 30
	          4–5 20
	          5–6 10
	          > 6 0

Phosphat:	Bei Serum-PO_4 unter 1,0 mg/dl gibt man 7,7 mg/kg KG in 4 h

alle ein bis zwei Stunden gemessen werden. Glukosebestimmungen aus der Fingerbeere können ab einer Konzentration unter 500 mg/dl mit Teststreifen durchgeführt werden [34].

Flüssigkeiten

Das Volumendefizit beträgt durchschnittlich 50 bis 100 ml/kg (oder 4 bis 8 l bei einem 80 kg schweren Erwachsenen). Wenn keine Anzeichen eines hypovolämischen Schocks vorliegen, sind kristalloide Lösungen zur Volumensubstitution geeignet. Die Flüssigkeitstherapie beginnt mit der Infusion einer 0,9% (isotonischen) Kochsalzlösung mit einer Geschwindigkeit von ungefähr 1 l/h in den ersten 2 Stunden. Danach wird eine 0,45% (halbnormale) Kochsalzlösung mit 250 bis 500 ml/h infundiert. Nachdem die Blutglukose auf 250 mg/dl gesunken ist, kann der Infusion Dextrose zugegeben und die Infusionsgeschwindigkeit auf 100 bis 250 ml/h reduziert werden.
Wenn Anzeichen eines hypovolämischen Schocks vorliegen (z.B. Hypotonie, reduzierte Urinausscheidung), sollte der Volumenersatz mit kolloidalen Flüssigkeiten (5% Albumin oder 6% Hydroxyäthylstärke) begonnen werden. Bei einem Volumenersatz mit Kolloiden wird ein Drittel des bei Kristalloidgabe empfohlenen Volumens verabreicht.

Kalium

Es besteht fast immer ein Kaliummangel bei einer DKA. Das durchschnittliche Defizit beträgt 3 bis 5 mval/l. Der Serumkaliumspiegel ist bei der ersten Untersuchung jedoch häufig normal (74% der Patienten) oder erhöht (22% der Patienten). Er sinkt dann während der Insulintherapie (transzelluläre Verschiebung), und diese Abnahme kann dramatisch sein. Eine Kaliumsubstitution sollte deshalb so bald wie möglich begonnen werden (Tab. 37-2). Die Serumkaliumkonzentration ist in den ersten vier bis sechs Stunden nach Therapiebeginn stündlich zu kontrollieren.

Phosphat

Ebenso häufig tritt ein Phosphatmangel bei einer DKA auf. Er beträgt durchschnittlich 1 bis 1,5 mmol/kg. Da eine Phosphatsubstitution aber nur wenig Einfluß auf das Langzeitergebnis bei DKA zu haben scheint, wird eine routinemäßige Phosphatsubstitution nicht empfohlen [34]. Der Serumphosphatspiegel sollte vier Stunden nach Therapiebeginn gemessen werden. Wenn er stark erniedrigt ist (unter 1 mg/dl), ist eine Phosphatsubstitution ratsam (empfohlene Dosierung s. Tab. 37-1).

Alkalitherapie

Eine Bikarbonattherapie führt zu keiner Verbesserung der Langzeitergebnisse bei DKA. Wegen der oben beschriebenen Nachteile einer Alkalitherapie wird der Einsatz von Bikarbonat bei einer DKA ohne Rücksicht auf das Ausmaß der Azidämie nicht empfohlen [34].

Verlaufsbeobachtung

Der Plasmabikarbonatspiegel dürfte kein verläßlicher Parameter zur Verlaufsbeobachtung bei einer Ketozidose sein. Die Volumenersatztherapie führt wegen vermehrter Ausscheidung von Ketonkörpern im Urin mit konsekutiv gesteigerter Chloridreabsorption in den Nierentubuli oft zu einer hyperchlorämischen Azidose. Diese verhindert ein Ansteigen des Bikarbonats trotz rückläufiger Ketoazidose. In dieser Situation verändert die Azidose ihr *Muster* (d.h. Wechsel von einer Azidose mit großer Anionenlücke zu einer Azidose mit kleiner Anionenlücke). Die Beobachtung des Azidosemusters kann deshalb im Hinblick auf den Therapiefortschritt informativer sein. Dies erfolgt durch regelmäßige Kontrollen des Anionenlücken-Überschuß/HCO_3^--Defizit-Quotienten (s. Kap. 36). Bei einer reinen Ketoazidose beträgt er 1,0 und fällt auf 0, wenn die Ketoazidose in eine hyperchlorämische Azidose übergeht. Sobald die Ketonkörper aus dem Blut ausgeschieden sind, nähert sich der Quotient dem Nullwert an.

Alkoholinduzierte Ketoazidose

Die alkoholinduzierte Ketoazidose (AKA) ist eine komplexe Säure-Basen-Störung, die bei chronischen Alkoholikern vorkommt und normalerweise ein bis drei Tage nach einem ausgiebigen Trinkgelage auftritt [38]. Bei dieser Ketose scheinen verschiedene Faktoren beteiligt zu sein, unter anderem eine verminderte Nährstoffaufnahme (was zu einer gesteigerten Ketonproduktion führt), die hepatische Oxidation von Äthanol (bei der NADH entsteht und die Bildung von β-Hydroxybuttersäure gesteigert wird) und eine Dehydratation (die zu einer eingeschränkten Ausscheidung von Ketonkörpern im Urin führt).

Klinische Charakteristika

Patienten mit AKA neigen dazu, chronisch krank zu sein, und leiden meist an mehreren Störungen gleichzeitig (z.B. Pankreatitis, Blutung im oberen Gastrointestinaltrakt, Hepatitis, Alkoholentzug, Krampfanfälle). Die Symptomatik besteht üblicherweise aus Übelkeit, Erbrechen und abdominellen Schmerzen [38]. Elektrolytstörungen sind häufig, insbesondere die *Hypos* (z.B. Hyponatriämie, Hypokaliämie, Hypophosphatämie, Hypomagnesiämie, Hypoglykämie). Kombinierte Säure-Basen-Störungen kommen ebenfalls häufig bei AKA vor. Bei mehr als der Hälfte der Patienten kann eine Laktatazidose auftreten (verursacht durch andere gleichzeitige Störungen), und eine hyperchlorämische Azidose ist häufig (möglicherweise bedingt durch die Ketonausscheidung im Urin). Eine metabolische Alkalose findet sich bei Patienten mit anhaltendem Erbrechen.

Diagnose

Entscheidend für die Diagnose einer AKA sind das klinische Erscheinungsbild (vorausgegangenes ausgiebiges Trinkgelage), eine vergrößerte Anionenlücke und das Vorliegen von Ketonkörpern in Blut oder Urin. Die Nitroprussidreaktion zum Nachweis von Ketonkörpern kann bei einer AKA jedoch negativ ausfallen. Bei der Oxidation von Äthanol in der Leber entsteht NADH, wodurch die Konversion von Acetessigsäure zu β-Hydroxybuttersäure begünstigt wird. Folglich sind die Acetessigsäurespiegel in Blut und Urin niedrig und könnten unter der Nachweisgrenze der Nitroprussidreaktion für Ketonkörper liegen (s. Abb. 37-4). In den meisten Fällen fällt die Nitroprussidreaktion bei AKA jedoch positiv aus [38].

Behandlung

Die Behandlung der AKA ist bemerkenswert einfach. Sie erfordert lediglich eine Infusionstherapie mit einer Glukose-Kochsalzlösung. Die Glukose vermindert die hepatische Ketonproduktion, das zugeführte Volumen fördert die renale Ausscheidung der Ketonkörper. Die Ketoazidose bildet sich normalerweise innerhalb von 24 Stunden zurück. Elektrolytdefizite werden bei Bedarf ausgeglichen. Eine Bikarbonattherapie ist nicht erforderlich [38].

KAPITEL 38

Metabolische Alkalose

Die metabolische Alkalose hat, obwohl sie die häufigste Säure-Basen-Störung beim hospitalisierten Patienten ist, nicht die traurige Berühmtheit der metabolischen Azidose erlangt [1]. Eine Eigenschaft der metabolischen Alkalose, die sie so überwiegen läßt, ist ihr beharrliches Fortbestehen nach Beseitigung der auslösenden Störung. Dies wird auf eine Chloridverarmung zurückgeführt, die eine verstärkte Bikarbonatrückresorption in den Nierentubuli (zur Wahrung der Elektroneutralität der Extrazellulärflüssigkeit) fördert. Chloridverarmung und Chloridrückgewinnung sind in etwa das Yin und Yang der metabolischen Alkalose bei hospitalisierten Patienten.

Häufige Ursachen

Im folgenden werden kurz die häufigsten Ursachen einer metabolischen Alkalose beschrieben [1, 2].

Nasogastrale Ableitung des Magensafts

Jedes Millival an Wasserstoffionen (H^+), das von der Magenschleimhaut sezerniert wird, führt zur Bildung von 1 mval Bikarbonat (HCO_3^-). Die H^+-Konzentration des Magensafts beträgt 50 bis 100 mval/l, so daß eine beträchtliche Menge an HCO_3^- bei der Sekretion von Magensäure produziert wird. Dies geht normalerweise nicht mit einer Erhöhung der Plasma-HCO_3^--Konzentration einher, weil der saure Magensaft auch die pankreatische HCO_3^--Sekretion stimuliert, wodurch der HCO_3^--Überschuß aus der Magensäuresekretion wieder ausgeglichen wird. Geht Magensäure durch Erbrechen oder über eine nasogastrale Ableitung verloren, so ist der HCO_3^--Ausgleich durch das Pankreassekret nicht mehr gegeben, und die Plasma-HCO_3^--Konzentration kann ansteigen. Kaliumverlust und Hypovolämie sind weitere Faktoren, die die Entstehung einer metabolischen Alkalose während der nasogastralen Ableitung des Magensafts begünstigen.

Diuretika

Diuretika fördern das Auftreten einer Alkalose durch vermehrten Verlust von Elektrolyten und freiem Wasser über den Urin. Folgende Elektrolyte sind betroffen:

1. Die Ausscheidung von **Chlorid** wird durch Diuretika gesteigert, da Chlorid dem im Urin ausgeschiedenen Natrium folgt. Zur Wahrung der Elektroneutralität der Extrazellulärflüssigkeit wird der Chloridverlust im Urin durch eine gesteigerte HCO_3^--Rückresorption in den Nierentubuli ausgeglichen. Daraus resultiert eine erhöhte extrazelluläre (Plasma)-HCO_3^--Konzentration.
2. Der Verlust von **Kalium** in den Urin wird durch Diuretika verstärkt, da am distalen Tubulus mehr Natrium bereitgestellt wird und es dadurch über die Natrium-Kalium-Pumpe zu einer gesteigerten Kaliumsekretion im distalen Tubulus kommt. Der resultierende Kaliummangel fördert über eine intrazelluläre Akkumulation von H^+ (transzellulärer H^+-K^+-Austausch) und eine gesteigerte Sekretion von H^+ im distalen Tubulus die Entstehung einer extrazellulären Alkalose.
3. Auch **Magnesium** geht während der Diurese verloren. Dies fördert über noch ungeklärte Mechanismen den Kaliumverlust. Wie in Kapitel 42 erläutert, ist Magnesiummangel ein wichtiger Faktor beim diuretikainduzierten Kaliumverlust.

Volumenmangel

Die Entstehung einer metabolischen Alkalose kann durch einen Volumenmangel in zweierlei Hinsicht begünstigt werden. Zum einen führt der Verlust an freiem Wasser zu einer Konzentrierung des HCO_3^--Bestands und damit zu einem Anstieg der HCO_3^--Konzentration der Extrazellulärflüssigkeit. Zum anderen wird durch die Abnahme des zirkulierenden Blutvolumens das Renin-Angiotensin-Aldosteron-System stimuliert und über die Aldosteronfreisetzung die Ausscheidung von Kalium- und Wasserstoffionen im distalen Tubulus gefördert. Die Bedeutung des Volumenmangels als eigenständige Ursache einer metabolischen Alkalose ist unklar, denn Flüssigkeitsverluste gehen nahezu immer auch mit Elektrolytverlusten einher, und letztere können, wie beschrieben, eine Alkalose fördern. Tatsächlich kann ein Volumenmangel mit einer verminderten glomerulären Filtrationsrate (GFR) einhergehen, wodurch eher die Entstehung einer metabolischen Azidose (wie sie bei einer Niereninsuffizienz auftritt) begünstigt wird.

Organische Anionen

Die Zufuhr von organischen Anionen wie Laktat (in Ringerlaktat), Acetat (in Lösungen zur parenteralen Ernährung) und Citrat (in Blutkonserven) kann eine metabolische Alkalose hervorrufen. Von diesen scheint allerdings nur das Citrat im Rahmen von Bluttransfusionen als Ursache einer metabolischen Alkalose in Frage zu kommen. Es müssen jedoch mindestens acht Blutkonserven transfundiert werden, ehe das Plasma-HCO_3^- ansteigt [2].

Zustand nach Hyperkapnie

Die kompensatorische Antwort auf eine CO_2-Retention ist eine Abnahme der renalen Bikarbonatausscheidung, wodurch es zu einer kompensatorischen metabolischen Alkalose kommt. Wird eine chronische Hyperkapnie akut korrigiert (z.B. durch vermehrte Ventilation während maschineller Beatmung), so wird die kompensatorische metabolische Alkalose zur primären Säure-Basen-Störung. Diese Störung ist jedoch vorübergehend, da die Abnahme des arteriellen P_{CO_2} die renale Bikarbonatausscheidung fördert.

Unerwünschte Wirkungen

Eine metabolische Alkalose hat mehrere potentielle Nebenwirkungen. Erwähnenswert sind die nachfolgend aufgeführten, obwohl ihre klinische Bedeutung unklar ist.

Neurologische Manifestationen

Die neurologischen Manifestationen einer Alkalose umfassen Bewußtseinstrübungen, generalisierte Krampfanfälle und Karpopedalspasmen. Sie treten jedoch fast immer bei einer respiratorischen und nicht bei einer metabolischen Alkalose in Erscheinung. Dies wird dem größeren Einfluß einer respiratorischen Alkalose auf den Säure-Basen-Status im ZNS zugeschrieben.

Hypoventilation

Eine metabolische Alkalose kann zu einer Atemdepression führen und damit zu einer erfolglosen Entwöhnung (Weaning) vom Beatmungsgerät beitragen [1]. Wie in Kapitel 36 erwähnt, spielt die Hypoventilation bei einer metabolischen Alkalose jedoch nur eine variable und häufig untergeordnete Rolle. Der geringe bis fehlende Einfluß einer Hypoventilation bei einer metabolischen Alkalose kann leicht an Patienten mit chronischer Diuretikatherapie demonstriert werden (d.h., die meisten dieser Patienten haben eine

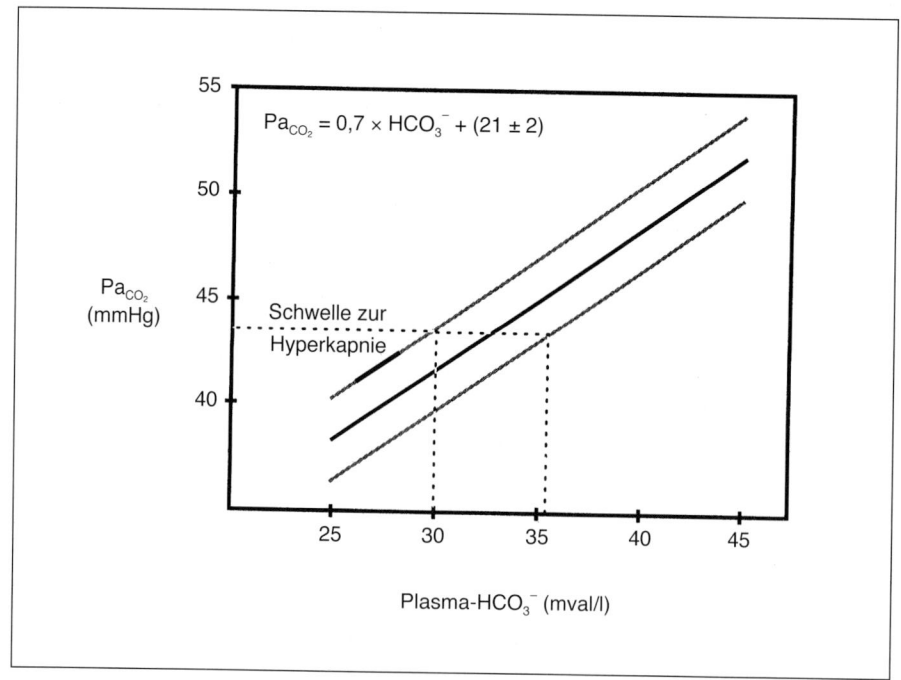

Abb. 38-1 Zusammenhang zwischen Plasmabikarbonatkonzentration (HCO_3^-) und arteriellem P_{CO_2} (Pa_{CO_2}) gemäß der am oberen Rand angegebenen Gleichung. Man beachte, daß erst ein Plasma-HCO_3^--Anstieg auf über 30 bis 35 mval/l eine Hyperkapnie (d.h. Pa_{CO_2} über 44 mmHg) hervorruft.

metabolische Alkalose, aber nur wenige eine CO_2-Retention). Der bei gegebener Plasma-HCO_3^--Konzentration zu erwartende arterielle P_{CO_2} wird durch die Gleichung in Tabelle 36-2 ermittelt [4]. Der Zusammenhang zwischen Plasma-HCO_3^--Konzentration und arteriellem P_{CO_2}, der sich aus dieser Gleichung ergibt, ist in Abbildung 38-1 dargestellt. Wie in der Graphik angegeben, ist eine Hyperkapnie erst zu erwarten, wenn die Plasma-HCO_3^--Konzentration auf mehr als 30 bis 35 mval/l ansteigt.

Die kaum ausgeprägte Atemdepression bei einer metabolischen Alkalose könnte die Grundaktivität peripherer Chemorezeptoren widerspiegeln. Der Einfluß metabolischer Säure-Basen-Störungen auf die Ventilation wird hauptsächlich über diese Rezeptoren vermittelt. Da periphere Chemorezeptoren unter normalen Bedingungen nur eine minimale Aktivität zeigen, kann eine Alkalose nur noch einen geringen hemmenden Einfluß ausüben [5].

Gewebeoxygenierung

Eine metabolische Alkalose kann über mehrere Mechanismen die Gewebeoxygenierung beeinträchtigen können. Diese sind in Abbildung 38-2 dargestellt. Das Sauerstoffangebot im Gewebe kann durch eine Alkalose in zweierlei Hinsicht vermindert werden. Zum einen erhöht eine Alkalose den Anteil des an Albumin gebundenen Serumkalziums. Die damit verbundene Abnahme des ionisierten (freien) Kalziums kann zu einer Beeinträchtigung der myokardialen Kontraktilität führen und das Herzzeitvolumen vermindern. Zum anderen führt eine Alkalose zu einer Linksverschiebung der Sauerstoffbindungskurve des Hämoglobins (Bohr-Effekt), wodurch sich die Fähigkeit des Hämoglobins ver-

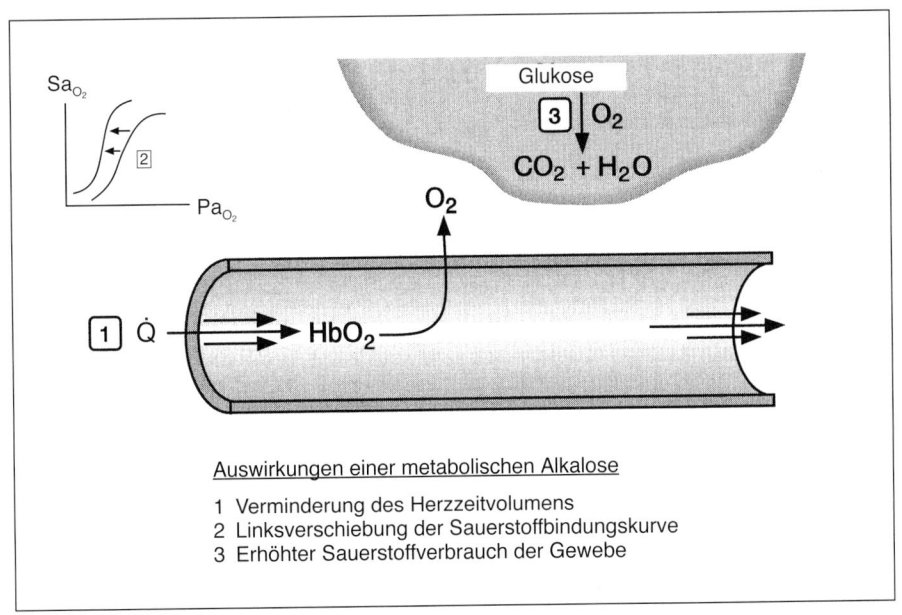

Abb. 38-2 Auswirkungen einer metabolischen Alkalose auf die Determinanten der Gewebeoxygenierung.

ringert, Sauerstoff an die Gewebekapillaren abzugeben. Zusätzlich stimuliert eine intrazelluläre Alkalose die Glykolyse, die den Sauerstoffbedarf im Gewebe erhöht [6]. Eine metabolische Alkalose kann also die Sauerstoffverfügbarkeit im Gewebe bei gleichzeitiger Erhöhung des Sauerstoffbedarfs vermindern. Obwohl dies unbemerkt abläuft (da es nicht möglich ist, die Gewebeoxygenierung direkt zu überwachen), ist eine potentielle Beeinträchtigung der Gewebeoxygenierung durch eine metabolische Alkalose ein wichtiger Gesichtspunkt bei Patienten im Schock (bei denen die Gewebeoxygenierung ohnehin beeinträchtigt ist).

Einteilung

Die Ursache einer metabolischen Alkalose ist häufig offensichtlich (z.B. nasogastrale Ableitung des Mageninhalts, Diuretika). Die **Chloridkonzentration im Urin** kann jedoch bei der Identifizierung der Ursache einer metabolischen Alkalose hilfreich sein. Wie in Tabelle 38-1 dargestellt, können metabolische Alkalosen anhand der Chloridkonzentration im Urin in chloridreaktiv oder chloridrefraktär unterteilt werden. Die einzige Ausnahme von dieser Regel stellt das Anfangsstadium einer Diuretikatherapie dar. Hier ist die Chloridkonzentration im Urin erhöht, die resultierende metabolische Alkalose ist jedoch chloridreaktiv.

Chloridreaktive Alkalose

Die *chloridreaktive* metabolische Alkalose ist durch eine niedrige Chloridkonzentration im Urin (d.h. unter 15 mval/l) charakterisiert, die auf einen Chloridmangel hinweist. Diese Form der metabolischen Alkalose ist durch Magensäureverlust, Diuretikatherapie, Volumenmangel oder eine renale Kompensation einer Hyperkapnie bedingt. Wie durch diese auslösenden Umstände angedeutet, besteht bei einer chloridreaktiven Alkalose häufig ein Volumenmangel. Diese Variante liegt in der Mehrzahl der Fälle einer metabolischen Alkalose bei hospitalisierten Patienten vor.

Chloridrefraktäre Alkalose

Die *chloridrefraktäre* metabolische Alkalose ist durch eine erhöhte Chloridkonzentration im Urin (d.h. über 25 mval/l) gekennzeichnet. In den meisten Fällen wird eine chloridrefraktäre Alkalose durch einen Mineralokortikoidüberschuß (z.B. Nebennierenüberfunktion) oder einen Kaliummangel verursacht (die häufig gleichzeitig vorliegen). Diese Form der metabolischen Alkalose ist eher durch Volumenüberschuß als durch Volumenmangel charakterisiert. Die mit einer chloridrefraktären Alkalose verbundenen Störun-

Tabelle 38-1 Einteilung metabolischer Alkalosen.

Chloridreaktiv	Chloridrefraktär
Chlorid im Urin < 15 mval/l: 1. Verlust von Magensäure 2. Diuretika 3. Volumenmangel 4. Zustand nach Hyperkapnie	Chlorid im Urin > 25 mval/l: 1. Mineralokortikoidüberschuß 2. Kaliummangel

gen sind, außer einer hochdosierten Kortikosteroidtherapie, nicht typisch für Intensivpatienten.

Chloridbestimmung in Urinproben

Wenn die Ursache einer metabolischen Alkalose ungeklärt ist, kann die Chloridkonzentration in einer stichprobenartig entnommenen Urinprobe helfen, das zugrundeliegende Problem aufzudecken. Eine Fehlerquelle besteht zu Beginn einer Diuretikatherapie, wenn die Chloridkonzentration im Urin bei einer chloridreaktiven metabolischen Alkalose erhöht ist. Ein weiterer Vorteil einer Chloridbestimmung in Urinstichproben liegt in der Auswahl geeigneter Maßnahmen zur Korrektur der Alkalose. Diese werden im folgenden beschrieben.

Behandlung

Da metabolische Alkalosen bei hospitalisierten Patienten meistens chloridreaktiv sind, ist bei diesen Patienten eine Chloridsubstitution die Therapie der Wahl. Chlorid kann in Form von Natriumchlorid, Kaliumchlorid oder Salzsäure (HCl) zugeführt werden.

Kochsalzinfusion

Da bei einer chloridreaktiven metabolischen Alkalose häufig ein Volumenmangel vorliegt, wird bei dieser Störung meistens isotonische Kochsalzlösung zur Chloridsubstitution infundiert.

Durchführung

Die benötigte Menge an isotonischer Kochsalzlösung wird anhand des geschätzten Chloriddefizits bestimmt (s. Tab. 38-2). Bei einem 80 kg schweren Patienten mit einer Serumchloridkonzentration von 80 mval/l beträgt das Chloriddefizit beispielsweise $0,3 \times 80 \times 20 = 480$ mval. Die Chloridkonzentration einer isotonischen Kochsalzlösung liegt bei 154 mval/l, so daß $480/154 = 3,1$ l Kochsalzlösung infundiert werden müssen, um das Chloriddefizit auszugleichen.

Tabelle 38-2 Kochsalzinfusion bei metabolischer Alkalose.

Chloriddefizit (mval) = $0,3 \times KG\ (kg) \times (100 - $ Plasma $[Cl^-])$
Volumen isotonischer Kochsalzlösung (l) = $\dfrac{\text{Chloriddefizit}}{154}$

Kaliumchlorid

Die Zufuhr von Kaliumchlorid ist keine effektive Methode der Chloridsubstitution, da die sichere Infusionsrate bei maximal 40 mval/h liegt (s. Kap. 41). Eine Kaliumchloridgabe ist daher nur bei Patienten mit einer Hypokaliämie indiziert. Allerdings kann eine Hypokaliämie eine metabolische Alkalose verstärken, so daß die Korrektur einer Hypokaliämie eine wichtige Maßnahme bei der Therapie der metabolischen Alkalose ist.

Es muß betont werden, daß die **Gabe von Kaliumchlorid bei gleichzeitigem Vorliegen eines Magnesiummangels die Kaliumspeicher nicht auffüllt** [7]. Erkennung und Korrektur eines Magnesiummangels sind daher unabdingbar vor jedem Versuch, einen Kaliummangel zu beheben (Informationen zu Identifizierung und Korrektur eines Magnesiummangels s. Kap. 42).

Salzsäure

Durch Infusion verdünnter Salzsäurelösungen läßt sich eine metabolische Alkalose am schnellsten ausgleichen [1]. Diese Vorgehensweise ist sinnvoll, wenn eine schnelle Korrektur einer schweren Alkaliämie (pH größer als 7,5) wünschenswert ist, insbesondere wenn die Alkalose durch einen Verlust an Magensäure bedingt ist.

Durchführung

Die HCl-Menge, die zur Korrektur einer metabolischen Alkalose benötigt wird, kann durch Abschätzung des Defizits an Wasserstoffionen (H^+) bestimmt werden, wie in Tabelle 38-3 dargestellt. Eine Plasma-HCO_3^--Konzentration von 35 mval/l wird als Zielgröße angestrebt, da eine sofortige Normalisierung der Plasma-HCO_3^--Konzentration selten notwendig ist. Nach Ermittlung des H^+-Defizits werden das entsprechende Volumen und die Infusionsgeschwindigkeit der HCl-Lösung bestimmt. Eine häufig verwendete Lösung ist 0,1 N-HCl, die pro Liter 100 mval H^+ enthält (ähnlich dem Magensaft mit 50 bis 100 mval/l). HCl-Lösungen müssen wegen ihrer ätzenden Wirkung zentralvenös infundiert werden [8].

Zur Veranschaulichung der Gleichungen in Tabelle 38-3 betrachten wir einen 80 kg schweren Patienten mit einer Plasma-HCO_3^--Konzentration von 50 mval/l. Unter der Annahme einer gewünschten HCO_3^--Konzentration von 35 mval/l errechnet sich das H^+-Defizit wie folgt: 0,3 × 80 × (50–35) = 360 mval. Das entsprechende Infusionsvolumen einer 0,1 N-Lösung beträgt 360/100 = 3,6 l. Die Infusionsgeschwindigkeit der 0,1 N-HCl-Lösung liegt bei 0.2 × 80/100 = 0,16 l/h oder 2,6 ml/min.

Unerwünschte Wirkungen

Das Hauptproblem bei der Infusion von HCl besteht in der ätzenden Wirkung von HCl. Ein Austritt von HCl-Lösung aus dem Gefäßsystem kann zu schweren Gewebsnekrosen führen, selbst wenn die Lösung zentralvenös verabreicht wird [9]. Höherkonzentrierte Lösungen können eine Verätzung von intravaskulären Kathetern zur Folge haben [10]. Um das Risiko einer solchen Verätzung zu minimieren, sollten Lösungen vermieden werden, die höher konzentriert sind als die 0,1 N-HCl-Lösung.

Tabelle 38-3 Salzsäureinfusion bei metabolischer Alkalose.

A. H^+-Defizit (mval) = 0,3 × KG (kg) × ($HCO_{3\ gemessen}^- - HCO_{3\ erwünscht}^-$)
B. Geschwindigkeit der H^+-Substitution = 0,2 mval/kg KG × h
C. Für eine 0,1 N-HCl-Lösung (H^+ = 100 mval/l) gilt:
   1. Volumen (l) = H^+-Defizit/100
   2. Infusionsgeschwindigkeit (l/h) = 0,2 × KG (kg)/100

Anm. d. Übers.: HCl-Infusionen sind in Deutschland ungebräuchlich.

Andere Chloridlösungen

Ammoniumchlorid kann in der Leber zu Ammoniak und HCl umgewandelt werden und dadurch eine metabolische Alkalose indirekt korrigieren. Da das freigesetzte Ammoniak insbesondere bei Patienten mit Leber- oder Niereninsuffizienz zu einer Enzephalopathie (mit Bewußtseinstrübung und Koma) führen kann, wird von Ammoniumchloridinfusionen abgeraten [1, 2].

Argininhydrochlorid wird in der Leber in Arginin und HCl gespalten. Die intrazelluläre Aufnahme von Arginin (einem Kation) ist mit einer Verschiebung von Kalium aus den Zellen heraus verbunden, was zu einer schweren und lebensbedrohlichen Hyperkaliämie führen kann [1, 2].

Histamin-H_2-Blocker

Da Histamin-H_2-Rezeptorantagonisten die Magensäureproduktion hemmen, wurden sie zur Prävention metabolischer Alkalosen während einer längerdauernden nasogastralen Ableitung des Magensafts angewendet [1, 2]. Aufgrund der Auswirkungen einer supprimierten Magensäureproduktion auf die Kolonisation des oberen Gastrointestinaltrakts (s. Kap. 6 und 33) ist von dieser Vorgehensweise abzuraten.

Chloridrefraktäre Alkalose

Die Therapie der chloridrefraktären metabolischen Alkalose ist auf die Behandlung der zugrundeliegenden Ursache eines Mineralokortikoidüberschusses (z.B. Nebennierenüberfunktion, Nierenarterienstenose) und die Korrektur eines Kaliummangels gerichtet. Da diese Form einer metabolischen Alkalose normalerweise mit einem Volumenüberschuß (nicht einem Volumenmangel) vergesellschaftet ist, können auch die unten beschriebenen diuretisch-korrigierenden Maßnahmen ergriffen werden.

Acetazolamid

Acetazolamid (Diamox®) ist ein Carboanhydrase-Hemmstoff, der die HCO_3^--Rückresorption in den proximalen Nierentubuli blockiert und so die HCO_3^--Ausscheidung im Urin fördert. Acetazolamid hat eine diuretische Wirkung. Da die chloridrefraktäre metabolische Alkalose normalerweise mit einem großen extravaskulären Volumen einhergeht, ist Acetazolamid für die Korrektur chloridrefraktärer metabolischer Alkalosen gut geeignet. Die empfohlene Dosis beträgt 5 bis 10 mg/kg i.v. (oder p.o.); die maximale Wirkung wird nach durchschnittlich 15 Stunden erreicht [11]. Acetazolamid verstärkt sowohl einen Kalium- als auch einen Volumenmangel und sollte deshalb nicht bei einer chloridrefraktären metabolischen Alkalose mit Hypokaliämie eingesetzt werden.

TEIL X

Volumen- und Elektrolytstörungen

Man is a bundle
of relations.

RALPH WALDO EMERSON

KAPITEL 39

Akute Oligurie

Lack of urine output
in the acutely hypovolemic patient is renal success,
not renal failure.

RONALD V. MAIER, MD

Eine akute Abnahme der Urinausscheidung kann, wie Dr. Maier ausführt, eine funktionelle Anpassung darstellen, öfter deutet sie jedoch auf ein Problem hin. Das Problem ist das akute Nierenversagen, das bei kritisch kranken Patienten eine Mortalität von 80% aufweisen kann [1, 2]. Hinzu kommt, daß *die Einführung der Akut-Hämodialyse die Mortalität des akuten Nierenversagens nicht vermindert hat* [1, 2]. Dies hat ernste Folgen. Hoffen wir, daß diese Information nicht in die Hände von „Outcome-Analytikern" gelangt, die glauben, daß ein Eingriff nicht gerechtfertigt ist, wenn er das Outcome nicht verbessert.

Übersicht

Eine Oligurie (Urinausscheidung < 400 ml/24 h) muß nicht mit einer gestörten Nierenfunktion einhergehen [4], sondern kann durch einen Überschuß an antidiuretischem Hormon (ADH) verursacht sein kann. Im Unterschied dazu tritt bei der in diesem Kapitel beschriebenen Oligurie eine der folgenden Veränderungen auf:
1. Anstieg des Serumkreatinins um mindestens 0,5 mg/dl über dem Normalwert
2. Anstieg des Serumkreatinins um mindestens 50% über dem Normalwert
3. Verminderung der errechneten Kreatinin-Clearance um mindestens 50%
4. Schwere renale Funktionsstörung, die eine Nierenersatztherapie erforderlich macht

Tabelle 39-1 Quantitative Einschätzung der Nierenfunktion.

Kreatinin-Clearance (Männer):

$$CL_{Cr}\ (ml/min) = \frac{(140 - Alter) \times Körpergewicht\ (kg)}{72 \times Serumkreatinin\ (mg/dl)}$$

Kreatinin-Clearance (Frauen):

$CL_{Cr}\ (ml/min) = 0{,}85 \times CL_{Cr}$ der Männer

Fraktionelle Natriumexkretion:

$$FE_{Na} = \frac{Urin[Na]/Plasma[Na]}{Urin[Cr]/Plasma[Cr]} \times 100$$

Mit den Formeln in Tabelle 39-1 läßt sich die Kreatinin-Clearance abschätzen [5]. Dies hilft nicht nur, den Grad der Beeinträchtigung der Nierenfunktion zu bestimmen, sondern dient auch zur Festlegung geeigneter Medikamentendosierungen.

Die oben aufgelisteten vier Kriterien kennzeichnen den Zustand des akuten oligurischen Nierenversagens (AONV). Die Ursachen des AONV werden traditionell in drei Kategorien eingeteilt und jede Kategorie entsprechend der anatomischen Lokalisation des Problems benannt (Abb. 39-1) [1, 6].

Prärenale Störungen

Bei prärenalem Ursprung des AONV ist die Störung proximal der Nieren lokalisiert und durch eine Abnahme des renalen Blutflusses charakterisiert. Diese Gruppe umfaßt Hypovolämie, schwere kardiale Funktionsstörungen, Verlust des Gefäßtonus, Medikamente, die eine renale Vasokonstriktion fördern (z.B. nichtsteroidale Antiphlogistika), und Medikamente, die den glomerulären Filtrationsdruck vermindern (z.B. ACE-Hemmer). Prärenale Funktionsstörungen sind für ungefähr die Hälfte der AONV-Fälle verantwortlich [1, 2, 3].

Renale Störungen

Die renalen Funktionsstörungen betreffen das Nierenparenchym und sind durch eine beeinträchtigte glomeruläre Filtration und/oder eine tubuläre Fehlfunktion charakterisiert. Sie werden traditionell drei Krankheitsbildern zugeordnet: akute Glomerulonephritis, akute Tubulusnekrose und akute interstitielle Nephritis. Die akute Tubulusnekrose stellt die häufigste renale Funktionsstörung im Rahmen eines AONV dar. Sie wird überwiegend durch Sepsis, Schock und Nephrotoxine verursacht [6]. Zu den Toxinen gehören Medikamente (z.B. Aminoglykoside), Kontrastmittel und Stoffwechselprodukte (z.B. Myoglobin).

Akute Tubulusnekrose

Akutes Nierenversagen ist durch eine ineffektive glomeruläre Filtration charakterisiert. Bei der akuten Tubulusnekrose (ein unglücklicher Ausdruck, da eine Tubulusnekrose gar nicht vorliegen muß) hingegen liegt der Defekt nicht im Glomerulus, sondern in den

Prärenal

$U_{NA} < 20$ mval/l
$FE_{NA} < 1\%$

Renal

$U_{NA} > 40$ mval/l
$FE_{NA} > 2\%$

Blutfluß

Postrenal

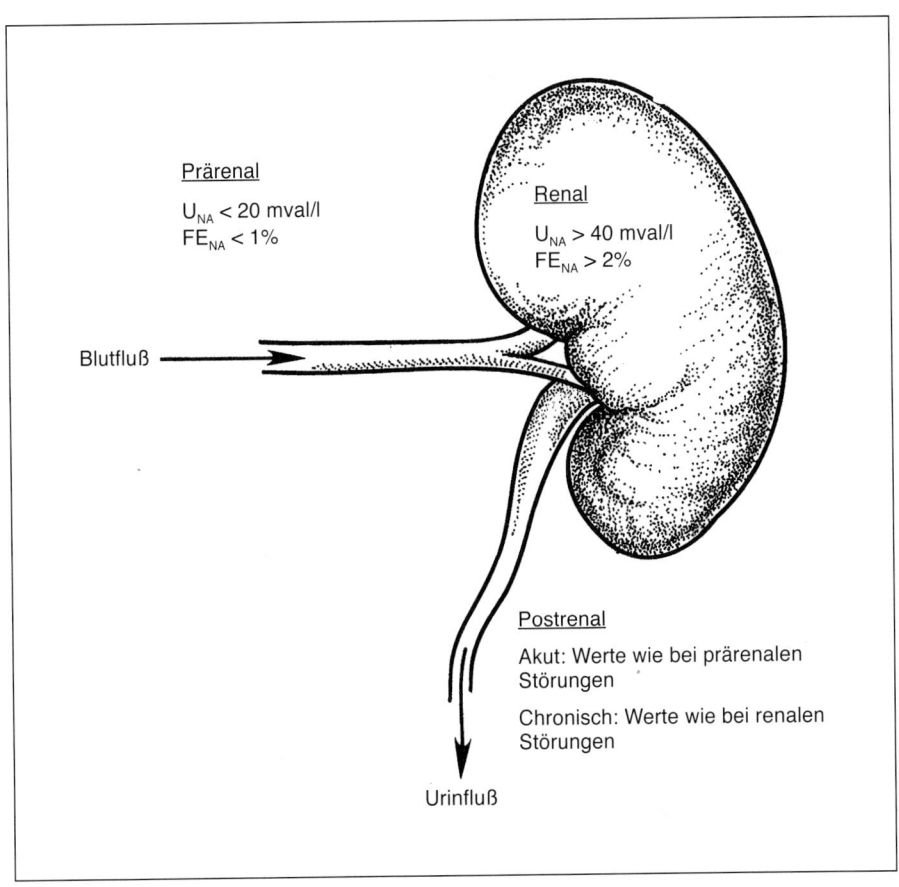

Akut: Werte wie bei prärenalen Störungen

Chronisch: Werte wie bei renalen Störungen

Urinfluß

Abb. 39-1 Ursachen der akuten Oligurie, eingeteilt nach der anatomischen Lokalisation des Problems.

Tubuli und dem angrenzenden Parenchym (tubulointerstitielle Erkrankung). Doch was ist verantwortlich für die Verringerung der glomerulären Filtrationsrate (GFR), wenn der Glomerulus gar nicht am Geschehen beteiligt ist? Dies wird durch den histologischen Schnitt in Abbildung 39-2 erklärt. Im Mittelpunkt des Bildes befindet sich ein proximaler Tubulus, der mit tubulären Epithelzellen angefüllt ist, die ins Tubuluslumen abgestoßen wurden. Diese Zellmasse führt zu einer Verstopfung, wodurch sich proximal davon ein rückwärts gerichteter Druck aufbaut. Der Rückstau vermindert nun den Netto-Filtrationsdruck über die glomerulären Kapillaren. Durch diesen tubulo-glomerulären Stau-Druck verringert sich die GFR.

Es wird vermutet, daß die Schädigung der Nierentubuli bei akuter Tubulusnekrose sowohl aus einem ischämischen als auch einem entzündlichen Prozeß resultiert [7]. Letzterer kann weit reichen und mit Funktionsstörungen in vielen Organen einhergehen (Multi-

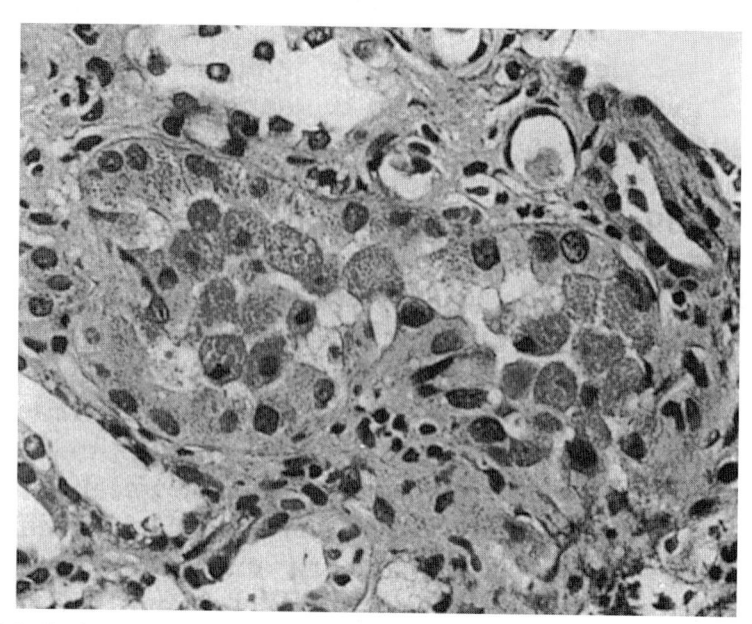

Abb. 39-2 Histologisches Bild einer akuten Tubulusnekrose, das einen proximalen Tubulus angefüllt mit abgeschilferten Epithelzellen zeigt (400fache Vergrößerung).
(Aus Racuson LC. Histopathology of acute renal failure. New Horiz 1995; 3: 662–668)

organversagen, s. Kap. 31). In diesem Fall ist das Nierenversagen Teil einer umfassenderen systemischen Erkrankung und keine isolierte Organerkrankung. Dies ist eine wichtige Überlegung, weil daraus folgt, daß die Therapie des akuten Nierenversagens nicht allein auf die Nieren ausgerichtet sein sollte (wie es gewöhnlich der Fall ist).

Postrenale Störungen

Bei postrenalem Ursprung des AONV ist die Störung distal des Nierenparenchyms lokalisiert und durch eine Behinderung des Urinabflusses charakterisiert. Zu dieser Gruppe gehören Erkrankungen, die die Sammelrohre (Papillennekrose), die Harnleiter (retroperitoneale Tumoren) oder den Blasenabfluß (Strikturen, Prostataerkrankungen) blockieren. Die postrenale Abflußbehinderung ist nur selten Ursache einer Oligurie, außer bei einer Einzelniere.

Urinanalyse

Zur initialen Einschätzung eines oligurischen Patienten sollte eine mikroskopische und, falls notwendig, eine chemische Untersuchung des Urins durchgeführt werden. Diese weiter unten beschriebenen Methoden können helfen, eine prärenale von einer renalen Störung zu unterscheiden. Die Untersuchung des Urins ist dagegen weniger zur Identifizierung postrenaler Störungen geeignet (ausgenommen bei Papillennekrose, bei der eine abgestoßene Papille in der Urin-Mikroskopie nachgewiesen werden kann).

Mikroskopische Urinuntersuchung

Die mikroskopische Untersuchung des Urinsediments ist die einfachste und billigste diagnostische Maßnahme. Der Nachweis reichlich vorhandener tubulärer Epithelzellen mit Epithelzylindern ist praktisch pathognomonisch für eine akute Tubulusnekrose. Außerdem deuten Leukozytenzylinder auf eine interstitielle Nephritis und Pigmentzylinder auf eine Myoglobinurie hin. Die mikroskopische Urinuntersuchung ist nicht geeignet zur Erkennung prärenaler Ursachen einer Oligurie. Wenn die Urinmikroskopie nicht aufschlußreich ist, kann die Bestimmung der Urinnatriumkonzentration hilfreich sein.

Natrium im Urin

Bei verminderter renaler Perfusion nimmt die Natriumrückresorption zu und die Natriumausscheidung im Urin ab. Umgekehrt ist bei Nierenversagen die Natriumrückresorption beeinträchtigt und die Natriumausscheidung im Urin gesteigert. Im Rahmen einer Oligurie weist eine **Urinnatriumkonzentration unter 20 mval/l in der Regel auf eine prärenale Störung** hin. Eine Urinnatriumkonzentration über 40 mval/l schließt dagegen nicht notwendigerweise eine prärenale Störung aus. Eine erhöhte Urinnatriumkonzentration kann auftreten, wenn sich eine prärenale Störung auf eine renale Fehlfunktion aufpfropft (mit obligatorischem Natriumverlust) oder unter laufender diuretischer Therapie. Bei älteren Patienten besteht oft ein obligatorischer Natriumverlust über den Urin, und sie können besonders bei prärenaler Störung eine hohe Natriumkonzentration im Urin aufweisen. Daher sollte eine Urinnatriumkonzentration über 40 mval/l nicht als Beweis für eine renale Störung gelten.

Fraktionelle Natriumexkretion

Die fraktionelle Natriumexkretion (FE_{NA}) ist der Natriumanteil des Glomerulusfiltrats, der mit dem Urin ausgeschieden wird. Dieser entspricht dem Quotienten aus Natrium-Clearance und Kreatinin-Clearance (s. Tab. 39-1) [8]. Die FE_{NA} ist normalerweise kleiner als 1%; d.h. weniger als 1% des filtrierten Natriums erscheint im Urin. Im Rahmen einer Oligurie liefert die FE_{NA} folgende Informationen:

$FE_{NA} < 1\%$ = prärenale Störung
$FE_{NA} > 2\%$ = renale Nierenfunktionsstörung

Obwohl Ausnahmen bezüglich dieser Kriterien bestehen (z.B. kann bei hin und wieder auftretenden Fällen von renalem Nierenversagen die $FE_{NA} < 1\%$ sein), ist die FE_{NA} der zuverlässigste Parameter, um eine prärenale von einer renalen Ursache des AONV zu unterscheiden. Jedoch ist ihre Bestimmung recht mühselig, was ihre Beliebtheit begrenzt.

Therapie

Die Hauptaufgabe in der frühen Behandlungsphase eines oligurischen Patienten besteht in der Erkennung und Beseitigung jeder prärenalen Störung, die für die Oligurie verantwortlich sein könnte. Dies ist eine einfache Aufgabe, wenn ein invasives hämodynamisches Monitoring zur Verfügung steht.

Optimierung hämodynamischer Parameter

Das Vorgehen zur Optimierung hämodynamischer Parameter ist so ähnlich wie im ersten Teil des Flußdiagramms der Abbildung 13-3 gezeigt. Als erstes werden die kardialen Füllungsdrücke bestimmt.

Kardiale Füllungsdrücke

Die kardialen Füllungsdrücke (zentraler Venendruck [ZVD] und Pulmonalarterienverschlußdruck) sollten normal oder unverändert sein (ein Abfall um 4 mm Hg oder mehr wird als relevante Änderung betrachtet). Wenn die Füllungsdrücke niedrig sind (ZVD kleiner als 4 mm Hg, Pulmonalarterienverschlußdruck kleiner als 8 mm Hg), sollte Volumen infundiert werden, bis der ZVD 6–8 mm Hg und der Pulmonalarterienverschlußdruck 12–15 mm Hg beträgt. Sobald sie sich in diesen Bereichen befinden, wird das Herzminutenvolumen gemessen.

Herzminutenvolumen

Bei niedrigem Herzminutenvolumen sollte Volumen infundiert werden, bis der ZVD Werte von 10–12 mm Hg erreicht und der Pulmonalarterienverschlußdruck nahe 20 mm Hg liegt. Bleibt das Herzminutenvolumen trotz hochnormaler Füllungsdrücke weiterhin niedrig, wird in Abhängigkeit vom Blutdruck ein Medikament zur kardialen Unterstützung gegeben: Bei normalem Blutdruck erfolgt eine inotrope Therapie mit Dobutamin (Beginn mit 5 µg/kg × min); bei niedrigem Blutdruck wird Dopamin (Beginn mit 5 µg/kg × min) zur Unterstützung von Druck und Fluß verabreicht. Zielgröße ist ein Herzindex über $3 \, l/min \times m^2$.

Glomerulo-tubulärer Fluß

Bleibt die Oligurie trotz angemessener Werte von systemischem Druck und Fluß bestehen, ist ein renales Nierenversagen die wahrscheinlichste Ursache. In dieser Situation kann kaum noch etwas getan werden. Die folgenden zwei Maßnahmen sind weit verbreitet, aber ineffektiv.

Low-dose-Dopamin

Trotz dreißigjährigen Einsatzes als renaler Vasodilatator gibt es keinen Beweis für einen Nutzen von Low-dose-Dopamin (2 µg/kg × min) in der Behandlung von Patienten mit akutem oligurischem Nierenversagen [9, 10, 11, 12]. Eine Zusammenfassung der Erfahrungen mit Dopamin auf diesem Gebiet zeigt Tabelle 39-2. Obwohl Dopamin den rena-

Tabelle 39-2 Low-dose-Dopamin bei AONV (aus [9–12]).

	Ja	Nein
Zunahme des renalen Blutflusses	x	
Zunahme der Urinausscheidung	x	
Verbesserung der Nierenfunktion		x
Abnehmender Hämodialyse-Bedarf		x
Verbessertes Outcome		x

len Blutfluß verstärken und die Diurese unterstützen kann, zieht dies weder eine verbesserte Nierenfunktion noch ein besseres Outcome nach sich. Der diuretische Effekt von Dopamin steht in keiner Beziehung zu seiner vaskulären Wirkung, so daß die Zunahme der Urinausscheidung kein Ausdruck einer Zunahme der GFR ist.

Zusätzlich zu seiner Unwirksamkeit gilt Low-dose-Dopamin inzwischen als potentieller Risikofaktor wegen seiner viszeral-vasokonstringierenden Wirkung (auf diese Weise könnte es Darmischämien begünstigen) [12]. Da sein Nutzen nicht bewiesen ist und die Möglichkeit einer Schädigung besteht, **wird Low-dose-Dopamin nicht länger für die Behandlung des akuten oligurischen Nierenversagens empfohlen** [1, 11].

Furosemid

Das Ziel einer Diuretikagabe bei akuter tubulärer Schädigung besteht darin, den tubulären Fluß zu verbessern und den Rückstau zu verringern, der die glomeruläre Filtration behindert. In dieser Hinsicht hat Furosemid wenig Nutzen. Wenn man bedenkt, daß weniger als 10% einer Furosemiddosis das Lumen der renalen Tubuli erreichen, überrascht das Ausbleiben des diuretischen Effekts beim Nierenversagen nicht [13]. Wird Furosemid kontinuierlich intravenös verabreicht, ist seine diuretische Wirkung weitaus größer als nach einer Bolusgabe (der diuretische Effekt von Furosemid hängt von der Dauer seiner Verabreichung ab) [14]. Daher dürfte dies die bevorzugte Methode sein, die Diurese beim akuten Nierenversagen aufrechtzuerhalten. Die optimale Dosierung ist nicht bekannt. Die in klinischen Berichten genannten Dosen bewegen sich zwischen 1 und 9 mg/h, aber auch Dosen bis zu 0,75 mg/kg KG × h wurden vorgeschlagen [14]. Ein Initialbolus vor der kontinuierlichen Gabe ist offenbar nicht erforderlich.

Spezielle Nierenerkrankungen

Kontrastmittelinduziertes Nierenversagen

Die üblichen jodierten Röntgenkontrastmittel können eine hyperosmolare endotheliale Schädigung in den kleinen Gefäßen des Nierenmarks verursachen. Dies führt zu einer ischämischen Schädigung und einem ähnlichen Bild wie bei akuter Tubulusnekrose. Die Nierenschädigung tritt gewöhnlich innerhalb von 48 Stunden nach der Untersuchung als Anstieg des Serumkreatinins in Erscheinung. Eine Oligurie ist eher selten (in 10% der Fälle) und bildet sich in den meisten Fällen innerhalb von zwei Wochen zurück [15, 16].

Diese Art von Schädigung betrifft häufig Diabetiker mit einer Niereninsuffizienz. Dehydratation gilt als Risikofaktor. Kochsalzinfusionen (150–200 ml/h) vor, während und nach der Untersuchung können die Inzidenz der kontrastmittelinduzierten Tubulusnekrose wirksam reduzieren. Auch mit eher isotonischen Kontrastmitteln bleibt das Problem bestehen.

Interstitielle Nephritis

Die akute interstitielle Nephritis wird durch Infektionen (gewöhnlich virale oder atypische Erreger) und allergische Reaktionen auf Medikamente verursacht. Nahezu jedes Medikament kann eine akute interstitielle Nephritis induzieren; die häufigsten Auslöser sind in Tabelle 39-3 aufgeführt [3]. Viele dieser Medikamente werden häufig auf Intensivstationen eingesetzt, deshalb sollte man sich ihres nephrotoxischen Potentials bewußt sein.

Tabelle 39-3 Medikamente, die eine interstitielle Nephritis verursachen können.

Allopurinol	Ciprofloxacin	Phenytoin
Captopril	Furosemid	Rifampicin
Cefalotin	NSAID	Thiazide
Cimetidin	Penicillin	TMP-SMX

Die akute interstitielle Nephritis ist zum Teil schwer von der akuten Tubulusnekrose zu unterscheiden. Die charakteristischen Zeichen einer allergischen Reaktion (z.B. Fieber, Exanthem, Eosinophilie) können fehlen. Eine laufende Therapie mit einem potentiell stark nephrotoxischen Medikament sollte den Verdacht auf eine akute interstitielle Nephritis erregen. Die Nierenschädigung kann allerdings auch erst Monate bis Jahre nach Beginn der Therapie auftreten [17], so daß sich die Aufmerksamkeit nicht direkt auf die Möglichkeit einer medikamenteninduzierten Nephropathie richtet. Der Nachweis von Leukozytenzylindern in der mikroskopischen Urinuntersuchung hilft die Diagnose einer akuten interstitiellen Nephritis zu stellen.

Außer dem Absetzen des verursachenden Medikaments gibt es keine spezifische Behandlung der akuten interstitiellen Nephritis. Daher ist es sinnvoll, in Fällen eines akuten Nierenversagens mit unbekannter Ursache so viele Medikamente wie möglich abzusetzen.

Myoglobinurische akute Tubulusnekrose

Eine ausgedehnte Muskelzerstörung (Rhabdomyolyse) führt zur Freisetzung von Myoglobin in die Blutbahn. Myoglobin wird in den Nieren gefiltert, es zerstört renale Tubuli und verursacht eine der Tubulusnekrose ähnliche Erkrankung. Gewöhnlich handelt es sich dabei um eine mildere Form des Nierenversagens, die in den meisten Fällen nicht oligurisch ist. Die meisten Fälle einer Rhabdomyolyse sind toxininduziert oder traumatisch bedingt. Die Zahl der potentiellen Toxine schwankt; eine Literaturübersicht führt über 150 Kandidaten auf [18].

Diagnose

Ein positiver Urinstick-Nachweis von okkultem Blut bei gleichzeitigem Fehlen von Erythrozyten in der mikroskopischen Urinuntersuchung läßt eine Myoglobinurie diagnostizieren (mit Ausnahme der seltenen Fälle einer schweren intravaskulären Hämolyse mit Hämoglobinurie). Eine Rhabdomyolyse kann vermutet werden, wenn das Serumkreatinin stärker ansteigt als erwartet. Tabelle 39-4 zeigt, daß das Serumkreatinin bei Nierenversagen täglich um 1–2 mg/dl zunimmt. Kommt eine ausgedehnte Muskelzerstörung hinzu, erhöht sich das Serumkreatinin täglich um mehr als 2 mg/dl. Die Diagnose einer Rhabdomyolyse kann durch den Nachweis diverser Muskelenzyme im Blut gesichert werden (z.B. Kreatininphosphokinase, Laktatdehydrogenase). Der Autor bevorzugt Aldolase, da sie spezifisch für den Skelettmuskel ist.

Behandlung

Die Behandlung der myoglobinurischen Tubulusnekrose besteht in Volumengabe und der sorgfältigen Überwachung der Kalium- und Phosphatkonzentration im Blut (diese Elektrolyte werden aus dem Muskel freigesetzt, und ihre Serumkonzentrationen können

Tabelle 39-4 Folgen eines Nierenversagens.

Laborwert	Veränderung pro Tag
Harnstoff-Stickstoff im Blut	20–30 mg/dl
Kreatinin	1–2 mg/dl
Kalium	0,3–0,5 mval/l
Bikarbonat	1–2 mval/l

schnell eine gefährliche Höhe erreichen). Besonders wichtig ist die Volumengabe, da durch einen Volumenmangel die schädliche Wirkung des Myoglobins in den Nieren wesentlich verstärkt wird. Die Alkalisierung des Urins wird zwar oft empfohlen, ist jedoch selten notwendig.

Hämofiltration

Obwohl die Hämodialyse das Standardverfahren der Blutreinigung beim Nierenversagen darstellt, sind in den letzten Jahren einige alternative Methoden dazugekommen [19]. Eine von ihnen ist die Hämofiltration, die im folgenden beschrieben wird.

Grundlagen

Während man sich bei der Hämodialyse zur Entfernung gelöster Substanzen der Diffusion bedient, geschieht dies bei der Hämofiltration durch Konvektion (solvent drag). Letzteres Prinzip ist weniger wirksam. Jedoch werden bei der Hämofiltration Membranen verwendet, deren Porengröße die Passage von großen Molekülen (Molekulargewicht bis zu 25 000 Dalton) zuläßt. Dies erleichtert die Entfernung gelöster Substanzen und Flüssigkeiten.

Kontinuierliche Hämofiltration

Die Hämofiltration entfernt gelöste Substanzen sehr viel langsamer als die Hämodialyse. Dadurch ist es jedoch möglich, die Hämofiltration über eine längere Zeitspanne einzusetzen (Tage).
Die Technik der kontinuierlichen Hämofiltration wird in der Abbildung 39-3 gezeigt. Ist der Filter zwischen Arterie und Vene plaziert, nennt man dieses Verfahren kontinuierliche arteriovenöse Hämofiltration (CAVH). Der Hämofilter kann aber auch zwischen zwei Venen plaziert werden. Dann wird das Verfahren als kontinuierliche venovenöse Hämofiltration (CVVH) bezeichnet.

Kontinuierliche arteriovenöse Hämofiltration

Bei der CAVH ist keine Pumpe erforderlich. Die arteriovenöse Druckdifferenz liefert den Druckgradienten für den Fluß durch den Filter. Der Druckgradient für die Filtration ergibt sich aus der vertikalen Entfernung zwischen Filter und Sammelbeutel für das Ultrafiltrat. Der Filtrationsdruck kann demnach durch Positionsänderungen des Ultrafiltratbeutels zum Hämofilter reguliert werden.
Man beachte den Flüssigkeitsersatz im CAVH-Kreislauf. Dieser ist notwendig, weil die Konzentration der gelösten Substanzen im Ultrafiltrat die gleiche ist wie im Blut. Daher

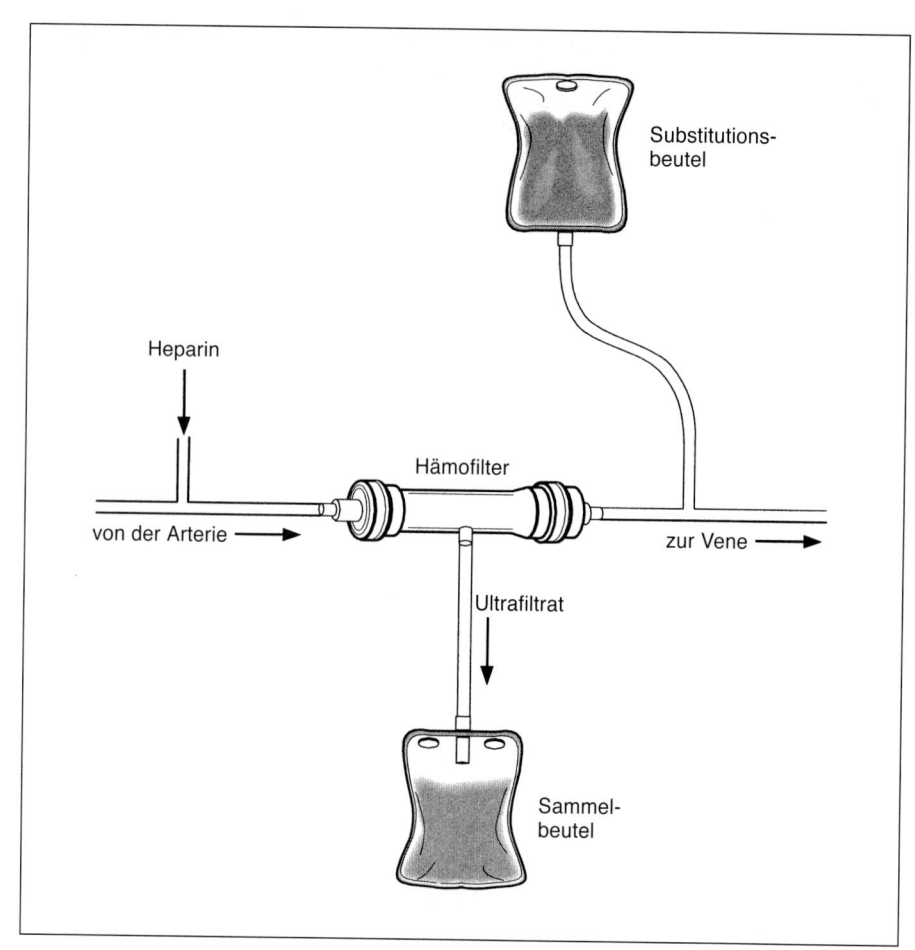

Abb. 39-3 *Technik der kontinuierlichen arteriovenösen Hämofiltration (CAVH).*

wird die Konzentration dieser Substanzen im Blut während der Hämofiltration nicht abfallen, solange keine Substitutionslösung infundiert wird (Dilutionseffekt). Erst bei Verwendung von Substitutionslösung verringert sich durch die CAVH die Konzentration der bei Nierenversagen akkumulierten Toxine (d.h. die CAVH fungiert als Dialyseverfahren). In einem 24-Stunden-Intervall kann die CAVH 10 l Flüssigkeit (die ersetzt wird) und 12 g Harnstoff entfernen [20].

Anwendungen

Die Hämofiltration kann eingesetzt werden, um gelöste Substanzen oder Flüssigkeiten zu entfernen (z.B. bei Nierenversagen oder Herzversagen). Da die Flüssigkeit langsamer als mit der Hämodialyse eliminiert wird, ist die Hämofiltration für hämodynamisch instabile Patienten besser zu tolerieren. Durch die Möglichkeit der Eliminierung großer Moleküle könnten sich weitere Anwendungsgebiete ergeben; eines davon ist die schwere Sepsis. Hier wird versucht, mit der Hämofiltration potentiell schädigende Entzündungsmediatoren zu entfernen [21]. Diese Art des *radiator flush* könnte (wenn sie funktioniert) in naher Zukunft zu einer sehr beliebten Methode werden.

Anm. d. Übers.: In der Praxis hat sich die effektive Methode der Diafiltration durchgesetzt, bei der die Substitutionslösung im Gegenstrom am Filter vorbeifließt.

Kapitel 40

Hypertone und hypotone Syndrome

In diesem Kapitel werden klinische Funktionsstörungen beschrieben, bei denen eine abnorme Verteilung des Gesamtkörperwassers (TBW für „total body water") zwischen Intra- und Extrazellularraum vorliegt. Diese Störungen sind durch eine Änderung der effektiven Osmolarität des Extrazellularraums charakterisiert. Viele davon gehen mit einer abnormen Plasmanatriumkonzentration einher.

Grundlagen

Im folgenden werden die Kräfte beschrieben, die für den Austausch von Wasser zwischen Intra- und Extrazellularraum verantwortlich sind [1, 2, 3, 4].

Osmotische Aktivität

Die Aktivität (Konzentration) gelöster Teilchen in einer Flüssigkeit ist umgekehrt proportional zur Aktivität (Konzentration) der Wassermoleküle in derselben Flüssigkeit. Die Aktivität gelöster Teilchen in einer Flüssigkeit wird auch *osmotische Aktivität* genannt und in Osmol (osm) angegeben. Die totale osmotische Aktivität einer Lösung ist die Summe der osmotischen Aktivitäten aller darin gelösten Teilchen. Für einwertige Ionen gilt: Die osmotische Aktivität gemessen in Milliosmol (mOsm) pro Volumeneinheit entspricht der Ionenkonzentration gemessen in Millival (mval) pro Volumeneinheit. Daraus ergibt sich für die osmotische Aktivität der isotonischen Kochsalzlösung (0,9%iges Natriumchlorid) folgende Beziehung:

$$0,9\% \text{ NaCl} = 154 \text{ mval Na/l} + 154 \text{ mval Cl/l}$$
$$= 154 \text{ mOsm Na/l} + 154 \text{ mOsm Cl/l}$$
$$= 308 \text{ mOsm/l}$$

Osmolarität ist die osmotische Aktivität pro Volumeneinheit einer Lösung (gelöste Teilchen plus Wasser) und wird in mOsm/l gemessen. **Osmolalität** ist die osmotische Aktivität pro Gewichtseinheit Wasser und wird in mOsm/kg H_2O gemessen. Die osmotische Aktivität der Körperflüssigkeiten wird gewöhnlich in Relation zu Wasser (d.h. Osmolalität) ausgedrückt. In den Körperflüssigkeiten übersteigt das Wasservolumen bei weitem das Volumen der gelösten Teilchen, so daß kaum ein Unterschied zwischen Osmolalität und Osmolarität besteht und sich daher die Begriffe Osmolalität und Osmolarität bei der Beschreibung der osmotischen Aktivität der Körperflüssigkeiten gegenseitig ersetzen können.

Tonizität

Wenn zwei Flüssigkeiten durch eine Membran getrennt sind, die für Wasser, aber nicht für gelöste Teilchen passierbar ist, wird das Wasser von der Flüssigkeit mit der niedrigeren zu der mit der höheren osmotischen Aktivität fließen. Die relative osmotische Aktivität der zwei Flüssigkeiten wird als effektive Osmolalität bzw. als Tonizität bezeichnet. Die Flüssigkeit mit der höheren Osmolalität wird als hyperton und die mit der niedrigeren Osmolalität als hypoton beschrieben. Ob das Wasser sich in die Zellen hinein- oder aus ihnen herausbewegt, wird durch die relative Tonizität des Intra- und Extrazellularraums bestimmt.

Ist die Membran zwischen zwei Flüssigkeiten sowohl für gelöste Teilchen als auch für Wasser durchlässig, wird eine zu einer der Flüssigkeiten hinzugefügte gelöste Substanz sich völlig gleich zwischen beiden Kompartimenten verteilen. In dieser Situation steigert die gelöste Substanz die Osmolalität beider Flüssigkeiten, ändert jedoch nicht die jeweilige Tonizität. Daher kommt es auch zu keiner Wasserverschiebung zwischen den beiden Kompartimenten. Ein Beispiel für ein solches Verhalten ist Harnstoff. Er kann Zellmembranen frei permeieren. Ein Anstieg der Harnstoffkonzentration im Extrazellularraum (d.h. ein Anstieg des Harnstoff-Stickstoffs im Plasma) steigert dessen Osmolalität. Die Tonizität bleibt unverändert, und es findet auch keine Nettobewegung von Wasser aus den Zellen statt. So ist die Azotämie (Anstieg des Serum-Harnstoff-Stickstoffs) ein hyperosmotischer, jedoch kein hypertoner Zustand.

Plasmaosmolalität

Die Osmolalität der extrazellulären Flüssigkeit kann im Labor mit Hilfe des Gefrierpunkts von Plasma (eine Lösung von 1 osm/l gefriert bei –1,86 °C) gemessen werden. Diese Methode zur Bestimmung der Osmolalität wird *Gefrierpunktserniedrigung* genannt. Die Osmolalität der extrazellulären Flüssigkeit kann aber auch mit Hilfe der Plasmakonzentrationen von Natrium, Chlorid, Glukose und Harnstoff (dies sind die wichtigsten im Extrazellularraum gelösten Teilchen) berechnet werden. Die unten angeführte Formel geht von einem Plasmanatrium von 140 mval/l, einer Plasmaglukose von 90 mg/dl und einem Plasma-Harnstoff-Stickstoff von 14 mg/dl aus.

$$\text{Plasmaosmolalität} = 2 \times [Na^+] + \frac{[\text{Glukose}]}{18} + \frac{[\text{Harnstoff}]}{2,8}$$

$$= 2 \times 140 + \frac{90}{18} + \frac{14}{2,8}$$

$$= 290 \text{ mOsm/kg } H_2O$$

Die Natriumkonzentration wird doppelt eingerechnet, um dem Beitrag des Chlorids zur osmotischen Aktivität Rechnung zu tragen. Plasmaglukose und Plasmaharnstoffkonzentration werden in mg/dl gemessen, die Faktoren 18 und 2,8 (die Molekulargewichte dividiert durch 10) dienen als Umrechnungsfaktoren von mg/dl in mOsm/kg H_2O.

Osmotische Lücke

Da sich außer Natrium, Chlorid, Glukose und Harnstoff noch andere gelöste Substanzen im Extrazellularraum befinden, ist die gemessene Osmolalität des Plasmas größer als die errechnete. Diese osmotische Lücke (d.h. die Differenz zwischen gemessener und errechneter Osmolalität des Plasmas) beträgt normalerweise ca. 10 mOsm/kg H_2O [4, 5]. Zu einer Vergrößerung der osmotischen Lücke kommt es durch bestimmte Toxine (z.B. Äthanol, Methanol, Ethylenglykol oder jene schwer faßbaren Toxine, die sich beim Nierenversagen ansammeln) im Extrazellularraum*. Daher wurde die Bestimmung der osmotischen Lücke bereits als gezielter Suchtest für Toxine im Extrazellularraum vorgeschlagen. Im Falle eines Nierenversagens soll sie zuverlässig zwischen akutem und chronischem Nierenversagen unterscheiden: Beim akuten Nierenversagen ist die osmotische Lücke gewöhnlich normal, beim chronischen Nierenversagen dagegen vergrößert [4]. In der Klinik wird die Bestimmung der osmotischen Lücke selten herangezogen.

Plasmatonizität

Da Harnstoff die Zellmembranen frei passieren kann, wird die effektive Osmolalität oder Tonizität der extrazellulären Flüssigkeit durch Elimination des Harnstoff-Stickstoffs aus der Gleichung für die Plasmaosmolalität errechnet.

$$\text{Plasmatonizität} = (2 \times [Na^+]) + \frac{[\text{Glukose}]}{18}$$

$$= (2 \times 140) + \frac{90}{18}$$

$$= 285 \text{ mOsm/kg } H_2O$$

Der Unterschied zwischen Plasmaosmolalität und -tonizität kann vernachlässigt werden, da Harnstoff nur einen geringen Teil der in der extrazellulären Flüssigkeit gelösten Teilchen ausmacht. Diese Gleichung weist die Plasmanatriumkonzentration als die wichtigste Determinante für die effektive Osmolalität des Extrazellularraums aus. Da die effektive Osmolalität bestimmt, ob das Wasser sich in die Zellen hinein- oder herausbewegt, stellt die **Plasmanatriumkonzentration die wichtigste Determinante für die relativen Volumina des Extra- und Intrazellularraums** dar.

Hypernatriämie

Die normale Plasma-(Serum-)Natriumkonzentration beträgt 135–145 mval/l. Eine Hypernatriämie (d.h. eine Natriumkonzentration des Serums über 145 mval/l) entsteht entweder durch Verlust einer Flüssigkeit mit einer Natriumkonzentration unter 135 mval/l (hypotone Dehydratation) oder bei Zufuhr einer Flüssigkeit mit einer Natriumkonzentration über 145 mval/l (hypertone Hyperhydratation). Jede dieser Bedingungen kann durch die Beurteilung des extrazellulären Volumens erkannt werden (s. Tab. 40-1).

---

* **Anm. d. Übers:** Auch bestimmte Pharmaka (z.B. Mannitol) und eine Hyperlipidämie tragen zur Vergrößerung der osmotischen Lücke bei.

Tabelle 40-1 Veränderungen von Gesamtkörpernatrium und -wasser bei Hypernatriämie und Hyponatriämie.

Zustand	Extrazelluläres Volumen	Gesamtkörper-	
		Natrium	Wasser (frei)
Hypernatriämie	vermindert	↓	↓↓
	normal	→	↓
	erhöht	↑↑	↑
Hyponatriämie	vermindert	↓↓	↓
	normal	→	↑
	erhöht	↑	↑↑

Extrazelluläres Volumen

Steht ein invasives hämodynamisches Monitoring zur Verfügung, läßt sich das intravasale Volumen (IVV) durch Bestimmung der kardialen Füllungsdrücke und des Herzzeitvolumens (wie in Kap. 10, 11, 14 und 16 beschrieben) abschätzen. Wenn keine Hypoproteinämie vorliegt (die zu Flüssigkeitsverschiebungen aus dem Intra- in den Extrazellularraum führt), kann das IVV zur Abschätzung des extrazellulären Volumens (EZV) verwendet werden.

Steht ein invasives hämodynamisches Monitoring nicht zur Verfügung, läßt sich das EZV aus wenigen klinischen Größen ableiten:
1. plötzlicher Gewichtsverlust (bei einem Patienten ohne Ödeme weist ein plötzlicher Gewichtsverlust innerhalb weniger Tage auf eine Verminderung des EZV hin)
2. periphere Ödeme (liegt keine Hypoproteinämie vor, deuten periphere Ödeme auf ein erhöhtes EZV hin)
3. Natriumkonzentration einer zufälligen Urin-Stichprobe (eine Natriumkonzentration im Urin unter 10 mval/l deutet auf ein vermindertes EZV hin). Schließlich können die in Tabelle 14-2 angeführten Symptome auf ein vermindertes EZV hinweisen.

Sobald das extrazelluläre Volumen bestimmt ist, können die in Abbildung 40-1 aufgeführten Strategien angewendet werden.

Ein **niedriges EZV** weist auf einen Verlust hypotoner Flüssigkeit hin. Typische Ursachen sind übermäßige Diurese, Erbrechen und Diarrhö. Ziel der Behandlung ist eine schnelle Korrektur des Natriumdefizits (um das IVV zu erhalten) und ein langsamerer Ausgleich des Defizits an freiem Wasser (um einer intrazellulären Hyperhydratation vorzubeugen).

Ein **normales EZV** zeigt einen Nettoverlust an freiem Wasser an. Dies tritt auf bei Diabetes insipidus oder wenn ein hypotoner Flüssigkeitsverlust (z.B. Diurese) mit isotoner Kochsalzlösung im Verhältnis 1:1 ersetzt wird. Das Ziel der Behandlung besteht in dem langsamen Ausgleich des Defizits an freiem Wasser (um einer intrazellulären Hyperhydratation vorzubeugen).

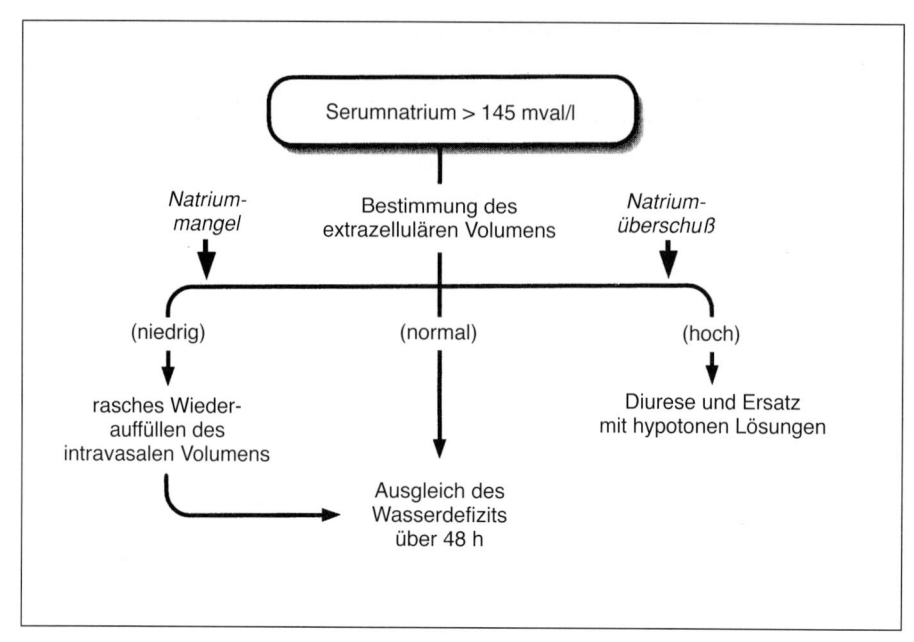

```
                    ┌─────────────────────────┐
                    │ Serumnatrium > 145 mval/l │
                    └─────────────────────────┘

     Natrium-          Bestimmung des           Natrium-
     mangel         extrazellulären Volumens    überschuß
        ↓                                          ↓
     ┌──────────────────────────────────────────────┐
      (niedrig)           (normal)            (hoch)
        ↓                                          ↓
   rasches Wieder-                          Diurese und Ersatz
   auffüllen des                            mit hypotonen Lösungen
   intravasalen Volumens
                            ↓
                      Ausgleich des
                      Wasserdefizits
                        über 48 h
```

Abb. 40-1 Behandlungsstrategien bei Hypernatriämie ausgehend vom extrazellulären Volumen. *(Aus Marino PL, Krasner J, O'Moore P. Fluid and electrolyte expert. Philadelphia: WB Saunders, 1987)*

Ein **hohes EZV** deutet auf einen Überschuß an hypertoner Flüssigkeit hin. Dies ist bei exzessiver Infusion von hypertoner Kochsalzlösung oder Natriumbikarbonat der Fall. Das Ziel der Behandlung besteht in einem durch Diurese induzierten Verlust an Natrium über den Urin und im Ausgleich des dadurch bedingten Volumenverlusts mit Flüssigkeiten, die im Verhältnis zum Urin hypoton sind.

Die einzelnen Zustände werden in den folgenden Abschnitten detailliert dargestellt.

Hypovolämische Hypernatriämie

Häufigste Ursache einer Hypernatriämie ist ein Verlust hypotoner Körperflüssigkeiten. Die Natriumkonzentrationen der wichtigsten sind in Tabelle 40-2 aufgeführt. Mit Ausnahme von Dünndarm- und Pankreassekret resultiert aus dem Verlust jeder dieser Körperflüssigkeiten eine Hypernatriämie.

Schlußfolgerungen

Alle in der Tabelle 40-2 aufgeführten Körperflüssigkeiten enthalten Natrium. Ihr Verlust wird sowohl von einem Gesamtkörpernatrium- als auch einem Gesamtkörperwasserdefizit begleitet. Die Natriumverluste prädisponieren zu Hypovolämie, während die Defizite an freiem Wasser eine Hypertonizität der extrazellulären Flüssigkeit bedingen. Die Folgen eines hypotonen Flüssigkeitsverlusts sind daher Hypovolämie und Hypertonizität.

Tabelle 40-2 Natriumkonzentrationen in Körperflüssigkeiten.

Verluste in Form von ...	Natriumkonzentration (mval/l)
Urin*	< 10
Diarrhö	40
Magensaft	55
Schweiß	80
furosemidinduzierte Diurese	75
Pankreassekret	145
Dünndarmsekret	145

* Die Urinnatriumkonzentration variiert je nach täglicher Natriumzufuhr.

Hypovolämie

Die unmittelbarste Gefahr eines hypotonen Flüssigkeitsverlusts besteht in der Hypovolämie. Sie kann eine Minderperfusion in den lebenswichtigen Organen nach sich ziehen. Glücklicherweise ist eine Hypovolämie aufgrund hypotoner Flüssigkeitsverluste nicht so bedrohlich wie nach ausgedehnten Blutverlusten. Die resultierende Hypertonizität bewirkt eine Wasserverschiebung aus den Zellen, damit das extrazelluläre (intravasale) Volumen aufrechterhalten wird.

Hypertonizität

Die Hypertonizität der extrazellulären Flüssigkeit führt zu einer zellulären Dehydratation. Als schwerste Folge einer hypertonen Hypernatriämie kann eine metabolische Enzephalopathie auftreten [6]. Die klinischen Symptome umfassen ein eingeschränktes Bewußtsein, das bis zum Koma fortschreiten kann, generalisierte Krampfanfälle und fokale neurologische Ausfälle. Die hypernatriämische Enzephalopathie hat eine Mortalität von bis zu 50%, dennoch sollte bei ihrer Behandlung nur langsam vorgegangen werden [6].

Flüssigkeitstherapie

Vordringlichste Maßnahme bei hypovolämischer Hypernatriämie ist der Ersatz des Volumenverlustes, um das Herzzeitvolumen aufrechtzuerhalten. Die Flüssigkeitstherapie kann mit Hilfe der kardialen Füllungsdrücke und des Herzzeitvolumens oder anhand der klinischen Variablen, die in Tabelle 14-2 aufgeführt sind, überwacht werden. Bei großen Flüssigkeitsverlusten und hämodynamischer Instabilität kann das intravasale Volumen schnell mit Albumin 5% oder Hydroxyäthylstärke 6% aufgefüllt werden (s. Kap. 15). Bei Verwendung von Kristalloiden zum akuten Volumenersatz empfiehlt es sich stets, isotone Kochsalzlösungen einzusetzen. Weniger konzentrierte (z.B. halbisotone Kochsalz-)Lösungen, die eine zelluläre Hyperhydratation begünstigen, sollten vermieden werden.

Ersatz von freiem Wasser

Nach Ausgleich der Hypovolämie folgt als nächster Schritt die Bestimmung und der Ersatz des Defizits an freiem Wasser. Die Berechnung des Defizits beruht auf der Annahme, daß das Produkt aus Gesamtkörperwasser (GKW) und Plasmanatriumkonzentration (P_{Na}) immer konstant ist.

$$\text{aktuelles GKK} \times \text{aktuelle } P_{Na} = \text{normales GKW} \times \text{normales } P_{Na}$$

Nimmt man für die Plasmanatriumkonzentration den Normwert von 140 mval/l an und formt die Gleichung um, erhält man folgende Beziehung:

aktuelles GKW = normales GKW × (140/aktuelles P_{Na})

Das normale GKW (in Litern) beträgt normalerweise 60% der fettfreien Körpermasse (in kg) bei Männern und 50% der fettfreien Körpermasse bei Frauen. Bei einer Hypernatriämie mit gleichzeitigem Defizit an freiem Wasser sollte das normale GKW um ca. 10% kleiner als gewöhnlich sein [3]. Für Männer beträgt dann das normale GKW 0,5 × Körpergewicht (kg), für Frauen 0,4 × Körpergewicht (kg). Ist das aktuelle GKW berechnet, entspricht das Wasserdefizit der Differenz zwischen normalem und aktuellem GKW.

GKW-Defizit (l) = normales GKW − aktuelles GKW

Beispielrechnung:

Angenommen, ein erwachsener Mann mit einem fettfreien Körpergewicht von 70 kg hat ein Plasmanatrium von 160 mval/l. Dann würde das normale GKW 0,5 × 70 = 35 l und das aktuelle GKW 35 × 140/160 = 30,5 l betragen. Daraus ergibt sich ein GKW-Defizit von 35 − 30,5 = 4,5 l.

Volumenersatz

Das Volumen einer Flüssigkeit zum Ersatz eines GKW-Defizits hängt von ihrer Natriumkonzentration ab. Es kann folgendermaßen berechnet werden [1]:

$$\text{Ersatzvolumen (l)} = \text{GKW-Defizit} \times \frac{1}{([1-X])}$$

Dabei gibt X das Verhältnis zwischen der Natriumkonzentration in der Substitutionsflüssigkeit und der Natriumkonzentration isotoner Kochsalzlösung wieder (X = Substitutionsflüssigkeits-Na/154). Wenn das Wasserdefizit 4,5 l beträgt und zur Substitution halbisotone Kochsalzlösung (Na^+ = 75 mval/l) verwendet wird, müssen 4,5 × (1/0,5) = 9 l gegeben werden.

Hirnödem

Initial schrumpfen die Zellen des Gehirns infolge der hypertonen extrazellulären Flüssigkeit. Innerhalb weniger Stunden ist das Zellvolumen aber wiederhergestellt. Diese Wiederherstellung wird osmotisch aktiven Substanzen zugeschrieben, die auch als „idiogenetische Osmole" bezeichnet werden [6]. Befindet sich das Hirnzellvolumen wieder im normalen Bereich, kann ein zu schneller Ersatz von freiem Wasser ein Hirnödem hervorrufen. Um das Hirnödemrisiko möglichst gering zu halten, **sollten Defizite an freiem Wasser nur langsam, über 48 bis 72 Stunden, ausgeglichen werden** [6].

Diabetes insipidus

Bekannteste Ursache für eine Hypernatriämie ohne offensichtliches Volumendefizit ist der Diabetes insipidus (DI). Bei dieser Erkrankung ist die renale Wasserrückresorption beeinträchtigt [7]. Daraus resultiert eine exzessive Ausscheidung von nahezu wasserklarem Urin (ohne gelöste Stoffe). Die zugrundeliegende Störung betrifft das antidiuretische Hormon (ADH), das aus dem Hypophysenhinterlappen freigesetzt wird und die

Wasserrückresorption in den distalen Tubuli fördert. Zwei ADH-abhängige Störungen können bei einem Diabetes insipidus vorliegen:

Der **zentrale Diabetes insipidus** wird durch eine Hemmung der Freisetzung von ADH aus dem Hypophysenhinterlappen verursacht. Häufige Ursachen eines zentralen Diabetes insipidus bei kritisch kranken Patienten sind geschlossenes Schädel-Hirn-Trauma, hypoxische Hirnschädigung und Meningitis [5, 7]. Der Beginn kündigt sich durch eine Polyurie an, die üblicherweise innerhalb von 24 Stunden nach dem auslösenden Ereignis auftritt.

Der **nephrogene Diabetes insipidus** wird durch fehlendes Ansprechen des Erfolgsorgans Niere auf ADH verursacht. Mögliche Ursachen eines nephrogenen Diabetes insipidus bei kritisch kranken Patienten umfassen Hypokaliämie, Aminoglykoside, Amphotericin B, Röntgenkontrastmittel und die polyurische Phase bei akuter Tubulusnekrose. Die Urinkonzentrationsfähigkeit der Niere ist beim nephrogenen Diabetes insipidus weniger stark eingeschränkt als beim zentralen Diabetes insipidus.

Diagnose

Kennzeichen des Diabetes insipidus (DI) ist ein stark verdünnter Urin bei hypertonem Plasma. Beim zentralen DI liegt die Urinosmolarität oft unter 200 mOsm/l, beim nephrogenen DI bewegt sie sich gewöhnlich zwischen 200 und 500 mOsm/l [5]. Die Diagnose eines DI wird durch die Untersuchung der Urinosmolarität nach Flüssigkeitsrestriktion gestellt. Falls die Urinosmolarität in den ersten Stunden nach kompletter Flüssigkeitsrestriktion nicht um mehr als 30 mOsm/l ansteigt, gilt die Diagnose eines DI als gesichert. Die Flüssigkeitsverluste beim DI (insbesondere beim zentralen DI) können unter der Flüssigkeitsrestriktion extrem hoch sein, so daß diese sorgfältig überwacht werden muß. Durch die Gabe von Vasopressin (5 IE i.v.) kann ein zentraler von einem nephrogenen DI unterschieden werden. Bei zentralem DI steigt die Urinosmolarität schlagartig um mindestens 50% des Ausgangswerts an, während sie beim nephrogenen DI unverändert bleibt.

Behandlung

Die Flüssigkeitsverluste bei DI bestehen aus nahezu reinem Wasser, so daß die Substitutionstherapie allein auf den Ersatz freien Wassers abzielt. Die Wasserverluste werden wie oben beschrieben berechnet und langsam (über 2–3 Tage) ausgeglichen, um das Risiko eines Hirnödems einzudämmen. Beim zentralen DI dient die Vasopressingabe auch der Vorbeugung weiterer Verluste an freiem Wasser. Die übliche Dosierung beträgt 5–10 IE Vasopressin subkutan alle 6–8 Stunden [5, 7]. Die Serumnatriumkonzentration muß unter Vasopressintherapie sorgfältig überwacht werden, da das Risiko einer Wasserintoxikation und Hyponatriämie besteht, wenn sich der zentrale DI zurückbildet.

Hypervolämische Hypernatriämie

Eine Hypernatriämie durch Zufuhr hypertoner Flüssigkeit ist ungewöhnlich. Mögliche Ursachen sind die Zufuhr hypertoner Kochsalzlösung im Rahmen einer Wiederbelebung, Natriumbikarbonat-Infusionen zum Ausgleich einer metabolischen Azidose (s. Tab. 37-1) und die Aufnahme exzessiver Mengen an Kochsalz [8].

Behandlung

Patienten mit einer normalen Nierenfunktion scheiden überschüssiges Salz und Wasser schnell wieder aus. Ist die renale Salzausscheidung gestört, kann es notwendig werden, sie mit Hilfe eines Diuretikums anzuregen (z.B. Furosemid). Da die Natriumkonzentration im Urin unter furosemidinduzierter Diurese bei 75 mval/l liegt, kann eine überschießende Urinausscheidung die Hypernatriämie verschlimmern (da der Urin in Relation zum Plasma hypoton ist). Daher müssen Volumenverluste über den Urin teilweise mit einer Flüssigkeit ausgeglichen werden, die relativ zum Urin hypoton ist.

Hyperglykämie

Die weiter oben angeführte Formel der Plasmatonizität sagt aus, daß eine Hyperglykämie mit einer hypertonen extrazellulären Flüssigkeit vergesellschaftet ist. Führt eine fortschreitende Hyperglykämie nicht zu einer Ketose, so steht klinisch die hypertone Enzephalopathie, ähnlich wie bei einer Hypernatriämie beschrieben, im Vordergrund [6]. Das Syndrom der Hyperglykämie ohne Ketoazidose (nonketotic hyperglycemia – NKH) tritt gewöhnlich bei Patienten auf, deren endogenes Insulin ausreicht, einer Ketose vorzubeugen. Ausgelöst wird es durch physiologischen Streß (z.B. Infektion, Trauma). Bei den Patienten kann eine Diabetesanamnese bestehen oder auch nicht [9]. Die Plasmaglukosekonzentration liegt oft bei 1000 mg/dl oder höher [9] (während sie bei einer Ketoazidose in der Regel unter 800 mg/dl liegt). Der anhaltende Verlust von Glukose über den Urin verursacht eine osmotische Diurese, über die es zu gravierenden Volumenverlusten kommen kann.

Klinische Symptomatik

Patienten mit einer NKH sind meist psychisch verändert und können Symptome einer Hypovolämie aufweisen. Steigt die Plasmatonizität auf Werte über 330 mOsm/kg H_2O an, kann sich die psychische Veränderung bis zum Koma steigern [9]. Fortgeschrittene Fälle der Enzephalopathie können mit generalisierten Krampfanfällen und fokalen neurologischen Defiziten einhergehen, wie sie auch für die Enzephalopathie bei Hypernatriämie beschrieben sind.

Behandlung

Die Flüssigkeitstherapie der NKH ähnelt der bei hypovolämischer Hypernatriämie. Die Volumendefizite erscheinen ausgeprägter bei der NKH als bei der unkomplizierten hypovolämischen Hypernatriämie. Dies liegt an der durch die Glukosurie ausgelösten osmotischen Diurese. Daher kann ein schnelles Auffüllen des intravasalen Volumens (z.B. mit Albumin 5% oder isotoner Kochsalzlösung) notwendig sein.

Defizit an freiem Wasser

Sobald das intravasale Volumen aufgefüllt ist, wird das Defizit an freiem Wasser ermittelt und langsam ausgeglichen. Wegen der Hyperglykämie muß die Serumnatriumkonzentration vor Berechnung des Defizits an freiem Wasser korrigiert werden. Die Hyperglykämie entzieht nämlich dem Intrazellularraum Wasser, wodurch die Serumnatriumkonzentration einem Verdünnungseffekt unterliegt. Das Abfallen der Serumnatriumkonzentra-

tion bei Hyperglykämie ist abhängig vom Volumenstatus des Extrazellularraums. **Generell bewirkt ein Anstieg der Serumglukosekonzentration um 100 mg/dl ein Absinken der Serumnatriumkonzentration um 1,6–2 mval/l** [10]. Das bedeutet für einen Patienten mit einer Serumglukosekonzentration von 1000 mg/dl und einer gemessenen Serumnatriumkonzentration von 145 mval/l eine aktuelle bzw. korrigierte Serumnatriumkonzentration von im Mittel 145 + (900/100 × 1,8) = 161 mval/l (der Faktor 1,8 ergibt sich als Mittelwert zwischen 1,6 und 2 mval/l).
Die Wiederherstellung des Hirnzellvolumens kann bei hypertonen Zuständen aufgrund der Hyperglykämie sehr rasch geschehen [9]. Daher muß die Substitution des freien Wassers bei einer NKH ausgesprochen vorsichtig erfolgen.

Insulintherapie

Da Insulin zu einer Glukose- und Wasserverschiebung in die Zellen führt, kann Insulin eine Hypovolämie verschlimmern. Daher sollte hypovolämischen Patienten Insulin so lange vorenthalten werden, bis das intravasale Volumen aufgefüllt ist. Erst wenn dies erreicht ist, ist eine Insulintherapie wie bei diabetischer Ketoazidose anzuraten (s. Tab. 37-2).
Der Insulinbedarf verringert sich, sobald der hypertone Zustand ausgeglichen ist. Daher müssen die Glukosekonzentrationen während der intravenösen Insulintherapie bei NKH stündlich kontrolliert werden.

Hyponatriämie

Eine Hyponatriämie (Plasmanatriumkonzentration unter 135 mval/l) wird bei bis zu 4,5 % der hospitalisierten älteren Patienten [11] und bei 1 % der postoperativen Patienten gefunden [12]. Sie ist besonders typisch für Patienten mit AIDS und kann bei bis zu 40 % der hospitalisierten AIDS-Patienten nachgewiesen werden [13]. Die Mortalität der Patienten mit einer Hyponatriämie ist doppelt so hoch wie die der Patienten mit normaler Serumnatriumkonzentration [11, 13]. Dieser Anstieg der Mortalität kann sowohl aus der Behandlung als auch aus den Folgen der Hyponatriämie resultieren.

Pseudohyponatriämie

Extreme Anstiege der Plasmalipide oder -proteine erhöhen das Plasmavolumen und vermindern die gemessene Serumnatriumkonzentration. Der Volumenanstieg in diesen Situationen bezieht sich auf den nicht-wäßrigen Anteil des Plasmas. Natrium ist jedoch Bestandteil des wäßrigen Plasmaanteils, so daß hier die Hyponatriämie keinen relativen Abfall des extrazellulären Natriums im extrazellulären Wasser widerspiegelt (d.h. eine echte oder hypotone Hyponatriämie). Dieser Zustand wird daher als Pseudohyponatriämie bezeichnet. Der nicht-wäßrige Plasmaanteil nimmt nur 7 % des totalen Plasmavolumens ein. Es sind also starke Anstiege der Plasmalipid- oder -proteinkonzentration notwendig, um einen signifikanten Abfall der gemessenen Serumnatriumkonzentration hervorzurufen. Folgende Korrekturfaktoren für Hyperlipidämie und Hyperproteinämie gelten [1]:

1. Plasmatriglyzeride (g/l) × 0,002 = mval/l Abfall der Plasma-[Na^+]

2. Plasmaproteingehalt – 8 (g/dl) × 0,025 = mval/l Abfall der Plasma-[Na^+]

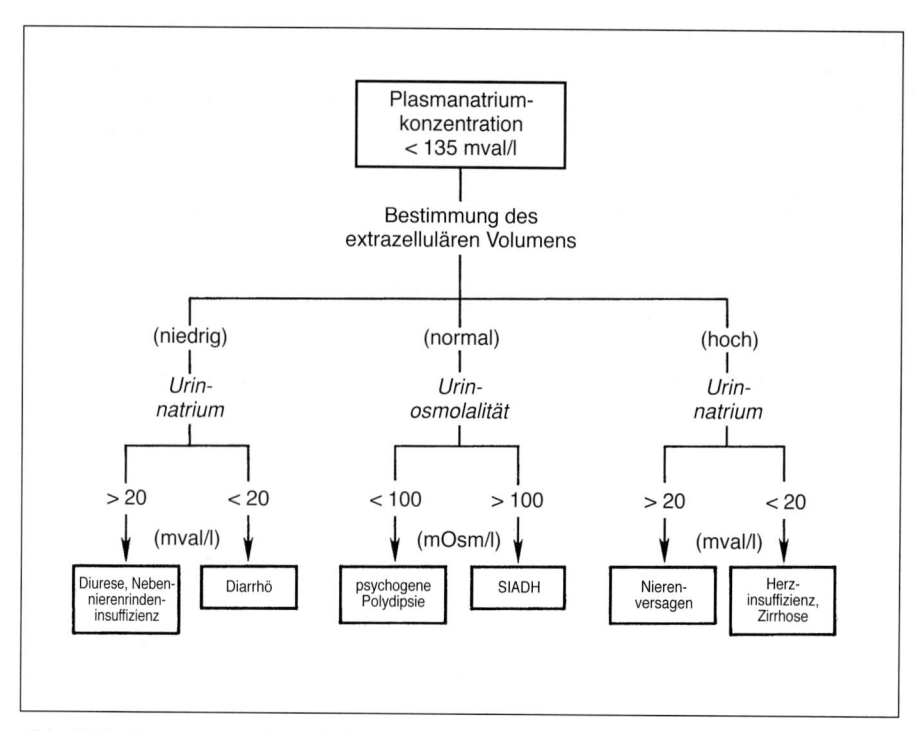

Abb. 40-2 *Diagnostischer Ansatz bei Hyponatriämie. SIADH = Syndrom der inadäquaten ADH-Sekretion.*

Ionenspezifische Elektroden

Die übliche Methode zur Bestimmung der Plasmanatriumkonzentration (Flammenemissionsspektrophotometrie) schließt den wäßrigen und den nicht-wäßrigen Plasmaanteil ein. Neuere ionenspezifische Natriumelektroden messen die Natriumkonzentration nur im wäßrigen Plasmaanteil. Wenn also ionenspezifische Elektroden zur Messung der Plasmanatriumkonzentration benutzt werden, tritt eine Pseudohyponatriämie nicht auf [14].

Hypotone Hyponatriämie

Eine echte oder hypotone Hyponatriämie bedeutet einen Überschuß an freiem Wasser in Relation zum Natrium im Extrazellularraum. Dies korreliert jedoch *nicht* notwendigerweise mit einem Volumenüberschuß in diesem Kompartiment. Die Tabelle 40-1 zeigt, daß das extrazelluläre Volumen bei Patienten mit Hyponatriämie niedrig, normal oder hoch sein kann. Der diagnostische Ansatz bei Hyponatriämie beginnt mit der Beurteilung des extrazellulären Volumens (s. Abb. 40-2) [14, 15]. (Die Ermittlung des extrazellulären Volumens ist bereits bei der Hypernatriämie beschrieben worden.)

Hypovolämische Hyponatriämie

Dieser Zustand ist durch Flüssigkeitsverluste charakterisiert, die durch hypotone Flüssigkeiten ersetzt wurden (z.B. Ersatz des Diuresevolumens durch Trinken von Leitungswasser). Das Ergebnis besteht in einem Netto-Natriumverlust bezogen auf das freie Wasser. Dadurch nehmen sowohl das extrazelluläre Volumen als auch die extrazelluläre Natriumkonzentration ab. Die Bestimmung der Natriumkonzentration in einer zufälligen Urin-Stichprobe kann dazu beitragen, den Natriumverlust einer renalen oder extrarenalen Störung zuzuordnen.

Ort des Natriumverlusts	Urinnnatrium
renal	> 20 mval/l
extrarenal	< 10 mval/l

Renale Natriumverluste treten bei übermäßigem Diuretikagebrauch und bei Nebennierenrindeninsuffizienz auf. Zu den extrarenalen Ursachen zählen Diarrhö und anhaltendes Erbrechen.

Isovolämische Hyponatriämie

Dieser Zustand ist durch einen geringen Überschuß an freiem Wasser gekennzeichnet, der klinisch jedoch noch nicht zu diagnostizieren ist (bei einem durchschnittlich großen Erwachsenen ist ein Wasserüberschuß von ca. 5 l notwendig, um sichtbare periphere Ödeme zu produzieren). Hier ist in erster Linie an die inadäquate (nicht-osmotische) Freisetzung von ADH und an die akute Wasserintoxikation (psychogene Polydipsie) zu denken. Mit Hilfe von Urinnatriumkonzentration und Urinosmolalität sind beide Krankheitsbilder voneinander zu unterscheiden.

Krankheitsbild	Urinnnatrium	Urinosmolalität
inadäquates ADH	> 20 mval/l	> 100 mOsm/kg H_2O
Wasserintoxikation	< 10 mval/l	< 100 mOsm/kg H_2O

Die inadäquate (nicht-osmotische) Freisetzung von ADH ist gekennzeichnet durch einen inadäquat konzentrierten Urin (Urinosmolalität über 100 mOsm/kg H_2O) bei hypotonem Plasma (Plasmatonizität unter 290 mOsm/kg H_2O). Dieses Phänomen läßt sich bei bestimmten Patienten in Streßsituationen beobachten, wie z.B. nach einem operativen Eingriff. Diese Erkrankung tritt auch im Zusammenhang mit einer Reihe von Tumoren und Infektionen auf. In dem Fall wird sie auch als Syndrom der inadäquaten ADH-Sekretion (SIADH) bezeichnet und kann von einer schweren Hyponatriämie begleitet sein (Plasmanatriumkonzentration unter 120 mval/l).

Hypervolämische Hyponatriämie

Dieser Zustand ist durch einen Überschuß an Natrium und Wasser gekennzeichnet, wobei der Wasserüberschuß den Natriumüberschuß übersteigt. Die Bestimmung der Natriumkonzentration im Urin kann unter Umständen bei der Abklärung der Ursache helfen.

Typische Ursachen	Urinnatriumkonzentration
Herzinsuffizienz	< 20 mval/l
Niereninsuffizienz	> 20 mval/l
Leberversagen	< 20 mval/l

Die Urinnatriumkonzentration kann irreführend sein, wenn der Patient mit Diuretika behandelt wird (die unter diesen Umständen gewöhnlich eingenommen werden). Das klinische Bild ist in der Regel hilfreich, obwohl die obengenannten Krankheitsbilder bei kritisch kranken Patienten oft in Kombination auftreten.

Symptomatische Hyponatriämie

Die wichtigste Komplikation einer Hyponatriämie ist die metabolische Enzephalopathie, die sowohl irreversibel sein als auch letal verlaufen kann [12, 16, 17]. Diese Erkrankung ist durch ein Hirnödem mit Anstieg des intrakraniellen Drucks bedingt [17]. Die Enzephalopathie infolge einer Hyponatriämie zeigt die gleichen Symptome wie die Enzephalopathie bei hypertonen Syndromen (z.B. eingeschränktes Bewußtsein, Krampfanfälle und fokale neurologische Defizite). Zusätzlich kann sie aber auch von einem akuten Lungenversagen (ARDS = acute respiratory distress syndrome) begleitet sein [18].
Eine andere Art der Enzephalopathie ist mit der Therapie der Hyponatriämie vergesellschaftet, besonders wenn diese zu schnell korrigiert wurde [17]. Diese Enzephalopathie ist gekennzeichnet durch diffuse Entmarkungsherde, möglicherweise auch begleitet von einer Schädigung der Hypophyse und einer Okulomotoriuslähmung. Eine spezielle Form der Demyelinisierung wird als zentrale pontine Myelinolyse bezeichnet und tritt im Zusammenhang mit einer zu raschen Korrektur einer Hyponatriämie auf [19]. Im folgenden Abschnitt werden Empfehlungen für die maximale Geschwindigkeit und den Endpunkt der ausgleichenden Therapie in bezug auf das Risiko der Entstehung der letztgenannten Enzephalopathie gegeben.

Therapiemaßnahmen

Die Therapie einer Hyponatriämie wird bestimmt durch das Volumen des Extrazellularraums (niedrig, normal, hoch) und die An- oder Abwesenheit neurologischer Symptome. Die symptomatische Hyponatriämie bedarf eher einer aggressiven Therapie als die asymptomatische. Um das Risiko einer demyelinisierenden Enzephalopathie zu begrenzen, **sollte die Serumnatriumkonzentration nicht um mehr als 0,5 mval/l × h angehoben werden und 130 mval/l nicht übersteigen** [17]. Die allgemeinen Therapiemaßnahmen orientieren sich am extrazellulären Volumen (EZV) und sehen wie folgt aus:

Niedriges EZV: Gabe von hypertoner Kochsalzlösung (3% NaCl) bei symptomatischen Patienten, Gabe von isotoner Kochsalzlösung bei asymptomatischen Patienten.

Normales EZV: Gabe von Furosemid zur Steigerung der Diurese und Infusion von hypertoner Kochsalzlösung bei symptomatischen Patienten, Gabe von isotoner Kochsalzlösung bei asymptomatischen Patienten.

Hohes EZV: furosemidinduzierte Diurese bei asymptomatischen Patienten. Bei symptomatischen Patienten Gabe von Furosemid und umsichtige Anwendung hypertoner Kochsalzlösung.

Natriumersatz

Anhand der Berechnung des Natriumdefizits kann die ausgleichende Therapie mit isotoner oder hypertoner Kochsalzlösung gesteuert werden. Das Natriumdefizit wird folgendermaßen bestimmt (mit einer Plasmanatriumkonzentration von 130 mval/l als angestrebtes Therapieziel):

Natriumdefizit (mval) = normales Gesamtkörperwasser × (130 − aktuelle Plasmanatriumkonzentration)

Das normale Gesamtkörperwasser (in Liter) beträgt 60% des fettfreien Körpergewichts (kg) bei Männern und 50% bei Frauen. Eine 60 kg schwere Frau mit einer Plasmanatriumkonzentration von 120 mval/l weist ein Natriumdefizit von 0,5 × 60 × (130 − 120) = 300 mval auf.
Eine 3%ige Kochsalzlösung enthält 513 mval Natrium pro Liter. Um ein Natriumdefizit von 300 mval auszugleichen, werden 300/513 = 585 ml einer hypertonen Kochsalzlösung benötigt. Die maximale Geschwindigkeit für die Anhebung der Natriumkonzentration beträgt 0,5 mval/l × h (um das Risiko der Entstehung einer demyelinisierenden Enzephalopathie zu verringern). Daher würden, um das Natriumdefizit von 10 mval/l in dem vorangehenden Beispiel auszugleichen, 20 Stunden benötigt. Die maximale Infusionsgeschwindigkeit von hypertoner Kochsalzlösung beträgt dann 585/20 = 29 ml/h. Wenn isotone Kochsalzlösung zur Anwendung kommt, steigt das Ausgleichsvolumen im Vergleich zur Gabe hypertoner Kochsalzlösung auf das 3,3fache an.

Kapitel 41

Kalium

Frühe Meeresorganismen entwickelten eine Vorliebe für intrazelluläres Kalium und eine Abneigung gegen intrazelluläres Natrium. Dies könnte zu einer veränderten Zusammensetzung der Ozeane von einer Kalium- zu einer Natriumsalzlösung geführt haben. Auch bei Säugetieren ist Kalium das wichtigste intrazelluläre und Natrium das wichtigste extrazelluläre Kation. Dieses Muster beruht auf der Natrium-Kalium-Pumpe der Zellmembranen, die Kalium in die Zellen hinein- und Natrium herausbefördert. Beim Menschen befinden sich nur 2% des gesamten Kaliumbestands außerhalb der Zellen. Da das Kalium also überwiegend intrazellulär vorliegt, hat die Serumkaliumkonzentration nur eine begrenzte Aussagekraft für den gesamten Kaliumvorrat im Körper.

Kaliumverteilung

Die ausgeprägte Diskrepanz zwischen dem intra- und extrazellulären Kaliumbestand kommt in Abbildung 41-1 zum Ausdruck. Der gesamte Kaliumvorrat des Körpers beträgt bei einem gesunden Erwachsenen nahezu 50 mval/kg [1]. Ein Erwachsener von 70 kg verfügt daher über ungefähr 3500 mval Kalium. Davon befinden sich nur 70 mval (2% der Gesamtmenge) in der extrazellulären Flüssigkeit. Da das Plasmavolumen nur ca. 20% der extrazellulären Flüssigkeit ausmacht, beträgt der Kaliumgehalt des Plasmas 15 mval, umfaßt also 0,4% des gesamten Kaliumbestandes des Körpers. Dies legt nahe, daß die Serumkaliumkonzentration ein unempfindlicher Parameter für Veränderungen im Gesamtkaliumbestand des Körpers ist.

Serumkalium

Zwischen Veränderungen im Gesamtkaliumbestand des Körpers und Veränderungen des Serumkaliums besteht eine nicht-lineare Beziehung (s. Abb. 41-2) [2, 3]. Die Steigung des Graphen ist auf der „Defizit"-Seite nur flach und zeigt damit an, daß ein Kaliummangel viel geringere Veränderungen der Serumkaliumkonzentration verursacht als ein Überschuß. Bei einem durchschnittlich großen Erwachsenen mit einer normalen Serumkaliumkonzentration (d.h. 3,5–5,5 mval/l) führt ein Verlust von 200 bis 400 mval des Gesamtkörperkaliums zu einem Abfall der Serumkonzentration um 1 mval/l. Dagegen bewirkt bereits ein Überschuß von 100 bis 200 mval des Gesamtkörperkaliums einen Anstieg der Serumkaliumkonzentration um 1 mval/l [3]. Mit anderen Worten: Der Kalium-

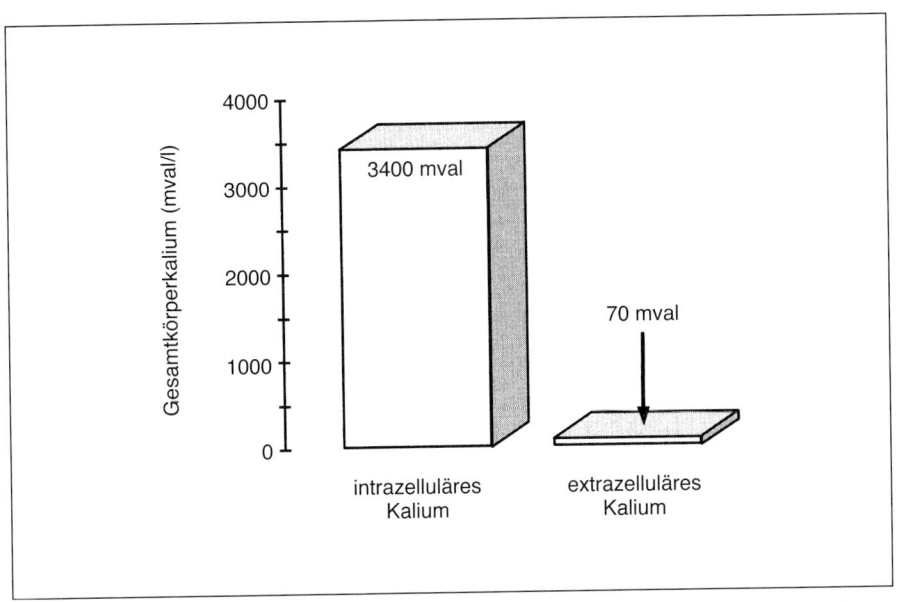

Abb. 41-1 Der intrazelluläre und extrazelluläre Kaliumgehalt bei einem 70 kg schweren Erwachsenen mit einem Gesamtkörperkalium von 50 mg/kg.

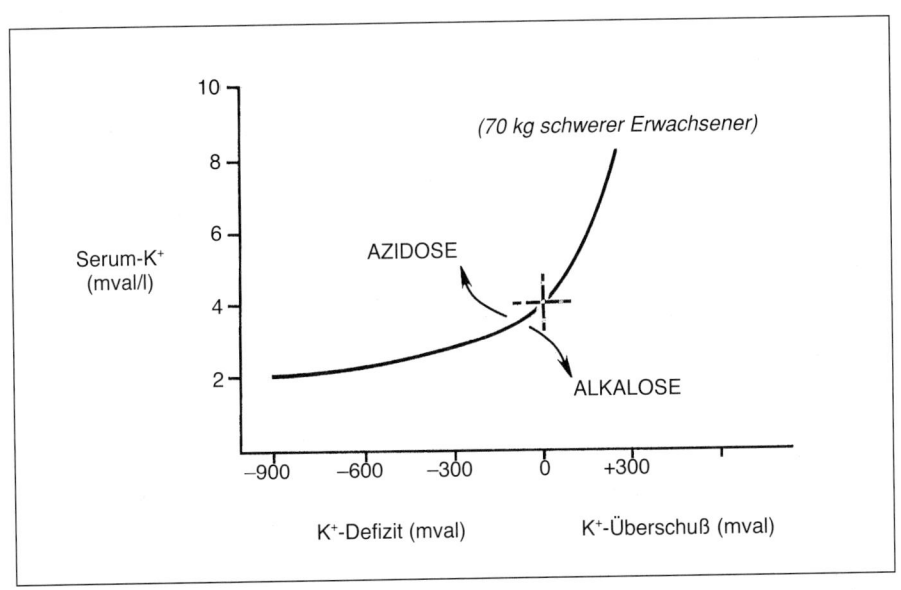

Abb. 41-2 Die Beziehung zwischen Serumkaliumkonzentration und Veränderungen im Gesamtkörperkalium. (Aus: Brown RS. Extrarenal potassium homeostasis. Kidney Int 1986; 30: 116–127).

verlust muß doppelt so groß sein wie der Kaliumüberschuß, um eine signifikante Veränderung (1 mval/l) der Serumkaliumkonzentration hervorzurufen. Dies läßt sich durch den großen intrazellulären Kaliumpool erklären, aus dem extrazelluläre Kaliumverluste ausgeglichen werden können.

Hypokaliämie

Unter Hypokaliämie versteht man eine Serumkaliumkonzentration von weniger als 3,5 mval/l. Die Ursachen der Hypokaliämie werden danach unterteilt, ob eine intrazelluläre Verschiebung von Kalium (transzellulärer „Shift") oder eine Abnahme des Gesamtkörperkaliums (Kaliumverlust) vorliegt [4]. Es folgen nun einige der möglichen Ursachen einer Hypokaliämie, denen man häufig auf Intensivstationen begegnet.

Transzelluläre Verschiebung

Die Kaliumaufnahme in die Zellen wird durch die Erregung von β_2-adrenergen Rezeptoren an Muskelzellmembranen gefördert. Von inhalierbaren **β-agonistischen Bronchodilatatoren** (z.B. Salbutamol) ist bekannt, daß sie die Serumkaliumkonzentration senken. In den üblichen therapeutischen Dosierungen ist ihre Wirkung jedoch nur mild ausgeprägt (0,5 mval/l oder weniger) [5]. Ein größerer Effekt läßt sich erzielen, wenn inhalierbare β-Agonisten mit Diuretika kombiniert werden [6]. Andere Faktoren, die die transzelluläre Verschiebung von Kalium in die Zellen födern, sind **Alkalose** (respiratorisch oder metabolisch), **Hypothermie** (akzidentell oder induziert) und **Insulin**. Dabei ist die Auswirkung einer Alkalose auf die Serumkaliumkonzentration variabel und nicht vorhersagbar [7]. Bei Hypothermie kommt es zu einem vorübergehenden Abfall der Serumkaliumkonzentration, der sich während der Wiedererwärmung zurückbildet. In tödlich verlaufenden Fällen einer Hypothermie kann aufgrund des ausgedehnten Zelltods eine *Hyper*kaliämie vorliegen [8].

Kaliummangelzustände

Kaliummangelzustände können das Ergebnis renaler oder extrarenaler Kaliumverluste sein. Das läßt sich häufig mit Hilfe von Urinkalium- und -chloridkonzentration genauer festlegen (s. Abb. 41-3).

Renaler Kaliumverlust

Der häufigste Grund für einen Kaliumverlust über die Niere ist eine **Diuretikatherapie**. Andere Ursachen, besonders auf Intensivstationen, sind Verluste über Magensonden, Alkalose und Magnesiummangel. Die Chloridkonzentration im Urin ist niedrig (< 15 mval/l), wenn Magensaftverluste oder eine Alkalose an der Hypokaliämie beteiligt sind. Eine hohe Chloridkonzentration im Urin (> 25 mval/l) spricht dafür, daß ein Magnesiummangel oder eine Diuretikatherapie verantwortlich ist. **Magnesiummangel** führt zu einer Beeinträchtigung der Kaliumreabsorption in den Nierentubuli. Dies könnte eine sehr bedeutende Rolle bei der Förderung und Unterhaltung eines Kaliummangels bei kritisch kranken Patienten spielen, insbesondere bei denen, die Diuretika erhalten [9].

Extrarenaler Kaliumverlust

Extrarenale Kaliumverluste entstehen hauptsächlich durch eine **Diarrhö**. Die Kaliumkonzentration im Stuhl beträgt 75 mval/l. Da das Stuhlvolumen normalerweise nur 200 ml

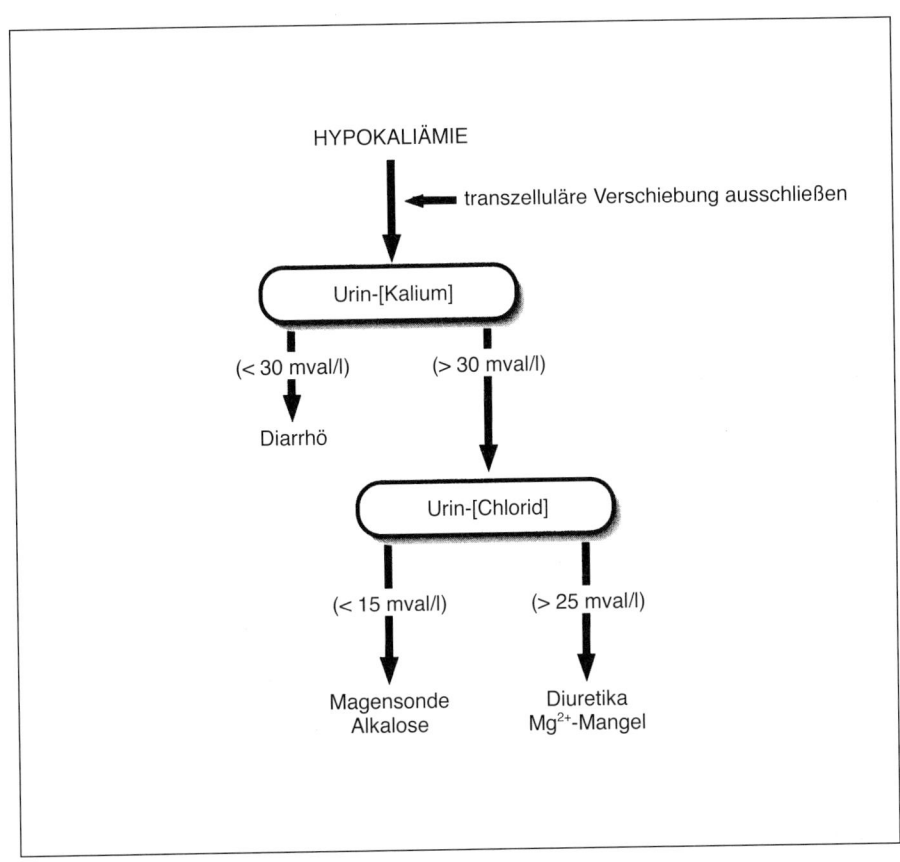

```
                    HYPOKALIÄMIE
                         │
                         │  ←── transzelluläre Verschiebung ausschließen
                         ▼
                   ┌───────────────┐
                   │  Urin-[Kalium] │
                   └───────────────┘
                    │           │
              (< 30 mval/l) (> 30 mval/l)
                    │           │
                    ▼           ▼
                 Diarrhö   ┌───────────────┐
                          │  Urin-[Chlorid] │
                          └───────────────┘
                           │           │
                     (< 15 mval/l) (> 25 mval/l)
                           │           │
                           ▼           ▼
                      Magensonde    Diuretika
                       Alkalose    Mg²⁺-Mangel
```

Abb. 41-3 Diagnostischer Ansatz bei Hypokaliämie.

oder weniger am Tag ausmacht, geht wenig Kalium verloren. Im Rahmen einer Diarrhö kann das tägliche Stuhlvolumen bis auf 10 l ansteigen. Auf diese Weise kann eine schwere und lang anhaltende Diarrhö zu einem signifikanten Kaliumverlust führen.

Klinische Symptomatik

Diffuse Muskelschwäche und psychische Veränderungen können eine schwere Hypokaliämie (Serumkaliumkonzentration < 2,5 mval/l) begleiten. Mildere Formen der Hypokaliämie (Serumkalium 2,5–3,5 mval/l) verlaufen oft asymptomatisch. EKG-Veränderungen in Form von ausgeprägten U-Wellen (> 1 mm Höhe), Abflachung und Inversion von T-Wellen und Verlängerung des QT-Intervalls können in mehr als 50% der Fälle beobachtet werden [10]. Keines dieser Zeichen ist spezifisch für eine Hypokaliämie. Die T-Wellen-Veränderungen und U-Wellen treten ebenso unter Digitalis und bei linksventrikulärer Hypertrophie auf, eine QT-Verlängerung kann bei Hypokalzämie und Hypomagnesiämie beobachtet werden.

Arrhythmien

Die Vorstellung, daß eine Hypokaliämie kardiale Arrhythmien verursachen kann, ist falsch. **Die Hypokaliämie allein führt nicht zu ernsten kardialen Arrhythmien** [10]. Sie ist jedoch häufig mit anderen Bedingungen verknüpft, die Arrhythmien hervorrufen können (z.B. Magnesiummangel, Digitalis) und verstärkt möglicherweise deren proarrhythmogene Wirkung. Die Hypokaliämie ist bekannt für ihre Eigenschaft, digitalisinduzierte Arrhythmien zu fördern (s. Kap. 53).

Behandlung der Hypokaliämie

Bei einer Hypokaliämie sollte das Bestreben zuerst dahin gehen, jeden Umstand zu verhindern oder zu behandeln, der eine transzelluläre Kaliumverschiebung fördern kann (z.B. eine Alkalose). Ist die Hypokaliämie durch einen Kaliumverlust bedingt, sollte folgendermaßen vorgegangen werden.

Kaliumdefizit

Liegt der Hypokaliämie ein Kaliumverlust zugrunde, steht einem Kaliumdefizit von 10% des Gesamtkörperkaliumbestandes ein Absinken der Serumkaliumkonzentration von 1 mval/l gegenüber [11]. Die Korrelation zwischen Kaliumdefizit und Ausprägung der Hypokaliämie ist in Tabelle 41-1 wiedergegeben. Diese Kaliumdefizite sind geschätzt und berücksichtigen nicht die Veränderungen durch transzelluläre Verschiebungen. Daher dienen sie nur als grobe Richtlinien zur Abschätzung des Kaliumdefizits.

Tabelle 41-1 Kaliumdefizite bei Hypokaliämie*.

Serumkaliumkonzentration (mval/l)	Kaliumdefizit	
	(mval)	% des Gesamtkörperkaliums
3,0	175	5
2,5	350	10
2,0	470	15
1,5	700	20
1,0	875	25

* Geschätzte Defizite bei einem 70 kg schweren Erwachsenen mit einem Gesamtkörperkaliumbestand von 50 mval/kg.

Kaliumsubstitution

Lösungen

Die übliche Substitutionslösung ist Kaliumchlorid. Sie ist in konzentrierter Form (1,5 und 2 mval/ml) in Ampullen zu 10, 20, 30 und 40 mval Kalium erhältlich. Diese Lösungen sind äußerst hyperosmotisch (bei 2 mval/l beträgt die Osmolalität 4000 mOsm/kg H_2O) und müssen verdünnt werden [12]. Eine Kaliumphosphatlösung ist ebenso verfügbar (enthält 4,5 mval Kalium und 3 mM Phosphat pro ml). Sie wird bevorzugt zur Kaliumsubstitution bei diabetischer Ketoazidose eingesetzt, die häufig von einem Phosphatmangel begleitet ist.

Infusionsgeschwindigkeit

Üblicherweise werden zur intravenösen Kaliumsubstitution 20 mval Kalium 100 ml einer isotonen Kochsalzlösung zugesetzt und über einen Zeitraum von einer Stunde infundiert [13]. Die maximale Geschwindigkeit der intravenösen Kaliumsubstitution liegt gewöhnlich bei 20 mval/h [13], jedoch sind gelegentlich Raten bis zu 40 mval/h notwendig (z.B. bei einer Serumkaliumkonzentration unter 1,5 mval/l oder schweren Arrhythmien). Sogar Raten von 80 mval/h sind sicher angewendet worden [4]. Die Infusion hyperosmotischer Kaliumlösungen sollte aufgrund ihrer gefäßreizenden Wirkung über große zentrale Venen erfolgen. Bei einer gewünschten Substitutionsrate über 20 mval/h sollte die Infusion jedoch nicht über einen zentralvenösen Katheter erfolgen. Denn es besteht theoretisch die Gefahr einer vorübergehenden Hyperkaliämie in den rechten Herzkammern, die einem Herzstillstand Vorschub leisten kann. In diesem Fall kann die Kaliumgabe geteilt über zwei periphere Venen erfolgen. (**Anm. d. Übers.:** Ein solches Verfahren ist kaum praktikabel.)

Wirkungseintritt

Zunächst steigt die Serumkaliumkonzentration nur langsam an (entsprechend dem flachen Anteil der Kurve in Abb. 41-2). Die volle Substitution dauert gewöhnlich mehrere Tage, insbesondere wenn die Kaliumverluste weiter andauern. Wenn die Hypokaliämie refraktär gegenüber der Substitutionstherapie zu sein scheint, sollte die Serummagnesiumkonzentration überprüft werden. Ein **Magnesiummangel** fördert Kaliumverluste über den Urin und **kann dadurch eine refraktäre Hypokaliämie verursachen** [14]. Die Behandlung der Hypomagnesiämie wird in Kapitel 42 beschrieben.

Hyperkaliämie

Während eine Hypokaliämie oft gut toleriert wird, stellt die Hyperkaliämie (Serumkaliumkonzentration > 5,5 mval/l) einen ernsten, lebensbedrohlichen Zustand dar [15].

Pseudohyperkaliämie

Eine Kaliumfreisetzung infolge einer traumatischen Hämolyse während einer Venenpunktion kann eine scheinbare Erhöhung der Serumkaliumkonzentration hervorrufen. Dies geschieht häufiger als erwartet und wurde bei 20% der Blutproben mit erhöhter Kaliumkonzentration beobachtet [16]. Eine Kaliumfreisetzung aus Muskeln distal eines Tourniquets kann ebenfalls zu einer scheinbaren Erhöhung der Serumkaliumkonzentration führen [17]. Deutet bei einem asymptomatischen Patienten ein Befund unerwartet auf eine Hyperkaliämie, sollte in Anbetracht der Möglichkeit einer scheinbaren Erhöhung des Serumkaliums immer eine Wiederholungsmessung erfolgen, bevor diagnostische oder therapeutische Schritte eingeleitet werden.

Auch eine Kaliumfreisetzung aus Zellen während einer Gerinnselbildung im Probenröhrchen kann eine Pseudohyperkaliämie verursachen, wenn eine ausgeprägte Leukozytose (> 50000/mm^3) oder Thrombozytose (> 1 Mio./mm^3) vorliegt. Im Verdachtsfall muß die Plasmakaliumkonzentration in einer nicht geronnenen Blutprobe gemessen werden.

Urinkaliumkonzentration

Eine Hyperkaliämie kann durch eine Kaliumfreisetzung aus den Zellen (transzelluläre Verschiebung) oder durch eine beeinträchtigte renale Kaliumausscheidung verursacht werden. Ist die Ursache einer Hyperkaliämie unbekannt, kann die Kaliumkonzentration des Urins weiterhelfen. Eine hohe Kaliumkonzentration im Urin (> 30 mval/l) läßt eine transzelluläre Verschiebung vermuten. Eine niedrige Kaliumkonzentration im Urin (< 30 mval/l) weist auf eine beeinträchtigte renale Ausscheidung hin.

Transzelluläre Verschiebung

Traditionell wird die **Azidose** als eine Ursache der Hyperkaliämie aufgeführt, da sie sowohl die Kaliumfreisetzung aus den Zellen verstärkt als auch die renale Kaliumausscheidung vermindert. Nicht immer jedoch begleitet eine Hyperkaliämie eine respiratorische Azidose [18], und **es existieren keine eindeutigen Beweise dafür, daß metabolische Azidosen** (d.h. Laktatazidose und Ketoazidose) **eine Hyperkaliämie hervorrufen können** [7, 18, 19]. Obwohl eine Hyperkaliämie Azidosen infolge eines Nierenversagens oder einer renalen tubulären Nekrose begleiten kann, wird sie wohl eher durch eine verminderte renale Kaliumausscheidung ausgelöst.

Durch **Muskelnekrosen** können große Mengen an Kalium in die extrazelluläre Flüssigkeit freigesetzt werden. Ist die Nierenfunktion jedoch normal, wird das überschüssige Kalium umgehend über die Nieren ausgeschieden. Beispielsweise kann schwere körperliche Anstrengung zu einem Anstieg des Serumkaliums auf 8 mval/l führen. Diese Hyperkaliämie klingt aber mit einer Halbwertszeit von 25 Sekunden ab [20].

Medikamente wie β-Rezeptorantagonisten und Digitalis können über transzelluläre Verschiebungen eine Hyperkaliämie hervorrufen (Tab. 41-2). Eine ausgeprägte Hyperkaliämie (d.h. Serumkaliumkonzentration > 7 mval/l) ist nur in Verbindung mit einer Digitalisintoxikation möglich.

Tabelle 41-2 Medikamente, die eine Hyperkaliämie verursachen können.

ACE-Hemmer	NSAID
β-Blocker	Pentamidin
Ciclosporin	kaliumhaltiges Penicillin
Digitalis	TRIS
kaliumsparende Diuretika	TMP-SMX
Heparin	Succinylcholin

ACE = Angiotensin-converting-Enzym, NSAID = nichtsteroidale antiinflammatorische Medikamente, TMP-SMX = Trimethoprim-Sulfamethoxazol

Beeinträchtigte renale Ausscheidung

Eine **Niereninsuffizienz** kann eine Hyperkaliämie verursachen, wenn die glomeruläre Filtrationsrate unter 10 ml/min oder die Urinausscheidung unter 1 l/Tag fällt [21]. Ausnahmen sind die interstitielle Nephritis und ein durch verminderte Reninausschüttung verursachter Hypoaldosteronismus [21]. Letzteres läßt sich vor allem bei älteren Diabetikern mit einer gestörten Reninausschüttung aufgrund einer reduzierten renalen Perfusion beobachten.

Daß eine **Nebennierenrindeninsuffizienz** über eine reduzierte renale Kaliumausscheidung eine Hyperkaliämie hervorrufen kann, ist hinreichend bekannt, spielt jedoch auf Intensivstationen kaum eine Rolle.

Medikamente, die die renale Kaliumausscheidung beeinträchtigen, gelten als wichtigste Auslöser einer Hyperkaliämie. Eine entsprechende Liste zeigt Tabelle 41-2. Am häufigsten handelt es sich um ACE-Hemmer, kaliumsparende Diuretika und nichtsteroidale Antiphlogistika [15, 16]. Potentiell schädigende Substanzen auf Intensivstationen sind Heparin, Trimethoprim-Sulfamethoxazol und Pentamidin [22, 23, 24]. Alle diese Medikamente verursachen eine Hyperkaliämie durch Hemmung bzw. Blockierung des Renin-Angiotensin-Aldosteron-Systems, besonders dann, wenn sie zusammen mit Kalium gegeben werden.

Bluttransfusionen

Massivtransfusionen (d.h. das Transfusionsvolumen übersteigt das geschätzte Blutvolumen) können bei Patienten mit einem Schock zu einer Hyperkaliämie führen. In Blutkonserven kommt es durch Kaliumverlust aus den Erythrozyten zu einem allmählichen Anstieg der Plasmakaliumkonzentration. In Vollblutkonserven steigt die Plasmakaliumkonzentration um durchschnittlich 1 mval/l/Tag. Da eine Einheit Vollblut 250 ml Plasma enthält, kommt zu einem Anstieg der Plasmakaliumkonzentration von nur 0,25 mval/Tag. Nach 14 Tagen Lagerung beträgt die Plasmakaliummenge jedoch 4,4 mval pro Einheit Vollblut und 3,1 mval pro Erythrozytenkonzentrat [25].
Das Kalium aus Bluttransfusionen wird normalerweise über die Nieren ausgeschieden, so daß ein Anstieg der Serumkaliumkonzentration ausbleibt. Bei Patienten im Schock kumuliert das zusätzliche Kalium aus Bluttransfusionen und kann so eine Hyperkaliämie verursachen. Kommt es zudem zu einer Abnahme des Verteilungsvolumens für Kalium durch eine ausgedehnte Minderperfusion, kann die Kaliumkumulation sehr rasch und lebensbedrohlich verlaufen.

Klinische Symptomatik

Die gefürchtetste Folge einer Hyperkaliämie ist die Verlangsamung der Impulsüberleitung am Herzen. Im EKG zeigen sich erste Veränderungen ab einer Serumkaliumkonzentration von 6 mval/l und ab 8 mval/l sind sie immer vorhanden [21]. Abbildung 41-4 gibt die EKG-Veränderungen bei zunehmender Hyperkaliämie wieder.
Als erste Veränderung zeigt sich eine hohe, schmale T-Welle, die in den Brustwandableitungen V_2 und V_3 am deutlichsten sichtbar ist. Ähnliche „zeltförmige" T-Wellen werden bei metabolischen Azidosen beobachtet [26]. Bei zunehmender Hyperkaliämie nimmt die Amplitude der P-Welle ab, und das PR-Intervall vergrößert sich. Die P-Welle kann unter Umständen ganz verschwinden, der QRS-Komplex verbreitert sich. Schließlich kommt es zur ventrikulären Asystolie.

Behandlung der Hyperkaliämie

Die akute Therapie der Hyperkaliämie orientiert sich an der Serumkaliumkonzentration und am EKG. Die Behandlungsstrategien werden in Tabelle 41-3 weiter ausgeführt.

Antagonismus an den Zellmembranen

Kalcium antagonisiert direkt die Membranwirkungen von Kalium. Liegt eine schwere Hyperkaliämie (> 7 mval/l) vor oder sind EKG-Veränderungen (Verlust der P-Wellen und verbreiterte QRS-Komplexe) erkennbar, ist **Kalziumglukonat** indiziert (Dosierung s. Tab. 41-3). Stellt sich innerhalb weniger Minuten nach Kalziumgabe keine Wirkung ein, kann

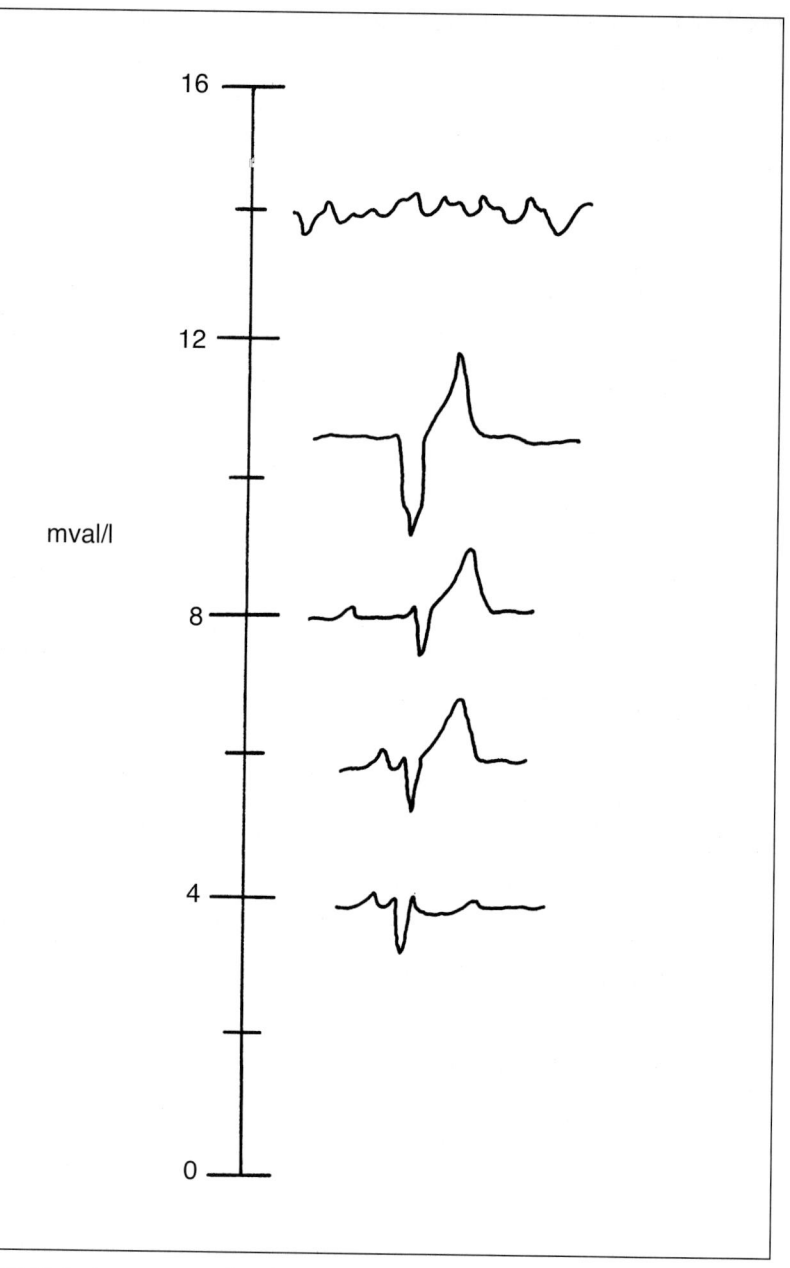

Abb. 41-4 EKG-Veränderungen unter fortschreitender Hyperkaliämie. (Nach: Burch GE, Winsor T. A primer of electrocardiography. Philadelphia: Lea & Febiger, 1966; 143)

Tabelle 41-3 Akutbehandlung der Hyperkaliämie.

Klinisches Bild	Therapie	Bemerkungen
EKG-Veränderungen oder Serumkaliumkonzentration > 7 mval/l	Kalziumglukonat (10%): 10 ml i.v. über 3 min; kann nach 5 min wiederholt werden	Effekt hält nur 20–30 min an; **kein** Bikarbonat nach Kalziumgabe
EKG-Veränderungen und Beeinträchtigung des Kreislaufs	Kalziumchlorid (10%): 10 ml i.v. über 3 min	Kalziumchlorid enthält dreimal mehr Kalzium als Kalziumglukonat
kalziumrefraktärer AV-Block	1. 10 I.E. Altinsulin in 500 ml Glukose 20%: Gabe über 1 h 2. transvenöser Schrittmacher	Insulin-Glukose-Behandlung senkt die Serumkaliumkonzentration um 1 mval/l für 1–2 h
Digitalisintoxikation	1. Magnesiumsulfat: 2 g als Bolus i.v. 2. digitalisspezifische Antikörper, wenn notwendig	kein Kalzium bei Hyperkaliämie infolge einer Digitalisintoxikation (s. Kap. 53 zur weiteren Behandlung bei Digitalisintoxikation)
nach akuter Phase oder bei unauffälligem EKG	Polystyrolsulfonsäure: oral 30 g in 50 ml Sorbit 20% oder rektal 50 g in 200 ml Sorbit 20% als Einlauf	orale Gabe wird bevorzugt; Einläufe sind bei Patienten und Pflegepersonal unbeliebt

eine zweite Dosis verabreicht werden. Bleibt auch jetzt die Wirkung aus, ist die Verabreichung einer dritten Dosis nicht sinnvoll. Der Effekt von Kalzium hält nur 20–30 Minuten an, so daß andere Therapiemaßnahmen ergriffen werden müssen, um die Kaliumclearance zu steigern.

Bei digitalisierten Patienten muß Kalzium sehr vorsichtig gegeben werden, da eine Hyperkalzämie die Kardiotoxizität von Digitalis verstärken kann. In diesen Fällen sollte Kalziumglukonat zu 100 ml einer isotonen Kochsalzlösung hinzugefügt und über 20 bis 30 Minuten infundiert werden. Wenn die Hyperkaliämie Ausdruck einer Digitalisintoxikation ist, verbietet sich die Gabe von Kalzium.

Geht die Hyperkaliämie mit den Zeichen einer Beeinträchtigung des Kreislaufs einher, ist **Kalziumchlorid** dem Kalziumglukonat vorzuziehen. Eine Ampulle (10 ml) einer 10%igen Kalziumchloridlösung enthält die dreifache Menge an elementarem Kalzium im Vergleich zu einer 10%igen Kalziumglukonatlösung (s. Tab. 43-3). Dieser Kalziumüberschuß kann sich positiv auf die kardiale Kontraktilität und die Erhaltung des peripheren Vasotonus auswirken.

Transzelluläre Verschiebung

Insulin-Glukose-Infusion

Eine kombinierte Insulin-Glukose-Gabe bewirkt eine rasche Verschiebung von Kalium in die Muskelzellen und damit einen Abfall der Serumkaliumkonzentration um durchschnittlich 1 mval/l. Es handelt sich dabei aber um einen vorübergehenden Effekt. Deshalb sollten gleichzeitig andere Maßnahmen zur Steigerung der Kaliumclearance eingeleitet werden.

Natriumbikarbonat

Die Gabe von Natriumbikarbonat (44–88 mval) kann ebenfalls zu einer Verschiebung von Kalium in die Zellen führen. Häufigste Ursache einer Azidose, die eine Hyperkaliämie nach sich zieht, ist das Nierenversagen. Unter diesen Umständen kann eine Insulin-Glukose-Infusion die Serumkaliumkonzentration sehr viel wirksamer senken als Bikarbonat [27]. Außerdem bindet Bikarbonat Kalzium, daher sollte es nach einer Kalziumgabe nicht verabreicht werden. Aus diesen Gründen findet Bikarbonat in der Behandlung der Hyperkaliämie kaum einen Platz.

Verbesserte Ausscheidung

Maßnahmen, deren Ziel die raschere Ausscheidung von Kalium aus dem Körper ist, können in milden Fällen einer Hyperkaliämie (Serumkalium < 7 mval/l) ohne ausgeprägte EKG-Veränderungen allein bereits ausreichen, aber auch im Anschluß an eine Kalzium- und Insulin-Glukose-Therapie zur Anwendung kommen.

Austauscherharze

Polystyrolsulfonsäure (Resonium®) ist ein Kationenaustauscherharz, das die Kaliumclearance über die gastrointestinale Mukosa (gastrointestinale Dialyse) verstärken kann. Dieses Harz wird oral oder als Einlauf verabreicht, vermischt mit Sorbit 20%, um einer Verklumpung vorzubeugen. Pro eliminiertes mval Kalium werden 2–3 mval Natrium aufgenommen. Bestehen Bedenken bezüglich der Natriumbelastung, können ein bis zwei Dosen Furosemid zur Steigerung der Natriurese verabreicht werden.

Schleifendiuretika

Die Schleifendiuretika Furosemid und Etacrynsäure steigern die Kaliumausscheidung über den Urin. Sie werden als zusätzliche Maßnahme nach Kalzium- und Insulin-Glukose-Gabe angewendet. Bei einem Nierenversagen bleibt ihre Wirkung aus.

Hämodialyse

Die Hämodialyse ist die effektivste Methode, um die Serumkaliumkonzentration bei Patienten im Nierenversagen zu senken [27].

KAPITEL 42

Magnesium

Magnesium ist (nach Kalium) das zweithäufigste intrazellulär vorkommende Kation im menschlichen Körper. Dort wirkt es als Kofaktor bei mehr als 3000 Enzymreaktionen, an denen Adenosintriphosphat beteiligt ist, mit [1]. Eines dieser Mg-abhängigen Enzymsysteme ist die Membranpumpe, die den elektrischen Gradienten über die Zellmembranen aufrechterhält. Daher spielt Magnesium eine bedeutende Rolle bei der Aktivität elektrisch erregbarer Gewebe [1, 2, 3, 4]. Da Magnesium auch den Kalziumeinstrom in glatte Muskelzellen steuert, hat es eine Schlüsselrolle bei der Aufrechterhaltung der kardialen Kontraktilität und des peripheren Gefäßtonus [2].

Magnesiumgleichgewicht

Der Vorrat und die Verteilung von Magnesium im menschlichen Körper sind in Tabelle 42-1 dargestellt [1]. Ein durchschnittlich großer Erwachsener hat einen Magnesiumbestand von ungefähr 24 g (1 Mol oder 2000 mval); etwas mehr als die Hälfte befindet sich in den Knochen, weniger als 1% im Plasma. Daher ist die Aussagefähigkeit der Plasmamagnesiumkonzentration im Hinblick auf den Gesamtkörpergehalt an Magnesium begrenzt. Dies trifft vor allem für Patienten mit einem Magnesiumdefizit zu. Ihre **Serummagnesiumkonzentration kann trotz eines Magnesiummangels normal sein** [5, 6].

Tabelle 42-1 Magnesiumverteilung bei Erwachsenen (aus: Elin RJ. Magnesium metabolism in health and disease. Dis Mon 1988; 34: 161–219).

Gewebe	Feuchtgewicht (kg)	Magnesiumgehalt (mmol)	Gesamtkörpermagnesium (%)
Knochen	12	530	53
Muskel	30	270	27
Bindegewebe	23	193	19
Erythrozyten	2	5	0,7
Plasma	3	3	0,3
Gesamt	70 kg	1001 mmol	100%

Serummagnesiumkonzentration

Für Magnesiumbestimmungen werden Serumproben bevorzugt, weil die bei Plasmaproben verwendeten Antikoagulanzien mit Zitrat oder anderen Anionen, die Magnesium binden, verunreinigt sein können [6]. Der Normbereich der Serummagnesiumkonzentration hängt von der täglichen Magnesiumaufnahme ab, die wiederum je nach geographischer Region variiert. Der Referenzbereich für gesunde Erwachsene in den Vereinigten Staaten ist in Tabelle 42-2 angegeben [7].

Tabelle 42-2 Referenzbereiche für Magnesium (gilt für gesunde Erwachsene in den Vereinigten Staaten [7]).

Flüssigkeit	Alte Einheiten	SI-Einheiten
Serummagnesiumkonzentration:		
– Gesamt	1,4–2,0 mval/l	0,7–1,0 mmol/l
– ionisiert	0,8–1,1 mval/l	0,4–0,6 mmol/l
Magnesium im Urin	5–15 mval/24 h	2,5–7,5 mmol/24 h

Ionisiertes Magnesium

Nur 55% des Magnesiums liegen im Plasma in ionisierter (aktiver) Form vor. Die verbleibenden 45% sind entweder an Plasmaproteine gebunden (33% der Gesamtmenge) oder bilden Chelatkomplexe mit bivalenten Anionen wie Phosphat und Sulfat (12% der Gesamtmenge) [1, 3, 4]. Die übliche Bestimmungsmethode von Magnesium (d.h. Spektrophotometrie) mißt alle drei Fraktionen. Daher ist es unmöglich, bei einer niedrigen Magnesiumkonzentration im Serum festzustellen, ob die Ursache in einem Abfall der ionisierten (aktiven) Fraktion oder in einem Abfall der gebundenen Fraktionen (z.B. Hypoproteinämie) liegt [8]. Ionisiertes Magnesium kann mit einer ionenselektiven Elektrode [9] oder mittels Ultrafiltration des Plasmas [10] gemessen werden. Diese Techniken sind jedoch für den klinischen Gebrauch routinemäßig nicht verfügbar. Da die Gesamtmenge an Magnesium im Plasma klein ist, wird die quantitative Differenz zwischen ionisiertem und gebundenem Magnesium nicht groß genug sein, um eine klinische Bedeutung zu haben.

Magnesium im Urin

In Tabelle 42-2 ist der Referenzbereich für die Magnesiumausscheidung im Urin angegeben. Unter normalen Umständen werden nur geringe Mengen an Magnesium mit dem Urin ausgeschieden. Bei ungenügender Aufnahme von Magnesium wird es in den Nieren zurückgehalten, so daß die Magnesiumausscheidung über den Urin vernachlässigbar gering ist. Dies zeigt Abbildung 42-1 [11]. Unmittelbar nach Beginn einer magnesiumfreien Diät ist die Magnesiumausscheidung über den Urin kaum noch meßbar, während die Serummagnesiumkonzentration normal bleibt. Dies verdeutlicht den relativen höheren Nutzen der Messung des Urinmagnesiumgehalts für die Erkennung eines Magnesiummangels, was in diesem Kapitel später noch einmal diskutiert wird.

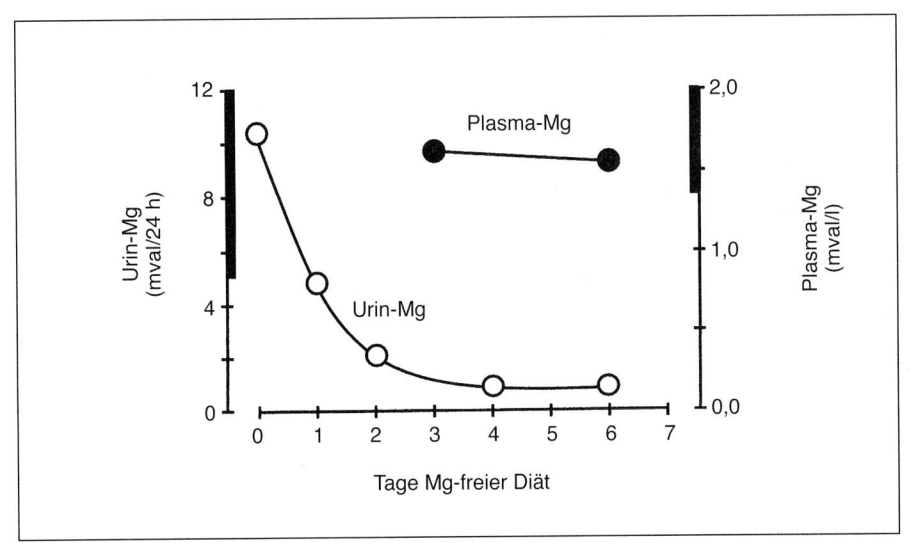

Abb. 42-1 Magnesiumkonzentration in Urin und Plasma bei einem gesunden Freiwilligen unter einer magnesiumfreien Diät. Die dicken Balken auf den Ordinaten geben die Referenzbereiche für Urin- und Plasmamagnesium wieder. (In Anlehnung an Shils ME. Experimental human magnesium deficiency. Medicine 1969; 48: 61–2)

Magnesiummangel

Bei hospitalisierten Patienten ist ein Magnesiummangel häufig [12, 13, 14, 15, 16, 17, 18, 19, 20]. Es gibt Berichte, daß eine Hypomagnesiämie bei 10–20% der Patienten auf normalen Stationen [15, 16, 17] und bei 60–65% der Intensivpatienten vorliegt [18, 19]. Da ein Magnesiumverlust jedoch nicht mit einer Hypomagnesiämie vergesellschaftet sein muß, ist die Inzidenz eines Magnesiummangels noch höher, als Untersuchungen zur Hypomagnesiämie vermuten lassen. Tatsächlich ist der Magnesiummangel als „die am häufigsten nicht diagnostizierte Elektrolytstörung in der gegenwärtigen klinischen Praxis" beschrieben worden [20].

Prädisponierende Faktoren

Die Serummagnesiumkonzentration hat nur eine begrenzte Aussagefähigkeit bezüglich eines Magnesiummangels. Daher gilt es, die prädisponierenden Faktoren für einen Magnesiummangel zu erkennen, da sie der einzige Hinweis für eine zugrundeliegende Elektrolytstörung sein können. Die typischen prädisponierenden Faktoren eines Magnesiummangels sind in Tabelle 42-3 aufgelistet.

Diuretikatherapie

Diuretika stellen die häufigste Ursache für einen Magnesiummangel dar. Die medikamenteninduzierte Hemmung der Natriumreabsorption beeinflußt auch die Magnesiumreabsorption, so daß mit den Natriumverlusten auch Magnesiumverluste über den Urin einhergehen. Die Magnesiumausscheidung über den Urin wird besonders durch die

Schleifendiuretika Furosemid und Etacrynsäure gefördert. Über einen Magnesiummangel wird bei 50% der unter chronischer Furosemidtherapie stehenden Patienten berichtet [21]. Thiaziddiuretika zeigen eine ähnliche Tendenz, jedoch nur bei älteren Patienten [22]. Ein Magnesiummangel tritt dagegen nicht bei einer Therapie mit kaliumsparenden Diuretika wie Triamteren auf [23].

Antibiotikatherapie

Zu den Antibiotika, die einen Magnesiumverlust fördern, zählen Aminoglykoside, Amphotericin und Pentamidin [24, 25]. Die Aminoglykoside hemmen die Magnesiumreabsorption im aufsteigenden Ast der Henle-Schleife. Eine Hypomagnesiämie wurde bei ca. 30% der Patienten unter einer Aminoglykosidtherapie beobachtet [25]. Ein weiteres Risiko einer Antibiotikatherapie besteht in dem Auftreten einer antibiotikaassoziierten Diarrhö, durch die es zu deutlichen Magnesiumverlusten über den Stuhl kommen kann.

Andere Medikamente

Eine Reihe anderer Medikamente, darunter Digitalis [26], adrenerge Medikamente [27] und die Chemotherapeutika Cisplatin [28] und Ciclosporin [29], werden mit Magnesiumverlusten in Verbindung gebracht. Die ersten beiden Medikamentengruppen führen zu einer Magnesiumverschiebung in die Zellen, während die letzteren die renale Magnesiumausscheidung fördern.

Alkoholkrankheit

Eine Hypomagnesiämie ist bei 30% der wegen Alkoholmißbrauchs und bei 85% der wegen eines Delirium tremens eingewiesenen Patienten vorhanden [30, 31]. Unter diesen Umständen ist der Magnesiummangel wohl auch durch Faktoren wie allgemeine Fehlernährung und chronische Diarrhö bedingt. Außerdem besteht ein Zusammenhang zwischen Magnesiummangel und Thiaminmangel [32]. Da Magnesium für die Umwandlung von Thiamin zu Thiaminpyrophosphat gebraucht wird, kann ein Magnesiummangel trotz ausreichender Thiaminzufuhr einen Thiaminmangel nach sich ziehen. Aus diesem Grund sollte bei Patienten, die täglich Thiamin bekommen, auch die Magnesiumkonzentration regelmäßig überprüft werden.

Diarrhö

In den Sekreten des unteren Gastrointestinaltrakts sind hohe Magnesiumkonzentrationen (10–14 mval/l) vorhanden [33]. Daher kann eine Diarrhö mit sehr starken Magnesiumverlusten verbunden sein [31]. Die Sekrete des oberen Gastrointestinaltrakts enthalten dagegen nur geringe Mengen Magnesium (1–2 mval/l), so daß Erbrechen keinen Risikofaktor für einen Magnesiummangel darstellt.

Diabetes mellitus

Ein Magnesiummangel tritt bei insulinabhängigen Diabetikern häufig auf, möglicherweise aufgrund von Magnesiumverlusten über den Urin, die die Glukosurie begleiten [34]. Nach einem Bericht bestand bei Patienten mit einer diabetischen Ketoazidose zum Zeitpunkt der Aufnahme nur in 7% eine Hypomagnesiämie. Die Inzidenz stieg jedoch innerhalb der ersten 12 Stunden nach Einweisung auf 50% an [35]. Dies resultiert wahrscheinlich aus der insulininduzierten Verschiebung von Magnesium in die Zellen.

Akuter Myokardinfarkt

Bis zu 80% der Patienten mit einem akuten Myokardinfarkt (MI) weisen innerhalb der ersten 48 Stunden nach dem Ereignis eine Hypomagnesiämie auf [36]. Der zugrundeliegende Mechanismus ist unklar. Es könnte jedoch ein Zusammenhang zwischen der überschießenden Freisetzung endogener Katecholamine und einer Verschiebung von Magnesium nach intrazellulär bestehen. Die Bedeutung von Magnesium bei Patienten mit akutem Myokardinfarkt wird in Kapitel 19 erörtert.

Klinische Symptome

Obwohl es keine klinischen Symptome gibt, die spezifisch für einen Magnesiummangel sind, legen folgende klinische Zeichen die Vermutung nahe (Tab. 42-3).

Begleitende Elektrolytstörungen

Mit einem Magnesiummangel gehen oft Verluste anderer Elektrolyte wie z.B. Kalium, Natrium, Kalzium und Phosphat einher (s. Tab. 42-3) [37]. Wie in Kapitel 41 beschrieben, kann eine **Hypokaliämie** in Begleitung eines Magnesiummangels refraktär gegenüber einer Kaliumsubstitution sein. Daher muß oft zunächst Magnesium ersetzt werden, bevor ein Ausgleich der Kaliumkonzentration möglich ist.

Die **Hypokalzämie,** die einen Magnesiummangel begleitet, ist durch eine verminderte Freisetzung von Parathormon [38] kombiniert mit einer beeinträchtigten Reaktion des Endorgans auf Parathormon bedingt [39]. Unabhängig vom Parathormon kann ein Magnesiummangel auch direkt auf die Knochen wirken, indem er die Kalziumfreisetzung hemmt [40]. Wie schon zuvor für die Hypokaliämie beschrieben, ist es schwierig, bei weiterbestehendem Magnesiummangel die Hypokalzämie auszugleichen.

Die **Hypophosphatämie** ist eher Ursache als Folge eines Magnesiummangels. Auslöser ist eine verstärkte Magnesiumausscheidung über die Niere [41]. Daher müssen bei einer die Hypomagnesiämie begleitenden Hypophosphatämie zunächst die Phosphatspeicher wiederaufgefüllt werden, um eine ausreichende Auffüllung der Magnesiumspeicher zu erreichen.

Tabelle 42-3 Indikationen für einen möglichen Magnesiummangel.

Prädisponierende Faktoren	Klinische Befunde
Arzneimitteltherapie*:	Elektrolytstörungen*:
Furosemid (50%)	Hypokaliämie (40%)
Aminoglykoside (30%)	Hypophosphatämie (30%)
Amphotericin, Pentamidin	Hyponatriämie (27%)
Digitalis (20%)	Hypokalzämie (22%)
Cisplatin, Ciclosporin	kardiale Manifestationen:
Diarrhö (sekretorisch)	Ischämie
Alkoholmißbrauch (chronisch)	Arrhythmien (refraktär)
Diabetes mellitus	Digitalistoxizität
akuter Herzinfarkt	hyperaktives ZNS-Syndrom

* In Klammern die Inzidenz einer begleitenden Hypomagnesiämie.

Arrhythmien

Da Magnesium für eine einwandfreie Funktion der Membranpumpe in kardialen Zellmembranen benötigt wird, führt Magnesiummangel zur Depolarisation der kardialen Zellen und fördert so Tachyarrhythmien. Sowohl Digitalis als auch Magnesiummangel hemmen die Membranpumpe, so daß ein Magnesiummangel den Digitaliseffekt potenziert und die digitalisinduzierte **Kardiotoxizität** verstärkt. Die intravenöse Verabreichung von Magnesium kann digitalisinduzierte Arrhythmien unterdrücken, auch wenn die Serummagnesiumkonzentration normal ist [42, 43]. Ebenso kann Magnesium – intravenös verabreicht – **refraktäre Arrhythmien** (die nicht auf übliche Antiarrhythmika ansprechen) aufheben, ohne daß eine Hypomagnesiämie vorliegen muß [44]. Diese Wirkung beruht möglicherweise auf einer durch Magnesium hervorgerufenen Membranstabilisierung, die unabhängig vom Magnesiumspiegel ist.
Eine der schwersten Arrhythmieformen, die mit einem Magnesiummangel einhergehen kann, ist die **torsade de pointes** (polymorphe ventrikuläre Tachykardie). Die Rolle des Magnesiums bei dieser Arrhythmie wird in Kapitel 20 dargestellt.

Neurologische Symptome

Die neurologischen Symptome eines Magnesiummangels umfassen Bewußtseinsstörungen, generalisierte Krämpfe, Tremor und Hyperreflexie. Alle diese Zeichen sind selten, nicht spezifisch und haben nur einen geringen diagnostischen Wert.
Ein kürzlich beschriebenes neurologisches Syndrom, das mit einer Magnesiumtherapie gelindert werden kann, verdient Erwähnung. Klinisch ist es charakterisiert durch eine Ataxie, verwaschene Sprache, metabolische Azidose, exzessive Salivation, diffuse Muskelspasmen, generalisierte Krampfanfälle und fortschreitende Bewußtseinstrübung [45]. Die klinischen Symptome werden oft durch laute Geräusche oder körperlichen Kontakt ausgelöst. Daher wird dieses Syndrom als **reaktiver zentralnervöser Magnesiummangel** beschrieben. In der zerebrospinalen Flüssigkeit liegt eine verminderte Magnesiumkonzentration vor, die durch eine Magnesiuminfusion angehoben werden kann. Die Prävalenz dieser Erkrankung ist bisher unbekannt.

Diagnose

Wie schon mehrfach angemerkt, gilt die Serummagnesiumkonzentration als insensitiver Marker für einen Magnesiummangel. Beruht dieser auf einer nichtrenalen Ursache (z.B. Diarrhö), so ist die Magnesiumausscheidung über den Urin deutlich sensitiver für einen Magnesiummangel [46]. Da jedoch in den meisten Fällen der Magnesiummangel durch eine vermehrte renale Magnesiumausscheidung bedingt ist, dürfte der diagnostische Wert der Magnesiumkonzentration im Urin begrenzt sein.

Magnesiumretentionstest

Liegt kein Magnesiumverlust über die Niere vor, dürfte die Magnesiumausscheidung über den Urin nach einer definierten Magnesiumbelastung den sensitivsten Index für den Gesamtkörpermagnesiumgehalt darstellen [47, 48]. Diese Methode wird in Tabelle 42-4 beschrieben. Die normale Rate der Magnesiumrückresorption bewegt sich nahe der maximalen tubulären Rückresorptionsrate (T_{max}). Daher wird das infundierte Magnesium im Falle normal gefüllter Magnesiumspeicher überwiegend über den Urin ausgeschieden. Sind die Magnesiumspeicher entleert, ist die Magnesiumrückresorption jedoch deutlich

Tabelle 42-4 Renaler Magnesiumretentionstest.

Indikationen:
– vermuteter Magnesiummangel trotz normaler Serummagnesiumkonzentration – zur Bestimmung des Endes einer Magnesiumsubstitutionstherapie – **nicht** verläßlich bei renalem Magnesiumverlust oder bei beeinträchtigter Nierenfunktion Kontraindikationen: – kardiovaskuläre Instabilität oder Nierenversagen
Methodik*:
– 24 mmol Magnesium (6 g $MgSO_4$) in 250 ml isotoner Kochsalzlösung über 1 h infundieren – Urin über 24 h sammeln, beginnend nach der Magnesiuminfusion – Urinausscheidung von weniger als 12 mmol (24 mval) in 24 h (d.h. weniger als 50% des infundierten Magnesiums) ist beweisend für eine Verminderung des Gesamtkörpermagnesiums

* Protokoll der Magnesiuminfusion in [48]

niedriger als die T_{max}. Daher wird mehr infundiertes Magnesium rückresorbiert als über den Urin ausgeschieden. Erscheinen weniger als 50% des infundierten Magnesiums im Urin, ist ein Magnesiummangel möglich, sind es mehr als 80%, ist ein Magnesiummangel unwahrscheinlich. Dieser Test kann vor allem dazu benutzt werden, den Endpunkt einer Magnesiumsubstitutionstherapie zu bestimmen (die Magnesiumzufuhr wird so lange fortgeführt, bis mindestens 80% des infundierten Magnesiums im Urin ausgeschieden werden). Es ist wichtig zu betonen, daß dieser Test bei Patienten mit eingeschränkter Nierenfunktion oder bei fortbestehendem renalem Magnesiumverlust nicht zuverlässig ist.

Magnesiumsubstitutionstherapie

Präparate

In Tabelle 42-5 sind Magnesiumpräparate für den oralen und parenteralen Gebrauch aufgeführt [49, 50]. Die oralen Präparate können für die tägliche Erhaltungstherapie (5 mg/kg bei normalen Erwachsenen) und für die Korrektur milder, asymptomatischer Magnesiummangelzustände verwendet werden. Die intestinale Resorption von oral verabreichtem Magnesium ist jedoch unberechenbar, so daß zur Behandlung symptomatischer oder schwerer Magnesiummangelzustände die parenterale Gabe bevorzugt werden sollte.

Magnesiumsulfat

Das übliche intravenöse Präparat ist Magnesiumsulfat ($MgSO_4$). **Jedes Gramm Magnesiumsulfat enthält 8 mval (4 mmol) elementares Magnesium** [3]. Eine 50%ige Magnesiumsulfatlösung (500 mg/ml) hat eine Osmolarität von 4000 mOsm/l [50], so daß diese Lösung für den intravenösen Gebrauch zu einer 10%igen (100 mg/ml) oder 20%igen (200 mg/ml) Lösung verdünnt werden muß. Zur Verdünnung von Magnesiumsulfat sollten Kochsalzlösungen bevorzugt werden, da das in Ringer-Lösung enthaltene Kalzium die Wirkungen des infundierten Magnesiums neutralisiert.

Tabelle 42-5 Orale und parenterale Magnesiumpräparate.

Zubereitung	Elementares Magnesium
Orale Präparate:	
– Magnesiumchlorid-Dragées	64 mg (5,3 mval)
– Magnesiumoxid-Tabletten (400 mg)	241 mg (19,8 mval)
– Magnesiumoxid-Tabletten (140 mg)	85 mg (6,9 mval)
– Magnesiumglukonat-Tabletten (500 mg)	27 mg (2,3 mval)
Parenterale Lösungen:	
– Magnesiumsulfat (50%)*	500 mg/ml (4,0 mval/ml)
– Magnesiumsulfat (20%)	200 mg/ml (1,6 mval/ml)

* zur intravenösen Injektion auf eine 20%ige Lösung verdünnen

Substitutionsprotokoll

Die folgenden Magnesiumsubstitutionsprotokolle werden für Patienten mit normaler Nierenfunktion empfohlen [51].

Milde, asymptomatische Hypomagnesiämie

Bei Patienten mit milder Hypomagnesiämie ohne offensichtliche Komplikationen gilt [51]:

1. Es ist von einem Gesamtmagnesiumdefizit von 1–2 mval/kg auszugehen.
2. Da 50% des infundierten Magnesiums über den Urin verlorengehen kann, wird ein Magnesiumbedarf in doppelter Höhe des Magnesiumdefizits angenommen.
3. Ersatz von 1 mval/kg in den ersten 24 Stunden und von täglich 0,5 mval/kg in den nächsten 3–5 Tagen.
4. Liegt die Serummagnesiumkonzentration über 1 mval/l, kann Magnesium oral substituiert werden.

Mäßige Hypomagnesiämie

Die folgende Therapie ist auf Patienten mit einer Serummagnesiumkonzentration von weniger als 1 mval/l oder mit einer Hypomagnesiämie, die von anderen Elektrolytstörungen begleitet wird, ausgerichtet:

1. Es werden 6 g $MgSO_4$ (48 mval Mg^{2+}) mit 250 ml oder 500 ml isotoner Kochsalzlösung verdünnt und über 3 Stunden infundiert.
2. Danach werden 5 g $MgSO_4$ (40 mval Mg^{2+}) in 250 oder 500 ml isotoner Kochsalzlösung über die nächsten 6 Stunden infundiert.
3. Weiter mit einer kontinuierlichen Infusion von 5 g $MgSO_4$ alle 12 Stunden für die nächsten 5 Tage.

Lebensbedrohliche Hypomagnesiämie

Ist die Hypomagnesiämie von schweren Herzrhythmusstörungen oder generalisierten Krampfanfällen begleitet, wird folgendes Vorgehen empfohlen:

1. Bolus von 2 g $MgSO_4$ (16 mval Mg^{2+}) i.v. über 2 Minuten.
2. Danach Infusion von 5 g $MgSO_4$ (40 mval Mg^{2+}) in 250 oder 500 ml isotoner Kochsalzlösung über die nächsten 6 Stunden.

3. Weiter mit einer kontinuierlichen Infusion von 5 g MgSO$_4$ alle 12 Stunden für die nächsten 5 Tage.

Die Serummagnesiumkonzentration wird nach dem initialen Magnesiumbolus ansteigen, jedoch nach 15 Minuten wieder abfallen. Daher ist es wichtig, dem Bolus eine kontinuierliche Infusion folgen zu lassen. Die Serummagnesiumkonzentration wird sich nach 1–2 Tagen normalisieren; bis die Gesamtkörperspeicher für Magnesium aufgefüllt sein werden, dauert es jedoch einige Tage.

Hypomagnesiämie und Niereninsuffizienz

Eine Hypomagnesiämie tritt bei einer Niereninsuffizienz nur selten auf. Sie kann jedoch durch schwere oder chronische Diarrhöen entstehen, wenn die Kreatinin-Clearance größer als 30 ml/min ist. Wird Magnesium im Rahmen einer Niereninsuffizienz substituiert, sollten nicht mehr als 50% der im Standardprotokoll angegebenen Magnesiummenge verabreicht werden [51]. Die Serummagnesiumkonzentration sollte dabei sorgfältig überwacht werden.

Magnesiumakkumulation

Eine Magnesiumakkumulation kommt fast ausschließlich bei Patienten mit beeinträchtigter Nierenfunktion vor. In einer Untersuchung an hospitalisierten Patienten trat bei 5% eine Hypermagnesiämie (d.h. eine Serummagnesiumkonzentration größer als 2 mval/l) auf [15].

Prädisponierende Faktoren

Hämolyse

Die Magnesiumkonzentration der Erythrozyten ist nahezu dreimal so hoch wie die des Serums, so daß eine Hämolyse zu einem Anstieg der Plasmamagnesiumkonzentration führt [1]. Dies kann sowohl in vivo bei einer hämolytischen Anämie als auch in vitro infolge einer traumatischen Schädigung der Erythrozyten bei einer Venenpunktion geschehen. Bei einer hämolytischen Anämie soll die Serummagnesiumkonzentration um 0,1 mval/l pro 250 ml Erythrozyten, die komplett lysiert sind, ansteigen [1]. Daher wird nur bei einer massiven Hämolyse mit einer Hypermagnesiämie gerechnet.

Niereninsuffizienz

Die renale Magnesiumausscheidung ist bei einer Kreatinin-Clearance von weniger als 30 ml/min beeinträchtigt [52]. Solange die Magnesiumaufnahme nicht gesteigert ist, spielt die Hypermagnesiämie bei einer Niereninsuffizienz keine wesentliche Rolle.

Andere

Andere Bedingungen, die zu einer milden Hypermagnesiämie führen können, sind diabetische Ketoazidose (vorübergehend), Nebennierenrindeninsuffizienz, Hyperparathyreoidismus und Lithiumintoxikation [52].

Klinik

Die klinischen Symptome einer fortschreitenden Hypermagnesiämie sind nachstehend aufgeführt [52].

Serummagnesiumkonzentration	Klinik
4,0 mval/l	Hyporeflexie
> 5,0 mval/l	verlängertes PQ-Intervall
> 10,0 mval/l	vollständiger Herzblock
> 13,0 mval/l	Herzstillstand

Magnesium wurde als physiologischer Kalziumblocker beschrieben [53]. Die meisten Nebenwirkungen einer Hypermagnesiämie beruhen daher auf seiner kalziumantagonistischen Wirkung im Herz-Kreislauf-System. Die Beeinträchtigung der kardiovaskulären Funktion resultiert überwiegend aus Störungen im kardialen Reizleitungssystem. Verminderte Kontraktilität und Vasodilatation spielen keine große Rolle.

Behandlung

Zur Behandlung einer schweren Hypermagnesiämie stellt die Hämodialyse das Verfahren der Wahl dar. Intravenös verabreichtes Kalziumglukonat (1 g über 2–3 Minuten) kann die kardiovaskulären Wirkungen einer Hypermagnesiämie *vorübergehend* antagonisieren, bis mit der Hämodialyse begonnen werden kann [52]. Ist ein Flüssigkeitsersatz zulässig und die Nierenfunktion noch einigermaßen erhalten, könnte durch eine aggressive Volumentherapie kombiniert mit Furosemid die Serummagnesiumkonzentration bei weniger fortgeschrittenen Fällen einer Hypermagnesiämie wirksam gesenkt werden.

KAPITEL 43

Kalzium und Phosphat

Kalzium und Phosphat sind zu einem großen Teil für die strukturelle Integrität des knöchernen Skeletts verantwortlich. Obwohl beide nicht gerade im Überfluß in Weichteilen zu finden sind, spielen sie doch eine wichtige Rolle bei vitalen Zellfunktionen. Phosphat nimmt an der aeroben Energieproduktion teil, während Kalzium an verschiedenen Prozessen wie der Blutgerinnung, der neuromuskulären Impulsübertragung und der Kontraktion glatter Muskelzellen beteiligt ist. Wenn man bedenkt, wie wichtig diese beiden Elektrolyte sind, ist es erstaunlich, daß Störungen des Kalzium- und Phosphatgleichgewichts so gut toleriert werden.

Kalzium

Kalzium ist der häufigste Elektrolyt im menschlichen Körper (beim durchschnittlichen Erwachsenen mehr als ein halbes Kilogramm Kalzium), befindet sich jedoch zu 99% im Knochen [1]. Kalzium ist in der extrazellulären Flüssigkeit 10000fach höher konzentriert als im übrigen Weichteilgewebe [2]. Diese Bevorzugung der extrazellulären Flüssigkeit erscheint eigenartig, da Kalzium ganz besonders an der Kontraktion glatter Muskeln beteiligt ist, also einem intrazellulären Prozeß [3].

Plasmakalziumkonzentration

Kalzium liegt im Plasma in drei Formen vor, wie in Abbildung 43-1 dargestellt. Etwa 50% des Kalziums sind an Plasmaproteine gebunden, wobei Albumin für 80% der Proteinbindung verantwortlich ist. Weitere 5–10% bilden Chelatkomplexe mit Plasmaanionen wie Sulfaten und Phosphaten. Der verbleibende Rest liegt in freier Form oder als ungebundene Kalziumionen vor. Diese ionisierte Fraktion stellt den physiologisch aktiven Anteil im Plasma dar. Die Konzentrationen des gesamten und ionisierten Kalziums im Plasma sind in Tabelle 43-1 angegeben. Diese Werte variieren geringfügig zwischen verschiedenen klinischen Laboratorien.

Gesamtkalzium und ionisiertes Kalzium

In den meisten klinischen Laboratorien werden zur Kalziumbestimmung alle drei Kalziumfraktionen gemessen, was irreführend sein kann. Die rechte Säule in Abbildung 43-1 zeigt die Auswirkungen eines Abfalls der Plasmaalbuminkonzentration. Da Albu-

Tabelle 43-1 Normalbereiche für Kalzium und Phosphat im Blut.

Serumelektrolyte	Traditionelle Einheiten (mg/dl)	Korrektur-* faktor*	SI-Einheiten (mmol/l)
Gesamtkalziumkonzentration	8,0–10,2	0,25	2,2–2,5
ionisiertes Kalzium	4,0–4,6	0,25	1,0–1,5
Phosphatkonzentration	2,5–5,0	0,32	0,8–1,6

* Multiplikation der traditionellen Einheiten mit dem Korrekturfaktor ergibt die SI-Einheiten, Division der SI-Einheiten durch den Korrekturfaktor ergibt die traditionellen Einheiten.

min für 80% der Proteinbindung des Kalziums verantwortlich ist, verringert sich bei einem Abfall der Albuminkonzentration diese Kalziumfraktion. Die Gesamtkalziumkonzentration im Plasma vermindert sich im selben Ausmaß, während die Konzentration des ionisierten Kalziums unverändert bleibt. Dieses stellt die physiologisch aktive Form dar, so daß eine durch Hypalbuminämie hervorgerufene Hypokalzämie physiologisch nicht relevant ist. Physiologisch bedeutsam ist dagegen die *ionisierte* Hypokalzämie.

Es wurden verschiedene Korrekturfaktoren vorgeschlagen, um die Auswirkungen einer Hypalbuminämie auf die Plasmakalziumkonzentration zu bestimmen, aber keiner hat sich als verläßlich herausgestellt [4, 5]. Die einzige Methode, mit der sich bei Vorliegen einer Hypalbuminämie eine echte Hypokalzämie feststellen läßt, besteht in der Bestimmung der ionisierten Kalziumfraktion im Plasma.

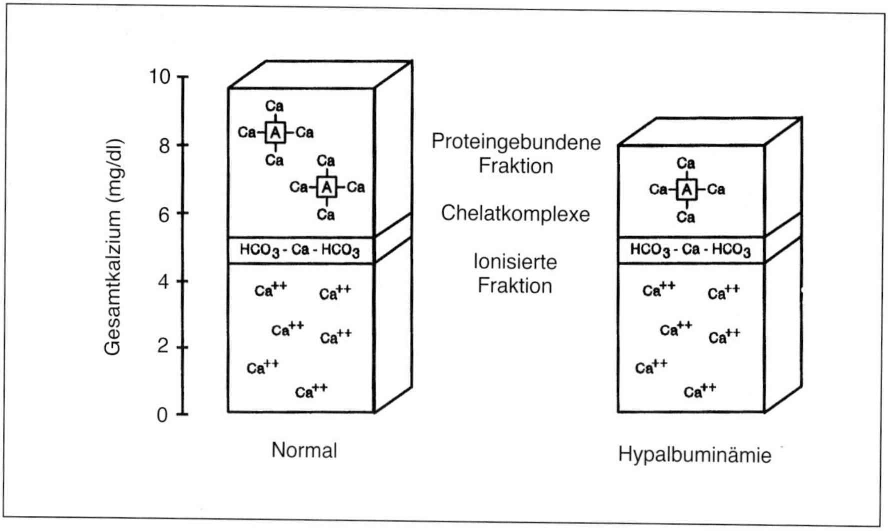

Abb. 43-1 Die drei Kalziumfraktionen im Plasma und deren Verteilung in bezug zur Gesamtkalziumkonzentration. Die rechte Säule zeigt, wie eine Abnahme der Plasmaalbuminkonzentration die Gesamtkalziumkonzentration vermindern kann, ohne die Konzentration des ionisierten Kalziums zu verändern.

Messung des ionisierten Kalziums

Ionisiertes Kalzium kann in Vollblut, Plasma oder Serum mit ionenselektiven Elektroden gemessen werden, die in den meisten klinischen Laboratorien zur Verfügung stehen [4, 5, 6]. Die Normalwerte des ionisierten Kalziums im Plasma sind in Tabelle 43-1 angegeben.

Blutentnahme

Verschiedene Umstände können die Konzentration des ionisierten Kalziums in Blutproben beeinflussen [5]. Bei einer Azidose ist die Bindung von Kalzium an Albumin herabgesetzt und das ionisierte Kalzium erhöht, während es bei einer Alkalose zum entgegengesetzten Effekt kommt. Durch Kohlendioxidverlust kann es fälschlicherweise zu einer Erniedrigung des ionisierten Kalziums kommen. Daher ist es wichtig, Luftblasen in der Blutprobe zu vermeiden. Da Antikoagulanzien (z.B. Heparin, Zitrat und EDTA) Kalzium binden können, sollten Probengefäße mit solchen Zusätzen nicht verwendet werden. Röhrchen, die Silikon enthalten, eignen sich hingegen zur Bestimmung ionisierten Kalziums in Serumproben. Heparinisierte Spritzen können zur Messung von ionisiertem Kalzium in Vollblut eingesetzt werden; denn obwohl Heparin Kalzium bindet, ist dieser Effekt bei einer Heparinkonzentration unter 15 U/ml Blut sehr gering [5].

Hypokalzämie durch Erniedrigung des ionisierten Kalziums

Eine Erniedrigung der ionisierten Kalziumfraktion wird bei 50–65% der Intensivpatienten gefunden [6, 7]. Die typischen Störungen, die mit einer erniedrigten ionisierten Kalziumfraktion bei diesen Patienten verbunden sind, sind in Tabelle 43-2 aufgeführt. Bei ambulanten Patienten stellt der Hypoparathyreoidismus die häufigste Ursache einer Hypokalzämie dar, er spielt jedoch auf Intensivstationen außer bei kürzlich im Halsbereich operierten Patienten keine Rolle.

Häufige Ursachen

Magnesiummangel

Ein Magnesiummangel kann durch Hemmung der Parathormonausschüttung und vermindertes Ansprechen des Zielorgans auf Parathormon das Serumkalzium erniedrigen (s. Kap. 42). Eine Hypokalzämie, die durch Magnesiummangel hervorgerufen wurde, ist

Tabelle 43-2 Ursachen einer Hypokalzämie (ionisiertes Kalzium) auf einer Intensivstation.

Alkalose	Fettembolie
Bluttransfusionen (15%)	Magnesiummangel (70%)
kardiopulmonaler Bypass	Pankreatitis
Medikamente:	Niereninsuffizienz (50%)
– Aminoglykoside (40%)	Sepsis (30%)
– Cimetidin (30%)	
– Heparin (10%)	
– Theophyllin (30%)	

Die Zahlen in den Klammern geben an, wie häufig eine Hypokalzämie (ionisiertes Kalzium) unter der jeweiligen Bedingung auftritt.

gegenüber einer Kalziumersatztherapie refraktär. Oft führt bereits ein Ausgleich der Magnesiumkonzentration zur Korrektur der Hypokalzämie, auch ohne Kalziumsubstitution.

Sepsis

Auf Intensivstationen ist eine Sepsis häufig mit einer Hypokalzämie verbunden [6, 7, 8, 9]. Der zugrundeliegende Mechanismus ist noch unklar, allerdings könnte eine erhöhte Kalziumbindung an Albumin – durch erhöhte Konzentrationen zirkulierender freier Fettsäuren – dafür verantwortlich sein. Die Hypokalzämie tritt unabhängig von der sepsisbegleitenden Vasodilatation auf [9]. Daher bleibt die klinische Bedeutung der Hypokalzämie im Rahmen der Sepsis fraglich.

Alkalose

Wie schon beschrieben, steigert eine Alkalose die Bindung von Kalzium an Albumin und vermindert dadurch die ionisierte Kalziumfraktion im Blut. Symptomatische Hypokalzämien treten häufiger mit einer respiratorischen als mit einer metabolischen Alkalose auf. Auch Natriumbikarbonatinfusionen können mit einer Erniedrigung der ionisierten Kalziumfraktion einhergehen, da Kalzium direkt an das infundierte Bikarbonat bindet.

Bluttransfusionen

Bei 15 % der Patienten, die Bluttransfusionen erhielten, kam es zu einer Hypokalzämie [6]. Ursache ist die Bindung von Kalzium an das als Konservierungsmittel in Blutkonserven enthaltene Zitrat. Eine durch Bluttransfusionen verursachte Hypokalzämie ist gewöhnlich vorübergehender Natur. Sie bildet sich zurück, wenn das infundierte Zitrat von der Leber und den Nieren verstoffwechselt ist [1]. Bei Patienten mit Nieren- oder Leberinsuffizienz kann sie länger bestehenbleiben. Obwohl eine durch Bluttransfusionen hervorgerufene Hypokalzämie die Gerinnungsfähigkeit des Blutes herabsetzen kann, scheint dieser Effekt unerheblich zu sein, so daß Kalziuminfusionen bei Massivtransfusionen nicht mehr empfohlen werden.

Medikamente

Auch einige Medikamente können Kalzium binden und dadurch eine Hypokalzämie fördern [1, 6, 7]. Dies gilt auf Intensivstationen am häufigsten für Aminoglykoside, Cimetidin, Heparin und Theophyllin.

Niereninsuffizienz

Eine begleitende Hypokalzämie (der ionisierten Kalziumfraktion) bei Niereninsuffizienz wird auf eine Phosphatretention und eine gestörte Umwandlung von Vitamin D in seine aktive Form in der Niere zurückgeführt. In diesem Fall zielt die Behandlung auf eine Senkung der Serumphosphatkonzentration mit Hilfe von Antazida ab, die die Resorption von Phosphat im Dünndarm blockieren. Allerdings ist der Nutzen dieses Verfahrens nicht geprüft. Die Azidose im Rahmen einer Niereninsuffizienz führt zu einer verminderten Bindung von Kalzium an Albumin. Daher läßt eine Hypokalzämie bei Niereninsuffizienz nicht unbedingt darauf schließen, daß das ionisierte Kalzium vermindert ist.

Pankreatitis

Eine schwere Pankreatitis kann über unterschiedliche Mechanismen zu einer Abnahme des ionisierten Kalziums führen. Die Prognose wird durch das Auftreten einer Hypokalzämie nachteilig beeinflußt, obwohl bisher kein kausaler Zusammenhang nachgewiesen werden konnte [10].

Klinische Symptomatik

Die klinischen Symptome einer Hypokalzämie stehen mit einer verstärkten kardialen und neuromuskulären Erregbarkeit und einer verminderten Kontraktilität des Herzmuskels und der glatten Gefäßmuskulatur in Zusammenhang.

Neuromuskuläre Erregbarkeit

Eine Hypokalzämie kann von einer Hyperreflexie, generalisierten Krampfanfällen und einer Tetanie begleitet sein. Positives Chvostek- und Trousseau-Zeichen werden oft als Symptom einer Hypokalzämie angeführt. Dabei ist das **Chvostek-Zeichen unspezifisch** (es ist bei 25% der gesunden Erwachsenen vorhanden) und das **Trousseau-Zeichen nicht sensitiv** (es fehlt bei 30% der Patienten mit einer Hypokalzämie) [1].

Kardiovaskuläre Wirkungen

Zu den kardiovaskulären Komplikationen einer Hypokalzämie zählen Hypotension, vermindertes Herzzeitvolumen und ventrikuläre Extrasystolie. Sie treten nur selten bei einer milden Hypokalzämie (ionisiertes Kalzium zwischen 0,8 und 1,0 mmol/l) auf. In fortgeschrittenen Stadien einer Hypokalzämie (ionisiertes Kalzium unter 0,65 mmol/l) kann es dann zu ventrikulären Tachykardien und therapierefraktärer Hypotonie kommen [1].

Kalziumsubstitutionstherapie

Die Behandlung einer Hypokalzämie sollte sich an der zugrundeliegenden Ursache orientieren. Eine symptomatische Hypokalzämie stellt einen medizinischen Notfall dar, bei dem die intravenöse Verabreichung von Kalzium Therapie der Wahl ist [1]. Die Kalziumlösungen und Dosierungsempfehlungen zur intravenösen Kalziumsubstitution sind in Tabelle 43-3 angegeben.

Kalziumsalzlösungen

Die zwei gängigsten intravenös zu verabreichenden Kalziumlösungen sind 10%iges Kalziumchlorid und 10%iges Kalziumglukonat. Beide Lösungen weisen die gleiche Konzentration an Kalziumsalz auf (100 mg/ml). **Kalziumchlorid enthält jedoch im Vergleich zu Kalziumglukonat eine dreifache Menge an elementarem Kalzium.** So entspricht eine 10-ml-Ampulle von Kalziumchlorid 10% 272 mg (13,6 mval) elementarem Kalzium, während es bei einer 10-ml-Ampulle von Kalziumglukonat 10% nur 90 mg (4,6 mval) elementares Kalzium sind [11].

Dosierungsempfehlungen

Kalziumlösungen zur intravenösen Applikation sind hyperosmolar und sollten – wenn möglich – über eine große zentrale Vene gegeben werden. Für Infusionen über periphere Venen sollte Kalziumglukonat wegen seiner niedrigeren Osmolarität verwendet werden (Tab. 43-3). Ein Bolus von 200 mg elementarem Kalzium (verdünnt in 100 ml isotoner

Tabelle 43-3 Intravenöse Kalziumsubstitutionstherapie.

Lösungen	Elementares Kalzium	Volumeneinheit	Osmolarität
10% Kalziumchlorid	27 mg (1,36 mval)/ml	10 ml pro Ampulle	2000 mOsm/l
10% Kalziumglukonat	9 mg (0,46 mval)/ml	10 ml pro Ampulle	680 mOsm/l

Bei symptomatischer Hypokalzämie:
1. Infusion von Kalzium – wenn möglich in eine große zentrale Vene. Wird eine periphere Vene gewählt, sollte das weniger reizende Kalziumglukonat zur Anwendung kommen.
2. Bolusgabe von 200 mg elementarem Kalzium (8 ml 10%iges Kalziumchlorid oder 22 ml 10%iges Kalziumglukonat) in 100 ml isotoner Kochsalzlösung über 10 min.
3. Anschließend kontinuierliche Infusion von elementarem Kalzium (1–2 mg/kg × h) für 6–12 Stunden.

Kochsalzlösung und verabreicht über 10 Minuten) führt zu einem Anstieg der Serumkalziumkonzentration von 1 mg/dl [1]. Der Spiegel beginnt jedoch nach 30 Minuten wieder zu fallen. Daher sollte auf die Bolusgabe eine kontinuierliche Infusion mit einer Dosierungsrate von 1–2 mg (elementares Kalzium) pro Kilogramm Körpergewicht pro Stunde folgen und über mindestens sechs Stunden fortgeführt werden. Weitere Kalziumgaben sollten sich nach der Konzentration des ionisierten Kalziums im Blut richten.

Erhaltungstherapie

Die tägliche Erhaltungsdosis von Kalzium beträgt bei Erwachsenen 2–4 g. Sie kann oral verabreicht werden in Form von Kalziumkarbonat- (z.B. Oscal) oder Kalziumglukonat-Tabletten (500 mg Kalzium pro Tablette).

Warnung

Bei bestimmten Patienten kann die intravenöse Kalziumsubstitution gefährlich sein. Kalziuminfusionen können eine Vasokonstriktion unterhalten und zu einer Ischämie vitaler Organsysteme führen [12].
Die Gefahr einer kalziuminduzierten Ischämie scheint bei Patienten mit einem Low-output-Syndrom besonders hoch, da hier schon eine Vasokonstriktion vorliegt. Zudem kann eine aggressive Kalziumsubstitution zu einer intrazellulären Kalziumüberladung führen, die den Untergang von Zellen zur Folge haben kann, vor allem bei Patienten im Schock [13]. Aus diesen Gründen sollten Kalziuminfusionen überlegt eingesetzt werden. **Die intravenöse Kalziumgabe ist nur indiziert bei Patienten mit einer symptomatischen Hypokalzämie oder wenn die Konzentration des ionisierten Kalziums weniger als 0,65 mmol/l beträgt** [1].

Hyperkalzämie

Die Hyperkalzämie ist weit weniger häufig als die Hypokalzämie: Sie tritt in weniger als 1% der hospitalisierten Patienten auf [14]. In 90% der Fälle liegt ein Hyperparathyreoidismus oder ein malignes Grundleiden zugrunde [15]. Seltenere Ursachen sind lange Immobilisation, Thyreotoxikose und Medikamente (Lithium, Thiaziddiuretika). Malignome stellen die häufigste Ursache einer schweren Hyperkalzämie dar (Serumkalziumkonzentration über 14 mg/dl oder ionisiertes Kalzium über 3,5 mmol/l) [16].

Klinische Symptomatik

Die Symptome einer Hyperkalzämie sind gewöhnlich unspezifisch und können folgendermaßen eingeteilt werden:
1. **gastrointestinal (GI):** Übelkeit, Erbrechen, Verstopfung, Ileus und Pankreatitis
2. **kardiovaskulär:** Hypovolämie, Hypotonie und verkürztes QT-Intervall
3. **renal:** Polyurie und Nephrokalzinose
4. **neurologisch:** Verwirrtheit und eingeschränktes Bewußtsein einschließlich Koma

Sie treten erst ab einer Serumkalziumkonzentration von 12 mg/dl (oder ionisiertes Kalzium über 3,0 mmol/l) in Erscheinung und sind bei höheren Werten (Gesamtkalzium über 14 mg/dl, ionisiertes Kalzium über 3,5 mmol/l) nahezu immer vorhanden [16].

Therapie

Eine Behandlung ist angezeigt, wenn die Hyperkalzämie mit unerwünschten Effekten einhergeht oder die Serumkalziumkonzentration 14 mg/dl (ionisiertes Kalzium 3,5 mmol/l) übersteigt. Das therapeutische Vorgehen bei Hyperkalzämie ist in Tabelle 43-4 zusammengefaßt [15, 16].

Infusion isotoner Kochsalzlösung

Eine Hyperkalzämie wird gewöhnlich von einer Hyperkalziurie begleitet, die eine osmotische Diurese verursacht. Dies kann zu einer Hypovolämie führen, die ihrerseits die Kalziumausscheidung mit dem Urin vermindert und zu einem raschen Anstieg der Serumkalziumkonzentration führt. Vorrangiges Behandlungsziel bei einer Hyperkalzämie ist daher die Volumenzufuhr, um die Hypovolämie auszugleichen und die Kalziumausscheidung über die Nieren zu fördern. Empfehlenswert ist die Verwendung isotoner Kochsalzlösung, da die Natriurese die renale Kalziumausscheidung unterstützt.

Furosemid

Isotone Kochsalzlösung allein bringt die Kalziumkonzentration nicht in Normalbereiche. Deshalb wird Furosemid hinzugefügt (40–80 mg i.v. alle 2 Stunden), das die Kalziumausscheidung über den Urin weiter steigert. Das Ziel besteht in einer stündlichen Urinausscheidung von 100–200 ml. Diese Volumenverluste über den Urin *müssen* mit isotoner Kochsalzlösung ausgeglichen werden, weil es sonst erneut zur Hypovolämie käme, was kontraproduktiv wäre.

Calcitonin

Obwohl isotone Kochsalzlösung und Furosemid eine Hyperkalzämie akut ausgleichen können, wird dadurch nicht die zugrundeliegende Ursache beseitigt, die (bei Malignomen) in einem vermehrten Knochenabbau besteht. Bei Calcitonin handelt es sich um ein natürlich vorkommendes Hormon, das den Knochenabbau hemmt. Es ist als Lachs-Calcitonin verfügbar, das subkutan oder intramuskulär in einer Dosis von 4 U/kg alle 12 Stunden verabreicht wird. Die Wirkung tritt rasch (innerhalb weniger Stunden) ein, ist aber nur schwach ausgeprägt (der maximale Abfall der Serumkalziumkonzentration beträgt 0,5 mmol/l).

Tabelle 43-4 Behandlung einer schweren Hyperkalzämie.

Medikament	Dosierung	Kommentar
isotone Kochsalzlösung	unterschiedlich	initiale Behandlung der Wahl; das Ziel besteht in rascher Korrektur der Hypovolämie
Furosemid	40–80 mg i.v. alle 2 h	Zugabe zur isotonen Kochsalzlösung, um eine Urinausscheidung von 100–200 ml/h aufrechtzuerhalten
Calcitonin	4 U/kg i.m. oder s.c. alle 12 h	Effekt innerhalb weniger Stunden nachweisbar; maximaler Abfall der Serumkalziumkonzentration nur 0,5 mmol/l
Hydrocortison	200 mg i.v. täglich aufgeteilt in 2–3 Einzeldosen	als Zusatz zu Calcitonin
Biphosphate (z.B. Pamidronat)	90 mg i.v. als Infusion über 24 h	verzögerter Wirkungseintritt (maximale Wirkung nach 4–5 Tagen), aber viel potenter als Calcitonin
Plicamycin	25 µg/kg KG i.v. über 4 h; wiederholbar alle 24 h	raschere Wirkung als Phosphattherapie, Gefahr toxischer Nebenwirkungen schränkt den Gebrauch dieses Medikaments allerdings ein

Hydrocortison

Kortikosteroide können die Serumkalziumkonzentration senken, indem sie das Wachstum lymphatisch-neoplastischen Gewebes hemmen und die Wirkungen von Vitamin D verstärken. Steroide werden gewöhnlich mit Calcitonin kombiniert und sind besonders bei Hyperkalzämien, die mit multiplen Myelomen oder einer Niereninsuffizienz einhergehen, von Nutzen [15, 16]. Nach dem Standardregime werden 200 mg Hydrocortison i.v. auf 2–3 Einzelgaben pro Tag verteilt.

Biphosphonate

Calcitonin wird zur raschen Absenkung der Serumkalziumkonzentration eingesetzt. Aufgrund seiner schwachen Wirkung kann es das Kalzium allerdings nicht dauerhaft in den Normalbereich bringen. Biphosphonate (Pyrophosphatabkömmlinge) sind potentere Inhibitoren der Knochenresorption und normalisieren die Serumkalziumkonzentration. Ihre Wirkung setzt allerdings verzögert ein, so daß sie für eine rasche Verringerung der Serumkalziumkonzentration nicht in Frage kommen.
Pamidronat ist derzeit das *Biphosphonat* der Wahl in der Behandlung der schweren Hyperkalzämie [15]. In einer Dosis von 90 mg wird es kontinuierlich über 24 Stunden

intravenös infundiert. Das Wirkungsmaximum ist nach 4–5 Tagen erreicht, und die Dosis kann dann – wenn nötig – wiederholt werden.

Plicamycin

Plicamycin (früher Mithramycin) ist eine antineoplastische Substanz, die die Knochenresorption hemmt. Ähnlich wie Pamidronat ist es potenter als Calcitonin, sein Wirkungsbeginn jedoch verzögert. Die Dosis beträgt 25 µg/kg (i.v. über 4 Stunden), die, wenn nötig, nach 24–48 Stunden wiederholt werden kann. Wegen seines starken Nebenwirkungspotentials (z.B. Knochenmarksdepression) ist Plicamycin weitgehend durch Pamidronat ersetzt worden.

Dialyse

Kalzium kann bei Patienten mit einem Nierenversagen durch eine Dialyse entfernt werden. Sowohl die Hämodialyse als auch die Peritonealdialyse ist effektiv [15].

Phosphat

Der durchschnittliche Erwachsene besitzt einen Körpergehalt von 500–800 g Phosphat [17]. Das meiste Phosphat ist in organischen Molekülen enthalten, wie z.B. in Phospholipiden und Phosphoproteinen. 85% befinden sich im knöchernen Skelett. Die verbleibenden 15% liegen als freies, anorganisches Phosphat im Bindegewebe vor. Anders als Kalzium ist anorganisches Phosphat vorwiegend intrazellulär lokalisiert. Dort ist es an der Glykolyse und der Bereitstellung energiereicher Phosphate beteiligt. Die normalen Plasmakonzentrationen von anorganischem Phosphat sind in Tabelle 43-1 angegeben. Dieser Referenzbereich gilt nur für Erwachsene; die Normalwerte bei Kindern liegen höher [17].

Hypophosphatämie

Eine Hypophosphatämie (Serumphosphatkonzentration unter 2,5 mg/dl oder 0,8 mmol/l) kann durch eine Verschiebung von Phosphat nach intrazellulär, einen Anstieg der Phosphatausscheidung über die Nieren oder durch einen Abfall der Phosphatresorption im Gastrointestinaltrakt bedingt sein. In den meisten Fällen basiert die Hypophosphatämie auf einer Verschiebung von Phosphat (PO_4) in die Zellen.

Prädisponierende Faktoren

Glukosebelastung

Die Aufnahme von Glukose in die Zellen erfolgt parallel zu einer Aufnahme von PO_4 in die Zellen. Ist der extrazelluläre Gehalt an PO_4 grenzwertig, kann diese Verschiebung nach intrazellulär eine Hypophosphatämie nach sich ziehen. Glukosezufuhr stellt bei hospitalisierten Patienten die häufigste Ursache einer Hypophosphatämie dar [18, 19], die vor allem im Rahmen einer Aufbauernährung bei alkoholabhängigen, mangelernährten oder entkräfteten Patienten beobachtet wird. Dieses Phänomen kann sowohl bei oraler Ernährung als auch bei Sonden- oder totaler parenteraler Ernährung auftreten. Den Einfluß der parenteralen Ernährung auf den Phosphatspiegel zeigt Abbildung 43-2. Bemerkenswert ist der stete Abfall der Serum-PO_4-Konzentration und die Schwere der

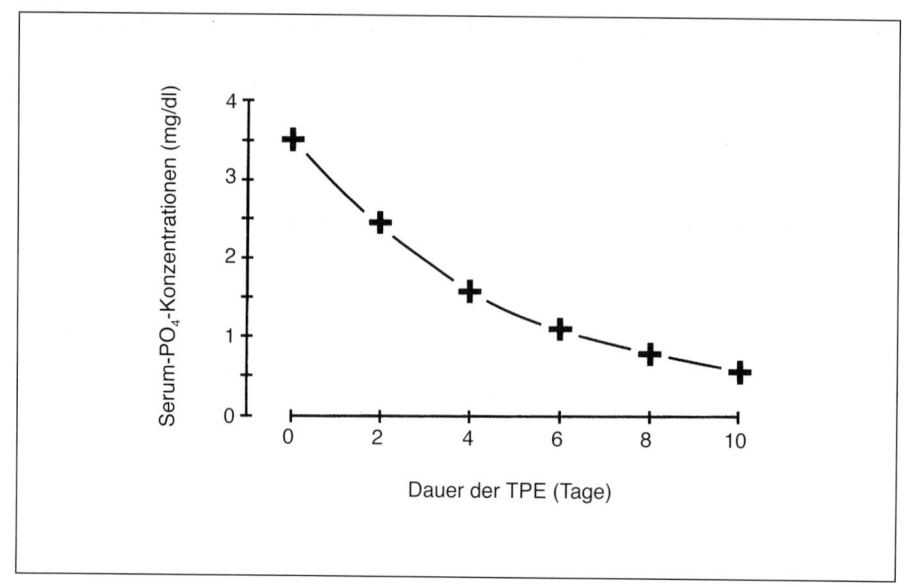

Abb. 43-2 *Der kumulative Effekt einer totalen parenteralen Ernährung (TPE) auf die Serumphosphatkonzentration. (Aus Knochel JP. The pathophysiology and clinical characteristics of severe hypophosphatemia. Arch Intern Med 1977; 137: 203–220).*

Hypophosphatämie (Serum-PO_4^{3-}-Konzentration unter 1 mg/dl) nach 7 Tagen intravenöser Ernährung. Die Entwicklung der Serum-PO_4^{3-}-Konzentration ist einer der Gründe, warum parenterale Ernährungsschemata eine allmähliche Steigerung über die ersten Tage vorsehen.

Wie schon erwähnt, bergen orale und enterale Ernährung ein ähnliches Risiko für eine Hypophosphatämie, insbesondere bei entkräfteten oder mangelernährten Patienten. Tatsache ist, daß eine Hypophosphatämie für die zunehmende Schwäche und völlige Erschöpfung bei mangelernährten Patienten, die das „refeeding"-Syndrom kennzeichnen, verantwortlich sein kann [20].

Respiratorische Alkalose

Eine respiratorische Alkalose kann zu einem Anstieg des intrazellulären pH-Werts führen, wodurch die Glykolyse beschleunigt wird. Der gesteigerte Glukoseverbrauch zieht eine zunehmende Verschiebung von Glukose und Phosphat in die Zellen nach sich. Dies ist möglicherweise eine wichtige Ursache der Hypophosphatämie bei beatmeten Patienten. Eine Hyperventilation mit respiratorischer Alkalose ist in dieser Patientengruppe häufig anzutreffen.

β-Rezeptoragonisten

Durch eine Stimulation der β-Rezeptoren kann PO_4^{3-} in die Zellen verschoben und so eine Hypophosphatämie hervorgerufen werden. Diese Wirkung gewinnt an Bedeutung bei Patienten, die β-agonistische Bronchodilatatoren erhalten. In einer Studie wurden

Patienten mit akutem Asthma aggressiv mit Salbutamol-Spray (2,5 mg alle 30 Minuten) behandelt. Die Serum-PO_4^{3-}-Konzentration fiel drei Stunden nach Beginn der Therapie um 1,25 mg/dl (0,4 mmol/l) [21]. Die Bedeutung dieser Wirkung ist noch unklar.

Sepsis

In einigen Studien zeigte sich eine häufige Verknüpfung zwischen Septikämie und Hypophosphatämie [19]. Eine Kausalität wurde nicht belegt. Die Sepsis könnte jedoch aufgrund erhöhter Konzentrationen an endogenen Katecholaminen zu einer transzellulären Verschiebung von PO_4 führen.

Phosphatbindende Substanzen

Aluminium kann mit anorganischem Phosphat unlösliche Komplexe bilden. Aluminiumhaltige Substanzen wie Sucralfat (Ulcogant®) oder Antazida, die Aluminiumhydroxid enthalten (z.B. Maaloxan®), behindern die Absorption von Phosphat im oberen Gastrointestinaltrakt und unterhalten damit den Phosphatmangel [18]. Die größte Bedeutung hat Sucralfat, das mit zunehmender Häufigkeit zur Streßulkusprophylaxe bei kritisch kranken Patienten eingesetzt wird (s. Kap. 6). Die Verwendung von Sucralfat ist in zunehmendem Maße mit einer Hypophosphatämie bei Intensivpatienten verbunden [21]. Eine direkte Ursache-Wirkungs-Beziehung zwischen Sucralfat und Phosphatmangel bleibt allerdings zu beweisen.

Diabetische Ketoazidose

Eine durch Glukosurie verursachte osmotische Diurese verstärkt den Phosphatverlust über den Urin. Patienten mit einer lang andauernden oder schweren Hyperglykämie weisen häufig einen Phosphatmangel auf. Wie schon in Kapitel 37 erwähnt, liegt bei Patienten mit diabetischer Ketoazidose nahezu regelmäßig ein Phosphatmangel vor. Dies stellt jedoch so lange kein Problem dar, bis unter Insulintherapie PO_4 in die Zellen verschoben wird. Eine Phosphatsubstitution beeinflußt nicht die Ergebnisse bei diabetischer Ketoazidose (s. Kap. 37), so daß bei diesem Krankheitsbild die Bedeutung des Phosphatmangels unklar ist.

Klinische Symptomatik

Die Hypophosphatämie ist oft klinisch stumm, auch wenn die Serum-PO_4-Konzentration auf extrem niedrige Werte fällt. In einer Studie zeigten sich bei keinem der Patienten mit einer schweren Hypophosphatämie (Serum-PO_4-Konzentration unter 1,0 mg/dl) schädliche Nebenwirkungen [23]. Trotzdem birgt jeder Phosphatmangel das Risiko einer eingeschränkten Energieproduktion der aeroben Zellen.

Aerobe Energieproduktion

Ein Phosphatmangel kann über mehrere Mechanismen die zelluläre Energieproduktion beeinträchtigen. Diese sind in Abbildung 43-3 zusammengefaßt. Vorauszuschicken ist, daß sich eine Hypophosphatämie auf jede der nachfolgenden Einflußgrößen des systemischen Sauerstofftransports nachteilig auswirken kann.

1. **Herzzeitvolumen:** Phosphatmangel kann die myokardiale Kontraktilität beeinträchtigen und das Herzzeitvolumen vermindern. Herzinsuffiziente Patienten mit einer Hypophosphatämie zeigten nach einer Phosphatsubstitution eine verbesserte Herzleistung [24].

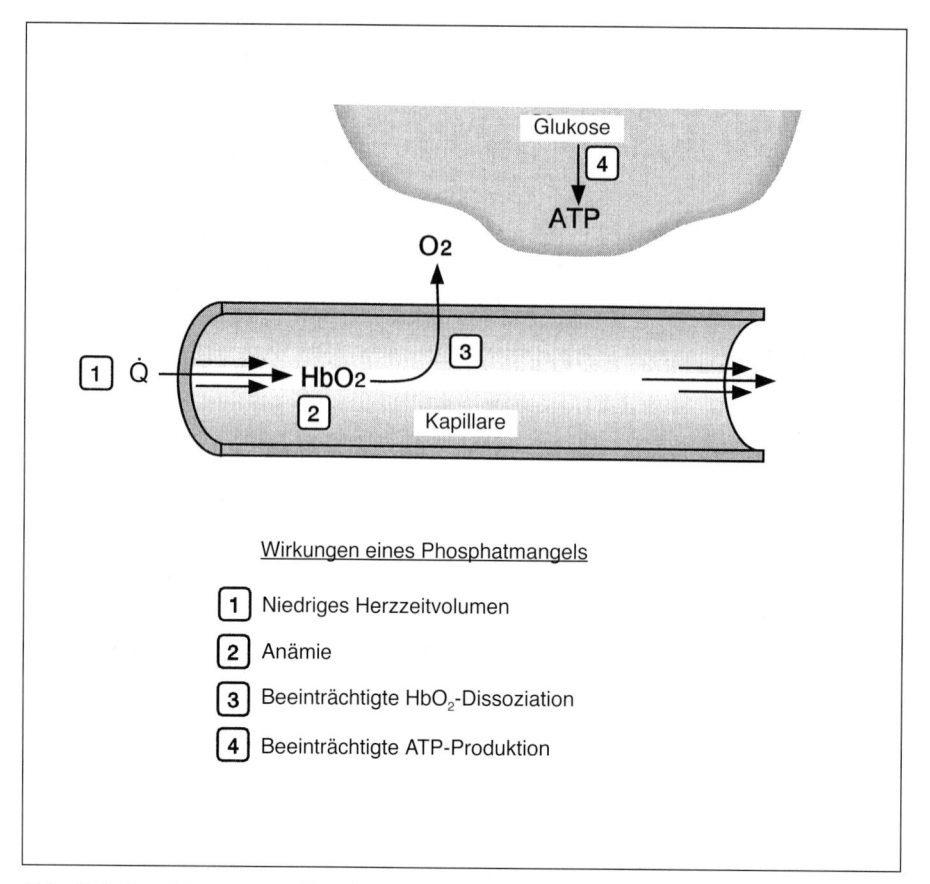

Abb. 43-3 *Auswirkungen eines Phosphatmangels auf die zelluläre Energieproduktion.*

2. **Hämoglobin:** Die verminderte Produktion energiereicher Phosphate durch die Glykolyse in den Erythrozyten kann zu einer verminderten Verformbarkeit der roten Blutkörperchen führen. Dies mag der Grund sein für das Zusammentreffen von schwerer Hypophosphatämie und hämolytischer Anämie [18].
3. **Sauerstoffbindungskurve:** Phosphatmangel wird begleitet von einem Mangel an 2,3-Diphosphoglycerat. Dadurch wird die Sauerstoffbindungskurve nach links verschoben. Geschieht dies, ist die Sauerstofffreisetzung aus dem Hämoglobin in die Gewebe beeinträchtigt.

Zusätzlich zu dem nachteiligen Effekt auf die Sauerstoffverfügbarkeit für die Gewebe kann ein Phosphatmangel die zelluläre Energieproduktion direkt behindern. Dies geschieht durch die verminderte Bereitstellung von anorganischem Phosphat zur Produktion energiereicher Phosphatverbindungen und eine Herabsetzung der Aktivität der Glykolyse.

Muskelschwäche

Eine mögliche Folge der beeinträchtigten Energieproduktion durch Phosphatmangel besteht in einer Muskelschwäche. Biochemische Hinweise auf eine Zerstörung von Skelettmuskeln (z.b. erhöhte Kreatinkinasespiegel im Blut) finden sich häufig bei Patienten mit einer Hypophosphatämie. Eine deutliche Muskelschwäche fehlt gewöhnlich [25]. In einer Mitteilung wird von einer Schwäche der Atemmuskulatur, die sogar die Entwöhnung vom Respirator fehlschlagen ließ, bei Patienten mit einer schweren Hypophosphatämie berichtet [26]. Andere Studien weisen auf das häufig gemeinsame Auftreten einer Hypophosphatämie und einer Schwäche der Atemmuskulatur hin, auch wenn dies bei den meisten Patienten klinisch nicht in Erscheinung tritt [27]. Momentan gibt es wenig Belege, daß zwischen Phosphatmangel und klinisch relevanter Skelettmuskelschwäche ein Zusammenhang besteht.

Phosphatsubstitutionstherapie

Die intravenöse Phosphatsubstitution ist für alle Patienten mit schwerer Hypophosphatämie (Serumphosphatkonzentration unter 1,0 mg/dl oder 0,3 mmol/l) und für Patienten mit Hypophosphatämie jeglichen Schweregrades, die zusätzlich eine beeinträchtigte Herzfunktion, ein respiratorisches Versagen, eine Muskelschwäche oder eine eingeschränkte Sauerstoffversorgung der Gewebe aufweisen, zu empfehlen. Phosphatlösungen und Dosierungsempfehlungen sind in Tabelle 43-5 aufgeführt [21, 22].
Ist die Serum-PO_4-Konzentration wieder über 2,0 mg/dl angestiegen, kann die Phosphatsubstitution mit oralen Präparaten fortgeführt werden. Die orale Substitutionsdosis beträgt 1200–1500 mg Phosphat täglich. Dabei ist zu beachten, daß Sucralfat und phosphatbindende Antazida ausgesetzt werden müssen, wenn orale Phosphatpräparate verabreicht werden. Durchfälle durch eine hochdosierte orale Phosphattherapie begrenzen deren Anwendbarkeit.

Erhaltungstherapie

Wenn Phosphat oral verabreicht wird, beträgt die tägliche Erhaltungsdosis 1200 mg [1]. Wie Tabelle 43-6 zeigt, ist der Phosphatgehalt in Sondenkostpräparaten sehr unter-

Tabelle 43-5 Intravenöse Phosphatsubstitutionstherapie.

Lösung	Phosphatgehalt	Andere Ionen
Natriumphosphat	93 mg (3 mmol)/ml	Na^+: 4,0 mval/ml
Kaliumphosphat	93 mg (3 mmol)/ml	K^+: 4,3 mval/ml

Dosierungsempfehlungen* [1]:
– bei schwerer Hypophosphatämie (PO_4 < 1 mg/dl) ohne nachteilige Wirkungen: 0,6 mg (0,02 mmol)/kg KG × h i.v.
– bei Hypophosphatämie (PO_4 < 2 mg/dl) mit nachteiligen Wirkungen: 0,9 mg (0,03 mmol)/kg KG × h i.v.
Alle 6 h Überprüfung der Serum-PO_4-Konzentration

* Für Patienten mit eingeschränkter Nierenfunktion werden niedrigere Dosierungsraten empfohlen.

Tabelle 43-6 Der Phosphatgehalt in Sondenkost.

Präparat	Phosphat (mg/l)	Präparat	Phosphat (mg/l)
Altra Q	733	Nutrivent	1200
Attain	800	Osmolite/HN	530/758
Compleat Regular	1200	Peptamen	700
Criticare HN	530	Perative	866
Ensure/HN	530/758	Pulmocare	1056
Ensure Plus/HN	704/1056	Reabilan/HN	499/499
Entrition 0,5/1,0	250/500	Replete	1000
Entrition 1,5/HN	1000/770	Resource/Plus	530/620
Glucema	704	Sustacal/Plus	930/850
Impact	800	Traumacal	750
Isocal/HN	530/850	Travasorb STD/HN	501/501
Isosource/HN	670/670	Twocal HN	1052
Jevity	759	Ultracal	850
Magnacal	1000	Vitaneed	667
Nutren 1,0/2,0	700/1040	Vivonex TEN	500

schiedlich. Daher deckt die enterale Ernährung ohne zusätzliche Phosphatsubstitution nicht unbedingt den täglichen Phosphatbedarf.

Wenn Patienten die enterale Ernährung nicht vertragen, wird der tägliche Phosphatbedarf intravenös gedeckt. Die intravenöse Erhaltungsdosis beträgt nahezu 800 mg/Tag (und ist damit geringer als bei der oralen Verabreichung, bei der nur 70% des Phosphats aus dem Gastrointestinaltrakt resorbiert werden).

Hyperphosphatämie

Eine Hyperphosphatämie bei Intensivpatienten resultiert am häufigsten aus einer behinderten PO_4^{3-}-Ausscheidung bei **Niereninsuffizienz** oder einer PO_4^{3-}-Freisetzung aus den Zellen aufgrund **ausgedehnter Zellnekrosen** (z.B. bei Rhabdomyolyse oder Tumorlyse). Hyperphosphatämien treten auch bei diabetischer Ketoazidose auf. Wie bereits erwähnt, geht diese meistens mit einem Phosphatmangel einher, der durch die Insulintherapie demaskiert wird.

Klinische Symptomatik

Die Symptome einer Hyperphosphatämie sind nicht gut dokumentiert. Besorgniserregend ist vor allem die Bildung von unlöslichen Kalzium-Phosphat-Komplexen, die sich im Bindegewebe ablagern und zu einer Gewebezerstörung führen. Es gibt hierüber jedoch wenig Erkenntnisse.

Therapie

Für die Behandlung der Hyperphosphatämie ergeben sich zwei Ansatzpunkte. Der erste besteht in einer Förderung der Bindung von PO_4^{3-} im oberen Gastrointestinaltrakt, wodurch die Serum-PO_4^{3-}-Konzentration gesenkt werden kann, auch wenn kein Phosphat oral aufgenommen wird (d.h. GI-Dialyse). Sucralfat oder aluminiumhaltige Antazida können zu dem Zweck eingesetzt werden. Bei Patienten mit einer ausgeprägten Hypokalzämie kann durch Kalziumazetat-Tabletten die Serumkalziumkonzentration angehoben und gleichzeitig die Serumphosphatkonzentration gesenkt werden. Jede Kalziumazetat-Tablette (667 mg) enthält 8,45 mval elementares Kalzium. Die empfohlene Dosis beträgt dreimal 2 Tabletten pro Tag.

Der zweite Ansatzpunkt in der Behandlung der Hyperphosphatämie besteht in der Verbesserung der Phosphatausscheidung mit Hilfe der Hämodialyse. Dieses Verfahren bleibt Patienten mit einem Nierenversagen vorbehalten und ist nur selten notwendig.

Teil XI

Therapie mit Blutkomponenten

The maintenance of blood volume
is such an important factor
in determining the symptoms resulting
from loss of blood.

WILLIAM CASTLE UND GEORGE MINOT
PATHOLOGIC PHYSIOLOGY AND CLINICAL DESCRIPTION
OF THE ANEMIAS, 1936.

KAPITEL 44

Transfusion von Erythrozyten

> One of the important discoveries,
> I believe ... is the realization that anemia is well tolerated ...
> providing blood volume is maintained.
>
> DANIEL J. ULLYOTT, ODER: J THORACIC CARDIOVASC SURG 1992;
> 103:1007

Die Transfusion von Erythrozytenpräparaten zur Therapie einer Anämie ist eines der am wenigsten wissenschaftlich belegten Verfahren, denen man auf der Intensivstation begegnet. Eines der Probleme ist die offensichtliche Unklarheit über den relativen Nutzen von Blutzellen im Vergleich zu Blutvolumen für das Überleben des Gewebes (s. Abb. 44-1). Wie bereits im einleitenden Zitat erwähnt wurde, toleriert der menschliche Organismus ein Defizit an Erythrozyten (Anämie) relativ gut, solange ein Blutvolumenmangel verhindert wird. Die relativ größere Bedeutung des Blutvolumens im Vergleich zu den Blutzellen zeigt sich an der Tatsache, daß die Hypovolämie eine typische Ursache eines Schocks (beeinträchtigte Gewebeoxygenierung) ist, während es einen anämischen Schock nicht gibt.

Zu Beginn dieses Kapitels werden einige der grundlegenden Annahmen bezüglich der Erythrozytentransfusion bei Anämie überprüft. Anschließend folgt eine eher praxisorientierte Beschreibung der Indikationen, Methoden und Komplikationen von Erythrozytentransfusionen [1, 2, 3, 4, 5].

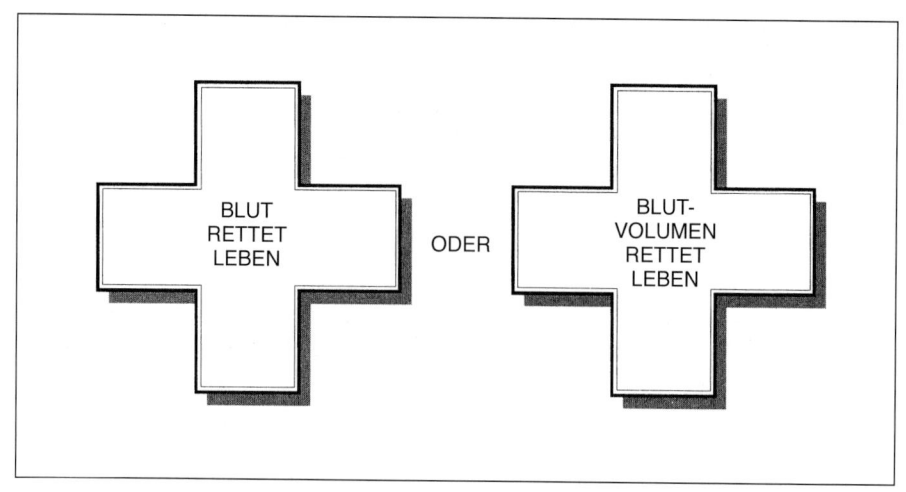

Abb. 44-1 Die Aussage auf der linken Seite ist eine weitverbreitete Behauptung des Roten Kreuzes. Allerdings ist die Aussage auf der rechten Seite treffender und würde zu einem sinnvolleren Gebrauch von Erythrozytentransfusionen beitragen.

Annahmen

Die Transfusion von Erythrozytenpräparaten aufgrund einer Anämie beruht auf den folgenden drei Annahmen:
1. Es ist möglich, eine Anämie exakt zu messen.
2. Es ist möglich, zu erkennen, ob eine Anämie die Gewebeoxygenierung beeinträchtigt.
3. Die Transfusion von Erythrozyten verbessert die Gewebeoxygenierung.

Messung der Anämie

Anämie ist ein Zustand, der durch eine Abnahme der Sauerstofftransportkapazität des Blutes charakterisiert ist [5]. Da diese von der Menge an zirkulierenden roten Blutzellen abhängt, kann eine Anämie als Abnahme dieser Menge definiert werden. Die Gesamtmenge an roten Blutzellen wird durch chrommarkierte autologe Erythrozyten als Volumen gemessen; die Normalwerte des Erwachsenen sind in Tabelle 44-1 aufgelistet.
Da das Gesamtvolumen an Erythrozyten in der klinischen Routine nicht einfach zu bestimmen ist, basiert die klinische Definition der Anämie auf dem Hämatokrit und der Hämoglobinkonzentration des Vollblutes. Anämie wird definiert als Hämatokrit oder Hämoglobinkonzentration unterhalb der Normalwerte (Tab. 44-1).

Zuverlässigkeit

Das Problem bei der klinischen Definition der Anämie ist der Einfluß des Plasmavolumens auf den Hämatokrit und die Hämoglobinkonzentration. Eine Zunahme des Plasmavolumens (durch Hydratation) beispielsweise vermindert den Hämatokrit und die Hämoglobinkonzentration und erweckt den Eindruck einer sich entwickelnden oder sich verschlechternden Anämie, obwohl die Sauerstofftransportkapazität des Blutes (d. h. das

Tabelle 44-1 *Normalwerte der Erythrozytenparameter bei Erwachsenen (aus: American Association of Blood Banks Technical Manual. 10th ed. Arlington, VA: AABB, 1990; 649–650).*

	Erythrozyten-volumen (ml/kg)	Hämatokrit (%)	Hämoglobin (g/dl)
Männer	26	40–54	13,5–18,0
Frauen	24	38–47	12,0–16,0

Volumen an roten Blutzellen) unverändert bleibt. Veränderungen des Hämatokrits und der Hämoglobinkonzentration können irreführend sein, da sie evtl. keine Veränderung der Sauerstofftransportkapazität des Blutes widerspiegeln.
Dies ist in klinischen Studien deutlich geworden, die eine schlechte Korrelation zwischen Veränderungen des Hämatokrits und des Hämoglobins einerseits und des Volumens an roten Blutzellen andererseits zeigen [6, 7].
Die klinischen Marker der Anämie sind somit unzuverlässig, da sie nur relative Meßgrößen darstellen (d.h. relativ zum Plasmavolumen), wohingegen der tatsächliche Marker einer Anämie (ein Defizit an rotem Blutzellvolumen) ein absoluter Meßwert ist. Das bedeutet, daß die erste, zu Beginn dieses Abschnitts formulierte Annahme, daß es möglich sei, eine Anämie exakt zu messen und ihr Ausmaß zu bestimmen, nicht gültig ist.

Auswirkungen einer Anämie

Herzzeitvolumen

Durch eine Abnahme der Zahl an zirkulierenden Erythrozyten kommt es zu einer Abnahme der Blutviskosität (s. Tab. 1-2). Entsprechend dem Hagen-Poiseuille-Gesetz (s. Gleichung 44-1) begünstigt dies eine Zunahme des Blutflusses (η ist das Symbol für Viskosität; zur Beschreibung des Hagen-Poiseuille-Gesetzes siehe Kapitel 1).

$$\text{Fluß} = \frac{\Delta P \, \pi r^4}{8 \, \eta L}$$

Eine Anämie ist also mit einer Zunahme des Herzzeitvolumens (HZV) verbunden, welches dafür sorgt, daß die Sauerstoffversorgung im peripheren Gewebe aufrechterhalten wird.
Wann eine Anämie zur Zunahme des Herzzeitvolumens führt, wird in Studien unterschiedlich angegeben. Frühe Untersuchungen haben gezeigt, daß das HZV ansteigt, wenn es zu einem Abfall des Hämoglobins unter 7 g/dl kommt [8]. Spätere Studien konnten jedoch nachweisen, daß selbst Hämoglobinwerte von 4,5 g/dl (sowohl akut als auch chronisch) nicht mit einem Anstieg des HZV verbunden sein müssen [9, 10].

Sauerstoffversorgung des Organismus

Ein weiterer Kompensationsmechanismus zur Aufrechterhaltung der Gewebeoxygenierung bei Anämie ist eine Zunahme der Sauerstoffextraktion aus den Kapillaren im großen Kreislauf. Dies wird in Abbildung 44-2 dargestellt. Bei einem Abfall des Hämatokrits unter den Normwert kommt es zum Abfall des Sauerstoffangebots ($\dot{D}_{O_2}$). Da aber die Sauerstoffextraktionsrate (O_2ER) zunimmt, kann die Sauerstoffaufnahme ($\dot{V}_{O_2}$) ins Gewebe auf-

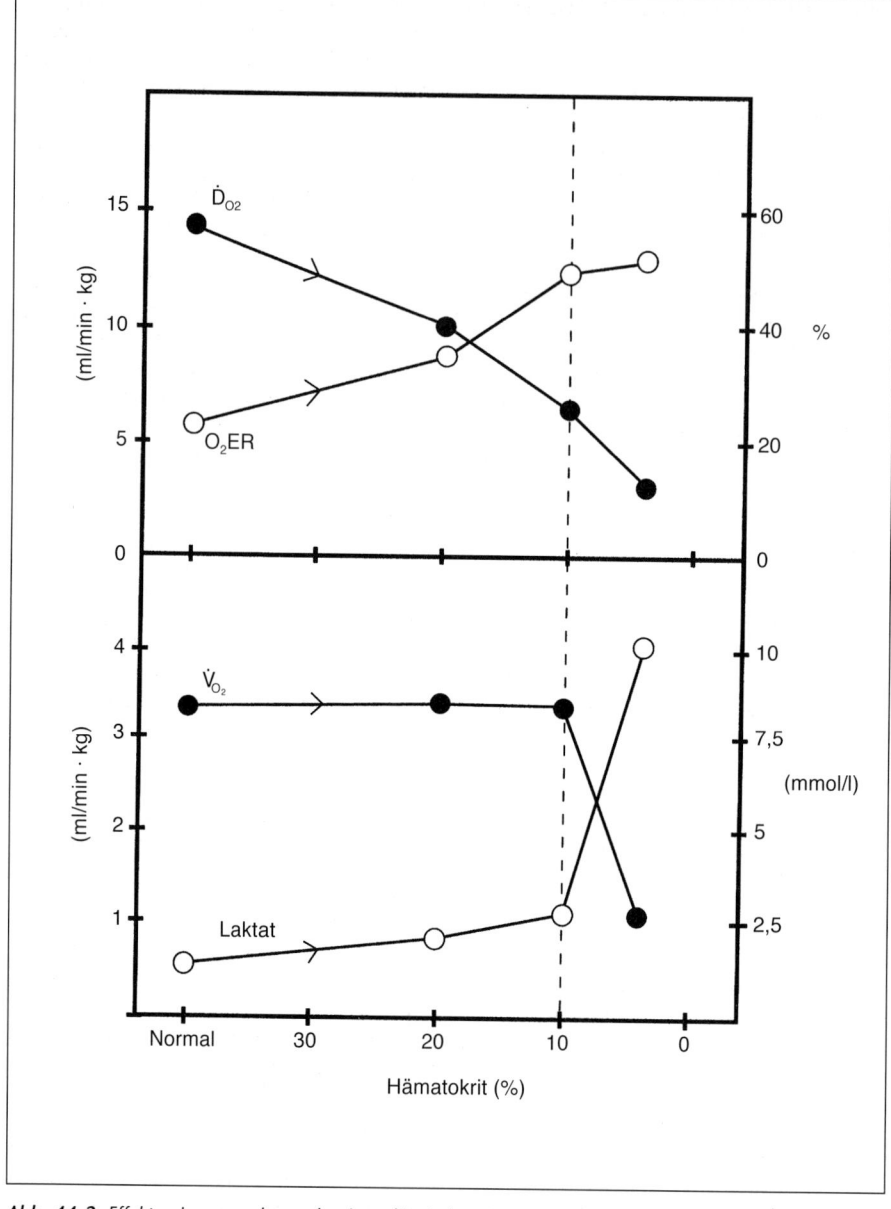

Abb. 44-2 Effekte einer zunehmenden isovolämischen Anämie auf Sauerstoffangebot ($\dot{D}_{O_2}$), Sauerstoffextraktionsrate (O_2ER), Sauerstoffaufnahme ($\dot{V}_{O_2}$), und Blutlaktatspiegel bei anästhesierten Primaten unter 100% Sauerstoffatmung (nach: Wilkerson DK et al. Oxygen extraction ratio: a valid indicator of myocardial metabolism in anemia. J Surg Res 1987; 42: 629–634).

rechterhalten werden. Fällt der Hämatokrit jedoch unter 10%, reicht die Zunahme der Sauerstoffextraktion nicht mehr aus, um eine konstante $\dot{V}_{O_2}$ aufrechtzuerhalten. Folglich beginnt die Sauerstoffversorgung des Gewebes, abzufallen. Eine weitere Abnahme des Hämatokrits führt zu einer unzureichenden Gewebeoxygenierung, was an einem Anstieg der Blutlaktatspiegel zu erkennen ist (unterer Teil von Abb. 44-2).
Wie Abbildung 44-2 zeigt, liegt die Schwelle, an der es zu einer Beeinträchtigung der Gewebeoxygenierung kommt, bei einem Hämatokrit von 10% (entsprechen einem Hämoglobinwert von 3 g/dl). Diese Ergebnisse stammen aus einer Studie an anästhesierten Primaten unter 100% Sauerstoffatmung [14]. Vergleichbare Ergebnisse lieferten Studien an anästhesierten Menschen (Erwachsene und Kinder) unter 100% Sauerstoffatmung [11, 12] und an nichtanästhesierten Primaten unter Raumluftatmung [13]. Allerdings muß auch bei höheren Hämatokrit- und Hämoglobinwerten mit einer Beeinträchtigung der Gewebeoxygenierung gerechnet werden, wenn Patienten im Wachzustand weniger als 100% Sauerstoff atmen, oder wenn sie an kardialen Funktionsstörungen bzw. Hypermetabolismus leiden. Da die beiden letztgenannten Zustände bei Intensivpatienten häufig anzutreffen sind, ist zu erwarten, daß das Ausmaß einer Anämie, die eine ausreichende Sauerstoffversorgung des Gewebes nicht mehr sicherstellt, für den einzelnen Patienten variiert.

Transfusionstrigger

Wie gerade beschrieben wurde, kann ein einzelner Hämatokrit- oder Hämoglobinwert nicht für alle Intensivpatienten gleichermaßen als Transfusionstrigger verwendet werden. Darauf wird auch im *Clinical Practice Guideline on Elective Red Blood Cell Transfusion* des American College of Physicians hingewiesen, in dem vor der Festlegung einer empirischen, automatischen Transfusionsschwelle, z.B. einem Hämoglobinwert < 10 g/dl, gewarnt wird [2].

Physiologische Parameter

Anstatt des Hämatokrits und des Hämoglobinwertes sollten die physiologischen Zeichen einer unzureichenden Sauerstoffversorgung der Gewebe (s. Tab. 13-1) als Trigger für eine Transfusion bei den einzelnen Patienten einer Intensivstation herangezogen werden [1, 13, 14, 15, 16]. Die Sauerstoffextraktionsrate wurde in diesem Zusammenhang als besonders geeigneter Parameter empfohlen [14, 15]. Wie Abbildung 44-2 veranschaulicht, ist ab einer O_2ER von 0,5 (50%) der Punkt erreicht, an dem ein kompensatorischer Anstieg der Sauerstoffextraktion nicht mehr ausreicht. Daher **kann eine O_2ER von 0,5 als Transfusionstrigger verwendet werden** [14, 15]. Die Sauerstoffextraktion kann, wie in Kapitel 22 beschrieben, auf der Intensivstation mit Hilfe der Pulsoxymetrie (arterielle O_2-Sättigung) kombiniert mit der gemischtvenösen Oxymetrie (venöse O_2-Sättigung) kontinuierlich überwacht werden.
Die zweite Annahme, die zu Beginn dieses Abschnitts aufgestellt wurde, nämlich daß es möglich sei zu erkennen, wann eine Anämie die Gewebeoxygenierung beeinträchtigt, gilt daher nicht, wenn nur der Hämatokrit und der Hämoglobinwert überwacht werden. Sie kann aber gelten, wenn die physiologischen Parameter der Gewebeoxygenierung gemessen werden.

Effektivität von Erythrozytentransfusionen

Herzzeitvolumen

Wie das Herzzeitvolumen durch Abnahme der Blutviskosität bei Anämie zunehmen kann, so kann die Korrektur der Anämie ihrerseits über eine Erhöhung der Blutviskosität zur Abnahme des Herzzeitvolumens führen [16]. Diese Tendenz zur Reduktion des Herzzeitvolumens begrenzt die Möglichkeiten von Erythrozytentransfusionen, den Sauerstofftransport zu verbessern.

Sauerstoffversorgung des Organismus

Erythrozytentransfusionen haben bei jedem einzelnen Patienten einen unterschiedlichen Effekt auf die systemische Sauerstoffversorgung [17, 19]. Dies wird in Abbildung 44-3 veranschaulicht. Die Linien in diesem Diagramm zeigen die Auswirkungen von Erythrozytentransfusionen auf Hämoglobinkonzentration und systemische Sauerstoffaufnahme ($\dot{V}_{O_2}$) bei verschiedenen Patienten mit einer postoperativen isovolämischen Anämie. Die Anzahl an Erythrozytenkonzentraten, die den Patienten transfundiert wurden, ist durch eine Zahl zwischen den Linien des Diagramms dargestellt. Von den sechs Patienten, welche transfundiert wurden, zeigten drei eine Zunahme und drei eine Abnahme der $\dot{V}_{O_2}$. Man beachte, daß die Richtung der $\dot{V}_{O_2}$-Änderung vom Ausgangswert der Anämie (der Ausgangswert des Hämoglobins ist bei allen Patienten < 7 g/dl) ebenso wie vom Ausmaß

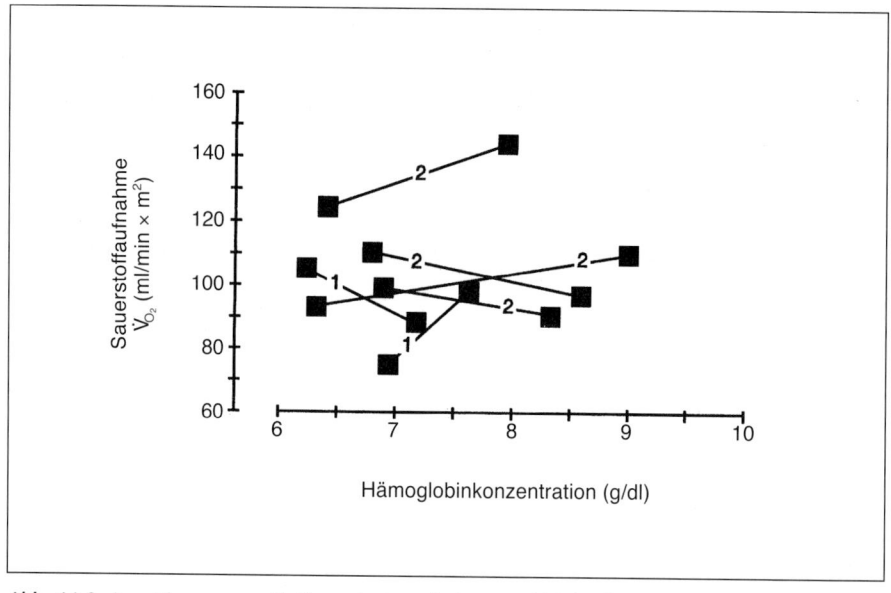

Abb. 44-3 Auswirkungen von Erythrozytentransfusionen auf Hämoglobinkonzentration und Sauerstoffaufnahme ($\dot{V}_{O_2}$) bei individuellen Patienten mit postoperativer isovolämischer Anämie. Jede Linie im Diagramm zeigt die Veränderungen bei den einzelnen Patienten. Die Zahlen zwischen den Linien zeigen die pro Patient transfundierte Anzahl an Erythrozytenkonzentraten (Daten aus eigenen Beobachtungen).

der Zunahme der Hämoglobinkonzentration unabhängig ist. Das Diagramm verdeutlicht, daß die Zunahme der Hämoglobinkonzentration nach einer Erythrozytentransfusion nicht notwendigerweise bedeutet, daß sich die Sauerstoffversorgung des Gewebes ebenfalls verbessert hat.

Demzufolge ist die am Anfang des Abschnitts aufgestellte dritte Annahme, nach der eine Erythrozytentransfusion die Sauerstoffversorgung der Gewebe verbessert, nur für einige, aber nicht für alle Patienten gültig. Außerdem sollten einige Parameter der systemischen Sauerstoffversorgung (nicht nur der Hämatokrit und die Hämoglobinkonzentration) herangezogen werden, um zu prüfen, welche Patienten von einer Bluttransfusion profitieren.

Indikationen für Erythrozytentransfusionen

Die folgenden Feststellungen sind im Hinblick auf den individuellen Bedarf an Erythrozytenkonzentraten bei Patienten mit normovolämer Anämie von Bedeutung. Sie stellen eine Zusammenfassung von Empfehlungen aus den Literaturangaben [1–5] dar.
1. Erythrozytentransfusionen sind **nicht indiziert** zur:
    - Verbesserung des Wohlbefindens
    - Förderung der Wundheilung
    - Vergrößerung des intravasalen Volumens
    - Korrektur eines Hämoglobinwertes unter 10 g/dl bei einem Patienten ohne Hinweis auf eine bestehende Gewebeischämie (z.B. Angina pectoris, ischämischer Insult, Hyperlaktatämie)
    - Korrektur einer Anämie jeden Ausmaßes bei Patienten ohne kardiale Funktionsstörungen, koronare Herzerkrankung oder zerebrovaskuläre Erkrankungen
2. Erythrozytentransfusionen sind **indiziert**:
    - bei nachgewiesener Beeinträchtigung der Gewebeoxygenierung (z.B. $\dot{V}_{O_2}$ weniger als 100ml/min × m^2 oder Hyperlaktatämie) oder bestehender koronarer oder zerebrovaskulärer Ischämie bei Patienten mit adäquatem Blutvolumen
    - bei einer $O_2ER > 0{,}5$ bei Patienten mit einem adäquaten Herzzeitvolumen
    - zur Korrektur eines Hämoglobinwertes unter 7 g/dl bei Patienten mit anamnestischen Hinweisen auf eine aktive koronare Herzerkrankung, eine zerebrovaskuläre Insuffizienz oder eine signifikante kardiale Funktionsstörung

Werden Erythrozytenpräparate zur Verbesserung des systemischen Sauerstofftransports bei asymptomatischen Patienten gegeben, sollten 1–2 Erythrozytenkonzentrate transfundiert werden, und 15 bis 30 min nach Transfusionsende die Auswirkung auf die Variablen des Sauerstofftransports gemessen werden. Zeigt sich ein signifikanter Anstieg des Hämoglobins, ohne daß sich der systemische Sauerstofftransport verbessert hat, sollten zu diesem Zeitpunkt keine weiteren Transfusionen verabreicht werden.

Erythrozytenpräparate

Alle Blutprodukte, die Erythrozyten enthalten, werden bei 4 °C gelagert mit einem flüssigen, gerinnungshemmenden Stabilisator, der Zitrat, Phosphat und Dextrose (CPD) enthält. Zitrat bindet ionisiertes Kalzium und wirkt als Antikoagulans. Durch Phosphat wird der Abbau des 2,3-Diphosphoglycerats verzögert, und Dextrose dient als Energielieferant für die Erythrozyten. In CPD-Lösung bei 4 °C gelagerte Erythrozyten sind mindestens 21 Tage lang überlebensfähig [20].

Vollblut

Eine Einheit Vollblut enthält durchschnittlich 510 ml (Blut plus CPD-Lösung) [21]. Die meisten Blutbanken lagern Vollblut nur auf Anforderung. Ansonsten wird Blut innerhalb weniger Stunden nach der Gewinnung in Erythrozyten und Plasmabestandteile getrennt. Die Aufteilung von Vollblut in Einzelkomponenten erlaubt einen effektiveren Gebrauch von Blutprodukten, um spezifische Transfusionsziele zu erreichen.

Erythrozytenkonzentrate

Erythrozytenkonzentrat wird hergestellt, indem man Vollblut zentrifugiert und 250 ml des Plasmaüberstandes entfernt [20].
Jede Einheit eines Erythrozytenkonzentrats enthält etwa 200 ml Zellen (hauptsächlich Erythrozyten) und 50–100 ml Plasma und CPD-Lösung. Der Hämatokrit liegt in der Regel zwischen 60 und 80%, die Hämoglobinkonzentration zwischen 23 und 27 g/dl.

Leukozytenarme Erythrozytenkonzentrate

Falls aus der Anamnese des Patienten eine febrile, nichthämolytische Transfusionsreaktion bekannt ist (ausgelöst durch Antikörper gegen Leukozyten des Spenderblutes), wird empfohlen, die Leukozyten aus den Erythrozytenkonzentraten durch Zentrifugation oder Filterung zu entfernen. Die Trennung ist allerdings nie vollständig; es verbleiben bis zu 30% der Leukozyten in der Konserve.

Gewaschene Erythrozytenkonzentrate

Zur Elimination von Leukozyten und Plasmabestandteilen werden Erythrozytenkonzentrate mit isotoner Kochsalzlösung gewaschen. Durch das Entfernen des Plasmas kann das Risiko allergischer Reaktionen reduziert werden, die auf eine frühere Sensibilisierung gegen Plasmaproteine von Spenderblut zurückzuführen sind. Für Patienten mit anamnestisch bekannten hypersensitiven Transfusionsreaktionen sollten daher gewaschene Erythrozytenkonzentrate verwendet werden.

Infusion von Erythrozytenpräparaten

Abbildung 44-4 zeigt ein Standardinfusionssystem zur Transfusion von Erythrozytenpräparaten. Die numerierten Komponenten des Systems werden in den folgenden Abschnitten kurz beschrieben.

Druckinfusion

Die Flußraten bei Schwerkrafttransfusion von Vollblut und Erythrozytenkonzentraten sind in Tabelle 44-2 dargestellt [22]. Da Flußraten von 250 ml/min oder höher, wie sie zur Behandlung von Traumapatienten benötigt werden, damit nicht erreicht werden, verwendet man zur Beschleunigung der Infusionsgeschwindigkeit verschiedene Drucksysteme. Das gebräuchlichste System ist eine gewöhnliche aufblasbare Blutdruckmanschette, die um den Blutbeutel aus Kunststoff gelegt wird. Durch Aufblasen der Manschette bis zu einem Druck von 200 mmHg erhöht sich die Transfusionsgeschwindigkeit von Vollblut oder Erythrozytenkonzentraten bis auf das Dreifache (s. Tab. 44-2). Manuelle Pumpen stehen ebenfalls zur Verfügung. Zur Transfusion (bei 200 mmHg) von Vollblut sind Handpumpen weniger effektiv als Blutdruckmanschetten, zur Transfusion von Erythrozytenkonzentraten sind beide Systeme gleichermaßen geeignet (s. Tab. 44-2).

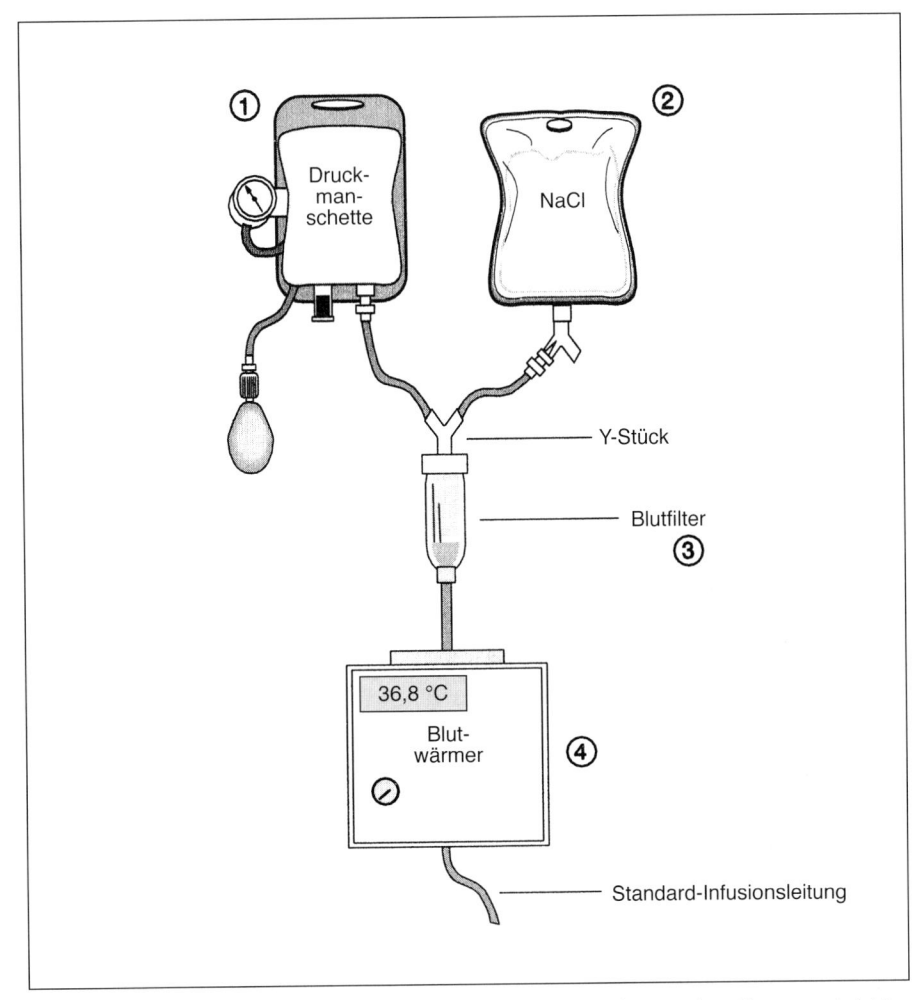

Abb. 44-4 *System zur Transfusion von Erythrozytenpräparaten. Jede numerierte Komponente ist im Text beschrieben.*

Verdünnung mit NaCl

Wie in Kapitel 14 (Abb. 14-4) beschrieben, ist die Transfusionsgeschwindigkeit von Blutprodukten umgekehrt proportional zur Dichte der Erythrozyten in der Flüssigkeit (Viskositätseffekt). Aus diesem Grund entspricht die Infusionsrate von Erythrozytenkonzentraten nur etwa einem Drittel der von Vollblut. Spezielle Y-Stücke im Infusionssystem ermöglichen es, Erythrozytenkonzentrate mit der gleichen Menge an physiologischer Kochsalzlösung zu verdünnen. Dadurch wird die Transfusionsgeschwindigkeit von Erythrozytenkonzentraten vergleichbar mit der von Vollblut. Zur Verdünnung von Erythro-

Tabelle 44-2 Drucktransfusion von Erythrozytenpräparaten (aus: Dula DJ et al. Flow rate variance of commonly used IV infusion techniques. J Trauma 1981; 21: 480–482).

Flüssigkeit	Infusionsraten (ml/min)*		Druckmanschette (200 mmHg)
	Schwerkraftinfusion	Handpumpe	
Wasser	100	180	285
Vollblut	65	125	185
Erythrozytenkonzentrat	20	80	70

* Transfusion unter Verwendung einer 16-G-Kanüle mit 5 cm Länge bei Raumtemperatur. Bei gekühlten Blutprodukten vermindert sich die Transfusionsrate um 30–50%.

zytenkonzentraten sollte nur physiologische Kochsalzlösung verwendet werden. Ringer-Lösungen sind dazu nicht geeignet, da das darin enthaltene Kalzium zur Gerinnung des Fremdblutes führen kann [23].

Blutfilter

Erythrozytenpräparate werden durch Filter infundiert, die kleine Gerinnsel und andere zelluläre Verunreinigungen zurückhalten (z.B. zerstörte Thrombozyten, fibrinüberzogene Leukozyten). Da sich in den Blutfiltern Zellfragmente sammeln, können sie die Transfusionsgeschwindigkeit verringern und sollten in regelmäßigen Abständen, z.B. nach jeder vierten Konserve, gewechselt werden. Standardfilter haben eine Porengröße von 170–260 µm [23]. Diese lassen Fibrinmikroaggregate frei passieren, die zu Obstruktionen der Lungenkapillaren führen können, was eine Behinderung des Gasaustausches zur Folge hat. Kleinere Mikroaggregatfilter stehen zur Verfügung, allerdings ist ihr Wert hinsichtlich der Vermeidung pulmonaler Komplikationen nicht bewiesen [24].

Vorrichtungen zur Bluterwärmung

Durch Erwärmen verringert sich die Viskosität gekühlten Blutes. Dies führt zu einer Steigerung der Transfusionsgeschwindigkeit um 30 bis 50% (s. Fußnote in Tabelle 44-2). Bei schneller Transfusion (alle 5–10 min eine Konserve) dient die Erwärmung vor allem der Vermeidung einer Hypothermie [25]. Die empfohlene Temperatur bei der Transfusion von Blut liegt zwischen 33 und 35 °C [25]. Temperaturen von 37 °C oder höher können zu einer Hämolyse führen.
Man kann Blut auf einfache Weise dadurch erwärmen, daß man den Blutbeutel vor der Transfusion in warmes Wasser legt. Das Erreichen der gewünschten Temperatur kann allerdings bis zu 30 Minuten dauern, zudem besteht die Gefahr einer Hämolyse durch Überhitzung. Spezielle Blutwärmer mit Durchflußraten um 100 ml/min erwärmen das Blut auf die gewünschte Temperatur. Da bei Traumapatienten häufig hohe Transfusionsraten von 250 ml/min nötig sind, garantieren diese Systeme in diesen Fällen oft keine ausreichende Erwärmung [26].

Unverträglichkeitsreaktionen

Die häufigsten Komplikationen bei homologen Bluttransfusionen (Spender und Empfänger von der gleichen Spezies) sind in Tabelle 44-3 aufgeführt [27–33]. Die akuten Transfusionsreaktionen werden in den folgenden Abschnitten kurz beschrieben.

Akute hämolytische Transfusionsreaktionen

Akute hämolytische Transfusionsreaktionen kommen nicht oft vor und sind selten so ausgeprägt, daß sie lebensbedrohlich sind [27, 28, 29]. Sie werden durch Empfängerantikörper gegen AB0-Oberflächenantigene der Spendererythrozyten verursacht. Diese Antikörper binden Komplement und können eine sofortige Lyse bewirken, wobei in weniger als einer Stunde alle Erythrozyten eines Konzentrats vollständig lysiert werden [27]. Auf bisher nicht geklärte Weise können lysierte Erythrozyten eine schwere systemische Entzündungsreaktion mit Hypotension und progressivem Multiorganversagen hervorrufen. In der Regel ist diese Art von Transfusionsreaktion das Ergebnis eines Identifizierungsfehlers, der zur Transfusion AB0-ungleichen Blutes führt [28].

Klinische Manifestation

Schwere Transfusionsreaktionen treten schon nach Gabe von weniger als 10 ml Spenderblut auf und werden in der Regel innerhalb weniger Minuten nach Transfusionsbeginn sichtbar. Häufige Symptome sind Fieber, Atemnot, Brust- und Rückenschmerzen [27, 28, 29]. Blutdruckabfälle können plötzlich auftreten und bei bewußtlosen Patienten das einzige Symptom sein. Schwere Reaktionen gehen mit einer Verbrauchskoagulopathie und einem progressiven Multiorganversagen einher. In 5–10% der Fälle tritt ein akutes Nierenversagen auf [29].

Vorgehensweise

Die folgende Vorgehensweise wird bei jedem Patienten empfohlen, der kurz nach Beginn einer homologen Bluttransfusion Fieber entwickelt:

Tabelle 44-3 Risiken homologer Bluttransfusionen (aus [27–33]).

Komplikationen	Häufigkeit (pro transfundierter Einheit)
immunologisch	
– Fieber, Schüttelfrost, Urtikaria	1 : 100
– Hämolyse	1 : 6000
– tödliche Hämolyse	1 : 100 000
– anaphylaktische Reaktion	1 : 500 000
infektiös	
– bakterielle Kontamination	1 : 25 000
– virale Hepatitis	1 : 80 000
– HIV-Infektion*	1 : 500 000

* Risiko einer Bluttransfusion in den USA 1996.

1. **Sofortiger Stopp** der Transfusion. Dies ist zwingend erforderlich, da Morbidität und Mortalität hämolytischer Reaktionen in direkter Relation zum transfundierten Volumen des inkompatiblen Blutes stehen [27].
2. Sofortiges Überprüfen des Blutdruckes. Bei Blutdruckabfall:
   a. Volumensubstitution (Kolloide sollten bevorzugt werden, da sie schnell das intravasale Volumen erhöhen).
   b. Beginn einer Dopamininfusion mit 5 µg/kg × min. Diese Substanz wird wegen des renal vasodilatierenden Effekts bevorzugt. Ein Nierenversagen im Zusammenhang mit einer hämolytischen Transfusionsreaktion gilt als schlechtes prognostisches Zeichen [29]. Der Vorteil von Dopamin gegenüber anderen Vasopressoren ist allerdings nicht bewiesen.

Nach Stabilisierung des Zustands:

3. Blutentnahme und Inspektion des Plasmas auf rötliche bis rote Hämoglobinfärbung.
4. Entnahme einer Urinprobe und Durchführung eines Urostix-Tests zum Nachweis von Blut.
5. Aus der Blutprobe sollte ein direkter Coombs-Test durchgeführt werden. Ein positiver Test bestätigt eine hämolytische Transfusionsreaktion, wohingegen ein negativer Test allerdings auch dann auftreten kann, wenn die meisten Spendererythrozyten bereits hämolysiert sind.

Febrile, nichthämolytische Reaktionen

Ein nicht mit einer Hämolyse assoziiertes Fieber ist die häufigste akute Transfusionsreaktion. Es tritt bei etwa 1% aller Transfusionen auf. Das Fieber ist Folge einer Antikörperreaktion des Empfängers gegen Spenderleukozyten. Antileukozytäre Antikörper werden im Zusammenhang mit früheren Transfusionen oder vorausgegangenen Schwangerschaften gebildet. Daher tritt diese Transfusionsreaktion typischerweise bei mehrgebärenden Frauen und Patienten mit Transfusionen in der Anamnese auf.

Klinische Manifestationen

Das Fieber tritt gewöhnlich ein bis sechs Stunden nach Transfusionsbeginn auf, also später als bei einer hämolytischen Reaktion. Normalerweise finden sich keine Zeichen einer systemischen Erkrankung. Es kommen jedoch auch schwere Verläufe mit toxischem Erscheinungsbild vor.

Vorgehensweise

Das Vorgehen ist das gleiche wie bei akuten hämolytischen Transfusionsreaktionen. Die Diagnose einer fieberhaften, nichthämolytischen Reaktion wird durch Ausschluß einer Hämolyse mit den oben beschriebenen Testverfahren gestellt. Eine weitere, Ursache febriler Reaktionen ist die bakterielle Verunreinigung von Blutprodukten, sie ist jedoch selten [32]. Dennoch wird bei einer fieberhaften Transfusionsreaktion mit weiteren systemischen Krankheitszeichen (z.B. Rigor, Dyspnoe) die routinemäßige Durchführung einer Blutkultur aus Spender- und Empfängerblut von einigen Autoren empfohlen.

Zukünftige Transfusionen

Bei mehr als 50% aller Patienten, die eine fieberhafte nichthämolytische Transfusionsreaktion entwickeln, tritt eine solche bei nachfolgenden Transfusionen nicht mehr auf. Daher sind bei künftigen Transfusionen keine besonderen Vorsichtsmaßnahmen zu treffen.

Kommt es zu einem erneuten Fieberschub, sind bei zukünftigen Transfusionen leukozytenarme Erythrozytenpräparate angezeigt.

Allergische Reaktionen

Überempfindlichkeitsreaktionen (Hautausschlag, anaphylaktische Reaktion) sind das Ergebnis einer Sensibilisierung auf Plasmaproteine früherer Transfusionen. Besonders Patienten mit IgA-Mangel neigen zu allergischen Reaktionen auf Bluttransfusionen, selbst wenn sie vorher keinen Kontakt mit Plasmaprodukten hatten [33].

Klinische Manifestationen

Üblicherweise entwickelt sich unter der Transfusion eine milde Urtikaria, die mit Fieber verbunden sein kann. Anaphylaktische Reaktionen sind selten (s. Tabelle 44-3).

Vorgehensweise

Beim Auftreten von milder Urtikaria ohne Fieber ist es nicht notwendig, die Transfusion abzubrechen. Für gewöhnlich aber wird die Transfusion kurz unterbrochen. Antihistaminika, z.B. Diphenhydramin (25–50 mg oral oder i.m. alle sechs Stunden), werden verabreicht, um den mit der Urtikaria verbundenen Juckreiz zu lindern. Ansonsten sind sie ohne Nutzen. Sollte der seltene Fall einer transfusionsbedingten anaphylaktischen Reaktion auftreten, ist nach dem im Kapitel 31 beschriebenen Schema vorzugehen (s. Tab. 31-4). Bei allen Patienten, die eine anaphylaktische Reaktion entwickeln, sollte nach einem zugrundeliegenden IgA-Mangel gesucht werden.

Zukünftige Transfusionen

In allen Fällen einer transfusionsbedingten anaphylaktischen Reaktion sollten weitere Transfusionen nach Möglichkeit vermieden werden. Bei weniger schweren allergischen Reaktionen sind gewaschene, plasmafreie Erythrozytenkonzentrate bei nachfolgenden Transfusionen angezeigt. Eine Prämedikation mit Antihistaminika wird zwar oft durchgeführt, ist in ihrer Wirkung aber nicht gesichert.

Akute Schädigung der Lunge

Eine zwar häufig diskutierte, in der Praxis aber seltene Transfusionsreaktion ist die akute respiratorische Insuffizienz, die mit einer geschätzten Inzidenz von 1 auf 5000 Transfusionen auftritt [34]. Eine solche Reaktion wurde nach Gabe von nur einer Einheit Vollblut bzw. Erythrozytenkonzentrat beobachtet [15]. Nach vorherrschender Theorie binden sich antileukozytäre Antikörper im Spenderblut an zirkulierende Granulozyten des Empfängers und fördern eine Leukozytensequestration in der pulmonalen Mikrozirkulation. Dies führt zu einer durch Granulozyten vermittelten Lungenschädigung, die wie ein „acute respiratory distress syndrome" (ARDS) erscheint. Im Gegensatz zu den meisten Fällen eines ARDS verläuft diese Lungenschädigung jedoch selten tödlich.

Klinische Manifestationen

Zeichen einer respiratorischen Insuffizienz mit Dyspnoe und Hypoxämie entwickeln sich gewöhnlich wenige Stunden nach Transfusionsbeginn. Meist findet sich Fieber, über Blutdruckabfälle wurde berichtet [34]. Im Röntgenbild des Thorax zeigen sich diffuse pulmonale Infiltrate. Anfangs kann ein schweres Krankheitsbild bestehen, das sich in der Regel jedoch innerhalb einer Woche bessert. Todesfälle sind, wie bereits erwähnt, selten.

Vorgehensweise

Die Transfusion sollte bei den ersten Zeichen einer respiratorischen Insuffizienz beendet werden. Die weitere Vorgehensweise ist ähnlich wie beim ARDS (s. Kap. 23).

Zukünftige Transfusionen

Es gibt keine gesicherten Empfehlungen im Hinblick auf zukünftige Transfusionen bei Patienten, die ein transfusionsbedingtes ARDS entwickelten. Von einigen Autoren wird die Anwendung gewaschener Erythrozytenkonzentrate befürwortet, aus denen das antikörperhaltige Plasma entfernt wurde, während andere vor jeglicher künftigen Transfusion warnen, wenn sie nicht absolut lebensnotwendig ist [34].

Autologe Transfusion

Die Reinfusion von patienteneigenem Blut (autologe Transfusion) schaltet nicht nur viele der Risiken aus, die mit einer homologen Transfusion verbunden sind, sondern reduziert auch die Belastung der nationalen Blutdepots. Im folgenden werden verschiedene Möglichkeiten der autologen Bluttransfusion kurz beschrieben [35].

Eigenblutspende

Patienten, bei denen elektive Eingriffe mit geringem Blutverlust (z.B. orthopädische Operationen) bevorstehen, können präoperativ ihr Blut spenden. Als Voraussetzung müssen die Patienten einen Hb-Wert von mindestens 11 g/dl aufweisen und es dürfen keine Erkrankungen vorliegen, die ein Risiko für eine Blutspende darstellen (z.B. häufige Angina pectoris, Aortenstenose). Bis zu einem Zeitpunkt von zwei oder drei Wochen vor dem Eingriff kann im viertägigen, normalerweise aber wöchentlichen Abstand je eine Einheit Blut abgenommen werden. Eine intra- oder postoperativ nötige Transfusion wird dann mit patienteneigenem Blut durchgeführt.

Intraoperative Autotransfusion

Die Retransfusion von Wundblut ist eine weitverbreitete Methode bei „blutigen" Operationen wie beispielsweise in der Herzchirurgie oder bei Lebertransplantationen. Sie wird auch von einigen Zeugen Jehovas akzeptiert [35]. Das Blut wird mit einem besonderen Sauger gesammelt und einem speziellen Gerät, dem sogenannten „Cell-Saver", zugeführt, in dem das Blut zur Konzentration der Erythrozyten zentrifugiert und diese dann mit Kochsalz gewaschen werden. Inzwischen stehen Hochleistungsgeräte zur Verfügung, die eine Einheit Erythrozytenkonzentrat in weniger als fünf Minuten herstellen können [35].

Komplikationen

Mit der intraoperativen Autotransfusion sind überraschend wenige Risiken verbunden. Eine Verdünnungskoagulopathie ist die wahrscheinlich häufigste Komplikation. Sie tritt erst bei Retransfusion größerer Volumina auf. Eine Verbrauchskoagulopathie und das ARDS sind die schwerwiegendsten Komplikationen (Retransfusionssyndrom). Die Ursache liegt möglicherweise in der Retransfusion aktivierter Leukozyten [35].

Postoperative Autotransfusion

Das gebräuchlichste Verfahren der postoperativen Autotransfusion ist die Retransfusion mediastinaler Blutverluste nach medianer Sternotomie [37]. Die Thoraxdrainage des Mediastinums wird in einen starren Behälter geleitet, der zwei Sammelgefäße enthält. Das erste Gefäß hat einen Filter mit einer Porengröße von 170 µm, welcher große Gerinnsel und Gewebereste zurückhält. Da das Blut im Thorax einer endogenen Defibrinierung unterliegt, ist eine Zugabe von Antikoagulanzien nicht nötig. Das Blut durchläuft den Filter und gelangt in das zweite Gefäß mit einem Fassungsvermögen von 800 ml. Ist dieser Behälter gefüllt, wird er herausgenommen und der Inhalt über einen i.v. Zugang retransfundiert.

Dieses Verfahren unterscheidet sich von der intraoperativen Autotransfusion dadurch, daß keine Zentrifugation und kein Waschen mit Kochsalzlösung durchgeführt wird. Ein wesentlicher Teil der Erythrozyten wird dabei regelmäßig zerstört, so daß der Hämatokrit des retransfundierten Blutes lediglich 15–20% beträgt. Dieser niedrige Hämatokrit mag erklären, warum bei der Retransfusion von mediastinalem Wundblut der Bedarf an homologem Blut nicht in jedem Fall vermindert ist [38]. Komplikationen sind bei diesem Verfahren selten. Allerdings enthält der Überstand des mediastinalen Wundblutes eine hohe Konzentration an Leukozytenelastase [39]. Dadurch kann ein klinisches Syndrom ausgelöst werden, welches dem intraoperativen Retransfusionssyndrom entspricht.

Kapitel 45

Störungen der Thrombozyten und deren Substitution

Thrombozytenstörungen lassen sich in zwei verschiedene Kategorien einteilen, je nachdem, ob eine abnorme Zahl zirkulierender Thrombozyten vorliegt oder eine Störung der Thrombozytenfunktion. Dieses Kapitel gibt eine Einführung in die häufigsten Ursachen beider Arten von Thrombozytenstörungen beim Intensivpatienten. Es folgt eine kurze Beschreibung der Indikationen, Handhabung und möglichen Komplikationen einer Thrombozytensubstitution [1, 2, 3, 4].

Thrombozyten und Hämostase

Der gesunde Erwachsene besitzt pro Liter Blut im Durchschnitt 250 Milliarden Thrombozyten. Bei einem angenommenen normalen Blutvolumen von 5,5 Litern übersteigt die Gesamtzahl der im Blutstrom vorhandenen Thrombozyten knapp eine Billion. Um diese Thrombozytenzahl konstant zu halten, müssen pro Tag zu jedem Liter Blut 45 Milliarden neue Thrombozyten hinzugefügt werden [5]. Bei einem Blutvolumen von 5,5 Litern ergibt dies eine Gesamtproduktion von 248 Milliarden Thrombozyten pro Tag. Diese Zahlen sind erstaunlich und geben einen Hinweis auf die Knochenmarksaktivität, die notwendig ist, um ein normales Thrombozytengleichgewicht aufrechtzuerhalten.

Thrombose

Thrombozyten sind eigentlich keine Zellen, da sie keinen Zellkern enthalten und auch keine Proteine synthetisieren können. Sie entstehen aus einem Teil des Zytoplasmas der Megakaryozyten, das abgetrennt wurde und vollständig von einer Zellmembran umgeben ist. Dieses Zytoplasma besteht aus dichten Granula, die viel Ca^{++} enthalten. Bei einer Zerstörung des Gefäßendothels lagern sich Thrombozyten an das freiliegende Subendothel an (mit Hilfe von Membranglykoproteinen, sog. *Integrinen*, die als Adhäsionsrezeptoren fungieren) und entleeren den Inhalt ihrer Granula. Das freigesetzte Ca^{2+} hilft, die Gerinnungskaskade zu starten, die mit der Bildung von Fibrinfäden endet. Die Fibrinfäden formen dann ein mit den Thrombozyten vernetztes Maschenwerk und bilden einen Thrombus.

Thrombozytopenie

Eine Thrombozytopenie ist definiert als eine Thrombozytenzahl unter 150 000/µl (oder 150×10^9/l in SI-Einheiten) [6]. Die Fähigkeit, einen Thrombus zu bilden, bleibt aber bis zu einer Zahl von 100 000/µl erhalten. Deshalb definiert man eine klinisch signifikante Thrombozytopenie als Thrombozytenzahl unter 100 000/µl. Die Blutungsneigung bei einer Thrombozytopenie wird in erster Linie durch das Vorhandensein einer strukturellen Läsion bestimmt, und nicht durch die Thrombozytenzahl. Die gängige Lehrmeinung, daß spontane Blutungen ab einer Thrombozytenzahl von 20 000/µl auftreten [1], auch wenn keine Verletzung vorhanden ist, gilt heute nicht mehr [7]. Vielmehr können Thrombozytenzahlen unter 5000/µl ohne relevantes Blutungsrisiko toleriert werden, wenn keine Risikofaktoren für eine Blutung vorhanden sind [8].

Thrombozytenadhäsion

Bei verringerter Adhäsionsfähigkeit der Thrombozyten an das Subendothel (z.B. bei Urämie) kann das Blutungsrisiko auch bei Werten über 100 000/µl erhöht sein. Störungen der Thrombozytenadhäsion können anhand einer verlängerten Blutungszeit festgestellt werden. Es existiert jedoch keine Korrelation zwischen der Blutungszeit und der tatsächlichen Blutungsneigung, so daß die Blutungszeit ungeeignet ist, klinisch signifikante Störungen der thrombozytären Adhäsion festzustellen [9]. Thrombozytenadhäsionsstörungen eines individuellen Patienten werden durch die Identifizierung von Zuständen, die die Adhäsionsfähigkeit der Thrombozyten verändern, diagnostiziert.

Thrombozytopenie

Die einzige Studie zu Thrombozytopenien von Intensivpatienten stammt aus einer internistischen Intensivstation, in der 23% der Patienten zu irgendeinem Zeitpunkt ihres Aufenthaltes Thrombozytenzahlen unter 100 000/µl aufwiesen [10]. Die häufigsten Ursachen einer Thrombozytopenie, denen man auf einer Intensivstation begegnet, sind in Tabelle 45-1 dargestellt.

Heparin

Heparin kann sich an ein heparinbindendes Protein (Plättchenfaktor 44) der Thrombozyten anlagern. Der entstandene Antigenkomplex induziert die Bildung von IgG. Dieses Immunglobulin kann sich dann an die Thrombozyten anheften und deren Aggregation

Tabelle 45-1 Ursachen von Thrombozytenstörungen auf der Intensivstation (die Inzidenz der Thrombozytenstörungen ist in Klammern angegeben).

Thrombozytopenie	Thrombozytopathie
Heparin (1–3%)	Niereninsuffizienz
Sepsis (> 50%)	Herz-Lungen-Maschine
AIDS (40–60%)	Aspirin
DIC	Dextran
TTP	

fördern. Dieser Prozeß kann bei schwerer Ausprägung zu einer Verbrauchsthrombozytopenie und zu einer klinisch manifesten Thrombose führen [11].

Klinik

Bei 1 bis 3% aller Patienten, die Heparin erhalten, entwickelt sich eine Thrombozytopenie [12]. Gewöhnlich tritt diese innerhalb von 14 Tagen nach dem Beginn einer Heparintherapie auf und ist unabhängig von der Dosis. Schon kleinste Mengen Heparin, wie sie etwa bei der Spülung von Kanülen oder der Beschichtung von Pulmonaliskathetern verwendet werden, können eine Thrombozytopenie induzieren [13]. Bei der Verwendung von niedermolekularem Heparin tritt eine Thrombozytopenie weniger häufig auf als bei unfraktioniertem Heparin [14].
Die wichtigste Komplikation der heparininduzierten Thrombozytopenie **ist die Thrombose, nicht die Blutung.** In einer Studie an Patienten mit heparininduzierter Thrombozytopenie, die einen Zeitraum von 14 Jahren umfaßt, wurden bei 70% der Patienten venöse Thromboembolien und bei 15% der Patienten arterielle Thrombosen beobachtet [12]. Bei ungefähr der Hälfte der untersuchten Patienten wurde die Erkrankung erst diagnostiziert, nachdem thrombotische Komplikationen auftraten. Von den anderen Patienten, die an einer isolierten Thrombozytopenie erkrankten, entwickelten 50% innerhalb der nächsten 30 Tage eine Thrombose, obwohl die Heparintherapie abgesetzt wurde [12].

Diagnose

Für die Diagnose einer heparininduzierten Thrombozytopenie sind zwei Kriterien wegweisend [14]: zum einen die Thrombozytopenie, die sich mehr als fünf Tage nach der ersten Heparinexposition entwickelt, zum anderen ein positiver Antikörpersuchtest auf heparininduziertes IgG. Der Antikörper wird durch Freisetzung von ^{14}C-markiertem Serotonin aus Thrombozyten nachgewiesen, die einer Probe des Patientenserums zugefügt wurden. Der Test steht in den meisten klinischen Laboratorien zur Verfügung, ist aber teuer (222 US-Dollar kostete ein Test in den Smith Kline Clinical Laboratories [Philadelphia, PA] im Jahr 1996).

Therapie

Bei Patienten mit isolierter Thrombozytopenie (ohne Thrombose) sollte die Heparintherapie abgesetzt werden. Es ist außerdem daran zu denken, **Katheterspülungen mit Heparin zu vermeiden und heparinbeschichtete Katheter zu entfernen.** Bei einer notwendigen Antikoagulation sollte Dextran-40 (500 ml/d) zur vorübergehenden Thromboseprophylaxe verwendet werden, bis die Kumarintherapie greift.
Die Therapie der heparininduzierten Thrombose ist schwierig. Kumarin ist gewöhnlich ineffektiv [15], als alternatives Antikoagulans kommt Hirudin in Betracht. Eine thrombolytische Therapie könnte sich hier als sinnvoll erweisen [16].

Infektionen

Eine Thrombozytopenie wird bei mehr als 50% der Patienten mit Sepsis [4] und bei 50% der Patienten mit erworbenem Immunschwächesyndrom (AIDS) beobachtet [17]. Bei beiden Erkrankungen kommt es zu einer gesteigerten Thrombozytendestruktion; bei AIDS geschieht dies über einen immunologischen Mechanismus. Blutungen sind bei beiden Erkrankungen selten, solange die Thrombozytopenie nicht von anderen Gerinnungsstörungen begleitet ist.

Disseminierte intravasale Gerinnung (DIC)

Eine ausgeprägte Endothelschädigung, wie sie bei Septikämie oder polytraumatisierten Patienten auftreten kann, führt zu einer Freisetzung eines Proteins, das als *tissue factor* bekannt ist. Dieses aktiviert die endogene Gerinnungskaskade und das fibrinolytische System. In der Folge kann es zu einer schweren Koagulopathie kommen, die durch eine ausgedehnte Thrombose im Bereich der Mikrozirkulation – begleitet von einem Verbrauch an zirkulierenden Thrombozyten und Gerinnungsfaktoren – charakterisiert ist und als disseminierte intravasale Gerinnung (DIC) bezeichnet wird [18].

Klinik

Die für die DIC charakteristische Thrombose der Mikrozirkulation führt zu einer Multiorgandysfunktion. Häufig ist die Lunge betroffen. Das klinische Bild ähnelt dem beim ARDS (acute respiratory distress syndrome), welches in Kapitel 23 beschrieben ist. Fortgeschrittene Fälle gehen mit akutem oligurischem Nierenversagen und progressiven Leberzellschäden einher. Der Verbrauch an Thrombozyten und Gerinnungsfaktoren kann von Blutungen an verschiedenen Lokalisationen begleitet sein, insbesondere im Gastrointestinaltrakt.

Diagnose

Die Diagnose der DIC stützt sich auf das klinische Erscheinungsbild (z.B. schwere Sepsis oder Polytrauma) sowie laborchemisch belegte schwerwiegende Gerinnungsstörungen. Die Thrombozytopenie kann sehr ausgeprägt sein und geht mit einer verlängerten Prothrombinzeit und aktivierten partiellen Thromboplastinzeit (Verbrauchskoagulopathie) sowie einer Erhöhung der Fibrinspaltprodukte (Fibrinolyse) einher. Die Fibrinogenwerte können irreführend sein, da Fibrinogen an der Akutphasereaktion beteiligt ist. Dies kann dazu führen, daß die Fibrinogenkonzentration trotz erhöhtem Umsatz normal ist [19].

Therapie

Die akute, fulminante DIC verläuft häufig letal. Heparin ist in der Regel nicht in der Lage, Thrombosen der Mikrozirkulation aufzuhalten, wahrscheinlich aufgrund des hohen Verbrauchs von Antithrombin III [20]. Antithrombin III kann zusammen mit Heparin (90–120 U/kg KG Antithrombin III als Initialdosis, dann 90–120 U/kg KG × d für 4 Tage) substituiert werden, jedoch ist der Nutzen dieser Maßnahme noch nicht gesichert [21]. Blutungen sind besonders schwer zu therapieren, da die Gabe von Gerinnungsfaktoren und Thrombozyten die mikrovaskuläre Thrombose verstärkt.

Thrombotisch-thrombozytopenische Purpura (TTP)

Die thrombotisch-thrombozytopenische Purpura (TTP) ist ein seltenes, aber lebensbedrohliches Krankheitsgeschehen. Ursache ist eine immunologisch vermittelte Thrombozytenaggregation, die zu multiplen Gefäßverschlüssen führt (ähnlich der DIC). Bevorzugt betroffen sind junge Erwachsene, vor allem Frauen, nach einer unspezifischen Vorerkrankung.

Klinik

Folgende Befundkonstellation aus fünf Symptomen ist charakteristisch für die TTP: Fieber, neurologische Veränderungen, akutes Nierenversagen, Thrombozytopenie und hämolytische Anämie bei Mikroangiopathie.

Die Patienten leiden üblicherweise unter Fieber und eingeschränkter Bewußtseinslage, die rasch bis hin zu Koma und generalisierten Krampfanfällen fortschreiten kann. Die Thrombozytopenie geht nicht mit anderen Koagulopathien einher, was eine Differentialdiagnose zur DIC ermöglicht. Die Sicherung der Diagnose gelingt durch den Nachweis von Schistozyten im Blutausstrich (als Ausdruck der mikroangiopathischen hämolytischen Anämie).

Therapie

Die Therapie der Wahl ist der Plasmaaustausch [22, 23]. Dieser kann mit Hilfe einer Plasmaphereseapparatur durchgeführt werden, welche das Plasma von den Erythrozyten trennt. Das Plasma wird verworfen und die Erythrozyten werden zusammen mit gefrorenem Frischplasma retransfundiert. Dieses Verfahren wird fortgeführt, bis das 1,5fache des Plasmavolumens ausgetauscht ist (normales Plasmavolumen bei erwachsenen Männern: 40 ml/kg, bei erwachsenen Frauen: 36 ml/kg). Dieser Austausch wird täglich für ca. eine Woche wiederholt.

Steht keine Plasmaphereseapparatur zur Verfügung, kann die Austauschtransfusion auch mit Hilfe eines in die Femoralarterie eingeführten Katheters vorgenommen werden. Portionen von 500 ml Blut (entsprechend einer Einheit Vollblut) werden entnommen und in einem Blutbeutel mit CPD-A gesammelt. Dieser wird zur Blutbank geschickt, wo durch Zentrifugation das Plasma von den zellulären Bestandteilen getrennt wird. Die Zellen werden dann zusammen mit gefrorenem Frischplasma reinfundiert. Diese Prozedur wird wiederholt, bis das Plasmavolumen mindestens einmal ausgetauscht worden ist.

Die akute, fulminante TTP verläuft unbehandelt fast immer letal. **Wenn sofort eine Austauschtransfusion durchgeführt wird, können 90% der Patienten eine akute Episode überleben** [22, 23]. Durch die Gabe von Thrombozyten kann der thrombotische Prozeß beschleunigt werden. Deshalb ist eine Thrombozytensubstitution nicht angezeigt.

Bluttransfusionen

Thrombozyten im Vollblut oder Erythrozytenkonzentraten verlieren durch Lagerung innerhalb 24 Stunden nahezu vollständig ihre Funktionsfähigkeit. Massivtransfusionen können so zu einer Thrombozytopenie durch Verdünnung führen. Dieser Effekt wird dann klinisch auffällig, wenn mehr als das 1,5fache des Blutvolumens ausgetauscht wurde [24].

Eine seltene Form der posttransfusionellen Thrombozytopenie tritt ca. eine Woche nach einer Transfusion auf. Sie betrifft meist Frauen nach mehreren Schwangerschaften und wird durch Antikörper gegen Thrombozyten hervorgerufen. Das Krankheitsbild wird als **Posttransfusionspurpura** bezeichnet. Die Thrombozytopenie ist häufig ausgeprägt und langanhaltend. Die Thrombozytenzahlen können für einen Zeitraum von bis zu 40 Tagen bis auf 10000/µl und darunter abfallen. Kommt es zu Blutungen, ist die Therapie der Wahl der Plasmaaustausch.

Thrombozytenfunktionsstörungen

Die häufigsten Ursachen einer gestörten Thrombozytenaggregation bei Intensivpatienten sind in Tabelle 45-1 aufgeführt [26].

Niereninsuffizienz

Störungen der Thrombozytenaggregation werden sowohl bei der akuten als auch bei der chronischen Niereninsuffizienz beobachtet. Zwischen der Schwere der Niereninsuffizienz und dem Ausmaß der Thrombozytopathie gibt es keine Korrelation. Die Therapie besteht in der Hämo- oder Peritonealdialyse. Es ist nicht geklärt, ob diese Störung der Thrombozytenfunktion klinisch relevant ist [26].

Extrakorporaler Kreislauf

Wenn Blut bei der extrakorporalen Zirkulation durch den Oxygenator gepumpt wird, verändert sich aus bisher unbekannten Gründen die Thrombozytenadhäsivität. Die Schwere des Funktionsdefektes der Plättchen ist direkt abhängig von der Dauer der Bypass-Zeit [26]. In den meisten Fällen ist die Thrombozytenfunktion innerhalb weniger Stunden nach Beendigung der extrakorporalen Zirkulation normalisiert. Allerdings kann die Funktionsstörung der Thrombozyten zu den problematischen mediastinalen Blutungen in der unmittelbaren postoperativen Phase beitragen.

Aprotinin

Der Proteaseinhibitor Aprotinin (Trasylol®) kann Thrombozytopathien verhindern, die während einer extrakorporalen Zirkulation auftreten [27]. Wird Aprotinin intraoperativ in der nachfolgend aufgeführten Dosierung verabreicht, kann der Bedarf an Thrombozyten- und Erythrozytenpräparaten reduziert werden [28].
Dosierung: 280 mg i.v. (= 2 Mic IE) als Initialdosis, gefolgt von einer Infusion von 70 mg/h (= 500 000 IE/l). Weiterhin sollten 280 mg der Primlösung des Oxygenators beigegeben werden. Die Substanz wird über die gesamte Dauer des operativen Eingriffs infundiert. Trotz entsprechender Bedenken gibt es keine Hinweise darauf, daß Aprotinin die Thrombosierung der Veneninterponate fördern könnte [28].
Anmerkung der Übersetzer: In Deutschland wird Aprotinin (Trasylol®) in IE dosiert. Dabei entsprechen 100 000 IE 14 mg.

Aspirin

Aspirin hemmt die Thrombozytenaggregation, indem es die prostaglandinvermittelte Degranulation der Thrombozyten blockiert. Diese Wirkung ist irreversibel und tritt schon bei niedrigen Dosen (325 mg) auf. Sie hält für die gesamte Lebensdauer der Thrombozyten an (10 Tage).

Notfallchirurgie

Der Einfluß des Aspirins auf die Thrombozytenadhäsion darf bei Patienten, die Aspirin täglich einnehmen (z.B. als Prophylaxe bei koronarer Herzkrankheit) und sich einem notfallchirurgischem Eingriff unterziehen müssen, nicht außer acht gelassen werden. Dies trifft insbesondere für Eingriffe zu, bei denen die Herz-Lungen-Maschine zum Einsatz kommt. Hier addiert sich der Aspirineffekt zu dem Blutungsrisiko, das durch die extrakorporale Zirkulation und die damit verbundene Thrombozytopathie hervorgerufen wird. Die meisten Studien zur Bypassoperation in der Notfallchirurgie belegen eine gesteigerte Blutungsneigung bei vorangegangener Aspirineinnahme [26]. Dieser Aspirineffekt ist weniger ausgeprägt, wenn Aprotinin während des Einsatzes der extrakorporalen Zirkulation verabreicht wird [29].

Andere Medikamente

Eine Reihe anderer Medikamente kann die Thrombozytenadhäsion beeinträchtigen, unter anderem β-Lactam-Antibiotika, nicht-steroidale Antiphlogistika und Dextranlösungen [26]. Die klinische Relevanz dieser medikamenteninduzierten Thrombozytopathien ist jedoch nicht geklärt.

Indikationen für die Thrombozytentransfusion

Im folgenden werden einige Richtlinien zur Thrombozytentransfusion angeführt (nach [1, 2, 3, 4]).

Akute Blutung

Für alle akuten Blutungen – außer Petechien und Ekchymosen – gilt:
Eine Indikation zur Thrombozytentransfusion ist in folgenden Situationen gegeben:
1. Die Thrombozytenzahl liegt unter 50000/µl und die Thrombozytopenie ist nicht immunvermittelt.
2. Die Thrombozytenzahl liegt über 50000/µl und es liegt ein Zustand vor, in dem die Thrombozytenadhäsion signifikant beeinträchtigt ist (z.B. extrakorporale Zirkulation).

Eine Indikation zur Thrombozytentransfusion ist in folgenden Situationen **nicht** gegeben:
1. Die Thrombozytenzahl liegt über 50000/µl und die Thrombozytenfunktion ist normal.
2. Die Thrombozytopenie ist eine Folge der Bildung von Antikörpern, die gegen die Thrombozyten gerichtet sind.

Massivtransfusion

Das übliche Verfahren der Thrombozytensubstitution nach Transfusion von acht bis zehn Einheiten Vollblut oder Erythrozytenkonzentrat wird nicht mehr empfohlen. Die Thrombozytenzahl sollte regelmäßig kontrolliert werden. Unterhalb 50000 Thrombozyten/µl und bei fortbestehender Blutung sollte mit der Substitution begonnen werden. Wie schon erwähnt, tritt eine klinisch signifikante Verdünnungsthrombozytopenie erst auf, wenn das Transfusionsvolumen das 1,5fache des Blutvolumens übersteigt.

Prophylaxe

Für alle Patienten, die nicht akut bluten – ausgenommen sind Blutungen aus Petechien und Ekchymosen –, gilt:
Eine Indikation zur Thrombozytentransfusion ist in folgenden Situationen gegeben:
1. Die Thrombozytenzahl liegt unter 5000/µl.
2. Die Thrombozytenzahl liegt unter 20000/µl und es besteht ein hohes Blutungsrisiko (z.B. peptische Ulzera, vorangegangene Blutungen bei Divertikulitis oder arteriovenösen Gefäßanomalien).
3. Die Thrombozytenzahl liegt unter 50000/µl und folgende Eingriffe sind geplant: endoskopische Biopsie, Lumbalpunktion, ausgedehnte chirurgische Eingriffe.

Eine Indikation zur Thrombozytentransfusion ist in folgenden Situationen **nicht** gegeben:
1. Die Thrombozytenzahl liegt zwischen 5000 und 20000/µl, es besteht jedoch kein Blutungsrisiko.
2. Die Thrombozytopenie ist Folge des Auftretens von Antikörpern gegen Thrombozyten.

Thrombozytenkonzentrate

Zur Herstellung von Thrombozytenkonzentraten wird frisches Vollblut zentrifugiert, die angereicherten Thrombozyten werden mit einer geringen Menge Plasma suspendiert. Ein solches Konzentrat (aus einer Vollblutspende) enthält 50–100 Milliarden Thrombozyten in 50 ml Plasma [30]. Thrombozyten können bis zu sieben Tage gelagert werden, ihre Funktionsfähigkeit reduziert sich jedoch ab dem dritten Tag. Thrombozytentransfusionen sind gewöhnlich aus sechs bis zehn individuellen Konzentraten gepoolt.

Effizienz

Die Gabe eines Thrombozytenkonzentrates sollte bei einem durchschnittlichen Erwachsenen zu einer Zunahme der Thrombozytenzahl im Blut um 5000–10000/µl führen, der Effekt hält etwa acht Tage an. Ein geringerer Anstieg bzw. eine verkürzte Verweildauer ist dann zu erwarten, wenn der Thrombozytenabbau entweder im Thrombozytenkonzentrat oder beim Patienten beschleunigt ist.

Komplikationen

Da sich ein Thrombozytenkonzentrat aus den Einzelkonzentraten von sechs bis acht Spendern zusammensetzt, erhöht sich das Infektionsrisiko bei Thrombozytentransfusionen gegenüber homologen Bluttransfusionen um das Sechs- bis Achtfache (s. Tab. 44-3). Febrile nicht-hämolytische Reaktionen sind bei Thrombozytentransfusionen häufiger. Fieber ist bei bis zu 30% der Empfänger einer Thrombozytentransfusion beobachtet worden. Anaphylaktoide Reaktionen auf Proteine der Plasmasuspension von Thrombozytenkonzentraten können ebenfalls auftreten.
Obwohl Thrombozytenmembranen AB0-Antigene tragen, kommen Unverträglichkeitsreaktionen aufgrund von AB0-Inkompatibilitäten nicht vor. Allerdings können die Empfänger von mehrfachen Thrombozytengaben Antikörper gegen Spenderthrombozyten entwickeln, die die Effektivität weiterer Thrombozytentransfusionen reduzieren. Dieses Problem kann durch Thrombozytenkonzentrate von HLA-identischen Einzelspendern gelöst werden, die mittels Thrombapherese hergestellt werden.

Teil XII

Ernährung und Stoffwechsel

What is food
to one man may be fierce poison
to others.

Lucretius

KAPITEL 46

Nahrungs- und Energiebedarf

Das grundlegende Ziel der künstlichen Ernährung ist es, den täglichen individuellen Ernährungsbedürfnissen des einzelnen Patienten gerecht zu werden. Dieses Kapitel zeigt, wie Nährstoff- und Energiebedarf bei Intensivpatienten bestimmt werden [1, 2, 3].

Oxidative Energieumwandlung

Oxidative Verbrennung

Entsprechend den Gesetzen der Thermodynamik kann Energie weder geschaffen noch vernichtet werden. Deshalb besteht die einzige Möglichkeit, Energie zu gewinnen, darin, diese einer Energiequelle aus der Umwelt zu entziehen. Energiereiche Substanzen werden als Brennstoffe bezeichnet, während ein Gerät, das die Energieumwandlung durchführt, als Motor fungiert. **Abbildung 46-1 stellt die Umwandlung der Energie durch zwei verschiedene Motoren dar:** Das Auto besitzt einen mechanischen Motor, der Sauerstoff mit einem fossilen Brennstoff (z.B. Benzin) bei hohen Temperaturen vermischt und dabei Energie aus dem Brennstoff freisetzt, die das Fahrzeug antreibt.
In ähnlicher Weise besitzt der menschliche Körper einen biochemischen Motor (Metabolismus), der Sauerstoff mit einem organischen Brennstoff (z.B. Kohlenhydrate) bei hohen Temperaturen mischt, was dann zu einer Energiefreisetzung aus dem Brennstoff führt, die die Körperfunktionen aufrechterhält. Der Prozeß, der diese Energiefreisetzung aus Brennstoffen ermöglicht, heißt Oxidation oder chemische Reaktion zwischen Sauerstoff und Brennstoff (s. Kap. 3). Findet die Oxidation bei hohen Temperaturen statt, erfolgt die Energiefreisetzung aus dem Brennstoff schneller. Derartige Hochtemperaturoxidationsreaktionen werden Verbrennungsreaktionen genannt. Demzufolge sind Kraftfahrzeugmotor und oxidativer Metabolismus interne Verbrennungsmotoren, die den Energieinhalt natürlich vorkommender Brennstoffe nutzen.

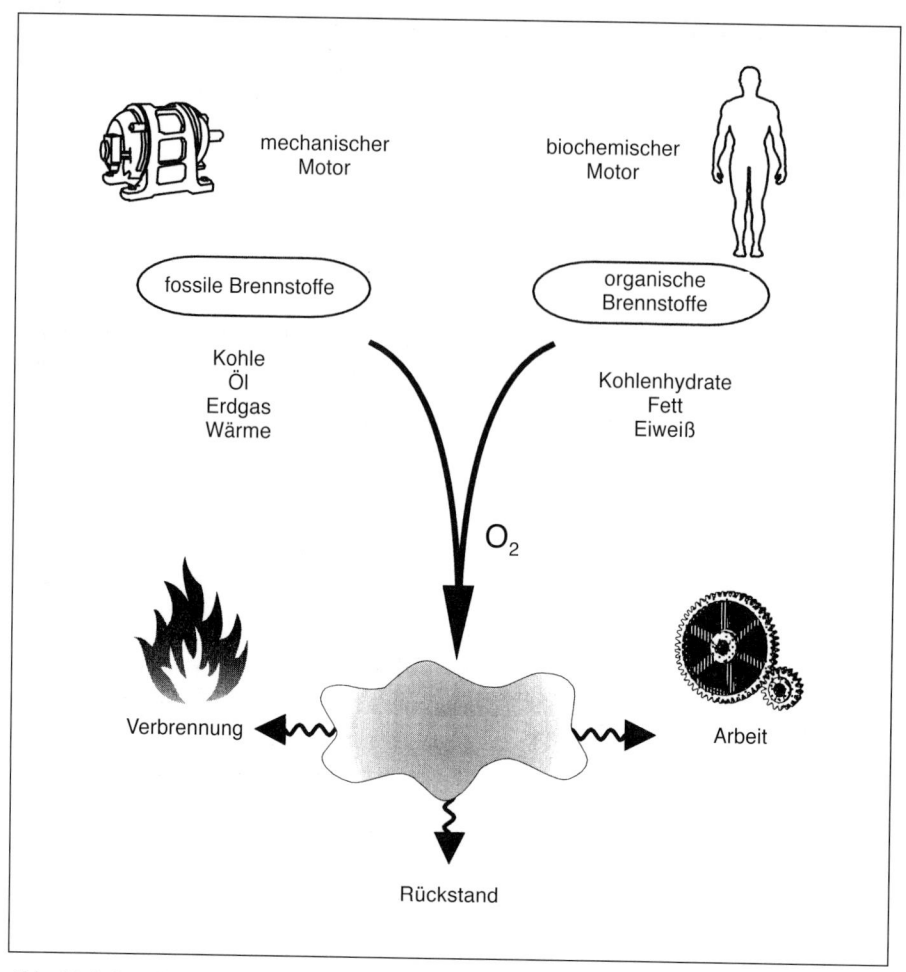

Abb. 46-1 Energieumwandlung durch zwei interne Verbrennungsmotoren: links mechanisch, rechts biochemisch.

Organische Brennstoffe

Die drei organischen (kohlenstoffhaltigen) Brennstoffe, von denen der menschliche Körper Gebrauch macht, sind Kohlenhydrate, Proteine und Fette. Die Energie, die durch Verbrennung aus organischen Brennstoffen freigesetzt wird, ist als Wärmeproduktion in Kilokalorien (kcal) pro Gramm Substrat meßbar. Die Energie, die aus der Verbrennung der einzelnen organischen Brennstoffe entsteht, zeigt Tabelle 46-1. Die Informationen aus dieser Tabelle können auch folgendermaßen dargestellt werden:

$$(1 \text{ g Glukose} + 0{,}74 \text{ l } O_2 \text{ ergibt } 0{,}74 \text{ l } CO_2 + 3{,}75 \text{ kcal})$$

Tabelle 46-1 Der oxidative Metabolismus organischer Brennstoffe.

Brennstoff	$\dot{V}_{O_2}$ (l/g)	$\dot{V}_{CO_2}$ (l/g)	respiratorischer Quotient (RQ)	Energieausbeute (kcal/g)
Fett	2,00	1,40	0,7	9,1
Eiweiß	0,96	0,78	0,80	4,0
Glukose	0,74	0,74	1,00	3,7

Der Gesamtmetabolismus aller drei Substrate (Fett, Eiweiß, Glukose) bestimmt den Gesamtkörper-O_2-Verbrauch ($\dot{V}_{O_2}$), die CO_2-Produktion ($\dot{V}_{CO_2}$) und den Energieverbrauch (EV) für einen bestimmten Zeitraum. Aus dem 24-Stunden-Energieverbrauch ergeben sich dann die täglichen kalorischen Bedürfnisse, die über die künstliche Ernährung zugeführt werden müssen.

Täglicher Energiebedarf

Man kann den täglichen Energiebedarf des einzelnen Patienten entweder abschätzen oder messen.

Formeln zur Abschätzung des Energiebedarfs

Anfang des zwanzigsten Jahrhunderts wurde der tägliche Energieverbrauch einer Gruppe gesunder Erwachsener (136 Männer und 103 Frauen) gemessen. Die Ergebnisse dieser Studie wurden in Regressionsgleichungen für den täglichen Energiebedarf unter Berücksichtigung von Geschlecht, Körpergewicht und Körpergröße zusammengefaßt. Diese, nach den führenden Wissenschaftlern der Studie benannten „Harris-Benedict-Formeln" zeigt Tabelle 46-2. Der tägliche Grundumsatz (GU) ist definiert als diejenige Energiemenge, die der Wärmeproduktion des Stoffwechsels in Ruhe und ohne weitere Nahrungs-

Tabelle 46-2 Methoden zur Bestimmung des täglichen Energiebedarfs.

Abschätzung*:	
Männer:	GU (kcal/24 h) = 66 + (13,7 × KG) + (1,97 × h) − (6,7 × Alter)
Frauen:	GU (kcal/24 h) = 65,5 + (9,6 × KG) + (0,71 × h) − (4,7 × Alter)
	RU (kcal/24 h) = GU × 1,2
Indirekte Kalorimetrie:**	
	RU (kcal/24h) = (3,9 × $\dot{V}_{O_2}$) + (1,1 × $\dot{V}_{CO_2}$) − 61

* GU = Grundumsatz, KG = ideales Körpergewicht in kg, h = Körpergöße in cm, RU = Ruheenergieumsatz (entsprechend dem Grundumsatz mit thermischen Effekten der Nahrungsaufnahme)
** $\dot{V}_{O_2}$ und $\dot{V}_{CO_2}$ werden in ml/min gemessen, jedoch dann auf l/24 h hochgerechnet; die Gleichung entstammt [9]

aufnahme entspricht. Da das Körpergewicht in den **Harris-Benedict-Formeln** Änderungen durch Übergewicht oder Ödeme nicht berücksichtigt, sollte zur Berechnung das Idealgewicht zugrunde gelegt werden.

Eine einfachere Abschätzung des Grundumsatzes ermöglicht folgende Formel:

GU (kcal/Tag) = 25 × KG (kg)

Die Formel erweist sich in der Praxis den komplexeren **Harris-Benedict-Formeln** ebenbürtig, wobei exakte Untersuchungen hierzu bisher nicht vorliegen. Diese einfache Gleichung liefert einen groben Schätzwert für den Grundumsatz zur Festlegung der Ernährungsbedürfnisse.

Adaptation des Grundumsatzes

Um den thermischen Effekt der Nahrungsaufnahme zu berücksichtigen, wird der Grundumsatz mit 1,2 multipliziert, was den Ruheenergieumsatz ergibt und den Energiebedarf des Stoffwechsels in Ruhe unter Nahrungsaufnahme widerspiegelt. Weitere Korrekturfaktoren des Grundumsatzes für die Anpassung an den erhöhten Energiebedarf kritisch Kranker mit hypermetaboler Stoffwechsellage sind im folgenden dargestellt:

Fieber: Grundumsatz × 1,1 (pro Grad Temperaturerhöhung)
wenig Stress: Grundumsatz × 1,2
mäßiger Streß: Grundumsatz × 1,4
schwerer Streß: Grundumsatz × 1,6

Die Anpassung an schwere Krankheitsbilder kann von Patient zu Patient stark variieren [6]. Studien, die den kalkulierten und den tatsächlichen Energiebedarf kritisch kranker Patienten verglichen, haben gezeigt, daß der berechnete Energiebedarf (mit Korrekturen für die Streßintensität) den tatsächlichen Energiebedarf um 20 bis 60% übertrifft [6, 7, 8]. Daher sind Messungen des Energiebedarfs bei Intensivpatienten genauer, als Berechnungen durch Formeln.

Indirekte Kalorimetrie

Da es nicht möglich ist, die metabolisch bedingte Wärmeproduktion im klinischen Alltag zu messen, wird der metabolische Energieaufwand indirekt über den Gesamtkörperverbrauch von O_2 ($\dot{V}_{O_2}$) und die Gesamtkörperproduktion von CO_2 ($\dot{V}_{CO_2}$) gemessen. Diese Methode nennt man indirekte Kalorimetrie [2]. Den Ruheenergieumsatz erhält man durch Einsetzen von $\dot{V}_{O_2}$ und $\dot{V}_{CO_2}$ in die Gleichung aus Tabelle 46-2 [9]. Die ursprüngliche Ruheenergieumsatzgleichung wurde von dem schottischen Physiologen J. B. de V. Weir 1949 vorgeschlagen und beinhaltete eine Messung der täglichen renalen Stickstoffausscheidung [10]. Es wurden eine Reihe von Modifikationen der ursprünglichen Gleichung Weirs vorgenommen. Die Ruheenergieumsatzgleichungen, die im klinischen Alltag angewendet werden, schließen die renale Stickstoffexkretion nicht mit ein [11, 12].

Methode

Die indirekte Kalorimetrie wird mittels eines dafür entwickelten „metabolic monitor" durchgeführt, der den O_2- und CO_2-Austausch über die Lunge mißt. Das transportable Gerät kann am Krankenbett plaziert werden. Man mißt den Gasaustausch über einen Zeitraum von 15 bis 30 Minuten. $\dot{V}_{O_2}$ und $\dot{V}_{CO_2}$ werden dann auf 24 Stunden hochextrapoliert und der 24-Stunden-Ruheenergieverbrauch wird unter Zuhilfenahme einer Gleichung errechnet, wie sie in ähnlicher Form in Tabelle 46-2 gezeigt wurde.

Gesamtenergieverbrauch

Der Ruheenergieverbrauch wird in der Regel über einen Zeitraum von 15 bis 20 Minuten bestimmt und dann auf 24 Stunden hochgerechnet. Der Gesamtenergieverbrauch (TEE), gemessen über 24 Stunden, entspricht dem Ruheenergieverbrauch von nicht hypermetabolen Patienten; jedoch kann der Gesamtenergieverbrauch bei hypermetabolen, septischen Patienten um 40% über dem extrapolierten Ruheenergieverbrauch liegen [13]. Aus diesem Grund entspricht der über einen begrenzten Zeitraum gemessene Ruheenergieverbrauch nicht zwangsläufig dem täglichen Gesamtenergiebedarf bei hypermetabolen Intensivpatienten.

Grenzen

Die indirekte Kalorimetrie ist die genaueste Methode, den individuellen täglichen Energiebedarf von Intensivpatienten zu bestimmen. Allerdings schränken einige Faktoren die Beliebtheit der indirekten Kalorimetrie im klinischen Gebrauch ein. Der erste und wesentlichste Punkt ist, daß diese Technik relativ teures Equipment und speziell geschultes Personal voraussetzt und daß sie nicht stets verfügbar ist. Außerdem ist der Sauerstoffsensor der meisten „metabolic monitors" oberhalb einer inspiratorischen Sauerstoffkonzentration von 50% nicht zuverlässig, so daß die indirekte Kalorimetrie bei Patienten, die inspiratorische Sauerstoffkonzentrationen von mehr als 50% benötigen, keine verläßliche Methode ist [2]. Aufgrund dieser Einschränkungen werden die täglichen kalorischen Bedürfnisse oft mit Hilfe abschätzender Formeln wie der Harris-Benedict-Gleichung berechnet. Die indirekte Kalorimetrie (sofern vorhanden) wird auf ausgewählte Patienten beschränkt, die eine sorgfältige Dosierung des täglichen Energiebedarfs benötigen (z.B. respiratorpflichtige Patienten).

Nichtproteingebundene Kalorien

Kohlenhydrate und Fette liefern Energie für den täglichen Bedarf. Eiweiß dient dazu, die Speicher für essentielle enzymatische und strukturelle Proteine aufzufüllen. Der Anteil der Fette bzw. Kohlenhydrate an der gesamten Kalorienzufuhr ist Gegenstand zahlreicher Diskussionen. Es gibt jedoch keine Belege, die zeigen würden, daß ein Substrat dem anderen als Kalorienquelle überlegen wäre [2].

Kohlenhydrate

Kohlenhydrate liefern rund 70% der nicht-proteingebundenen Kalorien in der durchschnittlichen Ernährung (in den USA). Da der menschliche Körper nur über begrenzte Kohlenhydratreserven verfügt (s. Tab. 46-3), ist die tägliche Kohlenhydrataufnahme unabdingbar für eine einwandfreie Funktion des Zentralnervensystems, da dieses Glukose als Hauptenergiequelle nutzt. Eine exzessive Kohlenhydratzufuhr kann sich jedoch aus folgenden Gründen als schädlich erweisen:
1. Kohlenhydrate stimulieren die Insulinfreisetzung, und Insulin hemmt seinerseits die Mobilisation freier Fettsäuren aus Fettgewebe, das seinerseits die größte Quelle an körpereigenen Kalorien darstellt (Tab. 46-3). Eine exzessive Kohlenhydratzufuhr beeinträchtigt die Fähigkeit des Körpers, während Perioden unzureichender Ernährung auf körpereigene Fettspeicher zurückzugreifen.
2. Der oxidative Metabolismus von Glukose produziert im Verhältnis zum Sauerstoffverbrauch reichlich CO_2, wie es auch der respiratorische Quotient in Tabelle 46-1 wi-

Tabelle 46-3 Endogene Energiereserven gesunder Erwachsener (aus Cahill GF Jr. N Engl J Med 1970; 282: 668–675).

Energiequelle	Menge (kg)	Energieausbeute (kcal)
Fettgewebe	15,0	141 000
Muskeleiweiß	6,0	24 000
Glykogen	0,09	900
		Insgesamt: 165 900

derspiegelt. Zusätzlich führt eine exzessive Kohlenhydrataufnahme zu einer Liponeogenese mit einem respiratorischen Quotienten von 8,0. Aus diesen Gründen kann es bei übermäßiger Kohlenhydratzufuhr zu einer Anhäufung von CO_2 kommen, was bei Patienten mit beeinträchtigter Lungenfunktion zur Hyperkapnie führen kann. Allgemein gilt, daß jede übermäßige Kalorienzufuhr über eine beliebige Nährstoffquelle von einer extremen CO_2-Produktion begleitet sein kann [15].

Fette

Von den drei organischen Grundsubstraten haben die Nahrungsfette den höchsten kalorischen Brennwert; die Fettspeicher im Fettgewebe stellen die größte körpereigene Energiereserve bei gesunden Erwachsenen dar (Tab. 46-3). Die meisten Ernährungsregime decken mit Fetten annähernd 30% des täglichen Energiebedarfs ab.

Linolensäure

Nahrungsfette sind Triglyceride, die aus drei Fettsäuren an einem Glycerolmolekül bestehen. Die einzige Fettsäure in der Nahrung, die als essentiell betrachtet wird (d.h. in der Ernährung enthalten sein muß), ist die Linolensäure, eine langkettige, mehrfach ungesättigte Fettsäure mit 18 Kohlenstoffatomen [16]. Eine unzureichende Aufnahme dieser essentiellen Fettsäure führt zu einer Erkrankung, die mit klinischen Symptomen wie schuppigen Hautveränderungen, kardialen Funktionsstörungen und erhöhter Anfälligkeit für Infektionen einhergeht [16]. Wenn 0,5% der Fettsäuren in der zugeführten Nahrung aus Linolensäure bestehen, kann diese Mangelerscheinung verhindert werden. Bei den meisten Ernährungsregimen wird Distelöl als Linolensäurequelle eingesetzt.

Proteinbedarf

Das Ziel der Proteinaufnahme ist es, die Zufuhr dem Ausmaß des Eiweißkatabolismus eines individuellen Patienten anzupassen. Der Proteinbedarf kann grob anhand der nachfolgenden Richtwerte für normale und hyperkatabole Patienten geschätzt werden [17]:

Klinik	tägliche Proteinaufnahme
Normaler Metabolismus	0,8 bis 1,0 g/kg
Hyperkatabolismus	1,2 bis 1,6 g/kg

Die Zuverlässigkeit der Schätzung des Proteinbedarfs ist limitiert durch die Unmöglichkeit, das Ausmaß des Proteinkatabolismus festzustellen. Zur genaueren Bestimmung des täglichen Proteinbedarfs ist ein Maß für den Proteinkatabolismus nötig. Dieses Maß ist die Stickstoffausscheidung im Urin.

Stickstoffbilanz

Zwei Drittel des Stickstoffes, der beim Eiweißabbau anfällt, werden über den Urin ausgeschieden [17]. Da der Stickstoffanteil im Eiweiß 16% beträgt, repräsentiert jedes Gramm Urin-Harnstoff (UHN) 6,25 Gramm abgebauten Eiweißes. Die Gesamtkörperstickstoffbilanz kann deshalb folgendermaßen bestimmt werden [18]:

$$\text{Stickstoffbilanz (g)} = (\text{Eiweißaufnahme [g]} / 6{,}25) - (\text{UHN} + 4)$$

Dabei ist zu berücksichtigen, daß sich die Formel auf den 24-Stunden-Urin bezieht; der Faktor 4 steht für den täglichen Stickstoffverlust (in g), der nicht über die Niere erfolgt. Sofern der Harnstoff im Urin eine Menge von 30 g/24 h überschreitet, entspricht ein Faktor von 6 eher den täglichen nicht-renalen Stickstoffverlusten [19]. Das Ziel der Stickstoffbilanz ist eine mit 4–6 Gramm/24 h positive Bilanz.

Gesamtstickstoff versus Harnstoffstickstoff

Unter normalen Bedingungen sind etwa 85% des Stickstoffes im Urin als Harnstoff gebunden, der Rest in Ammoniak und Kreatinin. Allerdings kann der Harnstoff bei bestimmten Intensivpatienten (z.B. postoperative Patienten) auch weniger als 50% des gesamten Stickstoffes im Urin ausmachen [20]. Deshalb kann es bei alleiniger Bestimmung des

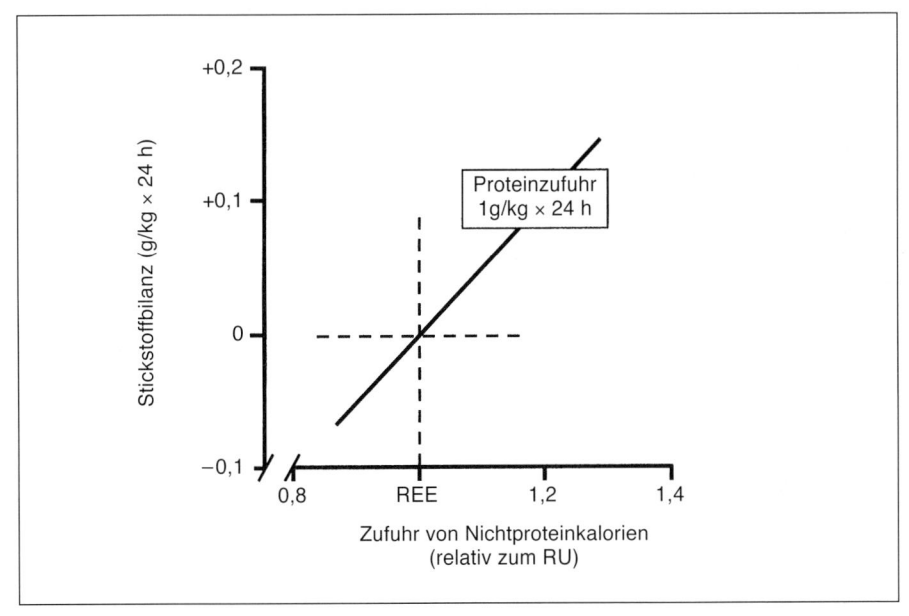

Abb. 46-2 Zusammenhang zwischen der täglichen Zufuhr von Nichtproteinkalorien (in Abhängigkeit vom Grundumsatz) und der Stickstoffbilanz bei einer konstanten Proteinzufuhr. RU = Ruheenergieumsatz.

Urinharnstoffs zur Unterschätzung des tatsächlichen renalen Stickstoffverlustes von Intensivpatienten kommen. Durch die zusätzliche Bestimmung der Ammoniakausscheidung zur Harnstoffkonzentration im Urin ist eine exaktere Berechnung des gesamten renalen Stickstoffverlustes dieser Patienten möglich [21]. Die klinische Relevanz dieser zusätzlichen Messung ist gegenwärtig noch unklar.

Stickstoffbilanz und Energiezufuhr

Der erste Schritt auf dem Weg zu einer positiven Stickstoffbilanz ist die Zufuhr einer ausreichenden Menge an Nicht-Proteinkalorien, um die körpereigenen Proteine davor zu schützen, als Brennstoff verbrannt zu werden. Dies wird in Abbildung 46-2 gezeigt, die den Zusammenhang zwischen Nicht-Proteinkalorien und der Stickstoffbilanz darstellt. Ist die tägliche Proteinaufnahme konstant, wird die Stickstoffbilanz nur dann positiv, wenn die Nicht-Proteinkalorien dem täglichen Energiebedarf (d.h. dem Ruheumsatz) entsprechen. Werden zu wenige Nicht-Proteinkalorien aufgenommen, wird ein Teil der mit der Nahrung zugeführten Proteine zur Energiegewinnung verbrannt; die Stickstoffbilanz wird negativ. Auch eine vermehrte Proteinzufuhr führt in diesem Fall nicht zu einer positiven Stickstoffbilanz.

Vitaminbedarf

Zwölf Vitamine gelten als unentbehrlicher Bestandteil der täglichen Ernährung. Die empfohlenen täglichen Dosen der einzelnen Vitamine in enteralen und parenteralen Ernährungsregimen sind in Tabelle 46-4 [2] aufgelistet. Es ist zu betonen, daß bei schwerkranken oder hypermetabolen Patienten der tägliche Vitaminbedarf weit über den in der Tabelle aufgelisteten Werten liegen kann. Tatsächlich wurden an hospitalisierten Patienten – trotz täglicher Zufuhr im Rahmen von Ernährungsregimen – für mehrere Vitamine Defizite nachgewiesen [22, 23]. Die Normwerte der Vitamine im Blut sind im Abschnitt „ausgewählte Referenzbereiche" im Anhang angegeben.

Tabelle 46-4 Empfohlene tägliche Vitamindosen (aus: Dark DS, Pingleton SK. Nutrition and nutritional support in critically ill patients. Intensive Care Med 1993; 8:16–33.

Vitamin	enterale Dosis	parenterale Dosis
Vitamin A	1000 µg	3300 IU
Vitamin B_{12}	3 µg	5 µg
Vitamin C	60 mg	100 mg
Vitamin D	5 µg	200 IU
Vitamin E	10 mg	10 IU
Vitamin K*	100 µg	10 mg
Thiamin (B_1)*	2 mg	3 mg
Riboflavin (B_2)*	2 mg	4 mg
Pyridoxine (B_6)*	2 mg	4 mg
Pantothensäure*	6 mg	15 mg
Biotin	150 µg	60 µg
Folsäure	400 µg	400 µg

* abgerundete oder Durchschnittswerte.

Obwohl es nicht möglich ist, auf den Stellenwert jedes einzelnen Vitamins beim Intensivpatienten einzugehen, verdienen das Thiamin und die antioxidativen Vitamine eine besondere Darstellung.

Thiamin

Thiamin (Vitamin B_1) ist Bestandteil des Thiaminpyrophosphats, eines essentiellen Kofaktors im Kohlenhydratstoffwechsel. Thiaminmangel ist bei Intensivpatienten häufig anzutreffen, und das aus folgenden Gründen: Zum einen besitzt der Körper einen Thiaminvorrat von nur 30 mg [24]. Bei einem angenommenen täglichen Bedarf des Intensivpatienten von 3 mg (Tab. 46-4) führt eine fehlende Thiaminaufnahme bereits nach 10 Tagen zu einer Entleerung der endogenen Thiaminspeicher. Zum anderen ist sowohl unter hypermetabolen Bedingungen [25], als auch unter einem glukosereichen Ernährungsregime der Thiaminverbrauch über das erwartete Maß hinaus gesteigert. Darüber hinaus ist die renale Thiaminausscheidung unter dem auf Intensivstationen häufig eingesetzten Diuretikum Furosemid erhöht [26]. Zur Umwandlung von Thiamin in Thiaminpyrophosphat wird zudem Magnesium benötigt. So kommt es bei einem für Intensivpatienten typischen Magnesiumdefizit zu einer „funktionellen" Form des Thiaminmangels [27].

Klinik

Ein Thiaminmangel äußert sich klinisch in vier Krankheitsbildern [24, 28, 29, 30]:
1. Myokardversagen (Beriberi-Herzerkrankung)
2. metabolische Enzephalopathie (Wernicke-Enzephalopathie)
3. Laktatazidose (s. Abb. 37-1)
4. periphere Neuropathie

Krankheitsbilder wie Herzinsuffizienz und metabolische Enzephalopathie sind bei Intensivpatienten häufig. Ein Thiaminmangel sollte stets ausgeschlossen werden, wenn eine dieser Erkrankungen vorliegt und die Ursache ungeklärt ist.

Tabelle 46-5 Laborbestimmung des Thiaminstatus (Plasmathiaminkonzentrationen aus [29], Erythrozytentransketolaseaktivität aus [31]).

Plasmathiaminkonzentration:	
Thiaminfraktion	**Normalbereich (µg/dl)**
gesamt	3,4–4,8
frei	0,8–1,1
phosphoryliert	2,6–3,7
Transketolaseaktivität der Erythrozyten:	
Messung der Enzymaktivität nach Zugabe von Thiaminpyrophosphat (TPP).	
Anstieg der Aktivität nach TPP	**Interpretation**
< 20%	normal
> 25%	Thiaminmangel

Diagnose

Die Laborbestimmung des Thiaminstatus ist in Tabelle 46-5 wiedergegeben. Obwohl die Plasmakonzentration bei der Suche nach einem Thiaminmangel hilfreich sein kann, empfiehlt sich als zuverlässiger diagnostischer Test für die Bestimmung des funktionellen intrazellulären Thiamingehaltes die Transketolaseaktivität in den Erythrozyten [31]. Dieser Test mißt den Effekt der Zugabe von Thiaminpyrophosphat (TPP) auf die Aktivität eines thiaminpyrophosphatabhängigen Enzyms (Transketolase) in den roten Blutkörperchen des Patienten. Eine Zunahme der Enzymaktivität von über 25% nach Zugabe von TPP weist auf ein funktionelles Thiamindefizit hin. Man kann die Plasmathiaminkonzentration zum Screening und den Transketolaseassay zur Bestimmung des Endpunktes einer Wiederauffüllung der Thiaminspeicher bei Patienten mit nachgewiesenem Thiaminmangel einsetzen.

Antioxidative Vitamine

Zwei Vitamine dienen als wichtige endogene Antioxidanzien: Vitamin C und Vitamin E. Beide antioxidativen Vitamine sind in Kapitel 3 beschrieben (s. Tab. 3-1) und werden aus diesem Grund hier nicht weiter abgehandelt. Es erscheint vernünftig, hinreichende Reserven an antioxidativen Vitaminen bei kritisch kranken Patienten aufrechtzuerhalten, wenn man an den Stellenwert des oxidativ verursachten Zellschadens zahlreicher Organe bei schweren Erkrankungen denkt (s. Tab. 3-2). Wahrscheinlich steigert eine erhöhte biologische Oxidationsrate, wie sie bei schweren Erkrankungen zu finden ist, den täglichen Bedarf an Vitamin C und Vitamin E weit über den in Tabelle 46-4 angegebenen Wert. Es ist deshalb wichtig, den Vitamin-C- und Vitamin-E-Status des schwerkranken Patienten auf der Intensivstation sorgfältig zu überwachen (Plasmanormwerte der Vitamine C und E im Anhang).

Essentielle Spurenelemente

Ein Spurenelement ist eine Substanz, die in einer Konzentration von weniger als 50 µg/g Körpergewebe vorhanden ist [32]. Sieben Spurenelemente werden beim Menschen als essentiell betrachtet, weil sie für Mangelsyndrome verantwortlich sind. Sie sind in Tabelle 46-6 zusammen mit den empfohlenen täglichen Erhaltungsdosen aufgeführt [2]. Ebenso

Tabelle 46-6 Täglicher Bedarf an essentiellen Spurenelementen (aus: Dark DS, Pingleton SK. Nutrition and nutritional support in critically ill patients. Intensive Care Med 1993; 8: 16–33).

Spurenelement	enterale Dosis	parenterale Dosis
Chrom	200 µg	15 µg
Kupfer	3 mg	1,5 mg
Jod	150 µg	150 µg
Eisen	10 mg	2,5 mg
Mangan	5 mg	100 µg
Selen	200 µg	70 µg
Zink	15 mg	4 mg

Die angegebenen Dosen repräsentieren die maximalen täglichen Erhaltungsdosierungen für jedes Spurenelement.

wie die Angaben für den Vitaminbedarf, gelten die Dosierungsempfehlungen für Spurenelemente in Tabelle 46-6 für gesunde Erwachsene; der Bedarf eines hypermetabolen Patienten einer Intensivstation kann jedoch weitaus größer sein.
Die folgenden Spurenelemente werden wegen ihrer Relevanz bei der oxidativen Zellschädigung aufgeführt.

Eisen

Einer der interessanten Aspekte des Eisens ist die Tatsache, daß es im menschlichen Körper nur in geringen Mengen in freier, ungebundener Form vorliegt. Der durchschnittliche Erwachsene besitzt ungefähr 4,5 g Eisen, dennoch ist praktisch kein freies Eisen im Plasma vorhanden [33]. Das meiste Eisen ist an Hämoglobin gebunden, der Rest im Gewebe an Ferritin und im Plasma an Transferrin. Außerdem ist das Transferrin im Plasma nur zu 30% mit Eisen beladen, so daß bei einer Zunahme des Plasmaeisens eine schnelle Bindung an Transferrin erfolgen kann. Auf diese Weise wird jeder Anstieg des freien Eisens im Plasma verhindert.

Eisen und Oxidationsschaden

Ein Grund, weshalb Eisen im Körper fast nur in gebundener Form vorliegt, dürfte die Fähigkeit des freien Eisens sein, eine oxidativ verursachte Zellschädigung zu fördern (s. [27, 28] in Kap. 3). Wie in Kapitel 3 beschrieben, unterstützt Eisen in reduziertem Zustand (Fe-II) die Bildung von Hydroxylradikalen (s. Abb 3-1), die als die reaktionsfreudigsten Oxidanzien in der Biochemie gelten. In diesem Zusammenhang wurde die Fähigkeit des Plasmas, Eisen zu binden und wieder abzugeben, als seine antioxidative Hauptfunktion bezeichnet (s. [28], Kap. 3). Das könnte erklären, warum ein Eisenmangel häufig unter Bedingungen auftritt, die mit einem Hypermetabolismus vergesellschaftet sind – denn das würde die destruktiven Effekte des hypermetabolen Stoffwechsels bremsen [34]. In Anbetracht dieser Erkenntnisse sollte eine verminderte Serumeisenkonzentration bei einem kritisch kranken Patienten keine Eisensubstitution zur Folge haben, solange es keinen Hinweis auf einen Eisenmangel des gesamten Organismus gibt. Letzteres läßt sich an der Plasmaferritinkonzentration erkennen: eine Konzentration unter 18 µg/l deutet auf einen Eisenmangel hin, während bei einer Konzentration über 100 µg/l ein Mangel unwahrscheinlich ist [35].

Selen

Selen ist wegen seiner Rolle als Kofaktor der Glutathionperoxidase – einem der entscheidenden endogenen antioxidativen Enzyme (s. Tab. 3-1) – ein endogenes Antioxidans. Der Selenbedarf ist bei akuter Krankheit erhöht; die Selenplasmakonzentration kann eine Woche nach Beginn einer akuten Erkrankung subnormale Werte unterschreiten [36]. Da Selenzusätze in den Nährlösungen nicht die Regel sind, führt eine länger andauernde parenterale Ernährung zu einem Selendefizit [37]. Die Kombination aus erhöhtem Selenbedarf und unzureichender täglicher Zufuhr dürfte bei Intensivpatienten häufig einen Selenmangel verursachen. In dieser Situation werden oxidative Zellschäden begünstigt. Die Ermittlung des Selenstatus ist in Kapitel 3 beschrieben. Der minimale tägliche Selenbedarf beträgt 55 µg bei Frauen und 70 µg bei Männern [38]. Der Bedarf hypermetaboler Patienten auf einer Intensivstation dürfte wesentlich höher liegen. Die maximale, noch als sicher geltende Dosis Selen beträgt 200 µg und ist für Intensivpatienten wahrscheinlich angemessener.

Etwas zum Nachdenken

Bevor wir das Kapitel verlassen, sollte noch auf ein grundlegendes Problem, das im Zusammenhang mit der Ernährung von kritisch Kranken auftritt, hingewiesen werden. Es steht im Zusammenhang mit dem Schicksal der zugeführten Nährstoffe bei schwerkranken Patienten.

Gestörte Nährstoffverwertung

Das Ziel der Nährstoffversorgung eines mangelernährten Patienten ist es, diesen Zustand zu korrigieren. Die Mangelernährung bei schwerer Krankheit ist aber nicht dieselbe wie im Hungerzustand. Dieser Unterschied ist von erheblicher Bedeutung für den Wert der Nährstoffaufnahme in der jeweiligen Situation. Da die durch Hungern hervorgerufene Mangelernährung durch einen Mangel an körpereigenen Reserven essentieller Nährstoffe bedingt ist, ist sie auch durch Nährstoffzufuhr rückgängig zu machen. Die Mangel-

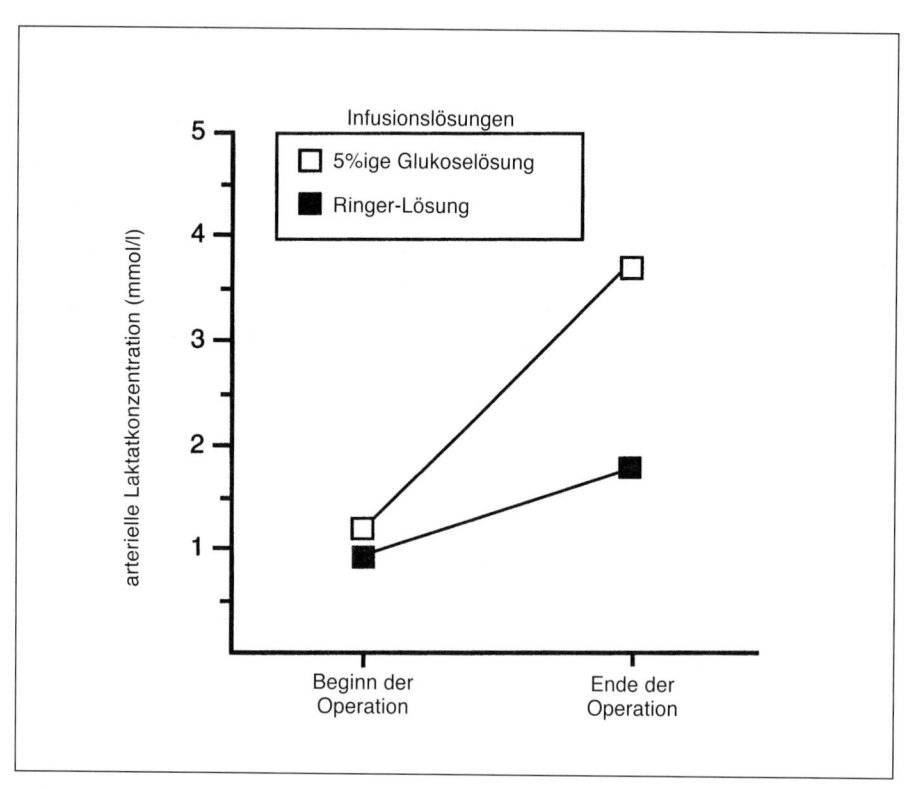

Abb. 46-3 Effekt einer Kohlenhydratinfusion auf die arterielle Laktatkonzentration während einer Operation an der Bauchaorta. Jeder Punkt repräsentiert das Mittel der Laktatkonzentrationen von jeweils 10 Patienten, die entweder Ringer-Lösung (geschlossene Quadrate) oder 5%ige Glukoselösung (offene Quadrate) im Rahmen des intraoperativen Flüssigkeitsmanagements erhielten. Das infundierte Volumen der beiden Lösungen war gleich (Daten von [41]).

ernährung bei schwerer Krankheit jedoch ist bedingt durch eine anormale Nährstoffverwertung. Aus diesem Grund führt die Nährstoffzufuhr nicht zu einer Korrektur der Mangelernährung, solange die zugrundeliegende Erkrankung weiterbesteht.
Mit anderen Worten: Der entscheidende Faktor für eine Korrektur der Mangelernährung bei gravierender Erkrankung ist nicht die Zufuhr von Nährstoffen, sondern ein Rückgang des zugrundeliegenden Krankheitsprozesses [39]. Im folgenden wird gezeigt, daß eine Nährstoffzufuhr bei gestörter Verwertung unter Umständen sogar zur Erzeugung metabolischer Toxine beitragen kann.

Nährstofftoxizität

Bei gesunden Menschen werden weniger als 5% der von außen zugeführten Glukose zu Laktat metabolisiert, wohingegen bei schwer erkrankten Patienten bis zu 85% der exogenen Glukosemenge als Laktat nachgewiesen werden können [40]. Die Grafik in Abbildung 46-3 zeigt am Beispiel von akut belasteten Patienten, daß exogen zugeführte Glukose einen Laktatanstieg erzeugt [41]. In dieser Untersuchung wurde Patienten, die sich der Operation eines Bauchaortenaneurysmas unterzogen, entweder Ringer-Lösung oder eine 5%ige Glukoselösung verabreicht. Bei den Patienten, die die 5%ige Glukoselösung erhielten (im Mittel wurden insgesamt 200 g Glukose verabreicht), stieg die Laktatkonzentration im Blut um 3 mmol/l, während bei den Patienten, die ein identisches Volumen an glukosefreier (Ringer-)Lösung erhielten, die Blutlaktatkonzentration gerade um 1 mmol/l anstieg. So erzeugt ein organischer Nährstoff (Kohlenhydrat) bei gestörter Nährstoffverarbeitung (während des Stresses einer Bauchaortenaneurysmaoperation) ein metabolisches Toxin (Laktat).

Diese Studie zeigt, daß die Nährstoffaufnahme sehr unterschiedliche Folgen haben kann und Nährstoffe im erkrankten Organismus unter Umständen zu Toxinen metabolisiert werden. Lucretius erkannte diesen Sachverhalt vor über 2000 Jahren und formulierte ihn folgendermaßen: „Was für den einen Nahrung ist, kann für andere schlimmes Gift sein". Aus diesem Grund sollte man bei schwerkranken Patienten nicht vorbehaltlos eine aggressive Nahrungssubstitution beginnen.

KAPITEL 47

Enterale Ernährung

Eines der wesentlichen Merkmale des Gastrointestinaltraktes ist die Funktion des intestinalen Epithels als Barriere gegen das Eindringen pathogener Mikroorganismen (s.a. Kap. 6 und 3). Wie in diesem Kapitel noch näher beschrieben wird, trägt die Aufnahme und Verdauung einer Fülle von Nährstoffen entlang des Verdauungstrakts wesentlich zur Aufrechterhaltung der intestinalen Schleimhautbarriere bei. Deshalb sichert ein Nährstoffangebot über den enteralen Weg nicht nur die Versorgung der vitalen Organe, sondern unterstützt auch die Abwehrkräfte des Wirtes gegenüber eindringenden Infektionen [1, 2, 3].

Trophische Effekte der enteralen Nährstoffe

Ein vollständiges Sistieren der Darmfunktion wird von einer zunehmenden Atrophie und Zerstörung der intestinalen Mukosa begleitet. Dieser Effekt ist bereits nach wenigen Tagen nachzuweisen und wird durch parenterale (intravenöse) Ernährung nicht verhindert. Der Einfluß der intraluminalen Nahrung auf die Morphologie der intestinalen Mukosa ist in Abbildung 47-1 dargestellt [4]. Der obere histologische Schnitt zeigt eine normale Dünndarmschleimhaut mit vielen fingerartigen Ausstülpungen (Mikrovilli) in das Darmlumen, welche die Oberfläche für die Nährstoffresorption erhöhen. Der untere Schnitt zeigt die Schleimhautveränderungen nach einer Woche Diät mit unzureichender Zufuhr von Proteinen. Im Bild sind Verkürzung und Atrophie eines solchen Mikrovillus (links) und eine generalisierte Zerstörung der Oberflächenintegrität zu erkennen. Dies belegt, daß ein Mangel an Nährstoffen im Darm mit degenerativen Veränderungen der Darmschleimhaut einhergeht. Die Darmschleimhaut benötigt also die Nährstoffe im Lumen zu ihrer eigenen Ernährung. Einer der Nährstoffe, denen dabei eine wesentliche Rolle zukommen dürfte, ist die Aminosäure Glutamin, die als Hauptenergielieferant der intestinalen Epithelzellen betrachtet wird [5]. Die Anwendung von Glutamin in der enteralen Ernährung wird weiter unten in diesem Kapitel diskutiert.

Translokation

Der Prozeß der Translokation, bei dem enterale Keime durch die Darmmukosa in die systemische Zirkulation gelangen, ist in Kapitel 6 beschrieben (s. Abb. 6-1). Für seine Entstehung wurde die gestörte Integrität der Mukosa aufgrund fehlender intraluminaler

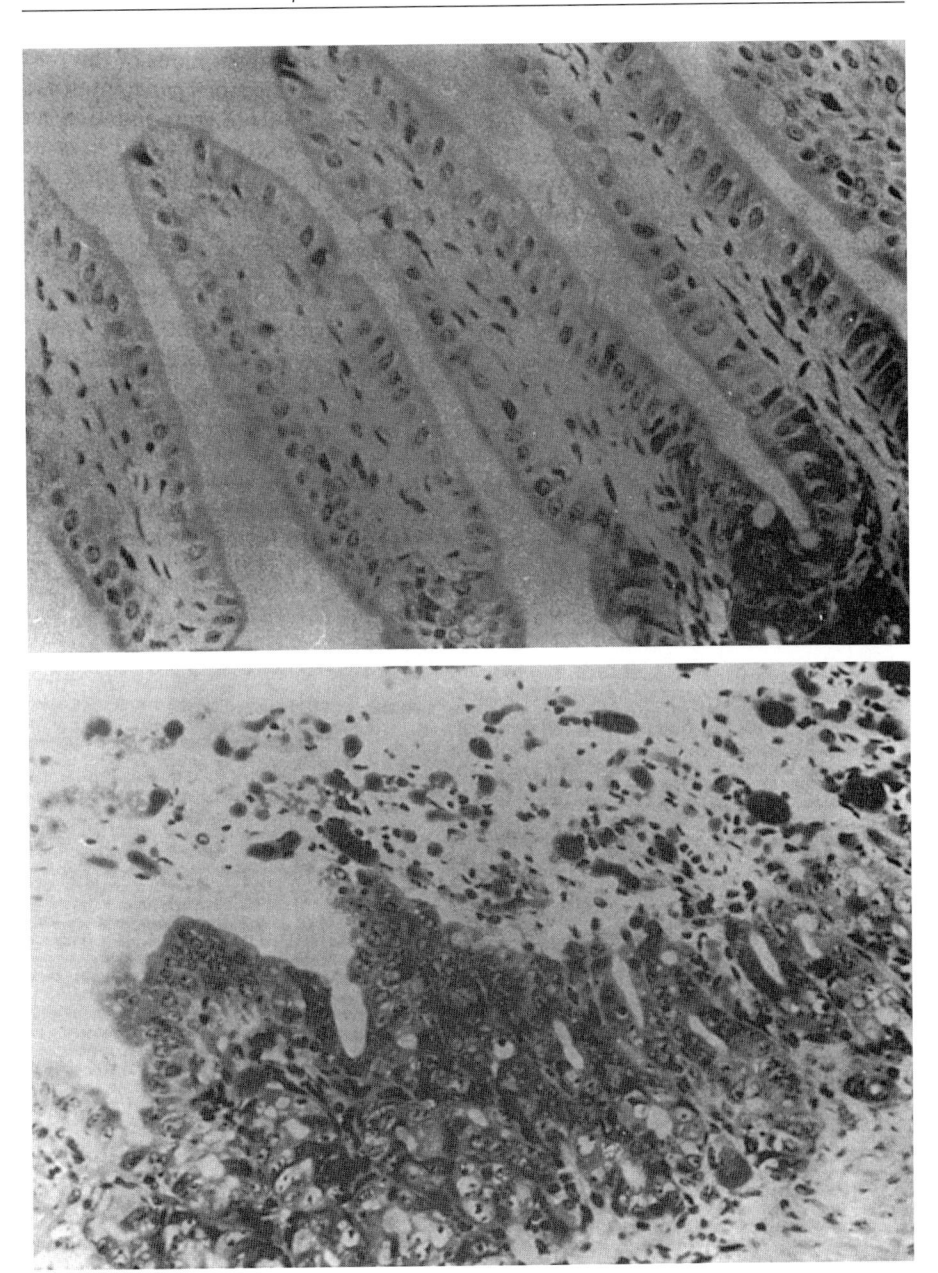

Abb. 47-1 Fotos von histologischen Schnitten der Dünndarmmukosa. Oben: normale, unauffällige Mukosa; unten: Schleimhautveränderungen nach einer Woche Proteinmangeldiät. (Nachdruck mit Erlaubnis von Deitch EA et al. Ann Surg 1987; 205: 681–690).

Nährstoffe verantwortlich gemacht [6]. Dieser Prozeß wurde auch bei kritisch Kranken während des Sistierens der Darmfunktion nachgewiesen. Dies bedeutet umgekehrt, daß enterale Ernährung durch Erhalt der funktionellen Integrität der Darmmukosa die Translokation und damit die nachfolgende Sepsis unterbinden könnte. Die Chance, durch enterale Ernährung die vom Gastrointestinaltrakt ausgehende Sepsis zu verhindern, ist einer der wichtigsten Gründe, weshalb die enterale Ernährung gegenüber der parenteralen (intravenösen) Ernährung kritisch kranker Patienten bevorzugt wird.

Auswahl der Patienten

Sofern keine Kontraindikationen vorliegen, sind Ernährungssonden dann indiziert, wenn die Nahrungsaufnahme über mehr als fünf Tage unzureichend war. Bei Patienten mit einem erhöhten Risiko bakterieller Translokation über die Darmmukosa (z.B. Verbrennungspatienten) sollte die Sondenernährung so früh wie möglich nach Beginn einer unzureichenden Nahrungsaufnahme durchgeführt werden [1, 2].

Kontraindikationen

Bei Patienten mit Kreislaufschock, intestinaler Ischämie, komplettem mechanischem Darmverschluß oder Ileus ist jede Art enteraler Ernährung kontraindiziert.

Eine vollständige enterale Ernährung wird unter folgenden Umständen nicht empfohlen: partieller mechanischer Darmverschluß, schwere oder anhaltende Diarrhö, Pankreatitis oder stark fördernde (über 500 ml täglich) enterokutane Fisteln. Jedoch ist in diesen Situationen eine partielle enterale Ernährung (mit kleinen Volumina) möglich. Im Fall einer Pankreatitis kann eine enterale Ernährung ins Jejunum erfolgen (s. Abschnitt „Ernährung über Jejunostomie").

Ernährungssonden

Die früher üblichen nasogastralen Sonden mit großem Durchmesser (14–16 French) sind für die Patienten unangenehm und werden immer seltener eingesetzt. Bedenken wegen eines gastroösophagealen Refluxes bei diesen Sonden konnten klinische Studien nicht stützen [7]. Die gegenwärtig verwendeten Ernährungssonden sind dünner (8–10 French) und flexibler als ihre Vorgänger [8]. Wegen ihrer Nachgiebigkeit benötigen sie jedoch einen starren Mandrin, um das Plazieren zu vereinfachen.

Plazierung

Ernährungssonden werden nasal eingeführt und bis in den Magen oder das Duodenum vorgeschoben. Die Länge, die notwendig ist, um den Magen zu erreichen, entspricht in etwa dem Abstand von der Nasenspitze zum Ohrläppchen und von dort zum Processus xiphoideus [9].

Die korrekte Lage der Sondenspitze im Magen läßt sich unter Umständen durch Aspiration von Magensaft und pH-Messung kontrollieren [10]. Ein pH unter 5 spricht für eine korrekte Plazierung. Es sind auch Ernährungssonden mit pH-Sensor auf dem Markt (GrapHprobe, FT Zinetics Corp., Salt Lake City, Utah, USA). Bei Patienten, die H_2-Histaminrezeptorblocker erhalten, ist die pH-Messung unzuverlässig.

Tracheale Sondenlage

Eine grundsätzliche Komplikation bei der Anlage einer Ernährungssonde ist die akzidentielle tracheale Intubation [8]. Da die Sonden sehr dünn sind, ist eine Passage über den Larynx, vorbei am geblockten Cuff des endotrachealen Tubus in das Tracheobronchialsystem möglich. **Die akzidentielle Intubation der Trachea verläuft häufig asymptomatisch** (bedingt durch Sedierung, Bewußtseinseinschränkung oder gestörten Hustenreflex); die Sonde kann bis in die distalen Atemwege vorgeschoben werden. Abbildung 47-2 zeigt einen solchen Fall. Die Spitze der dünnlumigen Ernährungssonde liegt im rechten Unterlappen der Lunge. Falls die Sonde zu weit in die Lunge vorgeschoben wird, kann die Rigidität des Mandrins zum Durchbohren der viszeralen Pleura mit nachfolgendem Pneumothorax führen [8].

Wegen des Risikos einer asymptomatischen Intubation der Lunge ist zur Kontrolle der korrekten Tubuslage häufig eine Röntgenaufnahme des Thorax erforderlich (falls die korrekte Plazierung nicht schon durch eine pH-Messung sichergestellt wurde). Die Auskultation des oberen Abdomens während Insufflation von Luft durch die Sonde kann eine Fehllage in der Lunge nicht sicher ausschließen, da die damit einhergehenden Geräusche von den tieferen Atemwegen in das obere Abdomen übertragen werden können.

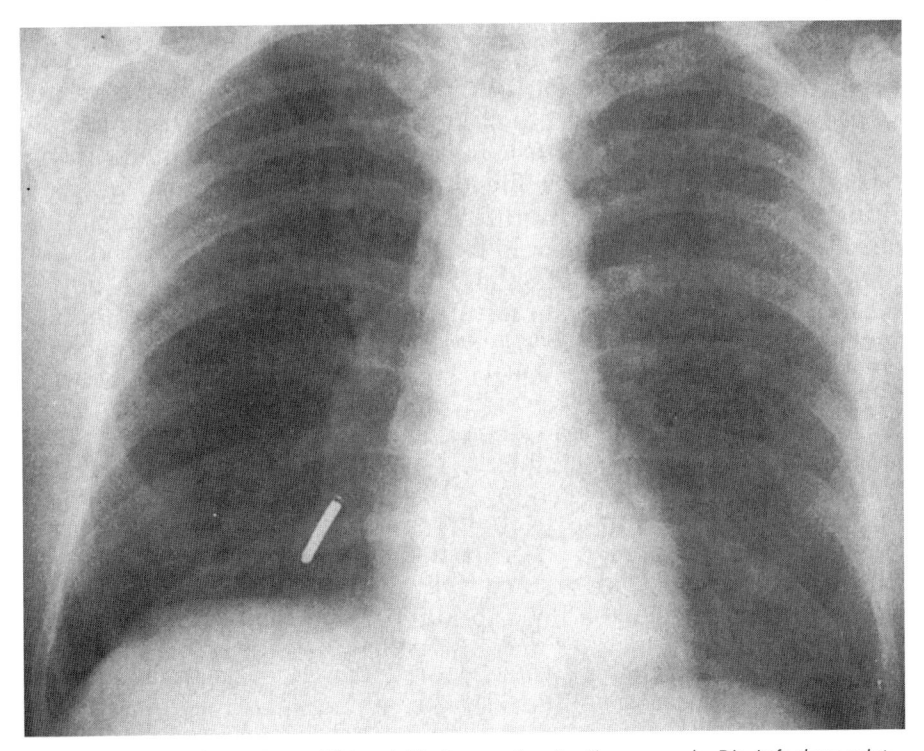

Abb. 47-2 Routinethoraxröntgenbild nach Plazierung einer Ernährungssonde. Die Aufnahme zeigt die Fehllage einer dünnlumigen Ernährungssonde im rechten Unterlappen der Lunge.

Duodenale Plazierung

Will man die Sonde lieber im Duodenum als im Magen plazieren, muß sie über den Pylorus hinaus ins Duodenum geschoben werden. Dies kann manchmal durch spezielle Manöver am Krankenbett erleichtert werden [11], aber auch eine Durchleuchtung erforderlich machen. Die Sondenpassage ins Duodenum wird entweder durch einen pH-Anstieg der aspirierten Flüssigkeit auf über 6,0 oder durch Röntgenkontrolle bestätigt [7].

Applikationsorte

Bei duodenalen Ernährungssonden besteht angeblich ein geringeres Risiko, daß es zu einem Reflux der Sondennahrung in den Ösophagus oder einer Aspirationspneumonie kommt. Klinische Studien zeigen jedoch, daß das **Risiko einer Aspiration für duodenale und gastrale Ernährung identisch** ist [3, 12]. Aus diesem Grund sind die benötigte Zeit und der Aufwand für das Plazieren einer Sonde im Duodenum nicht gerechtfertigt.

Ernährungslösungen

Für die enterale Ernährung sind über 80 Ernährungslösungen erhältlich. Die am häufigsten angewandten Lösungen sind in den Tabellen 47-1 bis 47-5 wiedergegeben.
Im folgenden werden einige Eigenschaften enteraler Ernährungslösungen besprochen.

Kaloriengehalt

Der Kaloriengehalt von Ernährungslösungen wird vor allem durch den Kohlenhydratanteil bestimmt. Die meisten Präparate enthalten 1–2 kcal/ml Lösung. Die Zubereitun-

Tabelle 47-1 Eigenschaften ausgewählter enteraler Ernährungslösungen.

Präparat	kalorische Dichte (kcal/ml)	Eiweiß (g/l)	Osmolarität (mOsm/l)
Nutrodrip Standard neutral	1,0	37	245
Fresubin Sonde	1,0	38	350
Fresenius Reconvan	1,0	55	270
Osmolite	1,1	37	300
Salvipeptid liquid MCT neutral	1,0	48	240
Salvimulsin Standard neutral	1,0	38	190
Biosorb Sonde	1,0	40	250
Sandosource	1,1	41	229

Tabelle 47-2 Präparate mit hoher kalorischer Dichte.

Präparat	kalorische Dichte (kcal/ml)	Eiweiß (g/l)	Osmolarität (mOsm/l)
Nutrodrip Energie	1,6	57	400
Fresenius Energan plus Sonde	1,5	56	320
Fresubin 750 MCT	1,5	75	400
Biosorb 1500	1,5	60	340
Nutrison Energy	1,5	60	340
Modulen lipid	1,6	6,8	290
Salvimulsin MCT800	1,6	76	320

gen mit 1–1,5 kcal/ml (Standardkaloriengehalt) sind in Tabelle 47-1 aufgeführt, die Zubereitungen mit 1,5-2 kcal/ml (hoher Kaloriengehalt) in Tabelle 47-2. Die hochkalorischen Lösungen aus Tabelle 47-2 sind besonders für Patienten mit einem extrem hohen täglichen Energiebedarf sowie für Patienten unter Volumenrestriktion geeignet.

Osmolalität

Die Osmolalität der Ernährungslösungen variiert von 190 bis 1100 mOsm/kg H_2O. Die Osmolalität wird im wesentlichen vom Kohlenhydratgehalt bestimmt, da dies der bei weitem überwiegende Nährstoff der meisten Ernährungslösungen ist. Da die Kohlenhydrate auch den Kaloriengehalt bestimmen, korrelieren Osmolalität und Kaloriengehalt. Ernährungslösungen mit dem niedrigsten Kaloriengehalt (1 kcal/ml) haben auch die geringste Osmolalität (ungefähr 300 mOsm/kg H_2O) und sind meistens isoton gegenüber Körperflüssigkeiten. Ernährungslösungen mit dem höchsten Kaloriengehalt (2 kcal/ml) haben entsprechend die höchste Osmolalität (1000 mOsm/kg H_2O) und sind deutlich hyperton.
Hypertone Lösungen sollten im Magen appliziert werden, um eine Verdünnung durch das Magensekret zu erzielen.

Proteingehalt

Flüssige Ernährungslösungen enthalten 35–40 g Eiweiß/l. Einige Lösungen werden als proteinreich bezeichnet (häufig mit der Abkürzung HN für „high nitrogen" versehen), enthalten aber nur 20% mehr Eiweiß als die Standardnährlösungen.

Proteinzusammmensetzung

Die meisten enteralen Lösungen enthalten intakte Proteinstrukturen, die im oberen Gastrointestinaltrakt in Aminosäuren aufgeschlossen werden. Da kurze Peptide jedoch schneller als Aminosäuren aufgenommen werden, enthalten einige Ernährungslösungen kurze Peptide anstelle intakter Proteine, um die Resorption zu erleichtern. Auf Peptiden basierende Zusammensetzungen können bei Patienten mit gestörter intestinaler Resorption (z.B. aufgrund einer entzündlichen Darmerkrankung) verwendet werden. Diese Lösungen beschleunigen auch die Wasserrückresorption aus dem Darm und könnten deshalb bei Patienten mit schwerer oder anhaltender Diarrhö von Vorteil sein [13].

Lipide

Die Lipidemulsionen, die in Ernährungslösungen verwendet werden, sind reich an langkettigen Triglyceriden aus Pflanzenölen. Diese Lipide sind eine konzentrierte Kalorienquelle (9 kcal/g), denn sie liefern rund dreimal soviel Energie wie die Kohlenhydrate (3,4 kcal/g).

Da exzessive Fettaufnahme nicht gut toleriert wird (z.B. fördert sie Durchfälle), ist der Lipidgehalt der meisten Ernährungslösungen auf 30% des Gesamtkaloriengehalts begrenzt. Einige Lösungen mit veränderter Lipidzusammensetzung werden in den folgenden Abschnitten beschrieben; sie sind in Tabelle 47-3 zusammengefaßt.

Lipidreiche Lösungen

Eine flüssige Ernährungslösung mit hohem Fettanteil ist Pulmocare (Abbott). Sie ist speziell für Patienten mit Lungenversagen geeignet. Die Lipide haben darin einen Anteil von 55% der Gesamtkalorien. Der erwartete Vorteil ist eine im Verhältnis zum O_2-Verbrauch geringe CO_2-Produktion, bedingt durch den Lipidstoffwechsel (s. Tab. 46-1). Wenn also Lipide die Kohlenhydrate als wesentliches Nährstoffsubstrat ersetzen, wird die metabolische CO_2-Produktion abnehmen und es kommt tendenziell seltener zur CO_2-Retention bei Patienten mit beeinträchtigtem Gasaustausch [14].

Alternative Lipide

Die mehrfach ungesättigten Fettsäuren pflanzlicher Öle dienen u.a. als Vorläufersubstanzen von Entzündungsmediatoren (Eicosanoide), die ausgedehnte Zellschädigungen verursachen können [15]. Aus Meerestieren gewonnene Öle (z.B. Fischöl) hingegen wirken nicht fördernd auf die Bildung schädlicher Entzündungsmediatoren. Um das Risiko inflammatorischer Zellschäden zu vermindern, sollten sie gegenüber den üblichen Nahrungsfetten bevorzugt werden.

Tabelle 47-3 Ernährungslösungen mit einer veränderten Lipidzusammensetzung.

Präparat	Eigenschaft	erhoffter Vorteil
Pulmocare (Abbott)	hoher Fettanteil; Fette erbringen 55% der Gesamtkalorien dieser Lösung	begrenzte nahrungsbedingte CO_2-Retention bei beeinträchtigtem Gasaustausch
Impact (Novartis)	enthält Arginin, RNA und Fettsäuren von Fischölen	Verbesserung der Immunkompetenz und Begrenzung der entzündungsvermittelten Gewebeschädigung
Perative (Abbott)	enthält Beta-Carotin und Fettsäuren von Fischölen	Begrenzung entzündungsvermittelter Gewebeschädigung

Zwei der in Tabelle 47-3 aufgelisteten Ernährungslösungen enthalten Fettsäuren von Fischölen, wobei Impact (Novartis) zur Verbesserung der Immunkompetenz auch Arginin, und Perative (Abbott) Beta-Carotin, ein Vitamin-A-Analogon mit antioxidativer Aktivität, enthält. Beide Lösungen sind für Patienten mit generalisierter Entzündungsreaktion gedacht, bei denen die Gefahr inflammatorisch vermittelter Gewebeschädigung besteht. Impact soll zusätzlich die Immunfunktion verbessern [16].

Zusätze

Glutamin

Wie bereits oben erwähnt, ist Glutamin der Hauptenergielieferant der Darmschleimhaut [5]. Aus diesem Grund erscheint die tägliche Gabe von Glutamin sinnvoll, um die funktionelle Integrität der Darmschleimhaut aufrechtzuerhalten. Obwohl Glutamin keine essentielle Aminosäure ist (sie entsteht in der Skelettmuskulatur), nehmen die Glutaminreserven im Gewebe bei einem akuten, hyperkatabolen Zustand drastisch ab. Deshalb kann Glutamin zu einem lebensnotwendigen Nährstoff bei hypermetabolen, gestreßten Patienten werden [17].

Glutaminangereicherte Lösungen

Da Glutamin ein natürlicher Bestandteil von Proteinen ist, enthalten alle Ernährungslösungen mit intakten Proteinen auch Glutamin [18]. Allerdings liegt nur wenig Glutamin in freier oder ungebundener Form vor. In Tabelle 47-4 sind Lösungen aufgelistet, in denen Glutamin als freie Aminosäure vorkommt. Häufig ist jedoch der Glutamingehalt der enteralen Nährlösungen zu gering, als daß er Vorteile brächte [19, 20]. Bei einer Studie über den Glutaminbedarf gesunder Erwachsener betrug die tägliche Glutamindosis (oral und intravenös) 0,35 g/kg × d bzw. 24,5 g/d für eine Person mit 70 kg Körpergewicht [20]. Nimmt man eine tägliche Kalorienaufnahme von 2000 kcal an, so sind die beiden in Tabelle 47-4 aufgeführten Ernährungslösungen annähernd in der Lage, eine Glutaminmenge von 0,35 g/kg × d zur Verfügung zu stellen. In einer hyperkatabolen Situation jedoch ist das Glutaminangebot der meisten enteralen Ernährungslösungen noch unzureichend.

Ballaststoffe

Der Begriff Ballaststoffe bezieht sich auf eine Gruppe pflanzlicher Stoffe, die nicht von Enzymen des menschlichen Verdauungssystems abgebaut werden. Diese Faserstoffe werden nach ihrer Fermentierbarkeit in zwei Gruppen eingeteilt:
1. Die **fermentierbaren Fasern** (Zellulose, Pektin, Gummi auf Pflanzenbasis) werden durch intestinale Bakterien zu kurzkettigen Fettsäuren (z.B. Acetat) abgebaut, die der

Tabelle 47-4 Glutaminangereicherte Ernährungslösungen.

Präparat	Hersteller	Glutamin (g/1000 kcal)
Fresenius Reconvan	Fresenius	10
Stresson G	Pfrimmer	12

Tabelle 47-5 Ballaststoffangereicherte enterale Nährlösungen.

Präparat	Ballaststoff-gehalt (g/l)	Präparat	Ballaststoff-gehalt (g/l)
Salviplus	10	Fresubin plus Sonde	15
Nutrodrip Faser	14	Fresenius Energan plus Sonde	20
Nutrodrip Diabetes	15	Nutrison L.EN Multi Fiber	11,3
Biosorb Plus	15	Bioni Plus	6,5
Osmolite mit Ballaststoffen	14	Fresubin diabetes	15
Glucerna	14		

Dickdarmschleimhaut als Energielieferanten dienen. Dieser Ballaststofftyp kann die Magenentleerung verlangsamen und Gallensalze binden. Beide Mechanismen können Durchfälle mildern.

2. Die **nicht fermentierbaren Ballaststoffe** (Lignine) werden von den intestinalen Bakterien nicht abgebaut. Sie können einen osmotischen Gradienten aufbauen, der Wasser aus dem Darmlumen bindet. Dieser Ballaststofftyp kann deshalb die Neigung zu wäßrigen Durchfällen vermindern.

Ballaststoffe mildern also durch verschiedene Mechanismen die Tendenz zu Diarrhöen während der enteralen Ernährung. Außerdem können fermentierbare Ballaststoffe zur Aufrechterhaltung des Stoffwechsels der Dickdarmschleimhaut beitragen. Dieser letztgenannte Effekt könnte eine wichtige Rolle spielen, indem er die Tendenz zur Translokation über die gestörte Dickdarmschleimhaut einschränkt.

Die in Tabelle 47-5 aufgeführten Ernährungslösungen enthalten fermentierbare Ballaststoffe (Sojapolysaccharide). Die Unterschiede dieser Lösungen in bezug auf Zusammensetzung oder Menge der Ballaststoffe sind gering. Eine mit Ballaststoffen angereicherte Ernährung erhält man auch durch Zusatz von Metamucil (nicht fermentierbar) oder Kaopectate (fermentierbar) zum Ernährungsregime.

Klinischer Nutzen

Die Ergebnisse der Studien bezüglich des Effekts einer ballaststoffangereicherten Ernährung hinsichtlich des Auftretens von Diarrhöen sind uneinheitlich. Einige Studien zeigen eine verminderte Inzidenz an Diarrhöen [22], während andere keinerlei Effekt nachweisen [23]. Man muß sich jedoch bewußt sein, daß durch Ballaststoffe zwar die Diarrhö gelindert werden kann, jedoch nicht ihre Ursache bekämpft wird. Ziel der Prävention sollte es sein, den der Diarrhö zugrundeliegenden Prozeß auszuschalten oder zu behandeln.

Sonstige Zusätze

Verzweigtkettige Aminosäuren

Die verzweigtkettigen Aminosäuren (branched chain amino acids = BCAA) Isoleucin, Leucin und Valin sind in Ernährungslösungen für Traumapatienten und Patienten mit hepatischer Enzephalopathie enthalten. Bei Traumapatienten können die BCAAs auch als Energielieferanten der Skelettmuskulatur dienen, wodurch der Abbau anderer muskeleigener Proteine zur Energiegewinnung vermindert wird. Bei der hepatischen Enzephalopathie sind die BCAAs in der Lage, die Aufnahme aromatischer Aminosäuren (z.B. Tryptophan) ins zentrale Nervensystem zu hemmen, was den anschließenden Abbau der aromatischen Aminosäuren zu falschen Neurotransmittern unterbindet, die im Zusammenhang mit der Pathogenese der hepatischen Enzephalopathie stehen.
Mit BCAAs angereicherte Ernährungslösungen sind beispielsweise Impact (Novartis) für Trauma-Patienten und Fresubin hepa (Fresenius) für Patienten mit hepatischer Enzephalopathie [24]. Der Nutzen dieser Lösungen ist noch nicht nachgewiesen.

Carnitin

Carnitin wird für den Transport von Fettsäuren in die Mitochondrien benötigt, wo die Oxidation der Fettsäuren stattfindet. Carnitinmangel kann nach länger andauernden hyperkatabolen Zuständen oder carnitinfreier Diät auftreten. Als klinische Folgen eines Carnitinmangels können unter anderem Kardiomyopathien, Myopathien der Skelettmuskulatur und Hypoglykämien auftreten.
Die empfohlene Tagesdosis an Carnitin beträgt bei Erwachsenen 1–3 g [13]. Eine enterale Lösung mit Carnitinzusatz ist beispielsweise Supplina (Abbott).

Ernährungsregime

Sondennahrung wird üblicherweise in einem 12-Stunden-Intervall zugeführt (maximal jedoch 16 Stunden ohne Pause). Dauerinfusionen ohne Ruhephasen des Darmes sind ein unerbittlicher Streß für die Darmschleimhaut und führen zu Malabsorption und Diarrhö. Eine intermittierende Bolusernährung kommt den normalen Bedingungen näher, wobei jedoch die benötigten Volumina oft zu groß sind, als daß sie ohne Probleme verabreicht werden könnten.

Retention im Magen

Bevor mit der gastralen Sondenernährung begonnen wird, muß bestimmt werden, wieviel Volumen im Magen über einen Zeitraum von einer Stunde zurückgehalten wird, um festlegen zu können, wie schnell die Nahrung zugeführt werden darf. Zunächst wird das gewünschte stündliche Ernährungsvolumen in Form von Wasser über eine Stunde appliziert. Anschließend bleibt die Ernährungssonde für 30 Minuten abgeklemmt. Danach wird das im Magen verbliebene Restvolumen abgesaugt. Wenn das Restvolumen weniger als 50% des applizierten Volumens beträgt, kann mit der gastralen Ernährung begonnen werden [9]. Ist das Restvolumen sehr groß, könnte möglicherweise eine duodenale oder jejunale Ernährung angebrachter sein. Bei der Bestimmung des gastralen Restvolumens ist es wichtig, das Volumen nicht als Bolus zu verabreichen, da es hierbei zu einer akuten Überdehnung des Magens kommt, was zu einer Überschätzung des Restvolumens führt.

Startregime

Im allgemeinen wird die enterale Ernährung mit verdünnten Ernährungslösungen und einer langsamen Infusion begonnen, um durch Steigerung der Konzentration und der Infusionsrate über mehrere Tage zur vorgesehenen Nahrungsmenge zu gelangen. Dem liegt die Überlegung zugrunde, daß der Darmschleimhaut nach einer Phase des Darmstillstandes Zeit zur Regeneration gegeben werden sollte. Der Nachteil dieser Startregime ist die Tatsache, daß die Nahrungsaufnahme bis zum Erreichen der vollständigen Ernährungsmenge unzureichend ist. Bei mangelernährten Patienten verschlechtert dies den Zustand der Unterernährung zusätzlich.

Studien zeigen, daß eine vollständige gastrale Sondenernährung auch sofort, ohne problematisches Erbrechen und Durchfälle erfolgen kann [26, 27]. Dies liegt vermutlich in der Fähigkeit der Magensekretion, die Ernährungslösung zu verdünnen und dadurch die osmotische Belastung zu vermindern. Deshalb sind Startregime für die gastrale Ernährung unnötig. Bei duodenaler und jejunaler Ernährung werden jedoch aufgrund der begrenzten Reservoirfunktion des Dünndarms in der Regel Startregime benötigt.

Komplikationen

Als Komplikationen im Zusammenhang mit enteraler Ernährung können vorkommen: Verschluß der Ernährungssonde, Reflux von Mageninhalt in die Atemwege und Diarrhö.

Sondenokklusion

Englumige Sonden können durch Anhäufung von Rückständen der Ernährungslösung verstopfen. Ein wichtiger Mechanismus ist dabei das Ausfällen von Proteinen aus der Nährlösung durch den sauren Magensaft, der in die Ernährungssonde zurückfließt [28]. Gängige vorbeugende Maßnahmen sind unter anderem das Spülen der Sonde mit 30 ml Wasser im 4-Stunden-Intervall sowie das Spülen mit 10 ml Wasser nach Applikation von Medikamenten [29].

Beheben einer Sondenokklusion

Falls noch etwas Fluß durch die Sonde möglich ist, sollte warmes Wasser in der Sonde mit Hilfe einer Spritze kräftig hin und her bewegt werden, was in 30% der Fälle die Verlegung beseitigt [30]. Sollte dies nicht helfen, kann man Pankreasenzyme wie folgt einsetzen [30]:
Eine Tablette Viokase und eine Tablette Natriumkarbonat (324 mg) in 5 ml Wasser lösen. Die Mischung in die Ernährungssonde injizieren und diese für fünf Minuten abklemmen. Anschließend mit warmem Wasser nachspülen. In annähernd 75% der Fälle wird die Obstruktion damit behoben [30]. Sollte die Sonde vollständig verschlossen sein und weder warmes Wasser noch Pankreasenzyme eingebracht werden können, kann der Versuch unternommen werden, die Okklusion mittels Einführen eines flexiblen Drahtes zu beseitigen.

Aspiration

Regurgitation von Ernährungslösung wird bei bis zu 80% der Patienten unter gastraler oder duodenaler Ernährung beschrieben [8]. Wie zuvor schon erwähnt, ist das Risiko eines Refluxes für gastrale und duodenale Ernährung identisch [3, 12]. Indem man das Kopfteil des Bettes um 45 Grad anhebt, kann das Risiko eines Refluxes vermindert, wenn auch nicht völlig unterbunden werden [8].

Glukosebestimmung

Aspiration von Ernährungslösung in die Atemwege kann durch Glukosebestimmung im trachealen Aspirat (mit Glukostix-Streifen) gesichert werden. Die Werte werden mit einem automatischen Glukosometer (AkkuCheck, Boehringer, Mannheim) bestimmt. **Eine Glukosekonzentration von über 20 mg/dl im Trachealsekret weist eine Aspiration nach** [31]. Ein Anfärben der Ernährungslösungen mit Nahrungsmittelfarbstoff und eine Inspektion der Farbe des Trachealsekrets sind wenig empfindliche Methoden, eine Aspiration aufzudecken [31].

Diarrhöen

Eine Diarrhö tritt bei annähernd 30% der Patienten unter enteraler Ernährung auf [32]. Obwohl die Hyperosmolarität der enteralen Ernährungslösungen osmotisch bedingte Durchfälle erzeugen kann, ist in den meisten Fällen nicht die Ernährungslösung für die Diarrhö verantwortlich [32, 33]. In vielen Fällen ist Sorbitol (eine osmotisch wirksame Substanz), das medizinischen Säften als Geschmacksverbesserer zugesetzt wird, die Ursache des Durchfalls [32, 34]. In Tabelle 47-6 sind einige flüssige Zubereitungen von Pharmaka aufgezeigt, die Sorbitol enthalten [34]. Dabei ist auch die tägliche Menge an Sorbitol aufgeführt, die mit jedem Pharmakon bei üblicher Dosierung verabreicht werden würde [34]. In der Mehrzahl der Fälle reicht die tägliche Sorbitolmenge aus, eine osmotisch bedingte Diarrhö zu erzeugen. Deshalb sollte der Suche nach sorbitolhaltigen medizinischen Säften bei der Bewertung von Durchfällen unter enteraler Ernährung das erste Augenmerk gelten.

Osmotische Lücke des Stuhls

Eine durch Clostridium difficile bedingte Enterokolitis ist ebenfalls eine mögliche Ursache von Durchfällen während enteraler Ernährung. Eine Methode, die sekretorische Diarrhö durch eine C.-difficile-Enterokolitis von einer osmotischen Diarrhö durch hypertone Ernährung oder pharmazeutische Säfte zu unterscheiden, ist, die osmotische Lücke des Stuhls wie folgt zu berechnen:

osmotische Lücke
= gemessene Osmolalität des Stuhls − 2 × (Stuhl [Na$^+$] − Stuhl [K$^+$])

Tabelle 47-6 Flüssige Medikamentenzubereitungen mit Sorbitol.

ACC-Saft	Frubiase-Calcium-Trinkampullen
Ambroxol-Saft	Metoclopramid-Tropfen
Bisolvon-Saft	Mucosolvan-Tropfen
Codipront-Saft	Nefrocarnit-Sirup
Dixtraneurin-Mixtur	Paracetamol-Saft
Dulcolax-Tropfen	Penicillin-Saft
Fenistil-Tropfen	Silomat-Saft
	Tramadol-Tropfen

Eine osmotische Lücke von mehr als 160 mOsm/kg H_2O spricht für eine osmotische Diarrhö als Folge einer hypertonen Ernährungslösung oder pharmazeutischer Säfte. Hingegen deutet eine kleinere (oder negative) osmotische Lücke auf eine Enterokolitis durch C. difficile hin (weitere Information über die Diagnose und die Behandlung einer C.-difficile-Enterokolitis s. Kap. 33).

Ernährung über Jejunostomie

Obwohl intraabdominelle Eingriffe in der Regel für 24 bis 48 Stunden mit einer Hypomotilität des Magens einhergehen, bleibt die Dünndarmmotilität oft uneingeschränkt [35]. Die Infusion flüssiger Ernährungslösungen in das Jejunum nutzt die nach abdominellem Eingriff fortbestehende Motilität des Dünndarms und erlaubt die sofortige postoperative Ernährung. Eine jejunale Ernährung bietet sich auch bei Patienten mit Pankreatitis an.

Perkutane Jejunostomie

Eine Jejunostomie zur Ernährung kann als ergänzendes Verfahren im Rahmen einer Laparotomie durch den Chirurgen durchgeführt werden. Eine perkutane Jejunostomie ist in Abbildung 47-3 skizziert [36]. Dabei wird eine Jejunumschlinge (15–20 cm distal des Treitzschen Bandes) an die vordere Bauchwand herangebracht, anschließend ein 16-Gauge-Katheter auf einer Länge von 30 bis 45 cm durch die Submukosa des Jejunums getunnelt und in das Darmlumen vorgeschoben. Danach wird das Jejunum am Peritoneum der Bauchwand fixiert und der Katheter durch Annaht auf der Haut gesichert.

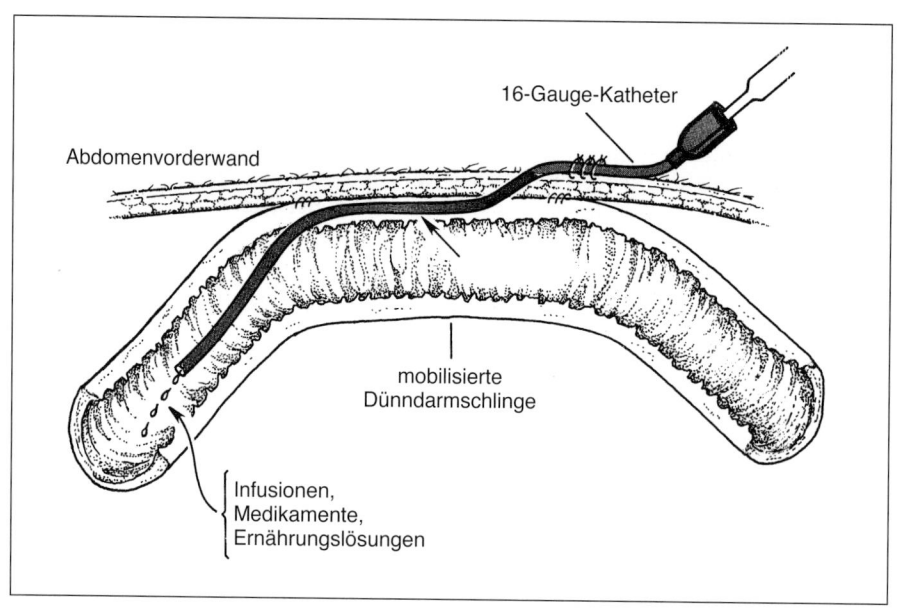

Abb. 47-3 Perkutane Jejunostomie.

Ernährungsmethode

Wie bereits erwähnt, besitzt der Dünndarm nicht die Reservoirfunktion des Magens. Deshalb empfehlen sich Startregime für die jejunale Ernährung. Gewöhnlich wird die Ernährung mit einem Volumen von 15–25 ml/h begonnen und über die nächsten Tage schrittweise erhöht, bis die gewünschte Applikationsrate erreicht ist [37]. Um die Durchgängigkeit des Katheters zu gewährleisten, wird dieser alle sechs Stunden mit 10 ml Kochsalz gespült.

Komplikationen

Die häufigsten Komplikationen einer perkutanen Jejunostomie sind Diarrhöen und eine Okklusion des Ernährungskatheters [37]. Wegen der zuletzt genannten Komplikation werden perkutane Jejunostomien nur für eine zeitlich begrenzte enterale Ernährung (ca. 1 Woche) eingesetzt. Sofern die jejunale Ernährung über einen längeren Zeitraum fortgesetzt werden soll, kann die perkutane Jejunostomie in eine konventionelle Jejunostomie (unter Verwendung einer 12-French-Ernährungssonde) umgewandelt werden (Vorgehensweise wie in [38] beschrieben).

Kapitel 48

Parenterale Ernährung

Ist die vollständige Zufuhr von Nahrung mittels enteraler Sondenernährung nicht möglich, kann die intravenöse Verabreichung von Nährstoffen die enterale Ernährung ergänzen oder ersetzen. Dieses Kapitel stellt die Grundlagen der intravenösen Ernährung vor und zeigt, wie ein Regime zur totalen parenteralen Ernährung (TPN) zu gestalten ist, um den individuellen Bedürfnissen der Patienten gerecht zu werden [1, 2].

Intravenöse Nährlösungen

Glukoselösungen

Wie in den Kapiteln 46 und 47 dargestellt, werden in den üblichen Ernährungsregimes Kohlenhydrate verwendet, um annähernd 70% des täglichen (nicht-proteingebundenen) Kalorienbedarfs zu decken. Diese werden in Form von Glukoselösungen verabreicht, die in den in Tabelle 48-1 angegebenen Konzentrationen erhältlich sind. Da Glukose kein starker Brennstoff für den Stoffwechsel ist (s. Tab. 46-1), müssen die Glukoselösungen konzentriert sein, damit ausreichend Energie für den täglichen Bedarf bereitgestellt werden kann. Deshalb sind die für die TPN benutzten Glukoselösungen hyperosmolar und sollten über große zentrale Venen verabreicht werden.

Aminosäurelösungen

Zur Deckung des täglichen Proteinbedarfs werden die Aminosäurelösungen in Mischungen zusammen mit Glukoselösungen verabreicht. Für spezielle klinische Situationen sind eine Reihe von Aminosäurelösungen erhältlich (Tab. 48-2). Die Standard-Aminosäurelösungen enthalten ca. 50% essentielle Aminosäuren (n = 9), 50% nicht-essentielle (n = 10) plus semi-essentielle (n = 4) Aminosäuren [3]. Der Stickstoffanteil der essentiellen Aminosäuren wird zum Teil für den Aufbau nicht-essentieller Aminosäuren wiederverwendet, weshalb die Verstoffwechselung essentieller Aminosäuren einen geringeren Anstieg der Blutharnstoff(stickstoff)-Konzentration zur Folge hat als die Verstoffwechselung nicht-essentieller Aminosäuren. Aus diesem Grund sind Aminosäurelösungen, die bei Nierenversagen zum Einsatz kommen, reich an essentiellen Aminosäuren (siehe Aminosyn RF in Tab. 48-2). Aus den in Kapitel 47 dargestellten Gründen können Nährstofflösungen, die bei hyperkataboler Stoffwechsellage (z.B. Trauma) und im Leberver-

Tabelle 48-1 Intravenöse Glukoselösungen.

Präparation	Konzentration (g/l)	Energieausbeute* (kcal/l)	Osmolarität (mOsm/l)
5%	50	170	250
10%	100	340	505
20%	200	680	1010
50%	500	1700	2525
70%	700	2380	3535

* berechnet auf Basis einer Energieausbeute von 3,4 kcal/g Glukose

Tabelle 48-2 Standard- und spezielle Aminosäurelösungen.

Präparat Indikationen	Aminosteril plus 10% Standard TPN	Aminosyn-HBC 7% (USA) Hyperkatabolismus	Nephroplasmal N 7% Nierenversagen	Hepar 10% Leberversagen
Stickstoffgehalt (g/l)	16,4	keine Angaben	8,8	15,6
essentielle Aminosäuren	56%	63%	100%	84%
verzweigtkettige Aminosäuren	20%	46%	37%	35%
Osmolarität (mOsm/l)	1137	665	keine Angaben	925

sagen eingesetzt werden sollen, auch durch verzweigtkettige Aminosäuren (Isoleucin, Leucin, Valin) ergänzt werden; für beide Krankheitsbilder sind entsprechende spezielle Aminosäurelösungen in Tabelle 48-2 aufgeführt. Es muß jedoch betont werden, daß keine dieser speziellen Nährstofflösungen das Behandlungsergebnis der Erkrankung verbessert hat, für die sie entwickelt wurden [4].

Glutamin

Wie in Kapitel 47 erwähnt, ist Glutamin die Hauptenergiequelle für intestinale Epithelzellen, und ein Glutaminmangel dürfte zumindest zum Teil für die Darmschleimhautatrophie verantwortlich sein, wie sie bei länger anhaltendem Darmstillstand zu beobachten ist [5]. Es konnte nachgewiesen werden, daß eine mit Glutamin angereicherte TPN bei Darmstillstand zu einer Verminderung der atrophischen Veränderungen der Darmschleimhaut führt [5]. Deshalb könnte eine mit Glutamin angereicherte TPN eine entscheidende Rolle für die Erhaltung der funktionellen Integrität der Darmschleimhaut spielen und somit eine bakterielle Translokation verhindert werden.

Tabelle 48-3 Mit Glutamin oder Glutamat angereicherte Aminosäurelösungen.

Präparat	Hersteller	Glutamin-/Glutamatgehalt
Glamin	Pharmacia & Upjohn	20 g/l
Dipeptamin	Fresenius	20 g/150 ml
Aminofusin forte N	Pharmacia & Upjohn	18 g/l
Intrafusin 15% E	Pharmacia & Upjohn	22,1 g/l
Aminoplasmal-15% E	B| Braun	16,2 g/l

Obwohl Glutamin keine essentielle Aminosäure ist (sie wird in der Skelettmuskulatur synthetisiert) sinken die Glutaminkonzentrationen in Blut und Geweben unter akuten, hypermetabolen Bedingungen (z.B. Trauma) drastisch. Glutamin könnte daher auch als „bedingt essentielle" Aminosäure bezeichnet werden [5]. Die glutaminsäurehaltigen Aminosäurelösungen sind in Tabelle 48-3 aufgelistet. Glutamin wird gebildet, wenn Glutaminsäure in Gegenwart von Glutaminsynthetase mit Ammoniak reagiert. Glutaminsäure könnte somit eine exogene Quelle für Glutamin darstellen. Der Stellenwert glutamathaltiger Aminosäurelösungen ist derzeit noch nicht geklärt.

Lipidemulsionen

Die intravenösen Lipidemulsionen enthalten langkettige Triglyceride aus pflanzlichen Ölen (Distel- oder Sojabohnenöl) und sind reich an Linolensäure, einer essentiellen, mehrfach ungesättigten Fettsäure, die nicht im menschlichen Körper synthetisiert wird [7]. Wie in Tabelle 48-4 gezeigt, sind Lipidemulsionen in Konzentrationen von 10% und 20% erhältlich (die Prozentzahl bezieht sich auf Gramm Triglyceride je 100 ml Lösung). Die 10%igen Emulsionen enthalten annähernd 1 kcal/ml, die 20%igen Emulsionen entsprechend rund 2 kcal/ml.

Tabelle 48-4 Intravenöse Lipidemulsionen für den klinischen Gebrauch.

Eigenschaften	Intralipid		Deltalipid		Lipovenös	
	10%	20%	10%	20%	10%	20%
Kalorien (kcal/ml)	1,1	2,0	1,1	2,0	1,1	2,0
% Kalorien aus EFS*	41%	45%	k.A.	k.A.	k.A.	k.A.
Osmolarität (mOsm/l)	280	330	320	360	272	273
Volumeneinheiten (ml)	100 500	100 250 500	100 500	100 250 500	100 250 500	100 250 500

* Die essentielle Fettsäure (EFS) in Lipidemulsionen ist Linolensäure. Zur Vermeidung eines EFS-Mangels sollten ca. 3% des täglichen Kalorienbedarfs durch EFS zugeführt werden.

Im Gegensatz zu den hypertonen Glukoselösungen sind Lipidemulsionen annähernd plasmaisoton und können über periphere Venen infundiert werden. Die Lipidemulsionen sind in Volumeneinheiten zwischen 50 und 500 ml erhältlich und können sowohl getrennt (höchstens 50 ml/h) als auch zusammen mit den Glukose-Aminosäure-Gemischen infundiert werden. Die dem Blutstrom zugeführten Triglyceride werden erst nach 8 bis 10 Stunden abgebaut und lassen das Plasma vorübergehend lipämisch (weißlich) erscheinen.

Einschränkung der Fettzufuhr

Lipide werden eingesetzt, um bis zu 30% des täglichen (nicht durch Proteine gedeckten) Kalorienbedarfs zu decken. Da Nahrungsfette zur Oxidation neigen und die oxidativ induzierte Zellschädigung fördern können, erscheint es sinnvoll, die Zufuhr von Lipiden bei kritisch kranken Patienten (die oft hohe Oxidationsraten haben) einzuschränken [8]. Die Infusion von Lipiden ist zwar zur Verhinderung eines Mangels an essentiellen Fettsäuren notwendig (Kardiomyopathie, Skelettmuskelmyopathie), kann aber schon durch kleinste Mengen Fett erreicht werden (s. Fußnote in Tab. 48-3).

Zusatzstoffe

Im Handel erhältliche Gemische mit Elektrolyten, Vitaminen und Spurenelementen werden direkt zur Glukose-Aminosäure-Mischung gegeben.

Elektrolyte

Die meisten Elektrolytmischungen enthalten Natrium, Chlorid, Kalium und Magnesium, manchmal auch Kalzium und Phosphor. Der tägliche Bedarf an Kalium oder anderen Elektrolyten kann jeweils mit dem TPN-Regime verordnet werden. Wenn kein spezieller Elektrolytbedarf vorliegt, wird lediglich der normale tägliche Elektrolytverlust ausgeglichen.

Vitamine

Wäßrige Multivitaminzubereitungen werden der Glukose-Aminosäure-Mischung zugegeben. Eine Ampulle einer Standard-Multivitamin-Zubereitung deckt – mit Ausnahme von Vitamin K – den normalen Tagesbedarf an den meisten Vitaminen (s. Tab. 46-4) [9]. Der erhöhte Vitaminbedarf bei hypermetabolen Patienten auf der Intensivstation kann damit möglicherweise nicht gedeckt werden. Außerdem werden manche Vitamine abgebaut, noch bevor sie verabreicht werden: so wird Vitamin A durch Lichteinfluß, Thiamin durch Sulfitionen, die zur Konservierung der Aminosäurelösungen verwendet werden, abgebaut [10].

Spurenelemente

Es gibt eine Vielzahl von Spurenelementzusätzen. Zwei im Handel erhältliche Mischungen sind in Tabelle 48-5 aufgelistet. Die meisten Spurenelementmischungen enthalten Chrom, Kupfer, Mangan und Zink, jedoch kein Eisen oder Jod, manche auch Selen. In Anbetracht des Stellenwertes von Selen im Rahmen endogener antioxidativer Schutzmechanismen (s. Kap. 3), erscheint es angebracht, selenhaltige Spurenelementzusätze zu verwenden. Die routinemäßige Gabe von Eisen bei kritisch kranken Patienten wird aufgrund der oxidationsfördernden Eigenschaften von Eisen nicht empfohlen (s. Kap. 3 u. Kap. 46).

Tabelle 48-5 Spurenelementzusätze und täglicher Bedarf.

Spurenelement	Täglicher parenteraler Bedarf	Tracitrans plus	Inzolen-HK
Chrom	15 µg	10 µg	–
Kupfer	1,5 mg	1,3 mg	2 mg
Jod	150 µg	130 µg	–
Eisen	2,5 mg	1,1 mg	–
Mangan	100 µg	275 µg	1000 µg
Selen	70 µg	50 µg	–
Zink	4 mg	6,5 mg	3,3 mg

Erstellung eines TPN-Regimes

Im folgenden wird schrittweise am Beispiel eines 70 kg schweren Patienten, der weder mangelernährt ist, noch einer Volumenbeschränkung unterliegt, gezeigt, wie ein TPN-Regime für einen Patienten individuell erstellt werden kann.

Schritt 1

Der erste Schritt besteht darin, den täglichen Protein- und Kalorienbedarf abzuschätzen (s. Kap. 46). In diesem Beispiel beträgt der tägliche Kalorienbedarf 25 kcal/kg und der tägliche Proteinbedarf 1,4 g/kg. Für einen 70 kg schweren Patienten errechnet sich hieraus der tägliche Protein- und Kalorienbedarf wie folgt:

Kalorienbedarf = 25 (kcal/kg) × 70 (kg) = 1750 kcal/Tag
Proteinbedarf = 1,4 (g/d) × 70 (kg) = 98 g/Tag

Schritt 2

Im nächsten Schritt nimmt man eine Standardmischung von 10% Aminosäuren (500 ml) und 50% Glukose (500 ml) und bestimmt das Volumen dieser Mixtur, das erforderlich ist, um den geschätzten täglichen Proteinbedarf zu decken. Obwohl die Glukose-Aminosäure-Mischung als „A10-G50" bezeichnet wird, enthält die Mischung letztendlich lediglich 5% Aminosäuren (50 g Protein/l) und 25% Glukose (250 g Glukose/l). Deshalb beträgt das benötigte Volumen der A10-G50-Mischung zur Deckung des täglichen Proteinbedarfs:

Volumen A10 – G50 = 98 (g/d)/50 (g/l) = 1,9 l/d

Wird die Mischung kontinuierlich über 24 Stunden infundiert, beträgt die Infusionsrate:

Infusionsrate: = 1900 ml/24 h oder 81 ml/h (oder 81 Mikrotropfen/min).

Schritt 3

Unter Zuhilfenahme des in Schritt 2 bestimmten täglichen Gesamtvolumens an Glukose-Aminosäure-Mischung, wird jetzt die Gesamtkalorienmenge bestimmt, die durch die Glukose in der Mischung erreicht werden soll. Geht man von einem Energiegewinn von 3,4 kcal/g Glukose aus, kann man die Glukosekalorien wie folgt bestimmen:

Glukosemenge = 250 (g/l) × 1,9 (l/d) = 475 g/Tag
Glukosekalorien = 475 (g/d) × 3,4 (kcal/g) = 1615 kcal/Tag

Die Glukosemenge deckt den errechneten Kalorienbedarf von 1750 kcal/Tag bis auf 135 kcal/Tag. Diese restlichen Kalorien können durch eine intravenöse Lipidemulsion gedeckt werden.

Schritt 4

Wird eine 10%ige Lipidemulsion (1 kcal/ml) benutzt, um die 135 kcal/Tag zuzuführen, beträgt die tägliche Lipidzufuhr 135 ml. Da die Lipidemulsion in 50-ml-Einheiten erhältlich ist, rundet man das Volumen auf 150 ml/Tag auf. Das Volumen kann dann mit der Hälfte der empfohlenen Maximalgeschwindigkeit (50 ml/h) verabreicht werden, damit das Serum während der Infusion nicht lipämisch wird.

Schritt 5

Die tägliche TPN-Verordnung für das vorausgegangene Beispiel könnte dann wie folgt aussehen:
1. Standard-A10-G50-Lösung ist mit 80 ml/h zu infundieren,
2. Elektrolyte, Multivitamine und Spurenelemente zugeben,
3. 10% Intralipid verabreichen: 150 ml über 6 h.

Die TPN-Anordnungen werden täglich neu geschrieben. Spezielle Elektrolyt-Vitamin- und Spurenelementanforderungen werden nach Bedarf täglich hinzugefügt.
Das vorausgegangene Beispiel gilt für die getrennte Verabreichung von Glukose-Aminosäure-Mischungen und Lipidemulsion. Eine andere Methode, die zunehmend Verbreitung findet, ist die gleichzeitige Verabreichung von Nährstofflösungen und Zusatzstoffen in einer Mischung (TNA = total nutrient admixture). Obwohl dies die Nährstoffverabreichung vereinfacht und die Kosten vermindert, bestehen Bedenken hinsichtlich der Kompatibilität (z.B. sind Multivitaminlösungen u.U. nicht kompatibel mit Lipidemulsionen).

Komplikationen

Im Rahmen der parenteralen Ernährung kann es zu einer Vielzahl von Komplikationen kommen [2, 11]. Einige wichtige Komplikationen werden in nachfolgenden Abschnitten aufgeführt.

Katheterbedingte Komplikationen

Weil die Glukose- und Aminosäurelösungen hyperosmolar sind (Tab. 48-1 u. 48-2), muß die TPN über große zentrale Venen erfolgen. Die Komplikationen bei zentralem Venenkatheter sind in den Kapiteln 5 und 6 beschrieben.
Eine Komplikation, die besonders frustrierend sein kann, ist eine Katheterfehllage, wie in Abbildung 48-1 gezeigt. In diesem Fall ist der Katheter, der über die rechte V. subclavia

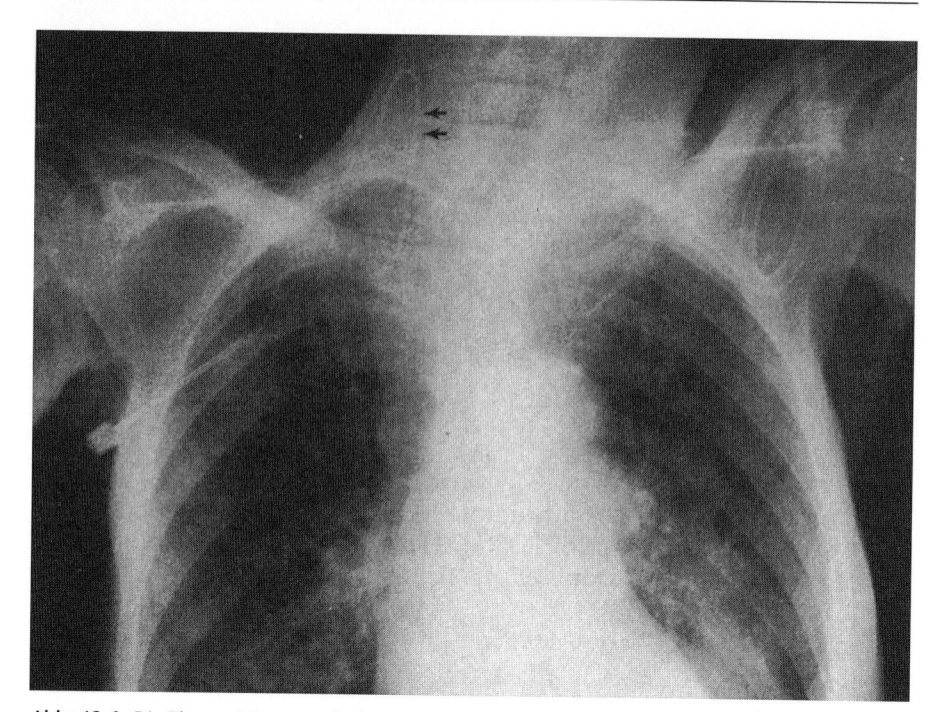

Abb. 48-1 *Die Thorax-Röntgenaufnahme zeigt einen zentralvenösen Katheter, der in den Hals umgeschlagen ist.*

eingeführt wurde, über die V. jugularis interna in retrograder Richtung in den Hals vorgeschoben worden.

In solchen Fällen kann der Katheter mittels Führungsdraht reponiert werden [13].

Lagekorrektur

Falls es zu einer Katheterfehllage in den Hals gekommen ist, wird der Patient – wenn möglich – in eine halbliegende oder aufrecht sitzende Position gebracht und der Katheter so weit zurückgezogen, bis nur noch wenige Zentimeter der Katheterspitze im Lumen verbleiben. Nun wird ein flexibler Führungsdraht 10 cm über den Katheter vorgeschoben. Der Katheter wird über den Führungsdraht entfernt, dann ein neuer Katheter eingeführt und 15 cm vorgeschoben. Der Führungsdraht wird entfernt und eine Dopplersonde (wie sie auch zum Nachweis von Fußpulsen benutzt wird) über der V. jugularis interna am Hals plaziert. Über den liegenden Katheter wird dann Kochsalz im Bolus injiziert. Falls der Katheter erneut in den Halsbereich vorgeschoben wurde, erzeugt die Bolusinjektion ein über die Doppler-Sonde hörbares Geräusch. Ist dies der Fall, wird ein neuer Katheter über die V. jugularis interna der gleichen Seite eingeführt. Ist kein Geräusch hörbar, sollte erneut eine Röntgenaufnahme des Thorax durchgeführt werden, um die korrekte Lage des Katheters in der V. cava superior zu belegen.

(**Anmerkung der Übersetzer:** Lagekontrolle durch intrakardiale EKG-Ableitung ist einfacher und sicherer.)

Kohlenhydratinfusionen

Hyperglykämie

Die Glukoseintoleranz ist eine der häufigsten Komplikationen einer TPN. Obwohl dieses Problem durch eine geringere Zufuhr von Nicht-Protein-Kalorien in Form von Glukose vermindert werden kann (dafür mehr Nicht-Protein-Kalorien in Form von Lipiden), machen anhaltende Hyperglykämien in der Regel den Zusatz von Insulin in TPN-Lösungen erforderlich. Dabei ist unbedingt die Adsorption von Insulin an allen Kunststoffen und Glas in intravenösen Infusionssets zu bedenken. Die adsorbierte Menge hängt von der Menge des zugeführten Insulins ab, es ist jedoch mit einem durchschnittlichen Verlust von 20 bis 30% zu rechnen [13]. Um die Adsorption von Insulin durch intravenöse Infusionsbestecke zu vermindern, wurde Albumin eingesetzt [13], was kostspielig und nicht zuverlässig ist. Statt dessen sollte die Insulindosierung angepaßt werden, um die gewünschte Kontrolle über den Blutzucker zu erhalten. Wird die TPN unterbrochen, verringert sich auch der Insulinbedarf.

Hypophosphatämie

Die Auswirkungen der TPN auf die Serumphosphatkonzentration werden in Abbildung 43-2 gezeigt. Der zugrundeliegende Mechanismus ist eine vermehrte Phosphataufnahme in die Zelle, der mit einer gesteigerten Glukoseaufnahme einhergeht. Phosphat wird dann zur Bildung von Thiaminpyrophosphat verwendet, einem wichtigen Kofaktor im Kohlenhydratstoffwechsel.

Leberverfettung

Übersteigt die Menge der zugeführten Glukosekalorien den täglichen Kalorienbedarf, findet in der Leber die Liponeogenese statt und es kann zu fettiger Infiltration der Leber und erhöhten Transaminasekonzentrationen im Blut kommen. Es ist nicht geklärt, ob dieser Prozeß pathologische Konsequenzen hat oder ob er lediglich als ein Marker für exzessive Zufuhr von Kohlenhydratkalorien fungiert.

Hyperkapnie

Überschüssige Kohlenhydrate fördern bei Patienten mit respiratorischer Insuffizienz die CO_2-Retention. Obwohl dies auf den hohen respiratorischen Quotienten des Kohlenhydratstoffwechsels zurückgeführt wird (s. Tab. 46-1), könnte dies Ausdruck einer generellen Überernährung und nicht einer spezifisch kohlenhydratbedingten Überernährung sein [15].

Lipidinfusionen

Schäden durch Oxidanzien

Eine wesentliche (und häufig übersehene) schädigende Wirkung von Lipidinfusionen ist das erhöhte Risiko eines oxidationsvermittelten Zellschadens [8]. Die schädigenden Effekte im Rahmen einer Oxidation von Membranlipiden sind in Kapitel 3 beschrieben. Die zu Oxidation neigenden Lipide in den Zellmembranen (d.h. mehrfach ungesättigte Fettsäuren) sind auch reichlich in intravenösen Lipidemulsionen vorhanden. Da es bei Intensivpatienten wahrscheinlich häufig zu ungeschützter und exzessiver biologischer Oxidation kommt (Tab. 3-2), könnte die Infusion von zur Oxidation neigenden exogenen

Lipiden die ohnehin stattfindende oxidative Schädigung bei diesen Patienten noch verstärken. Dieser Überlegung wird derzeit noch nicht ausreichend Aufmerksamkeit geschenkt.

Beeinträchtigte Oxygenierung

Lipidinfusionen führen zu einer Beeinträchtigung der Oxygenierung [16]. Die schädigende Wirkung freier Fettsäuren auf pulmonale Kapillaren (z.B. Fettemboliesyndrom) ist bekannt; so wird im Tierexperiment mittels Ölsäureinfusionen (eine in Lipidemulsionen vorkommende Fettsäure) ein ARDS (acute respiratory distress syndrome) erzeugt. Dieser schädigende Effekt der Lipide könnte durch eine oxidanzieninduzierte Schädigung des Lungenkapillarendothels verursacht werden.

Gastrointestinale Komplikationen

Zwei indirekte Komplikationen der TPN sind im Zusammenhang mit dem Fehlen eines ausreichenden Volumens an Nahrungsbestandteilen im Darm zu sehen.

Schleimhautatrophie

Weil keine Nährstoffmasse den Darm passiert, kommt es zu Atrophie und Störung der Integrität der Darmschleimhaut. Dies ist in Kapitel 47 beschrieben und in Abbildung 47-1 veranschaulicht. Die Veränderungen können zur Translokation enteraler Keime über die Darmschleimhaut und konsekutiver Septikämie führen. Da im Rahmen der TPN der Darm in der Regel stillgelegt ist, sind bakterielle Translokation und enteral bedingte Sepsis indirekte Komplikationen der TPN [17]. Wie zuvor angesprochen, könnte eine mit Glutamin angereicherte TPN das Risiko dieser Komplikation senken helfen.

Nicht-steinbedingte Cholezystitis

Das Fehlen von Lipiden im proximalen Dünndarm verhindert die durch Cholezystokinin vermittelte Kontraktion der Gallenblase. Die dadurch verursachte Cholestase fördert möglicherweise eine nicht-steinbedingte Cholezystitis [2]. Diese Erkrankung ist in Kapitel 33 beschrieben.

Periphere parenterale Ernährung

Gelegentlich kann die parenterale Ernährung innerhalb eines kurzen Zeitraums auch über eine periphere Vene verabreicht werden. Ziel der peripheren parenteralen Ernährung (PPN) ist, ausreichende Mengen an nicht-proteingebundenen Kalorien bereitzustellen, um den Abbau von körpereigenen Proteinen zur Energiegewinnung zu verhindern (d.h. eiweißsparende Ernährung). Die PPN schafft keine ausreichend positive Stickstoffbilanz, um Proteinspeicher aufzubauen, und ist deshalb nicht für Patienten mit Proteinmangel oder hyperkatabole Patienten geeignet, die einen Proteinmangel entwickeln könnten.

Die Osmolarität der Infusion in die periphere Vene sollte unter 900 mOsm/l liegen, um eine osmotische Schädigung der Venen zu verhindern [18]. Deshalb muß die PPN mit verdünnter Aminosäure- und Glukoselösung verabreicht werden. Da Lipidlösungen plasmaisoton sind, können zur Bereitstellung signifikanter Mengen von nicht-proteingebundenen Kalorien bei der PPN Lipide eingesetzt werden.

Methode

Eine für die PPN übliche Mischung besteht aus 3%iger Aminosäure- und 20%iger Glukoselösung. Die Mischung ergibt letztendlich eine Konzentration von 1,5% Aminosäuren (15 g Protein/l) und 10% Glukose (100 g Glukose/l), mit einer Osmolarität von ungefähr 500 mOsm/l. Die Glukose liefert 340 kcal/l, so daß mit 2,5 l dieser Mischung 850 kcal bereitgestellt sind. Wenn 250 ml einer 20%igen Intralipidlösung dem Regime beigefügt werden (entsprechend 500 kcal), beträgt die Gesamtmenge an nicht-proteingebundenen Kalorien 1350 kcal/Tag. Dies sollte annähernd dem Bedarf an nicht-proteingebundenen Kalorien eines durchschnittlich großen Erwachsenen in Ruhe entsprechen (25 kcal/kg/Tag). Bei hypermetabolen Patienten sind große Volumen an PPN zur Deckung des täglichen Energiebedarfs erforderlich.

Zusammenfassend kann gesagt werden, daß die periphere intravenöse Ernährung als vorübergehende Maßnahme eingesetzt werden kann zur Verhinderung oder Begrenzung eines Proteinabbaus bei Patienten, die noch keinen Proteinmangel aufweisen, und bei Patienten, die erwartungsgemäß innerhalb der nächsten Tage die orale Ernährung wieder aufnehmen werden. Am besten scheint diese Form der parenteralen Ernährung für postoperative Patienten geeignet zu sein.

Kapitel 49

Störungen der Nebennieren- und Schilddrüsenfunktion bei Intensivpatienten

Störungen der Nebennieren- und Schilddrüsenfunktion können Wegbereiter für schwere und lebensbedrohliche Erkrankungen sein, ohne daß sie selbst als Auslöser erkannt werden. Dieses Kapitel erklärt, wie eine zugrundeliegende oder okkulte Störung der Nebennieren- oder Schilddrüsenfunktion aufgedeckt und die jeweilige Störung entsprechend behandelt werden kann [1, 2, 3, 4, 5, 6, 7, 8].

Nebenniereninsuffizienz

Die Nebenniere spielt eine große Rolle bei der Adaptation an Streßsituationen. Die Nebennierenrinde setzt Glukokortikoide und Mineralokortikoide frei, die die Glukosebereitstellung fördern und das extrazelluläre Volumen aufrechterhalten, das Nebennierenmark setzt Katecholamine frei, die die Kreislauffunktion aufrechterhalten. Schwächung oder Verlust dieser adrenalen Antwort (d.h. Nebenniereninsuffizienz) führt zu hämodynamischer Instabilität, Volumenverlust und beeinträchtigtem Energiestoffwechsel. Von Bedeutung ist, daß eine Nebenniereninsuffizienz klinisch so lange stumm bleiben kann, bis die Nebenniere auf physiologischen Streß reagieren muß. In einem solchen Fall wird die Nebenniereninsuffizienz zum okkulten Katalysator, der das Fortschreiten eines akuten, lebensbedrohenden Zustandes beschleunigt [1, 2, 3].

Bei der Nebenniereninsuffizienz kann es sich um eine primäre oder sekundäre Störung handeln (wobei letzterer eine hypothalamo-hypophysäre Funktionsstörung zugrunde liegt). Im folgenden soll die primäre Nebenniereninsuffizienz beschrieben werden.

Risikofaktoren

Verschiedene, bei Patienten einer Intensivstation häufig anzutreffende Zustände können zu einer primären Nebenniereninsuffizienz prädisponieren, wie z.B. große operative Eingriffe, Kreislaufversagen, septischer Schock, schwere Koagulopathie und HIV-Infektionen [1, 2]. In einem Teil dieser Fälle wird die Nebenniereninsuffizienz durch pathomorphologische Destruktion der Nebennieren ausgelöst (z.B. durch schwere Koagulopathien mit Einblutungen in das Nebennierenparenchym), in anderen Fällen liegt eine verminderte Nebennierenantwort zugrunde (z.B. beim septischen Schock).

Inzidenz

In randomisierten Studien bei Intensivpatienten wird die Inzidenz einer Nebenniereninsuffizienz mit 0 bis 30% angegeben [1, 2]. Bei Patienten im septischen Schock liegt die Inzidenz mit 25 bis 40% höher [9, 10, 11]. In vielen dieser Fälle war die Nebenniereninsuffizienz klinisch nicht evident, sondern wurde erst durch den biochemischen Nachweis einer inadäquaten Nebennierenantwort aufgedeckt. Die Mortalität ist bei Patienten mit laborchemischem Nachweis einer Nebenniereninsuffizienz mehr als doppelt so hoch wie bei Patienten mit normaler Nebennierenfunktion [9, 10, 11].

Klinisches Bild

Die **medikamentenrefraktäre Hypotension** ist bei kritisch kranken Patienten die auffälligste Manifestation einer Nebenniereninsuffizienz [1, 2, 9, 10, 11]. Andere Symptome einer Nebenniereninsuffizienz, wie Elektrolytstörungen (Hyponatriämie, Hyperkaliämie), allgemeine Schwäche und Hyperpigmentation, sind entweder selten oder nicht spezifisch genug, um beim Intensivpatienten an diese Diagnose denken zu lassen.

Hämodynamik/hämodynamisches Pofil

In Fällen von milder oder chronischer Nebenniereninsuffizienz spiegeln die hämodynamischen Veränderungen oft eine Hypovolämie wider (niedrige Füllungsdrücke, niedriger Herzindex, hoher systemvaskulärer Widerstand). Beim akuten Nebennierenversagen ähneln die hämodynamischen Veränderungen denen eines hyperdynamen Schocks (hoher Herzindex, niedriger systemvaskulärer Widerstand) [10, 12]. Da eine Nebenniereninsuffizienz häufig bei Patienten im septischen Schock mit hämodynamischen Veränderungen, die denen bei akutem Nebennierenversagen ähneln (z.B. hyperdynamer Schock), entdeckt wird, ist es bei kritisch kranken Patienten oft nicht möglich, das Nebennierenversagen anhand des hämodynamischen Profils zu erkennen.

ACTH-Stimulationstest

Bei allen Patienten auf Intensivstation, die eine abrupt einsetzende Hypotension unklarer Genese entwickeln oder eine auf Vasopressoren nicht reagierende Hypotension aufweisen, sollte an eine Nebenniereninsuffizienz gedacht werden. Bei kritisch kranken Patienten mit primärer Nebenniereninsuffizienz ist der ACTH-(adrenocorticotropes Hormon-)Stimulationstest der diagnostische Test der Wahl [1, 2, 3]. Dieser Test bewertet die Sofortantwort der Nebenniere auf eine Bolusinjektion mit synthetischem ACTH (D-Synacthen).

Methode

Der ACTH-Stimulationstest kann jederzeit durchgeführt werden und wird nicht von tageszeitlichen Schwankungen der Kortisolsekretion beeinflußt, die bei kritisch kranken Patienten häufig aufgehoben sind. Nach Blutentnahme zur Bestimmung der Plasmakortisolkonzentration wird synthetisches ACTH (0,25 mg) intravenös injiziert. Eine Stunde nach ACTH-Injektion wird eine zweite Blutprobe zur Kortisolbestimmung nach Stimulation entnommen.

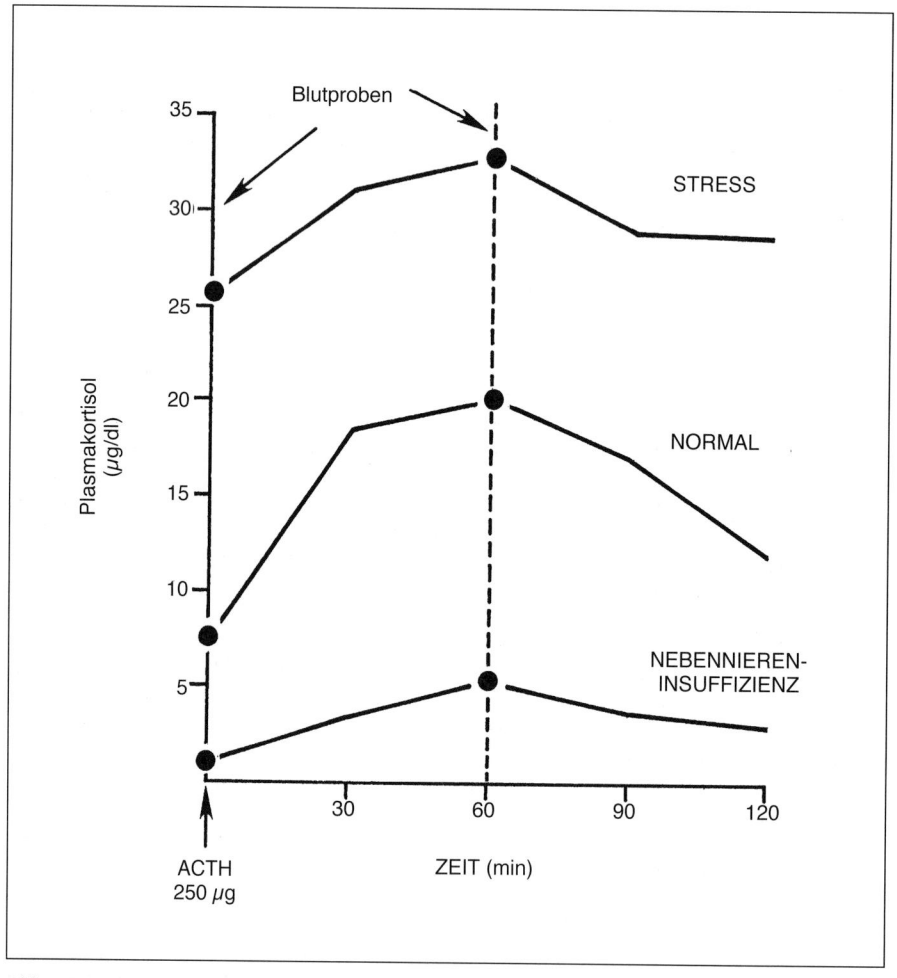

Abb. 49-1 *Plasmakortisolkonzentrationen vor und nach i.v. Injektion von synthetischem ACTH. (In Anlehnung an Chernow B. Hormonal and metabolic considerations in critical care medicine. Aus: Thompson WL, Showmaker W, eds. Critical Care: State of the Art. Vol. 3. Fullerton, CA: Society of Critical Care Medicine 1982).*

Tabelle 49-1 Interpretation des ACTH-Stimulationstests.

Plasmakortisolkonzentration (µg/dl)		Interpretation
Ausgangswert	Anstieg	
> 15	> 7	normale Nebennierenfunktion
> 15	< 7	eingeschränkte Nebennierenfunktion
< 15	< 7	Nebenniereninsuffizienz

Ergebnisse

Die Grafik in Abbildung 49-1 zeigt die Plasmakortisolkonzentrationen vor und nach ACTH-Injektion in drei verschiedenen Zuständen. Unter normalen Umständen kommt es eine Stunde nach Injektion von ACTH zu einem Anstieg der Plasmakortisolkonzentration auf über das Doppelte des Ausgangswerts. Unter physiologischem Streß (betrifft die meisten Intensivpatienten) ist die Plasmakortisolkonzentration erhöht, die Antwort auf die Stimulation durch ACTH fällt aber gedämpft aus. Bei Nebenniereninsuffizienz liegt die Basiskortisolkonzentration unter der Norm und die Reaktion auf ACTH ist deutlich eingeschränkt.

Interpretation

Die Interpretation des ACTH-Stimulationstests ist in Tabelle 49-1 aufgeführt. In Gegenwart von physiologischem Streß zeigt eine Basiskortisolkonzentration von über 15 µg/dl (414 nmol/l) im Plasma eine normale Nebennierenfunktion an. Ein Anstieg des Serumkortisols (1 Stunde nach ACTH-Injektion) um weniger als 7 µg/dl (193 nmol/l) ist Ausdruck einer eingeschränkten Nebennierenreserve (was unter maximaler Stimulation der Nebenniere auch zu sehen wäre). Eine Plasmakortisolbasiskonzentration unter 15 µg/dl und ein Anstieg des Serumkortisols nach Stimulation von weniger als 7 µg/dl ist beweisend für eine primäre Nebenniereninsuffizienz.

Steroidtherapie

Liegt bei einem Patienten eine schwere oder therapierefraktäre Hypotension vor, und wird eine Nebenniereninsuffizienz vermutet, kann mit einer Steroidtherapie sofort begonnen werden, noch bevor der ACTH-Stimulationstest durchgeführt wird. Dabei sollte folgendes beachtet werden:

1. Dexamethason (Fortecortin®) interferiert nicht mit der Messung der Plasmakortisolkonzentration und kann deshalb vor und während des ACTH-Stimulationstests gegeben werden [13]. Die initiale Dosis sollte 10 mg betragen (als intravenöser Bolus), was 270 mg Hydrocortison (Kortisol) entspricht.
2. Wird zur Bestimmung des Serumkortisols ein Radioimmunoassay verwendet, kann Methylprednisolon (Urbason®) in einer Anfangsdosierung von 60 mg (als intravenöser Bolus) verwendet werden, was 300 mg Hydrocortison entspricht.
3. Nach Durchführung des ACTH-Tests kann die Therapie empirisch mit Hydrocortison (Hydrocortison®) begonnen werden. Die Anfangsdosis beträgt 250 mg (als intravenöser Bolus), und das Therapieschema wird 6stündlich mit 100 mg Hydrocortison intravenös so lange fortgesetzt, bis das Testergebnis vorliegt.

4. Sollte der ACTH-Stimulationstest unauffällig sein, kann die Hydrocortisontherapie ohne Ausschleichen abrupt beendet werden. Falls der Test eine primäre Nebenniereninsuffizienz aufdeckt, wird das Therapieschema 6stündlich mit 100 mg Hydrocortison so lange fortgesetzt, bis sich der Patient nicht mehr in einem Streßzustand befindet. Dann wird die Hydrocortisondosis auf 20 mg pro Tag reduziert, was der normalen täglichen Kortisolsekretion der Nebennieren entspricht.

Bestimmung der Schilddrüsenfunktion

Labortests zur Schilddrüsenfunktion können bei 75% der hospitalisierten Patienten und bei 90% der kritisch erkrankten Patienten auffällig sein [15]. In den meisten Fällen ist dieser Sachverhalt Ausdruck einer adaptiven Antwort auf eine nicht-thyroidale Erkrankung und nicht Zeichen einer pathologischen Schilddrüsenerkrankung [14, 15, 16]. Dieser Abschnitt befaßt sich mit der In-vitro-Diagnostik der Schilddrüsenfunktion und erklärt, ob ein nicht normaler Laborparameter eine Störung der Schilddrüsenfunktion oder eine „euthyroid sick"-Situation darstellt [17]. Eine Zusammenfassung verfügbarer Schilddrüsenfunktionstests zeigt Tabelle 49-2.

Serumthyroxin

Die Schilddrüse setzt hauptsächlich Thyroxin (T_4) frei, dessen aktive Form jedoch Trijodthyronin (T_3) ist, das in extrathyroidalen Geweben durch Dejodination von Thyroxin entsteht. Obwohl T_3 die aktive Form des Schilddrüsenhormons ist, ist seine Plasmakonzentration kein verläßlicher Marker der Schilddrüsenfunktion. Die T_3-Plasmakonzentration kann normal sein bei 30% der Patienten mit Hypothyreose und subnormal bei 70% der Patienten, die „euthyroid sick" sind [17]. Aus diesem Grund werden Bestimmungen der T_3-Konzentration im Blut für die Diagnostik der Schilddrüsenfunktion nicht empfohlen [17]. T_4 ist im Plasma zum Teil an Carrierproteine wie das thyroxinbindende Globulin gebunden. Jedoch ist ausschließlich das freie (ungebundene) T_4 biologisch wirksam. Der Test zur T_4-Bestimmung im Plasma ist ein RIA, der sowohl das proteingebundene (inaktive)

Tabelle 49-2 Die Labordiagnostik der Schilddrüsenfunktion.

Bestimmung aus Serum	Anmerkungen
Thyroxin (T_4)	mißt proteingebundenes und freies T_4; unzuverlässig bei der Beurteilung der Schilddrüsenfunktion bei Intensivpatienten
Freies-Thyroxin-Index (FTI)	indirekte Methode der Bestimmung der Konzentration an freiem T_4; der FTI ist das Produkt aus der T_4-Plasmakonzentration und dem T_3-Resin-Uptake-Test
freies Thyroxin	verläßlichster Test zur Diagnostik der Schilddrüsenfunktion (freies T_4), jedoch nicht stets verfügbar
Thyroideastimulierendes Hormon (TSH)	ermöglicht die Unterscheidung zwischen primärer thyreoidaler Störung und hypothalamo-hypophysärer Fehlfunktion; hilfreich nur bei Hypothyreose

als auch das freie (aktive) Hormon mißt. Deshalb kann einem auffälligen „Gesamt-T_4"
statt einer Schilddrüsenfunktionsstörung auch eine abnorme Proteinbindung zugrunde
liegen. Das Gesamt-T_4 ist bei 50% der Patienten einer Intensivstation subnormal, obwohl
die meisten dieser Patienten keine gestörte Schilddrüsenfunktion aufweisen [17]. Infolgedessen wird die Routinebestimmung als Gesamt-T_4-Konzentration im Plasma zur Diagnostik der Schilddrüsenfunktion bei Intensivpatienten nicht empfohlen [17].

Freier Thyroxinindex

Der freie Thyroxinindex (FTI) ist ein indirektes Maß der freien (ungebundenen) T_4-Konzentration im Plasma. Der FTI ist das Produkt aus Gesamt-T_4-Konzentration und T_3-Resin-Uptake (T_3RU). Der T_3RU-Test mißt die Bindungskapazität der Carrierproteine für T_3. Ein Anstieg im T_3RU zeigt eine Abnahme der Bindungskapazität der Plasmaproteine an (was eintreten könnte, wenn die Menge an proteingebundenem T_4 zugenommen oder die Proteinkonzentration abgenommen hat). Umgekehrt weist eine Abnahme im T_3RU-Test auf eine Zunahme der Bindungskapazität der Plasmaproteine hin (was eintreten könnte, wenn die proteingebundene Menge T_4 abnimmt oder die Proteinkonzentration zunimmt). Wenn sich Gesamt-T_4 und T_3RU in entgegengesetzte Richtungen bewegen (FTI bleibt unverändert), dann ist die Veränderung des Gesamt-T_4 durch veränderte Bindung an die Carrierproteine bedingt (euthyreoter Zustand). Wenn sich Gesamt-T_4 und T_3RU in die gleiche Richtung bewegen (FTI verändert sich), so ist die Veränderung des Gesamt-T_4 durch eine abnorme Schilddrüsenfunktion bedingt. Der FTI ist bei Hyperthyreose erhöht, bei Hypothyreose erniedrigt.

Freies Thyroxin

Die Menge des freien T_4 im Plasma kann durch Permeation des Plasmas durch eine semipermeable Membran, die nur das freie (ungebundene) T_4 passieren läßt, bestimmt werden. Dieser Test ist der verläßlichste Labortest zur Diagnostik der Schilddrüsenfunktion, gleichzeitig aber sehr aufwendig und wird in vielen klinischen Labors nicht durchgeführt.

Schilddrüsenstimulierendes Hormon (TSH)

Wurde durch Bestimmung des FTI oder des freien T_4 eine abnorme Schilddrüsenfunktion entdeckt, so kann die Konzentration des schilddrüsenstimulierenden Hormons (TSH) im Plasma bei der Differenzierung helfen, ob das Problem eine primär thyroidale Störung oder Ergebnis einer hypothalamo-hypophysären Fehlfunktion ist. Beispielsweise wird bei der Hypothyreose, die durch eine Läsion der Schilddrüse (primäre Hypothyreose) verursacht wurde, das negative Feedback von T_4 auf die TSH-Sekretion verlorengehen, und die TSH-Plasmakonzentration ansteigen. Andererseits würde bei einer hypothalamo-hypophysären Funktionsstörung die Hypothyreose mit einer subnormalen TSH-Konzentration im Plasma einhergehen.
Der Normbereich für TSH im Plasma liegt zwischen 0,5 und 3,5 mU/l [6]. Da TSH normalerweise in einer geringen Konzentration vorliegt, ist nur eine erhöhte TSH-Konzentration interpretierbar. Bei einer primären Hypothyreose steigt die TSH-Konzentration in der Regel auf Werte über 20 mU/l an. Sowohl Dopamin als auch hochdosierte Glukokortikoidgabe können den TSH-Anstieg bei einer primären Hypothyreose unterdrücken. Somit schließt ein normales TSH bei Patienten, die mit Dopamin oder hochdosiert mit Steroidtherapie behandelt werden, die Möglichkeit einer primären Hypothyreose nicht aus.

Hyperthyreose

Die meisten Hyperthyreosen finden sich im Rahmen einer primären Schilddrüsenerkrankung (wie Morbus Basedow, Autoimmunthyreoiditis). Aber auch die Dauertherapie mit Amiodaron, einem jodhaltigen Antiarrhythmikum, kann eine Hyperthyreose erzeugen.

Klinisches Bild

Einige der häufigen oder charakteristischen Manifestationen der Hyperthyreose sind in Tabelle 49-3 aufgelistet. Es ist wichtig anzumerken, daß ältere Patienten mit einer Hyperthyreose eher lethargisch als agitiert sein können (apathische Thyreotoxikose). Die Kombination aus ungeklärtem Vorhofflimmern und Lethargie ist charakteristisch für die apathische Thyreotoxikose des älteren Patienten [17, 19].

Thyreotoxische Krise

Eine seltene, aber schwere Form der Hyperthyreose, die thyreotoxische Krise, kann durch eine akute Erkrankung oder eine Operation ausgelöst werden. Die Erkrankung, gekennzeichnet durch Fieber, schwere Unruhe und High-output-Pumpversagen des Herzens, kann zu Hypotension führen bis hin zum Koma; wenn die Erkrankung nicht erkannt wird oder unbehandelt bleibt, endet sie meist tödlich [20].

Diagnose

Eine Hyperthyreose wird, wie oben dargestellt, von einem erhöhten FTI und einer erhöhten freien T_4-Konzentration im Plasma begleitet. Da die Hyperthyreose in der Regel durch eine primär thyroidale Erkrankung verursacht wird, ist hier die Bestimmung des TSH kein diagnostisch sinnvoller Test.

Tabelle 49-3 Symptome einer Schilddrüsenfunktionsstörung.

Hyperthyreose	Hypothyreose
Kardial – Sinustachykardie – Vorhofflimmern	Ergüsse – Perikarderguß – Pleuraerguß
Neurologisch – Agitiertheit – Lethargie (alte Patienten) – feinschlägiger Tremor	Sonstiges – Hyponatriämie – Skelettmuskel (Myopathie) – erhöhtes Kreatinin
Thyreotoxische Krise – Fieber – hyperdynamer Schock – Teilnahmslosigkeit	Myxödemkoma – Hypothermie – Infiltration der Haut – eingeschränktes Bewußtsein

Behandlung

Betablocker

Die Therapie behandlungsbedürftiger Tachyarrhythmien kann sofort mit der intravenösen Gabe von Propranolol (1 mg alle 5 min bis zum Eintreten des gewünschten Effekts) begonnen werden. Eine orale Erhaltungsdosis (20–120 mg alle 6 h) kann bis zum Wirkungseintritt der thyreostatischen Therapie gegeben werden.

Thyreostatische Pharmaka

Bei den zwei zur Unterdrückung der Thyroxinproduktion verwendeten Pharmaka handelt es sich um Methimazol (Carbimazol) und Propylthiouracil (PTU). In der Regel wird das Methimazol wegen seiner Eigenschaft, die Serumthyroxinkonzentration – bei niedrigerer Inzidenz gravierender Nebenwirkungen (Agranulozytose) – schneller zu senken, dem PTU vorgezogen [8]. Beide Thyreostatika werden oral verabreicht. Die initiale Dosierung von Methimazol beträgt 10–20 mg einmal täglich; die initiale Dosierung von PTU beträgt 75–100 mg 3mal täglich [8]. Die Dosis beider Substanzen wird nach 4–6 Wochen auf 50% reduziert.

Jodid

Bei schweren Hyperthyreosen kann Jodid (das die Thyroxinfreisetzung aus der Schilddrüse hemmt) zusätzlich zur Therapie mit PTU verabreicht werden. Jodid kann oral als Lugol-Lösung (alle 12 h 4 Tr.) oder intravenös als Natriumjodid (alle 12 h 500–1000 mg) gegeben werden. Falls der Patient eine Jodallergie hat, kann ersatzweise Lithium (alle 8 h 300 mg oral) gegeben werden.

Thyreotoxische Krise

Zusätzlich zu den oben genannten Maßnahmen erfordert die Behandlung einer thyreotoxischen Krise häufig eine aggressive Volumentherapie, um die aus Erbrechen, Durchfällen und erhöhter Perspiratio insensibilis entstandenen Flüssigkeitsverluste auszugleichen. Eine thyreotoxische Krise kann den Glukokortikoidstoffwechsel beschleunigen und eine relative Nebenniereninsuffizienz erzeugen. Aus diesem Grund kann bei einer mit schwerer oder therapierefraktärer Hypotension einhergehenden thyreotoxischen Krise Hydrokortison (300 mg i.v. als Loading-Dosis und dann alle 8 h 100 mg i.v.) helfen, die Kreislaufsituation zu verbessern. Die erfolgreiche Behandlung einer thyreotoxischen Krise macht auch eine Behandlung des auslösenden Ereignisses notwendig.

Hypothyreose

Die Hypothyreose bei hospitalisierten Patienten ist eine eher seltene Erkrankung. Sofern sie auftritt, handelt es sich dabei meistens um eine primäre Hypothyreose [16].

Klinisches Bild

Einige der häufiger anzutreffenden bzw. charakteristischen Symptome der Hypothyreose sind in Tabelle 49-3 aufgeführt. Die häufigste kardiovaskuläre Manifestation ist ein Perikarderguß [21], der sich in annähernd 30% der Fälle entwickelt und der häufigste Grund einer verbreiterten Herzsilhouette bei Patienten mit einer Hypothyreose ist [21]. Gewöhnlich nimmt der Erguß langsam zu und beeinträchtigt die Herzfunktion nicht. Auch Pleuraergüsse sind häufig bei Patienten mit Hypothyreose zu finden. Bei den Pleura- und Perikardergüssen handelt es sich um Exsudate, die durch eine Zunahme der Kapillarpermeabilität entstehen.

Eine Hypothyreose kann auch mit einer Hyponatriämie und einer Myopathie der Skelettmuskulatur einhergehen, die zum Anstieg der Muskelenzyme führt (Kreatinphosphokinase, Aldolase, Laktatdehydrogenase). Die vermehrte Freisetzung von Kreatinin aus den Skelettmuskeln kann zum Ansteigen des Serumkreatinins ohne Vorliegen einer Nierenfunktionsstörung führen [22].

Myxödemkoma

Fortgeschrittene Fälle einer Hypothyreose sind von Hypothermie und eingeschränktem Bewußtsein begleitet. Obwohl dieser Zustand als Myxödemkoma bezeichnet wird, ist das echte Koma eine Seltenheit [5]. Das ödematöse Aussehen bei einem Myxödemkoma wird durch intrakutane Anhäufung von Proteinen verursacht und entspricht nicht einer Ansammlung interstitieller Ödemflüssigkeit [5].

Diagnose

Wie schon zuvor angesprochen, ist die Hypothyreose meist von einem Rückgang des FTI und der freien T_4-Konzentration im Plasma begleitet. Außerdem kommt es zu einem Anstieg der Plasma-TSH-Konzentration (in der Regel über 20 mU/l). Eine normale T_4-Konzentration im Plasma schließt die Diagnose einer Hypothyreose praktisch aus.

Schilddrüsen-Substitutionstherapie

Milde bis mäßige Hypothyreosen therapiert man durch orale Gabe von L-Thyroxin mit einer täglichen Einzeldosis von 50–200 µg [6]. Die Anfangsdosis beträgt üblicherweise 50 µg/Tag und wird alle 3–4 Wochen um 50 µg/Tag gesteigert. Die optimale Substitutionsdosis von L-Thyroxin wird durch die Überwachung der Plasma-TSH-Konzentration bestimmt. Die optimale Dosis ist die, bei der durch die niedrigstmögliche L-Thyroxin-Gabe das TSH in seinen Normalbereich zurückkehrt (0,5–3,5 mU/l). In 90% der Fälle geschieht dies unter einer L-Thyroxin-Dosis von 100–200 µg/d [6].

Die orale Gabe von Thyroxin kann auch bei schwerer Hypothyreose wirkungsvoll sein, allerdings wird häufig (zumindest für den Therapiebeginn) – wegen des Risikos einer beeinträchtigten gastrointestinalen Motilität bei diesen Patienten – die intravenöse Gabe empfohlen. Ein anderes Regime beinhaltet eine initiale, intravenöse Dosis von 250 µg, gefolgt von einer 100-µg-Dosis am nächsten Tag und anschließend täglich 50 µg [5].

T_3-Substitutionstherapie

Da bei kritisch kranken Patienten die Konversion von T_4 zu T_3 (der aktiven Form des Schilddrüsenhormons) beeinträchtigt sein kann, kann die orale Verabreichung von T_3 die Thyroxin-Substitutionstherapie ergänzen. Bei Patienten mit beeinträchtigtem Bewußtsein können alle 12 Stunden 25 µg T_3 verabreicht werden, bis der Patient aufwacht [23]. Allerdings ist der Nutzen einer T_3-Gabe nicht bewiesen [5].

Teil XIII

Neurologische Störungen

There is no delusion more damaging
than to get the idea in your head that you understand
the functioning of your own brain.

Lewis Thomas

Kapitel 50

Störungen der mentalen Funktion

Die Störung der mentalen Funktion gilt als einer der sichersten Hinweise auf eine ernsthafte Erkrankung. Beim Intensivpatienten sind mentale Störungen verknüpft mit einer erhöhten Mortalität, einer längerdauernden Respiratortherapie und einer insgesamt prolongierten Intensivtherapie [1, 2]. Dieses Kapitel beschäftigt sich mit zwei unterschiedlichen Störungen der mentalen Funktion, die bei kritisch kranken Patienten besonders häufig vorkommen: die Bewußtseinsstörung und das Delir. Der letzte Abschnitt behandelt die denkbar schwerwiegendste Störung der mentalen Funktion: den Hirntod.

Die mentale Funktion

Die mentale Komponente der Funktion des Zentralnervensystems bestimmt die Art und Weise, wie ein Individuum mit seiner Umwelt interagiert. Die mentale Funktion ist als normal einzustufen, wenn sämtliche der folgenden geistigen Funktionen intakt sind:
1. Bewußtsein seiner selbst und der Umgebung
2. Korrektes Einschätzen der momentanen Erfahrung (Orientierung)
3. Fähigkeit, sensorische Eindrücke zu komplexeren Informationen zu verarbeiten (Erkennung und Beurteilung)
4. Fähigkeit, Informationen zu speichern und diese wiederzugeben (Gedächtnis)

Der erste dieser Denkprozesse entspricht dem Bewußtsein; die drei folgenden Aspekte beschreiben den Begriff der Wahrnehmung oder Kognition.
Die Störungen der mentalen Funktion können demnach unterteilt werden in Störungen des Bewußtseins und Störungen der Wahrnehmung.

Störungen des Bewußtseins

Das Bewußtsein besteht aus zwei Komponenten: Wachheit und Reaktion. Da eine Reaktion ohne Wachheit nicht möglich ist, ist der Wachheitsgrad die wichtigste Determinante des Bewußtseinsgrades. Nachfolgend sind einige Definitionen des Bewußtseinsgrades basierend auf dem Grad der Wachheit aufgeführt.

Grade des Bewußtseins

- wach: munter und orientiert
- somnolent: leicht erweckbar und orientiert
- stuporös: schwer erweckbar und eingeschränkt orientiert
- komatös: nicht erweckbar und nicht orientiert
- vegetativer Status: wach, aber nicht orientiert

Da das Koma durch Nicht-Erreichbarkeit charakterisiert ist, ist es notwendigerweise auch durch Reaktionslosigkeit gekennzeichnet. Ein Koma kann deshalb als Zustand der fehlenden Erweckbarkeit und Reaktion definiert werden.

Vegetativer Status

Ein vegetativer Status entsteht als Folge einer diffusen zerebralen Schädigung unter Aussparung des „retikulären aktivierenden Systems des Hirnstamms", welches über die Wachheit bestimmt. In diesem Zustand ist der Patient wach (die Augen sind offen), reagiert aber nicht auf verbale oder taktile Reize. Ein Zustand, der dem vegetativen Status täuschend ähnlich sein kann, ist das sogenannte „Locked-in-Syndrom". Diese Patienten sind wach und orientiert, aber unfähig zu motorischen Äußerungen auf verbale oder taktile Reize. Ein derartiges Syndrom entsteht durch Zerstörung motorischer Bahnen in den ventralen Anteilen des unteren Hirnstammes oder als Folge einer neuromuskulären Blockade bei unzureichender Sedierung.

Ätiologie

Die häufigsten Ursachen einer Bewußtseinsstörung bei Patienten ohne Schädel-Hirn-Trauma sind in Abbildung 50-1 dargestellt. Die meisten dieser Ursachen können den verschiedenen Enzephalopathien zugeordnet werden (infektiöse, ischämische, medikamentös-induzierte oder metabolische Enzephalopathie).
Die Ursachen kann man sich am besten mit Hilfe der Gedächtnisstütze „**SMASHED**" einprägen:

S = Substratmangel (z.B. Glukose, Thiamin)
M = Meningoenzephalitis oder mentale Störung (z.B. psychogenes Koma)
A = Alkohol, akutes Ereignis (z.B. Schlaganfall)
S = Seizures = Krämpfe
H = Hypers (z.B. Hyperkapnie, Hyperglykämie, Hyperthyreose, Hyperthermie)
     oder Hypos (z.B. Hypoxie, Hypotension, Hypothyreose, Hypothermie)
E = Elektrolytstörungen (z.B. Hyper-, Hyponatriämie, Hyperkalzämie),
     Enzephalopathien (z.B. hepatisch, septisch, urämisch)
D = Drugs = Medikamente (z.B. Opioide, Sedativa, Hypnotika)

In einer Studie über neurologische Komplikationen auf einer internistischen Intensivstation war die häufigste Ursache einer Bewußtseinsstörung bei Aufnahme der ischämische Schlaganfall, während unter laufender Intensivtherapie die septische Enzephalopathie überwog [1].

Die septische Enzephalopathie

Von septischer Enzephalopathie spricht man bei allen Bewußtseinsstörungen, die im Rahmen einer Infektion auftreten und nicht auf einer primären Infektion des Gehirns beru-

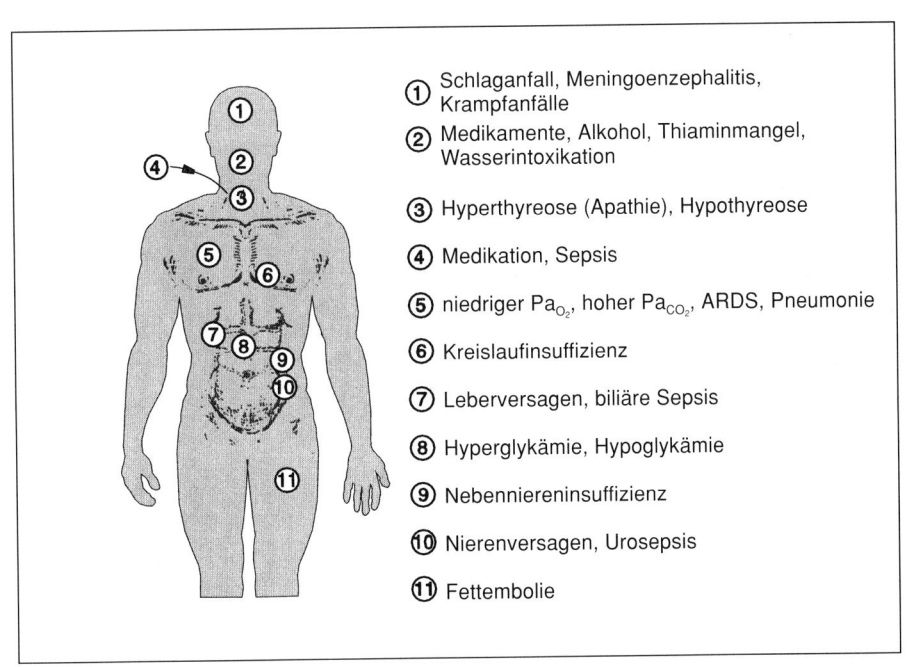

① Schlaganfall, Meningoenzephalitis, Krampfanfälle

② Medikamente, Alkohol, Thiaminmangel, Wasserintoxikation

③ Hyperthyreose (Apathie), Hypothyreose

④ Medikation, Sepsis

⑤ niedriger Pa_{O_2}, hoher Pa_{CO_2}, ARDS, Pneumonie

⑥ Kreislaufinsuffizienz

⑦ Leberversagen, biliäre Sepsis

⑧ Hyperglykämie, Hypoglykämie

⑨ Nebenniereninsuffizienz

⑩ Nierenversagen, Urosepsis

⑪ Fettembolie

Abb. 50-1 *Mögliche Ursachen einer mentalen Störung (d.h. vermindertes Bewußtsein und Delirium) bei Patienten ohne Schädel-Hirn-Trauma.*

hen [4]. Eine septische Enzephalopathie findet sich bei 70% aller Sepsiserkrankungen und kann dabei auch als Frühsymptom in Erscheinung treten [4]. Der auslösende Mechanismus ist noch unklar. Multiple Mikroabszesse in beiden Hemisphären sind führend bei allen tödlich verlaufenden Fällen der septischen Enzephalopathie; bei weniger schweren Verlaufsformen ist deren Inzidenz jedoch unbekannt [4]. Bei septischer Enzephalopathie finden sich auch pathologische Aminosäuremuster wie bei der hepatischen Enzephalopathie (erhöhte Plasmakonzentrationen an aromatischen Aminosäuren und ein Mangel an verzweigtkettigen Aminosäuren). Deren Bedeutung ist jedoch nicht geklärt [5]. Die septische Enzephalopathie kann als Teil einer ausgedehnten Multiorganfunktionsstörung im Rahmen einer systemischen Entzündungsreaktion betrachtet werden (s. Kap. 33). Wenn dies der Fall ist, könnte eine oxidanzieninduzierte Zellschädigung in der Pathogenese der septischen Enzephalopathie eine Rolle spielen.

Diagnose am Krankenbett

Im folgenden werden die bei der Untersuchung eines Patienten mit eingeschränktem Bewußtsein relevanten Symptome beschrieben.

Pupillengröße und Funktion

Die Ursachen einer beeinträchtigten Pupillengröße und Lichtreaktivität sind in Tabelle 50-1 dargestellt.

Tabelle 50-1 Einflußfaktoren auf Pupillengröße und Pupillenreaktivität.

Weite Pupillen	Mittelweite Pupillen	Enge Pupillen
Lichtreaktion positiv: Atropin (normale Dosis) Sympathomimetika	**Lichtreaktion positiv:** metabolische Enzephalopathie Sedativa–Hypnotika (Überdosis)	**Lichtreaktion positiv:** pontine Schädigungen, Opioide
Lichtreaktion negativ: Supratentorielle Schädigung Bulbustrauma Atropin (hohe Dosis) Dopamin (hohe Dosis)	**Lichtreaktion negativ:** Barbiturate (hohe Dosis) Glutethimid	**Lichtreaktion negativ:** Opioide (hohe Dosis) Pilocarpin Augentropfen

Weite, lichtstarre Pupillen sind üblicherweise Zeichen einer supratentoriellen zerebralen Läsion. Wenn eine diffuse zerebrale Ischämie zugrunde liegt, kommt es zu bilateralen Pupillenstörungen. Im Falle einer fokalen Raumforderung oder eines Hirnödems mit Herniation kann die Pupillenstörung einseitig auftreten [9]. Wird Atropin im Rahmen einer kardiopulmonalen Reanimation in üblicher Dosierung verabreicht, können die Pupillen weit werden, sie reagieren jedoch gewöhnlich weiterhin auf Licht [6]. Wenn nach kardiopulmonaler Reanimation auch nach sechs Stunden noch keine Lichtreaktion der Pupillen erfolgt, ist die Prognose hinsichtlich einer neurologischen Rehabilitation sehr schlecht [8].
(**Anmerkung der Übersetzer:** Adrenalin ist eher Ursache einer Mydriasis als Atropin).

Augenmotilität

Spontane Bulbusbewegungen (konjugiert oder nicht konjugiert) sind unspezifische Zeichen bei komatösen Patienten. Allerdings ist eine fixierte Blickparese eines oder beider Augen als wichtiges diagnostisches Zeichen einer intrazerebralen Raumforderung oder eines zerebralen Krampfanfalles zu werten [9].

Augenreflexe

Die Prüfung okularer Reflexe dient zur Beurteilung der funktionalen Integrität des unteren Hirnstammes (s. Abb. 50-2).
Der okulozephale Reflex wird ausgelöst durch Rotation des Kopfes von einer Seite zur anderen (zunächst langsam, dann rascher). Sind beide Hemisphären geschädigt, der untere Hirnstamm jedoch intakt, weisen beide Augen gegen die Bewegungsrichtung des Kopfes (Abb. 50-2 oben links). Weil diese Augenbewegungen an den fixierten Geradeausblick bei Puppenaugen erinnert, wird dieses Reflexmuster auch als Puppenkopfphänomen bezeichnet [9]. Falls der untere Hirnstamm geschädigt oder der Patient wach ist, folgt die Augenstellung der Blickrichtung (Abb. 50-2 unten links). Der okulozephale Reflex sollte allerdings bei Patienten mit zervikaler Arthritis oder vermuteter Halsmarkläsion nicht geprüft werden.
Der okulovestibuläre Reflex wird durch Injektion von 30 ml kalter Kochsalzlösung in den äußeren Gehörgang ausgelöst (unter Verwendung einer 50-ml-Spritze mit 5 cm langem Plastikkatheter). Bei funktionell intaktem Hirnstamm wandern beide Augen in Richtung des gespülten Ohres. Diese konjugierte Augenbewegung fehlt bei einer Läsion des unteren Hirnstammes.

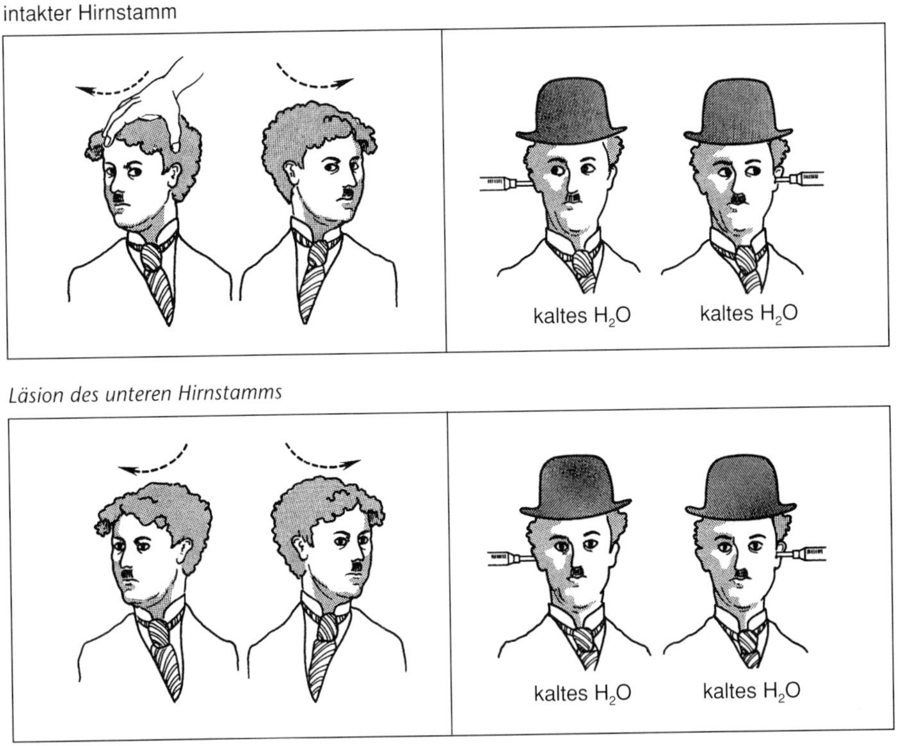
intakter Hirnstamm
kaltes H_2O
kaltes H_2O
Läsion des unteren Hirnstamms
kaltes H_2O
kaltes H_2O

Abb. 50-2 Augenreflexe bei der Beurteilung des Komas. Der okulozephale Reflex ist links, der okulovestibuläre Reflex ist rechts dargestellt.

Die Extremitäten

Klonische Bewegungen als Antwort auf eine Beugung der Handgelenke oder der Füße des Patienten weisen auf eine diffuse metabolische Enzephalopathie hin [4]. Ein fokaler motorischer oder sensibler Ausfall im Bereich der Extremitäten (z.B. Hemiparese oder asymmetrische Reflexe) kann ebenso Folge einer diffusen metabolischen Enzephalopathie sein. Allerdings sollten beim Nachweis fokaler neurologischer Defizite immer weiterführende Untersuchungen wie die Computertomographie zum Ausschluß einer strukturellen zerebralen Läsion vorgenommen werden.

Die „Glasgow-Coma-Scale"

Der Schweregrad einer Bewußtseinsstörung wird häufig anhand der sogenannten „Glasgow-Coma-Scale" ermittelt, die in Tabelle 50-2 dargestellt ist. Obwohl diese Skala ursprünglich für Patienten mit Schädel-Hirn-Verletzungen entwickelt wurde [10], hat sie auch bei der Beurteilung nichttraumatischer Bewußtseinsstörungen breite Akzeptanz gefunden [11, 12, 13, 14, 15]. Im Falle eines nichttraumatischen Komas ist die Wahrscheinlichkeit, wieder zu erwachen, bei einem GCS-Score von sechs Punkten und darüber (der

Tabelle 50-2 Die „Glasgow-Coma-Scale" (maximal 15 Punkte, minimal 3 Punkte).

	Punkte	
Augenöffnen		
spontan	4	
auf Ansprache	3	
auf Schmerz	2	
keine	1	____ Punkte
verbale Kommunikation		
orientiert	5	
verwirrte Sprache	4	
Wortsalat	3	
unverständliche Laute	2	
keine	1	____ Punkte
motorische Antwort		
befolgt Aufforderungen	6	
gezielt auf Schmerz	5	
Fluchtreaktion	4	
beugt auf Schmerz	3	
streckt auf Schmerz	2	
keine	1	____ Punkte
Gesamtzahl	____	

Maximalwert liegt bei 15 Punkten) siebenmal höher als bei einem GCS-Score kleiner oder gleich fünf [11].

Einschränkungen

Die „Glasgow-Coma-Scale" basiert auf folgenden drei Indikatoren der zerebralen Funktion: Augenöffnen, verbale Äußerungen, motorische Antwort auf verbale und taktile Reize. Das Kriterium „verbale Äußerungen" ist beim intubierten Intensivpatienten problematisch, weil in dieser Situation verbale Äußerungen unmöglich sind [13, 14]. Der prädiktive Wert der anderen „Glasgow-Coma-Scale"-Kriterien ist in Tabelle 50-3 dargestellt. Dabei bezieht sich die prädiktive Wertigkeit auf die Chance einer neurologischen Rehabilitation bei komatösen Patienten nach Reanimation infolge Herzkreislaufstillstand [15]. Fehlen eine Stunde nach der Reanimation Reaktionen auf verbale oder schmerzhafte Reize, erholen sich 70–80% dieser Patienten nur unvollständig. Wenn diese Defizite länger als drei Tage nach Reanimation fortbestehen, sind die Chancen einer suffizienten neurologischen Erholung nahezu null. Demzufolge ist es möglich, anhand der „Glasgow-Coma-Scale" auch bei intubierten Patienten, die sich nicht äußern können, prognostische Informationen zu gewinnen. Allerdings zeigen die Daten in Tabelle 50-3, daß die „Glasgow-Coma-Scale" in den ersten Stunden nach einem Herz-Kreislauf-Stillstand nicht ihre maximale prädiktive Wertigkeit erreicht. Daher sollte die „Glasgow-Coma-Scale" in den ersten Stunden nach erfolgreicher Reanimation nicht zur Beurteilung der Chancen einer eventuellen neurologischen Erholung verwendet werden.

Tabelle 50-3 Prädiktive Wertigkeit der „Glasgow-Coma-Scale" (Daten aus: Edgren E. et al. Assessment of neurologic prognosis in comatose survivors of cardiac arrest. Lancet 1994; 343: 1055–1059).

	Negativer prädiktiver Wert nach Herzkreislaufstillstand nach		
	1 Stunde (%)	24 Stunden (%)	3 Tagen (%)
kein Augenöffnen auf Schmerz	69	92	100
keine motorische Schmerzantwort	75	91	100
keine Antwort auf verbale Stimulation	67	75	94
„Glasgow-Coma-Scale"-Score ≤ 5	69	–	100

Das Delir

Das Delir ist die häufigste Bewußtseinsstörung [16, 17, 18, 19] und darüber hinaus die häufigste postoperative Komplikation des hospitalisierten älteren Menschen [20]. In Untersuchungen an stationär behandelten älteren Patienten betrug die Inzidenz eines Deliriums bis zu 50% [19]. Leider werden annähernd ¾ aller Fälle von den behandelnden Ärzten und dem Pflegepersonal nicht erkannt [16].

Klinische Symptome

Die klinischen Symptome des Delirs sind in Tabelle 50-4 zusammengefaßt [20]. Das Delir entspricht einer Wahrnehmungsstörung, die charakterisiert ist durch eine gestörte Aufmerksamkeit, Denkstörungen und eine fluktuierende Symptomatik. Typisch für das Delir (im Unterschied zur Demenz) sind der akute Beginn und der wechselhafte klinische Verlauf.

Das hypoaktive Delir

Man neigt dazu, das Delir als agitierten Zustand (wie es beim Delirium tremens der Fall ist) einzustufen. Es gibt allerdings, wie aus Tabelle 50-4 ersichtlich, auch eine hypoaktive Form des Delirs, die eher durch Lethargie gekennzeichnet ist als durch Agitation. In der Tat ist das hypoaktive Delir (einhergehend mit einer Lethargie) die häufigste Form des Delirs beim älteren Menschen. Dies ist sicherlich einer der Gründe für die vielen unerkannten Delirerkrankungen beim älteren Patienten [20].

Delir versus Demenz

Das Delir und die Demenz sind unterschiedliche Bewußtseinsstörungen, die leicht zu verwechseln sind, weil sich die klinischen Symptome teilweise überschneiden (z.B. Aufmerksamkeitsstörungen und ungeordnetes Denken) [21]. Wie bereits erwähnt, sind die wesentlichen Unterscheidungskriterien des Delirs der plötzliche Beginn und der fluktuierende Krankheitsverlauf. Allerdings treten mehr als 75% der Delirerkrankungen zusammen mit einer vorbestehenden Demenz auf, so daß die Diagnose Delir im Einzelfall eine begleitende Demenz nicht ausschließt [20].

Tabelle 50-4 *Die klinischen Symptome des Delirs (aus: Inouye SK et al. Clarifying confusion: the Confusion Assessment Method; a new method for detection of delirium. Ann Intern Med 1990; 113: 941–948).*

	Symptom	Beschreibung
1	Aufmerksamkeitsstörung	Unfähigkeit, die Aufmerksamkeit beizubehalten oder sie neu zu orientieren
2	akuter Beginn	Beginn binnen Stunden oder weniger Tage
3	fluktuierender Verlauf	Tag-Nacht-Schwankungen; gewöhnlich nächtliche Verschlechterung
4	ungeordnetes Denken	unlogische oder irrelevante Gedanken, zusammenhanglose oder abschweifende Sprache
5	Bewußtseinsstörung	hyperaktiv und agitiert oder hypoaktiv und lethargisch

Delir = 1 + 2 + 3 plus 4 oder 5

Ätiologie

Die möglichen Ursachen eines Delirs sind in Abbildung 50-1 aufgeführt. Jede Art der Enzephalopathie (d.h. infektiös, ischämisch, medikamenteninduziert oder metabolisch) kann zu einem Delir führen. Medikamente sind ursächliche oder zumindest begleitende Faktoren in bis zu 40% aller Delirerkrankungen des älteren Patienten [17, 18, 19]. Medikamente, die bei Intensivpatienten am häufigsten ein Delir verursachen, sind der Tabelle 50-5 zu entnehmen. Die „Hauptsünder" in dieser Liste sind Alkohol (Entzug), langwirksame Benzodiazepine (Diazepam und Flurazepam) und Opioide (insbesondere Pethidin) [17, 18, 19].

Behandlung

Die Behandlung des Delirs sollte sich darauf konzentrieren, die Ursachen zu erkennen und diese zu behandeln. Wenn Agitiertheit und störendes Benehmen zum Problem werden, ist eine Behandlung mit Sedativa ratsam. Wie nachfolgend dargestellt, ist die Wahl des Sedativums abhängig von der Ursache des Delirs.

Intensivmedizin und postoperatives Delir

Beim Delir, das in der Intensivstation auftritt oder sich postoperativ entwickelt, ist Haloperidol das Medikament der Wahl (zur Dosisempfehlung s. Tab. 8-6). Der einzige Nachteil einer intravenösen Haloperidoltherapie ist der langsame Wirkungseintritt (ca. 10 min). Falls eine rasche Sedierung erforderlich ist, kann in der Initialphase der Behandlung ein Benzodiazepin (z.B. Midazolam) verwendet werden. Allerdings **sollten Benzodiazepine zur Dauertherapie vermieden werden**, weil sie selbst ein durch Intensivtherapie bedingtes oder postoperatives Delir verstärken können [22].

Delirium tremens

Die Behandlung des Alkoholentzugdelirs steht im Gegensatz zur Therapie des Intensivtherapiedelirs. In dieser Situation sind Benzodiazepine die bevorzugten Sedativa, wäh-

Tabelle 50-5 Medikamentöse Auslöser eines Delirs.

Alkohol	Isoniazid
Amphotericin	Lidocain
Aminoglykoside	Metoclopramid
Benzodiazepine	Metronidazol
β-Blocker	Opioide
Cephalosporine	Penicillin (hoch dosiert)
Cimetidin	Phenytoin
Kokain	Ranitidin
Kortikosteroide (hoch dosiert)	Theophyllin
Digitalis	Trimethoprim-Sulfamethoxazol
Ibuprofen	

Die Liste beschränkt sich auf Medikamente, die mit einer gewissen Wahrscheinlichkeit bei Intensivpatienten verabreicht werden (aus: Med Lett 1986; 28: 81–86).

rend Haloperidol das Delir verschlimmern und die Krampfschwelle senken kann [24, 25] (zur Dosierung der Benzodiazepine s. Tab. 8-3).
Wenn beim Delirium tremens eine bedrohliche Hypertonie auftritt, kann eine adjuvante Therapie mit Clonidin (ein zentral wirksamer alpha-2-Agonist) hilfreich sein, den Blutdruck zu senken und die benzodiazepininduzierte Sedierung zu verstärken [24, 25]. Die Clonidindosis beträgt 0,1 mg oral im Abstand von 2 Stunden, bis der Blutdruck unter Kontrolle ist oder eine kumulative Dosis von 0,5 mg erreicht wurde [26]. Clonidin ist auch als transdermales Pflaster verfügbar, das wegen des langsamen Wirkungseintritts allerdings nicht empfehlenswert ist.
(**Anmerkung der Übersetzer:** In Europa ist Clonidin auch in Ampullenform [0,15 mg/ml] zur intravenösen Applikation verfügbar.)

Kokaininduziertes Delir

Die Behandlung des kokaininduzierten Delirs entspricht im wesentlichen der Therapie des Delirium tremens: Benzodiazepine sind die bevorzugten Sedativa, Haloperidol ist nicht empfehlenswert [23].

Der Hirntod

Der Hirntod ist ein Zustand, der durch einen irreversiblen Ausfall lebenserhaltender Funktionen im Zentralnervensystem gekennzeichnet ist [27, 28]. Dieser Zustand ist meist die Folge einer schweren intrakraniellen Läsion, einer massiven intrazerebralen Blutung oder eines Hirninfarkts. Als Folge der in Tabelle 50-1 aufgelisteten Erkrankungen kommt er eher selten vor.

Die Diagnosestellung

Eine Checkliste zur Diagnose des Hirntodes ist in Tabelle 50-6 aufgeführt. Jedes dieser Kriterien der Checkliste muß zu zwei verschiedenen Zeitpunkten erfüllt sein. Das grundlegende Kriterium des Hirntodes ist der irreversible Ausfall jeglicher elektrischer Aktivität des Gehirns einschließlich der Aktivität der Atemzentren des Hirnstammes. Dieser Ausfall der Hirnaktivität darf nicht durch Sedativa oder Hypothermie begünstigt werden.

Tabelle 50-6 Checkliste zur Hirntod-Diagnostik

Der Hirntod ist eingetreten, wenn die folgenden Kriterien bei zwei aufeinanderfolgenden Untersuchungen im Abstand von mindestens 12 Stunden erfüllt sind:
1. keine Reaktion auf Schmerzreize*
2. Körperkerntemperatur > 34 °C
3. subtherapeutische Serumkonzentrationen folgender Substanzen
    a) Alkohol
    b) sedierende oder narkotisierende Medikamente
4. Es fehlt folgende Motorik:
    a) Dekortikations-Lage
    b) Dezerebrations-Lage
    c) Muskelzittern
    d) Spontanbewegungen
5. Folgende Reflexe fehlen beidseitig: **
    a) Lichtreaktion der Pupillen
    b) Kornealreflex
    c) okulovestibulärer Reflex
    d) okulozephaler Reflex (Puppenkopf-Phänomen)
6. Bei maximaler Verstärkung isoelektrisches EEG ***
7. positiver Apnoe-Test: §
    a) Pa_{O_2} zum Testende _____
    b) Pa_{CO_2} zum Testende _____

* Schmerzreize müssen im sensiblen Versorgungsgebiet der Hirnnerven erfolgen, um falsche Ergebnisse durch eine unentdeckte Querschnittsläsion auszuschließen. Der bevorzugte Reiz ist ein supraorbitaler Druckreiz.
** Pupillenreflexe können fehlen bei Augenverletzungen, Muskelrelaxation, Atropin, Mydriatika, Scopolamin und Opioiden.
*** Ein isoelektrisches EEG schließt eine intakte Hirnstammfunktion nicht aus und darf daher nicht als einziges Kriterium zur Feststellung des Hirntodes Verwendung finden.

§ Der Apnoe-Test ist erfüllt, wenn bei einem Pa_{CO_2} > 60 mmHg über einen Zeitraum von mindestens 3 min keine spontanen Atembewegungen nachweisbar sind. Besteht anamnestisch der Verdacht auf eine chronische Hyperkapnie, sollte der Pa_{CO_2} am Testende niedriger als 55 mmHg sein.
Modifiziert nach den Kriterien des Hirntodes der Universität von Pittsburgh mit Erlaubnis von B. C. Decker, Inc, Philadelphia.
Anm. d. Übersetzer: In Deutschland sind die „Richtlinien zur Feststellung des Hirntodes" der Bundesärztekammer bindend. Dtsch. Ärzteblatt 95, Heft 30, B-1509-16, 1998.

Der Apnoe-Test

Ein Meilenstein der Hirntoddiagnostik ist der Nachweis einer persistierenden Apnoe bei hyperkapnischer Stimulation der Atmung. Zur Durchführung dieses Apnoe-Tests wird der Patient vom Respirator diskonnektiert, um einen Pa_{CO_2}-Anstieg um mindestens 10 mmHg über den Normalwert oder Ausgangswert zu ermöglichen (eine Hypokapnie als Ausgangssituation sollte vermieden werden). Um während dieses Tests eine lebensbedrohliche Hypoxämie zu vermeiden, sollte dem Test eine 10–15minütige Beatmung mit 100% Sauerstoff vorausgehen [29, 30]. Zusätzlich kann in der Apnoephase 100% Sauerstoff mit einem Fluß von 15 ml/min in die Trachea insuffliert werden [30]. Nachdem der Patient für einen definierten Zeitraum (gewöhnlich 10 min) vom Beatmungsgerät diskonnektiert war, wird eine arterielle Blutgasanalyse zur Dokumentation der angestrebten Hyperkapnie durchgeführt. Falls die Apnoe unter der Hyperkapnie anhält, ist dieser Test im Hinblick auf die Hirntodfeststellung positiv.

Die Organspende

Wenn ein Patient mit vermutetem oder dokumentiertem Hirntod für eine Organspende in Frage kommt, sollten zur Erhaltung der Organfunktion während und nach der Hirntodbestimmung die im folgenden beschriebenen Maßnahmen ergriffen werden [31].

Ein sicherer Apnoe-Test

Um zusätzliche hypoxische Schäden durch den Apnoe-Test zu vermeiden, gibt es ein alternatives Vorgehen, bei dem der Pa_{CO_2} unter Fortführung der Beatmung ansteigen kann [32]. Diese Methode beruht auf einem intermittierenden mandatorischen Beatmungsmuster (IMV) mit 100% O_2. Die Hypoventilation entsteht durch Reduktion der Zahl der maschinellen Inspirationshübe, wodurch der Pa_{CO_2} ansteigt. Diese Methode ist in Abb. 50-3 dargestellt. Am Beatmungsgerät wurde das Atemminutenvolumen von 11 l/min auf 1 l/min reduziert und der Anstieg des arteriellen Pa_{CO_2} nichtinvasiv durch die Messung des Pa_{CO_2} in der Ausatemluft überwacht. Es fällt auf, daß die pulsoxymetrisch gemessene arterielle Sauerstoffsättigung (Sa_{O_2}) während der gesamten Beobachtungsperiode unter

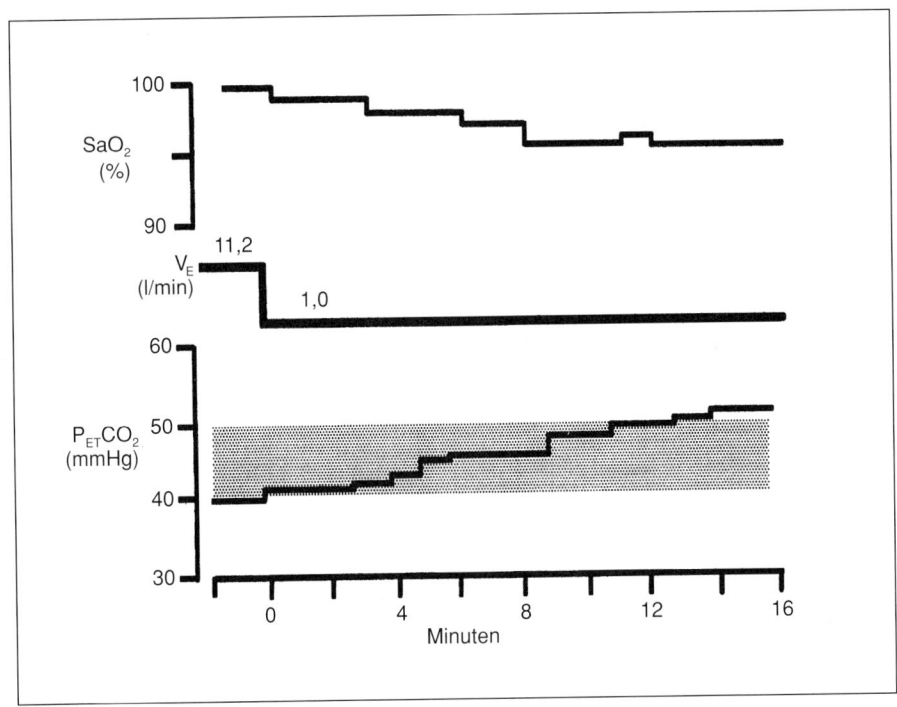

Abb. 50-3 Ein sicherer Apnoe-Test mit progredienter Hyperkapnie unter fortgeführter maschineller Beatmung. Der steile Abfall des Atemminutenvolumens (von 11 auf 1 l/min) resultiert aus der Reduktion der maschinellen Atemfrequenz unter intermittierender mandatorischer Beatmung (IMV). Der Anstieg des arteriellen Pa_{CO_2} wird nichtinvasiv mittels Kapnometrie ($P_{ET}CO_2$), die arterielle Oxygenierung (Sa_{O_2}) mittels Pulsoxymeter überwacht (aus: Gutman DH, Marino PL. An alternative apnea test for the evaluation of brain death. Ann Neurol 1991; 30: 852–853).

progredienter Hyperkapnie über 90% bleibt (weil der Patient mit sehr niedrigem Atemminutenvolumen weiter beatmet wurde). Hat der arterielle Pa_{CO_2} das erforderliche Niveau erreicht, kann der Patient zur Beobachtung einer persistierenden Apnoe vom Respirator diskonnektiert werden.

Die Hämodynamik

Bei potentiellen Organspendern sollten eine arterielle Hypotonie oder ein niedriges Herzzeitvolumen durch kontinuierliche Applikation von Dobutamin (zur Inotropiesteigerung) oder Dopamin (zur Inotropiesteigerung und Vasokonstriktion) behandelt werden, wie in Kapitel 18 beschrieben. Wenn ein Pulmonalarterienkatheter liegt, sollte als Therapieziel ein systemischer Sauerstoffverbrauch über 100 ml/min × m² bei einer Serumlaktatkonzentration unter 4 mmol/l angestrebt werden (s. Kap. 13).

Die Hypophyseninsuffizienz

Mehr als die Hälfte aller Patienten entwickeln im Hirntod eine Hypophyseninsuffizienz mit Diabetes insipidus und sekundärer Nebennierenrindeninsuffizienz [31]. Beide Konstellationen können eine ausgeprägte Hypovolämie (mit reduzierter Organperfusion) und eine hypertone Hypernatriämie (mit Zellhydratation) zur Folge haben. Beim Vorliegen eines Diabetes insipidus (Urinosmolalität < 200 mosmol/l) wird eine Behandlung mit Desmopressin (ein Vasopressinderivat ohne vasokonstriktorische Eigenschaften) empfohlen [31]. Eine bestehende Nebennierenrindeninsuffizienz (d.h. vasopressorresistente Hypotonie) wird mit Hydrokortison behandelt (Dosierung s. Kap. 49).

KAPITEL 51

Bewegungsstörungen

Dieses Kapitel konzentriert sich auf drei verschiedene, bei Intensivpatienten zu beobachtende Arten des gestörten Bewegungsablaufs: unwillkürliche Bewegungen (epileptischer Anfall), schwache oder ineffiziente Bewegungen (neuromuskuläre Schwäche) und Bewegungsunfähigkeit (neuromuskuläre Blockade).

Epileptische Anfälle

Epileptische Anfälle sind nach der metabolischen Enzephalopathie die zweithäufigste neurologische Komplikation bei Intensivpatienten.

Definitionen

Die folgenden Definitionen sind für die Beschreibung, Diagnosestellung und Behandlung von Krampfanfällen nützlich [2, 3].

Muskelaktivität

Epileptische Anfälle können von verschiedenen Formen der Muskelaktivität begleitet sein: tonische Kontraktionen (anhaltende Muskelkontraktionen), atonische Kontraktionen (Abwesenheit von Muskelkontraktionen), klonische Kontraktionen (periodische Muskelkontraktionen mit gleichmäßiger Amplitude und Frequenz) oder Myokloni (periodische Muskelkontraktionen mit unregelmäßiger Amplitude und Frequenz). Außerdem können sie mit Automatismen (z.B. Schmatzen, Kauen) einhergehen.

Generalisierte Krampfanfälle

Für das Entstehen von generalisierten Krampfanfällen sind symmetrische und synchrone elektrische Entladungen der gesamten Hirnrinde verantwortlich. Diese Krampfanfälle können mit oder ohne Muskelaktivität auftreten. Generalisierte Krampfanfälle ohne Muskelaktivität werden Absencen genannt (ehemals: Petit-mal-Anfälle).

Fokale Krampfanfälle

Fokale Krampfanfälle entstehen durch elektrische Entladungen, die von einem Fokus ausgehen oder auf einen bestimmten Teil der Hirnrinde beschränkt sind. Man kann sie in einfache (keine Beeinträchtigung des Bewußtseins) und komplexe fokale Anfälle (Beeinträchtigung des Bewußtseins) einteilen. Zwei Arten von komplexen fokalen Anfällen verdienen besondere Erwähnung: die *Temporallappenanfälle*, die durch regungsloses Starren und Automatismen charakterisiert sind und die *Epilepsia partialis continua*, bei der persistierende halbseitige tonisch-klonische Bewegungen der Gesichtsmuskulatur und der Extremitäten beobachtet werden.

Status epilepticus

Der Status epilepticus ist durch einen mehr als 30 Minuten andauernden kontinuierlichen Krampfanfall oder mindestens zwei aufeinanderfolgende Krampfanfälle, ohne dazwischenliegende Wiedererlangung des Bewußtseins definiert.

Ätiologie

Neu aufgetretene Krampfanfälle können aus einer Medikamentenintoxikation (z.B. Theophyllin), Drogenentzug (z.B. Alkohol), Infektionen (z.B. Meningoenzephalitis, Abszeß), Ischämie (fokal oder diffus), raumfordernden Läsionen (z.B. Tumor oder Blutung) oder metabolischen Störungen (z.B. hepatische oder urämische Enzephalopathie, Hypoglykämie, Hyponatriämie, Hypokalzämie) resultieren. In einer Studie über neu aufgetretene Krampfanfälle bei Intensivpatienten waren Medikamentenintoxikation und Drogenentzug die häufigsten Ursachen [4]. In Tabelle 51-1 sind die Medikamente aufgelistet, die mit hoher Wahrscheinlichkeit an der Entstehung von epileptischen Anfällen bei Intensivpatienten beteiligt sind [5].

Status epilepticus

Bei ungefähr 50% der Patienten mit Status epilepticus handelt es sich um eine Erstmanifestation des Krampfanfalls. Der häufigste Grund ist ein akutes zerebrovaskuläres Geschehen (Ischämie, Blutung). Hypoglykämie und Infektionen des ZNS sind dagegen seltene Ursachen.

Diagnose

Zur Beurteilung neu aufgetretener Krampfanfälle sollte man sich in erster Linie auf die vorher erwähnte Ätiologie konzentrieren. Können weder eine offensichtliche metabo-

Tabelle 51-1 Durch Drogen und Medikamente induzierte Krampfanfälle auf der Intensivstation.

Drogenentzug	Barbiturate Benzodiazepine Alkohol Opiate
Medikamentenintoxikation bei Medikamentenabusus	Amphetamine Kokain Phencyclidin
bei therapeutischer Medikation	Ciprofloxacin Imipenem Lidocain Penicillin Theophyllin trizyklische Antidepressiva

lische Entgleisung noch eine arzneimittelbedingte Ursache gefunden werden oder legt die körperliche Untersuchung den Verdacht auf ein fokales Geschehen nahe, sollten weitere diagnostische Maßnahmen erfolgen (Neuroradiologie, Lumbalpunktion).

Behandlung

Die meisten epileptischen Anfälle auf der Intensivstation gehen mit tonisch-klonischer Muskelaktivität (Konvulsionen) einher. Die Empfehlungen zur Akutbehandlung des Status epilepticus werden in Tabelle 51-2 zusammengefaßt [6].

Benzodiazepine

Bei der Behandlung von konvulsiven Krampfanfällen sind intravenös verabreichte Benzodiazepine Mittel der ersten Wahl.
80% aller Krampfanfälle sistieren innerhalb von fünf Minuten nach Verabreichung von Diazepam (Valium®) 0,2 mg/kg i.v.; die Wirkung hält aber nur 30 Minuten an [6]. Lorazepam (Tavor®) 0,1 mg/kg i.v. ist ebenso effektiv wie Diazepam und hat eine längere Wirkungsdauer (12–24 h).

Phenytoin

Wegen der kurzen Wirkungsdauer von intravenösem Diazepam sollte immer eine Behandlung mit Phenytoin zur Anfallsprophylaxe angeschlossen werden.
Die Standarddosis bei Erwachsenen beträgt 20 mg/kg i.v.; bei älteren Patienten sollte eine Dosisreduktion auf 15 mg/kg erfolgen [6]. Intravenöses Phenytoin kann zu einer Depression des kardiovaskulären Systems führen (möglicherweise bedingt durch das Lösungsmittel Propylenglycol), daher sollte die maximale Infusionsrate 50 mg/min nicht überschreiten [7]. Reicht die Anfangsdosis von 20 mg/kg nicht aus, kann sie in Schritten von 5 mg/kg bis zu einer Gesamtdosis von 30 mg/kg gesteigert werden [6]. Der therapeutische Bereich der Serumkonzentration von Phenytoin liegt bei 10–20 mg/l.

Tabelle 51-2 Medikamentöse Behandlung des Status epilepticus. (Nach den Empfehlungen der Epilepsy Foundation of America Working Group on Status Epilepticus: Treatment of convulsive status epilepticus. JAMA 1993; 270: 854–859).

Medikament	Indikation	parenterale Dosis
Diazepam	Erstbehandlung	0,2 mg/kg verabreicht in einer Rate von 5 mg/min, bei Bedarf nach 5 Minuten wiederholbar Perfusor: 0,1–0,2 mg/kg/h (bei bekannter Allergie gegen Phenytoin)
Lorazepam	Erstbehandlung	0,1 mg/kg in einer Rate von 2 mg/min
Phenytoin	Anschlußbehandlung an Diazepam	15–20 mg/kg in einer maximalen Rate von 50 mg/min (ältere Patienten: Dosisreduktion)
Phenobarbital	Konvulsionen, die auf obige Therapie nicht ansprechen	20 mg/kg in einer maximalen Rate von 100 mg/min

Bei Patienten mit bekannter Phenytoinallergie (Fieber, Rötung und Lymphadenopathie nach Phenytoinverabreichung) sollte der Status epilepticus mit intravenösem Diazepam als Dauerinfusion (Dosierung wie in Tab. 51-2 angegeben) behandelt werden [8].

Phenobarbital

90% der epileptischen Anfälle können mit einer Kombination von Benzodiazepinen und Phenytoin beherrscht werden. Von den noch verbleibenden 10% läßt sich etwa die Hälfte erfolgreich mit intravenösem Phenobarbital behandeln [6]. Phenobarbital wird in einer Dosierung von 100 mg/min bis zum Sistieren des Anfalls oder bis zum Erreichen der Höchstdosis von 20 mg/kg verabreicht. Die therapeutische Serumkonzentration liegt zwischen 10 und 40 mg/l. Im höheren Dosierungsbereich bewirkt Phenobarbital tiefe und andauernde Sedierung, der Patient erwacht unter Umständen erst Stunden nach dem Ende des Krampfanfalls.

Bei etwa 5% der Patienten ist der Status epilepticus therapierefraktär gegenüber Benzodiazepinen, Phenytoin und Phenobarbital. Hier können inhalative Anästhetika und Muskelrelaxanzien indiziert sein [9]. In diesem Fall sollte sofort ein neurologisches Konsil erfolgen.

Neuromuskuläre Schwäche

Die folgenden drei Erkrankungen können zu einer schweren, lebensbedrohlichen neuromuskulären Schwäche führen. Einen differentialdiagnostischen Überblick bietet Tabelle 51-3.

Myasthenia gravis

Die Myasthenia gravis ist eine Autoimmunerkrankung, bei der es zur Zerstörung der postsynaptischen Acetylcholinrezeptoren an den neuromuskulären Synapsen durch Autoantikörper kommt. Die Krankheit ist selten und betrifft 1 von 100 000 Erwachsenen [10].

Tabelle 51-3 Differentialdiagnostische Charakteristika neuromuskulärer Erkrankungen.

Symptome	Myasthenia gravis	Guillain-Barré-Syndrom	Polyneuropathie kritisch Kranker
Augensymptome	ja	nein	nein
intermittierende Schwäche	ja	nein	nein
Hirnstammsymptome	ja	ja	nein
Sehnenreflexe	intakt	vermindert	vermindert
Autonome Instabilität	nein	ja	nein
Nervenleitfähigkeit	normal	anomal	anomal

Klinisches Erscheinungsbild

Bei wiederholter Belastung verstärkt sich die für Myasthenia gravis charakteristische Muskelschwäche. Die Krankheit beginnt meist an den Augenlidern und den äußeren Augenmuskeln, in 85% der Fälle folgt eine generalisierte Schwäche [10]. Häufig sind auch die proximale Extremitätenmuskulatur, das Zwerchfell und die Thoraxmuskulatur betroffen. Als *myasthenische Krise* bezeichnet man einen rasch progredienten Verlauf mit Ateminsuffizienz und Beatmungspflichtigkeit. Bei der Myasthenia gravis kommt es nur zu motorischen Einschränkungen – Sensibilität und Reflexe sind vollständig erhalten. Begleiterkrankungen, Operationen und verschiedene Medikamente können zu einer Verschlechterung der Myasthenie führen. Hierunter fallen vor allem Antibiotika (z.B. Aminoglykoside), kardial wirksame Medikamente (z.B. Lidocain, Procainamid, Chinidin) und Magnesium [11]. Aminoglykoside können ein myasthenisches Syndrom provozieren, das sich nach Absetzen wieder zurückbildet. Magnesium blockiert die präsynaptische Freisetzung von Azetylcholin und kann sich bei myasthenischen Patienten besonders schädlich auswirken.

Diagnose

Die Diagnose der Myasthenia gravis basiert auf der charakteristischen Muskelschwäche (an Augenlidern und äußeren Augenmuskeln, Verschlechterung bei wiederholter Belastung) und der größeren Muskelkraft nach Gabe eines Cholinesterasehemmers wie Edrophonium (Tensilon®). Radioimmunoassays zum Nachweis von Antikörpern gegen Acetylcholinrezeptoren sind in 85% der Fälle positiv und bestätigen die Diagnose. Im Anschluß sollte nach Thymustumoren (in 10% der Fälle) und Hyperthyreose (in 5% der Fälle) gefahndet werden.

Behandlung

Mittel der ersten Wahl sind die Cholinesterasehemmer. Pyridostigmin (Mestinon®) wird mit einer Anfangsdosis von 60 mg oral (oder 2 mg intramuskulär) alle 8 Stunden verabreicht und kann, falls erforderlich, bis zu einer Maximaldosis von 120 mg oral (oder 4 mg intramuskulär) alle 8 Stunden gesteigert werden. Begleitend kann eine immunosuppressive Therapie mit Prednison (20–60 mg/d), Azathioprin (2–3 mg/kg × d) oder Cyclosporin (5 mg/kg × d) begonnen werden. Bei beatmungspflichtigen Patienten im fortgeschrittenen Krankheitsstadium wird durch Plasmapherese (zur Entfernung von Antikörpern) häufig eine effektive, jedoch nur kurzzeitige Besserung erzielt. Zur Vermeidung einer immunosuppressiven Therapie ist bei Patienten unter 60 Jahren häufig eine Thymektomie indiziert [10].

Guillain-Barré-Syndrom

Das Guillain-Barré-Syndrom ist eine akute inflammatorische, demyelinisierende Polyneuropathie, der in zwei Drittel aller Fälle ein akuter Infekt vorausgeht [12, 13]. Man nimmt eine immunologische Genese der Erkrankung an, der genaue Mechanismus ist allerdings unklar.

Klinisches Erscheinungsbild

Innerhalb von einigen Tagen bis Wochen entwickeln sich Parästhesien und eine symmetrische Schwäche der Extremitäten. Normalerweise sind bis zum Auftreten der Schwäche die Symptome der vorangegangenen Infektion bereits abgeklungen.

Ungefähr 20% der Patienten entwickeln im weiteren Verlauf eine respiratorische Insuffizienz und benötigen eine Respiratorbehandlung [12, 13]. Bei schweren Krankheitsverläufen kann es zu einer Instabilität des autonomen Nervensystems und Hirnstammsymptomen kommen. Die Krankheit sistiert in etwa 85% der Fälle spontan, häufig bleibt jedoch ein neurologisches Defizit bestehen.

Diagnose

Die Diagnose wird anhand des klinischen Erscheinungsbildes gestellt (progrediente symmetrische Schwäche der Extremitäten im Anschluß an einen akuten Infekt). Die Untersuchung der Nervenleitfähigkeit kann eine axonale Degeneration nachweisen.

Behandlung

Die Behandlung des Guillain-Barré-Syndroms beschränkt sich auf unterstützende Maßnahmen. In schweren Fällen kann eine Respiratorbehandlung notwendig sein. Plasmapherese und Immunglobulingabe (0,4 g/kg × d) können zu vorübergehender Besserung führen; die Behandlungserfolge sind jedoch wesentlich weniger ausgeprägt als bei der Myasthenia gravis [14]. Da es in den meisten Fällen zu spontaner Remission kommt, muß ein großes Augenmerk auf die Verhinderung von Komplikationen (respiratorische Insuffizienz, Thromboembolie) gelegt werden. Auf die Respiratortherapie wird weiter unten in diesem Kapitel eingegangen.

Polyneuropathie kritisch Kranker

Bei Patienten mit Sepsis oder im Multiorganversagen (s. Kap. 31) kann auch das periphere Nervensystem in Form einer Polyneuropathie betroffen sein [15].

Klinisches Erscheinungsbild

70% aller Intensivpatienten mit Sepsis und Multiorganversagen zeigen bei der Untersuchung der Nervenleitfähigkeit Anzeichen einer motorischen und sensorischen Polyneuropathie [10]. In den meisten Fällen führt die Krankheit nicht zu klinischen Ausfallserscheinungen, eine ausgeprägte Schwäche der Extremitäten und des Körperstamms sind jedoch möglich. Die meisten dieser Patienten wurden vor Krankheitsbeginn mindestens eine Woche maschinell beatmet [17]. Die Polyneuropathie fällt meist erst dann auf, wenn sich der septische Zustand bessert. Die Entwöhnung vom Respirator kann durch die Polyneuropathie verzögert sein. Viele dieser Intensivpatienten hatten Muskelrelaxanzien erhalten, wobei die neuromuskuläre Schwäche jedoch auch nach Absetzen dieser Medikamente anhielt. Störungen des autonomen Nervensystems und Hirnstammsymptome sind im Gegensatz zum Guillain-Barré-Syndrom selten [17].
Die Diagnose der Polyneuropathie kritisch Kranker wird aufgrund des klinischen Erscheinungsbildes gestellt (Schwäche der Extremitäten und des Körperstamms in Verbindung mit schwerer Sepsis und Multiorganversagen) und durch Ausschluß anderer neuromuskulärer Störungen. Messungen der Nervenleitfähigkeit und Elektromyographie liefern Informationen über die axonale Degeneration, in den meisten Fällen sind diese Untersuchungen jedoch entbehrlich [17].
Es gibt keine spezifische Therapie für dieses Krankheitsbild; in vielen Fällen kommt es jedoch zu einer spontanen Erholung.

Tabelle 51-4 Respiratorische Komplikationen der neuromuskulären Schwäche.

Vitalkapazität (ml/kg)	Konsequenzen	Therapie
70	Normale Kraft der Atemmuskulatur	Beobachtung
30	Husten und Sekretabhusten erschwert	Physiotherapie
25	Sekretstau mit dem Risiko einer Infektion und Atemwegsobstruktion	endotracheale Intubation
20	Atelektasen und progressive Hypoxämie	zusätzlich Sauerstoff
10	alveoläre Hypoventilation und Hyperkapnie	mechanische Ventilation

(Anmerkung des Übersetzers: Intubation zwingt in der Regel zu mechanischer Beatmung).

Pulmonale Komplikationen

In Tabelle 51-4 sind die pulmonalen Komplikationen bei neuromuskulären Erkrankungen zusammengefaßt. Damit es zu respiratorischen Komplikationen kommen kann, muß die Atemmuskulatur erheblich geschwächt sein. Das erste Symptom ist ein abgeschwächter Husten und ein erschwertes Abhusten von Sekret. Dies kann zu Atemwegsinfektion und Obstruktion führen. Die Intubation ist dann indiziert, wenn das Sekret nicht mehr effektiv abgehustet werden kann. Bei Fortschreiten der neuromuskulären Schwäche kann es zu Atelektasenbildung und Hypoxämie mit nachfolgender Hypoventilation und zunehmender CO_2-Retention kommen.

Ein wichtiger Punkt aus Tabelle 51-4 soll an dieser Stelle hervorgehoben werden: Die Intubation ist häufig schon vor dem Entstehen einer Hypoxämie und Hyperkapnie notwendig. Bei neuromuskulären Störungen, die die Atemmuskulatur betreffen, sollte die Intubation generell vor dem Eintreten der respiratorischen Insuffizienz erfolgen [13, 18]. Der empfindlichste Parameter zur Erfassung des Kraftpotentials der Atemmuskulatur ist der maximale inspiratorische Druck (Pi_{max}), auf den in Kapitel 29 näher eingegangen wird [19].

Ein Pi_{max}-Wert unter 30 cm H_2O ist ein Indikator für einen starken Kraftverlust der Atemmuskulatur und eine Indikation für Intubation und assistierte Beatmung.

Neuromuskuläre Blockade

Die Verwendung von Muskelrelaxanzien bei agitierten und schwierig zu beatmenden Intensivpatienten ist weit verbreitet. Ihr Einsatz hat aber auch schwerwiegende Nachteile, auf die später eingegangen wird [20].

Wirkungsmechanismus

Muskelrelaxanzien binden auf der postsynaptischen Seite der neuromuskulären Synapse an den Acetylcholinrezeptor. Dabei gibt es zwei verschiedene Wirkungsmechanismen: Die depolarisierenden Muskelrelaxanzien verhalten sich wie Acetylcholin und depolarisieren die postsynaptische Membran. Dabei verhindert die langanhaltende Depolarisierung eine elektrische Impulsübertragung auf den Muskel. Die nicht-depolarisierenden Muskelrelaxanzien verhindern die acetylcholinvermittelte Erregung der postsynaptischen Membran.

Muskelrelaxantien

In Tabelle 51-5 sind die Muskelrelaxanzien aufgeführt, die auf der Intensivstation hauptsächlich angewendet werden. Es handelt sich dabei um sog. nicht-depolarisierende Muskelrelaxanzien.

Pancuronium (Pancuronium Organon®) gehört zur Gruppe der mittellang wirksamen Muskelrelaxantien (Wirkdauer 1–2 h) und ist seit 1972 auf dem Markt. Die anfängliche Begeisterung für dieses Medikament hat nachgelassen – einerseits wegen der langen Wirkung und Akkumulationsgefahr bei wiederholter Gabe, andererseits wegen der vagolytischen Wirkungen (Tachykardie, Hypertonie). Obwohl Pancuronium im Perfusor verabreicht werden kann, ist die intermittierende Bolusgabe wegen des Akkumulationsrisikos üblich. Pancuronium wird über die Nieren ausgeschieden; bei Nierenversagen muß die Dosis reduziert werden.

Vecuronium (Norcuron®) ist ein chemisches Analogon zu Pancuronium, das kürzer wirkt und keine vagolytischen Effekte hat. Es wird ähnlich wie Pancuronium dosiert. Wegen seiner kurzen Wirkungsdauer kann es im Perfusor verabreicht werden.

Auch *Atracrurium* wirkt kürzer als Pancuronium und kann kontinuierlich verabreicht werden. Bei zu schneller Injektion kann es jedoch eine Histaminfreisetzung aus den Mastzellen und eine damit einhergehende Hypotonie bewirken. Daher empfiehlt sich eine Bolusgabe über 2–4 Minuten.

Succinylcholin (Lysthenon®) ist ein depolarisierendes Muskelrelaxans, das auf der Intensivstation selten verwendet wird und daher in Tabelle 51-5 keinen Eingang gefunden hat. Seine Wirkung ist von ultrakurzer Dauer und wird meistens zur Erleichterung der endotrachealen Intubation benutzt. Innerhalb von 2 Minuten wird die Muskelrelaxation mit einer Dosis von 1 bis 2 mg/kg erreicht, der Effekt verschwindet innerhalb 10 min.

Die prolongierte Depolarisation wird von einem starken Kaliumaustritt aus den Muskelzellen begleitet, der Kaliumspiegel steigt vorübergehend um 0,5–1 mval/l an [21]. Lebens-

Tabelle 51-5 Vergleich zwischen den Muskelrelaxanzien.

	Pancuronium (Pancuronium Organon®)	Vecuronium (Norcuron®)	Atracrurium (Tracrium®)
Intubationsdosis	0,10 mg/kg	0,10 mg/kg	0,50 mg/kg
Wiederholungsdosis	0,02 mg/kg	0,02 mg/kg	0,1 mg/kg
Wirkungsdauer	60–90 min	25–30 min	20–35 min
Dosierung bei kontinuierlicher Verabreichung	1 µg/kg × min	1 µg/kg × min	7 µg/kg × min
Kosten der äquipotenten Dosen*	DM 15,57	DM 21,15	DM 164,08

* Die Kosten beziehen sich auf 1 h Muskelrelaxation bei einem Erwachsenen mit 70 kg. Preise nach Angaben der Apotheke, Klinikum Regensburg.

bedrohliche Kaliumanstiege werden bei Patienten mit akutem neurologischem Trauma und Verbrennungen beobachtet.

(**Anmerkung des Übersetzers:** Succinylcholin ist bei länger immobilisierten Patienten streng kontraindiziert).

Überwachung

Die Standardmethode zum Nachweis der Intensität einer neuromuskulären Blockade ist die Stimulation des Nervus ulnaris am Handgelenk und nachfolgende Adduktion des Daumens. Der Stimulationsstrom ist mit 50–80 mA gering und wird vom analogsedierten Patienten nicht wahrgenommen.

Da die nicht-depolarisierende neuromuskuläre Blockade bei wiederholter Nervenstimulation zunimmt, wird die Stärke der Reizantwort auf eine wiederholte Ulnarisstimulation geringer. Bei der Standardtechnik werden aufeinanderfolgende Stimuli gesetzt und das Ausmaß der Daumenbewegung zwischen der ersten und der vierten Stimulation verglichen. Diese Methode wird als „train of four"-Technik bezeichnet. Eine exzessive neuromuskuläre Blockade liegt vor, wenn es zu keiner Daumenbewegung kommt. Nimmt die Daumenkontraktion hingegen bei wiederholter Stimulation nicht ab, liegt eine inadäquate Blockade vor.

Nachteile

Notwendigkeit der Sedierung

Muskelrelaxanzien sedieren nicht. Da eine Muskelrelaxation eine extrem angstauslösende und auch schmerzhafte Erfahrung ist, müssen Patienten währenddessen stark sediert werden. Leider ist es jedoch nicht möglich, bei einem relaxierten Patienten festzustellen, ob er ausreichend sediert ist. Daher sollte von vornherein großzügig dosiert werden. Da die Immobilisation häufig schmerzhaft ist, bieten sich Opiate zur Sedierung an.

Relaxansüberhang

Einige Studien zeigen eine prolongierte Wirkung der Muskelrelaxanzien nach ihrem Absetzen. Zu diesem Phänomen kann es vor allem bei längerer Relaxation (> 1 Woche), aber auch nach mehreren Einzeldosen kommen. Es gibt keinen Anhaltspunkt dafür, daß dieses Problem vom verwendeten Medikament abhängig ist. Um das Risiko des Relaxansüberhangs möglichst gering zu halten, sollten Muskelrelaxanzien nur kurzzeitig und intermittierend eingesetzt werden [24]. Am besten ist es jedoch, eine Muskelrelaxation möglichst zu vermeiden.

Basale Pneumonie

Während der Muskelrelaxation ist die Entfernung von Sekreten aus den Atemwegen ungenügend, da endotracheale Absaugkatheter die distalen Atemwege nicht erreichen. Ohne die Möglichkeit des Abhustens kommt es zum Sekretstau in den basalen Lungenabschnitten. In der Folge kann es zu einer basalen Pneumonie kommen.

Venöse Thromboembolie

Da im relaxierten Zustand der Effekt der Muskelpumpe auf den venösen Rückstrom fehlt, steigt das Risiko für thromboembolische Ereignisse. Deshalb muß beim relaxierten Patienten zwingend eine Thromboseprophylaxe durchgeführt werden (s. Kap. 7).

Zusammengefaßt sind die Risiken der Muskelrelaxation erheblich. Daher sollte so häufig wie möglich ihr Verzicht erwogen werden, was sich bei starker Sedierung einfacher gestaltet als erwartet.

KAPITEL 52

Der Apoplex und verwandte Krankheitsbilder

Der Schlaganfall (ein ungenauer Ausdruck für eine vaskulär bedingte, akute Hirnläsion) steht in der Statistik der Todesursachen in den USA an dritter Stelle. Er ist für ein Viertel aller Todesfälle beim Erwachsenen verantwortlich. Mit Kenntnis dieser Daten sollte man meinen, daß das Interesse am Apoplex ganz oben in der Rangordnung der lebensbedrohlichen Erkrankungen steht. Tatsächlich wurde der Apoplex bisher von den Intensivmedizinern stiefmütterlich behandelt. Das hat sich in der letzten Zeit geändert. Nach derzeitigem Wissensstand gibt es viele Ähnlichkeiten zum akuten Myokardinfarkt und es liegt nahe, den Schlaganfall mit den gleichen aggressiven Maßnahmen wie den Herzinfarkt anzugehen [1, 2].

Definitionen

Bei den in diesem Kapitel beschriebenen Krankheitsbildern handelt es sich um zerebrovaskuläre Störungen. Die nachfolgenden Definitionen hat das National Institute of Neurologic Disorders and Stroke aufgestellt.

Apoplex

Beim Apoplex handelt es sich um:
1. eine akute neurologische Störung
2. eine vaskulär, nicht traumatisch bedingte Schädigung des ZNS
3. eine fokale, weniger eine globale neurologische Dysfunktion
4. ein Geschehen, das mehr als 24 Stunden andauert oder innerhalb von 24 Stunden zum Tode führt.

Klassifikation

Abhängig vom pathophysiologischen Mechanismus kann dem Apoplex eine Ischämie oder Blutung zugrunde liegen. 80% der Schlaganfälle werden durch Ischämien und 15% durch Blutungen verursacht (10% sind durch intrazerebrale Blutung, 5% durch Subarachnoidalblutung bedingt) [5].

Dem ischämischen Apoplex kann ein thrombotisches oder embolisches Geschehen zugrunde liegen. Thrombotische zerebrale Ereignisse beruhen auf den gleichen pathologischen Grundlagen wie der Herzinfarkt (s. Kap. 19). Zerebrale Emboli sind für 20% der ischämischen Schlaganfälle verantwortlich. Sie entstehen mehrheitlich als Thrombi im linken Vorhof (bei Vorhofflimmern) und im linken Ventrikel (bei akutem Myokardinfarkt). Nur selten geht ein Thrombus von einer tiefen Beinvenenthrombose aus und gelangt durch ein offenes Foramen ovale in die arterielle Strombahn [7].

Die Einteilung des Schlaganfalls kann auch anhand der Zeitspanne bis zur Rückbildung der Symptome erfolgen. Das sog. *prolongierte, reversible, ischämische neurologische Defizit* (PRIND) ist durch das vollständige Wiedererlangen der intakten neurologischen Funktion innerhalb von drei Wochen nach dem Insult gekennzeichnet. Beim Apoplex bleibt das neurologische Defizit länger als drei Wochen nach dem Infarkt bestehen.

Transitorische ischämische Attacke (TIA)

Eine transitorische ischämische Attacke ist ein fokaler zerebraler Funktionsausfall auf dem Boden einer Ischämie, der weniger als 24 Stunden andauert [3]. Der Hauptunterschied zwischen TIA und Apoplex ist die zugrundeliegende Pathologie. Bei der TIA liegt eine Ischämie vor, beim Apoplex entweder ein Infarkt oder eine Blutung. Davon hängt auch die Dauer des neurologischen Defizits ab: bei der TIA kürzer als 24 Stunden, beim Apoplex länger als 24 Stunden.

Klinische Diagnose

Patienten mit der Verdachtsdiagnose „Schlaganfall" haben ein neu aufgetretenes, fokales neurologisches Defizit, das nicht auf einem traumatischen Geschehen beruht. Wenn die Symptome noch nicht länger als 24 Stunden bestehen, ist es häufig unmöglich, zwischen einer TIA und einem Schlaganfall zu unterscheiden. Bei Verdacht auf Schlaganfall kann die Berücksichtigung nachfolgend aufgeführter Symptome hilfreich sein [8]. Sie sind in Tabelle 52-1 noch einmal zusammengefaßt dargestellt.

Epileptischer Anfall

Generalisierte Krampfanfälle und ein Status epilepticus mit Konvulsionen sind bei der TIA und dem Apoplex selten. Bei etwa 10% der Schlaganfälle tritt ein epileptischer Anfall auf [4]. In der Regel werden sie in den ersten 24 Stunden beobachtet und sind eher fokal als generalisiert.

Fieber

Fieber kommt bei der TIA selten, beim Apoplex aber in 50% der Fälle vor [9]. Tritt bei einem Patienten mit Apoplex Fieber auf, ist es in den meisten Fällen durch andere Ursachen bedingt (z.B. Infektionen, Thromboembolie).

Bewußtsein

Die Formatio reticularis im Hirnstamm ist für Wachheit und Weckreaktionen (Bewußtsein) verantwortlich. Da der Apoplex meist durch einen zerebralen Infarkt bedingt ist, ist der Bewußtseinsverlust beim unkomplizierten Schlaganfall kein häufiges Symptom [1, 4]. Bei fokalen neurologischen Ausfällen mit Koma liegen am häufigsten eine zere-

Tabelle 52-1 Klinische Diagnose des Apoplex.

Symptom	Kommentar
Fieber	Fieber kann bei 50% der Patienten mit Apoplex vorhanden sein, hat aber meist eine andere Ursache als den Schlaganfall.
Krampfanfälle	Generalisierte Krampfanfälle und Status epilepticus kommen beim ischämischen Apoplex selten vor.
Koma	Bei zerebraler Infarzierung ist ein Koma selten und deutet eher auf intrazerebrale Blutung, massive Infarzierung mit zerebralem Ödem oder Krampfanfälle hin.
Aphasie	Aphasie deutet auf Ischämie oder Infarkt der linken A. cerebri media hin.
Schwäche der Extremitäten	Eine signifikante Schwäche ist vorhanden, wenn der Arm nicht 10 Sekunden lang, oder das Bein nicht 5 Sekunden lang im 30-Grad-Winkel hochgehalten werden kann.

brale Blutung, eine massive zerebrale Infarzierung mit zerebralem Ödem, ein Hirnstamminfarkt oder ein epileptischer Anfall (nicht-konvulsiver Krampfanfall oder postiktaler Status) vor.

Aphasie

Bei 90% der Menschen ist die linke Hemisphäre Sitz des Sprachzentrums. Defekte in der linken Hirnhälfte verursachen Aphasie, Störungen des Sprachverständnisses und der Sprachproduktion [10]. Patienten mit Aphasie haben eine Störung des Sprachverständnisses (sensorische Aphasie), des sprachlichen Ausdrucks (motorische Aphasie) oder beides (globale Aphasie). Bei den meisten Patienten mit Aphasie liegt ein zerebraler Infarkt im Strombereich der Arteria cerebri media auf der linken Seite vor [10]. Andere Ursachen von Aphasie sind Tumoren, Kopfverletzungen und Morbus Alzheimer.

Schwäche

Ein Hauptsymptom bei Schädigung der zerebralen Hemisphäre durch Ischämie oder Blutung ist die Schwäche der kontralateralen Extremitäten. Es besteht eine signifikante Schwäche, wenn der Patient nicht in der Lage ist, den Arm 10 Sekunden lang im 90-Grad-Winkel zu abduzieren oder wenn er das Bein nicht für 5 Sekunden in einem Winkel von 30 Grad anheben kann [5]. Das Vorhandensein einer Hemiparese stützt die Diagnose einer TIA bzw. eines Schlaganfalls. Eine Hemiparese kann auch bei metabolischer Enzephalopathie auf dem Boden eines Nierenversagens [12] oder einer Sepsis entstehen [13].

Diagnosestellung

Die Diagnosestellung bei Verdacht auf einen Apoplex gestaltete sich von jeher schwierig und zeitaufwendig. Da heute jedoch, wie schon zu Beginn dieses Kapitels angesprochen, von einer großen Ähnlichkeit zwischen akutem Myokardinfarkt und ischämischem Apoplex ausgegangen wird, ist es nötig, den Schlaganfall mit der gleichen Entschiedenheit anzugehen wie den Herzinfarkt. Der US National Stroke Association zufolge sollte die Diagnostik bei Verdacht auf Apoplex innerhalb von 6 Stunden nach Beginn der Symptome abgeschlossen sein [14]. Oder anders gesagt: „Time is brain" [15].

Routinediagnostik

Bei der Verdachtsdiagnose Apoplex sollte im Labor nach Hypoglykämie, Hyponatriämie, Hypernatriämie und Hinweisen auf eine Niereninsuffizienz gefahndet werden. Ist der Patient marcumarisiert, muß die INR (Quick) bestimmt werden, bei Verdacht auf Vorhofflimmern ist ein EKG und bei Fieber eine Röntgenaufnahme des Thorax notwendig.

Computertomographie

Das Computertomogramm des Gehirns (CCT) kann ischämische und hämorrhagische Läsionen darstellen und voneinander unterscheiden [16].
Die Sensitivität des CTs für einen zerebralen Infarkt [17] beträgt 70%. Eine intrakranielle Blutung läßt sich sogar mit einer Wahrscheinlichkeit von über 90% nachweisen [1]. Die Sensitivität wird jedoch von der Länge der zwischen Beginn der Symptome und CCT-Durchführung liegenden Zeit beeinflußt.

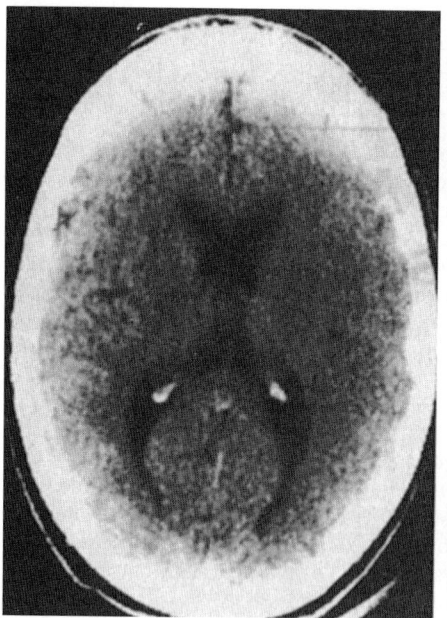

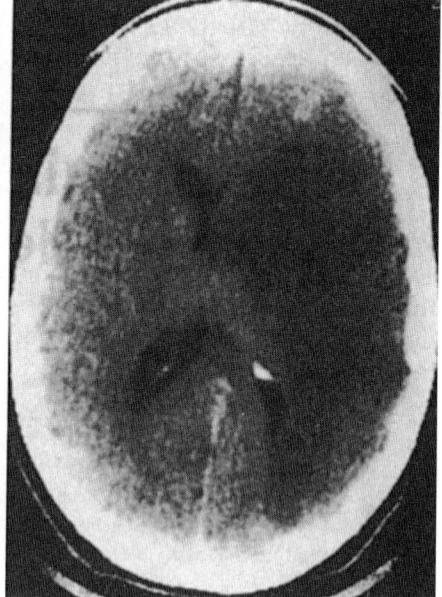

Abb. 52-1 *Der Einfluß der Zeit auf das diagnostische Resultat eines zerebralen CTs. Beide Computertomogramme sind vom gleichen Patienten. Das CT auf der linken Seite wurde innerhalb von 24 Stunden nach Symptombeginn aufgenommen und ist unauffällig. Das Bild auf der rechten Seite wurde drei Tage später aufgenommen und zeigt ein großes hypodenses Areal mit Verdrängungswirkung der linken Hemisphäre (Infarkt). (Reproduktion mit Erlaubnis von [16]).*

Zeitlicher Ablauf

Der Einfluß der Zeit auf das diagnostische Ergebnis des CCTs ist in Abbildung 52-1 dargestellt. Die diagnostische Erfolgsrate des CCTs liegt beim zerebralen Infarkt unter 50%, wenn die Bilder innerhalb von 24 Stunden nach Infarktbeginn aufgenommen wurden [16]. Daher schließt ein negativer CT-Befund, der innerhalb von 24 Stunden nach Infarktbeginn erhoben wurde, den zerebralen Infarkt nicht aus.

Indikationen

Das CT hat zwei große Vorteile bei Verdacht auf einen Apoplex. Erstens kann es zwischen Blutung und Infarkt differenzieren, was für die Wahl der richtigen Therapie wichtig ist. Zweitens kann eine Raumforderung (Tumor oder Abszeß), die manchmal unter der Verdachtsdiagnose Apoplex läuft, ausgeschlossen werden. Deshalb wird die routinemäßige Durchführung eines CCTs bei Verdacht auf Apoplex empfohlen.

Kosten

Ein kraniales CT kostet nach der GOÄ vom 1.1.1996 DM 228,–.

Die Kernspintomographie (NMR-Imaging)

Das NMR („Nuclear Magnetic Resonance") hat im Falle eines Hirninfarktes (v.a. des Zerebellums und des Hirnstamms) eine höhere diagnostische Treffsicherheit als das CT [18]. Die Überlegenheit des NMR bei Verdacht auf Apoplex ist in Abbildung 52-2 dargestellt. Dieses NMR-Bild stammt von einer 33jährigen, bisher gesunden Patientin, die unter plötzlich aufgetretener Schwäche des rechten Armes und Beines litt. Das zunächst gemachte CT-Bild war unauffällig. Im NMR fanden sich jedoch multiple (hyperdense) Infarzierungen entlang des Versorgungsgebietes der Arteria cerebri media. Daraufhin wurde ein zerebrales Angiogramm angeordnet, das den Verdacht auf eine Vaskulitis als Ursache des Infarktes nahelegt.

Indikationen

Das NMR ist dann in Erwägung zu ziehen, wenn ein Apoplex angenommen wird, das CT-Bild jedoch unauffällig ist. Da das NMR teuer ist (siehe unten), sollte es nur in Fällen angewandt werden, in denen es zur Veränderung des therapeutischen Vorgehens und damit zu einer höheren Heilungschance beitragen kann.

Kontraindikationen

Da das NMR mit Magnetwellen arbeitet, ist es bei Patienten mit Schrittmacher, Cochlearimplant, intraokulären Fremdkörpern aus Metall und nach intrazerebralem Aneurysmaclipping kontraindiziert [18]. Andere implantierte Metalle und Vena-cava-Filter sind relative Kontraindikationen [18].

Kosten

Ein kraniales NMR kostet nach der GOÄ vom 1.1.1996 DM 501,60.

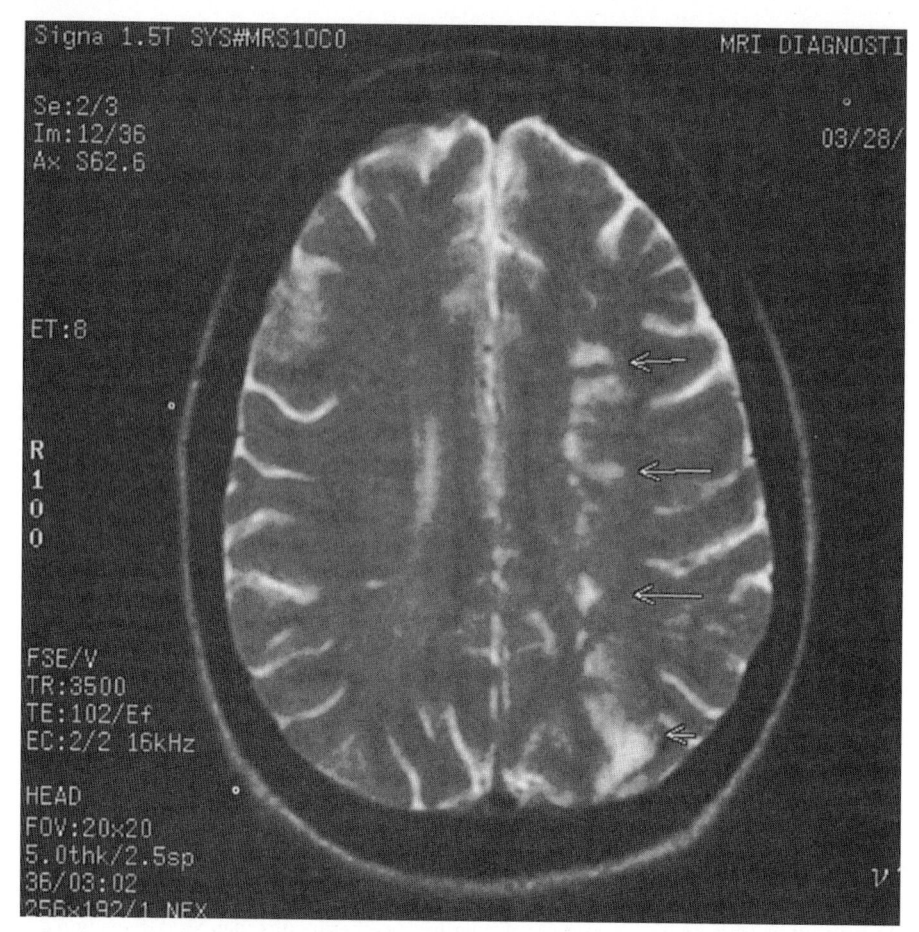

Abb. 52-2 Ein T$_2$-gewichtetes NMR von einer 39jährigen Patientin mit akut einsetzender rechtsseitiger Schwäche und einem unauffälligen CCT. Die Pfeile zeigen auf hyperdense Infarktareale entlang dem Versorgungsgebiet der Arteria cerebri media (Fallbericht und NMR-Bilder mit freundlicher Genehmigung von Dr. Sami Khella, M.D.).

Weitere Untersuchungen

Diese Untersuchungen sollten bei nachfolgenden Indikationen durchgeführt werden:
1. Die **Lumbalpunktion** ist bei den meisten Patienten mit Verdacht auf Apoplex nicht indiziert. Sie kann in seltenen Fällen sinnvoll sein, wenn im CT die Abgrenzung zur Subarachnoidalblutung schwerfällt oder ein Abszeß nahe am Subarachnoidalraum liegt.
2. Die **Echokardiographie** ist notwendig bei Vorhofflimmern, akutem Myokardinfarkt und bei Linksherzendokarditis. Sie kann beim Apoplex unklarer Genese sinnvoll sein, um eine eventuelle paradoxe zerebrale Embolie durch ein offenes Foramen ovale aufzudecken.

3. Das **Elektroenzephalogramm** wird dann durchgeführt, wenn Krampfanfälle die Ursache eines neurologischen Defizits zu sein scheinen.

Frühbehandlung

Die folgenden Ausführungen beziehen sich auf die Behandlung innerhalb der ersten 24 Stunden nach dem Apoplex.

Arterieller Hypertonus

Häufig tritt in der ersten Phase nach dem Apoplex ein Hypertonus auf. Aus zwei Gründen ist es jedoch nicht sinnvoll, antihypertensiv zu behandeln. Erstens ist möglicherweise die zerebrale Autoregulation in der geschädigten Region verlorengegangen. Eine plötzliche Blutdrucksenkung könnte dann zur Vergrößerung des Defektes führen. Dies wird durch die Ergebnisse einer Studie an hypertensiven Patienten mit Apoplex bestätigt, bei denen eine akute Blutdrucksenkung mit einer Ausdehnung des neurologischen Defizits verbunden war [19]. Dies trifft auch auf Patienten mit ausgeprägter Hypertonie zu (diastolischer Wert > 120 mmHg). Der zweite Grund, warum man keine antihypertensive Therapie durchführen sollte, ist das spontane Sistieren des Hypertonus wenige Tage nach dem Schlaganfall [20]. Das Stroke Council der American Heart Association empfiehlt bei systolischen Blutdruckwerten über 220 mmHg und einem Mitteldruck über 130 mmHg eine blutdrucksenkende Therapie [1]. Diese Empfehlung ist jedoch nicht durch Studien validiert. Wenn antihypertensiv behandelt wird, sollte der Blutdruck schrittweise und nicht abrupt gesenkt werden. Nitroglycerin und Nitroprussid sollten vermieden werden, da diese zerebralen Vasodilatatoren den intrakraniellen Druck erhöhen können [1]. Nicardipin (ein Calcium-Kanal-Blocker, der den zerebralen Blutfluß nicht beeinflußt) oder ACE-Hemmer (die einen geringen Einfluß auf die zerebralen Gefäße haben) scheinen die geeignetsten Medikamente zur Blutdrucksenkung beim frischen Schlaganfall zu sein.

Antikoagulation

Etwa 20% der Patienten mit akutem ischämischem Apoplex entwickeln innerhalb der ersten vier Tage nach dem Ereignis ein progredientes neurologisches Defizit [21, 22]. Bei Patienten nach ischämisch-progredientem Apoplex wird traditionell heparinisiert [22]. Ältere Studien zeigten einen positiven Effekt dieser Behandlung, das Studiendesign läßt aber zu wünschen übrig. Neuere Untersuchungen ergeben einen geringen oder gar keinen Nutzen der Vollheparinisierung nach progressiv-ischämischem Schlaganfall [22].

Thrombolytische Therapie

Mit Blick auf die Ähnlichkeit zwischen akut-thrombotischem Apoplex und Myokardinfarkt und dem Erfolg der thrombolytischen Therapie beim Herzinfarkt (Kap. 9) stellt sich die Frage nach dem Stellenwert einer ebensolchen Behandlung beim Apoplex. Die Studienergebnisse zur thrombolytischen Therapie beim ischämischen Schlaganfall waren nicht ermutigend. In der neuesten Untersuchung, die vom National Institute of Neurologic Disorders and Stroke (NINDS) gesponsert wurde [23], hatten jene Patienten, die innerhalb der ersten drei Stunden nach Symptombeginn einen Gewebe-Plasminogenaktivator (0,9 mg/kg über 1 Stunde) verabreicht bekamen, nach 3 Monaten ein signifikant geringeres neurologisches Defizit (der frühe klinische Verlauf wurde in dieser Studie nicht positiv beeinflußt).

Basierend auf den Ergebnissen dieser Studie hat die Food and Drug Administration die Verwendung des Gewebe-Plasminogenaktivators (t-PA) zur Behandlung des akuten Schlaganfalls in den ersten drei Stunden nach Auftreten eines ischämischen Apoplexes zugelassen [20]. Vor der thrombolytischen Behandlung ist zum Ausschluß einer zerebralen Blutung ein CCT notwendig. Das bedeutet, daß ein Patient mit ischämischem Apoplex innerhalb von 3 Stunden nach Beginn der Symptome in die Notaufnahme gekommen und ein CCT gemacht sein muß. Diese strikte Regelung macht es unwahrscheinlich, daß die thrombolytische Therapie häufig zur Anwendung kommen wird.

Erhöhter intrakranieller Druck

Intrazerebrale Blutungen oder massive Infarzierungen mit Hirnödem können zur Hirndrucksteigerung führen. In jedem Fall ist die Prognose schlecht. Für Schädel-Hirn-Verletzte gibt es verschiedene Verfahren, den Hirndruck zu senken [25]. Viele dieser Maßnahmen reduzieren jedoch den zerebralen Blutfluß und verschlechtern häufig einen ischämischen Apoplex.
Nachfolgend werden einzelne Methoden zur Hirndrucksenkung beim akuten ischämischen Schlaganfall zusammengefaßt dargestellt.
1. Der Wert der intrakraniellen Druckmessung bei zerebraler Drucksteigerung aufgrund eines ischämischen Apoplexes ist nicht gesichert und wird als Routinemaßnahme nicht empfohlen [1].
2. Kopfhochlagerung auf 30 Grad vermindert den intrakraniellen Druck durch einen verbesserten venösen Rückfluß aus dem Kopf [25]. Diese Maßnahme ist bei jeder Art von intrazerebraler Drucksteigerung empfehlenswert [1].
3. Endotracheales Absaugen kann den intrakraniellen Druck steigern, auch dann, wenn vorher mit 100% Sauerstoff beatmet und eine Hypoxämie vermieden wurde [26]. Daher sollte bei Patienten mit intrakranieller Drucksteigerung das endotracheale Absaugen so selten und kurz wie möglich vorgenommen werden [26].
4. Hyperventilation mit dem Ziel der Hypokapnie und einem verringerten zerebralen Blutfluß verbessert die Prognose von Patienten mit Schädel-Hirn-Trauma nicht [25]. Mangelnde Nachweise eines positiven Effekts und die Gefahr einer intensivierten Hypoxämie lassen die Hyperventilation als wenig geeignete Behandlungsmethode beim ischämischen Apoplex erscheinen.
5. Die hochdosierte Kortisontherapie verbessert die Prognose beim ischämischen Schlaganfall mit Hirnödem nicht und kann das Risiko für Infektionen erhöhen [1]. Daher sollte eine Steroidtherapie bei jeder Form von Hirndrucksteigerung unterbleiben.
6. Mannitol senkt den Hirndruck, indem dem Hirngewebe Wasser entzogen wird [27]. Obwohl sein Wert beim schweren oder progressiven Hirnödem nach akutem Apoplex nicht bewiesen ist, kann Mannitol hier verabreicht werden. Die Dosierung beträgt 0,25–0,5 g/kg i.v. über 20 Minuten. Hypertone Lösungen wie Mannitol können die Permeabilität der Blut-Hirn-Schranke steigern, was zum Übertritt von Mannitol in Hirngewebe führen kann [25]. Daher sollte Mannitol nicht wiederholt zur Senkung des intrakraniellen Drucks verabreicht werden [25].

Subarachnoidalblutung

Die Subarachnoidalblutung (SAB) ist gewöhnlich das Resultat einer Aneurysmablutung oder einer Blutung aus einer arteriovenösen Malformation. Begünstigende Faktoren für eine SAB sind Kokainmißbrauch und Gerinnungsstörungen [28]. Obwohl die SAB als Unterform des Schlaganfalls definiert ist, kann sie sich in bezug auf das Erscheinungsbild und die Behandlung vom Apoplex unterscheiden.

Klinisches Erscheinungsbild

Das Leitsymptom bei der SAB ist der Kopfschmerz. Der Entstehung des Vollbildes der SAB kann ein schwerer, spontan nachlassender Kopfschmerz (sentinel headache) vorangehen, der vermutlich durch die Dilatation des Aneurysmas oder eine kleine Blutung entsteht [29].

Der mit einer akuten SAB einhergehende Kopfschmerz beginnt plötzlich, persistiert und verschlimmert sich spontan oder bei Belastung. Ein schwerer Kopfschmerz, der sich bei Belastung verschlimmert, kann eine Vielzahl von Ursachen haben, spricht jedoch am ehesten für eine SAB [29]. Er konzentriert sich meist auf die Schädelbasis oder die Halsregion, was aber nicht nur für die SAB typisch ist. Außerdem können Übelkeit, Erbrechen, Störungen des Bewußtseins und ein steifer Hals auftreten.

Diagnosestellung

Wie bereits erwähnt, hat das CCT (ohne Kontrastmittel) eine Sensitivität von 90% für das Erkennen intrazerebraler Blutungen, also auch der SAB. Daher ist bei Verdacht auf SAB das CCT die allererste Untersuchung. Im CCT können aber SABs in der Fossa posterior (wo Hirnstamm und Cerebellum liegen) oft nicht erkannt werden. In Abbildung 52-3 ist

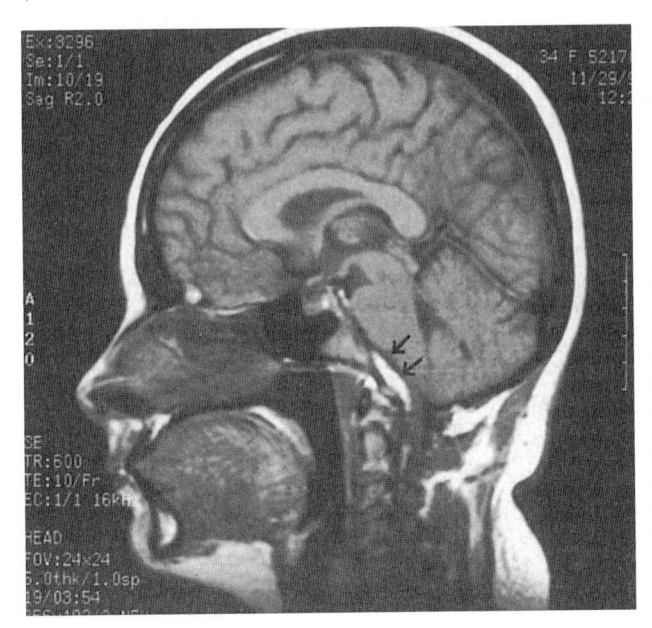

Abb. 52-3 Die Abbildung zeigt ein NMR-Bild von einer 30jährigen Patientin mit schwerem, persistierendem Kopfschmerz und einem unauffälligen CCT. Die Pfeile deuten auf ein hyperdenses Areal ventral des Hirnstamms, eine präpontine Subarachnoidalblutung. Bei der Lumbalpunktion fand sich Blut im Liquor (Fallbericht und NMR-Bild mit freundlicher Genehmigung von Dr. Sami Khella, M.D.).

ein NMR einer 30jährigen Frau mit starkem und persistierendem Kopfschmerz zu sehen, deren CCT unauffällig war. Das NMR zeigt die SAB als ein hyperdenses Areal (Pfeile) ventral der Pons. Obwohl das CCT eine hohe Sensitivität für die Darstellung einer SAB besitzt, schließt ein unauffälliges CCT die SAB nicht völlig aus.

Behandlung

Die Morbidität und Mortalität der SAB ist mit zwei Faktoren vergesellschaftet: mit Nachblutung und zerebralem Vasospasmus.

Nachblutung

Zum Diagnosezeitpunkt der SAB sistiert die Blutung in den meisten Fällen. Um eine Nachblutung zu vermeiden, wird mittels Angiographie das Gefäß, das einer chirurgischen Versorgung bedarf, identifiziert. Die Angiographie wird jedoch meist erst dann durchgeführt, wenn der Patient wach ist und sich in einem klinisch besseren Zustand befindet.

Zerebraler Vasospasmus

Der Vasospasmus und die nachfolgende zerebrale Ischämie verursachen das neurologische Defizit. Der Vasospasmus entsteht durch Blut im Subarachnoidalraum, wobei der genaue Mechanismus unklar ist. Die Gefäßreaktion wird durch Nimodipin, einen Calcium-Kanal-Blocker, der vor allem die zerebralen Gefäße erweitert, vermindert. Es ist erwiesen, daß Nimodipin in einer Dosierung von 0,35 mg/kg oral alle 4 Stunden den Vasospasmus vermindert und die neurologische Funktion bei SAB-Patienten verbessert [30]. Dieses Medikament wird daher regelmäßig bei der SAB eingesetzt.

Teil XIV

Pharmakologische Aspekte

The desire to take medicine is,
perhaps, the great feature that distinguishes man
from other animals.

Sir William Osler

KAPITEL 53

Pharmazeutische Giftstoffe und Antidote

> Poisons and medicine are oftentimes
> the same substance
> given with different intents.
>
> PETER LATHAN (1865)

Ohne Zweifel tragen pharmazeutische Pannen ursächlich und in erheblichem Maße zu Morbidität, ja sogar Mortalität bei. Unerwünschte Arzneimittelwirkungen sind verantwortlich für mindestens 10% der Krankenhauseinweisungen und bis zu 20% der Aufnahmen auf Intensivstationen [1, 2]. Im Krankenhaus selbst kommt es bei bis zu 30% der Patienten bis zur Entlassung zu einer unerwünschten Arzneimittelreaktion [3]. Der Patient auf einer Intensivstation erhält im Mittel 6–9 verschiedene Medikamente täglich und 8–12 unterschiedliche Pharmaka während seines ganzen Aufenthalts dort [1]. Deshalb scheint die Intensivstation ein günstiges Umfeld für unliebsame pharmazeutische Überraschungen zu bieten.

In diesem Kapitel geht es um die klinische Toxizität der Pharmaka in der unten aufgeführten Liste und ihre Behandlung mit spezifischen Antidoten (in Klammern). Besprochen werden zum einen Vergiftungen, die zur Aufnahme auf einer Intensivstation führen, zum anderen Krankheitsbilder als Folge von Vergiftungen, deren Symptome erst nach Aufnahme auf einer Intensivstation deutlich werden. (Die häufigsten Vergiftungen in den Vereinigten Staaten finden sich im Anhang.)

- Acetaminophen/Paracetamol (Acetylcystein)
- Benzodiazepine (Flumazenil)
- Betarezeptorenblocker (Glukagon)
- Digitalis (Digitalisantikörper)
- Kalziumantagonisten (Kalzium, Glukagon)
- Nitroprussid (Nitrite, Thiosulfat)
- Opioide (Naloxon)
- Trizyklische Antidepressiva (Bikarbonat)

Acetaminophen

Acetaminophen/Paracetamol gewann in den 60er Jahren als weniger toxische analgetisch-antipyretische Alternative zu Aspirin an Popularität. Ironischerweise ist Acetaminophen heute die **zweithäufigste Ursache für eine Arzneimittelvergiftung in den USA** [4]. Obwohl Paracetamol in der üblichen therapeutischen Dosierung von maximal 4 g pro Tag ein sicheres Medikament ist, kann es bei massiver Überdosierung zum tödlichen Hepatotoxin werden.

Toxischer Wirkungsmechanismus

Die Toxizität von Acetaminophen hängt, wie das Schema in Abb. 53-1 zeigt, mit seiner Biotransformation zusammen. Die Verstoffwechselung von Acetaminophen besteht hauptsächlich in der Bildung von Sulfat- und Glukuronidkonjugaten in der Leber, die dann über den Urin ausgeschieden werden. Nur etwa 5% der Biotransformation laufen als Oxidation durch Cytochrom-P450-abhängige Enzyme ab, wobei ein hochreaktives

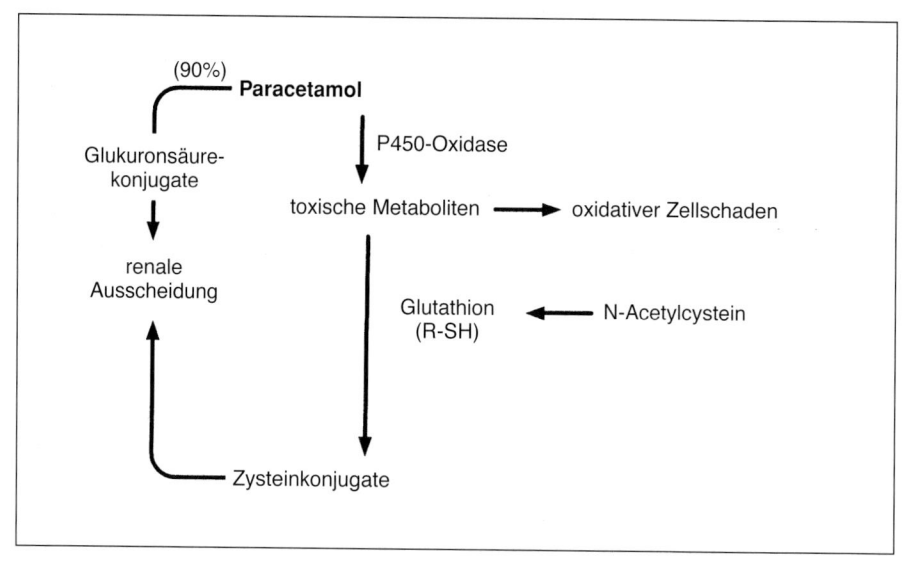

Abb. 53-1 *Die hepatische Biotransformation von Paracetamol und der Wirkungsmechanismus von N-Acetylcystein.*

Zwischenprodukt entsteht, das oxidative Schäden an Leberparenchymzellen begünstigt. Dieses toxische Zwischenprodukt wird normalerweise durch Konjugation mit Glutathion (ein intrazelluläres Antioxidans, s. Kap. 3) entgiftet. Überdosen von Acetaminophen intensivieren den glutathionabhängigen Abbauweg und können zur Glutathionverarmung führen. Wenn die hepatischen Glutathionvorräte auf 30% des normalen Bestands fallen, können toxische Metaboliten kumulieren und ausgedehnte Leberzellschäden setzen [5].

Prädisposition

Folgende Voraussetzungen begünstigen im Rahmen der in Abbildung 53-1 gezeigten Biotransformationssequenz eine gesteigerte Hepatotoxizität von Acetaminophen [5, 6, 7, 8]:
– Therapie mit Medikamenten, die die hepatische mikrosomale Oxidation induzieren, wie Barbiturate, Phenytoin und Rifampicin
– Umstände, die mit einer Glutathionverarmung einhergehen, wie chronischer Alkoholgenuß, Mangelernährung und HIV-Infektionen.

Diese Umstände müssen bei der Interpretation der Serumkonzentration von Acetaminophen berücksichtigt werden. Dazu später mehr.

Klinik

Die Zeit nach einer Acetaminophen-Überdosierung läßt sich in drei Stadien einteilen [5]. Im Anfangsstadium (die ersten 24 Stunden) fehlen Symptome entweder völlig oder sind unspezifisch (z.B. Übelkeit). Laborchemische Hinweise auf eine Leberzellschädigung fehlen. Bei Patienten, die Leberschäden entwickeln, kann man ein zweites Stadium abgrenzen (24–72 Stunden nach der Einnahme), in dem die klinischen Symptome immer noch fehlen oder allenfalls minimal ausgeprägt sind, aber die Laborwerte bereits auf eine hepatische Schädigung (z.B. erhöhte Transaminasen im Serum) hinweisen können. In fortgeschrittenen Fällen folgt ein drittes Stadium (nach 72 Stunden), das geprägt ist durch klinische und laborchemische Zeichen einer progredienten Leberschädigung oder gar der Leberinsuffizienz (z.B. Enzephalopathie und Koagulopathie), gelegentlich kombiniert mit einer Niereninsuffizienz.

Diagnose

In den meisten Fällen einer Acetaminophen-Überdosierung stellen sich die Patienten binnen 24 Stunden nach Medikamentenaufnahme vor. Da zu diesem Zeitpunkt noch keine Manifestationen eines Leberschadens vorliegen, besteht die Hauptaufgabe darin, Patienten, die mit hoher Wahrscheinlichkeit später eine Hepatotoxizität entwickeln, zu identifizieren. Diesbezüglich können zwei Parameter prognostischen Wert haben.

Aufgenommene Dosis

Die toxische Menge kann von Patient zu Patient variieren. Wenn die aufgenommene Menge bekannt ist, kann man anhand der folgenden Kriterien die Wahrscheinlichkeit einer Hepatotoxizität voraussagen.

Dosis	Hepatotoxizität
250 mg/kg	wahrscheinlich
> 140 mg/kg	möglich
> 70 mg/kg	möglich (bei Vorliegen von Risikofaktoren)

Serumkonzentrationen

Die Acetaminophen/Paracetamol-Serumkonzentration ist der verläßlichste Prädiktor eines toxischen Risikos in der Frühphase nach Ingestion [5, 6]. Abbildung 53-2 zeigt ein weitverbreitetes Nomogramm, das toxisches Risiko und Acetaminophen-Serumkonzentration (Mikrogramm/Milliliter gemessen in den ersten 24 Stunden) zueinander in Beziehung setzt. Die ersten vier Stunden nach Medikamenteneinnahme sind nicht berücksichtigt, weil die Serumkonzentrationen möglicherweise bis dahin noch keinen Steadystate erreicht haben.

Die gestrichelte Linie (untere Grenzwerte) gilt für Patienten, bei denen Begleitumstände zu einer gesteigerten Hepatotoxizität von Acetaminophen prädisponieren; die obere Linie gilt für alle übrigen Patienten [9]. Bei jeder Acetaminophen-Serumkonzentration im „Hochrisiko"-Segment des Nomogramms ist das Risiko der Entwicklung eines toxischen Leberschadens 60% oder größer, und damit hoch genug, um folgendes Behandlungsschema zu rechtfertigen [5].

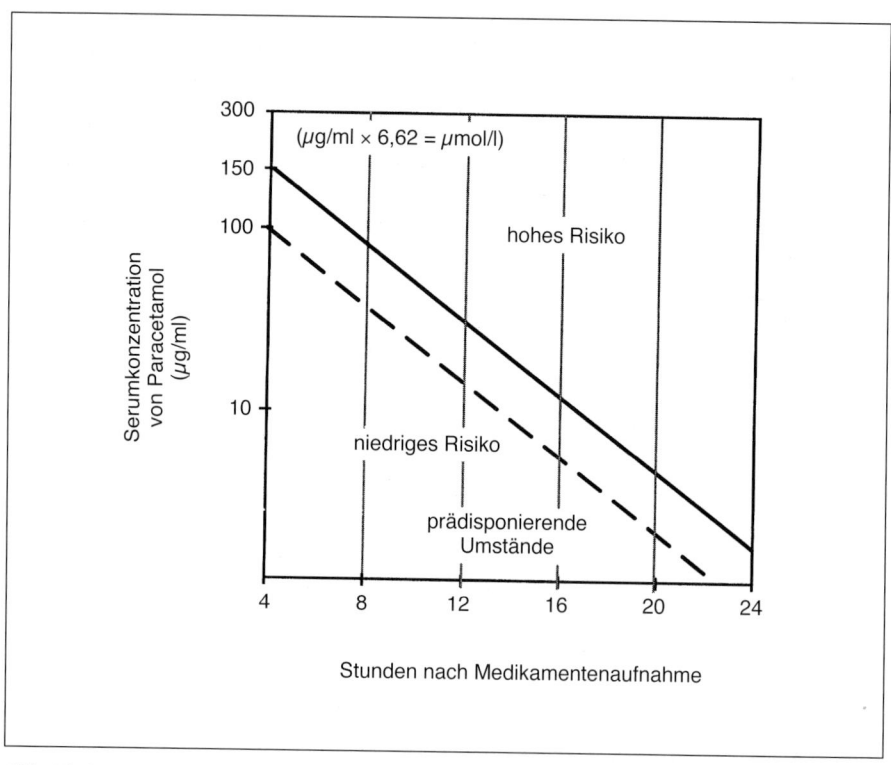

Abb. 53-2 *Nomogramm zur Risikoeinschätzung der Paracetamol-Hepatotoxizität anhand der Serumkonzentration 24 h nach Medikamenteneinnahme. Jede Serumkonzentration auf oder über der Grenzlinie stellt eine Indikation zum Beginn der N-Acetylcystein-Therapie dar. Die Grenzlinie für Normalpatienten (durchgezogene Linie) beruht auf Angaben in [5], die Grenzlinie für prädisponierte Patienten (gestrichelt) in [6].*

N-Acetylcystein

Die Therapie bei einer Acetaminophen/Paracetamol-Überdosis zielt darauf ab, die Akkumulation des toxischen Metaboliten zu verhindern oder wenigstens zu vermindern. Glutathion durchdringt Zellmembranen nur langsam; daher ist die Gabe von exogenem Glutathion für diese Aufgabe nicht besonders geeignet. N-Acetylcystein (NAC) ist ein Glutathion-Analogon, das Zellmembranen permeiert und als intrazellulärer Glutathion-Ersatz dienen kann [10]. Wie in Abbildung 53-1 dargestellt, enthält NAC eine Sulfhydrylgruppe, die es ihm erlaubt, als Reduktionsmittel zu wirken und den toxischen Acetaminophen-Metaboliten zu inaktivieren. Diese Eigenschaft als Reduktionsmittel qualifiziert NAC auch als Antioxidans, wie in Kapitel 3 beschrieben. Tatsächlich besteht der toxische Effekt des Acetaminophen-Metaboliten in einem oxidativen Zellschaden, ähnlich wie bei Sauerstoffradikalen, und N-Acetylcystein schützt aufgrund seiner antioxidativen Eigenschaften vor einer Acetaminophen-Toxizität.

Zeitschema

N-Acetylcystein bietet Schutz vor der hepatotoxischen Wirkung von Acetaminophen/Paracetamol, wenn die Therapie binnen 24 Stunden nach Medikamenteneinnahme begonnen wird [5, 6, 11]. Obwohl es Hinweise gibt, daß NAC auch noch 24 bis 36 Stunden nach der Vergiftung wirkt, besteht die Übereinkunft, daß NAC nur binnen 24 Stunden nach Acetaminophen-Überdosis indiziert ist [12]. Die Schutzwirkung von NAC ist 8 Stunden nach der Vergiftung am größten und sinkt danach beständig mit der verstrichenen Zeit [11]. Verzögerungen des Therapiebeginns zu verhindern, ist damit die wichtigste Maßnahme, um den Therapieerfolg von N-Acetylcystein zu optimieren.

Therapieregime

NAC kann nach dem Dosierungsschema in Tabelle 53-1 oral oder intravenös verabreicht werden. Die intravenöse Zufuhr wird in den meisten Ländern bevorzugt, außer in den USA, wo nur die orale Gabe zum klinischen Gebrauch zugelassen ist. Beide Applikationswege gelten als gleich effektiv.

Tabelle 53-1 Behandlung einer Acetaminophenüberdosierung mit N-Acetylcystein (NAC).

Zubereitungen: 10% NAC (100 mg/ml) und 20% NAC (200 mg/ml)
Oral

10% NAC (1:2) in Wasser oder Saft auf 5% Lösung verdünnen (50 mg/ml)
  Initialdosis: 140 mg/kg KG
  Erhaltungsdosis: 70 mg/kg KG alle 4 h für 17 Dosen
  Gesamtdosis: 1330 mg/kg KG über 72 h

Intravenös

20% NAC für jede Lösung benützen, nacheinander infundieren.
  1. 150 mg/kg KG in 200 ml 5% Glukose über 15 min
  2. 50 mg/kg KG in 500 ml 5% Glukose über 4 h
  3. 100 mg/kg KG in 1000 ml 5% Glukose über 16 h
  Gesamtdosis: 300 mg/kg KG über 20 h

Nebenwirkungen

Der Schwefelgehalt von NAC verleiht flüssigen Zubereitungen einen unangenehmen Geschmack („wie faule Eier"). Infolgedessen verursacht oral verabreichtes NAC oftmals Erbrechen. Man kann NAC mit Grapefruitsaft verdünnen, um die Verträglichkeit zu verbessern, aber vielfach muß zur Verabreichung eine nasogastrale Sonde eingeführt werden. Mit der enteralen Applikation von NAC ist eine dosisabhängige Diarrhö vergesellschaftet, die bei etwa der Hälfte der Patienten nach einem 72-Stunden-Regime auftritt [13]. Glücklicherweise enden die Durchfälle zu 90% im weiteren Verlauf der Therapie. Intravenös verabreicht kann NAC selten problematische anaphylaktoide Reaktionen verursachen [14].

Aktivkohle

Acetaminophen wird in den ersten Stunden nach Ingestion komplett aus dem Gastrointestinaltrakt resorbiert [5]. Deshalb wird Aktivkohle (1g/kg KG) nur in den ersten vier Stunden nach Acetaminophen-Überdosierung empfohlen [5, 15]. Obwohl Carbo medicinalis auch N-Acetylcystein absorbieren kann, ist diese Interaktion vermutlich nicht relevant [5].

Benzodiazepine

Benzodiazepine sind in den Vereinigten Staaten die am häufigsten überdosierten verschreibungspflichtigen Medikamente [4]. Doch nicht nur Neuaufnahmen wegen Benzodiazepin-Überdosierung tragen zur Zahl der Benzodiazepin-Intoxikationen auf Intensivstationen bei. Studien zeigen, daß rund 50% der Intensivpatienten Benzodiazepine zur Sedierung erhalten und daß entsprechend unerwünschte Wirkungen der Sedierung wahrscheinlich eine bedeutende Quelle für Benzodiazepin-Intoxikationen in der Klinik sind [16, 17]. Wie Benzodiazepine zur Sedierung auf der Intensivstation verwendet werden, ist im Kapitel 8 beschrieben.

Klinische Toxizität

Benzodiazepine beeinträchtigen dosisabhängig das Bewußtsein, ohne regelmäßig von einer Atem- oder Kreislaufdepression begleitet zu sein. Das Fehlen einer relevanten Atem- oder Kreislaufstörung erklärt, warum Benzodiazepin-Intoxikationen selten tödlich enden [18]. Mehrere Faktoren können jedoch eine Atem- oder Kreislaufdepression durch Benzodiazepine bei Patienten auf Intensivstationen fördern. Dazu gehören höheres Lebensalter, Kombinationstherapie mit Opioiden und Dauertherapie mit Medikamenten.

Arzneimittelkumulation

Wie in Kapitel 8 dargestellt, sind Benzodiazepine lipophile Substanzen, die sich bevorzugt in lipidreichen Geweben wie dem zentralen Nervensystem anreichern. Werden sie über längere Zeit gegeben, kann eine übermäßige Sedierung resultieren [19, 20, 21, 22]. Diese Kumulationstendenz wird unterschätzt, besonders bei Midazolam, das als kurzwirksame Substanz eingestuft wird. Es herrscht ein generelles Mißverständnis, die kurze Eliminationshalbwertszeit (von 90 Minuten) wäre mit einer raschen Ausscheidung der Substanz gleichzusetzen. Richtig ist, daß die Elimination von Midazolam aus der Zirkulation hauptsächlich durch Aufnahme in das ZNS und andere lipidreiche Gewebe erfolgt.

Mit anderen Worten: Die kurze Eliminationshalbwertszeit von Midazolam entspricht **nicht** einer raschen Elimination aus dem Körper. Folglich können Midazolaminfusionen über einen längeren Zeitraum zu einer relevanten Kumulation im zentralen Nervensystem mit Übersedierung und verzögerter Entwöhnung vom Respirator (Weaning-Problem) führen [21, 22].

Flumazenil

Flumazenil ist ein Benzodiazepin-Antagonist, der an Benzodiazepin-Rezeptoren im ZNS bindet, ohne einen agonistischen Effekt auszulösen [23]. Dieses Pharmakon antagonisiert höchst effektiv die sedierenden Wirkungen der Benzodiazepine, hebt aber nicht regelmäßig die von Benzodiazepinen unterhaltene Atemdepression auf [24]. Flumazenil kann auch bei einer Äthanolvergiftung den Bewußtseinszustand verbessern [25]. Die dafür nötigen Dosierungen sind allerdings hoch (5 mg) und möglicherweise schädlich.

Dosierung

Flumazenil wird als Bolus intravenös in einer Anfangsdosis von 0,2 mg gegeben, die in einminütigen Abständen wiederholt werden kann, nötigenfalls bis zur Gesamtdosis von 1,0 mg. Die Wirkung setzt rasch ein (1–2 Minuten) und hält für rund 1 Stunde an [19, 21, 23]. Da Flumazenil eine kürzere Wirkdauer als die zu antagonisierenden Benzodiazepine hat, tritt die Sedierung häufig nach 30–60 Minuten wieder auf. Wegen des Risikos einer neuerlichen Sedierung schließt man an die initiale Bolusgabe von Flumazenil häufig eine Dauerinfusion mit 0,3 bis 0,4 mg/h an [14].

Nebenwirkungen

Flumazenil hat nur wenige unerwünschte Wirkungen [23, 26, 27]. Es kann bei Patienten, die jahrelang Benzodiazepine eingenommen haben, ein Benzodiazepin-Entzugssyndrom auslösen [26]. Durch Flumazenil können auch häufiger Krampfanfälle auftreten, wenn Patienten Benzodiazepine als Antiepileptika einnehmen oder bei Überdosierung von Arzneimittelkombinationen mit trizyklischen Antidepressiva [28].

Klinische Anwendung

Wegen des benignen Verlaufs der Benzodiazepin-Intoxikation ist Flumazenil eigentlich ein Therapiekonzept auf der Suche nach einer Indikation. Hauptanwendungsgebiet von Flumazenil ist die bekannte oder vermutete Benzodiazepin-Intoxikation, aber nur, wenn kein Verdacht auf eine gleichzeitige Überdosierung von trizyklischen Antidepressiva besteht und die Patienten **nicht** mit Benzodiazepinen antiepileptisch eingestellt sind. Noch weniger Indikationen hat Flumazenil in der Intensivtherapie. Es kann zwar eine zu starke Sedierung mit Benzodiazepinen bei beatmeten Patienten antagonisieren, aber die Gefahren einer zu starken Sedierung bei beatmeten Patienten sind nur minimal [19, 20, 21, 22]. Nach einigen Berichten soll Flumazenil die Entwöhnung vom Respirator beschleunigen, doch angesichts des Fehlens einer relevanten Atemdepression scheint auch diese Anwendung limitiert [21, 22, 23].

Betarezeptorantagonisten

Von Jahr zu Jahr nehmen die Vergiftungen mit Betarezeptorenblockern zu; 1992 wurden mehr als 5000 Fälle von Überdosierungen bei Betarezeptorenblockern registriert [4]. Nicht nur beabsichtigte Überdosierungen spielen bei Betablocker-Vergiftungsfällen auf Intensivstationen ein Rolle. Betablocker werden in der Intensivtherapie mit vielfältiger Indikationsstellung eingesetzt, so z.B. bei Bluthochdruck, Tachykardien mit schmalem QRS-Komplex, instabiler Angina pectoris oder akutem Myokardinfarkt, und diese Anwendungsgebiete tragen zusätzlich zur potentiellen Toxizität von Betablockern bei. Die auf Intensivstationen am häufigsten verwendeten Betarezeptorantagonisten zeigt Tabelle 53-2.

Klinische Toxizität

Eine Betarezeptorblockade manifestiert sich hauptsächlich im kardiovaskulären System und im zentralen Nervensystem [29, 30].

Kardiovaskuläre Toxizität

Die häufigsten Manifestationen einer Betablockervergiftung sind **Bradykardie** und **arterielle Hypotonie** [29, 30]. Dabei handelt es sich in der Regel um eine Sinusbradykardie, die vom Patienten gut toleriert wird. Die Hypotonie kann auf einer peripheren Vasodilatation (durch Reninblockade) oder einem verringerten Herzzeitvolumen (durch β_1-Rezeptorblockade) beruhen. Eine plötzlich einsetzende Hypotonie spiegelt üblicherweise die verringerte Herzauswurfleistung wider und gilt als bedenkliches Zeichen.

Die lipophilen Betablocker (wie z.B. Propranolol) haben einen chinidinähnlichen, membranstabilisierenden Effekt, der die atrioventrikuläre (AV-)Überleitung verzögern kann. Dieser nicht über β-Rezeptoren vermittelte Effekt kann Blockbilder unterschiedlichen Ausmaßes hervorrufen.

Neurotoxizität

Die meisten Betarezeptorenblocker neigen als mehr oder minder lipidlösliche Substanzen dazu, sich in lipidreichen Organen wie dem Zentralnervensystem anzureichern. Daher ist eine Überdosierung von Betablockern oft von Lethargie, Bewußtseinstrübung und

Tabelle 53-2 Vergleich intravenöser Betarezeptorantagonisten.

Antagonist	Zielrezeptor	relative Potenz	intravenöse Dosierung	Lipidlöslichkeit	Biotransformation
Propranolol	alle β	1	1–10 mg	+++	hepatisch
Metoprolol	β_1	1	5–15 mg	+	hepatisch
Atenolol	β_1	1	5–10 mg	0	renal
Timolol	alle β	6	0,3–1 mg	+	hepatisch u. renal
Labetalol	α, alle β	0,3	2 mg/kg	++	renal
Esmolol	alle β	0,06	0,5–1 mg/kg 0,1–0,3 mg/ kg/min	0	Plasma

generalisierten Krämpfen begleitet. Letztere Symptomatik ist weiter verbreitet als vermutet und findet sich bei besonders lipophilen Substanzen wie Propranolol in bis zu 60% der Überdosierungen [30]. Genauso wie die verlängerte AV-Überleitung sind die neurologischen Manifestationen nicht das Ergebnis der β-Rezeptorblockade.

Glukagon

Die herabgesetzte Funktion von Herz und Kreislauf durch β-Rezeptorblockade ist gegenüber einer konventionellen Therapie mit Atropin (1 mg i.v.), Isoproterenol (0,1 bis 0,2 mg/min) und transvenöser Schrittmacherstimulation refraktär [29]. Medikament der Wahl, um die kardiodepressiven Effekte der Betablockade aufzuheben, ist das regulatorische Hormon Glukagon.

Wirkungsmechanismus

Abbildung 53-3 zeigt die Reaktionskette, die für die positiv-inotropen Effekte einer β_1-Rezeptorstimulation am Herzen verantwortlich ist. Der β-Adrenorezeptor ist funktionell (via spezieller G-Proteine) an das Enzym Adenylatcyclase gebunden, das sich auf der Innenseite der Zellmembran befindet. Durch Aktivierung des Rezeptor-Enzym-Komplexes kommt es zur hydrolytischen Spaltung von Adenosintriphosphat (ATP), bei der zyklisches Adenosinmonophosphat (cAMP) entsteht. cAMP aktiviert dann eine Proteinkinase, die den Kalziumeinwärtstransport durch die Zellmembran fördert. Der Kalziumioneneinstrom verstärkt wiederum die Interaktion zwischen den kontraktilen Proteinen und steigert damit die Kraft der myokardialen Kontraktion.

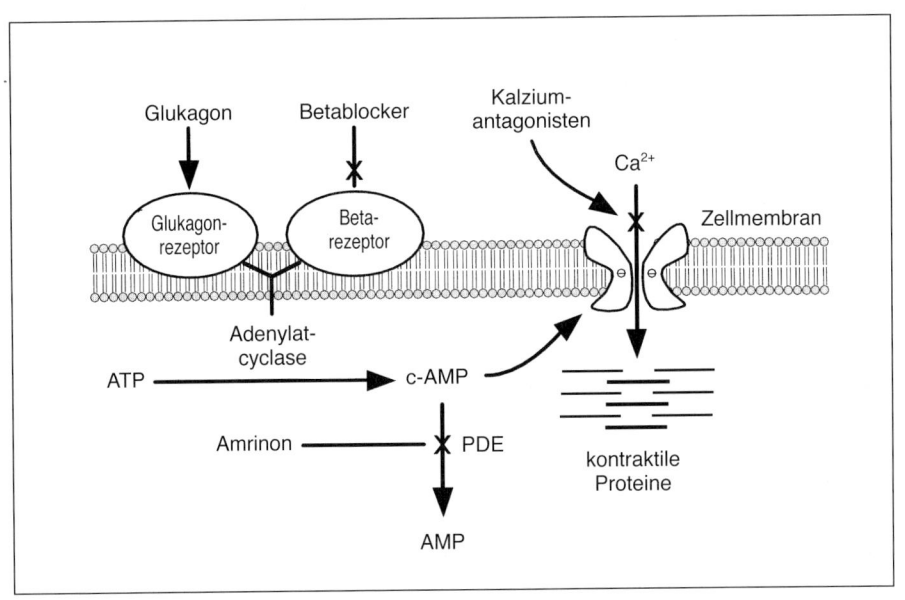

Abb. 53-3 *Der Wirkungsmechanismus von Pharmaka, die die Kontraktionskraft des Myokards beeinflussen. ATP = Adenosintriphosphat, cAMP = zyklisches Adenosinmonophosphat, PDE = Phosphodiesterase, AMP = Adenosinmonophosphat.*

Wie Abbildung 53-3 zeigt, kann Glukagon die Adenylatcyclase auf einem β-Rezeptor-unabhängigen Weg über seinen eigenen Membranrezeptor aktivieren. Diese Tatsache erlaubt es Glukagon, die positiv-inotropen Effekte einer β-Stimulation zu simulieren, wenn die β-Rezeptoren ausgeschaltet sind.

Indikationen

Glukagon ist zur Behandlung von arterieller Hypotonie und symptomatischer Bradykardie im Gefolge einer toxischen Betablockerexposition indiziert (Tab. 53-3). In adäquater Dosierung führt Glukagon bei 90% der Patienten zur gewünschten Reaktion [29]. Glukagon ist **nicht** indiziert, wenn eine verlängerte AV-Überleitung oder neurologische Komplikationen einer Betablockerüberdosis zu therapieren sind, da diese Effekte nicht β-Rezeptor-vermittelt sind.

Galenik

Glukagon ist als Pulver verfügbar, das aufgelöst werden muß. Das Lösungsmittel, das vom Hersteller mitgeliefert wird, enthält üblicherweise Phenol (Karbolsäure) als Konservierungsmittel. Phenol kann eine breite Palette toxischer Nebenwirkungen auslösen, inklusive gesteigerter Erregbarkeit, Krampfanfällen und Hypotonie. Bei Erwachsenen liegt die Toleranzschwelle für Phenol bei 50 mg [31]. Sie wird bereits nach 5 Stunden Glukagoninfusion in Standarddosierung (mit 5 mg/h Glukagon werden 10 mg/h Phenol zugeführt) erreicht. Daher sollte man das kommerzielle, phenolhaltige Lösungsmittel meiden und Glukagon statt dessen in steriler Kochsalzlösung 0,9% oder in Aqua ad injectionem auflösen.

Dosierungsempfehlungen

Die effektive Glukagondosis variiert von Patient zu Patient, aber bei den meisten Erwachsenen sollten 3 bis 5 mg intravenös als Bolus wirksam sein [29, 30]. Die Initialdosierung beträgt 3 mg (0,05 mg/kg), und man kann, wenn nötig, eine zweite Bolusgabe von 5 mg

Tabelle 53-3 Antidottherapie mit Glukagon

Indikationen
Intoxikationen mit Betarezeptorenblockern und Kalziumkanalblockern und – Hypotonie oder – symptomatische Bradykardie
Zubereitung
Handelsüblich in Trockenform (1 mg oder 10 mg). Mitgeliefertes Lösungsmittel (phenolhaltig) nicht verwenden. In Kochsalzlösung oder Aqua ad injectionem auf eine Konzentration von 1 mg/ml bringen.
Dosierung
Initialbolus: 0,05 mg/kg KG (oder 3 mg) i.v. über 1 min. Danach: 0,07 mg/kg KG (oder 5 mg) wenn nötig Kontinuierliche Gabe: 0,07 mg/kg KG × h (oder 5 mg/h)

(0,07 mg/kg) folgen lassen. Am stärksten wirkt Glukagon bei einer normalen Plasmakonzentration des ionisierten Kalziums [32]. Da die Glukagonwirkungen sehr kurzlebig sein können, sollte man bei Erfolg des Initialbolus eine kontinuierliche Gabe (5 mg/h) anschließen.

Nebenwirkungen

Übelkeit und Erbrechen treten regelmäßig bei einer Glukagondosierung von mehr als 5 mg/h auf. Häufig ist auch eine milde Hyperglykämie durch eine glukagoninduzierte Glykogenolyse und Gluconeogenese. Die reaktive Ausschüttung von Insulin bei Hyperglykämie bewirkt einen Kaliumeinstrom nach intrazellulär und kann eine Hypokaliämie auslösen. Schließlich fördert Glukagon auch die Freisetzung von Katecholaminen aus dem Nebennierenmark und kann dadurch beim Hypertoniker krisenhafte Blutdruckanstiege auslösen. Dramatisch gesteigert ist diese hypertensive Antwort beim Phäochromozytom, weshalb Glukagon bei Patienten mit Phäochromozytom kontraindiziert ist.

Kalziumantagonisten

In den USA sind Kalziumantagonisten für mehr als 6000 Vergiftungsfälle pro Jahr verantwortlich und die vierthäufigste Todesursache bei Medikamentenintoxikation [4]. Die drei ursprünglich entwickelten Kalziumantagonisten (Verapamil, Nifedipin und Diltiazem) haben am meisten zur klinischen Erfahrung mit der Toxizität von Kalziumantagonisten beigetragen.

Mechanismen

Kalzium beeinflußt ganz wesentlich die elektrischen und mechanischen Eigenschaften glatter Muskelzellen. Seine Rolle bei der Kontraktion des Herzmuskels zeigt Abbildung 53-3. Der Einwärtsstrom von Kalzium über die Zellmembran (ausgelöst durch Depolarisation der Zellmembran oder Aktivierung des cAMP-Mechanismus) fördert die Interaktion zwischen den kontraktilen Proteinen und bestimmt schließlich die Stärke der Muskelkontraktion. Nicht in der Abbildung dargestellt ist, daß der Kalziumeinstrom auch die Kalziumfreisetzung aus dem sarkoplasmatischen Retikulum triggert, einer weiteren Kalziumquelle für die Muskelkontraktion. Dieser Vorgang von der Membrandepolarisation bis zur Muskelkontraktion wird elektromechanische Kopplung genannt [33].
Kalzium nimmt auch an der Reizleitung in der glatten Muskulatur teil. Der Kalziumeinstrom, ausgelöst durch Membrandepolarisation, erleichtert die Erregungsausbreitung im Herzmuskel und beschleunigt die Überleitungsgeschwindigkeit des AV-Knotens. Kalziumantagonisten blockieren den Kalziumeinwärtsstrom über die Membranen glatter Muskelzellen, ohne Einfluß auf das sarkoplasmatische Retikulum zu nehmen. Diese Form der Blockade kann sich in negativer Inotropie und Chronotropie, verlängerter AV-Überleitung (negativer Dromotropie), verringerter Arrhythmogenität, Vaso- und Bronchodilatation äußern. Bei den einzelnen Kalziumantagonisten variiert das Ausmaß, in dem sie diese Teileffekte hervorzurufen vermögen.

Klinische Toxizität

Die toxischen Effekte der drei am weitesten verbreiteten Kalziumantagonisten (Verapamil, Nifedipin und Diltiazem) sind in Tabelle 53-4 dargestellt [34]. Verapamil verursacht am ehesten eine Hypotonie und verlängerte AV-Überleitung. Da Verapamil nur ein schwacher Vasodilatator ist, kommt die Hypotonie durch eine Abnahme des Herzzeitvolumens (negative Inotropie) bei fehlender kompensatorischer Vasokonstriktion zustande. Nifedipin ist in erster Linie ein potenter Vasodilatator (daher die hohe Rate an kompensatorischen Sinustachykardien) und hat kaum Einfluß auf die AV-Überleitung. Diltiazem ähnelt Verapamil in seiner Fähigkeit, die AV-Überleitung zu verlängern, aber es wirkt weniger kardiodepressorisch als Verapamil und weniger vasodilatatorisch als Nifedipin. Nichtkardiovaskuläre Manifestationen einer Vergiftung mit Kalziumantagonisten umfassen am häufigsten Lethargie und Bewußtseinsstörung sowie generalisierte Krämpfe und Hyperglykämien, die durch die Blockade der kalziumabhängigen Insulinfreisetzung verursacht sind [34, 35].

Behandlung

Es gibt zwei Behandlungsansätze bei Blockade der Kalziumkanäle [29]. Der erste besteht darin, durch Verabreichung von Kalzium die Blockade an der Außenseite der Zellmembran zu antagonisieren. Der zweite beinhaltet den Einsatz von Medikamenten, die den cAMP-Stoffwechselweg aktivieren und damit die Kalziumkanalblockade an der Innenseite der Zellmembran aufheben.

Intravenöses Kalzium

Intravenöses Kalzium ist traditionell der therapeutische Hauptarm zur Aufhebung einer Kalziumkanalblockade und hat eine Erfolgsrate von 35 bis 75% [34, 35, 36]. Wie in Kapitel 43 beschrieben, gibt es für die intravenöse Anwendung zwei Kalziumsalze (Kalziumchlorid und Kalziumglukonat), deren Lösungen unterschiedliche Konzentrationen an elementarem Kalzium aufweisen. Tabelle 53-5 zeigt, daß 1 g (1 Ampulle) 10% Kalziumchlorid etwa die dreifache Menge an elementarem Kalzium im Vergleich zu 1 g (1 Ampulle) 10% Kalziumglukonat enthält. Die gängige Praxis, Kalzium nach Ampullenanzahl zu rezeptieren, ohne die Art des Kalziumsalzes festzulegen, ist deshalb nicht richtig. In klinischen Berichten variiert die Kalziumdosierung erheblich; dennoch ist sie wohl am wirkungsvollsten, wenn auch die Serumkalziumkonzentration steigt [35]. Die Dosierung zur Aufhebung einer Kalziumkanalblockade – wie in Tabelle 53-5 angegeben – sollte zur Anhebung der Serumkalziumkonzentration ausreichen. Die Reaktion auf die Kalzium-

Tabelle 53-4 Klinische Zeichen einer Überdosierung verschiedener Kalziumantagonisten*.

Klinische Manifestation	Häufigkeit in %		
	Verapamil	Nifedipin	Diltiazem
Hypotonie	53	32	38
Sinustachykardie	23	57	26
Sinusbradykardie	29	14	29
verlängerte AV-Überleitung	55	18	29

* Daten aus Ramoska EA et al. [34].

Tabelle 53-5 Intravenöses Kalzium als Antidot.

Eigenschaften	10% Kalziumchlorid	10% Kalziumglukonat
Verpackungsgröße	10 ml pro Amp.	10 ml pro Amp.
Kalziumgehalt	13,6 mval pro Amp.	4,6 mval pro Amp.
Dosis zur Prophylaxe einer Kalzium-Kanal-Blockade	$1/_3$ Ampulle	1 Ampulle
Dosis zur Aufhebung einer Kalziumkanalblockade	1 Ampulle	3 Ampullen

gabe hält eventuell nur 10 bis 15 Minuten an, daher sollte man dann eine kontinuierliche Infusion mit 0,3–0,7 mval/kg/h folgen lassen [29]. Für Patienten, die mit Digitalisglykosiden vorbehandelt sind, ist Kalzium nicht geeignet.

Glukagon

Glukagon stellt sich als vielversprechendes Antidot auch zur Therapie der Kalziumkanalblockade heraus [37]. Die Erfahrungen mit Glukagon beschränken sich jedoch noch auf Fallberichte [38, 39, 40]. Es gibt Hinweise dafür, daß die wirksame Dosis von Glukagon bei Kalziumkanalblockade höher sein könnte als bei Betablockade [38]. Bis weitere Studien verfügbar sind, kann die empfohlene Dosierung von Glukagon zur Therapie der Betablockade als Anhalt für eine geeignete Dosis bei Kalziumkanalblockade dienen.

Katecholamine

Eine Vielzahl von Katecholaminen wurde eingesetzt, um eine Kalziumkanalblockade aufzuheben, aber mit Dopamin (initial 5 µg/kg/min) scheinen die besten Resultate erzielt zu werden [29]. In dopaminrefraktären Fällen kann man hochdosiert Adrenalin einsetzen (beginnend mit 1 µg/kg/min).

Phosphodiesterasehemmstoffe

Der Phosphodiesteraseinhibitor Amrinon kann die Effekte von Glukagon und Katecholaminen bei der Behandlung der kardiovaskulären Toxizität von Kalziumantagonisten verstärken [40, 41]. Zur Zeit beschränken sich jedoch die Erfahrungen mit Amrinon auf Fallberichte.

Präventive Therapie

Bei der intravenösen Therapie von supraventrikulären Tachyarrhythmien mit Verapamil ist die Hypotonie eine häufige Komplikation. Um sie zu verhindern, wurde früher empfohlen, die Patienten mit 1 Ampulle Kalziumchlorid 10% (13,6 mval Kalzium) vorzubehandeln. Dies kann allerdings zu vorübergehender Sinusbradykardie und AV-Block führen [42]. Neuere Erfahrungen zeigen, daß die Vorbehandlung mit $1/_3$ Ampulle Kalziumchlorid oder 1 Ampulle Kalziumglukonat (4,6 mval Kalzium) in den meisten Fällen ausreicht, verapamilinduzierte Hypotonien zu verhindern (Tab. 53-5) [36].

Digitalis

In den Vereinigten Staaten ist Digoxin das am fünfthäufigsten verschriebene Medikament, und toxische Wirkungen werden bei bis zu 25% der damit behandelten Patienten beschrieben [43]. Bei stationären Patienten ist es die zweithäufigste Ursache für unerwünschte Medikamentenwirkungen [45] und bei den Arzneimitteln die siebthäufigste Todesursache [4].

Toxische Wirkungen

Neurotoxizität

Die neurotoxischen Nebenwirkungen von Digitalis umfassen Lethargie und Bewußtseinstrübung, Verwirrtheit, Delir, Psychosen mit Halluzinationen sowie Krampfanfälle [46]. In über 90% werden Sehstörungen angegeben, darunter reduzierte Sehschärfe und Gesichtsfeldausfälle sowie das Auftreten farbiger Halos um Lichtquellen herum [44]. Appetitlosigkeit, Übelkeit und Erbrechen, die durch Reizung von chemorezeptiven Triggerzonen im unteren Abschnitt des Hirnstamms auftreten, werden jeweils bei 40% der Digoxinvergiftungen beobachtet [44].

Kardiotoxizität

Digitalisintoxikationen können eine Vielzahl von Herzrhythmusstörungen hervorrufen. Das Spektrum umfaßt Sinusknotenarrest, sinuatrialen Block, AV-Block Typ II (Mobitz), ektope Vorhoftachykardie mit AV-Block, Vorhofflimmern mit AV-Knoten-Ersatz, AV-Knoten-Tachykardie (mit mehr als 80 Schlägen/min), AV-Knoten-Rhythmus mit antero-/retrograden Blockierungen, AV-Dissoziation, ektope Kammererregung, ventrikuläre Tachykardie und Kammerflimmern [47]. Keine dieser Rhythmusstörungen ist spezifisch für eine Digitalisvergiftung. Am ehesten weist vielleicht ein Vorhofflimmern mit Knotenersatzrhythmus (d.h. mit regelmäßigen R-R-Intervallen) auf eine Intoxikation mit Digoxin hin.

Sonstiges

Abdominelle Beschwerden und Diarrhöen werden in 65 bzw. 40% der Fälle von Digitalisintoxikation berichtet [44]. Bedrohliche Hyperkaliämien sind seltene, aber lebensbedrohliche Manifestationen einer Digitalisvergiftung und können gegenüber konventionellen Maßnahmen therapierefraktär sein [48].

Konventionelle Therapie

Aktivkohle

Etwa 30% einer Digoxindosis (i.v. oder p.o. verabreicht) werden mit der Galle ausgeschieden, so daß wiederholte orale Gaben von Aktivkohle (1g/kg alle 4 Stunden) die Digoxinclearance aus dem Blut verbessern [49]; das ist insbesondere bei Patienten mit eingeschränkter Nierenfunktion sehr vorteilhaft. Digoxin hat jedoch ein hohes Verteilungsvolumen (beim Erwachsenen 6–7 l/kg KG), und Versuche, gleich welcher Art (z.B. Hämodialyse, gastrointestinale Dialyse), die Ausscheidung von Digitalis zu beschleunigen, haben kaum Aussicht auf Erfolg [44].

Magnesium

Man nimmt an, daß die Kardiotoxizität von Digitalis auf der Hemmung der magnesiumabhängigen Natrium-Kalium-Membranpumpe beruht. Ein Magnesiummangel, der bei Patienten mit Digitalismedikation nicht selten ist, kann deshalb die kardiotoxische Potenz von Digitalis steigern. Er begünstigt gleichzeitig einen Kaliumverlust, und das ist ein weiterer Faktor, der die Toxizität von Digitalis erhöht. Aus diesen Gründen wird bei kardiotoxischen Nebenwirkungen durch Digitalisglykoside eine intravenöse Magnesiumgabe empfohlen, besonders wenn eine Hypokaliämie mit im Spiel ist. Ausnahmen sind die digoxinbedingte Bradykardie und AV-Überleitungsverzögerungen.
Dosierung: 2 g Magnesium i.v. über 20 Minuten, anschließend kontinuierliche Infusion von 1–2 g/h, um eine Serummagnesiumkonzentration von 4–5 mval/l aufrechtzuerhalten. Eine Infusion von Magnesium ist bei niereninsuffizienten Patienten nicht zu empfehlen (mehr über Magnesium finden Sie im Kapitel 42).

Antiarrhythmika

Phenytoin und Lidocain sind die bevorzugten Substanzen zur Unterdrückung ventrikulärer Ektopien durch Digitalis, weil sie die AV-Überleitungszeit nicht verlängern. Phenytoin kann die AV-Überleitung sogar verbessern; trotzdem gibt man meist Lidocain den Vorzug, weil es über Infusion leicht zu titrieren ist.
Lidocain: mit 1–2 mg/kg KG i.v. aufsättigen, dann Infusion mit 1–4 mg/min.
Phenytoin: Infusion mit 25–50 mg/min, bis die Arrhythmie unterdrückt oder eine Gesamtdosis von 15 mg/kg erreicht ist. Danach orale Therapie mit 400–600 mg/Tag. Chinidin und Procainamid sind kontraindiziert, weil sie die AV-Überleitung verzögern (Chinidin erhöht noch dazu die Digoxinkonzentration im Serum). Bretylium ist kontraindiziert, weil es arrhythmogen wirkt [44].
Atropin kann in einer Dosis von 0,5–1 mg als Bolus i.v. gegeben werden – bei Bedarf alle 5 bis 10 Minuten wiederholt –, um milde Formen einer digitalisinduzierten Bradyarrhythmie (z.B. Sinusbradykardie oder AV-Block niedrigen Grades) zu behandeln. Bei kompletter Blockierung der Reizleitung ist ein Herzschrittmacher indiziert. Dabei kann ein temporärer externer Schrittmacher günstiger sein als ein transvenös eingeschwemmter, weil das Myokard bei Digitalisintoxikation besonders irritabel ist [44].

Immuntherapie

Digoxinspezifische Antikörperfragmente (Digitalis-Antidot-BM®) wurden 1986 in die klinische Praxis eingeführt und haben sich seitdem bei lebensbedrohlichen Fällen einer Digitalisvergiftung bewährt [48, 49].

Indikationen

Die Indikationen für die Therapie mit digoxinspezifischen Antikörperfragmenten (Fab) sind in Tabelle 53-6 angegeben. Alle Zustände, die in dieser Tabelle aufgelistet sind, sind lebensbedrohlich und viele davon gegenüber konventionellen Therapiemaßnahmen resistent. Die größte klinische Erfahrung hat man mit ihnen bei Fällen, die mit Hyperkaliämie, hochgradigem AV-Block und malignen ventrikulären Arrhythmien einhergehen, sammeln können. Unter diesen Bedingungen war die Immuntherapie in 90% der Fälle erfolgreich [50].

Tabelle 53-6 Indikationen für die Immuntherapie der Digitalisvergiftung.

Digoxindosis > 10 mg
Digoxinserumkonzentration > 6 ng/ml
Serumkalium > 5,5 mval/l *
AV-Block, höhergradig *
– maligne ventrikuläre ektope Rhythmen *
– multifokale ventrikuläre Ektopien
– Bigeminie/Trigeminie
– ventrikuläre Tachykardie/Kammerflimmern
* wenn therapierefraktär gegenüber konventioneller Therapie

Dosierungsempfehlungen

Die Dosierung der Antikörperfragmente wird nach den Formeln in Tabelle 53-7 berechnet. Jede Packung Digitalis-Antidot-BM®, enthält 80 mg Antikörperfragmente und kann 1,0 mg Digoxin binden. Anhand des Gesamtkörpergehalts an Digoxin (auf der Basis von Digoxindosis oder Digoxinserumkonzentration geschätzt) wird der Bedarf an Antikörperfragmenten bestimmt. Wenn weder die Dosis noch die Digoxinserumkonzentration bekannt ist, kann man die Anti-Digoxin-FAB auch nach den empirischen Dosierungsempfehlungen der Tabelle 53-7 verabreichen.

Die Antikörperfragmente werden üblicherweise über 30 Minuten infundiert, können aber auch als Bolus gegeben werden [48]. Die Bolusinjektion wird manchmal bevorzugt, wenn ein rascher Erfolg wünschenswert ist, weil die Wirkung sonst verzögert eintritt. Bei den meisten Patienten setzt die Wirkung etwa 1 Stunde nach FAB-Anwendung ein, das Wirkungsmaximum ist nach weiteren 3 Stunden erreicht [50].

Tabelle 53-7 Dosierungsempfehlungen für digoxinspezifische Antikörperfragmente (FAB).

Gesamtkörperdosis (total body load = TBL)	
TBL = orale Digoxindosis (mg) × 0,8*	
TBL = $\dfrac{\text{Digoxinserumkonzentration (ng/ml)} \times 5{,}6\ (l/g) \times \text{Gewicht (kg)}}{1000}$	
FAB-Dosierung	**Kosten****
FAB (mg) = TBL (mg) × 80	1 mg FAB = 16,26 DM o. MwSt.
FAB (Pck.) = $\dfrac{\text{TBL (mg)}}{1{,}0\ \text{(mg/Pck.)}}$	1 Packung FAB = 1301 DM o. MwSt.
empirische Dosis = 480 mg = 6er Packung	empirische FAB-Kosten Digitalis-Antidot-BM® = 7795 DM o. MwSt.
* Korrekturfaktor bei oraler Gabe ist 0,8 (Bioverfügbarkeit). Nur bei Digoxintabletten, nicht für Kapseln oder Säfte verwenden.	
** Kosten lt. Einkaufspreis der Apotheke des Universitätsklinikums Regensburg (Stand 1998)	

Plasmadigoxinkonzentration

Bei allen Patienten, die mit digoxinspezifischen Antikörperfragmenten behandelt werden, finden sich gestiegene Digoxinplasmakonzentrationen. Die Antikörperfragmente haben eine derart hohe Affinität zu Digoxin, daß sie Digoxin aus den Bindungsstellen im Gewebe freisetzen. Dadurch erhöht sich die Menge des an FAB gebundenen Digoxins in der Extrazellulärflüssigkeit. Binnen weniger Minuten nach Antikörperapplikation können die Plasmakonzentrationen von Digoxin – das meiste davon an FAB gebunden – auf das 20fache der Konzentration vor Therapiebeginn ansteigen [51]. Diese Konzentration sinkt dann in den folgenden Tagen langsam wieder, entsprechend der renalen Ausscheidung der FAB-Fragmente. Klinische Laboratorien benützen Radioimmunoassays, um sowohl freies wie gebundenes Digoxin zu messen. Die Überwachung der Digoxinplasmakonzentration ergibt in den ersten Tagen nach FAB-Therapie ein falsches Bild.

Kosten

Die Therapie mit Antikörperfragmenten ist extrem kostspielig (Tab. 53-7). Sie sollte daher auf Fälle beschränkt bleiben, in denen sie klar indiziert ist.

Nitroprussid

Nitroprussid ist ein rasch wirkender Vasodilatator, dessen therapeutischer Nutzen und mögliche Toxizität in Kapitel 18 beschrieben werden. Das toxische Potential von Nitroprussid spiegelt sich in seinem **Zyanid**gehalt wider, der **44% des Molekulargewichts** ausmacht [52, 53, 54]. Zyanidvergiftungen durch Nitroprussid verursachen möglicherweise pro Jahr mehr als 1000 Todesfälle, was zu der Empfehlung geführt hat, Nitroprussid aus der klinischen Therapie zu verbannen [52].

Zyanidmetabolismus

Das Molekül Nitroprussid ist ein Ferrizyanidkomplex, bei dem fünf Zyanidliganden und eine Nitrosylgruppe an ein oxidiertes Eisen(III)-Atom gebunden sind. Das Molekül zerfällt im Blutstrom und setzt dabei die Nitrosylgruppe als Stickstoffmonoxid frei, das die gefäßerweiternden Wirkungen von Nitroprussid entfaltet. Was mit dem freigesetzten Zyanid weiter passiert, zeigt die Abbildung 53-4 [53, 54, 55]. Wenn Zyanid an das oxidierte Eisenatom der Zytochromoxidase bindet, blockiert es die Nutzung von Sauerstoff zur Bildung energiereicher Phosphate. Zwei chemische Reaktionen können verhindern, daß Zyanid mit der Zytochromoxidase reagiert. Die eine sorgt für die Bindung des Zyanids an das oxidierte Eisenatom im Methämoglobin. Die andere Reaktion vermittelt den Transfer von Schwefel von einem Donormolekül (Thiosulfat) auf das Zyanid unter Bildung einer harngängigen Thiozyanatverbindung. Diese letztgenannte Schwefelübertragungsreaktion ist der Hauptmechanismus der Zyanidelimination aus dem menschlichen Körper.

Kapazität der Zyanidinelimination

Gesunde Erwachsene von durchschnittlicher Größe und Gewicht haben genügend Methämoglobin, um das Zyanid in 18 mg Nitroprussid zu binden, und genügend Thiosulfat, um Zyanid aus weiteren 50 mg Nitroprussid zu entgiften [53]. Zusammengenommen verfügt der menschliche Körper also über die Kapazität, 68 mg Nitroprussid zu entgiften.

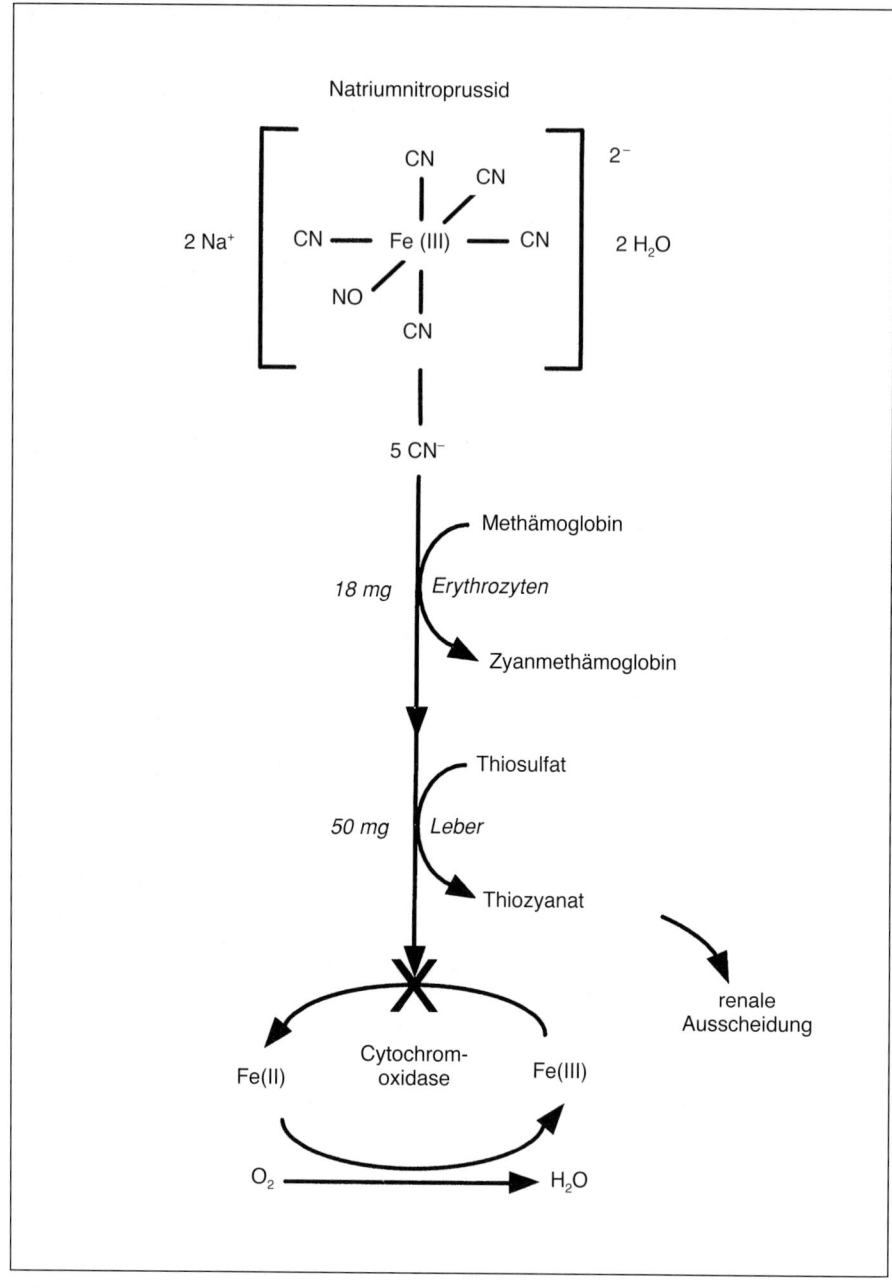

Abb. 53-4 Abbau des freien Zyanids nach der Freisetzung aus Nitroprussid. Erläuterungen im Text.

Bei einer Nitroprussidinfusion im therapeutischen Bereich von 2 µg/kg × min ist beim 80 kg schweren Erwachsenen diese Entgiftungskapazität von 68 mg nach etwa 500 Minuten (8,3 Stunden) erschöpft. Diese Kalkulation zeigt die begrenzte Fähigkeit des menschlichen Organismus, Nitroprussid selbst unter günstigen Bedingungen zu entgiften.
Die Zyanidelimination wird zudem eingeschränkt durch einen Mangel an Thiosulfat, wie er bei Rauchern und Patienten in der postoperativen Phase häufig vorkommt [53, 54].

Zyanidintoxikation

Über die begrenzte Kapazität des menschlichen Organismus, Zyanide zu inaktivieren, war man sich nicht im klaren, als Nitroprussid 1976 in die Klinik eingeführt wurde [53]. Folglich ist die Akkumulation von Zyaniden während Nitroprussidinfusionen selbst in niedriger Dosierung (z.B. 1 µg/kg × min) häufig [53, 54]. Die klinischen Zeichen einer Zyanidvergiftung sind in Tabelle 53-8 aufgelistet.
Ein frühes Zeichen einer Zyanidakkumulation ist die Tachyphylaxie durch Natriumnitroprussid-Gabe [53]. Zeichen einer eingeschränkten Sauerstoffutilisation (wie erniedrigte Sauerstoffextraktionsrate oder Laktatazidose) treten oft erst in der Spätphase der Zyanidintoxikation auf [55]. Die Laktatazidose ist jedoch **kein** sensitiver Marker der Zyanidvergiftung, und ihr Fehlen unter einer Nitroprussidinfusion schließt eine Zyanidakkumulation keineswegs aus [53, 54].

Diagnose

Die Zyanidkonzentration im Vollblut kann zur Dokumentation einer Intoxikation, wie in Tabelle 53-8 gezeigt, verwendet werden. Die Ergebnisse von diagnostischen Assays zur Zyanidbestimmung sind jedoch nicht sofort verfügbar (eine STAT-Probe benötigt eine Bearbeitungszeit von 3 bis 4 Stunden) [54]; daher werden sofort erforderliche Entscheidungen bei vermuteter Zyanidvergiftung meist aufgrund des klinischen Eindrucks gefällt. Die Tachyphylaxie gegenüber Nitroprussid ist ein wichtiger Frühmarker der Zyanidakkumulation.

Prävention

Eine Zyanidvergiftung ist häufig und wird gern übersehen. Daher sind Maßnahmen, die eine Kumulation von Zyanid während einer Nitroprussidtherapie verhindern können, besonders wertvoll. Die effektivste Präventivmaßnahme ist die Vermeidung von Nitroprussid. Eine andere wirksame Möglichkeit der Prävention ist es, der Nitroprussidlösung Thiosulfat zuzusetzen [54], wie in Kapitel 18 besprochen. Letztere Maßnahme sollte man sich bei der Nitroprussidtherapie zur Regel machen.

Therapie

Erste Therapiemaßnahme bei einer Zyanidintoxikation sollte die Inhalation reinen Sauerstoffs sein. Wo verfügbar, kann der Zyanid Antidot Kit von Eli Lilly & Co, wie in Tabelle 53-8 beschrieben, verwendet werden [56]. Nitrite fördern die Bildung von Methämoglobin durch Oxidation von Hämoglobin und sorgen so dafür, daß mehr Zyanid an Methämoglobin gebunden werden kann. Dieses an Methämoglobin gebundene Zyanid muß schließlich aus dem Körper eliminiert werden. Daher sollte Thiosulfat als Schwefeldonator für die Transsulfuration immer mit Nitriten zusammen verabreicht werden.

Tabelle 53-8 Zyanidintoxikation: Diagnose und Therapie.

Klinik			
Früh:	Verhaltensänderung ($Sa_{O_2} - Sv_{O_2}$)-Abnahme Tachyphylaxie gegen Nitroprussid	Spät:	Koma, Konvulsionen $Sv_{O_2} > 85\%$ Laktatazidose

	Blutzyanidkonzentration*	
Toxizität	Mikrogramm/ml	Mikromol/l
keine	< 0,5	< 20
gering	0,5–2,5	20–95
schwer	> 2,5	> 95
tödlich	> 3,0	> 114

Zyanid-Antidot Kit**

Amylnitratinhalation für 1 min oder 10 ml 3% Natriumnitrit = 300 mg langsam über 15 min i.v. und dann 50 ml 25% Natriumthiosulfat = 12,5 g langsam über 15 min i.v.

* aus Hall AH, Rumack BH. Clinical toxicology of cyanide. Ann Emerg Med 1986;15:1067.
** Eli Lilly & Co.

A.d.Ü.: Äquivalenter Antidot-Kit in Deutschland nicht kommerziell verfügbar, da hier die Standardtherapie der Zyanidintoxikation wegen geringerer Kreislaufreaktionen mit 4-DMAP i.v. statt Natriumnitrit i.v. durchgeführt wird, gefolgt von Na-Thiosulfat i.v. Freie Zusammenstellung möglich:

a) Amylnitrit 2 Brechampullen à 0,1 mg zur Inhalation bildet in vivo 10% Methämoglobin
   6 Amp. à 0,1 mg à 9 DM lt. Apotheke, Universitätsklinikum Regensburg, Stand 1998

b) p-Dimethylaminophenol (4-DMAP, Köhler) 3–4 mg/kg KG i.v. bildet 30% Methämoglobin
   1 Amp. 5 ml 5% = 250 mg   70,76 DM Rote Liste, Stand 1997

c) Na-Thiosulfat 10% (Köhler) 50–100 mg/kg KG i.v.
   5 Amp. 10 ml 10% = 5 g   24,05 DM Rote Liste, Stand 1997

Eine Nitrittherapie führt zu Methämoglobinämie, daher wurde nach Alternativen zur Zyanidentgiftung gesucht. Die Affinität des Zyanidions zu Kobalt hat zur Verwendung von Hydroxycobalamin (100 ml einer 5%igen Lösung über 15 Minuten i.v.) geführt, das sich mit Zyanid zu Cyanocobalamin (Vitamin B_{12}) verbindet und über die Niere ausgeschieden werden kann [57]. Diese Strategie ist in Europa weit verbreitet.

Thiozyanatintoxikation

Der wichtigste Mechanismus, um Zyanide aus dem Körper zu eliminieren, beruht auf der Bildung von Thiozyanat, das langsam mit dem Urin ausgeschieden wird. Bei eingeschränkter Nierenfunktion kann sich Thiozyanat anhäufen und Vergiftungserscheinungen verursachen, die sich von denen einer Zyanidintoxikation unterscheiden [53, 54]. Die Klinik ist geprägt von Angstzuständen, Verwirrung, Miosis, Tinnitus, Halluzinationen und generalisierten Krämpfen [53, 54].Thiozyanat kann durch Blockade der Jodaufnahme in die Schilddrüse auch eine Schilddrüsenunterfunktion hervorrufen [54].

Die Diagnose der Thiozyanatintoxikation wird durch Bestimmung der Serumkonzentration von Thiozyanat gesichert. Diese liegt normalerweise unter 10 mg/l; Vergiftungserscheinungen werden ab einer Konzentration von 100 mg/l beobachtet [54]. Eine Thiozyanatintoxikation kann mit Hämo- oder Peritonealdialyse behandelt werden.

Opioide

Opioide sind häufig bei Überdosierungen von illegalen Drogen im Spiel; das Opioidanalgetikum Morphin ist in den USA die häufigste Ursache für toxische Medikamentenwirkungen bei stationären Patienten [45]. Die unerwünschten Wirkungen der Opioidanalgetika sind in Kapitel 8 beschrieben. Der folgende Text legt deshalb seinen Schwerpunkt auf die Behandlung einer Opioidvergiftung mit dem Opioidantagonisten Naloxon.

Naloxon

Naloxon ist ein reiner Opioidantagonist, der an endogene Opioidrezeptoren bindet, ohne eine agonistische Wirkung auszulösen. Am effektivsten blockiert Naloxon μ-Rezeptoren (Analgesie, Atemdepression) und κ-Rezeptoren (Sedierung, Miosis), am wenigsten die σ-Rezeptoren (psychogene Wirkungen, Halluzinationen).

Applikation

Naloxon (0,4 mg/ml oder 1 mg/ml) wird gewöhnlich intravenös verabreicht [58], aber man kann es auch endotracheal [59], intralingual oder submental injizieren [60, 61]. Die submentale Injektion von Naloxon läßt sich leicht mit einer 40 mm langen 23-Gauge-Kanüle (0,8 mm) durchführen, die in der Mittellinie zwischen Mandibula und Krikoid eingeführt wird. Für die Injektion wird die Kanüle nach kranial etwa 2,5 cm vorgeschoben. In den Zungengrund injiziert, wird das Medikament in die sublinguale Zirkulation aufgenommen. Dieser Zugangsweg ist sicher, die Wirkung tritt oft in weniger als 2 Minuten ein.

Dosierungsempfehlungen

Gewöhnlich ist bei der Opioidüberdosierung weniger Naloxon zur Antagonisierung der Sedierung als zur Aufhebung der Atemdepression erforderlich.

> **Bewußtseinstrübung:** Naloxon sollte bei Patienten mit eingeschränktem Sensorium, aber ohne Atemdepression als initialer Bolus von 0,4 mg gegeben werden, der nach 2 Minuten wiederholt werden kann. Wenn die Bewußtseinsveränderung wirklich durch Opioidderivate verursacht ist, sollte eine Gesamtdosis von 0,8 mg ausreichen [62]. Bei Patienten mit bekannter Opiatabhängigkeit sollte die Bolusgabe auf 0,1–0,2 mg beschränkt werden [2].
> **Atemdepression:** Bei Patienten, bei denen die Atemdepression im Vordergrund steht, sollten 2 mg i.v. als Bolus verabreicht werden. Dieser kann im 2-Minuten-Abstand bis zur Gesamtdosis von 10 mg wiederholt werden [58, 62].

Die Wirkung von Naloxon hält ungefähr 60–90 Minuten an. Das ist kürzer als die Wirkdauer der meisten Opioide. Daher sollte ein erfolgreicher Therapiebeginn von einstündigen Repetitionsdosen oder einer kontinuierlichen Infusion gefolgt sein. Bei Naloxoninfusion sollte die stündliche Zufuhr zwei Drittel der wirksamen Bolusdosis entsprechen [63]. (Eine Dosis für 6 Stunden kann in 250 oder 500 ml Kochsalzlösung über den gewünschten Zeitraum infundiert werden.) Um dabei früher eine Steady-state-Konzentration zu erreichen, sollte 30 Minuten nach Infusionsbeginn die Hälfte des initialen Wirkbolus erneut gegeben werden. Die Wirkdauer einer solchen Infusion variiert abhängig von Art und Menge des aufgenommenen Opioids, liegt aber im Mittel bei rund 10 Stunden [62].

Empirische Therapie

Patienten mit Bewußtseinstrübung unklarer Ursache erhalten oft Naloxon (in Dosierungen von 0,8–2 mg i.v.) aus empirischer Indikation. Diese Praxis sollte man hinterfragen, weil sie in weniger als 5% Erfolg bringt [64]. Als alternativer Ansatz wurde daher empfohlen, Naloxon nur empirisch einzusetzen, wenn die Bewußtseinstrübung mit Miosis und verdächtigen Begleitumständen verbunden ist, die auf einen Opioidmißbrauch (z.B. Nadeleinstiche) hinweisen [62, 64]. Unter dieser Prämisse kann man bei der empirischen Naloxontherapie in 90% der Patienten einen Erfolg erwarten [64].

Nebenwirkungen

Naloxon hat nur wenige Nebenwirkungen. Die häufigste ist das akute Opioidentzugssyndrom (Angst, abdominelle Krämpfe, Erbrechen, Piloerektion). In Einzelfällen wurde über ein akutes Lungenödem (vor allem früh postoperativ) und generalisierte Krampfanfälle nach Naloxonapplikation berichtet, aber diese Komplikationen sind selten [62].

Trizyklische Antidepressiva

Überdosierung von trizyklischen Antidepressiva (z.B. Amitriptylin, Desipramin, Doxepin und Imipramin) ist in den Vereinigten Staaten die häufigste Todesursache im Rahmen einer Medikamentenvergiftung [4].

Toxische Wirkungen

Die toxischen Wirkungen der Trizyklika beruhen hauptsächlich auf ihrer anticholinergen Wirkung und ihrer Fähigkeit, die Wiederaufnahme von Neurotransmittern wie Noradrenalin zu verhindern [65]. Bedrohlich sind vor allem die toxischen ZNS- oder kardiovaskulären Komplikationen.

Zentrales Nervensystem

Zu den frühen Manifestationen gehören Fieber, Agitiertheit und Mydriasis. Im fortgeschrittenen Stadium prägen Delir, Koma und generalisierte Krämpfe das klinische Bild. Die neurotoxischen Effekte werden der anticholinergen Wirkung zugeschrieben.

Kardiovaskuläres System

Im Frühstadium treten Tachykardie und arterieller Hypertonus auf, die auf eine Blockade des Noradrenalin-Reuptake zurückgeführt werden. Die Noradrenalinverarmung in den Endigungen peripherer Nerven führt zur Hypotonie bei Lagewechsel, aber auch im Liegen. Bei schweren Vergiftungsfällen sieht man Reizleitungsstörungen (Verbreiterung des QRS-Komplexes), Rhythmusstörungen (ventrikuläre ektope Erregung, Tachykardie mit breitem QRS-Komplex) und eine Reduktion der Herzauswurfleistung.

Klinische Einschätzung

Patienten mit lebensbedrohlichen Komplikationen wie Delir, Koma, Krampfanfällen, Herzrhythmusstörungen und Hypotonie sollten auf die Intensivstation verlegt werden. Bis sich die Vergiftungszeichen ausbilden, kann es 6 bis 12 Stunden dauern. Daher ist es die wichtigste Aufgabe in der Frühphase nach Medikamenteningestion, diejenigen Patienten zu identifizieren, bei denen sich wahrscheinlich schwere Vergiftungserscheinungen entwickeln werden. Trizyklikakonzentrationen im Plasma können zwar die Verdachtsdiagnose erhärten, haben aber keinen prädiktiven Wert, was die Schwere der Vergiftung angeht [65]. Bei sonst asymptomatischen Patienten bietet das Elektrokardiogramm die sicherste Vorhersage. Eine Verlängerung des QRS-Intervalls kann ein prognostisches Zeichen für den Übergang zu Krampfanfällen (QRS > 0,10 Sekunden) und gefährlichen Herzrhythmusstörungen (QRS > 0,16 Sekunden) sein [66]. Deshalb werden asymptomatische Patienten mit verbreitertem QRS-Komplex im Regelfall zur Überwachung aufgenommen, wobei ein Monitorplatz (Telemetrie) anzuraten ist.

Behandlung

Das Behandlungskonzept einer Überdosierung von trizyklischen Antidepressiva auf Intensivstationen schließt die Therapie von Krampfanfällen, kardialen Rhythmusstörungen und Hypotonie ein.

Krampfanfälle

Benzodiazepine sind in der Regel wirksam, um generalisierte Krampfanfälle nach Trizyklikaüberdosierung zu behandeln. Diazepam (5–10 mg) und Lorazepam (1–2 mg) sind gleich effektiv. Krampfanfälle, die auf diese Substanzen nicht ansprachen, konnten mit Midazolam (10 mg i.v., dann 6 mg/h) erfolgreich durchbrochen werden [67]. Auch Barbiturate können bei therapierefraktären Krämpfen eingesetzt werden. Phenytoin ist dagegen nur begrenzt wirksam [65].

Arrhythmien

Therapie der Wahl bei schweren, trizyklikabedingten Herzrhythmusstörungen ist die Alkalisierung der Patienten mit Natriumbikarbonat [68]. Die Alkalisierung hebt, bei unbekanntem Wirkmechanismus, die kardiotoxischen Wirkungen der trizyklischen Antidepressiva auf. Angestrebt wird ein Serum-pH von 7,50 bis 7,55, was durch wiederholte Bolusgaben von 1 bis 2 mval/kg KG Natriumbikarbonat erreicht werden kann. Die Alkalisierung geht oft mit einer Verbesserung des Bewußtseinszustandes und einer Verringerung der Hypotonieneigung einher [68].

Hypotonie

Die Hypotonie bei Patienten mit Trizyklikaüberdosis kommt durch die kardiale Dysfunktion, eine periphere Vasodilatation oder durch beide Mechanismen gleichzeitig zustande. Wenn sich daher die Hypotonie durch Volumengabe nicht ausreichend therapieren läßt, sollte unverzüglich ein Pulmonaliskatheter zur Therapiesteuerung eingeführt werden. Bei einer kardialen Insuffizienz sollte man Dobutamin einsetzen; beruht das Problem jedoch auf dem niedrigen systemvaskulären Widerstand, ist Noradrenalin indiziert. Nach einer Überdosierung trizyklischer Antidepressiva kann Dopamin Arrhythmien fördern. Daher sollte man Dopamin bei diesen Patienten vermeiden [65].

Kapitel 54

Dosierungsanpassungen auf Intensivstation

Dieses letzte Kapitel ist eine Zusammenstellung der wichtigsten Dosierungsanpassungen, die in diesem Buch Erwähnung finden. Die Informationen sind tabellarisch zusammengestellt; die Medikamente oder Medikamentengruppen alphabetisch geordnet. Zu jedem Medikament ist die normale oder übliche Dosierung genannt, zusammen mit der Dosierungsanpassung wegen Interaktionen von Medikamenten, Niereninsuffizienz, Leberinsuffizienz und hohem Lebensalter. Die Quellen für die empfohlenen Dosierungsanpassungen sind in der Bibliographie am Ende des Kapitels zu finden. Die Informationen in diesem Kapitel sind keinesfalls erschöpfend, da dies zusätzliche Texte erfordern würde; dennoch ermöglichen sie das schnelle Nachschlagen von Dosierungsanpassungen für häufig auf Intensivstationen verabreichte Medikamente. Die meisten Empfehlungen beziehen sich auf die parenterale Medikamentenapplikation.

Glomeruläre Filtrationsrate

Viele Dosierungsanpassungen in diesem Kapitel nehmen Bezug auf die glomeruläre Filtrationsrate (GFR). Diese kann man bei Erwachsenen mit der Gleichung von Cockroft und Gault (1976) abschätzen.

$$\text{GFR (ml/min)} = \frac{(140 - \text{Alter}) \times \text{Gewicht (kg)} \times (0{,}85 \text{ für Frauen})}{72 \times \text{Serumkreatinin (mg/dl)}}$$

Beachten Sie den Korrekturfaktor 0,85 für Frauen, da die GFR von Frauen 85% der GFR von Männern entspricht. Als Körpergewicht in dieser Gleichung sollte das Idealgewicht oder das fettfreie Gewicht eingetragen werden (s. Referenztabelle für Idealgewichte von Mann und Frau im Anhang). Ist bei einem Patienten das Körpergewicht jedoch niedriger als das Idealgewicht, sollte sein tatsächliches Gewicht eingetragen werden [s. Roberts et al., 1993]. Schätzungen der GFR nach der hier gezeigten Cockroft-Gault-Gleichung sind Studien zufolge beim kritisch Kranken genauer als die Abschätzung mit Hilfe der Kreatinin-Clearance [s. Roberts et al., 1993].

Der ältere Mensch

Beachten Sie, daß die Cockroft-Gault-Gleichung eine Abnahme der GFR mit zunehmendem Alter des Erwachsenen vorhersagt. Nach dem 40. Lebensjahr nimmt die GFR um etwa 1 ml/min jedes Jahr ab [s. Zawada und Boice, 1993]. Das bedeutet, daß ein siebzigjähriger Patient eine um 30 ml/min geringere GFR haben wird als ein 40jähriger. Für Medikamente, die über die Nieren ausgeschieden werden, kann die altersabhängige Abnahme der GFR die Dosierungsrichtlinien beeinflussen. Die GFR muß also für Dosierungsanpassungen bei geriatrischen Patienten genauso gewissenhaft einbezogen werden wie bei Patienten mit Nierenerkrankungen.

Medikament	Normaldosierung	Ausgangssituation	Empfehlung
Acetaminophen = Paracetamol	650 mg alle 6 h	Leberinsuffizienz Patienten mit: HIV, Mangelernährung, Alkoholabusus	Acetaminophen meiden erhöhte Lebertoxizität, Acetaminophen meiden oder unter größter Vorsicht
Acetazolamid	250 mg alle 6 h	GFR < 30 ml/min	Acetazolamid meiden
Adenosin	6–12 mg i.v.	Gabe über ZVK gleichzeitige Verabreichung von: Betarezeptorenblockern Kalziumantagonisten Dipyridamol Theophyllin (blockiert Adenosinrezeptor)	Dosisreduktion auf 50% Dosisreduktion auf 50% Kombination meiden
Aminoglykoside			
Amikacin	2–3 mg/kg KG alle 8 h	GFR 10–50 ml/min	Einzeldosis um 30–70% reduzieren, Intervall auf 12–18 h verlängern
Gentamicin	1–1,5 mg/kg KG alle 8 h	GFR < 10 ml/min	Einzeldosis um 70% reduzieren, alle 24–48 h verabreichen
Tobramycin	1–1,5 mg/kg KG alle 8 h		
Amphotericin	0,5–1 mg/kg × d	GFR < 10 ml/min	Dosierungsintervall auf 48 oder 72 h verlängern.
		Lösungen zur totalen parenteralen Ernährung	nicht zusammen verwenden, inkompatibel
Ampicillin	1–3 g alle 6 h	GFR < 15 ml/min	Dosierungsintervall auf 24 h verlängern
Amrinon	5–10 µg/kg/min	GFR < 10 ml/min	Dosisreduktion um 25–50%

Fortsetzung nächste Seite

Medikament	Normaldosierung	Ausgangssituation	Empfehlung
Aztreonam	1–2 g alle 8–12 h	GFR < 10 ml/min	Dosisreduktion um 70%
		Leberinsuffizienz	Dosisreduktion um 25%
Benzodiazepine Diazepam Midazolam	s. Tab. 8-3 u. 8-4	gleichzeitige Verabreichung von: Cimetidin Erythromycin Isoniazid Ketoconazol Metoprolol Propranolol Valproinsäure	behinderte Biotransformation von Diazepam u. Midazolam kann Dosisreduktion nötig machen Erythromycin-Midazolam-Kombination meiden oder Dosierung so niedrig wie möglich
		gleichzeitig mit Theophyllin	Theophyllin meiden, wenn Sedierung wichtiges Ziel, da Theophyllin Benzodiazepinwirkung antagonisiert
		gleichzeitig mit Rifampicin	gesteigerte Biotransformation von Midazolam und Diazepam kann Dosissteigerung nötig machen
		bei Übergewicht	für Midazolam-Dosierung Idealgewicht verwenden
Kalzium	200 mg i.v. über 10 min	Digitalistherapie	gleichzeitige Gabe möglichst meiden, wenn nötig, 50% Dosisreduktion und Infusion über 30 min
		Digitalisintoxikation	kein Kalzium
Cephalosporine			
Cefazolin	1 g alle 8 h	GFR < 10 ml/min	Intervall auf 24–48 h verlängern
Cefotaxim	2 g alle 8 h	GFR < 10 ml/min	Intervall auf 24 h verlängern
Ceftazidim	2 g alle 8 h	GFR 10–50 ml/min	Intervall auf 24 h verlängern
		GFR < 10 ml/min	Intervall auf 48 h verlängern

Fortsetzung nächste Seite

Medikament	Normaldosierung	Ausgangssituation	Empfehlung
Cimetidin	Dauerinfusion: Beginn mit 37,5 mg/h, um 12,5 mg/h steigern, wenn nötig, bis max. 100 mg/h	GFR 20–50 ml/min	Dosisreduktion um 25%; Rate von 67,5 mg/h nicht überschreiten
		GFR < 20 ml/min	Dosisreduktion um 75%; Rate von 33 mg/h nicht überschreiten

Beachte: Cimetidin blockiert die renale Kreatinin-Sekretion und kann den Serumkreatininwert anheben ohne Veränderung der GFR. Das kann zu falsch-niedrigen Schätzungen der GFR führen.

Medikament	Normaldosierung	Ausgangssituation	Empfehlung
Ciprofloxacin	400 mg i.v. alle 12 h	GFR < 10 ml/min gleichzeitige Verabreichung von Theophyllin Cumarin	Dosisreduktion um 50% siehe Empfehlungen Cumarin und Theophyllin
Cumarin	5–10 mg g/d p.o.	gleichzeitige Verabreichung von: Amiodaron Ciprofloxacin Cimetidin Erythromycin Fluconazol Isoniazid Metronidazol Chinidin Salizylaten Trimethoprim-Sulfamethoxazol	Verstärkung der antikoagulatorischen Wirkung möglich Kombination mit Amiodaron, Metronidazol und Salizylaten vermeiden, andernfalls INR engmaschig überprüfen
		gleichzeitige Verabreichung von: Kortikosteroiden Östrogenen Nafcillin Phenobarbital Rifampicin Sucralfat	antikoagulatorischer Effekt möglicherweise reduziert; INR engmaschig überwachen
Digoxin	0,125–0,5 mg/d	gleichzeitige Verabreichung von: Amiodaron Chinidin Verapamil Captopril Diltiazem	Digoxineffekte möglicherweise verstärkt Dosisreduktion um 50% bei gleichzeitiger Gabe von Amiodaron, Chinidin u. Verapamil; andernfalls Kontrolle der Digoxin-serumkonzentration
		GFR < 10 ml/min	Einzeldosis um 75% reduzieren. Dosierungs-intervall auf 48 h verlängern

Beachte: Bei Nierenversagen können Radioimmunoassays falsch-hohe Serumdigoxinkonzentrationen messen.

Medikament	Normaldosierung	Ausgangssituation	Empfehlung
Fluconazol	200–400 mg/d	GFR 20–50 ml/min	Dosisreduktion um 50%
		GFR < 20 ml/min	Dosisreduktion um 75%
		gleichzeitige Verabreichung von: Phenytoin Warfarin	siehe Empfehlungen für Warfarin u. Phenytoin
Haloperidol	s. Tab. 8-6	bei verlängertem QT-Intervall	Haloperidol vermeiden
Heparin	s. Tab. 7-4	Krankhaftes Übergewicht > 130 kg	Heparindosierung kann von der empfohlenen Standarddosierung nach Gewichtsnomogramm erheblich nach unten abweichen
		Hochdosierte Glyceroltrinitrattherapie (> 350 µg/min)	möglicherweise gesteigerter Heparinbedarf; PTT-Kontrolle
Imipenem	0,5–1 g alle 6 h	GFR 20–50 ml/min	Dosierungsintervall auf 8 h verlängern
		GFR < 20 ml/min	Intervall auf 12 h verlängern
		Krampfäquivalente	Tagesdosis von 2 g bzw. 25 mg/kg nicht überschreiten
Insulin	variabel	Behandlung mit ACE-Hemmern	möglicherweise reduzierter Insulinbedarf BZ-Kontrolle
		Verwendung von Infusionsbestecken und -flaschen	20–30% Verlust der Insulinwirkung durch Adsorption an Plastik und Glas
Ketorolac	15–30 mg alle 6 h	GFR < 50 ml/min	Dosisreduktion um 50%
Lidocain	1–4 mg/min	Leberinsuffizienz Low-cardiac-output-Syndrom gleichzeitige Verabreichung von Cimetidin und Betablockern	Dosisreduktion um 50% wegen gestörter Lidocainbiotransformation
		alte Patienten	Lidocaininfusion auf 12 h beschränken

Fortsetzung nächste Seite

Medikament	Normaldosierung	Ausgangssituation	Empfehlung
Metronidazol	7,5 mg/kg KG alle 6 h	GFR < 10 ml/min	Dosisreduktion um 50%
		gleichzeitige Verabreichung von Phenytoin	siehe Empfehlungen für Phenytoin
Nitroglyzerin	10–200 µg/min	PVC-Schläuche	Nitroglyzerin adsorbiert an PVC Infusionssysteme aus inertem Material verwenden
		erhöhter ICP	Nitroglyzerin meiden
Nitroprussidnatrium	0,2–10 µg/kg/min	GFR < 10 ml/min	vermeiden
Opioide Pethidin	50–100 mg alle 4 h	GFR < 50 ml/min	vermeiden (neurotoxische Metaboliten kumulieren bei Niereninsuffizienz)
Morphin	1–6 mg/h	GFR < 10 ml/min Leberinsuffizienz	Dosisreduktion um 50% möglichst vermeiden
Fentanyl	30–100 µg/h	GFR < 10 ml/min	Dosisreduktion um 50%
Pentamidin	4 mg/kg × d	GFR < 10 ml/min	Dosierungsintervall auf 48 h verlängern
Phenytoin	300–400 mg /d	gleichzeitige Verabreichung von: Amiodaron Fluconazol Isoniazid Metronidazol	erhöhte Phenytointoxizität möglich; Serumkonzentration überwachen
		Hypoalbuminämie	wie oben
		gleichzeitige Verabreichung von: Cumarin Diazepam Glukokortikoiden Phenobarbital Theophyllin Valproinsäure	erniedrigte Wirksamkeit der Phenytointherapie möglich; Serumkonzentration überwachen
		glukosehaltige Infusionen	nicht kombinieren (inkompatibel)

Fortsetzung nächste Seite

Medikament	Normaldosierung	Ausgangssituation	Empfehlung
Procainamid	2–6 mg/min	geringgradige Herzinsuffizienz	Dosisreduktion um 25%
		geriatrische Patienten mit kompensierter Niereninsuffizienz	Dosisreduktion um 50%
		Cimetidintherapie	möglicher Anstieg der Procainamidserumkonzentration-, kontrolle
		GFR < 10 ml/min	möglichst vermeiden
Propofol	s. Tab. 8-4	Übergewicht	Dosierung nach Idealgewicht
Ranitidin	50 mg i.v. alle 8–10 h	GFR < 50 ml/min	Dosierungsintervall auf 24 h verlängern
Theophyllin	s. Tab. 25-4	Low-cardiac-output-Syndrom und Leberinsuffizienz	Dosisreduktion um 50% Theophyllinserumkonzentration überwachen
		gleichzeitige Verabreichung von: Cimetidin Ciprofloxacin Erythromycin Enoxacin Propranolol Verapamil	Dosisreduktion um 30–50% Theophyllinserumkonzentration überwachen
		gleichzeitige Verabreichung von: Phenytoin Phenobarbital	Normaldosierung möglicherweise subtherapeutisch Theophyllinserumkonzentration überwachen
		Übergewicht	Dosierung nach Idealgewicht möglicherweise subtherapeutisch Theophyllinserumkonzentration überwachen
Thiamin	3–100 mg/d	Hypomagnesiämie	Thiamin bis zum Ausgleich eines Magnesiummangels ineffektiv
		parenterale Ernährung	inkompatibel mit Aminosäurelösungen. Degradation durch deren Sulfitgehalt

Fortsetzung nächste Seite

Medikament	Normaldosierung	Ausgangssituation	Empfehlung
Trimethoprim-Sulfamethoxazol (TMP-SMX)	bei Pneumocystis-carinii-Pneumonie (PCP)	GFR 15–30 ml/min	Normaldosis für 48 h, dann Dosisreduktion um 50% und Intervall auf 12 h verlängern
	20 mg TMP/kg/d und 100 mg SMX/kg × d in 3–4 Einzeldosen	GFR < 15 ml/min	Tagesdosis um 50% verringern und Intervall auf 12 h verlängern
Vancomycin	500 mg i.v. alle 6 h	GFR 10–30 ml/min	Dosierungsintervall auf 2 Tage verlängern
		GFR < 10 ml/min	Dosierungsintervall auf 4 Tage verlängern
		Heparininfusion	Inaktivierung von Vancomycin durch Heparin; getrennter i.v. Zugang
Verapamil	5–10 mg i.v.	gleichzeitige Verabreichung von ACE-Hemmern Betablockern Chinidin	negative Inotropie und Vasodilatation durch Verapamil möglicherweise verstärkt; Kombination möglichst vermeiden
		Digoxintherapie	siehe Empfehlungen für Digoxin

Teil XV

Anhang

Thus in dealing with any subject matter,
find out what entities
are undeniably involved, and state everything in terms
of these entities.

BERTRAND RUSSELL

ANHANG 1

Einheiten und Umrechnungen

Die in den medizinischen Wissenschaften verwendeten Maßeinheiten sind dem metrischen (Zentimeter, Gramm, Sekunde) und dem angelsächsischen Einheitensystem (Fuß, Pfund, Sekunde) zugehörig. Die metrischen Maße wurden zur Zeit der französischen Revolution eingeführt und im Jahre 1960 überarbeitet. Diese überarbeiteten Einheiten stellen den gegenwärtigen weltweiten Standard dar und werden als sogenannte SI-Einheiten (Système International) bezeichnet.

Maßeinheiten im Système International (SI)

Parameter	Dimension	SI-Einheit (Symbol)	Äquivalent
Länge	l	Meter (m)	1 inch = 2,54 cm
Fläche	l^2	Quadratmeter (m^2)	1 Quadratzentimeter (cm^2) = 10^{-4} m^2
Volumen	l^3	Kubikmeter (m^3)	1 Liter (l) = 0,001 m^3 1 Milliliter (ml) = 1 Kubikzentimeter (cm^3)
Masse	m	Kilogramm (kg)	1 pound (lb) = 453,5 g 1 kg = 2,2 lbs
Dichte	m/l^3	Kilogramm pro Kubikmeter (kg/m^3)	1 kg/m^3 = 0,001 kg/dm^3 Dichte von Wasser = 1,0 kg/dm^3 Dichte von Quecksilber = 13,6 kg/dm^3
Geschwindigkeit	l/t	(m/s)	Meter pro Sekunde 1 mile per hour (mph) = 0,4 m/s
Beschleunigung	l/t^2	Meter pro Sekunde^2 (m/s^2)	1 ft/s^2 = 0,03 m/s^2
Kraft	$m \times (l/t^2)$	Newton (N) = kg $\times$ (m/s^2)	1 dyne = 10^{-5} N
Druck	$\frac{m \times (l/t^2)}{l^2}$	Pascal (Pa) = N/m^2	1 kPa = 7,5 mmHg = 10,2 cmH_2O 1 mmHg = 1,00000014 Torr (s. Umrechnungstabelle für kPa und mmHg)
Wärme	$m \times (l/t^2) \times l$	Joule (J) = N $\times$ m	1 Kilokalorie (kcal) = 4184 J
Temperatur	keine	Kelvin (K)	0° C = 273 K (s. Umrechnungstabelle für °C und °F)
Viskosität	m, 1/l, 1/t	Newton $\times$ Sekunde pro Quadratmeter (N $\times$ s/m^2)	Centipoise (cP) = 10^{-3} N $\times$ s/m^2
Stoffmenge	N	Mol (mol) = Molekulargewicht in Gramm	Äquivalent (val) = mol $\times$ Valenzen
Konzentration	N/l^3 N/m	mol/m^3 = Molarität mol/kg = Molalität	Ionenstärke = mol/kg

Temperaturumrechnung (Celsius – Fahrenheit)

°C	°F
100	212
41	105,8
40	104
39	102,2
38	100,4
37	98,6
36	96,8
35	95
34	93,2
33	91,4
32	89,6
31	87,8
30	86
0	32

°F = (9/5 °C) + 32
°C = 5/9 (°F −32)

Apotheken- und Haushaltsumrechnungen

Apothekenmaße	Haushaltsmaße
1 Gran = 60 mg	1 Teelöffel = 5 ml
1 Unze = 30 g	1 Dessertlöffel = 10 ml
1 flüssige Unze = 30 ml	1 Eßlöffel = 15 ml
1 Pint = 500 ml	1 Weinglas = 60 ml
1 Quart = 1000 ml	1 Teetasse = 120 ml
1 Wasserglas = 240 ml	
1 Ölbarrel = 42 Gallonen	

Druckumrechnung (mmHg – kPa)

mmHg	kPa	mmHg	kPa	mmHg	kPa
41	5,45	61	8,11	81	10,77
42	5,59	62	8,25	82	10,91
43	5,72	63	8,38	83	11,04
44	5,85	64	8,51	84	11,17
45	5,99	65	8,65	85	11,31
46	6,12	66	8,78	86	11,44
47	6,25	67	8,91	87	11,57
48	6,38	68	9,04	88	11,70
49	6,52	69	9,18	89	11,84
50	6,65	70	9,31	90	11,97
51	6,78	71	9,44	91	12,10
52	6,92	72	9,58	92	12,24
53	7,05	73	9,71	93	12,37
54	7,18	74	9,84	94	12,50
55	7,32	75	9,98	95	12,64
56	7,45	76	10,11	96	12,77
57	7,58	77	10,24	97	12,90
58	7,71	78	10,37	98	13,03
59	7,85	79	10,51	99	13,17
60	7,98	80	10,64	100	13,90

Kilopascal (kPa) = 0,133 × mmHg
mmHg = 7,50 × kPa

pH und Wasserstoffionen(H^+)-Konzentration

pH	H^+ (nval/l)
6,8	160
6,9	125
7,0	100
7,1	80
7,2	63
7,3	50
7,4	40
7,5	32
7,6	26
7,7	20
7,8	16

Skalierungen von Schlauchmaterialien.

French	Außendurchmesser*		Gegenstand
	Inches	mm	
1	0,01	0,3	Gefäßkatheter
4	0,05	1,3	
8	0,10	2,6	dünnlumige Ernährungssonden
10	0,13	3,3	
12	0,16	4,0	
14	0,18	4,6	nasogastrische Sonden
16	0,21	5,3	
18	0,23	6,0	
20	0,26	6,6	Thoraxdrainagen
22	0,28	7,3	
24	0,31	8,0	
26	0,34	8,6	
28	0,36	9,3	
30	0,39	10,0	
32	0,41	10,6	
34	0,44	11,3	
36	0,47	12,0	
38	0,50	12,6	

* Die Durchmesser können je nach Hersteller variieren. Daumenregel: Außendurchmesser (mm) x 3 = French.

Skalierungen von intravaskulären Kathetern

Gauge	Außendurchmesser*		Kathetertyp
	Inch	mm	
26	0,018	0,45	„Butterfly"-Infusionsnadeln
25	0,020	0,50	
24	0,022	0,56	
23	0,024	0,61	
22	0,028	0,71	periphervenöse Katheter
21	0,032	0,81	
20	0,036	0,91	
19	0,040	1,02	
18	0,048	1,22	zentralvenöse Katheter
16	0,064	1,62	
14	0,080	2,03	Schleusen
12	0,104	2,64	
10	0,128	3,25	

* Die Durchmesser können je nach Hersteller variieren.

ANHANG 2

Ausgewählte Referenzbereiche

Referenzbereiche ausgewählter klinischer Labortests*

Substanz	Material	Traditionelle Einheit	× k =	SI-Einheit
Acetoacetat	P, S	0,3–3,0 gm/dl	97,95	3–30 µmol/l
Alaninaminotransferase (SGPT)	S	0–35 U/l	0,016	0–0,58 µkat/l
Albumin	S	4–6 g/dl	10	40–60 g/l
	L	11–48 mg/dl	0,01	0,11–0,48 g/l
Aldolase	S	0–6 U/l	16,6	0–100 nkat/l
Alkalische Phosphatase	S	(F) 30–100 U/l	0,016	0,5–1,67 µkat/l
		(M) 45–115 U/l		0,75–1,92 µkat/l
Ammoniak	P	10–80 µg/dl	0,587	5–50 µmol/l
Amylase	S	0–130 U/l	0,016	0–2,17 µkat/l
Aspartataminotransferase (SGOT)	S	0–35 U/l	0,016	0–0,58 µkat/l
β-Hydroxybutyrat	S	< 1,0 mg/dl	96,05	< 100 µmol/l
Bikarbonat	S	22–26 mEq/l	1	22–26 mmol/l
Bilirubin:				
– gesamt	S	0,1–1,0 mg/dl	17,1	2–18 µmol/l
– konjugiert	S	≤ 0,2 mg/dl		≤ 4 µmol/l
BUN (Blutharnstoffstickstoff)	P, S	8–18 mg/dl	0,367	3,0–6,5 mmol/l
Kalzium:				
– gesamt	S	8,5–10,5 mg/dl	1	2,2–2,6 mmol/l
– ionisiert	P	2,2–2,3 mval/l	0,5	1,10–1,15 mmol/l
Chlorid	P, S	95–105 mval/l	1	95–105 mmol/l
	L	120–130 mval/l	1	120–130 mmol/l
	U	10–200 mval/l	1	10–200 mmol/l
Kreatinin	S	0,6–1,5 mg/dl	0,09	0,05–0,13 mmol/l
	U	15–25 mg/kg × 24 h	0,009	0,13–22 mmol/kg × 24 h

* (Mod. nach New England Journal of Medicine SI Unit Conversion Guide. Waltham, MA: Massachusetts Medical Society, 1992.)

Fortsetzung nächste Seite

Fortsetzung von vorheriger Tabelle

Substanz	Material	Traditionelle Einheit	× k =	SI-Einheit
Cyanid:				
– nicht toxisch	VB	< 5 µg/dl	3,8	< 19 µmol/l
– letal		> 30 µg/dl		> 144 µmol/l
Fibrinogen	P	150–350 mg/dl	0,01	1,5–3,5 g/l
Fibrinogen-Spaltprodukte	S	< 10 µg/ml	1	< 10 mg/l
Glukose (nüchtern)	P	70–100 mg/dl	0,06	3,9–6,1 mmol/l
	L	50–80 mg/dl		2,8–4,4 mmol/l
Laktat:				
– in Ruhe	P	< 2,0 mval/l	1	< 2 mmol/l
– bei Belastung		4,0 mval/l	1	< 4 mmol/l
Laktatdehygdrogenase (LDH)	S	50–150 U/l	0,017	0,82–2,66 µkat/l
Lipase	S	0–160 U/l	0,017	0–2,66 µkat/l
Magnesium	P, S	1,8–3,0 mg/dl	0,41	0,8–1,2 mmol/l
		1,5–2,4 mval/l	0,5	0,8–1,2 mmol/l
Osmolalität	S	280–296 mOsm/kg	1	280–296 mmol/kg
Phosphat	S	2,5–5,0 mg/dl	0,32	0,80–1,60 mmol/l
Kalium	P, S	3,5–5,0 mval/l	1	3,5–5,0 mmol/l
Gesamteiweiß	P, S	6,0–8,0 g/dl	10	60–80 g/l
	L	< 40 mg/dl	0,01	< 0,40 g/l
	U	< 150 mg/24 hr	0,01	< 1,5 g/24 hr
Natrium	P, S	135–147 mval/l	1	135–147 mmol/l
Thyroxin:				
– gesamt	S	4–11 µg/dl	12,9	51–142 nmol/l
– frei		0,8–2,8 ng/dl		10–36 pmol/l
Trijodthyronin (T_3)	S	75–220 ng/dl	0,015	1,2–3,4 nmol/l

P = Plasma, S = Serum, U = Urin, VB = Vollblut, L = Liquor

Referenzbereiche für Vitamine und Spurenelemente*

Substanz	Material	Traditionelle Einheit	× k =	SI-Einheit
Chrom	S	0,14–0,15 ng/ml	17,85	2,5–2,7 nmol/l
Kupfer	S	70–140 µg/dl	0,16	11–22 µmol/l
Folsäure	RBC	140–960 ng/ml	2,26	317–2169 nmol/l
Eisen	S	(M)80–180 µg/dl	0,18	(M)14–32 µmol/l
		(F)60–160 µg/dl		(F)11–29 µmol/l
Ferritin	P, S	(M)20–250 ng/ml	1	(M)20–250 µg/l
		(F) 10–120 ng/ml		(F) 10–120 µg/l
Mangan	VB	0,4–2,0 µg/dl	0,018	0,7–3,6 µmol/l
Pyridoxin	P	20–90 ng/ml	5,98	120–540 nmol/l
Riboflavin	S	2,6–3,7 µg/dl	26,57	70–100 nmol/l
Selenium	VB	58–234 µg/dl	0,012	0,7–2,5 µmol/l
Thiamin (gesamt)	P	3,4–4,8 µg/dl	0,003	98,6–139 µmol/l
Vitamin A	P, S	10–50 µg/dl	0,349	0,35–1,75 µmol/l
Vitamin B_{12}	S	200–1000 pg/ml	0,737	150–750 pmol/l
Vitamin C	S	0,6–2 mg/dl	56,78	30–100 µmol/l
Vitamin D	S	24–40 ng/ml	2599	60–105 nmol/l
Vitamin E	P, S	0,78–1,25 mg/dl	23,22	18–29 µmol/l
Zink	S	70–120 µg/dl	0,153	11,5–18,5 µmol/l

P = Plasma, S = Serum, VB = Vollblut, RBC = Erythrozyten
* (Mod. nach New England Journal of Medicine SI Unit Conversion Guide. Waltham, MA: Massachusetts Medical Society, 1992.)

Labortests, die durch die Körperposition beeinflußt werden (aus Ravel R. Clinical laboratory medicine, Chicago: Yearbook Medical Publishing, 1989; 4).

Parameter	Prozentualer Abfall in aufrechter Körperposition (%)	
	Durchschnitt	Bereich
Hämoglobin	5	3–7
Hämatokrit	6	4–9
Serumkalzium	4	2–6
Gesamteiweiß	9	7–10
Serumalbumin	9	6–14
Cholesterol	9	5–15
alkalische Phosphatase (AP)	9	5–11
Alanin-Aminotransferase (SGPT)	7	4–14

Materialbedarf bei Verwendung von automatischen Analysegeräten im klinischen Labor (aus Mayo Clin Proc 1993; 68: 255).

Labortest	Probenvolumen (ml)
arterielle Blutgase	1,0
Serumelektrolyte	0,15
Blutbild	0,125
Glukose	0,04

Berechnung der erforderlichen Vollblutmenge zur Durchführung eines Serum-Assays:

$$\text{Vollblut (ml)} = \frac{\text{Serum (ml)}}{1 - \text{Hämatokrit}}$$

Idealgewichte* für Erwachsene (kg)

Größe (cm)	leichtgewichtig	durchschnittlich	übergewichtig
		Männer	
158	58,1–60,8	59,4–63,9	62,6–68,0
160	59,0–61,7	60,3–64,9	63,5–69,4
163	59,9–62,6	61,2–65,8	64,4–70,8
165	60,8–63,5	62,1–67,1	65,3–72,6
168	61,7–64,4	63,1–68,5	66,2–74,4
170	62,6–65,8	64,4–69,8	67,6–76,2
173	63,5–67,1	65,8–71,2	68,9–78,0
175	64,4–68,5	67,1–72,6	70,3–79,8
178	65,3–69,8	68,5–73,4	71,7–81,6
180	66,2–71,2	69,8–75,3	73,0–83,4
183	67,6–72,6	71,2–77,1	74,4–85,3
185	68,9–74,4	72,6–78,9	76,2–87,1
188	70,3–76,2	74,4–80,7	78,0–89,3
191	71,7–78,0	75,7–82,5	78,0–91,6
193	73,5–79,8	77,6–84,8	82,1–93,9
		Frauen	
147	46,3–50,3	49,4–54,9	50,8–59,4
150	46,7–51,2	50,3–55,8	54,4–60,8
152	47,2–52,2	51,2–57,1	55,3–62,1
155	48,1–53,5	52,2–58,5	56,7–63,5
158	49,0–54,9	53,5–59,9	58,1–64,9
160	50,3–56,2	54,9–61,2	59,4–66,7
163	51,7–57,6	56,2–62,6	60,8–68,5
165	53,1–59,0	57,6–64,0	62,1–70,3
168	54,4–60,3	59,0–65,3	63,5–72,1
170	55,8–61,7	63,3–66,7	64,9–73,9
173	57,1–63,0	61,7–68,0	66,2–75,7
175	58,5–64,4	63,0–69,4	67,6–77,1
178	59,9–65,8	64,4–70,8	68,9–78,5
180	61,2–67,1	65,8–77,1	70,3–79,8
183	62,6–68,5	67,2–73,5	71,7–81,6

* verbunden mit der höchsten Lebenserwartung

Basale Stoffwechselraten (aus Talbot FB. Am J Dis Cild 1938; 5:455-495).

Körpergewicht (kg)	kcal/24 h	
	Männer	Frauen
40	1340	1241
50	1485	1399
52	1505	1429
54	1555	1458
56	1580	1487
58	1600	1516
60	1630	1544
62	1660	1572
64	1690	1599
66	1725	1626
68	1765	1653
70	1785	1679
72	1815	1705
74	1845	1731
76	1870	1756
78	1900	1781
80	–	1805

Berechnungen von Körpermaßen

Ideales Körpergewicht*

Männer: ideales KG = 50 + 0,9 (Körpergröße in cm – 152)

Frauen: ideales KG = 45,5 + 0,9 (Körpergröße in cm – 152)

Body Mass Index**

$$BMI = \frac{\text{Körpergewicht in kg} \times 2{,}2}{(\text{Körpergröße in cm}/2{,}54)^2 \times 703}$$

Körperoberfläche

– nach Dubois***:

   KOF (m^2) = Körpergröße in cm^{0,725} + Körpergewicht in kg^{0,425} × 0,007184

– nach Jacobson****:

$$\text{KOF (m}^2) = \frac{\text{Körpergröße in cm} + \text{Körpergewicht in kg} - 60}{100}$$

*   Devine, BJ. Drug Intell Clin Pharm 1974;8:650.
**   Matz R. Ann Intern Med 1993;118:232.
*** Dubois EF. Basal metabolism in health and disease. Philadelphia: Lea & Febiger, 1936.
**** Jacobson B. Medicine and clinical engineering. Englewood Cliffs, NJ: Prentice-Hall, 1977.

Körperbau und Blutvolumen beim Erwachsenen*.

Körperbau	Durchschnittliches Blutvolumen (ml/kg)	
	Männer	Frauen
dünn	65	60
normal	70	65
muskulös	75	70
adipös	60	55

* (Aus Documenta Geigy Scientific Tables. 7th ed. Basel, Switzerland: JR Geigy, SA, 1970; 528.)

Volumina von Blutbestandteilen im höheren Alter*.

	Blutvolumen (mL)	
	Männer	Frauen
Vollblut	$(3809 \times KOF) - 2362$	$(1591 \times KOF) + 889$
Plasma	$(1{,}9995 \times KOF) - 667$	$(925 \times KOF) + 802$
Erythrozyten	$(1761 \times KOF) - 1609$	$(716 \times KOF) + 14$

* (Cordtes PR et al. Surg Gynecol Obstet 1992; 175: 243–248)

Flüssigkeitsverteilung in gesunden Erwachsenen*.

Parameter	Berechnung	Männer	Frauen
Gesamtkörperwasser	$0{,}55 \times KG$ in kg	600 ml/kg	500 ml/kg
interstitielle Flüssigkeit	$0{,}16 \times KG$ in kg	160 ml/kg	160 ml/kg
Blutvolumen (BV)	$0{,}065 \times KG$ in kg	70 ml/kg	65 ml/kg
Erythrozytenvolumen (EV)	$EV = BV \times Hct$	33 ml/kg	27 ml/kg
Plasmavolumen (PV)	$PV = BV - EV$	37 ml/kg	38 ml/kg
Hämatokrit (Hkt)	$EV/BV \times 100$	47% (Mittel) 40–54% (Spanne)	42% (Mittel) 37–47% (Spanne)

KG = Körpergewicht
* (Aus Documenta Geigy Scientific Tables. 7th ed. Basel, Switzerland: JR Geigy, SA, 1970; 528.)

Exspiratorische Spitzenflußraten (Peak flow) bei gesunden Männern (Regressionsgleichung aus Leiner GC et al. Am Rey Respir Dis 1963; 88: 646).

Alter	Durchschnittlicher Peak flow (l/min)				
	Körpergröße (m):	1,52	1,65	1,78	1,90
20		602	649	693	740
25		590	636	679	725
30		577	622	664	710
35		565	609	651	695
40		552	596	636	680
45		540	583	622	665
50		527	569	607	649
55		515	556	593	634
60		502	542	578	618
65		490	529	564	603
70		477	515	550	587

Peak flow (l/min) = (3,95 − [0,0151 × Alter]) × Körpergröße (cm)

Exspiratorische Spitzenflußraten (Peak flow) bei gesunden Frauen (Regressionsgleichung aus Leiner GC et al. Am Rey Respir Dis 1963; 88: 646).

Alter	Durchschnittlicher Peak flow (l/min)				
	Körpergröße (m):	1,40	1,52	1,65	1,78
20		309	423	460	496
25		385	418	454	490
30		380	413	448	483
35		375	408	442	476
40		370	402	436	470
45		365	397	430	464
50		360	391	424	457
55		355	386	418	451
60		350	380	412	445
65		345	375	406	439
70		340	369	400	432

Peak flow (l/min) = (2,93 − [0,0072 × Alter]) × Körpergröße (cm)

ANHANG 3

Score-Systeme für die Klinik

APACHE-II-Score-System

Das APACHE-II-Score-System (Acute Physiology and Chronic Health Evaluation) wurde entwickelt für eine objektive Erfassung der Erkrankungsschwere von Intensivpatienten. Der APACHE-II-Score ist nicht anwendbar auf Verbrennungspatienten sowie auf Patienten nach herz-/thoraxchirurgischen Eingriffen.
Obwohl der Voraussage der Mortalität des einzelnen Intensivpatienten Grenzen gesetzt sind, wird der APACHE-II-Score in klinischen Studien häufig angewandt zur Beurteilung des Schweregrads der Erkrankung eines Studienpatienten.
Im folgenden wird die Ermittlung des APACHE-II-Scores [1] beschrieben. Ein APACHE-III-Score existiert zwar bereits, hat bislang jedoch keine Verbreitung gefunden.
Der APACHE-II-Score setzt sich im wesentlichen aus drei Bestandteilen zusammen:
1. **Erfassung der akut-physiologischen Parameter (Acute Physiology Score, APS):** In diese Komponente des APACHE-II-Scores gehen zwölf klinische Parameter ein, die in einem Zeitraum von 24 Stunden nach der Aufnahme auf die Intensivstation ermittelt werden. Eingang in die Berechnung erhält jeweils der während dieses Zeitraums am weitesten von der Norm abweichende Meßwert. Nicht erfaßte Parameter gehen mit 0 Punkten in die Wertung ein.
2. **Erfassung des Alters:** Ausgehend von einer unteren Altersgrenze von 44 Jahren werden darüber hinausgehend, in Klassen gestaffelt, 1 bis 6 Punkte vergeben.
3. **Erfassung chronischer Erkrankungen:** Diese Komponente des APACHE-II-Scores berücksichtigt schwere chronische Organerkrankungen von Herz, Lunge, Niere, Leber und Immunsystem.

Akut-physiologische Parameter (Acute Physiology Parameter, APS).

Punkte	+4	+3	+2	+1	0	+1	+2	+3	+4
Körpertemperatur (°C)	≥ 41	39–40,9		38,5–38,9	36–38,4	34–35,9	32–33,9	30–31,9	≤ 29,9
mittlerer arterieller Blutdruck	≥ 160	130–159	110–129		70–109		50–69		≤ 49
Herzfrequenz	≥ 180	140–179	110–139		70–109		55–69	40–54	≤ 39
Atemfrequenz	≥ 50	35–49		25–34	12–24	10–11	6–9		≤ 5
[1] A-a-p_{O_2}	≥ 500	350–499	200–349		< 200				
[2] P_{AO_2}					< 70	61–70		55–60	< 55
arterieller pH	≥ 7,7	7,6–7,69		7,5–7,59	7,33–7,49		7,25–7,32	7,15–7,24	< 7,15
[3] Serumbikarbonat (mval/l)	≥ 52	41–51,9		32–40,9	23–31,9		18–21,9	15–17,9	< 15
Serumnatrium (mval/l)	≥ 180		160–179	155–159	150–154	130–149	120–129	111–119	≤ 110
Serumkalium (mval/l)	≥ 7	6–6,9		5,5–5,9	3,5–5,4	3–3,4	2,5–2,9		< 2,5
Serumkreatinin (mg/dL)	≥ 3,5	2–3,4	1,5–1,9		0,6–1,4		< 0,6		
Hämatokrit	≥ 60		50–59,9	46–49,9	30–45,9		20–29,9		< 20
Leukozyten (× 1000/µl)	≥ 40		20–39,9	15–19,9	3–14,9		1–2,9		< 1
[4] 15 – GCS-Score									

[1] Falls F_{iO_2} > 50%
[2] Falls F_{iO_2} < 50%
[3] Falls keine arterielle Blutgasanalyse verfügbar ist
[4] Beschreibung der Glasgow Coma Scale auf Seite 758

Scoring-Methode:
1. Für jeden einzelnen Parameter Ermittlung des in einem Zeitraum von 24 Stunden nach Aufnahme auf die Intensivstation am weitesten von der Norm abweichenden Meßwertes und Bestimmung des korrespondierenden Punktewerts.
2. Wurde ein Parameter nicht ermittelt, geht dieser mit 0 Punkten in die Wertung ein.
3. Zur Berechnung des APS werden die korrespondierenden Punktewerte aller 12 Parameter addiert.

Erfassung des Patientenalters.

Alter	Punkte
< 44	0
45–54	2
55–64	3
65–74	5
> 75	6

Erfassung chronischer Erkrankungen.

| Jeweils ein Punkt für: |
| – biopsiegesicherte Leberzirrhose |
| – Herzinsuffizienz (NYHA Klasse IV) |
| – ausgeprägte COPD (Hyperkapnie, obligate kontinuierliche O_2-Therapie) |
| – chronische Dialyse |
| – eingeschränkte Immunkompetenz |
| 2 Punkte für elektiven chirurgischen oder neurochirurgischen Eingriff |
| 5 Punkte für notfallchirurgischen Eingriff |

Ergebnis APACHE-II-Score

akut-physiologische Parameter	....
Patientenalter	....
chronische Organleiden +	....
APACHE-II-Gesamt-Score	....

APACHE-II-Score und Mortalität*.

APACHE-II-Score	Krankenhausmortalität(%)	
	nichtoperativ	postoperativ
0–4	4	1
5–9	6	3
10–14	12	6
15–19	22	11
20–24	40	29
25–29	51	37
30–34	71	71
≥ 35	82	87

* (Ermittelt an 5815 Intensivpatienten; Daten aus Knaus WA et al. Crit Care Med 1985; 13: 818–829.)

Glasgow Coma Scale (GCS; mod. nach Teasdale G, Jennet B. Assessment of coma and impaired consciousness. A practical approach. Lancet 1974; 2: 81–86).

	Punkte	
Augen öffnen		
spontan	4	
auf Aufforderung	3	
auf Schmerzreiz	2	
keine Reaktion	1	
		_____ Punkte
Beste motorische Antwort		
befolgt Aufforderungen	6	
gezielte Abwehr auf Schmerzreiz	5	
ungezielte Abwehr auf Schmerzreiz	4	
beugt	3	
streckt	2	
keine Reaktion	1	
		_____ Punkte
Beste verbale Antwort*		
orientiert	5	
verwirrt	4	
inadäquate Worte	3	
unverständliche Laute	2	
keine Reaktion	1	
		_____ Punkte
Punktsumme**:**		

* Bei intubierten Patienten wird die beste verbale Antwort mit einem Punkt bewertet.
** Bester Score: 15 Punkte, schlechtester Score: 3 Punkte

Einschränkungen

Einschränkend muß bei der Beurteilung des APACHE-II-Scores erwähnt werden:
1. Die Bewertung der akut-physiologischen Parameter berücksichtigt den individuellen therapeutisch interventionellen Aufwand nicht. So gehen z.B. die medikamentöse Kreislauftherapie, die maschinelle Beatmung oder eine antipyretische Therapie nicht in die Bewertung der APS-Parameter ein.
2. Ein höheres Patientenalter wird im APACHE-II-Score überproportional gewichtet. So wird z.B. ein Patientenalter über 65 Jahren mit mehr Punkten berücksichtigt als ein A-a-pO_2-Gradient von 500 mmHg (6 vs. 4 Punkte).
3. Mangelernährung oder Kachexie bleiben bei der Erfassung chronischer Erkrankungen unberücksichtigt.

Multiple Organ Dysfunction Score

Der Multiple Organ Dysfunction Score wurde ausgehend von der direkten Beziehung zwischen der Anzahl der erkrankten Organsysteme und der korrespondierenden Mortalität von Intensivpatienten entwickelt.
Im Gegensatz zum APACHE-II-Score, der nur im Rahmen der stationären Aufnahme eines Intensivpatienten ermittelt werden kann, ist die Bestimmung des Multiple Organ Dysfunction Score täglich möglich. Dies erlaubt beim einzelnen Patienten die Erkennung und Dokumentation eines wechselnden Mortalitätsrisikos im Verlauf seines Intensivaufenthalts.

Multiple Organ Dysfunction Score*.

Parameter	Punkte				
	0	1	2	3	4
Pa_{O_2} / F_{IO_2}	> 300	226–300	151–225	76–150	≤ 75
Serumkreatinin (µmol/l)	≤ 100	101–200	201–350	351–500	≥ 500
Serumbilirubin ((µmol/l)	≤ 20	21–60	61–120	121–240	> 240
[1] pulse adjusted heartrate	≤ 10	10,1–15	15,1–20	20,1–30	> 30
Thrombozyten (1000/µl)	> 120	81–120	51–80	21–50	≤ 20
[2] Glascow Coma Scale	15	13–14	10–12	7–9	≤ 6

[1] pulse adjusted heartrate = HF × (RAP/MAP); HF = Herzfrequenz, RAP = rechter Vorhofdruck, MAP = mittlerer arterieller Druck
[2] bester Schätzwert beim nichtsedierten Patienten

Scoring-Methode:
1. Für jeden einzelnen Parameter Ermittlung des in einem Zeitraum von 24 Stunden nach Aufnahme auf die Intensivstation am weitesten von der Norm abweichenden Meßwertes und Bestimmung des korrespondierenden Punktewerts.
2. Wurde ein Parameter nicht ermittelt, geht dieser mit 0 Punkten in die Wertung ein.
3. Zur Berechnung des Score-Ergebnisses werden die korrespondierenden Punktewerte aller sechs Parameter addiert.
4. Ein neuer Score kann im 24-stündigen Intervall ermittelt werden.

* (Aus Marshal JC et al. Multiple organ dysfunction score: a reliable predictor of a complex clinical outcome. Crit Care Med 1995; 23: 1638–1652.)

Multiple Organ Dysfunction Score und Mortalität von Intensivpatienten*.

Score	Mortalität (%)	Score	Mortalität (%)
0	0	13–16	50
1–4	1	17–20	75
5–8	3	> 20	100
9–12	25		

* (Mortalität, ermittelt aus 692 Patienten einer chirurgischen Intensivstation; aus Marshal JC et al. Crit. Care Med 1995; 23: 1638–16520.)

ANHANG 4

Statistische Daten aus dem amerikanischen Gesundheitswesen

Kosten für ausgewählte Krankenhausleistungen im Jahre 1996 (Aufwendungen für Krankenhausleistungen, wie sie für Patienten im Haushaltsjahr 1996 vom University of Pennsylvania Health System in Rechnung gestellt wurden).

Laboranalysen für stationäre Patienten
- Natrium .... $ 52,75
- Chlorid .... $ 51,75
- Glukose .... $ 24,50
- BUN .... $ 40,50
- Kreatinin .... $ 129,00
- Na, K, Cl, Krea .... $ 170,75
- Kalzium .... $ 29,75
- Phosphat .... $ 29,75
- Magnesium .... $ 70,00
- Blutbild .... $ 35,25
- weißes Differentialblutbild .... $ 44,00
- arterielle Blutgasanalyse .... $ 173,00
- Urinanalyse .... $ 20,50
- CPK .... $ 258,25
- Grundkosten pro Test .... $ 25,00

Durchschnittliche tägliche Belegungskosten
- Reguläres Patientenbett .... $ 993,00
- Intermediate-Care Bett .... $ 1253,00
- Intensivbett .... $ 1759,00

Bildgebende Verfahren
- Thorax, eine Ebene .... $ 126,00
- Thorax, zwei Ebenen .... $ 167,00
- Abdomen, eine Ebene .... $ 158,00
- Abdomen, komplett .... $ 215,00
- Portable charge .... $ 100,00

- Ultraschall, Abdomen .... $ 800,00
- CT, Abdomen (mit KM) .... $ 1201,00
- NMR, Abdomen .... $ 1761,00

- CT, Kopf (nativ) .... $ 1342,00
- CT, Kopf (mit KM) .... $ 1437,00
- NMR, Kopf .... $ 1761,00

Verschiedenes
- Echo, 2D .... $ 1149,00
- EKG .... $ 222,00
- physikalische Atemtherapie .... $ 149,00
- Sauerstoff, pro Stunde .... $ 16,00

Jährliche Aufwendungen für das Gesundheitswesen in den USA (aus Office of National Health Statistics; Health Care Financing Administration).

	Milliarden Dollar				
	1960	1970	1980	1990	1994
alle medizinischen Dienste	$ 26,9	$ 73,2	$ 247,2	$ 697,5	$ 949,4
Krankenhauskosten	$ 9,3	$ 28,0	$ 102,7	$ 256,5	$ 338,5
ärztliche Dienste	$ 5,3	$ 13,6	$ 45,2	$ 140,5	$ 189,4
Medikamente	$ 4,2	$ 8,8	$ 21,6	$ 61,2	$ 78,6
medizinische Forschung	$ 0,7	$ 2,0	$ 5,6	$ 8,5	$ 15,9

Lebenserwartung in den Vereinigten Staaten (National Center for Health Statistics, U.S. Departement of Health and Human Services).

Jahr	Lebenserwartung bei Geburt			
	Weiß		Schwarz	
	Frauen	Männer	Frauen	Männer
1950	72,2	60,8	62,9	59,1
1960	74,1	67,4	66,3	61,1
1970	75,6	68,0	69,4	61,3
1980	78,1	70,7	73,6	65,3
1990	79,4	72,9	75,2	67,0
1995	79,6	73,4	74,0	65,4

Jährliche Sterblichkeit in den Vereinigten Staaten (National Center for Health Statistics, U.S. Departement of Health and Human Services).

Jahr	Gesamtsterbezahl *	Verstorbene pro 1000 Bevölkerung
1960	1 711 982	9,5
1970	1 921 031	9,5
1980	1 986 000	8,7
1990	2 162 000	8,6
1991	2 169 518	8,6
1992	2 175 613	8,5
1993	2 268 000	8,8
1994	2 286 000	8,8

* nicht eingeschlossen verstorbene Foeten und Todesfälle außerhalb der USA

Die ältere Bevölkerung in den Vereinigten Staaten (Bureau of the Census, US Departement of Commerce).

Jahr	US-Gesamtbevölkerung (in Millionen)	Ältere Bevölkerung (in Millionen)	
		> 65 Jahre	> 85 Jahre
1960	179,3	16,0 (8,9%)	0,9 (< 0,01%)
1990	248,7	31,2 (12,6%)	3,1 (1,2%)
1995	262,8	33,5 (12,8%)	3,6 (1,4%)
2010	297,7	39,4 (13,2%)	5,6 (1,9%)
2050	393,9	78,8 (20,0%)	18,2 (4,6%)

Wachstumsrate der Weltbevölkerung (aus Rifkin J. Entropy and the greenhouse world. New York: Bantam Books, 1989; 118).

Weltbevölkerung (in Milliarden)	Benötigte Zeit für jeden Wachstumszuwachs (in Jahren)
1	2 000 000
2	100
3	30
4	15
5	7

Relative Größe der medizinischen Fachbereiche in den USA im Jahre 1995 (aus 1997 World Almanac and Book of Facts. Mahwah NJ: World Almanac Books,1997; 969).

Größte Beliebtheit		Geringste Beliebtheit	
Fachbereich	Ärzte	Fachbereich	Ärzte
Innere Medizin	88 241	Forensische Pathologie	466
Allgemeinmedizin	59 110	Luft- und Raumfahrtsmedizin	575
Kinderheilkunde	43 609	Kolorektale Chirurgie	990
Psychiatrie	38 089	Präventivmedizin	1269
Allgemeinchirurgie	37 570	Nuklearmedizin	1435
Gynäkologie und Geburtshilfe	33 519	Öffentliches Gesundheitswesen	1760
Anästhesiologie	32 853	Thoraxchirurgie	2310
Orthopädie	22 037	Arbeitsmedizin	3031
Radiologie	19 808	Bestrahlungsonkologie	3360
Notfallmedizin	19 112	Allergologie, Immunologie	4040

Die am häufigsten verordneten verschreibungspflichtigen Medikamente in den USA im Jahre 1995 (aus Red Book. Montvale NJ: Medical Economics Co.,1996).

1. Premarin (Östrogen)	11. Cardizem (Diltiazem)
2. Synthroid (Levothyroxin)	12. Coumadin (Cumarin)
3. Zantac (Ranitidin)	13. Zoloft (Sertralin)
4. Trimox (Amoxicillin, Trimethoprim, Sulfamethoxazol)	14. Zestril (Lisonopril)
	15. Augmentin (Amoxicillin/Clavulansäure)
5. Lanoxin (Digoxin)	16. Biaxin (Clarithromycin)
6. Amoxil (Amoxicillin)	17. Triamterene / Hydrochlorothiazid
7. Procardia (Nifedipin)	18. Ventolin (Albuterol)
8. Vasotec (Enalapril)	19. Cipro (Ciprofloxacillin)
9. Proventil (Albuterol)	20. Hydrocodone w/APAP
10. Prozac (Fluoxetin)	

Die häufigsten Medikamentenintoxikationen (aus Annual Report of the American Association of Poison Control Centers Toxic Exposure Surveillance System. Am J Emerg Med 1993; 11: 494).

Substanz	Berichtete Fälle		Sterbefälle	
	Anzahl	Rang-Nr.	Anzahl	Rang-Nr.
Acetaminophen (Erw.)	25742	2	18	8
Aspirin® (Erw.)	5411	6	8	10
Benzodiazepine	33516	1	54	2
Beta-Blocker	5308	7	16	9
Kalziumantagonisten	6683	4	38	4
Digitalis	2310	10	19	7
Kokain	3713	9	52	3
Opiate	4474	8	33	6
Theophyllin	5735	5	35	5
trizyklische Antidepressiva	20619	3	146	1

Literatur

1 ZIRKULATORISCHER BLUTFLUSS

Weiterführende Literatur
Guyton AC, Jones CE, Coleman TG; Circulatory physiology: cardiac output and its regulation. 2nd ed. Philadelphia: WB. Saunders, 1973.
Nichols W W, O'Rourke M. McDonald's blood flow in arteries. 3rd ed. Baltimore: Williams & Wilkins, 1990.
Berne R, Levy M. Cardiovascular physiology. 6th ed. St. Louis: CV Mosby, 1992. Warltier D. C. Ventricular function. Baltimore: Williams & Wilkins, 1995.

Herzzeitvolumen
1. Vogel S. Vital circuits. New York: Osford University Press, 1992:1–17.
2. Vogel S. Life is moving fluids. Princeton, NJ: Princeton University Press, 1981: 25–28.
3. Braunwald E, Sonnenblick EH, Ross J Jr. Mechanisms of cardiac contraction and relaxation. In: Braunwald E, ed. Heart disease: a textbook of cordiovascular medicine. 4th ed. Philadelphia: WB Saunders, 1992; 351–392.
4. Parmley WM, Talbot heart as a pump. In: Berne RM, ed. Handbook of physiology. The cardiovascular system. Bethesda, MD: American Physiological Society, 1979; 419–460.
5. Gilbert JC, Glantz SA. Determinants of left ventricular filling and of the diastolic pressure-volumen relation. Circ Res 1989; 64:827–852.
6. Grossman W. Diastolic dysfunktion in congestive heart failure. N Engl J Med 1991; 325:1557–1564.
7. Pinsky MR. Cardiopulmonary interactions: the effects of negative and positive changes in pleural pressures on cardiac output. In: Dantzger DR, ed. Cardiopulmonary critical care. 2nd ed. Philadelphia: WB Saunders, 1991; 87–120.
8. Weil MH, Gazmuri RJ, Rackow EC. The clinical rationale of cardiac resuscitation. Dis Mon 1990; 36:423–468.
9. Finkelstein SM, Collins R. Vascular impedance measurement. Prog Cardiovasc Dis 1982; 24:401–418.
10. Laskey WK, Parker G, Ferrari VA, et al. Estimation of arterial compliance in humans. J Appl Physiol 1990; 112–119.
11. Lang RM, Borrow KM, Neumann A, et al. Systemic vascular resistance: an unreliable index of left ventricular afterload. Circulation 1986; 74:1114–1123.

Peripherer Blutfluß
12. Chien S, Usami S, Skalak R. Blood flow in small tubes. In: Renlein EM, Michel CC, eds. Handbook of physiology. Section 2: the cardiovascular system. Vol. IV. The microcirculation. Bethesda: American Physiological Society, 1984; 217–249.
13. Little RC, Little WC. Physiology of the heart and circulation. 4th ed. Chicago: Year Book, 1989; 219–236.
14. Gorback MS. Problems accociated with the determination of pulmonary vascular resistance. J Clin Monit 1990; 6: 118–127.
15. Merril EW. Rheology of blood. Physiol Rev 1969; 49:863–888.
16. Lowe GOD. Blood rheology in vitro and in vivo. Bailleres Clin Hematol 1987; 1:587.

2 RESPIRATORISCHER GASTRANSPORT

Weiterführende Literatur
Edwards JD, Shoemaker WC, Vincent J-L. Oxygen transport. Principles and practice. Philadelphia: WB Saunders, 1993.
Zander R, Mertzluff F, eds. The oxygen status of arterial blood. Basel: S. Karger, 1991.

Sauerstofftransport
1. Pauling L. General chemistry. 3rd ed. Mineola NY: Dover Publications, 1988: 215.
2. Zander R. Calculation of oxygen concentration. In: Zander R, Mertzlufft, F, eds. The oxygen status of arterial blood. Basel: S. Karger, 1991; 203–209.

3. Leach RM, Treacher DF. The relationship between oxygen delivery and consumption. Dis Mon 1994; 30:301–368.
4. Connett RJ, Honig CR, Gayeski TEJ, Brooks GA. Defining hypoxia: a systems view of $\dot{V}_{O_2}$, glycolysis, energetics, and intracellular P_{O_2}. J Appl Physiol 1990; 68:833–842.
5. Russel JA, Phang PT. The oxygen delivery/consumption controversy. Approaches to management in the critically ill. Am Respir Crit Care Med 1994; 149:533–553.
6. Weissman C, Kemper M. Stressing the critically ill patient: the cardiopulmonary and metabolic responses to an acute increase in oxygen consumption. J Crit Care 1993; 7:100–109.

Kohlendioxidtransport

7. Nunn JF. Nunn's applied respiratory physiology. 4th ed. Stoneham, MA: Butterworth, 1992: 219–246.
8. Lambertson DJ. Carbon dioxide and respiration in acid-base homeostasis. Anesthesiology 1960; 642–651.
9. Henneberg S, Soderberg D, Groth T, et al. Carbon dioxide production during mechanical ventilation. Crit Care Med 1987; 15: 8–13.
10. Brahm J. The red cell anion-transport system: kinetics and physiologic implications. In: Gunn RB, Parker C, eds. Cell physiology of blood. New York: Rockefeller Press 1988; 142–150.
11. Comroe JH Jr. Physiology of respiration. 2nd ed. Chicago: Year Book, 1974: 201–210.

3 DIE GEFAHR EINER SCHÄDIGUNG DURCH OXIDANZIEN

Weiterführende Literatur

Davies KJA, Ursini F, eds. The oxygen paradox. Padova, Italy. CLEUP University Press, 1995.
Grisham MB. Reactive metabolites of oxygen and nitrogen in biology and medicine. Austin, TX: RG Landes, 1992.
Halliwell B, Gutteridge JM. Free radicals in biology and medicine. 2nd ed. Oxford: Clarendon Press, 1989.
Moslen MT, Smith CV. Free radical mechanisms of tissue injury. Boca Raton, FL: CRC Press, 1992.
Sies H, ed. Oxidative stress II: oxidants and antioxidants. New York: Academic Press, 1991.
Yage K, ed. Active oxygens, lipid peroxides, and antioxidants. Boca Raton, FL: CRC Press, 1993.

Oxidanzien

1. Chance B, Sies H, Boveris A. Hydroperoxide metabolism in mammalian organs. Physiol Rev 1979; 59:527–605.
2. Halliwell B, Gutteridge JM. Free radicals in biology and medicine. 2nd ed. Clarendon: Oxford University Press, 1989: 2–80.
3. Liochev SI, Fridovich I. The role of O_2 in the production of HO• in vitro and in vivo. Free Redic Biol. Med 1994; 16: 29–33.
4. Frei B. Reactive oxygen species and antioxidant vitamins: mechanisms of action. Am J Med 1994; 97 (Suppl 3A): 5–23.
5. Thompson AM. The oxidizing capacity of the earth's atmosphere: probable past and future changes. Science 1992; 256: 1157–1165.
6. Anderson BO, Brown JM, Harken A. Mechanisms of neutrophil-mediated tissue injury. J Surg Res 1991; 51:170–179.
7. Bernovsky C. Nucleotide chloramines and neutrophil-mediated cytotoxicity. FASEB J 1991; 5:295–300.
8. Halliwell B, Gutteridge JM. Free radicals in biology and medicine. 2nd ed. Clarendon: Oxford University Press, 1989: 188–204.
9. Gutteridge JMC. Free redicals in disease processes: a compilation of cause and consequence. Free Radic Res Commun 1993; 19:141–158.

10. Halliwell B. Free radical, antioxidants, and human disease: curiosity, cause, or consequence. Lancet 1994; 244: 721–724.
11. Anggard E. Nitric oxide: mediator, murderer, and medicine. Lancet 1994; 343:1199–1206.
12. Freeman B. Free radical chemistry of nitric oxide. Looking at the dark side. Chest 1994; 105 (Suppl): 79–84.

Antioxidanzien
13. Michiels C, Raes M, Toussant O, Remacle J. Importance of Se-glutathione, peroxidase, catalase, and CU/ZN-SOD for cell survival against oxidative stress. Free Radic Biol Med 1994; 17:235–248.
14. Suttorp N, Toepfer W, Roka L. Antioxidant defense mechanisms of endothelial cells: glutathione redox cycle versus catalase. Am J Physiol 1986; 251:671–680.
15. National Research Council. Subcommittee on the tenth edition of the RDAs. Washington, DC: National Academic Press, 1989:220.
16. Sando K, Hoki M, Nezu R, et al. Platelet glutathione peroxidase activity in long-term total parenteral nutrition with and without selenium supplementation. J Parent Ent Nutr 1992; 16:54–58.
17. Wold Health Organization. Selenium. Environmental Health Criteria 58. Geneva, Switzerland, 1987.
18. Meister A. On the antioxidant effects of ascorbic acid and glutathione. Biochem Pharmacol 1992; 44:1905–1915.
19. Cantin AM, Begin R. Glutathione and inflammatory disorders of the lung. Lung 1991; 169:123–138.
20. Robinson M, Ahn MS, Rounds JD, et al. Parenteral glutathione monoester enhances tissue antioxidant stores. J Parent Ent Nutr 1992; 16:413–418.
21. Ferrari R, Ceconi D, Curello S, et al. Oxygen free radicals and myocardial damage: protective role of thiol containing agents. Am J Med 1991; 91 (Suppl 3C): 95–112.
22. Henderson A, Hayes P. Acetylcysteine as a cytoprotective antioxidant in patients with severe sepsis: potential new use for an old drug. Ann Pharmacother 1994; 28:1086–1088.
23. Suter PM, Domenighetti G, Schaller MD, et al. N-Acetylcysteine enhances recovery from acute lung injury in man: a randomized, double-blind placebo-controlled clinical study. Chest 1994; 105-194.
24. Pincemail J, Bertrand Y, Hanique G, et al. Evaluation of vitamin E deficiency in patients with adult respiratory distress syndrome. Ann NY Acad Sci 1989; 570:498–500.
25. Meydani M. Vitamin E. Lancet 1995; 345:170–176.
26. Herbert V, Shaw S, Jayatilleke E. Vitamin C supplements are harmful to lethal for over 10% of Americans with high iron stores. FASEB J 1994; 8: A678.
27. Halliwell B, Gutteridge JMC. Role of free radicals and datalytic metal ions in human disease. Methods Enzymol 1990; 1861–85.
28. Herbert V, Shaw S, Jayatilleke E, Stopler-Kasdan T. Most free-radical injury is iron-related: it is promoted by iron, hemin, haloferritin and vitamin C, and inhibited by desferrioxamine and apoferritin. Stem Cells 1994; 12:289–303.

Oxidativer Streß
29. Smith CV. Correlations and apparent contradictions in assessment of oxidant stress in vivo. Free Radic Biol Med 1991; 10: 217–224.
30. Staal FJ, Ela SW, Roederer M, et al. Glutathione deficiency and human immunodeficiency virus infection. Lancet 1992; 339:909–912.
31. Weitz ZW, Birnbaum AI, Soborka PA, et al. High breath pentane concentrations during acute myocardial infarction. Lancet 1991; 337:933–936.
32. Cross CE, van der Vilet A, O'Neill CA, Eiserich JP. Reactive oxygen species and the lung. Lancet 1994; 344:930–935.
33. Grace PA. Ischemia-reperfusion injury. Br. J Surg 1994; 81:637–647.
34. Deitch EY. Multiple organ failure. Ann Surg 1992; 216:117–134.
35. Natanson C, Hoffman WD, Suffredini AF, et al. Selected treatment strategies for septic shock based on proposed mechanisms of pathogenesis. Ann Intern Med 1994; 120:771–783.

4 DER VASKULÄRE ZUGANG

Weiterführende Literatur

Benumof JL, ed. Clinical procedures in anesthesia and intensive care. Philadelphia: JB Lippincott, 1992.

Rosen M, Latto P, Ng S. Handbook of percutaneous central venous catheterization. 2nd ed. Philadelphia: WB Saunders, 1992.

Übersichtsartikel

1. Agee KR, Balk RA. Central venous catheterization in the critically ill patient. Crit Cate Clin North Am 1992; 8:677–686.
2. Clark VL, Kruse JA. Arterial catheterization. Crit Care Clin North Am 992; 8:687–698.
3. Baranowski L. Central venous access devices. J Intraven Nurs 1993; 16: 167–194 (122 Zitate).

Vorbereitung

4. Doebbeling BN, Stanley GL, Sheetz CT, et al. Comparative efficacy of alternative handwashing agents in reducing nosocomial infections in intensive care units. N Engl J Med 1992; 327:88–93.
5. Centers for Disease Control. Guidelines for the prevention of transmission of human immunodeficiency virus and hepatitis B virus to health-care and public-safety workers. Morbid Mort Weekly Rev 1989; 381:1–37.
6. Centers for Disease Control Working Group. Guidelines for prevention of intravascular infections. In: Guidelines for the prevention of nosocomial infections. Washington, DC. Department of Health & Human Services, Public Health Service, 1981.
7. Geberding JL. Risks to health care workers from exposure to hepatitis B virus, human immunodeficiency virus, and cytomegalovirus. Infect Dis Clin North Am 1989; 3:735–745.
8. Malcolm JA, Dobson PM, Sutherland DC. Combination chemoprophylaxis after needlestick injury. Lancet 1993; 112–113.
9. Needlesticks: preaching to the seroconverted. Lancet 1992; 340:640–641 (editorial).
10. Buback ME, Reed CE, Fransway AF, et al. Allergic reactions to latex among health-care workers. Mayo Clin Proc 1992; 67:1075–1079.
11. Larson EL. Guidelines for use of topical antimicrobial agents. APIC Guidelines for Infection Control Practice. Am J Infect Control 1988; 16: 253–266.
12. Wyatt WJ, Beckett TA, Bonet V, Davis SM. Comparative efficacy, of surgical scrub solutions on control of skin microflora. Infect Surg 1990; 9:17–21.

Katheter

13. Rosen M, Latto P, Ng S. Handbook of percutaneous central venous catheterization. 2nd ed. Philadelphia: WB Saunders, 1992; 11–30.
14. Lawson M, Vertenstein MJ. Methods for determining the internal volume of central venous catheters. J Intraven Nurs 1992; 16:148–155.
15. de la Roche MRP, Gauthier L. Rapid transfusion of packed red blood cells: effects of dilution, pressure, and catheter size. Ann Emerg Med 1993; 22: 1551–1555.

Venen der Ellenbeuge

16. Hadaway LC. An overview of vascular access devices inserted via the antecubital area. J Intraven Nurs 1989; 13:297–306.
17. Vyskocil JJ, Kruse JA, Wilson RF. Alternative techniques for gaining venous access. J Crit Illness 1992; 8: 435–442.
18. American Heart Association. Textbook of advanced cardiac life support. Dallas: American Heart Association, 1994.
19. Rosa DH, Griffin CC, Flanagan JJ, Machiedo GW. A comparison of intravenous access sites for bolus injections during shock and resuscitation after emergency room thoracotomy with and without aortic cross-clamping. Am Surgeon 1990; 56:567–570.

Arterielle Kanülierung
20. Mathers LH. Anatomical considerations in obtaining arterial access. J Intensive Care Med 1990; 5:110–119.
21. Thompson SR, Hirshberg A. Allen's test revisited. Crit Care Med 1988; 16:915.
22. Slogoff S, Keats AS, Arlund C. On the safety of radial artera cannulation. Anesthesiology 1983; 59:41–47.
23. Tenholder MF. The pendulum and the arterial line. Chest 1993; 104:1650–1651.

Zentralvenöse Kanülierung
24. Food and Drug Administration: Precautions necessary with central venous catheters. FDA Drug Bull 1989; July: 15–16.
25. Wegener ME. Complications of central venous line placement. Contemp Surg 1993; 42:266–268.
26. Foster PF, Moore LR, Sankary HN, et al. Central venous catheterization in patients with coagulopathy. Arch Surg 1992; 127:273–275.
27. McGee WT, Ackerman BL, Rouben LR, et al. Accurate placement of central venous catheters: a prospective, randomized, multicenter trial. Crit Care Med 1993; 21:1118–1123.
28. Seneff MG. Central venous catheterization. A Comprehensive review. Intensive Care Med 1987; 2:163–175, 218–232.
29. Getzen LC, Pollack EW. Short-term femoral vein catheterization. Am J Surg 1979; 138:875–877.

Unmittelbare Komplikationen
30. Sladen A. Complications of invasive hemodynamic monitoring in the intensive care unit. Curr Probl. Surg 1988; 25:69–145.
31. Marino PL. Delayed pneumothorax: a complication of subclavian vein catheterization. J Parenter Enteral Nutr 1985; 9: 232.
32. Tocino IM, Miller MH, Fairfax WR. Distribution of pneumothorax in the supine and semirecumbent critically ill adult. Am J Radiol 1985; 144:901–905.
33. Collin GR, Clarke LE. Delayed pneumothorax: a complication of central venous catheterization. Surg Rounds 1994; 17:589–594.

5 DER INTRAVASALE VERWEILKATHETER

Übersichtsartikel
1. Intravenous Nurses Society. Intravenous Nursing Standards of Practice. Belmont, MA: Intravenous Nurses Society, 1990.
2. Perucca R. Intravenous monitoring and catheter care. In: Terry J, Baranowski L, Lonsway RA, Hedrick C, eds. Intravenous therapy. Philadelphia: WB Saunders, 1995; 392–399.
3. Norwood S, Ruby A, Civettal J, Cortes V. Catheter-related infections and associated septicemia. Chest 1991; 99: 968–975.
4. Bjornson HS. Pathogenesis, prevention, and management of catheter-associated Infections. New Horiz 1993; 1:271–278.

Schützende Verbände
5. Hoffmann KK, Weber DJ, Samsa GP, et al. Transparent polyurethane film as intravenous catheter dressing. A meta-analysis of infection risks. JAMA 1992; 267:2072–2076.
6. Maki DG, Stolz SS, Wheeler S, Mermi LA. A prospective, randomized trial of gauze and two polyurethane dressing for site care of pulmonary artery catheters: implications for catheter management. Crit Care Med 1994; 22:1729–1737.
7. Marshall DA, Mertz PA, Eaglestein WH. Occlusive dressings. Arch Aurg 1990; 125:1136–1139.

Katheterwechsel
8. Ullman RF, Guerivich I, Schoch PE, Cunha BA. Colonization and bacteremia related to duration of triple-lumen intravascular catheter placement. Am J Infect Control 1990; 18:201–207.

9. Eyer S, Brummitt C, Crossley K, et al. Catheter-related sepsis: prospective, randomized study of three methods of long-term catheter maintenance. Crit Care Med 1990; 18:1073–1079.
10. Cobb DK, High KP, Dawyer RP, et al. A controlled trial of scheduled replacement of central venous and pulmonary artery catheters. N Engl J Med 1992; 327:1062–1068.

Durchspülen von Kathetern
11. Peterson FY, Kirchhoff KT. Analysis of research about heparinized versus non-heparinized intravascular lines. Heart Lung 1991; 20:631–642.
12. American Association of Critical Care Nurses. Evluation of the effects of heparinized and non-heparinized flush solutions on the patency of arterial pressure monitoring lines: the AACN Thunder Project. Am J Crit Care 1993; 2:3–15.
13. Walsh DA, Mellor JA. Why flush peripheral intravenous cannulae used for intermittent intravenous injection? Br J Clin Pract 1991; 45:31–32.
14. Branson PK, McCoy RA, Philips BA, Clifton GD. Efficacy of 1,4% sodium citrate in maintaining arterial catheter patency in patients in a medical ICU. Chest 1993; 103:882–885.

Mechanische Komplikationen
15. Trissel LA. Drug stability and compatibility issues in drug delivery. Cancer Bull 1990; 42:393–398.
16. Monturo CA, Dickerson RN, Mullen J. Efficacy of thrombolytic therapiy for occlusion of long-term catheters. J Parent Ent Nutr 1990; 14:312–314.
17. Shulman RJ, Reed T, Pitre D, Laine L. Use of hydrochloric acid to clear obstructed central venous catheters. J Parent Ent Nutr 1988; 12:509–510.
18. Heffner JE. A 20-year-old woman with respiratory failure and a swollen right arm. J Crit Illness 1994; 9:187–192.
19. Duntley P, Siever J, Korwes ML, et al. Vascular erosion by central venous catheters. Chest 1992; 101:1633–1638.
20. Heffner JE. A 49-year-old man with tachypnea and a rapidly enlarging pleural effusion. J Crit Illness 1994; 9: 101–109.
21. Armstrong CW, Mayhall CG. Contralateral hydrothorax following subclavian catheter replacement using a guidewire. Chest 1983; 84:231–233.

Infektiöse Komplikationen
22. Pitted D, Tarara D, Wenzel RP. Nosocomial bloodstream infection in critically ill patients. JAMA 1994; 271:1598–1601.
23. Vaudaux PE, Lew DP, Waldvogel FA. Host factors predisposing to foreign body infections. In: Bisno AL, Waldvogel FA, eds. Infections associated with indwelling medical devices. Washington, DC: American Society for Microbiology, 1989; 3–26.
24. Hampton AA, Sheretz RJ. Vascular-access infections in hospitalized patients. Surg Clin North Am 1988; 68:57–71.
25. Curtas S, Tramposch K. Culture methods to evaluate central venous catheter sepsis. Nutr Clin Pract 1991; 6:43–48.
26. Benezra D, Kiehn TE, Gold JWM, et al. Prospective study of infections in indwelling central venous catheters using quantitative blood cultures. Am J Med 1988; 85:495–498.
27. Maki DG, Weise CE, Sarafin HW. A semiquantitative culture method for identifying intravenous catheter-related infections. N Engl J Med 1977; 296:1305–1309.
28. Hnatiuk OW, Pike J, Stolzfus D, Lane W. Value of bedside plating of semiquantitative cultures for diagnosis of catheter-related infections in ICU patients. Chest 1993; 103:896–899.
29. Cooper GL, Hopkins CC. Rapid diagnosis of intravascular catheter-associated infection by direct gram staining of catheter segments. N Engl J Med 1985; 312:1142–1145.
30. Magnussen CR. Disseminated *Candida* infection: diagnostic clues, therapeutic options. J Crit Illness 1992; 7:513–525.
31. British Society for Antimicrobial Chemotherapy working Party: Management of deep *Candida* infecton in surgical and intensive care unit patients. Intensive Care Med 1994; 20:522–528.
32. Rosemurgy AS, Sweeney JF, Albrink MH, et al. Implications of candida antigen tests in injured adults. Contemp Surg 1993; 42:327–332.

33. Raad II, Luna M, Khali S-A, et al. The relationship between the thrombotic and infectious complications of central venous catheters. JAMA 1994; 271:1014–1016.
34. Garrison RN, Richardson JD, Frye DE. Catheter-associated septic thrombophlebitis. South Med J 1982; 75:917–919.
35. Verghese A, Widrich WC, Arbeit RD. Central venous septic thrombophlebitis: the role of antimicrobial therapy. Medicine 1985; 64:394–400.
36. Golledge C, McPherson M. Skin entry site swabbing a poor predictor of catheter-related sepsis. Infect Control Hosp Epidemiol 1988; 9:54–62.
37. Sitges-Serra A, Linares J. Tunnels do not protect against venous catheter-related sepsis. Lancet 1984; 1:459–460.
38. Norwood S, Hajjar G, Jenkins L. The influence of an attachable subcutaneous cuff for preventing triple lumen catheter infections in critically ill surgical and trauma patients. Surg Gynecol Obstet 1992; 175:33–40.
39: Groeger JS, Lucas AB, Coit D, et al. A prospective, randomized evaluation of the effect of silver-impregnated subcutaneous cuffs for preventing tunneled chronic venous access catheter infections in cancer patients. Ann Surg 1993; 218:206–210.
40. Altermeier WA, Hummel RP, Hill EO. Staphylococcal enterocolitis following antibiotic therapy. Ann Surg 1963; 157:847–858.
41. Marshall JC, Christou NV, Horn R, Meakins JL. The microbiology of multiple organ failure. Arch Surg 1988; 123:309–315.
42. Sing R, Marino PL. Bacterial translocation: an occult cause of catheter-related sepsis. Infect Med 1992; 10:54–57.

6 GASTROINTESTINALE PROPHYLAXE

Weiterführende Literatur
Hollander D, Tarnowski AS. Gastric cytoprotection: a clinician's guide. New York: Plenum, 1989.
Marston A, Bulkley GR, Fiddian-Green RG, Haglund UH, eds. Splanchnic ischemia and multiple organ failure. St. Louis: CV Mosby, 1989.

Translokation
1. Simon GL, Gorbach SL. Intestinal microflora. Med Clin North Am 1982; 66:557–574.
2. Borriello SP. Microbial flora of the gastrointestinal tract. In: Microbial metabolism in the digestive tract. Boca Raton, FL: CRC Press, 1989; 2–19.
3. Langkamp-Henken B, Glezer JA, Kudsk KA. Immunologic structure und function of the gastrointestinal tract. Nutr Clin Pract 1992; 7:100–108.
4. Alexander JW, Boyce ST, Babcock GF, et al. The process of microbial translocation. Ann Surg 1990; 212:496–510.

Streßulzera
5. Schiessel R, Feil W, Wenzel E. Mechanisms of stress ulceration and implications for treatment. Gastroenterol Clin North Am 1990; 19: 101–120.
6. Reusser P, Gyr K, Scheidegger D, et al. Prospektive endoscopic study of stress erosions and ulcers in critically ill neurosurgical patients. Current incidence and effect of acid-reducing prophylaxis. Crit Care Med 1990; 18:270–274.
7. Eddleston JM, Pearson RC, Holland J, et al. Prospective endoscopic study of stress erosions and ulcers in critically ill adult treated with either sucralfate or placebo. Crit Care Med 1994; 22:1949–1954.
8. Maier RV, Mitchell D, Gentiello L. Optimal therapy for stress gastritis. Ann Surg 1994; 220:353–363.
9. Cook DJ, Fuller MB, Guyatt GH. Risk factors gastrointestinal bleeding in critically ill patients. N Engl J Med 1994; 330:377–381.
10. Cokk DJ, Reeve BK, Guyatt GH: Stress ulcer prophylaxis in critically ill patients. JAMA 1996; 275:308–314.

11. Pingleton SR. Gastric bleeding and/or enteral feeding. Chest 1986; 90:2–3.
12. McCarthy DM. Sucralfate. N Engl J Med 1990; 325:1016–1025.
13. McEvoy GK, ed. AHFS Drug Information, Bethesda, MD: American Society of Health System Pharmacists, 1995:2021–2065.
14. Miller SJ, Simpson J. Medication – nutrient interactions: hypophosphatemia associated with sucralfate in the intensive care unit. Nutr Clin Pract 1991; 6:199–201.
15. Tryba M, Kurz-Muller K, Donner B. Plasma aluminum concentrations in longterm mechanically ventilated patients receiving stress ulcer prophylaxis with sucralfate. Crit Cate Med 1994; 22:1769–1773.
16. Ben-Menachem T, Fogel R, Patel RV, et al. Prophylaxis for stress-related gastric hemorrhage in the medical intensive care unit. Ann Intern Med 1994; 121:568–575.
17. Morris DL, Markham SJ, Beechey A, et al. Ranitidine-bolus or infusion prophylaxis for stress ulcer. Crit Care Med. 1988; 16:229–232.
18. Cook DJ, Laine LA, Guyatt GH, et al. Nosocomial pneumonia and role of gastric pH. Chest 1991; 1007:7–13.
19. Garvey BM, McCambley JA, Tuxen DV. Effects of gastric alkalization on bacterial colonization in critically ill patients. Crit Care Med 1989; 17:211–216.
20. Howden DW, Hunt RH. Relationship between gastric secretion and infection. Gut 1987; 28:96–107.
21. Wingate DL. Acid reduction and recurrent enteritis. Lancet 1990; 335:222.
22. Cook GC. Infective gastroenteritis and its relationship to reduced acidity. Scand J Gastroenterol 1985; 20 (Suppl 111):17–21.
23. Soli AH. Medical treatment of peptic ulcer disease. Practice giudelines. JAMA 1996; 275: 622–629.
24. Derrida S, Nury B, Slama R, et al. Occult gastrointestinal bleeding in high-risk intensive care unit patients receiving antacid prophylaxis: frequency and significance. Crit Care Med 1989; 17: 122–125.
25. Rosenthal P, Thompson J, Singh M. Detection of occult blood in gastric juice. J Clin Gastroenterol 1984; 6:119.

Selektive Darmdekontamination
26. Stoutenbeek CP, van Saene HKF, Miranda DR, Zandstra DF. The effect of selective decontamination of the digestive tract on colonization and infection rate in multiple trauma patients. Intensive Care Med 1984; 10:185–192.
27. Heyland DK, Cook DJ, Jaeschke R, et al. Selective decontamination of the digestive tract. An overview. Chest 1994; 105: 1221–1229.

7 VENÖSE THROMBEMBOLIE

Übersichtsartikel
1. Moser KM. Venous thromboembolism. Am Rev Respir Dis 1990; 141:235–249 (199 Zitate).
2. Claggett GP, Anderson FA, Levine MN, et al. Prevention of venous thromboembolism. In: Dalen JE, Hirsh J, eds. Third ACCP Consensus Conference on Antithrombotic Therapy. Chest 1992; 102 (Suppl):391S–407S (210 Zitate).
3. Goldhaber SZ, Marpurgo M, for the WHO/ISFC Task Force on Pulmonary Embolism. Diagnosis, treatment and prevention of pulmonary embolism. JAMA 1992; 268:1727–1733 (57 Zitate).
4. Weinmann EE, Salzman EW. Deep-vein thrombosis: N Engl Med 1994; 331:1630–1641 (215 Zitate).

Kurze Übersichtsartikel
5. Cowen J, Kelley MA. Pulmonary embolism in the critically ill: strategies for prevention and management. J Crit Illness 1994;9:988–991.
6. Rosenow EC III. Venous and pulmonary thromboembolism: an algorithmic approach to diagnosis and management. Mayo Clin Proc 1995; 70:45–49.

Thromboseprophylaxe
7. Thromboembolic Risk Factors (THRIFT) Consensus Group. Risk of and prophylaxis for venous thromboembolism in hospitalized patients. BMJ 1992; 305:567–574.
8. Anderson FA Hr, Wheeler B, Goldberg RJ, et al. Physician practices in the prevention of venous thromboembolism. Ann Intern Med 1991; 115:591–596.
9. Wells PS, Lensing SW, Hirsh J. Graduated compression stockings in the prevention of postoperative venous thromboembolism. A meta-analysis. Arch intern Med 1994; 154:67–72.
10. Turpie AG, Hirsh J, Gent M, et al. Prevention of deep vein thrombosis in potential neurosurgical patients. Arch Intern Med 1989; 149:679–681.
11. Hirsh J, Dalen JE, Deykin D, Poller L. Heparin: mechanism of action, pharmacokinetics, dosing considerations, monitoring, efficacy and safety. Chest 1992; 102 (Suppl): 337S–351S.
12. Hirsh J, Levine MN. Low-molecular.weight heparin. Blood 1992; 79:1–17.
13. Warkentin TE, Levine MN, Hirsh J, et al. Heparin-induced thrombocytopenia in patients treated with low-molecular-weight heparin or unfractionated heparin. N Engl J Med 1995; 332:1330–1335.
14. Becker DN, Philbrick JT, Selby B. Inferior vena cava filters. Indications safety, effectiveness. Arch Intern Med 1992; 152:1985–1994.
15. Smith BA. Vena cava filters. Emerg Med Clin North Am 1994; 12:645–656.
16. Magnant JG, Walsh DB, Juravsky LI, Cronenwett JL. Current use of inferior vena cava filters. J Vasc Surg 1992; 16:701–706.

Diagnostisches Vorgehen
17. Stein PD, Goldhaber SZ, Henry JW. Alveolar-arterial oxygen gradient in the assessment of acute pulmonary embolism. Chest 1995; 107:139–143.
18. Stewart JH, Grubb M. Understanding vascular ultrasonography. Mayo Clin Proc 1992; 67:1186–1196.
19. Hull RD, Hirsh J, Carter CJ, et al. Pulmonary angiography, ventilation lung scanning, and venography for clinically suspected pulmonary embolism with abnormal perfusion scans. Ann Intern Med 1983; 98:891–899.
20. Kelly MA, Carson JL, Palevsky HI, Schwartz S. Diagnosing pulmonary embolism: new facts and stretegies. Ann Intern Med 1991; 114:300–306.

Antithrombotische Therapie
21. Hull RD, Raskob GE, Rosenbloom D, et al. Optimal therapeutic level of heparin therapy in patients with venous thrombosis. Arch Intern Med 1992;152:1589–1595.
22. Raschke RA, Reilly BM, Guidry JR, et al. The weight-based heparin dosing nomogram compared with a „standard care" nomogram. Ann Intern Med 1993; 119:874–881.
23. Holliday DM, Watling SM, Yanos J. Heparin dosing in the morbidly obese patient. Ann Pharmacother 1994; 28: 1110–1111.
24. Hull RD, Raskob GE, Rosenbloom D, et al. heparin for 5 days compared with 10 days in the intitial treatment of proximal venous thrombosis. N Engl. J Med 1990; 322: 1260–1264.
25. Le DT, Weibert RT, Sevilla BK, et al. The international normalized ratio (INR) for monitoring warfarin therapy: reliability and relation to other monitoring methods. Ann Intern Med 1994; 120:552–558.
26. Salomon F, Schmid M. Heparin. N Engl J Med 1991; 325:1585.
27. Oster JR, Singer I, Fishman LM. Heparin-induced aldosterone suppression and hypercalcemia. Am J Med 1995; 98:575–586.
28. Hyers TM, Hull RD, Weg JG. Antithrombotic therapy for venous thromboembolic disease. Chest 1992; 102 (Suppl): 408S–425S.
29. Roger LQ, Lutcher CL. Streptokinase therapy for deep vein thrombosis: a comprehensive review of the English Literature. Am J Med 1990; 88:389–395.
30. Markel A, Manzo RA, Strandess E Jr. The potential role of thrombolytic therapy in venous thrombosis. Arch Intern Med 1992; 152:1265–1267.

8 ANALGOSEDIERUNG

Weiterführende Literatur
Hamill RJ, Rowlingson JC, eds. Handbook of critical care pain management. New York: McGraw-Hill, 1994.

Park GR, Sladen RN, eds. Sedation and analgesia in the critically ill. Oxford: Blackwell Scientific Publications, 1995.

Symposien
Hansen-Flaschen J, ed. Improving patient tolerance of mechanical ventilation. Critical Care Clinics, Vol. 10. Philadelphia: WB Saunders, 1994 (October).

Hoyt JW, ed. Pain management in the ICU. Critical Care Clinics, Vol. 6. Philadelphia: WB Saunders, 1990 (April).

Richtlinien für die klinische Praxis
1. Acute Pain Management Guidelines Panel. Acute pain management: operative or medical procedures and trauma. Clinical practice guidline. AHCPR Pub. No. 92-0032. Rockville, MD: Agency for Health Care Policy and Research, Public Health Service, U.S. Department of Health and Human Services, Feb. 1992.

Übersichtsartikel
2. Levine RL. Pharmacology of intravenous sedatives and opioids in critically ill patients. Crit Care Clin 1994; 10:709–731 (98 Refernces).
3. Murray MJ, Plevak DJ. Analgesia in the critically ill patient. New Horiz 1994; 2:56–63 (34 Zitate).
4. Wheeler A. Sedation, analgesia, and paralysis in the intensive care unit. Chest 1993; 104: 566–577 (184 Zitate).
5. Durbin CG. Sedation in the critically ill patient. New Horiz 1994; 2:64–74 (66 Zitate).
6. Crippen DW. Pharmacologic treatment of brain failure and delirium. Crit Care Clin 1994; 10:733–766 (110 Zitate).
7. Bone RC, Hayden WR, Levine RL, et al. Recognition, assessment, and treatment of anxiety in the critical care patient. Dis Mon 1995; 31:296–359 (169 Zitate).

Die Schmerzerfahrung
8. Dasta JF, Fuhrman TM, McCandles C. Patterns of prescribing and administering drugs for agitation and pain in patients in a surgical intensive care unit. Crit Care Med 1994; 22:974–980.
9. Hansen-Flaschen JH, Brazinsky S, Lanken PN. Use of sedating drugs and neuromuscular blocking agents in patients requiring mechanical ventilation for respiratory failure JAMA 1991; 266:2870–2875.
10. Donovan M, Dillon P, McGuire L. Incidence and characteristics of pain in a sample of medical-surgical inpatients. Pain 1987; 30:69–78.
11. Stevens DS, Edwards WT. Management of pain in the critically ill. Intensive Care Med 1990; 5:258–291.
12. Puntillo KA. Pain experiences in ICU patients. Heart Lung 1990; 19:526–533.
13. Paiement B, Boulanger M, Jones CW, Roy M. Intubation and other experiences in cardiac surgery: the consumer's views. Can Anesth Soc J 1979; 26:173–180.
14. Hayden WR. Life and near-death in the intensive care unit. Crit Care Clin 1994; 10:651–658.
15. Zenz M, Willweber-Strumpf A. Opiophobia and cancer pain in Europe. Lancet 1993; 341:1075–1076.
16. Porter J, Jick H. Addiction rare in patients treated with narcotics. N Engl J Med 1980; 301:123–128.

Opioidanalgesie
17. Willens JS, Myslinski NR. Pharmacodynamics, pharmacokinetics, and clinical uses of fentanyl, sufentanil, and alfentanil. Heart Lung 1993; 22:239–251.

18. Armstrong DK, Crisp CB. Pharmacoeconomic issues of sedation, analgesia, and neuromuscular blockade in critical care. New Horiz 1994; 2:85–95.
19. Bennet MW, Aronoff GR, Golper TA, et al., eds. Drug prescribing in renal failure. 2nd ed. Philadelphia: American College of Physicians, 1991;63.
20. St. Peter WL, Halstenson CE. The pharmacologic approach in patients with renal failure. In: Chernow B, ed. The pharmacologic approach to the critically ill patient. 3rd ed. Baltimore: Williams & Wilkins, 1994; 41–79.
21. Smythe M. Patient-controlled analgesia: a review. Pharmacotherapy 1992; 12:133–141.
22. Egbert AM, Lampros LL. Effects of patient-controlled analgesia on postoperative anxiety in elderly men. Am J Crit Care 1993; 2:118–124.
23. Rowlingson JC, Hamill RJ. Techniques of narcotic and local anesthetic administration. In: Hamill RJ, Rowlingson JC, eds. Handbook of critical care pain management. New York: McGraw Hill, 1994; 207–228.
24. Liu S, Carpenter RL, Neal JM. Epidural anesthesia and analgesia. Anesthesiology 1995; 82: 1474–1506.
25. Buck ML, Blumer JL. Opioids and other analgesics. Adverse effects in the intensive care unit. Crit Care Clin 1991; 7:615–637.
26. Schug SA, Zech D, Grond S. Adverse effects of systemic opoid analgesics. Drug Safety 1992; 7:200–213.
27. Baily PL. The use of opioids in anesthesia is not especially associated with nor predictive of postoperative hypoxemia. Anesthesiology 1992; 77: 1235.
28. Culpepper-Morgan JA, Inturrisi CE, Portenoy RK, et al. Treatment of opioid-induced constipation with oral naloxone: a pilot study. Clin Pharmacol Ther 1992; 52:90–95.
29. Gowan JD, Hurtig JB, Fraser RA, et al. Naloxone infusion after prophylactic epidural morphine: effects on incidence of postoperative side-effects and quality of analgesia. Can J Anesth 1988; 35: 143–148.
30. Borgeat A., Wilder-Smith OHG, Salah M, Rifat K. Subhypnotic doses of propofol relieve pruritus induced by epidural and intrathecal morphine. Anesthesiology 1992; 76:510–512.
31. Shochet RB, Murray GB. Neuropsychiatric toxicity of meperidine. J. Intensive Care Med 1988; 3:246–252.
32. Buckley M, Brogden RN. Ketorolac. A review of its pharmacodynamic and pharmacokinetic properties and therapeutic potential. Drugs 1990; 39:86–109.
33. Ready LB, Brown CR, Stahlgren LH, et al. Evaluation of intravenous ketorolac administered by bolus or infusion for treatment of postoperative pain. Anesthesiology 1994; 80:1277–1286.
34. Drug Update. Ketorolac doses reduced. Lancet 1993; 342:105.
35. Garcha JS, Bostwick J. Postoperative hematomas associated with toradol. Plast Reconstr Surg 1991; 88:919–920.
36. Boras-Uber LA, Brackett NC. Ketorolac-induced acute renal failure. Am J Med 1992; 92:450–452.

Angst auf der Intensivstation
37. Hansen-Flaschen J. Improving patient tolerance of mechanical ventilation. Crit Care Clin 1994; 10:659–671.
38. Sladen RN. Sedation in the intensive care unit: clinical considerations. In: Reves JG, Greenblatt DJ, Sladen RV, eds. Drug infusion for sedation in the intensive care unit. Boston: Tufts University Scholl of Medicine, 1994; 24–36.
39. Hansen-Flaschen J, Cowan J, Polomano RC. Beyond the Ramsay scale: need for a validated measure of sedating drug efficacy in the intensive care unit. Crit Care Med 1994; 22:732–733.

Intravenöse Benzodiazepine
40. Ariano R, Kassum D, Aronson K. Comparison of sedative recovery time after midazolam versus diazepam administration. Crit Care Med 1994;22: 1492–1496.
41. Greenblatt DJ, Ehrenberg DJ, Gunderman J, et al. Kinetic and dynamic study of intravenous lorazepam: comparison with intravenous diazepam. J Pharmacol Exp Ther 1989; 250: 134–140.

42. Byatt CM, Lewis LD, Dawling S, et al. Accumulation of midazolam after repeated dosage in patients receiving mechanical ventilation in an intensive care unit. BMJ 1984; 289:799–800.
43. Malacrida R, Fritz M, Suter P, et al. Pharmacokinetics of midazolam administered by continous infusion to intensive care unit patients. Crit Care Med 1992;20:1123–1126.
44. Gaudreault P, Guay J, Thivierge RL, Verdy I. Benzodiazepine poisoning. Drug Safety 191; 6:247–265.
45. Shalansky SJ, Naumann TL, Englander FA. Therapy update: effect of flumazenil on benzodiazepine-induced respiratory depression. Clin Pharmacol 1993; 12: 483–487.
46. Moss JH. Sedative and hypnotic withdrawal states in hospitalized patients. Lancet 1991; 338:575 (letter).
47. Olkkola KT, Aranko K, Luurila H, et al. A potentially hazardous interaction between erythromycin and midazolam. Clin Pharmacol Ther 1993; 53:298–305.
48. Hoegholm A, Steptoe P, Fogh B, et al. Benzodiazepine antagonism ba aminophylline. Acta Anesthesiol Scand 1989; 33:164–166.
49. Gallen JS. Aminophylline reversal of midazolam sedation. Anesth Analg 1985; 69:268 (letter).

Propofol
50. Barr J. Propofol: a new drug for sedation in the intensive care unit. Int Anesthesiol Clin 1993; 31:131–154.
51. Carrasco G, Molina R, Costa J, et al. Propofol vs. midazolam in short-, medium-, and long-term sedation of critically ill patients. A cost-benefit analysis. Chest 1993; 103:557–564.
52. Roekaerts PMHJ, Huygen FJPM, De Lange S. Infusion of propofol versus midazolam for sedation in the intensive care unit following coronary artery surgery. J Cardiothorac Vasc Anesth 1993; 7:142–147.
53. Higgins TL, Yared J-P, Estafanous FG, et al. Propofol versus midazolam for intensive care unit sedation after coronary artery bypass grafting. Crit Care Med 1994; 22:1415–1423.

Haloperidol
54. Tesar GE, Stern TA. Rapid tranquilization of the agitated intensive care unit patient. J Intensive Care Med 1988; 3:195–201.
55. Cassem EH, Lake CR, Boyer WF. Psychopharmacology in the ICU. In: Chernow B, ed. the pharmacologic approach to the critically ill patient. 3rd ed. Baltimore: William & Wilkins, 1994; 651–665.
56. Sanders KM, Minnema AM, Murray GB. Low incidence of extrapyramidal symptoms in the treatment of delirium with intravenous haloperidol and lorazepam in the intensive care unit. J Intensive Care Med 1989; 4:201–204.
57. Lawson GM. Monitoring of serum haloperidol. Mayo Clin Proc 1994;69:189–190.
58. Sing RF, Branas CC, Marino PL. Neuroleptic malignant syndrome in the intensive care unit. J Am Osteopath Assoc 1993; 93:615–618.
59. Wilt JL, Minnema AM, Johnson RF, Rosenblum AM. Torsade de pointes associated with the use of intravenous haloperidol. Ann Intern Med 1993; 119:391–394.

9 DER ARTERIELLE BLUTDRUCK

Indirekte Meßverfahren
1. Fifth annual report of the Joint National Committee on the Detection; Evaluation, and Treatment of High Blood Pressure. Arch Intern Med 1993; 153:154–183.
2. Reeves RA. Does this patient have hypertension? How to measure blood pressure. JAMA 1955; 273:1211–1218.
3. Pickering TG. Blood pressure measurement and detection of hypertension. Lancet 1994; 344:31–35.
4. Frolich ED, Grim C, Labarthe DR. et al. Recommendations for human blood pressure determination by sphygmomanometers: report of a special task force appointed by the steering committee, American Heart Association. Hypertension 1988; 11: 210a–221a.

5. American Society for Hypertension. Recommendations for routine blood pressure measurement by indirect cuff sphygmomanometry. Am J Hypertens 1992; 5:207–209.
6. Ellestad MH. Reliability of blood pressure recordings. Am J Cardiol 1989; 63: 983–985.
7. Davis RF. Clinical comparison of automated auscultatory and oscillometric and catheter-transducer measurements of arterial pressure. J Clin Monitor 1985; 1:114–119.
8. Ramsey M. Blood pressure monitoring: automated oscillometric devices. J Clin Monitor 1991; 7:56–67.

Intravasale Druckmessung
9. Darvoric GO, Vanriper S. Arterial pressure recording. In: Darovic GO, ed. Hemodynamic monitoring. 2nd ed. Philadelphia: WB Saunders, 1995; 177–210.
10. Nichols WW, O'Rourke MF. McDonald's blood flow in arteries. 3rd ed. Philadelphia: Lea & Febinger, 1990;251–269.
11. Gardner RM. Direct blood pressure measurement dynamic response requirements. Anesthesiology 1981; 54: 227–236.
12. Darovic GO, Vanriper S, Vanriper J. Fluid-filled monitoring systems. In Darovic GO, ed. Hemodynamic monitoring. 2nd ed. Philadelphia: WB Saunders, 1995; 149–175.
13. Rothe CF, Kim KC. Measuring systolic arterial blood pressure. Crit Care Med 1980; 8:683–689.
14. Kleinman B, Powell S, Kumar P, Gardner RM. The fast flush test measures the dynamic response of the entire blood pressure monitoring system. Anesthesiology 1992; 77:1215–1220.
15. Bruner JMR, Krewis LJ, Kunsman JM, Sherman AP. Comparison of direct and indirect methods of measuring arterial blood pressure. Med Instr 1981; 15: 11–21.
16. Rich GF, Lubanski RE Jr, McLoughlin TM. Differences between aortic and radial artery pressure associated with cardiopulmonary bypass. Anesthesiology 1992; 77:63–66.
17. Pauca AL, Wallenhaupt SL, Kon ND. Reliability of the radial arterial pressure during anesthesia. Chest 1994; 105:69–75.

10 DER PULMONALARTERIENKATHETER

Weiterführende Literatur
Daily EK, Schroeder JS. Techniques in bedside hemodynamic monitoring. 5th ed. St. Louis: CV Mosby, 1994.
Darovic GO, ed. Hemodynamic monitoring: invasive and noninvasive clinical application. 2nd ed. Philadelphia: WB Saunders, 1995.

Übersichtsartikel
1. Swan HJ. The pulmonary artery catheter. Dis Mon 1991; 37:473–543.
2. Ermakov S, Hoyt JW. Pulmonary atery catheterization. Crit Care Clin 1992; 8:773–806 (115 Zitate).
3. American Society of Anesthesiologists Task Force on Pulmonary Artery Catheterization. Practice guidelines for pulmonary artery catheterization. Anesthesiology. 1993; 78:380–394 (89 Zitate).
4. Darovic GO. Pulmonary artery pressure monitoring. In: Doravic GO, ed. Hemodynamik monitoring: invasive and noninvasive clinical application. 2nd ed. Philadelphia: WB Saunders, 1995; 253–322 (84 Zitate).

Ausgewählte Literaturstellen
5. Iberti TJ, Fischer EP, Leibowitz AB, et al. A multicenter study of physicians' knowledge of the pulmonary artery catheter. JAMA 1990; 264:2928–2932.
6. Halpern N, Feld H, Oropello JM, Stern E. The technique of inserting an RV port PA catheter and pacing probe. J Crit Illness 1991; 6:1153–1159.
7. Armaganidis A, Dhainaut JF, Billard JL, et al. Accuracy assessment for three fiberoptic pulmonary artery catheters for $S\bar{v}_{O_2}$ monitoring. Intensive Care Med 1994; 20:484–488.

8. Vincent JL, Thirion M, Brimioulle S, et al. Thermodilution measurement of right ventricular ejection fraction with a modified pulmonary artery catheter. Intensive Care Med 1986; 12:33–38.
9. Yelderman M, Ramsay MA, Quinn MD, et al. Continuous thermodilution cardiac output measurement in intensive care unit patients. J Cardiothorac Vasc Anesth 1992; 6:270–274.
10. Amin DK, Shah PK, Swan HJC. The technique of inserting the Swan-Ganz catheter. J Crit Illness 1993; 8: 1147–1156.
11. Venus B, Mathru M. A maneuver for bedside pulmonary artery catheterization in patients with right heart failure. Chest 1982; 82:803–804.
12. Jacobson B. Medicine and clinical engineering. Englewood Cliffs, NJ: Prentice Hall, 1977; 388.
13. Mattar JA. A simple calculation to estimate body surface area in adults and its correlation with the Dubois formula. Crit Care Med 1989; 846–847.
14. Marino PL, Krasner J. Computerized interpretation of hemodynamic profiles in the ICU. Crit Care Med 1984; 12:601–602.
15. Vyskocil JJ, Kruse JA. Hemodynamics and oxygen transport: using your computer to manage data. J Crit Illness 1994; 9:447–459.

11 ZENTRALER VENENDRUCK UND WEDGE-DRUCK

Weiterführende Literatur
Ahrens TS, Taylor LA. Hemodynamic waveform analysis. Philadelphia: WB Saunders, 1992.
Daily EK, Schroeder JS. Hemodynamic waveforms. 2nd ed. St. Louis: CV Mosby, 1990.
Darovic GO, ed. Hemodynamic monitoring. Invasive and noninvasive clinical applications. 2nd ed. Philadelphia: WB Saunders, 1995.

Übersichtsartikel
1. Schwenzer KJ. Venous and pulmonary pressure. In: Lake C, ed. Clinical monitoring. Philadelphia: WB Saunders, 1990; 147–198 (166 Zitate).
2. Bridges EJ, Woods SL. Pulmonary artery pressure measurement: state of the art. Heart Lung 1993; 22:99–111 (62 Zitate).
3. Darovic GO. Pulmonary artery pressure monitoring. In: Darovic GO, ed. Hermodynamic monitoring. Invasive and noninvasive clinical applications. 2nd ed. Philadelphia: WB Saunders, 1995:253–322 (71 Zitate).

Ausgewählte Literaturstellen
4. Nadeau S, Noble WH. Misinterpretation of pressure measurements from the pulmonary artery catheter. Can Anesth Soc J 1986; 33:352–363.
5. Komandina KH, Schenk DA, LaVeau P, et al. Interobserver variability in the interpretation of pulmonary artery catheter pressure tracings. Chest 1991; 100:1647–1654.
6. Kee LL, Simonson JS, Stotts NA, et al. Echocardiographic determination of valid zero reference levels in supine and lateral positions. Am J Crit Care 1993; 2:72–80.
7. Schmitt EA, Brantigen CO. Common artifacts of pulmonary artery and pulmonary artery wedge pressures. Recognition and management. J Clin Monit 1986; 2:44–52.
8. Pinsky M, Vincent J-L, De Smet J-M. Estimating left ventricular filling pressure during positive end-expiratory pressure in humans. Am Rev Respir Dis 1991; 143:25–31.
9. Dobbin K, Wallace S, Ahlberg J, Chulay M. Pulmonary artery pressure measurement in patients with elevated pressures: effect of backrest elevation and method of measurement. Am J Crit Care 1992; 2:61–69.
10. Nemens EJ, Woods SL. Normal fluctuations in pulmonary artery and pulmonary capillary wedge pressures in acutely ill patients. Heart Lung 1982; 11:393–398.
11. Halck S, Walther-Larsen S, Sanchez R. Reliability of central venous pressure measured by water column. Crit Care Med 1990; 18:461–462.
12. Morris AH, Chapman RH, Gardner RM. Frequency of wedge pressure errors in the ICU. Crit Med 1985; 13:705–708.

13. O'Quin R, Marini JJ. Pulmonary artery occlusion pressure: clinical physiology, measurement, and interpretation. Am Rev Respir Dis 1983; 128:319–326.
14. Diebel LN, Wilson RF, Tagett MG, Kline RA. End-diastolic volume. A better indicator of preload in the critically ill. Arch Surg 1992; 127:817–822.
15. Morris AH, Chapman RH. Wedge pressure confimation by aspirin of pulmonary capillary blood. Crit Care Med 1985; 13:756–759.
16. Michel RP, Hakim TS, Chang HK. Pulmonary arterial and venous pressures measured with small catheters. J Appl Physiol 1984; 57:309–314.
17. Tracy WR, Hamilton JT, Craig ID, Paterson NAM. Effect of endothelial injury on the responses of isolated guinea pig pulmonary venules to reduced oxygen tension. J Appl Physiol 1989; 67:2147–2153.
18. Kloess T, Birkenbauer U, Kottler B. Pulmonary pressure-flow relationship and peripheral oxygen supply in ARDS due to bacterial sepsis. Second Vienna Shock Forum, 1989:175–180.
19. Cope DK, Grimbert F, Downey JM, et al. Pulmonary capillary pressure: a review. Crit Care Med 1992; 20:1043–1056.
20. Gilbert E, Hakim TS. Derivation of pulmonary capillary pressure from arterial occlusion in intact conditions. Crit Care Med 1994;22:986–993.

12 DIE THERMODILUTION

Weiterführende Literatur
Robertson JIS, Birkenhager WH, eds. Cardiac output measurement. Philadelphia: WB Saunders, 1991.

Übersichtsartikel
1. Gardner PE. Cardiac output. Theory, technique, and troubleshooting. Crit Care Nurs Clin North Am 1989;1:577–587 (71 Zitate).
2. Daily EK, Schroeder JS. Cardiac output measurements. In: Techniques in bedside hemodynamic monitoring. 5th ed. St. Louis: CV Mosby, 1994;173–194 (57 Zitate).
3. Darovic GO, Yacone-Morton LA. Monitoring cardiac output. In: Darovic GO, ed. Hemodynamic monitoring. Invasive and noninvasive clinical applications. 2nd ed. Philadelphia: WB Saunders, 1995;323–346 (27 Zitate).

Das herkömmliche Verfahren der Herzzeitvolumenmessung
4. Driscoll A, Shanahan A, Crommy L, Gleeson A. The effect of patient position on the reproducibility of cardiac output measurements. Heart Lung 1995;24:28–44.
5. Renner LE, Morton MJ, Sakuma GY. Indicator amount, temperature, and intrinsic cardiac output affect thermodilution cardiac output accuracy and reproducibility. Crit Care Med 1993;21:586–597.
6. Nelson LD, Anderson HB. Patient selection for iced versus room temperature injectate for thermodilution cardiac output determinations. Crit Care Med 1985; 13:182–184.
7. Pearl RG, Rosenthal MH, Nielson L, et al. Effect of injectate volume and temperature on thermodilution cardiac output determinations. Anesthesiology 1986;64:798–801.
8. Pesola GR, Ayala B, Plante L. Room-temperature thermodilution cardiac output: proximal injectate lumen versus proximal infusion lumen. Am J Crit Care 1993;2:132–133.
9. Pesola HR, Pesola GR. Room-temperature thermodilution cardiac output. Central venous versus side port. Chest 1992; 103:339–341.
10. Conway J, Lund-Johansen P. Thermodilution method for measuring cardiac output. In: Robertson JIS, Birkenhager WH, eds. Cardiac output measurement Philadelphia: WB Saunders, 1991; 17–20.
11. Stevens JH, Raffin TA, Mihm FG, et al. Thermodilution cardiac output measurement. Effects of respiratory cycle on its reproducibility. JAMA 1985; 253:2240–2242.
12. Nadeau S, Noble WH. Limitations of cardiac output measurement by thermodilution. Can J Anesth 1986; 33:780–784.

13. Konishi T, Nakamura Y, Morii I, et al. Comparison of thermodilution and Fick methods for measurement of cardiac output in tricuspid regurgitation. Am J Cardiol 1992; 70:538–540.
14. Sasse SA, Chen PA, Berry RB, et al. Variability of cardiac output over time in medical intensive care unit patients. Chest 1994; 22:225–232.

Die Messung der Ejektionsfraktion mittels Thermodilution
15. Vincent JL, Thirion M, Brimioulle S, et al. Thermodilution measurement of right ventricular ejection fraction with a modified pulmonary artery catheter. Intensive Care Med 1986;12:33–38.
16. Vincent JL. The measurement of right ventricular ejection fraction. Intensive Care World 1990;7:133–136.
17. Safcsak K, Nelson LD. Thermodilution right ventricular ejection fraction measurements: room temperature versus cold temperature injectate. Crit Care Med. 1994; 22:1136–1141.
18. Diebel LN, Wilson FR, Tagett MG, Kline RA. End-diastolic volume. A better indicator of preload in the critically ill. Arch Surg 1992; 127:817–822.

Die kontinuierliche Herzzeitvolumenmessung
19. Yelderman M, Ramsay MA, Quinn MD, et al. Continuous thermodilution cardiac output measurements in intensive care unit patients. J Cardiothorac Vasc Anesth 1992;6:270–274.
20. Boldt J, Menges T, Wollbruck M, et al. Is continuous cardiac output measurement using thermodilution reliable in the critically ill patient? Crit Care Med 1994;22:1913–1928.

13 DIE GEWEBEOXYGENIERUNG

Weiterführende Literatur
Edwards JD, Shoemaker WC, Vincent JL, eds. Oxygen transport. Principles and practice. Philadelphia: WB Saunders, 1993.
Marston A, Bulkley GB, Fiddian-Green RG, Haglund UH, eds. Splanchnic ischemia and multiple organ failure. St. Louis: CV Mosby, 1989.

Sauerstoffbilanz der Gewebe
1. Conett RJ, Honig CR, Gayeski TEJ, Brooks GA. Defining hypoxia: a systems view of V_{O_2}, glycolysis, energetics, and intracellular P_{O_2}. J Appl Physiol 1990; 68:833–842.

Sauerstofftransport
2. Shoemaker WC, Kram HB, Appel PL. Therapy of shock based on pathophysiology, monitoring, and outcome prediction. Crit Care Med 1990; 18 (Suppl): S19–S25.
3. Dunham CM, Seigl JH, Weireter L, et al. Oxygen debt and metabolic acidemia as quantitative predictors of mortality and the severity of the ischemic insult in hemorrhagic shock. Crit Care Med 1991; 19:231–243.
4. Shoemaker WC, Appel PL, Krom HB. Role of oxygen debt in the development of organ failure, sepsis, and death in high-risk surgical patients. Chest 1992; 102; 208–215.
5. Leach RM, Treacher DF. The relationship between oxygen delivery and consumption. Dis Mon 1994; 30:301–368.
6. Dantzker DR, Foresman B, Gutierrez G. Oxygen supply and utilization relationships. Am Rev Respir Dis 1991; 143:675–679.
7. Levy P, Chavez RP, Crystal GJ, et al. Oxygen extraction ratio: a valid indicator of transfusion need in limited coronary vascular reserve? J Trauma 1992; 32:769–774.
8. Russell JA, Phang PT. The oxygen delivery/consumption controversy. Am Rev Respir Crit Care Med 1994, 149:533–537.
9. Weissman C, Kemper M. The oxygen uptake-oxygen delivery relationship during ICU interventions. Chest 1991; 99:430–435.
10. Hanique G, Dugernier T, Laterre PF, et al. Significance of pathologic oxygen supply dependence in critically ill patients: comparison between measured and calculated methods. Intensive Care Med 1994; 20:12–18.

11. Ronco JJ, Phang PT, Walley KR, et al. Oxygen consumption is independent of changes in serve adult respiratory distress syndrome. Am Rev Respir Dis 1991; 143:1267–1273.
12. Romco JJ, Fenwick JC, Wiggs BR, et al. Oxygen consumptions is independent of increases in oxygen delivery by dobutamine in septic patients who have normal or increased lactate. Am Rev Respir Dis 1993; 147:25–31.
13. Marik PE, Sibbald W. Effect of stored-blood transfusion on oxygen delivery in patients with sepsis. JAMA 1992; 269:3024–3029.
14. Schneeweiss B, Druml W, Graninger W, et al. Assessment of oxygen-consumption by use of reverse Fick principle and indirect calorimetry in critically ill patients. Clin Nutr 1989; 8:89–93.
15. Bartlett RH, Dechert RE. Oxygen kinetics: pitfalls in clinical research. J Crit Care 1990; 5:77–80.
16. Nunn JF. Non-respiratory functions of the lung. In: Nunn JF, eds. Applied respiratory physiology. 4th ed. Kent, England: Butterworth, 1993; 306–317.
17. Jolliet P, Thorens JB, Nicod L, et al. Relationship between pulmonary oxygen consumption, lung inflammation, and calculated venous admixture in patients with acute lung injury. Intensive Care Med 1996; 22:277–285.

Laktatkonzentration im Blut
18. Aduen J, Bernstein WK, Khastgir T, et al. The use and clinical importance of a substrate-specific electrode for rapid determination of blood lactate concentrations. JAMA 1994; 272:1678–1685.
19. Mizock BA, Falk JL. Lactic acidosis in critical illness. Crit Care Med 1992; 20:80–93.
20. Bakker J, Coffernils M, Leon M, et al. Blood lactate levels are superior to oxygen-derived variables in predicting outcome in septic shock. Chest 1991; 99:956–962.
21. Curtis SE, Cain SM. Regional and systemic oxygen delivery/uptake relations and lactate flux in hyperdynamic, endotoxin-treated dogs. Am Rev Respir Dis 1992; 145:348–354.
22. Brooks GA. Lactate production under fully aerobic conditions: the lactate shuttle during rest and exercise. Fed Proc 1986; 45: 2924–2929.
23. Maran A, Cranston I, Lomas J, et al. Protection by lactate of cerebral function during hypoglycemia. Lancet 1994; 343:16–20.

Gastrale Tonometrie
24. Fiddian-Green RG. Studies in splanchnic ischemia and multiple organ failure. In: Marston A, Bulkley GB, Fiddian-Green RG, Haglund UH, eds. Splanchnic ischemia and multiple organ failure. St Louis: CV Mosby, 1989; 349–364.
25. Fiddian-Green RG. Tonometry: theory and applications. Intensive Care World 1992; 9:60–65.
26. Gutierrez G, Brown SD. Gastric tonometry: a new monitoring modality in the intensive care unit. J Intensive Care Med 1995; 10:34–44.
27. Marik PE. Gastric intramucosal pH. A better predictor of mulitorgan dysfunction syndrome and death than oxygen-derived variables in patients with sepsis. Chest 1993; 104:225–229.
28. Maynard N, Bihari D, Beale R, et al. Assessment of splanchnic oxygenation by gastric tonometry in patients with acute circulatory failure. JAMA 1993; 270:1203–1210.
29. Kolkman JJ, Groneveld ABJ, Meuwissen SGM. Effect of ranitidine on basal and bicarbonate enhanced intragastric P_{CO_2}: a tonometric study. Gut 1994; 35: 737–741.
30. Benjamin E, Polokoff E, Oropello JM, et al. Sodium bicarbonate administration affects the diagnostic accuracy of gastrointestinal tonometry in acute mesenteric ischemia. Crit Care Med 1992; 20:1181–1183.
31. Silverman HJ, Tuma P. Gastric Tonometry in patients with sepsis: effects of dobutamine infusions and packed red blood cell transfusions. Chest 1992; 102:184–188.
32. Gutierrez G, Clark C, Brown SD, et al. Effect of dobutamine on oxygen consumption and gastric mucosal pH in septic patients. Am Rev Respir Crit Care Med 1994; 150:324–329.
33. Uusaro A, Roukonen E, Takala J. Splanchnic oxygen transport after cardiac surgery: evidence for inadequate tissue perfusion after stabilization of hemodynamics. Intensive Care Med. 1996; 22:26–33.

34. Parviainen I, Ruokonen E, Takala J. Dobutamine-induced dissociation between changes in splanchnic blood flow and gastric intramucosal pH. Br. J Anesth 1995; 74:277–284.

14 BLUTUNG UND HYPOVOLÄMIE

Weiterführende Literatur
Committee on Trauma. American College of Surgeons. Early care of the injured patient. Philadelphia, B. C. Decker, 1990.
Geller ER (ed). Shock and resuscitation. New York, Mc Graw-Hill, 1993.

Klassische Studien
1. Cronwell JW, Smith EE. Oxygen deficit and irreversible hemorrhagic shock. Am J Physiol. 1964, 206:313–316.
2. Weil MH, Afifi AA. Experimental and clinical studies on lactate and pyruvate as indicators of the severity of acute circulatory failure (shock). Circulation 1970; 41:989–1001.
3. Moore FD. Effects of hemorrhage on body composition. New Engl J Med 1965; 273:567–577.
4. Shires GT, Coln D, Carrico J, Lightfoot S. Fluid therapy in hemorrhagic shock. Arch Surg 1964; 88:688–693.
5. Trendelenburg F. The elevated pelvic position for operations within the abdominal cavity. Med Classics 1940; 4:964–968. (Translation of original manuscript.)

Übersichtsartikel
5a. Schadt JC, Ludbrook J. Hemodynamic and neurohumoral responses to acute hypovolemia in conscious animals. Am J Physiol 1991; 260:H305–318.
6. Falk JL, O'Brien JF, Kerr R. Fluid resuscitation in traumatic hemorrhagic shock. Crit Care Clin 1992; 8:323–340. (123 Zitate).
7. Nacht A. The use blood products in shock. Crit Care Clin 1992; 8:255–293. (141 Zitate).
8. Imm A, Carlson RW. Fluid resuscitation in circulatory shock. Crit Care Clin 1992; 9:313–333. (73 Zitate).
9. Domsky MF, Wilson RF. Hemodynamic resuscitation. Crit Care Clin 1993; 9:715–726. (47 Zitate).

Klinische Arbeiten
10. Walker RH (ed). Technical manual of the American Association of Blood Banks. 10th ed., Arlington, VA, American Association of Blood Banks, 1990:650.
11. Committee on Trauma. Advanced trauma life support student manual. Chicago, American College of Surgeons, 1989:47–59.
12. Williams TM, Knopp R. The clinical use of orthostatic vital signs. In: Roberts JR, Hedges JR (eds). Clinical procedures in emergency medicine. Philadelphia, W.B. Saunders, 1991:445–449.
13. Moore KI, Newton K. Orthostatic heart rates and blood pressures in healthy young woman and men. Heart & Lung 1986; 611–617.
14. Shippy CR, Appel PL, Shoemaker WC. Reliability of clinical monitoring to assess blood volume in critically ill patients. Crit Care Med 1984; 12:107–112.
15. Cordts PR, LaMorte WW, Fisher JB, et al. Poor predictive value of hematocrit and hemodynamic parameters for erythrocyte deficits after extensive vascular operations. Surg Gynecol Obstet 1993; 175:243–248.
16. Walley KR, Cooper DJ. Diastolic stiffness impairs ventricular function during hypovolemic shock in pigs. Am J Physiol 1991; 260:H702–712.
17. Amoroso P, Greenwood RN. Posture and central venous pressure measurements in circulatory volume depletion. Lancet 1989; i:258–260.
18. Weil MH, Bisera J, Trevino RP, Rackow EC. Cardiac output and end-tidal carbon dioxide. Crit Care Med 1985; 13:907–909.
19. Stamler KD. Effect of crystalloid infusion on hematocrit in nonbleeding patients, with applications to clinical traumatology. Ann Emerg Med 1989; 18:747–749.

Volumentherapie
20. Buchman TG, Menker, JB, Lipsett PA. Strategies for trauma resuscitation. Surg Gynecol Obstet 1991; 172:8–12.
21. Meteer JR, Thompson BM, Aprahamian C, Darin JC. Rapid fluid resuscitation with central venous catheters. Ann Emerg Med 1983; 12:149–152.
22. Hyman SA, Smith DW, England R, et al. Pulmonary artery catheter introducers: Do the component parts affect flow rate? Anesth Analg 1991; 73:573–575.
23. Dula DJ, Muller A, Donovan JW. Flow rate of commonly used IV techniques. J Trauma 1981; 21:480–482.

Autotransfusion
24. Sing R, O'Hara D, Sawyer MAJ, Parino PL. Trendelenburg position and oxygen transport in hypovolemic adults. Ann Emerg Med 1994; 23:564–568.
25. Taylor J, Weil MH. Failure of Trendelenburg position to improve circulation during clinical shock. Surg Gynecol Obstet 1967; 122:1005–1010.
26. Bivins HG, Knopp R, dos Santos PAL. Blood volume distribution in the Trendelenburg position. Ann Emerg Med 1985; 14:641–643.
27. Gaffney FA, Bastian BC, Thal ER, Atkins JM. Passive leg raising does not produce a significant autotransfusion effect. J Trauma 1982; 22:190–193.
28. Ali J, Vanderba B, Purcell C. The effect of pneumatic antishock garment (PASG) on hemodynamics, hemorrhage, and survival in penetrating thoracic aorting injury. J Trauma 1991; 31:846–851.

Strategien
29. Shoemaker WC. Relationship of oxygen transport patterns to the pathophysiology and therapy of shock states. Intensive Care Med 1987; 213:230–343.
30. Marik PE, Sibbald WJ. Effect of stored-blood transfusion on oxygen delivery in patients with sepsis. JAMA 1993;269:3024–3029.
31. Silverman HJ, Tuma P. Gastric tonometry in patients with sepsis. Effects of dobutamine infusions and packed red blood cell transfusions. Chest 1992;102:184–188.
31a. Dula DJ, Lutz P, Vogel MF, et al. Rapid flow rates for resuscitation of hypervolemic shock. Ann Emerg Med 1985; 14:303–306.
32. Shoemaker WC, Fleming AW. Resuscitation of the trauma patient. Restoration of hemodynamic functions using clinical algorithms. Ann Emmerg Med 1986; 12:1437–1444.
33. Packman MI, Rackow EC. Optimum left heart filling pressures during fluid resuscitation of patients with hypovolemic and septic shock. Crit Care Med 1983; 11:165–169.
34. Davis JW, Shackford SR, Holbrook TL. Base deficit as sensitive indicator of compensated shock and tissue oxygen utilization. Surg Gynecol Obstet 1991; 173:473–478.
35. American College of Physicians. Practice strategies for elective red blood cell transfusion. Annals Intern Med 1992; 116:403–406.
36. Consensus Conference. Perioperative red blood cell transfusion. JAMA 1988; 260: 2700–2703.
37. Levy PS, Chavez RP, Crystal GJ, et al. Oxygen extraction ratio: A valid indicator of transfusion need in limited coronary vascular reserve. J Trauma 1992; 32:769–774.

Sonstiges
38. Stern SA, Dronen SC, Birrer P, Wang X. Effect of blood pressure on hemorrhage volume and survival in a near-fatal hemorrhage model incorporating a vascular injury. Ann Emerg Med 1993; 22:155–163.
39. Bickell WH, Wall MJ, Pepe PE, et al. Immediate versus delayed fluid resuscitation for hypotensive patients with penetrating torso injuries. New Engl J Med 1994; 331:1105–1109.
40. Ames A, III, Wright RL, Kowada M, er al. Cerebral ischemia: the no-reflow phenomenon. Am J Pathol 1968; 52:437–442.
41. Wang P, Hauptman JG, Chaudry IH. Hemorrhage produces depression of microvascular blood flow which persists despite fluid resuscitation. Circ Shock 1990; 32:307–318.

42. Wang P, Zheng FB, Dean RE, Chaudry IH. Diltiazem administration after crystalloid resuscitation restores active hepatocellular function and hepatic blood flow after severe hemorrhashegic shock. Surgery 1991; 110:390–397.
43. Carden DL, Smith K, Kortyhuis RJ. Neutrophil-mediated microvascular dysfunction in postischemic canine sleeletal muscle. Circ Res 1990; 66: 1436–1444.
44. Mellow CG, Knight KR, Angel MF. The biochemical basis of secondary edema. J Surg Res 1992; 52:226–232.
45. Koziol JM, Rush BF, Smith SM, Machiedo GW. Occurrence of bacteremia during and after hemorrhagic shock. J Trauma 1988; 28:10–16.
46. Grace PA. Ischemia-reperfusion injury. Br J Surg 1994; 81:637–647.

15 KOLLOIDALER UND KRISTALLOIDER FLÜSSIGKEITSERSATZ

Weiterführende Literatur

Kaufman BS, ed. Fluid resuscitation of the critically ill. Critical care clinics. Vol 8, No. 2. Philadelphia: WB Saunders, 1992.

Weinstein SM. Plumer's principles and practice of intravenous therapy. 5th ed. Philadelphia: Lippincott-Raven, 1993.

Übersichtsartikel

1. Griffel MI, Kaufmann BS. Pharmacology of colloids and crystalloids. Crit Care Clin 1992; 8:235–354 (118 Zitate).
2. Kaminski MV, Haase TJ. Albumin and colloid osmotic pressure: implications for fluid resuscitation. Crit Care Clin 1992; 8:311–322 (13 Zitate).
3. Sutin KM, Ruskin KJ, Kaufman BS. Intravenous fluid therapy in neurologic injury. Crit Care Clin 1992; 8:367–408 (181 Zitate).
4. Imm A, Carlson RW. Fluid resuscitation in circulatory shock. Crit Care Clin 1993; 9:313–333 (73 Zitate).

Kristalloide und kolloidale Lösungen

5. Lowery BD, Cloutier CT, Carea LC. Electrolyte solutions in resuscitation in human hemorrhagic shock. Surg Gynecol Obstet 1971; 131:273–279.
6. Griffith CA. The family of Ringer's solutions. J Natl Intravenous Ther Assoc 1986; 9: 480–483.
7. American Association of Blood Banks Technical Manual. 10th ed. Arlington, VA: American Association of Blood Banks; 1990:368.
8. Talpers SS, Romberger DJ, Bunce SB, Pingleton SK. Nutritionally associated increased carbon dioxide production. Chest 1992; 102:551–555.
9. Gunther B, Jauch W, Hartl W, et al. Low-dose glucose infusion in patients who have undergone surgery. Arch Surg 1987; 122:765–771.
10. DeGoute CS, Ray MJ, Manchon M, et al. Intraoperative glucose infusion and blood lactate: endocrine and metabolic relationships during abdominal aortic surgery. Anesthesiology 1989; 71;355–361.
11. Sieber FE, Traystman RJ. Special issues: glucose and the brain. Crit Care Med 1992; 20:104–114.

Kolloidale Lösungen

12. Doweiko JP, Nompleggi DJ. Role of albumin in human physiology and pathophysiology. J Parent Enter Nutr 1991; 15:207–211.
13. Guthrie RD Jr, Hines C Jr. Use of albumin in the critically ill patient. Am J Gastroenterol 1991; 86:255–263.
14. Marik PE. The treatment of hypoalbuminemia in the critically ill patient. Heart Lung 1993; 22:166–170.
15. Nearman HS, Herman ML. Toxic effects of colloids in the intensive care unit. Crit Care Clin 1991; 7:713–723.

16. Kapiotis S, Quehenberger P, Eichler H-G, et al. Effect of hydroxyethyl starch on the activity of blood coagulation and fibronolysis in healthy volunteers: comparison with albumin. Crit Care Med 1994; 22:606–612.
17. Waxman K, Holness R, Tominaga G. et al. Hemodynamic and oxygen transport effects of pentastarch in burn resuscitation. Ann Surg 1989; 209:341–345.
18. Strauss RG, Stansfield C, Henriksen RA, et al. Pentastarch may cause fewer effects on coagulation than hetastarch. Transfusion 1988; 28:257–261.
19. Drumi W, Polzleitner D, Laggner AN, et al. Dextran-40, acute renal failure, and elevated plasma oncotic pressure. N Engl J Med 1988; 318:252–254.

Kristalloide versus Kolloide
20. Moore FD. The effects of hemorrhage on body composition. N engl J Med 1965; 273:567–577.
21. Shires T, Carrico J, Lightfood S. Fluid therapy in hemorrhagic shock. Arch Surg 1964; 88:688–693.
22. Bisonni RS, Holtgrave DR, Lawler F, et al. Colloids versus crystalloids in fluid resuscitation: an analysis of randomized controlled trials. J Fam Pract 1991; 32:287–390.
23. Schaeffer RC, Reeiewicz RA, Chilton SW, et al. Effects of colloid or crystalloid solutions on edemagenesis in normal and thrombomicroembolized lungs. Crit Care Med 1987; 15:1110–1115.

Hypertoner Flüssigkeitsersatz
24. Mattox KL. Prehospital hypertonic saline-dextran infusion for post-traumatic hypotension: the USA Multicenter Trial. Ann Surg 1991; 213:482–486.
25. Vassar MJ, Fischer RP, O'Brien PE, et al. A multicenter trial for resuscitation of injured patients with 7,5% sodium chloride. Arch Surg 1993; 128:1003–1013.

16 AKUTE HERZINSUFFIZIENZ

Weiterführende Literatur
Barnett DB, Pouleur H, Francis GS. Congestive heart failure; pathophysiology and treatment. New York: Marcel Dekker, 1993.
Gaash WH, LeWinter MM. Left ventricular diastolic dysfunction and heart failure. Baltimore: Williams & Wilkins, 1994.
Khan MG, ed. Cardiac drug therapy. 4th ed. Philadelphia: WB Saunders, 1995.
Maccioli GA. Theory and practice of intra-aortic balloon pump therapy. Baltimore: Williams & Wilkins, 1996.
Moreno-Cabral C, Mitchell RS, Miller DC. Manual of postoperative management in adult cardiac surgery. Baltimore: Williams & Wilkins, 1988.

Übersichtsartikel
1. Lollgen H., Drexler H. Use of inotropes in the critical care setting. Crit Care Med 1990; 18:S56–S60 (32 Zitate).
2. Smith TW, Braunwald E, Kelly RA. The management of heart failure. In: Braunwald E, ed. Heart disease. A textbook of cardiovascular medicine. 4th ed. Philadelphia: WB Saunders, 1992; 464–519 (600 Zitate).
3. Alpert J, Becker JA. Mechanisms and management of cardiogenic shock. Crit Care Clin 1993; 9: 205–1218 (32 Zitate).
4. Snell RJ, Calvin JE. Cardiogenic shock: pathophysiology, management and treatment. In: Edwards JD, Shoemaker WC, Vincent J-L, eds. Oxygen transport; priciples and practice. Philadelphia: WB Saunders, 1993; 246–273 (99 Zitate).
5. Zaloga GP, Prielipp RC, Butterworth JF, Royster RL. Pharmacologic cardiovascular support. Crit Care Clin 1993; 335–362 (192 Zitate).
6. Wilson RF. Trauma in patients with pre-existing cardiac disease. Crit Care Clin 1994; 10: 461–506 (163 Zitate).

Diastolisches Herzversagen
7. Bonow RO, Udelson JE. Left ventricular diastolic dysfunction as a cause of congestive heart failure. Ann Intern Med 1992; 117: 502–510.
8. Goldsmith S, Dick C. Differentiating systolic from diastolic heart failure: pathophysiologic and therapeutic considerations. Ann J Med 1993; 95: 645–655.
9. Gaasch WH. Diagnosis and treatment of heart failure based on left ventricular systolic or diastolic dysfunction. JAMA 1994; 271: 1276–1280.
10. Clements IP, Sinak LJ, Gibbons RJ, et al. Determination of diastolic function by radionuclide ventriculography. Mayo Clin Proc 1990; 65: 1007–1019.

Rechtsherzversagen
11. Hurford WE, Zapol WM. The right ventricle and critical illness: a review of anatomy, physiology and clinical evaluation of its function. Intensive Care Med 1988; 14: 448–457.
12. Isner JM. Right ventricular myocardial infarction. JAMA 1988; 259: 712–718.
13. Robotham JL, Takala M, Berman M, et al. Ejection fraction revisited. Anesthesiology 1991; 74: 172–183.
14. Boldt J, Kling D, Moosdorf R, Hempelmann G. Influence of acute volume loading on right ventricular function after cardiopulmonary bypass. Crit Care Med 1989; 17: 518–521.
15. Reuse C, Vincent JL, Pinsky MR. Measurement of right ventricular volumes during fluid challenge. Chest 1990; 98: 1450–1454.

Therapiestrategien
16. Franciosa JA. Optimal left heart filling pressure during nitroprusside infusion of congestive heart failure. Am J Med 1983; 74: 457–464.
17. Chatterjee K, ed. Dobutamine. A ten year review. New York: NCM Publishers, 1989.
18. Robin ED, McCauley R. Nitroprusside-related cyanide poisoning. Time (long past due) for urgent, effective interventions. Chest 1992; 102: 1842–1845.
19. Teboul J-L. Therapy: effects of vasoactive drugs. In: Edwards JD, Shoemaker WC, Vincent J-L, eds. Oxygen transport, Principles and practice. Philadelphia: WB Saunders, 1993; 193–208.
20. Gardaz JP, McFarlane PA, Sykes MK. Mechanism by which dopamine alters blood flow distribution during lobar collapse in dogs. J Appl Physiol 1986: 60: 959–964.
21. Milero RR, Fenwell WH, Young JB, et al. Differential systemic arterial and venous actions and consequent cardiac effects of vasodilator drugs. Prog Cardiovasc Dis 1982; 24: 353–374.
22. Davidson RM. Hemodynamic effects of furosemide in acute myocardial infarction. Circulation 1973; 54 (Suppl II): 156.
23. Kiely J, Kelly DT, Taylor DR, Pitt B. The role of furosemide in the treatment of left ventricular dysfunction associated with acute myocardial infarction. Circulation 1973; 58: 581–587.
24. Mond H, Hunt D, Sloman G. Haemodynamic effects of furosemide in patients suspected of having acute myocardial infarction. Br Heart J 1974; 36: 44-53.
25. Nelson GIC, Ahula RC, Silke B, et al. Haemodynamic advantages of isosorbide dinitrate over furosemide in acute heart failure following myocardial infarction. Lancet 1983a; i: 730–733.
26. Nelson GIC, Ahula RC, Silke B, et al. Haemodynamic effects of furosemide and its influence on repetitive volume loading in acute myocardial infarction. Eur Heart J 1983B;4: 706–711.
27. Tattersfield AE, McNicol MW, Sillett RW. Haemodynamic effects of intravenous furosemide in patients with myocardial infarction and left ventricular failure. Clin Sci Molec Med 1974; 46: 253–264.
28. Larsen FF. Haemodynamic effects of high or low doses of furosemide in acute myocardial infarction. Eur Heart J 1988; 9: 125–131.
29. Dikshit K, Vyden JK, Forrester JS, et al. Renal and extrarenal hemodynamic effects of furosemide in congestive heart failure after acute myocardial infarction. N Engl J Med 1973; 288: 1087–1090.

30. Biddle TL, Yu PN. Effect of furosemide on hemodynamics and lung water in acute pulmonary edema secondary to acute myocardial infarction. Am J Cardiol 1979; 43: 86–90.
31. Nishimura I, Kanbe N. The renal and hemodynamic effects of furosemide in acute myocardial infarction. Crit Care Med 1981; 9: 829–832.
32. Francis GS, Siegel RM, Goldsmith SR, et al. Acute vasoconstrictor response to intravenous furosemide in patients with chronic congestive heart failure. Inn Intern Med 1986; 103: 1–6.
33. van Meyel JJM, Smits P, Russel FGM, et al. Diuretic efficiency of furosemide during continuous administration versus bolus injection in healthy volunteers. Clin Pharmacol Ther 1992; 51: 440–444.
34. Martin SJ, Danzinger LH. Continuous infusion of loop diuretics in the critically ill: a review of the literature. Crit Care Med 1994; 22: 1323–1329.
35. Tamborini G, Pepi M, Susini G, et al. Reversal of cardiogenic shock and severe mitral regurgitation through verapamil in hypertensive hypertrophic cardiomyopathy. Chest 1993; 104: 319–324.
36. Nishimura R, Schwartz RS, Holmes DR, Tajik J. Failure of calcium channel blockers to improve ventricular relaxation in humans. J Am Coll Cardiol 1993; 21: 182–188.
37. Vincent RL, Reuse C, Kahn RJ. Effects on right ventricular function of a change from dopamine to dobutamine in critically ill patients. Crit Care Med 1988; 16: 659–662.
38. Dell'Italia LJ, Starling MR, Blumhardt R, et al. Comparative effects of volume loading, dobutamine and nitroprusside in patients with predominant right ventricular infarction. Circulation 1986; 72: 1327–1335.

Mechanische Unterstützungssysteme
39. Golding LAR. Postcardiotomy mechanical support. Semin Thorac Cardiovasc Surg 1991; 3: 29–32.
40. Kantrowitz A, Cordona RR, Freed PS. Percutaneous intra-aortic balloon counterpulsation. Crit Care Clin 1992; 8: 819–837.
41. Williams DO, Korr KS, Gewirtz H, Most AS. The effect of intra-aortic balloon counterpulsation on regional myocardial blood flow and oxygen consumption in the presence of coronary artery stenosis with unstable angina. Circulation 1982; 3: 593–597.
42. Mackenzie DJ, Wagner WH, Kulber DA, et al. Vascular complications of the intra-aortic balloon pump. Am J Surg 1992; 164: 517–521.
43. Killen DA, Piehler JM, Borkon AM, et al. Bio-Medicus ventricular assist device of salvage of cardiac surgical patients. Ann Thorac Surg 1991; 52: 230-235.
44. Lee WA, Gillinov AM, Cameron DE, et al. Centrifugal ventricular assist device for support of the failing heart after cardiac surgery. Crit Care Med 1993; 21: 1186–1191.

Therapie nach extrakorporaler Zirkulation
45. Marino PL, Sink JD. Cardiac performance and systemic oxygen transport after cardiopulmonary bypass surgery. In Salmasi A–M, Iskandrian AS, eds. Cardiac output and regional flow in health and disease. Dodrecht, The Netherlands: Kluwer Academic Publishers, 1993; 195–212.
46. D'Cruz IA, Callaghan WE. Atypical cardiac tamponade. Clinical and echocardiographic features. Internal Med Specialist 1998; 9: 68–78.
47. Khoury AF, Afridi I, Quinones MA, et al. Transesophageal echocardiography in critically ill patients: feasibility, safety, and impact on management. Am Heart J 1994; 127: 1363–1371.
48. Ivanov J, Weisel RD, Mickelborough LL, et al. Rewarming hypovolemia after aorto-coronary bypass surgery. Crit Care Med 1984; 12:1049–1054.
49. Flaherty JT, Magee PA, Gardner TL, et al. Comparison of intravenous nitroglycerin and sodium nitroprusside for treatment of acute hypertension developing after coronary artery bypass surgery. Circulation 1982; 65: 1072–1077.

17 HERZSTILLSTAND

Weiterführende Literatur
Baskett PJF. Resuscitation handbook. 2nd. ed. London: Mosby Europe, Ltd., 1993.
Cummins RO, ed. Textbook of advanced cardiac life support. Dallas: American Heart Assiciation, 1994.
Paradis NA, Haplerin HL, Nowak RM. Cardiac arrest. The science and practice of resuscitation medicine. Baltimore: Williams & Wilkins, 1995.
Parr MJA, Craft TM. Resuscitation: key data. Oxford: Bios Scientific Publishers Ltd., 1994.

Historische Berichte
1. Kouvenhoven WB, Jude JR, Knickerbocker GG. Closed chest cardiac massage. JAMA 1960; 173; 1064–1067.
2. Schneider AP II, Nelson DJ, Brown DD. In-hospital cardiopulmonary resuscitation. A 30-year review. J Am Board Fam Pract 1993; 6: 91–101.

Richtlinien
3. Emergency Cardiac Care Committee and Subcommittee, American Heart Association. Guidelines for cardiopulmonary resuscitation and emergency cardiac care. JAMA 1992; 268: 2171–2241.

Übersichtsartikel
4. Weil MH, Gazmuri RJ, Rackow EC. The clinical rationale of cardiac resuscitation. Dis Mon 1990; 36: 423–468 (195 Zitate).
5. Barton CW, Manning JE. Cardiopulmonary resuscitation. Emerg Med. Clin North Am 1995; 13: 811–830 (101 Zitate).
6. DeBehnke DJ, Swart GL. Cardiac arrest. Emerg Med Clin North Am 1996; 14: 57–82 (112 Zitate).

Basismaßnahmen der Reanimation
7. Paradis NA, Martin GB, Rivers EP, et al. Coronary perfusion pressure and the return of spontaneous circulation in human cardiopulmonary resuscitation. JAMA 1990; 263: 1106–1113.
8. Lurie KG, Lindo C, Chin J. CPR: the P stands for plumber's helper. JAMA 1990; 264: 1161.
9. Orliaguet GA, Carli PA, Rozenberg A, et al. End-tidal carbon dioxide during out-of-hospital cardiac arrest resuscitation: comparison of active compression–decompression and standard CPR. Ann Emerg Med 1995; 25: 48–51.
10. Lurie KJ, Schultz JJ, Callahan ML, et al. Evaluation of active compression–decompression CPR in victims of out-of-hospital cardiac arrest. JAMA 1994; 271: 1405–1411.
11. Tucker KJ, Galli F, Savitt MA, et al. Active compression–decompression resuscitation: effect on resuscitation success after in-hospital cardiac arrest. J Am Coll Cardiol 1994; 24:201–109.

Erweiterte Maßnahmen bei Reanimation
12. Larsen MP, Eisenberg M, Cummis RO, Hallstrom AP. Predicting survival from out of hospital cardiac arrest: a graphic model. Ann Emerg Med 1993; 22: 1652–1658.
13. Aitkenhead AR. Drug administration during CPR: what route? Resuscitation 1991; 22: 191–195.
14. McCrirrick A, Kestin I. Haemodynamic effects of tracheal compared with intravenous adrenaline. Lancet 1992; 340: 868–870.
15. Steill IG, Hebert PC, Weitzman BN, et al: High dose epinephrine in adult cardiac arrest. N Engl J Med 1992; 327: 1045–1050.
16. Brown CG, Martin DR, Pepe P, et al: A comparison of standard-dose and high-dose epinephrine in cardiac arrest outside the hospital. N Engl Med 1992; 327: 1051–1055.
17. Hindman BJ. Sodium bicarbonate in the treatment of subtypes of acute lactic acidosis: physiologic considerations. Anesthesiology 1990; 72: 1064–1076.
18. Arieff AI. Indications for the use of bicarbonate in patients with metabolic acidosis. Br J Anesth 1991; 67: 165–177.

19. Ritter JM, Doktor HS, Benjamin N. Paradoxical effect of bicarbonate on cytoplasmic pH. Lancet 1990; 335: 1243–1246.
20. Bleske BE, Rice TL, Warren EW, et al. The effect of sodium bicarbonate administration on the vasopressure effect in high-dose epinephrine during cardiopulmonary resuscitation in swine. Am J Emerg Med 1993; 11: 439–443.
21. Rees AP, Valentino VA, Genton E. Pharmacological adjuncts to cardiopulmonary resuscitation. Intern Med 1991; 12: 22–35.
22. Marino PL, Finnegan MJ. Nutrition support is not beneficial, and can be harmful, in critically ill patients. Crit Care Clin 1996; 12: 667–676.
23. Sieber FE, Traytsman RJ. Special issues: glucose and the brain. Crit Care Med 1992; 20: 104–114.
24. de Courten-Meyers G, Meyers RE, Schoolfield L. Hyperglycemia enlarges infarct size in cerebrovascular occlusion in cats. Stroke 1988; 19: 623–630.

Klinisches Monitoring
25. Falk JL, Rakow EC, Weil MH. End-tidal carbon dioxide concentration during cardiopulmonary resuscitation. N Engl J Med 1988; 318: 607–611.
26. Sanders AB, Kern KB, Otto CW, et al. End-tidal carbon dioxide monitoring during cardiopulmonary resuscitation. JAMA 1989; 262: 1347–1351.
27. Wayne MA, Levine RL, Miller CC. Use of end-tidal carbone dioxide to predict outcome in prehospital cardiac arrest. Ann Emerg Med 1995; 25: 762–767.
28. Weil MH, Rackow EC, Trevino R. Difference in acid-base state between venous and arterial blood during cardiopulmonary resuscitation. N Engl J Med 1986; 315: 153–156.
29. Steedman DJ, Robertson CE. Acid-base changes in arterial and central venous blood during cardiopulmonary resuscitation. Arch Emerg Med 1992; 9: 169–176.

Probleme nach Reanimation
30. Abramson NS, Safar P, Detre KM, et al. Neurologic recovery after cardiac arrest: effect of duration of ischemia. Crit Care Med 1985; 13: 930–931.
31. Cerra F. Multiple organ failure syndrome. Dis Mon 1992; 12: 845–878.
32. The ACCP/SCCM Consensus Conference Committee. Definitions for sepsis and organ failure and guidelines for the use of innovative therapies in sepsis. Chest 1992; 101: 1644–1655.
33. Edgren E, Hedstrand U, Kelsey S, et al. Assessment of neurologic prognosis in comatose survivors of cardiac arrest. Lancet 1994; 343: 1055–1059.
34. Levy DE, Coronna JJ, Singer BH, et al: Predicting outcome from hypoxic-ischemic coma. JAMA 1985; 253: 1420–1426.
35. Steen-Hansen JE, Hansen NM, Vaagenes P, Schreiner B. Pupil size and light reactvity during cardiopulmonary resuscitation: a clinical study. Crit Care Med 1998; 16: 69–70.
36. Goetting MG, Contreras E. Systemic atropine during cardiac arrest does not cause fixed and dilated pupils. Ann Emerg Med 1991; 20: 55–57.

18 HÄMODYNAMISCH WIRKSAME MEDIKAMENTE

Weiterführende Literatur
I. Trissel LA (ed). Handbook on injectable drugs. 8th ed. Bethesda: American Society of Hospital Pharmacists. 1994.
II. Kahn MG. Cardiac drug therapy. 4th ed. Philadelphia: W. B. Saunders, Co., 1995.

Übersichtsartikel
1. Zaloga GP, Prielipp RC, Butterworth JF, Royster RL. Pharmacologic cardiovascular support. Crit Care Clin 1993; 9: 335–362 (192 Zitate).
2. Trujillo MH, Arai K., Bellorin-Font E. Practical guide for drug administration by intravenous infusion in intensive care units. Crit Care Med 1991; 22: 1049–1063 (80 Zitate).
3. Zaritsky AL. Catecholamines, inotropic medications, and vasopressor agents. In Chenow B, (ed). The pharmacologic approach to the critically ill patient. 3rd ed., Baltimore, Williams & Wilkins, 1994 (224 Zitate).

4. DiBianco B. Acute positive inotropic intervention: the phosphodiesterase inhibitors. Am Heart J 1991; 121: 1871–1875.
5. Levy JH, Bailey JM. Amrinone: Its effects on vascular resistance and capacitance in human subjects. Chest 1994; 105: 62–64.
6. Marcus RH, Raw K, Patel J, et al. Comparison of intravenous amrinone and dobutamine in congestive heart failure due to idiopathic dilated cardiomyopathy. Am J Cardiol 1990; 66: 1107–1112.
7. Sundram P, Reddy HK, McElroy PA, et al. Myocardial energetics and efficiency in patients with idiopathic cardiomyopathy: Response to dobutamine and amrinone. Am J Cardiol 1990; 119: 891–898.
8. Butterworth JF, Royster RL, Prielipp RC, et al. Amrinone in cardiac surgical patients with left-ventricular dysfunction. Chest 1993; 104: 1660–1667.
9. Notterman DA. Inotropic agents. In Blumer JL, Bond R, (eds). Toxic effects of drugs used in the ICU. Crit Care Clin 1991; 7: 583–614.
10. Scalea TM, Donovan R. Amrinone as an inotrope in managing hypermetabolic surgical stress. J Trauma 1992; 32: 372–379.

Dobutamin
11. Vincent J-L. Dobutamine in the intensive care setting. In Chatterjee K, (ed). Dobutamine. A ten year review. New York; NCM Publishers, 1989; 109–121.
12. Klem C, Dasta JF, Reilley TE, Flancbaum LJ. Variability in dobutamine pharmacokinetics in unstable critically ill surgical patients. Crit Care Med 1994; 22: 1926–1932.
13. Rich MW, Imburgia M. Inotropic response to dobutamine in eldery patients with decompensated congestive heart failure. Am J Cardiol 1990; 65: 519–521.
14. Hayes MA, Yau EHS, Timmins AC, et al. Response of critically ill patients to treatment aimed to achieving supranormal oxygen delivery and consumption. Relationship to outcome. Chest 1993; 103: 886–895.

Dopamin
15. Duke GJ, Briedis JH, Weaver RA. Renal support in critically ill patients. Low-dose dopamine or low-dose dobutamine? Crit Care Med 1994; 22: 1919–1925.
16. Oung CM, English M, Chiu RCJ, Hinchey J. Effects of hypothermia on hemodynamic responses to dopamine and dobutamine. J Trauma 1992; 33: 671–678.

Adrenalin
17. Hollingsworth HM, Giansiracusa DF, Upchurch KS. Anaphylaxis. J Intensive Care Med 1991; 6: 55–70.
18. Chiolero R, Flatt J-P, Revelly J-P, Jequier E. Effects of catecholamines on oxygen consumption and oxygen delivery in critically ill patients. Chest 1991; 100: 1676–1684.
19. Ronco JJ, Fenwick JC, Wiggs BR, et al. Oxygen consumption is dependent of increase in oxygen delivery by dobutamine in septic patients who have normal or increased plasma lactate. Am Rev Respir Dis 1993; 147: 25–31.

Labetalol
20. Kaplan NM. Management of hypertensive emergencies. Lancet 1994; 344: 1335–1338.
21. DeVault GA jr. Therapy in hypertensive emergencies: A disease-specific approach. J Crit Illness 1990; 6: 477–484.
22. Cosentino F, Vidt DG, Orlowski JP, et al. The safety of cumulative doses of labetalol in perioperative hypertension. Clev Clin J Med 1989; 56: 371–376.

Nitroglycerin
23. Anggard E. Nitric oxide: mediator, murderer, and medicine. Lancet 1994; 343: 1199–1206.
24. Anderson TJ, Meredith IT, Ganz P, et al. Nitric oxide and nitrovasodilators: similarities, differences and potential interactions. J Am Coll Cardiol 1994; 24: 555–556.
25. Stamler JS, Loscalzo J. The antiplatelet effects of organic nitrates and related nitrose compounds in vitro and in vivo and their relevance to cardiovascular disorders. J Am Coll Cardiol 1991; 18: 1529–1536.

26. Elkayam U. Nitrates in heart failure. Cardiol Clin 1994; 12: 73–85.
27. Radermacher P, Santak B, Becker H, Falke KJ. Prostaglandin F_1 and nitroglycerin reduce pulmonary capillary pressure but worsen ventilation-perfusion distribution in patients with adult respiratory distress syndrome. Anesthesiology 1989; 70:601–606.
28. Curry SC, Arnold-Cappell P. Nitroprusside, nitroglycerin, and angiotensin-converting enzyme inhibitors. In: Blumer JL, Bond GR (eds). Toxic effects of drugs used in the ICU. Crit Care Clin 1991; 7: 555–582.
29. Barker SJ, Kemper KK, Hyatt J. Effects of methemoglobinemia on pulse oximetry and mixed venous oximetry. Anesthesiology 1989; 70: 112–117.
30. Demey HE, Daelemans RA, Verpoorten GA, et al. Propylene glycol-induced side effects during intravenous nitroglycerin therapy. Intensive Care Med 1988; 14: 221–226.
31. Husain M, Adrie C, Ichinose F, et al. Exhaled nitric oxide as a marker for organic nitrate tolerance. Circulation 1994; 89: 2498–2502.

Nitroprussid
32. Fenichel RR. A quick (high pressure) tour of nitroprusside (NTP). Washington, DC: Food and Drug Administration Center for Drug Evaluation and Research. DHHS, 1990 (April).
33. Robin ED, McCauley R. Nitroprusside-related cyanid poisoning. Time (long past due) for urgent, effective interventions. Chest 1992; 102: 1842–1845.
34. Hall VA, Guest JM. Sodium nitroprusside-induced cyanide intoxication and prevention with sodium thiosulfate prophylaxis. Am J Crit Care 1992; 2: 19–27.

Noradrenalin
36. Dasta JF. Norepinephrine in septic shock: Renewed interest in an old drug. DICP, Ann Pharmacother 1990; 24:153–156.
37. Desairs P, Pinaud M, Bugnon D, Tasseau P. Norepinephrine therapy has no deleterious renal effects in human septic shock. Crit Care Med 1989; 17: 426–429.

19 THERAPIE DES AKUTEN MYOKARDINFARKTS

Übersichtsartikel
1. Guidelines for the early management of patients with acute myocardial infarction: a report of the American College of Cardiology/American Heart Assiciation Task Force on Assessment of Diagnostic and Therapeutic Cardiovascular Procedures. J Am Coll Cardiol 1990; 16:249–292.
2. Cummins RO, ed. Textbook of advanced cardiac life support. Dallas: American Heart Association, 1994: 9.1–9.16 (171 Zitate).
3. Rogers WJ. Contemporary management of acute myocardial infarction. Am J Med 1995; 99:195–206 (62 Zitate).

Koronarthrombose
4. DeWood MA, Spores J, Notske R, et al. The prevalence of total coronary occlusion during the early hours of transmural infarction. N Engl Med 1980; 303: 897–902.
5. Davies MJ, Thomas AC. Plaque fissuring: the cause of acute myocardial infarction. Br Heart J 1985; 53: 363–373.

Thrombolytische Therapie
6. Anderson HV, Willerson JT. Thrombolysis in acute myocardial infarction. N Engl J Med 1993; 329: 703–725.
7. Gruppo Italiano per lo Studio della Streptochinasi nell'Infarto Miocardico (GISSI). Effectiveness of intravenous thrombolytic treatment in acute myocardial infarction. Lancet 1986; 1:397–401.
8. Fibrinolytic Therapy Trialists Collaborative Group. Indications for fibrinolytic therapy in suspected acute myocardial infarction: collaborative overview of early mortality and major morbidity results from all randomized trials of more than 1000 patients. Lancet 1994; 343: 311–322.

9. Young GP, Hoffmann JR. Thrombolytic therapy. Emerg Med Clin 1995; 13: 735–759.
10. Bates ER, Topol EJ. Limitations of thrombolytic therapy of acute myocardial infarction complicated by congestive heart failure and cardiogenic shock. J Am Coll Cardiol 1991; 18: 1077–1084.
11. ISIS-3 (Third International Study of Infarct Survival) Collaborative Group. ISIS-3: a randomized comparison of streptokinase vs. tissue plasminogen activator vs. antistreptase and of aspirin plus heparin vs. aspirin alone among 41,299 cases of suspected acute mocardial infarction. Lancet 1992; 339: 753–770.
12. Reeder GS, Kopecky SL. Thrombolysis in acute myocardial infarction. t-PA for everyone? Mayo Clin Proc 1994; 69: 796–799.
13. GUSTO Investigators. An international randomized trial comparing four thrombolytic strategies for acute myocardial infarction. N Engl J Med 1993; 329: 673–682.
14. Guidry JR, Raschke R, Morkunas AR. Anticoagluants and thrombolytics. In: Blumer JL, Bond GR, eds. Toxic effects of drugs in the ICU. Critical care clinics. Vol. 7, Philadelphia: WB Saunders, 1991; 533–554.
15. Jalihal S, Morris GK. Antistreptokinase titres after intravenous streptokinase. Lancet 1990; 335: 184–185.
16. ISIS-2 (Second International Study of Infarct Survival) Collaborative Group. Randomized trial of intravenous streptokinase, oral aspirin, both, or neither among 17,187 cases of suspected acute myocardial infarction. ISIS-2. Lancet 1988; 2: 349–360.
17. Fuster V. Coronary thrombolysis: a perspective for the practicing physician. N Engl J Med 1993; 329: 723–725.
18. Reeder GS. Acute myocardial infarction: enhancing the results of reperfusion injury. Mayo Clin Proc 1995: 70: 1185–1190.

Betarezeptorenblocker
19. ISIS-1 (First International Study of Infarct Survival) Collaborative Group. Randomized trial of intravenous atenolol among 16,027 cases of or suspected cases of acute myocardial infarction. Lancet 1986; 2: 57–66.
20. The MIAMI Trial Research Group. Metoprolol in acute myocardial infarction (MIAMI): a randomized, placebo-controlled international trial. Eur Heart J 1985; 6: 199–226.
21. The International Collaborative Study Group. Reduction of infarct size with the early use of timolol in acute myocardial infarction. N Engl J Med 1984; 310: 9–15.

Nitroglycerin
22. Nicolini FA, Ferrini D, Ottani F, et al. Current nitroglycerin therapy impairs tissue-type plasminogen activator-induced thrombolysis in patients with acute myocardial infarction. Am J Cardiol 1994: 74: 662–666.
23. Gruppo Italiano per lo Studio della Sopravivenza nell'Infarcto Miocardico. GISSI-3: effects of lisinopril and transdermal glyceryl trinitrate singly and together on 6-week mortality and ventricular function after acute myocardial infarction. Lancet 1994; 343: 1115–1122.
24. Heesch CM, Eichhorn EJ. Magnesium in acute myocardial infarction. Ann Emerg Med 1994; 24: 1154–1160.
25. du Troit EF, Opie L. Modulation of severity of reperfusion stunning in the isolated rat heart by agents altering calcium influx at onset of reperfusion. Circ Res 1992; 70: 960–967.
26. Woods KL, Fletcher S, Roffe C, Haider Y. Intravenous magnesium sulfate in suspected acute myocardial infarction: results of the second Leicester Intravenous Magnesium Intervention Trial (LIMIT-2). Lancet 1992; 339: 1553–1558.
27. Crawford ES. the diagnosis and management of aortic dissection. JAMA 1990; 264: 2537–2541.
28. Zegel HG, Chmielewski S, Fraiman DB. The imaging evaluation of thoracic aortic dissection. Appl Radiol 1995; (June): 15–25.
29. Asfoura JY, Vidt DG. Acute aortic dissection. Chest 1991; 99: 724–729.

20 TACHYARRHYTHMIEN

Weiterführende Literatur
Podrid PJ, Kowey PR, eds. Handbook of cardiac arrhythmia. Baltimore: Williams & Wilkins, 1996.

Übersichtsartikel
1. Emergency Cardiac Care Committee and Subcommittees, American Heart Association. Guidelines for cardiopulmonary resuscitation and emergency cardiac care. JAMA 1992; 268: 2199–2241 (430 Zitate).
2. Collier WW, Holt SE, Wellford LA. Narrow complexe tachycardias. Emerg Med Clin North Am 1995; 13: 925–954 (99 Zitate).
3. Dellbridge TR, Yealy DM. Wide complexe tachycardia. Emerg Med Clin North Am 1995; 13: 903–924 (69 Zitate).

Vorhofflattern- und -flimmern
4. Guyton AC. The relationship of cardiac output and arterial pressure control. Circulation 1981; 64: 1079–1088.
5. Blackshear JL, Kopecky SL, Litin SC, et al. Management of atrial fibrillation in adults: prevention of thromboembolism and symptomatic treatment. Mayo Clin Proc 1996; 71: 150–160.
6. Siebers MJ, Drinka PJ, Vergauwen C. Hyperthyroidism as a cause of atrial fibrillation in long-term care. Arch Intern Med 1992; 152: 2063–2064.
7. Creswell LL, Schuessler RB, Rosenbloom M, Cox JL. Hazards of postoperative atrial arrhythmias. Ann Thorac Surg 1993; 56: 539–549.
8. Kuhn M, Schriger DL. Verapamil administration to patients with contraindications: is it associated with adverse outcomes? Ann Emerg Med 1991; 20: 1094–1099.
9. Edwards JD, Kishen R. Significance and management of intractable supraventricular arrhythmias in critically ill patients. Crit Care Med 1986; 14: 280–282.
10. Iberti TJ, Benjamin E, Paluch TA, et al. Use of constant-infusion verapamil for the treatment of postoperative supraventricular tachycardia. Crit Care Med 1986; 14: 283–284.
11. Dolan DL. Intravenous calcium before verapamil to prevent hypotension. Ann Emerg Med 1991; 20: 588–589.
12. Ellenbogen KA, Dias VC, Plumb VJ, et al. A placebo-controlled trial of continuous intravenous diltiazem infusion for 24-hour heart rate control during atrial fibrillation and atrial flutter: a multicenter study. J Am Coll Cardiol 1991; 18: 891–897.
13. Goldenberg IF, Lewis WR, Dias VC, et al. Intravenous diltiazem for the treatment of patients with atrial fibrillation or flutter and moderate to severe congestive heart failure. Am J Cardiol 1994; 74: 884–889.
14. Gray RJ. Managing critically ill patients with esmolol. An ultra-short-acting β-adrenergic blocker. Chest 1988; 93: 398–404.
15. Brevibloc (esmolol HCL) Dosage Chart. Pharmaceutical Products Division. Ohmeda, Inc., Liberty Corner, NJ: 1993.
16. Brodsky MA, Orlov MV, Capparelli EV, et al. Magnesium therapy in acute-onset atrial fibrillation. Am J Cardiol 1994; 73: 1227–1229.
17. Hays JV, Gilman JK, Rubal BJ. Effect of magnesium sulfate on ventricular rate control in atrial fibrillation. Ann Emerg Med 1994; 24: 61–64.
18. Fanning WJ, Thomas CS Jr, Roach A, et al. Prophylaxis of atrial fibrillation with magnesium sulfate after coronary artery bypass grafting. Ann Thorac Surg 1991; 52: 529–533.
19. Schreck DM, Rivera AR, Zacharias D. Emergency treatment of atrial fibrillation and atrial flutter: comparison of IV digoxin versus IV diltiazem. Ann Emerg Med 1995; 25: 127 (abstract).
20. Marcus FI, Opie LH. Antiarrhythmic drugs. In: Opie LH, ed. Drugs for the heart. 4th ed. Philadelphia: WB Saunders, 1995: 207–246.

Vorhof- und Knotentachykardien
21. Kastor J. Multifocal atrial tachycardia. N Engl J Med 1990; 322: 1713–1720.
22. Levine J, Michael J, Guanieri T. Multifocal atrial tachycardia: a toxic effect of theophylline. Lancet 1985; 1: 1–16.
23. Iseri LT, Fairshter RD, Hardeman JL, Brodsky MA. Magnesium and potassium therapy in multifocal atrial tachycardia. Am Heart J 1985; 312: 21–26.
24. Shen W-K, Kurachi Y. Mechanisms of adenosine-mediated actions on cellular and clinical cardiac electrophysiology. Mayo Clin Proc 1995; 70: 274–291.
25. Rankin AC, Brooks R, Ruskin JM, McGovern BA. Adenosine and the treatment of supraventricular tachycardia. Am J Med 1992; 92: 655–664.
26. Chronister C. Clinical management of supraventricular tachycardia with adenosine. Am J Crit Care 1993; 2: 41–47.
27. McCollam PL, Uber W, Van Bakel AB. Adenosine-related ventricular asystole. Ann Intern Med 1993; 118: 315–316.
28. Cushley MJ, Tettersfield AE, Holgate ST. Adenosin-induced bronchoconstriction in asthma. Am Rev Respir Dis 1984; 129: 380–384.
29. Bjorck T, Gustafsson LE, Dahlen S-E. Isolated bronchi from asthmatics are hyperresponsive to adenosine, which apperently acts indirectly by liberation of leukotrienes and histamine. Am Rev Respir Dis 1992; 145: 1087–1091.

Ventrikuläre Tachykardie
30. Brugada P, Brugada J, Mont L, et al. A new approach to the differential diagnosis of a regular tachycardia with a wide QRS complex. Circulation 1991; 83: 1649–1659.
31. Akhtar M, Shenasa M, Jazayeri M, et al. Wide QRS complex tachycardia. Ann Intern Med 1988; 109: 905–912.
32. Slovis CM, Wrenn KD. The technique of managing ventricular tachycardia. J Crit Illness 1993; 8: 731–741.
33. Garson A Jr. How to measure the QT interval: what is normal? Am J Cardiol 1993; 72: 14B–16B.
34. Sharma AD, Purves P, Yee R, et al. Hemodynamic effects of intravenous procainamide during ventricular tachycardia. Am Heart J 1990; 119: 1034–1041.
35. Roden D. Magnesium treatment or ventricular arrhythmias. Am J Cardiol 1989; 63: 43G–46G.
36. Vukmir RB. Torsades de pointes: a review. Am J. Emerg Med 1991; 9: 250–262.

21 AKUTE RESPIRATORISCHE INSUFFIZIENZ

Weiterführende Literatur
Grippi MA, ed. Pulmonary pathophysiology. Philadelphia: JB Lippincott, 1995.
Sutton JR, Coates G, Remmers JE, eds. Hypoxia: the adaptations. Philadelphia: BC Decker, 1990.
West JB. Ventilation/blood flow and gas exchange. 5th ed. Philadelphia: JB Lippincott, 1990.
Zander R, Mertzlufft F, eds. The oxygen status of arterial blood. Basel, Switzerland: S. Karger Publishers, 1991.

Einführung
1. Raffin TA. Indications for blood gas analysis. Ann Intern Med 1986; 105: 390–398.
2. Maukassa FF, Rutledge R, Fakhry SM, et al. ABGs and arterial lines: the relationship to unnecessarily drawn arterial blood gas samples. J Trauma 1990; 30:1087–1095.
3. Shapiro BA, Mahutte CK, Cane RD, Gilmour IJ. Clinical performance of an arterial blood gas monitor. Crit Care Med 1993; 21:487–494.
4. Zimmermann, JL, Dellinger RP. Initial evaluation of a new intra-arterial blood gas system in humans. Crit Care Med 1993; 21:495–500.

Pulmonaler Gasaustausch
5. Damtzger DR. Pulmonary gas exchange. In: Dantzger DR, ed. Cardiopulmonary critical care. 2nd ed. Philadelphia: WB Saunders, 1991; 25–43.
6. Lanken PN. Ventilation-perfusion relationships. In: Grippi MA, ed. Pulmonary pathophysiology. Philadelphia: JB Lippinott, 1995; 195–210.
7. Buohuys A. Respiratory dead space. In: Fenn WO, Rahn H, eds. Handbook of physiology: respiration. Bethesda: Americam Physiological Society, 1964; 699–714.
8. D'Alonzo GE, Dantzger DR. Mechanisms of abnormal gas exchange. Med Clin North Am 1983; 67:557–571.

Quantitative Messung
9. Tobin MJ. Respiratory monitoring during mechanical ventilation. Crit Care Clin 1990; 6:679–709.
10. Harris EA, Kenyon AM, Nisbet HD, et al. The normal alveolar-arterial oxygen tensio gradient in man. Clin Sci 1974; 46:89–104.
11. Gilbert R, Kreighley JF. The arterial/alveolar oxygen tension ratio. An index of gas exchange applicable to varying inspired oxygen concentrations. Am Rev Resp Dis 1974; 109:142–145.
12. Carroll GC. Misapplication of the alveolar gas equation. N Engl J Med 1985; 312:586.
13. Covelli HD, Nessan VJ, Tuttle WK. Oxygen derived variables in acute respiratory failure. Crit Care Med 1983; 11:646–649.

Blutgasvariabilität
14. Hess D, Agarwal NN. Variability of blood gases, pulse oximeter saturation, and end-tidal carbon dioxide pressure in stable, mechanically ventilated trauma patients. J Clin Monit 1992; 8:111–115.
15. Sasse SA, Chen P, Mahutte CK. Variability of arterial blood gas values over time in stable medical ICU patients. Chest 1994; l06:187–193.

Hypoxämie
16. Kreimeier U, Mesmer K. The differential diagnosis of arterial hypoxemia. In: Zander R, Mertzlufft F, eds. The oxygen status of arterial blood. Basel, Switzerland: S. Karger Publishers, 1991; 196–202
17. Rossaint R, Hahn S-M, Pappert D, et al. Influence of mixed venous P_{O_2} and inspired oxygen fraction on intrapulmonary shunt in patients with severe ARDS. J Appl Physiol 1995; 78:1531–1536.

Hyperkapnie
18. Weinberger SE, Schwartzstein RM, Weiss JW. Hypercapnia. N Engl J Med 1989; 321: 1223–1230.
19. Gray BA, Blalock JM. Interpretation of the alveolar-arterial oxygen difference in patients with hypercapnia. Am Rev Respir Dis 1991; 143:4–8.
20. Talpers SS, Romberger DJ, Bunce SB, Pingleton SK. Nutritionally associated increased carbon dioxide production. Chest 1992; 102:551–555.
21. Wijdicks EFM, Litchy WJ, Harrlson BA, Gracey DR. The clinical spectrum of critical illness polyneuropathy. Mayo Clin Proc 1994; 69:955–959.
22. Bruschi C, Cerveri I, Zola MC, et al. Reference values for maximum respiratory mouth pressures: A population-based study. Am Rev Respir Dis 1992; 146:790–793.
23. Baydur A. Respiratory muscle strength and control of ventilation in patients with neuromuscular disease. Chest 1991; 99:330–338.

22 OXYMETRIE UND KAPNOGRAPHIE

Weiterführende Literatur
Gravenstein JS, PauLus DA, Hayes TJ. Capnography in clinical practice. Boston: Butterworth-Heinemann, 1989.

Allgemeine Übersichtsartikel
1. Tobin MJ. Respiratory monitoring. JAMA 1990; 264:244–251 (122 Zitate)
2. Clark JS, Votteri B, Ariagno RL, et al. Noninvasive assessment of blood gases. Am Rev Respir Dis 1992; 145:220–232 (149 Zitate).

Pulsoxymetrie: Übersichtsartikel
3. Tremper KK, Barker SJ. Pulse oximetry. Anesthesiology 1989; 70:98–108 (59 Zitate).
4. Severinghaus W, Kelleher IF. Recent developments in pulse oximetry. Anesthesiology 1992 76:1018–1038 (249 Zitate)
5. Council on Scientific Affairs, American Medical Association. The use of pulse oximetry during conscious sedation. JAMA 1993; 270:1463–1468 (69 Zitate).
6. Wahr IA. Tremper KK. Noninvasive oxygen monitoring techniques. Crit Care Clin 1995; 11:199–217 (110 Zitate).

Pulsoxymetrie: ausgewählte Literaturangaben
7. Stoneham MD, Saville GM, Wilson IH. Knowledge about pulse oximetry among medical and nursing staff. Lancet 1994; 344:1339–1342.
8. Hess D, Agarwal NN. Variability of blood gases, pulse oximeter saturation, and end-tidal carbon dioxide pressure in stable, mechanically ventilated trauma patients. J Clin Monit 1992; 8:111–115.
9. Severinghaus JW, Spellman MJ. Pulse oximeter failure thresholds in hypotension and vasoconstriction. Anesthesiology 1990; 73:532–537.
10. Morris RW, Naim M, Beaudoin M. Does the radial arterial line degrade the performance of a pulse oximeter? Anesth Intensive Care 1990; 18:107–109.
11. Jay GD, Hughes L, Renzi FP. Pulse oximetry is accurate in acute anemia from hemorrhage. Ann Emerg Med 1994; 24:32–35.
12. Ries AL, Prewitt LM, Johnson JJ. Skin color and ear oximetry. Chest 1989; 96:287–290.
13. Rubin AS. Nail polish color can affect pulse oximeter saturation. Anesthesiology 1988; 68:825.
14. Ezri T, Szmuk P. Pulse oximeters and onychomycosis. Anesthesiology 1992; 76:153–154.
15. Johnson PA, Bihari DJ, Raper RF, et al. A comparisor between direct and calculated oxygen saturation in intensive care. Anesth Intensive Care 1993; 21:72–75.
16. Roizen MF, Schreider B, Austin W, et al. Pulse oximetry, capnography, and blood gas measurements: reducing cost and improving the quality of care with teehnology. J Clin Monit 1993;9:237–240.
17. Standards for intraoperative monitoring. Park Ridge, IL: American Society of Anesthesiologists, 1991.
18. Standards for post-anesthesia care. Park Ridge, IL: American Society of Anesthesiologists, 1990.
19. Hutton P, Clutton-Brock T. The benefits and pitfalls of pulse oximetry. Be Med J 1993; 307: 457–453.

Gemischt-venöse Oxymetrie
20. Armaganidis A, Dhinaut JF, Billard JL, et al. Accuracy assessment for three fiberoptic pulmonary artery catheters for S_{VO_2} monitoring. Intensive Care Med 1994;20:484–488.
21. Noll ML, Fountain RL, Duncan CA, et al. Fluctuation in mixed venous oxygen saturation in critically ill medical patients: a pilot study. Am J Crit Care 1992; 3:102–106.
22. Krafft P, Steltzer H, Heismay M, et al. Mixed venous oxygen saturation in critically ill septic shock patients. Chest 1993; 103:900–906.
23. Bongard FS, Leighton TA. Continuous dual oximetry in surgical critical care. Ann Surg 1992; 216:60–68.

Kolorimetrische CO_2-Messung
24. MacLeod BA, Heller MB, Gerard J, et al. Verification of endotracheal tube placement with colorimetric end-tidal CO_2 detection. Ann Emerg Med 1991; 20:267–270.
25. Deem S, Bishop MJ. Evaluation and management of the difficult airway. Crit Care Clin 1995; 11:1–27.

Kapnographie: Übersichtsartikel
26. Szaflarski NL, Cohen NH. Use of capnography in critically ill adults. Heart Lung 1991; 20:363–374 (45 Zitate).
27. Stock MC. Capnography for adults. Crit Care Clin 1995; 11:219–232 (32 Zitate).

Kapnographie: ausgewählte Literaturangaben
28. Gravenstein JS, Paulus DA, Hayes TJ. Capnography in clinical practice. Boston Butterworth-Heinemann, 1989; 11.
29. Hoffman RA, Kreiger PS, Kramer MR, et al. End-tidal carbon dioxide in critically ill patients during changes in mechanica ventilation. Am Rev Respir Dis 1989; 140:1265–1268.
30. Moorthy SS, Losasso AM, Wilcox J. End-tidal P_{CO_2} greater than Pa_{CO_2}. Crit Care Med 1984; 12:534–535.
31. Wright SW. Conscious sedation in the emergency department: the value of capnography and pulse oximetry. Ann Emerg Med 1992; 21:551–555.
32. Roy J, McNulty SE, Torjman MC. An improved nasal prong apparatus for end-tidal carbon dioxide monitoring in awake, sedated patients. J Clin Monit 1991; 7:249–252.
33. Liu SY, Lee TS, Bongard F. Accuracy of capnography in non-intubated surgical patients. Chest 1992; 102:1512–1515.
34. Shibutani K, Shirasaki S, Braatz T, et al. Changes in cardiac output affect PET_{CO_2}, CO_2 transport and O_2 uptake during unsteady state in humans. J Clin Monit 1992; 8:175–176.
35. Gandhi SK, Munshi CA, Bardeen-Henschel A. Capnography for detection of endobronchial migration of an endotracheal tube. J Clin Monit 1991; 7:35–38.
36. Healey CJ, Fedullo AJ, Swinburne AJ, Wahl GW. Comparison of noninvasive measurements of carbon dioxide tension during weaning from mechanical ventilation. Crit Care Med 1987; 15:764–767.

23 ACUTE RESPIRATORY DISTRESS SYNDROME (ARDS)

Übersichtsartikel
1. Bernhard GR, Artigas A, Bringham KL, et al. The American-European Consensus Conference on ARDS: definidons, mechanisms, relevant outcomes, and clinical trial coordination. Am Rev Respir Crit Care Med 1994; 149:818–824.
2. Kollef MH, Schuster DP. The acute respiratory distress syndrome. N Engl J Med 1995; 332:27–37 (179 Zitate).
3. Barie PS. Organ-specific support in multiple organ failure: pulmonary support. World J Surg 1995; 19:581–591 (140 Zitate).

Pathogenese
4. Petty TL. The acute respiratory distress syndrome. Historical perspective. Chest 1994; 105 (Suppl):445–465.
5. Windsor ACJ, Mullen PG, Fowler AA, Sugerman HJ. Role of the neutrophil in adult respiratory distress syndrome. Br J Surg 1993; 85:10–17.
6. Donnelly SC, Haslett C, Dransfield I, et al. Role of selectins in development of adult respiratory distress syndrome. Lancet 1994; 344:215–219.
7. Hudson LD, Milberg IA, Anardi D, Maunder RJ. Clinical risks for development of the acute respiratory distress syndrome. Am Rev Respir Crit Care Med 1995; 151:293–301.

Klinisches Erscheinungsbild
8. Aberle DR, Brown K. Radiologic considerations in the adult respiratory distress syndrome. Clin Chest Med 1990; 11:737–754
9. Chiles C, Putman CE. Techniques for interpreting pulmonary opacities in the ICU. J Crit Illness 1994; 9:198–206.

Diagnostische Hilfen
10. Michel CC. Fluid movement through capillary walls. In: Renkin EM, Michel CC, Geiger SR, eds. The cardiovascular system. Vol. 4. The microcirculation, Part 1. The handbook of physiology. Bethesda, MD: American Physiological Society, 1984; 375–410.
11. Sinclair S, Webb AR. Colloid osmotic pressure measurement in critically ill patients. Intensive Care World 1991; 8:120–122.
12. Weil MH, Henning RJ. Colloid osmotic pressure. Significance, methods of measurement, and interpretation. In: Weil MH, Henning RJ, eds. Handbook of critical care medicine. Chicago: Year Book, 1979; 73–81.
13. Idell S, Cohen AB. Bronchoalveolar lavage in patients with the adult respiratory distress syndrome. Clin Chest Med 1985;6:459–471.
14. Steinberg KP, Mitchell DR, Maunder RJ, et al. Safety of bronchoalveolar lavage in patients with adult respiratory distress syndrome. Am Rev Respir Dis 1993; 148:556–561.
15. Sprung CL, Long WM, Marcial EH, et al. Distribuhon of proteins in pullmonary edema, The value of fractional concentrations. Am Rev Respir Dis 1987; 136: 957–963.

Therapieziele
16. Montgomery AB, Stager MA, Carrico J, Hudson LD. Causes of mortality in patients with the adult respiratory distress syndrome. Am Rev Respir Dis 1985; 132:485–489.
17. Bartlett RH, Morris AH, Fairley B, et al. A prospective study of acute hypoxic respiratory failure. Chest 1986; 89:684–689.
18. Gillespie DJ, Marsh HMM, Divertie MB, Meadows JA. III. Clinical outcome of respiratory failure in patients requiring prolonged (> 24 hours) mechanical ventilation. Chest 1986; 90:364–369.
19. Suchyta MR, Clemmer TP, Elliott CG, et al. The adult respiratory distress syndrome. A report of survival and modifying factors. Chest 1992; 101: 1074–1079.
20. Gee M, Gottlieb JE, Albertine KH, et al. Physiology of aging related to outcome in the adult respiratory distress syndrome. J Appl Physiol 1990; 69:822–829.

Therapie
21. Hickling KG. Ventilatory management in ARDS: can it affect outcome? Intensive Care Med 1990; 16:219–226.
22. Marini JJ. Pressure-targeted, lung-protective ventilatory support in acute lung injury. Chest 1994; 105(Suppl):109S–115S.
23. Gattinoni L, D'Andrea L, Pelosi P, et al. Regional effects and mechanism of positive end-expiratory pressure in early adult respiratory distress syndrome. JAMA 1993; 269: 2122–2127.
24. Muscedere JG, Mullen JBM, Slutsky AS. Tidal ventilation at low airway pressures can augment lung injury. Am Rev Respir Crit Care Med 1994; 149: 1327–1334.
25. Hickling KG, Walsh J, Henderson S, Jacison R. Low mortality rate in adult respiratory distress syndrome using low-volume pressure-limited ventilation with permissive hypercapnia: a prospective study. Crit Care Med 1994; 22: 1568–1578.
26. Broaddus VC, Berthiaume Y, Biondi JW, et al. Hemodynamic management of the adult respiratory distress synrome. J Intensive Care Med 1987; 2:190–213.
27. Hyers TM. ARDS: the therapeutic dilemma. Chest 1990; 97: 1025.
28. Saul GM, Feeley TW, Mihm FG, Effect of graded PEEP on lung water in noncardiogenic pulmonary edema. Crit Cate Med 1982; 10:667–669.
29. Helbert C, Paskanik A, Bredenberg CE. Effect of positive end-expiratory pressure on lung water in pulmonary edema caused by increased membrane permeability. Ann Thorac Surg 1984; 36:42–48.
30. Pepe PE, Hudson LD, Carrico J. Early application of positive end-expiratory pressure in patients at risk for the adult respiratory distress syndrome. N Engl J. Med 1984; 311:281–286.
31. Demling RH, Staub NC, Edmunds LH. Effect of end-expiratory pressure on accumulation of extravascular lung water. J Appl Physiol 1975; 38:907–912.
32. Messent M, Griffiths MJD. Pharmacotherapy in lung injury. Thorax 1992; 47:651–656.

33. Bernard GR, Luce JM, Sprung CL, et al. High-dose corticosteroids in patients with adult respiratory distress syndrome. N Engl J. Med 1987; 317:1565–1570.
34. Bone RC, Fischer CJ Jr, Clemmer TP, et al. Early methylprednisolone treatment for septic syndrome and the adult respiratory distress syndrome. Chest 1987; 92:1032–1036.
35. Meduri GU, Chinn A. Fibrinoproliferation in late adult respiratory distress syndrome. Chest 1994; 105 (Suppl): 127S–129S.
36. Anzueto A, Baughman RP, Guntupalli KK, et al. Aerosolized surfant in adults with sepsis-induced acute respiratory distress syndrome. N Engl J Med 1996; 334:1417–1421.
37. Lunn RJ. Inhaled nitric oxide therapy. Mayo Clin Proc 1955; 70:247–255.
38. Suter PM, Domenighetti G, Schaller MD, et al. N-acetylcysteine enhances recovery from acute lung injury in man: a randomized, double-blind, placebo-controlled clinical study. Chext 1994; 105:190–194.

24 SAUERSTOFFTHERAPIE

Übersichtsartikel
1. Fulmer JD, Snider GL. ACCP-NHLBI National Conference on Oxygen Therapy. Chest 1984; 86:234–247 (34 Zitate).
2. Kacmarek RM. Supplemental oxygen and other medical gas therapy. In: Pierson DJ, Kacmarek RM, eds. Foundations of respiratory care. New York: Churchill Livingstone, 1992; 859–890 (45 Zitate).
3. Carlton TJ, Anthonisen NR. A guide for judicious use of oxygen in critical illness. J Crit Illness 1992; 7:1744–1757 (36 Zitate).
4. O'Connor BS, Vender JS. Oxygen therapy. Crit Care Clin 1995; 11:67–78 (7 Zitate).

Der Bedarf an zusätzlichem Sauerstoff
5. Small D, Duha A, Wieskopf B, et al. Uses and misuses of oxygen in hospitalized patients. Am J Med 1992; 92:591–595.
6. Eldridge FE. Blood lactate and pyruvate in pullmonary insufficiency. N Engl J Med 1966; 274:878–883.
7. Lundt T, Koller M, Kofstad J. Severe hypoxemia without evidence of tissue hypoxia in the adult respiratory distress syndrome. Crit Care Med 1984; 12:75–76.
8. Corriveau ML, Rosen BJ, Dolan GF. Oxygen transport and oxygen consumption during supplemental oxygen administration in patients with chronic obstructive pulmonary disease. Am J Med 1989; 87:633–636.
9. Lejeune P, Mols P, Naeije R, et al. Acute hemodynamic effects of controlled oxygen therapy in decompensated chronic obstructive pulmonary disease. Crit Care Med 1984; 12:1032 to 1035.
10. Kavanaugh PB, Cheng DCH, Sandler AN, et al. Supplemental oxygen does not reduce myocardial ischemia in premedicated patients with critical coronary artery disease. Anesth Analg 1993; 76:950–956.
11. Packer M, Lee WH, Medina N, Yushak M. Systemic vasoconstrictor effects of oxygen administration in obliterative pulmonary vascular disorders. Am J. Cardiol 1986; 57:853–858.
12. Bongard O, Bounameaux H, Fagrell B. Effects of oxygen on skin microcirculation in patients with peripheral arterial occlusive disease. Circulation 1992; 86:878–886.
13. Daly WJ, Bondurant S. Effects of oxygen breathing on the heart rate, blood pressure and cardiac index of normal men – resting, with reactive hyperemia, and after atropine. J Clin Invest 1962; 41:126–132.

Methoden der Sauerstoffinhalation
14. Shapiro BA, Kacmarek RM, Cane RD, et al. Clinical application of respiratory care. 4th ed. St. Louis: CV Mosby, 1991; 123–134.
15. van der Loos TLJM, Lustermans FAT. Rupture of the normal stomach after therapeutic oxygen administration. Intensive Care Med 1986; 12:52–53.
16. Scacci R. Air entrainment masks: jet mixing is how they work. The Bernoulli and Venturi principles is how they don't. Respir Care 1979; 24:928–931.

Toxizität von eingeatmetem Sauerstoff
17. Lodato RF. Oxygen toxicity. Crit Care Clin 1990; 6:749–765.
18. Fanburg BL. Oxygen toxicity: why can't a human be more like a turtle? Intensive Care Med 1988; 3:134136.
19. Barber RE, Hamilton WK. Oxygen toxicity in man. N Engl J Med 1970; 283:1478–1483.
20. Winter PM, Smith G. The toxicity of oxygen. Anesthesiology 1972; 37:210–212.
21. Hawker FH, Stewart PM, Switch PJ. Effects of acute illness on selenium homeostasis. Crit Care Med 1990; 18:442–446.
22. Corbucci GG, Gasparetto A, Candiani A, et al. Shock-induced damage to mitochondrial function and some cellular antioxidant mechanisms in humans. Circ Shock 1985; 15: 15–26.
23. Pincemail J, Bertrand Y, Hanique G, et al. Evaluation of vitamin E deficiency in patients with adult respiratory distress syndrome. Ann N Y Acad Sci 1989; 570: 498–500.

25 PHARMAKOTHERAPIE DER ATEMWEGE

Übersichtsartikel
1. National Asthma Education Program Expert Panel Report. Guidelines for the diagnosis and management of asthma. Bethesda, MD: U.S. Department of Health and Human Services, Public Health Service. Pub. No. 91–3042, August 1991.
2. Kacmarek RM. Humidity and aerosol therapy. In: Pierson DJ, Kacmarek RM, eds. Foundations of respiratory care. New York: Churchill Livingstone, 1992; 793–824 (175 Zitate).
3. McFadden ER Jr, Hejal R. Asthma. Lancet 1995; 345:1215–1220 (60 Zitate).
4. Manthous CA. Management of severe exacerbations of asthma. Am J Med 1995; 99: 298–308 (89 Zitate).

Überwachung am Krankenbett
5. Leiner GC. Expiratory peak flow rate. Standard values from normal subjects. Am Rev Respir Dis 1963; 88:644.
6. Quackenboss JJ, Lebowitz MD, Kryzyzanowski M. The normal range of diurnal changes in peak expiratory flow rate. Am Rev Respir Dis 1991; 143:323–330.
7. Mendoza GR. Peak flow monitoring. J Asthma 1991; 28:161–177.
8. Li JTC. Home peak expiratory flow rate monitoring in patients with asthma. Mayo Clin Proc 1995; 70:649–656.
9. Gay PC, Rodarte JR, Tayyab M, Hubmayr RD. Evaluation of bronchodilator responsiveness in mechanically ventilated patients. Am Rev Respir Dis 1987; 136:880–885.

Betarezeptoragonisten
10. Salmeron S, Brochard L. Mal H, et al. Nebulized versus intravenous albuterol in hypercapnic acute asthma. Am J Respir Crit Care Med 1994; 149:1466–1470.
11. Clarke SW, Newman SP. Differences between pressurized aerosol and stable dust particles. Chest 1981; 80(Suppl):907–908.
12. Idris AH, McDermott MF, Raucci JC, et al. Emergency department treatment of severe asthma. Metered-dose inhaler plus holding chamber is equivalent in effectiveness to nebulizer. Chest 1993; 103:665–672.
13. Manthous CA, Hall JB. Update on using therapeuhc aerosols in mechanically ventilated patients. J Crit Illness 1996; 11:457–468.
14. Gay PC, Patel HG, Nelson SB, et al. Metered-dose inhalers for bronchodilator delivery in intubated, mechanically venilated patients. Chest 1991; 99:66–71.
15. Bowton DL, Goldsmith WM, Haponik EF. Substitution of metered-dose inhalers for handheld nebulizers. Chest 1992; 101:305–308.
16. Taylor RH, Lerman J, High-effecience delivery of salbutamol with a metered-dose inhaler in narrow trachea tubes and catheters. Anesthesiology 1991; 74:360–363.
17. O'Riordan TG, Palmer LB, Smaldone GC. Aerosol deposition in mechanically ventilated patients. Am Rev Respir Crit Care Med 1994; 149:214–219.

18. Truwit ID. Toxic effect of bronchodilators. Crit Care Clin 1991; 7:639–657.
19. Bodenhamer J, Bergstrom R, Brown D, et al. Frequently nebulized beta-agonists for asthma: effects on serum electrolytes. Ann Emerg Med 1992; 21: 1337–1342.
20. Allon M, Dunlay R, Copkney C. Nebulized albuterol for acute hyperkalemia in patients on hemodialysis. Ann Intern Med 1989; 110:426–429.

Theophyllin
21. Johnson ID. Theophylline in the management of airflow obstruction. Difficult drug to use, few clinical indications. Br Med J 1990; 300:929–931.
22. Self TH, Abou-Shala N, Burns R, et al. Inhaled albuterol and oral prednisone therapy in hospitalized adult asthmatics. Does aminophylline add any benefit? Chest 1990; 98: 1317–1321.
23. Rodrigo C, Rodrigo G. Treatment of acute asthma: lack of therapeuhc benefit and increase in toxicity from aminophylline given in addition to high dose salbutamol delivered by metered-dose inhaler with spacer. Chest 1994; 106:1071–1076.
24. Weiss KB. Seasonal trends in U.S. asthma hospitalizations and mortality. JAMA 1990; 263:2323–2328.
25. Terzian CG, Simon PA. Aminophylline hypersensitivity apparently due to ethylenediamine. Ann Emerg Med 1992; 21:312–317.
26. Rizzo A, Mirabella A, Bonanno A. Effect of body weight on the volume of distribution of theophylline. Lung 1988; 166:269–276.
27. Litovitz TL. 1992 Annual Report of the American Association of Poison Control Centers Toxic Exposure Surveillance System. Am J Emerg Med 1993; 11: 494–555.
28. Schiff GD, Hegde HK, LaCloche L, Hryhorczuk DO. Inpatient theophylline toxicity: preventable factors. Ann Intern Med 1991; 114:748–752.
29. Sissler CN. Theophylline toxicity: clinical features of 116 consecutive cases. Am J Med 1990; 88:567–576.
30. Cooling DS. Theophylline toxicity. J Emerg Med 1993; 11:415–425.
31. Seneff M, Scott J, Friedman B, et al. Acute theophylline toxicity and the use of esmolol to reverse cardiovascular instability. Ann Emerg Med 1990; 19: 671–673.

Kortikosteroide
32. Kay AB. Asthma and inflammation. J Allergy Clin Immunol 1991; 87:893–945.
33. Stein LM, Cole RP. Early administration of corticosteroids in emergency room treatment of asthma. Ann Intern Med 1990; 112:822–827.
34. Bowler SD, Mitchell CA, Armstrong JG. Corticosteroids im acute severe asthma: effectiveness of low doses. Thorax 1992; 47:584–587.
35. Morrell F, Orriols R, de Gracia J, et al. Controlled trial of intravenous corticosteroids in severe acute asthma. Thorax 1992; 47:588–591.
36. Eliasson O, Hoffman J, Trueb D, et al. Corticosteroids in COPD. Chest 1986; 89:484–489.
37. Griffin D, Fairman N, Coursin D, et al. Acute myopathy during treatment of status asthmaticus with corticosteroids and steroidal muscle relaxants. Chest 1992; 102:510–514.

Mukolytische Therapie
38. Lebovitz DJ, Reed MD. Clinical pharmacology of mucokinetic drugs. In: Chernow B, ed. The pharmacologic approach to the critically ill patient. 3rd ed. Baltimore: Willams & Wilkins, 1994; 605613.
39. Holdiness MR. Clinical pharmacokinetics of N-acetylcysteine. Clin Pharmacokinet 1991; 20:123–134.

26 PRINZIPIEN DER MASCHINELLEN BEATMUNG

Weiterführende Literatur
Grenvik A, Downs J, Rasanen J, Smith R, eds. Mechanical ventilation and assisted respiration. Contemporary management in critical care. New York: Churchill Livingstone; 1991; 1 (1).
Hess DR, Kacmarek RM. Essential of mechanical ventilation. New York: McGraw-Hill, 1996.

Übersichtsartikel

1. Slutsky AS (chairman). American College of Chest Physicians' Consensus Conference of Mechanical Ventilation. Chest 1993; 104:1833–1859 (158 Zitate).
2. Tobin MJ. Mechanical ventilation. N Engl J Med 1994; 330:1056–1061 (58 Zitate).
3. Marini JJ. Pressure-targeted, lung protective ventilatory support in acute lung injury. Chest 1994; 105 (Suppl):109S–115S (58 Zitate).
4. Gammon RB, Strickland JH Jr, Kennedy KI Jr, Young KR Jr. Mechanical ventilation: a review for the internist. Am J Med 1995; 99:553–562.
5. Shapiro BA, Peruzzi WT. Changing practices in ventilator management: a review of the literatur and suggested clinical correlations. Surgery 1995; 117:121–133.

Herzleistung

6. Pinsky MR. Cardiovascular effects auf ventilatory support and withdrawal. Anaesth Analg 1994; 79:567–576.
7. Vesprille A. The pulmonary circulation during mechanical ventilation. Acta Anesthesiol Scand 1990; 34 (Suppl):51–62.
8. Venus B, Cohen LE, Smith RA. Hemodynamics and intrathoracic pressure transmission during controlled mechanical ventilation and positive end-expiratory pressure in normal and low compliant lungs. Crit Care Med 1988; 16:686–690.
9. Kiiski R, Takala J, Kari A, Milic-Emili J. Effect of tidal volume on gas exchange and oxygen transport in the adult respiratory distress syndrome. Am Rev Respir Dis 1992; 146: 1131–1135.

Beatmungsstrategien

10. Bendixen HH, Egbert LD, Hedley-White J, et al. Respiratory care. St. Louis: Mosby, 1965; 137–153.
11. Gattinoni L, Bombino M, Pelosi P, et al. Lung structure and function in different stages of severe adult respiratory distress sydrome. JAMA 1994; 271:1772–1779.
12. Costello ML, Mathieu-Costello OA, West JB. Stress failure of aveolar epithelial cells studied by scanning electron microscopy. Am Rev Respir Dis 1992; 145:1446–1455.
13. Mathieu-Costello OA, West JB. Are pulmonary capillaries susceptible to mechanical stress? Chest 1994; 105 (Suppl):102S–107S.
14. Timby J, Reed C, Zeilander S, Glauser F. "Mechanical" causes of pulmonary edema. Chest 1990; 98:973–979.
15. Bray JC, Cane RD. Mechanical ventilatory support and pulmonary parenchymal injury: positive airway pressure or alveolar hyperinflation? Intensive Crit Care Digest 1993; 12:33–36.
16. Muscedere JG, Mullen JBM, Gan K, Slutsky AS. Tidal ventilation at low airway pressures can augment lung injury. Am J Respir Crit Care Med 1994; 149:1327–1334.
17. Bidani A, Tzounakis AE, Cardenas VJ, Zwischenberger JB. Permissive hypercapnia in acute respiratory failure. JAMA 1994; 272:957–962.

Überwachung der mechanischen Eigenschaften der Lunge

18. Tobin MJ. Respiratory monitoring. JAMA 1990; 264:244–251.
19. Marini JJ. Lung mechanics determinations at the bedside: instrumentation and clinical application. Respir Care 1990; 35:669–696.
20. Katz JA, Zinn SE, Ozanne GM, Fairley BB. Pulmonary, chest wall, and lung-thorax elastances in acute respiratory failure. Chest 1981; 80:304–311.
21. Marini JJ. Strategies to minimize breathing effort during mechanical ventilation. Crit Care Clin 1990; 6:635–662.

27 BEATMUNGSMUSTER

Übersichtsartikel

1. Sassoon CSH, Mahutte K, Light RW. Ventilator modes: old and new. Crit Care Clin 1990; 6:605–634 (205 Zitate).
2. Rasanen J. Mechanical ventilatory support: time for appraisal. Int Crit Care Digest 1991; 10:3–5 (editorial; 13 Zitate).

3. Slutsky AS, American College of Chest Physicians' Consensus Conference on Mechanical Ventilation. Chest 1993; 104:1833–1857 (158 Zitate).

Kontrolliert-assistierte Beatmung
4. Fernandez R, Blanch L, Antigas A. Respiratory center activity during mechanical ventilation. J Crit Care 1991;6:102–111.
5. Marini JJ. Strategies to minimize breathing effort during mechanical ventilation. Crit Care Clin 1990; 6:635–661.
6. Rogers RL, Schlichtig R, Miro A, Pinsky M. Auto-PEEP during CPR: an 'occult' cause of electromechanical dissociation. Chest 1991; 99:492–493.

Intermittend mandatory ventilation
7. Downs JB, Klein EF, Desautels D, et al. IMV: a new approach to weaning patients from mechanical ventilation. Chest 1973; 64:331–335.
8. Sassoon CSH, Del Rosario N, Fei R, et al. Influence of pressure- and flow-triggered synchronous intermittend mandatory ventilation on inspiratory muscle work. Crit Care Med 1994; 22:1933–1941.
9. Hudson LD, Hurlow RS, Craig KC, Person DJ. Does intermittent mandatory ventilation correct respiratory alkalosis in patients receiving assisted mechanical ventilation? Am Rev Respir Dis 1985; 132:1071–1074.
10. Pinsky MR. Cardiovascular effects of ventilatory support and withdrawal. Anesth Analg 1994; 79:567–576.
11. Mathru M, et al. Hemodynamic responses to changes in ventilatory patterns in patients with normal and poor left ventricular reserve. Crit Care Med 1982; 10:423–426.
12. Sternberg R, Sahebjami H. Hemodynamic and oxygen transport characteristics of common ventilator modes. Chest 1994; 105:1798–1803.

Druckkontrollierte Beatmung
13. Shelledy DC, Rau JL, Thomas-Goodfellow L. A comparison of the effects of assist-control, SIMV, and SIMV with pressure-support on ventilation, oxygen consumption, and ventilatory equivalent. Heart Lung 1995; 24:67–75.
14. Rappaport SH, Shipner R, Yoshihara G, et al. Randomized, prospective trial of pressure-limited versus volume-controlled ventilation in severe respiratory failure. Crit Care Med 1994; 22:22–32.
15. Marcy TW, Marini JJ. Inverse ratio ventilation in ARDS. Rationale and implementation. Chest 1991; 100: 494–504.
16. Papadakos PJ, Halloran W, Hessney JI, et al. The use of pressure-controlled inverse ratio ventilation in the surgical intensive care unit. J Trauma 1991; 31:1211–1215.
17. Chan K, Abraham E. Effects of inverse ratio ventilation on cardiorespiratory parameters in severe respiratory failure. Chest 1992; 102:1556–1561.

Druckunterstützte Beatmung
18. MacIntyre NR. Pressure-support ventilation. In: Grenvik A, Downs J, Rasanen J, Smith R, eds. Mechanical ventilation and assisted respiration. Contemporary management in critical care. New York: Churchill Livingstone, 1991; 1:51–62.
19. Brochard L, Mancebo J, Wysocki M, et al. Noninvasive ventilation for acute exacerbations of chronic obstructive pulmonary disease. N Engl J Med 1995; 338:817–822.

Positiv endexspiratorischer Druck
20. Ligas JR, Mosiehi JR, Epstein MAF. Occult positive end-expiratory pressure with different types of mechanical ventilators. J Crit Care 1990; 5:95–100.
21. Ranieri VM, Eissa NT, Corbeil C, et al. Effects of positive end-expiratory pressure on alveolar recruitment and gas exchange in patients with the adult respiratory distress syndrome. Am Rev Respir Dis 1991; 144:544–551.
22. Patel M, Singer M. The optimal time for measuring the cardiorespiratory effects of positive end-expiratory pressure. Chest 1993; 104:139–142.
23. Hawker FH, Torzillo PJ, Southee AE, PEEP and "reverse mismatch". A case where less PEEP is best. Chest 1991; 99:1034–1036.

24. Marini JJ. Pressure-targeted, lung-protective ventilatory support in acute lung injury. Chest 1994; 105 (Supp):109S–115S.
25. Pinsky MR. Through the past darkly: ventilatory management of patients with chronic obstructive pulmonary disease. Crit Care Med 1994; 22:1714–1717.
26. Petty TL. The use, abuse, and mystique of positive end-expiratory pressure. Am Rev Respir Dis 1988; 138:475–478.
27. Zurick AM, Urzula J, Ghattas M, et al. Failure of positive end-expiratory pressure to decrease postoperative bleeding after cardiac surgery. Ann Thorac Surg 1982; 34:608–611.

Continuous positive airway pressure
28. Miro AM, Shivaram U, Hertig I. Continuous positive airway pressure in COPD patients in acute hypercapnic respiratory failure. Chest 1993; 103:266–268.
29. Takasaki Y, Orr D, Popkin J, et al. Effect of nasal continuous positive airway pressure in sleep apnea in congestive heart failure. Am Rev Respir Dis 1989; 140:1578–1584.
30. de Lucas P, Trancon C, Puente L, et al. Nasal continuous positive airway pressure in patients with COPD in acute respiratory failure. Chest 1993; 104:1694–1697.
31. Cane R, Peruzzi WT, Shapiro BA. Airway pressure release ventilation in acute respiratory failure. Chest 1991; 100:460–463.

28 DER BEATMUNGSPFLICHTIGE PATIENT

Übersichtsartikel
1. National Association of Medical Directors of Respiratory Care (NAMDRC) Consensus Conference on Artificial Airways in Patients Receiving Mechanical Ventilation. Chest 1989; 96:178–180.
2. Gallagher TJ. Endotracheal intubation. Crit Care Clin 1992; 8:665–676.
3. Heffner JE. The technique of tracheotomy and cricothyroidotomy. J Crit Illness 1995; 10:561–568.
4. Kharasch M, Graff J. Emergency management of the airway. Crit Care Clin 1995; 11:53–66.
5. Stauffer JL, Olson DE, Petty TL. Complications and consequences of endotracheal intubation and tracheostomy. 1981; 70:65–76.
6. Habib MP. Physiologic implications of artificial airways. Chest 1989; 96:180–184.
7. Hamill JF, Bedford RF, Weaver DC, et al. Lidocaine before endotracheal intubation: intravenous or laryngotracheal? Anesthesiology 1981; 55:578–581.
8. Walls RM. Rapid-sequence intubation in head trauma. Ann Emerg Med 1993; 22:1008–1013.
9. Brunel W, Coleman DL, Schwartz DE, et al. Assessment of routine chest roentgenograms and the physical examination to confirm endotracheal tube placement. Chest 1989; 96:1043–1045.
10. Owen RL, Cheney FW. Endotracheal intubation: a preventable complication, Anesthesiology 1987; 67: 255–257.
11. Mizutani AR, Ozaki G, Benumof JL, Scheller ML. Auscultation cannot distinguish esophageal from tracheal passage of tube. J Clin Monit 1991; 7:232–236.
12. Goodman LR. Pulmonary support and monitoring apparatus. In: Goodman LR, Putman CE, eds. Critical care imaging. 3rd ed. Philadelphia: WB Saunders, 1992; 35–59.
13. Pedersen J, Schurizek BA, Melsen NC, Juhl B. The effext of nasotracheal intubation on the paranasal sinuses. Acta Anesthesiol Scand 1991; 35:11–13.
14. Rouby J-J, Laurent P, Gosnach M, et al. Risk factors and clinical relevance of nosocomial maxillary sinusitis in the critically ill. Am J Respir Crit Care Med 1994; 150:776–783.
15. Holzapfel L, Chevret S, Madinier G, et al. Influence of long-term oro- or nasotracheal intubation on nosocomial maxillary sinusitis and pneumonia: results of a prospective, randomized clinical trial. Crit Care Med 1993; 21:1132–1138.
16. Colice GL. Resolution of laryngeal injury following translaryngeal intubation. Am Rev Respir Dis 1992; 145:361–364.

17. Heffner JE, Miller S, Sahn SA. Tracheostomy in the intensive care unit. Parts 1 and 2. Chest 1986; 90:269–274, 430–436.
18. Marsh HM, Gillespie DJ, Baumgartner AE. Timing of tracheostomy in the critically ill patient. Chest 1989; 96:190–192.
19. Elpern EH, Scott MG, Petro L, Ries MH. Pulmonary aspiration in mechanically ventilated patients with tracheostomies. Chest 1994; 105:563–566.
20. Estes RJ, Meduri GU. The pathogenesis of ventilator-associated pneumonia: mechanisms of bacterial transcolonization and airway inoculation. Int Care Med 1995; 21:365–383.
21. Kearl RA, Hooper RG. Massive airway leaks: an analysis of the role of endotracheal tubes. Crit Care Med 1993; 21:518–521.

Pathogenese
22. Gammon RB, Shin MS, Buchalter SE. Pulmonary barotrauma in mechanical ventilation. Chest 1992; 102:568–572.
23. Marcy TW. Barotrauma: detection, recognition, and management. Chest 1993; 104:578–584.
24. Tocino IM, Miller MH, Fairfax WR. Distribution of pneumothorax in the supine and semirecumbent critically ill adult. Am J Radiol 1985; 144:901–905.
25. Kam AC, O'Brien M, Kam PCA. Pleural drainage systems. Anesthesia 993; 48:154–161.

Klinisches Erscheinungsbild
26. Pepe P, Marinii JJ. Occult positive end-expiratory pressure in mechanically ventilated patients with airflow obstruction. Am Rev Respir Dis 1982; 126:166–170.
27. Gottfried SB, Rossi A, Milic-Emili J. Dynamic hyperinflation, intrinsic PEEP, and the mechanically ventilated patient. Crit Care Digest 1986; 5:30–33.
28. Ligas JR. Mosiehi F, Epstein MAF. Occult positive end-expiratory pressure with different types of mechanical ventilators. J Crit Care 1990; 5:95–100
29. Weiner C. Ventilatory management of respiratory failure in asthma. JAMA 1993; 269:2128–2131.
30. Tantucci C, Corbeil C, Chasse M, et al. Flow and volume dependence of respiratory system flow resistance in patients with adult respiratory distress syndrome. Am Rev Respir Dis 1992; 145:355–360.
31. Rogers PL, Schlichtig R, Miro A, Pinsky M. Auto-PEEP during CPR. An "occult" cause of electromechanical dissociation. Chest 1991; 99:492–493.
32. Tobin MJ. Respiratory monitoring. JAMA 1990; 264:244–251.
33. Slutsky AS. Mechanical ventilation. Chest 1993; 104:1833–1859.
34. Tobin MJ, Lodato RF. PEEP, auto-PEEP, and waterfalls. Chest 1989; 86:449–451.
35. Pinsky MR. Through the past darkly: ventilatory management of patients with chronic obstructive pulmonary disease. Crit Care Med 1994;22:1714–1717.

29 ENTWÖHNUNG VON DER MASCHINELLEN BEATMUNG

1. Esteban A, Alfa I, Ibanez J, et al. Modes of mechanical ventilation and weaning: a national survey of Spanish hospitals. Chest 1994; 106:1188–1193.

Übersichtsartikel
2. Schuster DP. A physiologic approach to initiating, maintaining, and withdrawing mechanical ventilatory support during acute respiratory failure. Am J Med 1990; 88:268–278 (148 Zitate).
3. Tobin MJ, Alex CG. Discontinuation of mechanical ventilation. In: Tobin MJ, ed. Principles and practice of mechanical ventilation. New York: McGraw-Hill, 1994; 1177–1206.
4. Patel RG, Petrini MF, Norman JR. Strategies for maximizing your chances for weaning success. J Crit Illness 1995; 10:411–423.

Falsche Vorstellungen
5. Marini JJ. Strategies to minimize breathing effort during mechanical ventilation. Crit Care Clin 1990; 6:635–661.
6. Swartz MA, Marino PL. Diaphragm strength during weaning from mechanical ventilation. Chest 1985; 88:736–739.
7. Hubmayr RD, Rheder K. Respiratory muscle failure in critically ill patients. Semin Respir Med 1992; 13:14–21.

Weaning-Kriterien am Krankenbett
8. Yang K, Tobin MJ. A prospective study of indexes predicting the outcome of trials of weaning from mechanical ventilation. N Engl J Med 1991; 324:1445–1450.
9. Marini JJ, Smith TC, Lamb V. Estimation of inspiratory muscle strength in mechanically ventilated patients: the measurement of maximal inspiratory pressure. J Crit Care 1986; 1:32–38.
10. Lee KH, Hui KP, Chan TB, et al. Rapid shallow breathing (frequency-tidal volume ratio) did not predict extubation outcome. Chest 1994; 105:540–543.

Weaning-Methoden
11. Nathan SD, Ishaaya AM, Koerner SK, et al. Prediction of minimal pressure support during weaning from mechanical ventilation. Chest 1993; 103:1215–1219.
12. Esteban A, Frutos F, Tobin MJ, et al. A comparison of four methods of weaning patients from mechanical ventilation. N Engl J Med 1995; 332:345–350.
13. Ely W, Baker AM, Dunagen DP, et al. Effect of duration of mechanical ventilation of identifying patients capable of breathing spontaneously. N Engl J Med 1996; 335:1864–1869.

Complicating factors
14. Bouley GH, Froman R, Shah H. The experience of dyspnea during weaning. Heart Lung 1992; 21:471–476.
15. Pinsky M. Cardiovascular effects of ventilatory support and withdrawal. Anesth Analg 1994; 79:567–576.
16. Nishimura Y, Maeda H, Tanaka K, et al. Respiratory muscle strength and hemodynamics in heart failure. Chest 1994; 105:355–359.
17. Talpers SS, Romberger DJ, Bunce SB, Pingleton SK. Nutritionally associated increased carbon dioxide production. Chest 1992; 102:551–555.
18. Benotti PN, Bistrian B. Metabolic and nutritional aspects of weaning from mechanical ventilation. Crit Care Med 1989; 17:181–185.
19. Malloy DW, Dhingra S, Solren F, et al. Hypomagnesemia and respiratory muscle power. Am Rev Respir Dis 1984; 129:427–431.

Das Weaning-Problem
20. Mier-Jedrzejowicz A, Brophy C, Moxham J, Geen M. Assessment of diaphragm weakness. Am Rev Respir Dis 1988; 137:877–883.

Entfernung des Tubus
21. Kaplan JD, Schuster DP. Physiologic consequences of tracheal intubation. Clin Chest Med 1991; 12:425–432.
22. Colice C, Stukel T, Dain B. Laryngeal complications of prolonged intubation. Chest 1989; 96:877–884.
23. Gaussorgues P, Boyer F, Piperno D, et al. Do corticosteroids prevent postintubation laryngeal edema? A prospective study of 276 adults. Crit Care Med 1988; 16:649–652.
24. Nutman J, Brooks LJ, Deakins K, et al. Racemic versus I-epinephrine aerosol in the treatment of postextubation laryngeal edema: results from a prospective, randomized, double-blind study. Crit Care Med 1994; 22:1591–1594.

30 DER FIEBERPATIENT

Weiterführende Literatur
Mackowiak PA, ed. Fever: basic mechanismus and management. New York: Raven Press, 1991.

Übersichtsartikel
1. Clarke DE, Kimelman J, Raffin TA. The evaluation of fever in the intensive care unit. Chest 1991; 100: 213–230 (58 Zitate).
2. Holtzclaw BJ. The febrile response in critical care: state of the science. heart Lung 1992; 21:482–501 (71 Zitate).
3. Arbo MJ, Fine MJ, Hanusa BH, et al. Fever of nosocomial origin; etiology, risk factors, and outcomes (32 Zitate).

Körpertemperatur
4. Stimson HF. Celsius versus centigrade: the nomenclature of the temperature scale of science. Science 1962; 136:254–255.
5. Wunderlich CA, Sequine E. Medical thermometry and human temperature. New York: William Wood, 1871.
6. Mackowiak PA, Wasserman SS, Levine MM. A critical appraisal of 98.6° F, the upper limit of the normal body temperature, and other legacies of Carl Reinhold August Wunderlich. JAMA 1992; 268:1578–1580.
7. Marion GS, McGann KP, Camp DL. Core body temperature in the elderly and factors which influence ist measurement. Gerontology 1991; 37:225–232.
8. Mellors JW, Horwitz RI, Harvey MR, et al. A simple index to identify occult bacterial infection in adults with acute unexplained fever. Arch Intern Med 1987; 147:666–671.
9. Tandberg D, Sklar D. Effect of tachypnea on the estimation of body temperature by an oral thermometer. N Engl J Med 1983; 308:945–946.
10. Hirschman JV. Normal body temperature. JAMA 1992; 267:414.
11. The ACCP/SCCM Consensus Conference Committee. Definitions for sepsis and organ failure and guidelines for the use of innovative therapies in sepsis. Chest 1992; 101:1644–1655.
12. Saper CB, Breder CB. The neurologic basis of fever. N Engl J Med 1994; 330:1880–1886.
13. Simon HB. Hyperthermia. N Engl J Med 1993; 329:483–487.
14. Rangel-Frausto MS, Pittet D, Costigan M, et al. The natural history of the systemic inflammatory response syndrome (SIRS). JAMA 1995; 273:117–123.

Postoperatives Fieber
15. Fry DE. Postoperative fever. In: Mackowiak PA, ed. Fever: basic mechanisms and management. New York: Raven Press, 1991; 243–254.
16. Freischlag J, Busuttil RW. The value of postoperative fever evaluation. Surgery 1983; 94:358–363.
17. Strazis KP, Fox AW. Malignant hyperthermia: a review of published cases. Anesth Analg 1993; 77:297–304.
18. MacLennan DH, Phillips MS. Malignant hyperthermia. Science 1992; 256:789–794.
19. Shannon KM, Bleck TP. How to detect- and manage-catastrophic thermoregulatory disorders. J Crit Illness 1988; 3:13–24.
20. Ehrenkranz NJ, Meakins JL. Surgical infections. In: Bennet JV, Brachman PS, eds. Hospital infections. 3rd ed. Boston: Little, Brown, 1992; 685–710.
21. Loopp FD, Lytle BW, Cosgrove DM, et al. Sternal wound complications after isolated coronary artery bypass grafting: early and late mortality, morbidity, and cost of care. Ann Thorac Surg 1990; 49:179–187.
22. Roberts J, Barnes W, Pennock M, Browne G. Diagnostic accuracy of fever as a measure of postoperative pulmonary complications. Heart Lung 1988; 17:166–169.
23. Meyers JK, Lembeck L, O'Kane H, Baue AE. Changes in functional residual capacity of the lung after operation. Arch Surg 1975; 110:576–583.
24. Murray HW, Ellis GC. Blumenthal DS, et al. Fever and pulmonary thromboembolism. Am J Med 1979; 67:232–235.

25. Lindblad B, Eriksson A, Bergqvist D. Autopsy-verified pulmonary embolism in a surgical department: analysis of the period from 1951 to 1988. Br J Surg 1991; 78:849–852.
26. Deep vein thrombosis. Implications after open heart surgery. Chest 1991; 99:284–288.
27. Weinmann EE, Salzman EW. Deep-vein thrombosis. N Engl J Med 1994; 331:1630–1641.
28. Stilwell M, Caplan ES. The septic multiple-trauma patient. Crit Care Clin 1988; 4:345–373.

Fieber nach diagnostischen oder therapeutischen Eingriffen
29. Pollack VE. Adverse effects and pyrogenic reactions during hemodialysis. JAMA 1988; 260:2106–2107.
30. Silver MR, Balk RA. Bronchoscopic procedures in the intensive care unit. Crit Care Clin 1995; 11:97–109.
31. Spach DH, Silverstein FE, Stamm WE. Transmission of infection by gastrointestinal endoscopy and bronchoscopy. Ann Intern Med 1993; 118:117–128.
32. Gillis S, Dann EJ, Berkman N, et al. Fatal Hemophilus influenzae septicemia following bronchoscopy in a splenectomized patient. Chest 1993; 104:1607–1609.
33. Gonzalez EB, Suarez L, Margee S. Nosocomial (water bed) fever. Arch Intern Med 1990; 150:687 (letter).

Infektionen
34. Meduri GU, Mauldin GL, Wunderink RG, et al. Causes of fever and pulmonary densities in patients with clinical manifestations of ventilator-associated pneumonia. Chest 1994; 106:221–235.
35. Stamm WE. Nosocomial urinary tract infections. In: Bennet JV, Brachman PS, eds. Hospital infections. 3rd ed. Boston: Little, Brown, 1992; 597–610.
36. Holzapfel L, Chevret S, Madinier G, et al. Influence of long-term oro- or nasotracheal intubation on nosocomial maxillary sinusitis and pneumonia: results of a prospective, randomized, clinical trial. Brit Care Med 1993; 21:1132–1138.
37. Rouby J-J, Laurent P, Gosnach M, et al. Risk factors and clinical relevance of nosocomial maxillary sinusitis in the critically ill. Am Rev Respir Dis 1994; 150:776–783.
38. Diagnosing sinusitis by x-ray: is a single Waters view adequate? J Gen Intern Med 1992; 7:481–485.
39. Walden DT, Urrutia F, Soloway RD. Acute acalculous cholecystitis. J Intensive Care Med 1994; 9:235–243.
40. Kelley CP, Pothoulakis C, Lamont JT. Clostridium difficile colitis. N Engl J Med 1994; 330:257–262.

Nicht-infektiöse Ursachen
41. Mackowiak PA, LeMaistre CF, Drug fever: a critical appraisal of conventional concepts. Ann Intern Med 1987; 106:728–733.
42. Prager LM, Millham FH, Stern TA. Neuroleptic malignant syndrome; a review for intensivists. J Intensive Care Med 1994; 9:227–234.

Maßnahmen, welche frühzeitig durchgeführt werden sollten
43. Aronson MD, Bor DH. Blood cultures. Ann Intern Med 1987; 106:246–253.
44. Styrt B, Sugarman B. Antipyresis and fever. Arch Intern Med 1990; 150:1589–1597.

31 INFEKTIONEN, ENTZÜNDUNGEN UND MULTIORGANSCHÄDEN

Konsensuskonferenz
1. American College of Chest Physiccians/Society of Critical Care Medicine Consensus Conference Committee. Definitions of sepsis and organ failure and guidelines for the use of innovative therapies in sepsis. Chest 1992; 101:1644–1655.

Die systemische inflammatorische Reaktion
2. Pellicane JV, Byrne K, DeMaria EJ. Preventable complications and death from multiple organ failure among geriatric trauma victims. J Trauma 1992; 33:440–444.

3. Fujishima S, Aikawa N. Neutrophil-mediated tissue injury and its modulation. Intensive Care Med 1995; 21:277–285.
4. Pinsky MR, Matuschak GM. Multiple systems organ failure: failure of host defense mechanisms. Crit Care Clin 1989; 5:199–220.
5. Pittet D, Ragel-Frausto S, Li N, et al. Systemic inflammatory response sydrome, sepsis, severe sepsis, and septic shock: incidence, morbidities and outcomes in surgical ICU patients. Intensive Care Med 1995; 21:302–309.
6. Rangel-Frausto MS, Pittet D, Costigan M, et al. Natural history of the systemic inflammatory response syndrome (SIRS). JAMA 1995; 273:117–123.

Das Syndrom der multiplen Organdysfunktion
7. Deitch EA. Multiple organ failure: pathophysiology and potential future therapy. Ann Surg 1992; 216:117–133.
8. Beal AL, Cerra FB. Multiple organ failure in the 1990s. Systemic inflammatory response and organ dysfunction. JAMA 1994; 271:226–233.
9. Windsor ACJ, Mullen PG, Fowler AA, Sugerman HJ. Role of the neutrophil in the adult respiratory distress syndrome. Br J Surg 1993; 80:10–17.
10. Donnelly SC, Haslett C, Dransfield I, et al. Role of selectins in the development of the adult respiratory distress syndrome. Lancet 1994; 344:215–219.
11. Rivkind AI, Siegel JH, Littleton M, et al. Neutrophil oxidative burst activation and the pattern of respiratory physiologic abnormalities in the fulminant posttraumatic adult respiratory distress syndrome. Circ Shock 1991; 33:48–62.
12. Marshall JC, Cook DJ, Christou NV, et al. Multiple Organ Dysfunction Score: a reliable desciptor of a complex clinical outcome. Crit Care Med 1995; 23:1638–1652.

Schwere Sepsis und septischer Schock
13. Pittet D, Tarara D, Wenzel RP. Nosocomial bloodstream infection in critically ill patients. JAMA 1994; 271:1598–1601.
14. Dunn DL. Gram-negative bacterial sepsis and sepsis syndrome. Surg Clin North Am 1994; 74:621–635.
15. Brun-Buisson C, Doyon F, Carlet J, et al. Incidence, risk factors, and outcome of severe sepsis and septic shock in adults. JAMA 1995; 274:968–974.
16. Guillou PJ. Biological variation in the development of sepsis after surgery or trauma. Lancet 1993; 342:217–220.
17. Natanson C, Hoffmann WD, Suffredini AF, Eichacker PO. Selected treatment strategies for septic shock based on proposed mechanisms of pathogenesis. Ann Intern Med 1994; 120:771–783.
18. Parillo JE. Pathogenetic mechanisms of septic shock. N Engl J Med 1993; 328:1471–1477.
19. Rackow EC, Astiz ME, Mechanisms and management of septic shock. Crit Care Clin 1993; 9:219–238.
20. Snell RJ, Parillo JE. Cardiovascular dysfunction in septic shock. Chest 1991; 99:1000–1009.
21. Astiz ME, Tilly E, Rackow ED, Weil MH. Peripheral vascular tone in sepsis. Chest 1991; 99:1072–1075.
22. Vincent J-L, van der Linden P. Septic shock: particular type of acute circulatory failure. Crit Care Med 1990; 18 (Suppl): S70–S74.
23. Curtis SE, Cain SM. Regional and systemic oxygen delivery/uptake relations and lactate flux in hyperdynamic, endotoxin-treated dogs. Am Rev Respir Dis 1992; 145:348–354.
24. Carcillo JA, Davis AL, Zaritsky A. Role of early fluid resuscitation in pediatric septic shock. JAMA 1991; 266:1242–1245.
25. Marik PE. The treatment of hypoalbuminemia in the critically ill patient. Heart Lung 1993; 22:166–170.
26. Marik PE, Mohedin M. The contrasting effects of dopamine and norepinephrine on systemic and splanchnic oxygen utilization in hyperdynamic sepsis. JAMA; 272:1354–1357.
27. Yu M. Levy M, Smith P, et al. Effect of maximizing oxygen delivery on morbidity and mortality rates in critically ill patients: a prospective, randomized, controlled study. Crit Care Med 1993; 21:830–838.

28. Hayes MA, Timmins AC, Yau EHS, et al. Elevation of systemic oxygen delivery in the treatment of critically ill patients. N Engl J Med 1994; 330:1717–1722.
29. Gattinoni L, Brazzi L, Pelosi P, et al. A trial of goal-oriented hemodynamic therapy in critically ill patients. N Engl J Med 1995; 333:1025–1032.
30. Natanson C, Danner RL, Reilly JM, et al. Antibiotics versus cardiovascular support in a cinine model of human septic shock. Am J Physiol 1990; 259: H1440–H1447.
31. Bone RC, Fisher CJ, Clemmer TP. A controlled clinical trial of high-dose methylprednisolone in the treatment of severe sepsis and septic shock. N Engl J Med 1987; 317:653–658.
32. VA Systemic Sepsis Cooperative Study Group. Effect of high-dose glucocorticoid therapy on mortality in patients with clinical signs of systemic sepsis. N Engl J Med 1987; 317:659–665.
33. McGowan JR Jr, Chesney PJ, Crossley KB, LaForce FM. Guidelines for the use of systemic glucocorticosteroids in the management of selected infections. J Infect Dis 1992; 165:1–13.

Neuartige Therapien
34. Dinarello CA, Gelfand JA, Wolff SM. Anticytokine strategies in the treatment of the systemic inflammatory response syndrome. JAMA 1993; 269:1828–2835.
35. McCloskey RV, Straube RC, Sanders C, et al. Treatment of septic shock with human monoclonal antibody HA-1A. Ann Intern Med 1994; 121:1–5.
36. Abraham E, Wunderink R, Silverman H, et al. Efficacy and safety of monoclonal antibody to human tumor necrosis factor alpha in patients with sepsis syndrome. JAMA 1995; 273:934–941.
37. Fisher CJ, Dhainaut J-F, Opal SM, et al. Recombinant human interleukin 1 receptor antagonist in the treatment of patients with sepsis syndrome. JAMA 1994; 271:1836–1843.
38. Hurst JK, Barrette WC Jr. Leukocyte oxygen activation and microbicidal oxidative toxins. Crit Rev Biochem Molec Biol 1989; 24:271–328.
39. Ward PA. Mechanisms of endothelial cell injury. J Lab Clin Med 1991; 118:421–426.
40. Cochrane CG. Cellular injury by oxidants. Am J Med 1991; 91(Suppl 3C):23S–30S.
41. Said SI, Foda HD. Pharmacologic modulation of lung injury. Am Rev Respir Dis 1989; 139:1553–1564.
42. Henderson A, Hayes P. Acetylcysteine as a cytoprotective antioxidant in patients with severe sepsis: potential new use for an old drug. Ann Pharmacother 1994; 28:1086–1088.
43. Suter PM, Domenighetti G, Schaller MD, et al. N-acetylcysteine enhances recovery from acute lung injury in man: a randomized, double-blind, placebo-controlled clinical study. Chest 1994; 105:190–194.

Toxischer Schock
44. Ciesielski CA, Broome CV. Toxic shock syndrome: still in the differential. J Crit Illness 1986; 1:26–40.
45. Conway EE, Haber RS, Gumprecht J, Singer LP. Toxic shock syndrome following influenza A in a child. Crit Care Med 1991; 19:123–125.

Anaphylaxie
46. Hollingsworth HM, Giansiracusa DF, Upchurch KS. Anaphylaxis. J Intensive Care Med 1991; 6:55–70.
47. Crnkovich DJ, Carlson RW. Anaphylaxis: an organized approach to management and prevention. J Crit Illness 1993; 8:332–246.
48. Fisher M. Treating anaphylaxis with sympathomimetic drugs. Br Med J 1992; 305:1107–1108.

32 NOSOKOMIALE PNEUMONIE

Konsensuskonferenz
1. Meduri GU, Johanson WG, eds. International Consensus Conference: Clinical investigation of ventilator-associated pneumonia. Chest 1992; 102 (Suppl 1): 551S–588S.

Übersichtsartikel
2. Griffin JG, Meduri GU. New approaches in the diagnosis of nosocomial pneumonia. Surg Clin North Am 1994; 78:1091–1122 (141 Zitate).
3. Estes RJ, Meduri GU. The pathogenesis of ventilator-associated pneumonia: I. Mechanisms of bacterial transcolonization and airway inoculation. Intensive Care Med 1995; 21:365–383 (93 Zitate).

Pathogenese
4. Meduri GU, Mauldin GL, Wunderink RG, et al. Causes of fever and pulmonary densities in patients with clinical manifestations of ventilator-associated pneumonia. Chest 1994; 106:221–235.
5. Bates JH, Campbell D, Barron AL, et al. Microbial etiology of acute pneumonia in hospitalized patients. Chest 1992; 101:1005–1012.
6. Higuchi JH, Johanson WG. Colonization and bronchopulmonary infection. Clin Chest Med 1982; 3:133–142.
7. Fiddian-Green RG, Baker S. Nosocomial pneumonia in the critically ill: product of aspiration or translocation? Crit Care Med 1991; 19:763–769.
8. Cook DJ, Reeve BK, Guyatt GH. Stress ulcer prophylaxis in critically ill patients. JAMA 1996; 275:308–314.
9. Driks MR, Craven DE, Celli BR, et al. Nosocomial pneumonia in intubated patients given sucralfate as compared with antacids or histamine type-2 blockers. N Engl J Med 1987; 317:1376–1382.

Klinik
10. Garner JS, Jarvis WR, Emori TG, et al. CDC definitions for nosocomial infections, 1988. Am J Infect Control 1988; 16:128–140.
11. Pistolesi M, Miniati M, Milne ENC, Giuntini C. Measurement of extravascular lung water. Intensive Care World 1991; 8:16–21.

Diagnostik
12. Berger R, Arango L. Etiologic diagnosis of bacterial nosocomial pneumonia in seriously ill patients Crit Care Med 1985; 13:833–836.
13. Fine M, Orloff J, Rihs JD, et al. Evaluation of housestaff physicians' preparation and interpretation of sputum gram stains for community acquired pneumonia. J Gen Intern Med 1991; 6:189-198.
14. Wong LK, Barry AL, Horgan S. Comparison of six different criteria for judging the acceptability of sputum specimens. J Clin Microbiol 1982; 16:627–631.
15. Washington JA. Techniques for noninvasive diagnosis of respiratory tract infections. J Crit Illness 1996; 11:55-62.
16. Rankin JA, Marcy T, Rochester CL, et al. Human airway macrophages. Am Rev Respir Dis 1992; 145:928–933.
17. Salata RA, Lederman MM, Shlaes DM. Diagnosis of nosocomial pneumonia in intubated intensive care unit patients. Am Rev Respir Dis 1987; 135:426–432.
18. Ovassapian A, Randel GI. The role of the fiberscope in the critically ill patient. Crit Care Clin 1995; 11:29–52.
19. Allen RM, Dunn WF, Limper AH. Diagnosing ventilator-associated pneumonia: the role of bronchoscopy. Mayo Clin Proc 1994; 69:962–968.
20. Meduri GU, Chastre J. The standardization of bronchoscopic techniques for ventilator-associated pneumonia. Chest 1992; 102(Suppl):557S–564S.
21. Cantral DE, Tape TG, Reed EC, et al. Quantitative culture of bronchoalveolar lavage fluid for the dianosis of bacterial pneumonia. Am J Med 1993; 95:601–607.
22. Light RW, Meyer RD, Sahn SA, et al. Parapneumonic effusions and empyema. Clin Chest Med 1985; 6:55–62.

Antibiotische Therapie
23. Hilf M, Yu VL, Sharp J, et al. Antibiotic therapy for Pseudomonas aeruginosa bacteremia: outcome correlations in a prospective study of 200 patients. Am J Med 1989; 87:540–546.

24. Doern GV. Trends in antimicrobial susceptibility of bacterial pathogens of the respiratory tract. Am J Med 1995; 99 (Suppl 6B): 3–7.
25. Wilhelm MP. Vancomycin. Mayo Clin Proc 1991; 66: 1165–1170.
26. Rodriguez-Roldan JM, Altuna-Cuesta A, Lopez A, et al. Prevention of nosocomial lung infection in ventilated patients: use of an antimicrobial pharyngeal nonabsorbable paste. Crit Care Med 1990; 18: 1239–1242.
27. Heyland DK, Cook DJ, Jaeschke R, et al. Selective digestive decontamination: an overview. Chest 1994; 105: 1221–1229.

33 SEPSIS, AUSGEHEND VON ABDOMEN UND BECKEN

Cholezystitis ohne Steinleiden
1. Walden D, Urrutia F, Soloway RD. Acute acalculous cholecystitis. J Intensive Care Med 1994; 9:235–243.
2. Imhof M, Raunest J, Ohmann Ch, Rohrer H-D. Acute acalculous cholecystitis complicating trauma: a prospective sonographic study. World J Surg 1992; 1160–1166.
3. Bonacini M. Hepatobiliary complications in patients with human immunodeficiency virus infection. Am J Med 1992; 92:404–411.

Besiedlung des Gastrointestinaltrakts
4. Marhall JC, Christou NV, Meakins JL. The gastrointestinal tract: the "undrained abscess" of multiple organ failure. Ann Surg 1993; 218:111–119.
5. Kelly CP, Pothoulakis C, Lamont JT. Clostridium difficile colitis. N Engl J Med 1994; 330: 257–262.
6. Fekety R, Kim F-H, Brown D, et al. Epidemiology of antibiotic associated colitis. Am J Med 1981; 70:906–908.
7. Samore MH, Venkataraman L, DeGirolami, et al. Clinical and molecular epidemiology of sporadic and clustered cases of nosocomial Clostridium difficile diarrhea. Am J Med 1996; 100:32–40.
8. Johnson H, Homann SR, Bettin KM, et al. Treatment of asymptomatic Clostridium difficile carriers (fecal excreters) with vancomycin and metronidazole. Ann Intern Med 1992; 117:297–302.
9. Johnson S, Gerding DN, Olson MM, et al. Prospective, controlled study of vinyl glove use to interrupt Clostridium difficile nosocomial transmission. Am J Med 1990; 88:137–140.
10. Lipsett PA, Samantaray DK, Tam ML, et al. Pseudomembranous colitis: a surgical disease? Surgery 1994; 116:491–496.
11. Biddle WL, Harms JL, Greenberger NJ, Miner PB. Evaluation of antibioti-cassociated diarrhea with latex agglutination test and cell culture cytotoxicity assay for Clostridium difficile. Am J Gastroenterol 1988; 84:279–283.
12. Gerding DN, Brazier JS, Optimal methods for identifying Clostridium difficile infections. Clin Infect Dis 1993; 16 (Suppl 4):439–442.
13. Gerding DN. Diagnosis of Clostridium difficile-associated disease: patient selection and test perfection. Am J Med 1996; 100:485–486.
14. Manabe YC, Vinetz JM, Moore RD, et al. Clostridium difficile colitis: an efficient clinical approach to diagnosis. Ann Intern Med 1995; 123:835–840.
15. Gerding DN, Johnson S, Peterson LR, et al. Clostridium difficile-associated diarrhea and colitis. Infect Control Hosp Epidemiol 1995; 16:459–477.
16. Fishman EK, Kavuru M, Jones B, et al. Pseudomembranous colitis: CT evaluation of 26 cases. Radiology 1991; 180:57–60.
17. Fekety R, Silva J, Kaufmann C, et al. Treatment of antibiotic-associated Clostridium difficile colitis with oral vancomycin: comparison of two dosage regimens. Am I Med 1989; 86:15-19.
18. Pear SM, Williamson TH, Bettin KM, et al. Decrease in nosocomial Clostridium difficile-associated diarrhea by restricting clindamycin use. Ann Intern Med 1994; 120:272–277.

19. Surawicz C. Prevention of antibiotic-associated diarrhea by Saccharomyces boulardii: a prospective study. Gatroenterology 1989; 96:981–988.

Abdominelle Abszesse
20. Mirvis SE, Shanmuganthan K. Trauma radiology: part I. Computerized tomographic imaging of abdominal trauma. J Intensive Care Med 1994; 9:151–163.
21. Fry DE. Noninvasive imaging tests in the diagnosis and treatment of intra-abdominal abscesses in the postoperative patient. Surg Clin North Am 1994; 74:693–709.
22. Oglevie SB, Casola G, van Sonnenberg E, et al. Percutaneous abscess drainage: current applications for critically ill patients. J Intensive Care Med 1994; 9:191–206.
23. Mosdell DM, Morris DM, Voltura A, et al. Antibiotic treatment for surgical peritonitis. Ann Surg 1991; 214:543–549.

Urosepsis
24. Stamm WE, Hooten TM. Management of urinary tract infection in adults. N Engl J Med 1993; 329:1328–1334.
25. Amin M. Antibacterial prophylaxis in urology: a review. Am J Med 1992; 92 (Suppl 4 A): 114–117.
26. Howard RJ. Host defense against infection. Part 1. Curr Probl Surg 1980; 27:267–316.
27. Daifuku R, Stamm WE. Bacterial adherence to bladder uroepithelial cells in catheter-associated urinary tract infection. N Engl J Med 1986; 314:1208–1213.
28. Jarvis JR, White JM, Munn VP, et al. Nosocomial infections surveillance, 1983. MMWR 1985; 33: 14SS.
29. Emori TG, Gaynes RP. An overview of nosocomial infections, including the role of the microbiology laboratory. Clin Microbiol Rev 1993; 6:428–442.
30. McCue JD. How to manage urinary tract infections in the elderly. J Crit Illness 1996; 11 (Suppl): S30–S40.
31. Bone RC, Larson CB. Gram-negative urinary tract infections and the development of SIRS. J Crit Illness 1996; 11 (Suppl): S20–S29.
32. Bachman JW, Heise RH, Naessens JM, Timmermann MG. A study of various tests to detect asymptomatic urinary tract infections in an obstetric population. JAMA 1993; 270: 1971–1974.
33. Cockerill FR, Edson RS. Trimethoprim-sulfamethoxazole. Mayo Clin Proc 1991; 66: 1260–1269.
34. Jenkins SG. Changig spectrum of uropathogens: implications for treating complicated UTIs. J Crit Illness 1996; 11 (Suppl): S7–S13.

Candidainfektionen der Harnwege
35. Gubbins PO, Piscitelli SC, Danziger LH. Candidal urinary tract infections: a comprehensive review of their diagnosis and management. Pharmacotherapy 1993; 13:110–127.
36. British Society for Antimicrobial Chemotherapy Working Party. Management of deep Candida infection in surgical and intensive care unit patients. Intensive Care Med 1994; 20:522–528.
37. Rex J, Bennett JE, Sugar AM. A randomized trial comparing fluconazole with amphotericin B for the treatment of candidemia in patients without neutropenia. N Engl J Med 1994; 331:1325–1330.

34 DER IMMUNSUPPRIMIERTE PATIENT

Weiterführende Literatur
Greenbaum DM, ed. Management of the AIDS patient in the ICU. Critical care clinics. Vol. 9. Philadelphia: WB Saunders, 1993.
Sande MA, Volberding PA, eds. The medical management of AIDS. 4th ed. Philadelphia: WB Saunders, 1995.

Infektionsprophylaxe
1. American College of Physicians and Infectious Disease Society of America. Human immunodeficiency virus (HIV) infection. Ann Intern Med 1994; 120:310–319.
2. Geberding JL. Limiting the risks of health care workers. In: Sande MA, Volberding PA, eds. The medical management of AIDS. 4th ed. Philadelphia: WB Saunders, 1995; 89–101.
3. Levy JA. The transmission of HIV and factors influencing progression to AIDS. Am J Med 1993; 95:86–100.
4. Berry AJ, Greene ES. The risk of needlestick injuries and needlestick-transmitted diseases in the practice of anesthesiology. Anesthesiology 1992; 77:1007–1021.
5. Garner JS. Universal precautions and isolation systems. In: Bennet JV, Brachman PS, eds. Hospital infections. 3rd ed. Boston: Little, Brown, 1992; 231–244.

Der HIV-infizierte Patient
6. Rosen MJ. Pneumonia in patients with HIV infection. Med Clin North Am 1994; 78:1067–1079.
7. Hirschtick RE, Glassroth J, Jordan MC, et al. Bacterial pneumonia in persons infected with the human immunodeficiency virus. N Engl J Med 1995; 333:845–851.
8. Shelhammer JH, Toews GB, Masur H, et al. Respiratory disease in the immunosuppressed patient. Ann Intern Med 1992; 117:415–431.
9. Ferrer M, Torres A, Xaubet A, et al. Diagnostic value of telescoping plugged catheters in HIV-infected patients with pulmonary infiltrates. Chest 1992; 102:76–83.
10. Trachiotis GD, Hafner GH, Hix WR, Aaron BL. Role of open lung biopsy in diagnosing pulmonary complications of AIDS. Ann Thorac Surg 1992; 54:898–902.

Pneumocystis-carinii-Pneumonie
11. Brooks KR, Ong R, Spector RS, Greenbaum DM. Acute respiratory failure due to Pneumocystis carinii pneumonia. Crit Care Lin 1993; 9:31–48.
12. Johnson MP, Goodwin D, Shands JW. Trimethoprim-sulfamethoxazole anaphylactoid reactions in patients with AIDS: case reports and literature review. Pharmacotherapy 1990; 10:423–426.
13. van der Ven AJAM, Koopmans PP, Vree TB, van der Meer JWM. Adverse reactions to cotrimoxazole in HIV infection. Lancet 1991; 338:431–433.
14. Greenberg S, Reiser JW, Chou S-Y, Porush JG. Trimethoprim-sulfamethoxazole induces reversible hyperkalemia. Ann Intern Med 1993; 119:291–295.
15. Jost R, Stey C, Salomon F. Fatal drug-induced pancreatitis in HIV. Lancet 1993; 341:1412.
16. Dohn MN, Weinberg WG, Torres RA, et al. Oral atovaquone compared with intravenous pentamidine for Pneumocystis carinii pneumonia in patients with AIDS. Ann Intern Med 1994; 121:174–180.
17. Eisenhauer MD, Eliasson AH, Taylor AJ, et al. Incidence of cardiac arrhythmias during intravenous pentamidine therapy in HIV-infected patients. Chest 1994; 105:389–394.
18. Foisey MM, Slayter KL, Morse GD. Pancreatitis during intravenous pentamidine therapy in an AIDS patient with prior exposure to didanosine. Ann Pharmacother 1994; 28:1025–1028.
19. National Institutes of Health – University of California Expert Panel for Corticosteroids as Adjunctive Therapy for Pneumocystis Pneumonia. Consensus statement on the use of corticosteroids as adjunctive therapy for Pneumocystis pneumonia in the acquired immunodeficiency syndrome. N Engl J Med 1990; 323:1500–1504.
20. Schiff MJ, Farber BF, Kaplan MH. Steroids for Pneumocystis carinii pneumonia and respiratory failure in the acquired immunodeficiency syndrome. Arch Intern Med 1990; 150:1819–1821.

Kryptokokken-Meningitis
21. Levy RM, Berger JR. Neurologic critical care in patients with human immunodeficiency virus 1 infection. Clin Crit Care 1993; 9:49–72.
22. Ennis DM, Saag MS. Cryptococcal meningitis in AIDS. Hosp Pract 1993; 28:99–112.
23. Saag MS, Powderly WG, Cloud GA, et al. Comparison of amphotericin B with fluconazole in the treatment of acute AIDS-associated cryptococcal meningitis. N Engl J Med 1992; 326:83–89.

ZNS-Toxoplasmose
24. Lucet J-C, Bailley M-P, Bedos J-P, et al. Septic shock due to toxoplasmosis in patients infected with the human immunodeficiency virus. Chest 1993; 104:1054–1058.
25. Knobel H, Graus F, Miro JM, et al. Toxoplasmic encephalitis with normal CT scan and pathologic MRI. Am J Med 1995; 99:220–221.
26. Luft BJ, Hafner R, Korzun AH, et al. Toxoplasmic encephalitis in patients with the acquired immunodeficiency syndrome. N Engl J Med 1993; 329:995–1000.

Der neutropenische Patient
27. Shenep JL. Empiric antimicrobial treatment in febrile neutropenic cancer patients. Infect Med 1992; April:39–47.
28. Ranphal R, Gucalp R, Rotstein C, et al. Clinical experience with single agent and combination regimens in the management of infection in the febrile neutropenic patient. Am J Med 1996; 100:83S–89S.
29. Hughes WT, Armstrong D, Bodey GP, et al. Guidelines for the use of antimicrobial agents in neutropenic patients with unexplained fever. J Infect Dis 1990; 161:381–396.
30. Pizzo PA. Choosing empiric therapy for febrile neutropenic patients. J Crit Illness 1995; 10:165–168.
31. Winston DJ, Ho WG, Bruckner DA, Champlin RE. Beta-lactam antibiotic therapy in febrile granulocytopenic patients. Ann Intern Med 1991; 115:849–859.
32. DePauw BE, Deresinski SC, Feld R, et al. For the Intercontinental Antimicrobial Study Group. Ceftazidime compared with piperacillin and tobramycin for the empiric treatment of fever in neutropenic patients with cancer. A multicenter randomized trial. Ann Intern Med 1994; 120:833–844.

Patienten nach Transplantation
33. Kobasigawa JA, Stevenson LW. Managing complications in heart transplant recipients. J Crit Illness 1993; 8:678–689.
34. Howard RJ. Infections in the immunocompromised patient. Surg Clin North Am 1994; 74:609–620.

Zytomegalievirus (CMV)
35. Zurlo JJ, O'Neill D, Polis M, et al. Lack of clinical utility of cytomegalovirus blood and urine cultures in patients with HIV infection. Ann Intern Med 1993; 118:12–17.
36. Goodgame RW. Gastrointestinal cytomegalovirus disease. Ann Intern Med 1993; 119: 924–935.
37. Jacobson MA, Mills J, Rush J, et al. Morbidity and mortality of patients with AIDS and first-episode Pneumocystis carinii pneumonia unaffected by concomitant pulmonary cytomegalovirus infection. Am Rev Respir Dis 1991; 144:6–9.
38. Sommer SE, Emanuel D, Greger J, et al. Successful management of CMV pneumonia in a mechanically ventilated patient. Chest 1991; 100:856–858.
39. Goodrich JM, Bowden RA, Fisher L, et al. Ganciclovir prophylaxis to prevent cytomegalovirus disease after allogenic marrow transplant. Ann Intern Med 1993; 118:173–178.
40. Lietman PS. Clinical pharmacology: foscarnet. Am J Med 1992; 92 (Suppl): 8S–11S).

35 ANTIMIKROBIELLE THERAPIE

Aminoglykoside
1. Edson RS, Terrell CL. The aminoglycosides. Mayo Clin Proc 1991; 66:1158–1164.
2. Walting DM, Dasta JF. Aminoglycoside dosing considerations in intensive care unit patients. Ann Pharmacother 1993; 27:351–357.
3. Pancoast SJ. Aminoglycoside antibiotics in clinical use. Med Clin North Am 1988; 72: 581–612.
4. Triginer C, Izquierdo I, Fernandez R, et al. Gentamicin volume of distribution in critically ill septic patients. Intensive Care Med 1990; 16:303–306.

5. Rotschafer JC, Zabinski RA, Walker KJ. Pharmacodynamic factors in antibiotic efficacy. Pharmacotherapy 1992; 12:64S–70S.
6. Schumock GT, Raber SR, Crawford SY, et al. National survey of once-daily dosing of aminoglycoside antibiotics. Pharmacotherapy 1995; 15:201–209.
7. Wilson SE. Aminoglycosides: assessing the potential for nephrotoxicity. Surg Gynecol Obstet 1986; 171(Suppl):24–30.
8. Isenstein DA, Venner DS, Duggan J. Neuromuscular blockade in the intensive care unit. Chest 1992; 102:1258–1266.
9. Drachman DB. Myasthenia gravis. N Engl J Med 1994; 330:179–181.
10. Lippmann M, Yang E, Au E, Lee C. Neuromuscular blocking effects of tobramycin, gentamicin, and cefazolin. Anesth Analg 1982; 61:767–770.

Antimykotika
11. Gallis HA, Drew RH, Pickard WW. Amphotericin B: 30 years of clinical experience. Rev Infect Dis 1990; 12:308–329.
12. Bult J, Franklin CM. Using amphotericin B in the critically ill: a new look at an old drug. J Crit Illness 1996; 11:577–585.
13. Carlson MA, Condon RE. Nephrotoxicity of amphotericin B. J Am Coll Surg 1994; 179:361–381.
14. Terell CL, Hughes CE. Antifugal agents used in deep-seated mycotic infections. Mayo Clin Proc 1992; 67:69–91.
15. Anaissie E, Bodey GP, Kantarjian H, et al. Fluconazole therapy for chronic disseminated candidiasis in patients with leukemia and prior amphotericin therapy. Am J Med 1991; 91:142–150.
16. Rex JH, Bennett JE, Sugar AM, et al. A randomized trial comparing fluconazole with amphotericin B for the treatment of candidemia in patients without neutropenia. N Engl J Med 1994; 331:1325–1330.
17. Goodmann JL, Winston DJ, Greenfield RA, et al. A controlled trial of fluconazole to prevent fungal infections in patients undergoing bone marrow transplantation. N Engl J Med 1992; 326:845–851.
18. Crussel-Porter LL, Rindone JP, Ford MA, Jaskar DW. Low-dose fluconazole therapy potentiates the hypoprothrombinemic effect of warfarin sodium. Arch Intern Med 1993; 153:102–104.
19. Cadle RM, Zenon GJ, Rodriguez-Barradas MC, Hamill RJ. Fluconazole-induced symptomatic phenytoin toxicity. Ann Pharmacother 1994; 28:191–194.
20. Gearhart MO. Worsening of liver function with fluconazole and a review of azole antifungal hepatotoxicity. Ann Pharmacother 1994; 28:1177–1181.

Aztreonam
21. Brewer NS, Hellinger WC. The monobactams. Mayo Clin Proc 1991; 66:1152–1157.
22. Bennett WM, Aronoff GR, Golper TA, et al., eds. Drug prescribing in renal failure. 3rd ed Philadelphia: American College of Physicians, 1994.

Cephalosporine
23. Gustafferro CA, Steckelberg JM. Cephalosporin antimicrobial agents and related compounds. Mayo Clin Proc 1991; 66:1064–1073.
24. Ramphal R, Gucalp R, Rotstein C, et al. Clinical experience with single agent and combination regimens in the management of infection in the febrile neutropenic patient. Am J Med 1996; 100 (Suppl 6A): 83S–89S.
25. Pizzo PA. Choosing empiric therapy for febrile neutropenic patients. J Crit Illness 1995; 10: 165–168.

Imipenem
26. Hellinger WC, Brewer NS. Imipenem, Mayo Clin Proc 1991; 66: 1074–1081.
27. Freifield A, Walsh T, Marshall D, et al. Monotherapy for fever and neutropenia in cancer patients: a randomized comparison of ceftazidime versus imipenem. J Clin Oncol 1995; 13:165–176.

Penicilline
28. McEvoy GK, ed. AHFS drug information monographs. Bethesda, MD: American Society of Hospital Pharmacists, 1995; 225–338.

Chinolone
29. Walker RC, Wright AJ. The fluoroquinolones. Mayo Clin Proc 1991; 66:1249–1259.
30. Kljucar S. Heimesaat M, von Pritzbuer E, et al. A comparison of intravenous ciprofloxacin dosage regimens in severe nosocomial infections. Infect Med 1992; 9 (Suppl B): 58–72.
31. Allon M, Lopez EJ, Min K-W. Acute renal failure due to ciprofloxacin. Arch Intern Med 1990; 150:2187–2189.
32. Moore B, Safani M, Keesey J. Possible exacerbation of myasthenia gravis by ciprofloxacin. Lancet 1988; 1:882.
33. Robson RA. The effects of quinolones on xanthine pharmacokinetics. Am J Med 1992; 92 (Suppl 4A):22S–26S.
34. Maddix DS. Do we need an intravenous fluoroquinolone? West J Med 1992; 157:55–59.

Vancomycin
35. Wilhelm HP. Vancomycin. Mayo Clin Proc 1991; 66:1170–1191.
36. Gin AS, Zhanel GG. Vancomycin-resistant enterococci. Ann Pharmacother 1996; 30:615–623.
37. Saunders NJ. Why monitor peak vancomycin concentrations? Lancet 1994; 344: 1748–1750.
38. Levy JH, Kettlekamp N, Goertz P, et al. Histamine release by vancomycin: the mechansim for hypotension in man. Anesthesiology 1987; 67:122–125.
39. Romanelli VA, Howie MB, Myerowitz D, et al. Intraoperative and postoperative effects of vancomycin administration in cardiac surgery patients: a prospective, double-blind, randomized trial. Crit Care Med 1993; 21:1124–1131.

Übersichtsartikel
Mayo Clinic Proceedings Symposium on Antimicrobial Agents. Rochester, MN: Mayo Clinic Proceedings, 1992.

36 INTERPRETATION DES SÄURE-BASEN-STATUS

Literaturempfehlungen
Arieff AI, DeFronzo RA, eds. Fluid electrolyte and acid-base disorders. New York: Churchill Livingstone, 1985.
Rose BD. Clinical physiology of acid-base and electrolyte disorders. 4th ed. New York: McGraw-Hill, 1994.

Einführung
1. Hingston DM. A computerized interpretation of arterial pH and blood gas data: do physicians need it? Respir Care 1982; 27:809–815.
2. Broughton JO, Kennedy TC. Interpretation of arterial blood gases by computer. Chest 1984; 85:148–149.
3. Gilfix BM, Bique M, Magder S. A physical chemical approach to the analysis of acid-base balance in the clinical setting. J Crit Care 1993; 8:187–197.

Umfassende Übersichtsartikel
4. Narins RG, Emmett M. Simple and mixed acid-base disorders: a practical approach. Medicine 1980; 59:161–187 (89 Zitate).
5. Laski ME, Kurtzman NA. Acid-base disorders in medicine. Dis Mon 1996; XLII: 57–128 (200 Zitate).

Kurzübersichten
6. Morganroth M. An analytical approach to diagnosing acid-base disorders. J Crit Illness 1990; 5:138–150 (5 Zitate).

7. Haber RJ. A practical approach to acid-base disorders. West J Med 1991; 155:146–151 (22 Zitate).

Software
8. Krasner J, Marino PL. Respiratory expert. Philadelphia: WB Saunders, 1987.

Ausgewählte Literatur
9. Javaheri S, Kazemi H. Matabolic alkalosis and hypoventilation in humans. Am Rev Respir Dis 1987; 136:1011–1016.
10. Emmet M, Narins RG. Clinical use of the anion gap. Medicine 1977; 56:38–54.
11. Oster JR, Perez GO, Materson BJ. Use of the anion gap in clinical medicine. South Med J 1988; 81:229–237.
12. Winter SD. Pearson JR, Gabow PA, et al. The fall of the serum anion gap. Arch Intern Med 1990; 150:311–313.
13. Gabow PA, Kaehny WD, Fennessey PV. Diagnostic importance of an increased anion gap. N Engl J Med 1980; 303:854–858.
14. Iberti TS, Liebowitz AB, Papadakos PJ, et al. Low sensitivity of the anion gap as a screen to detect hyperlactatemia in critically ill patients. Crit Care Med 1990; 18:275–277.
15. Schwartz-Goldstein B, Malik AR, Sarwar A, Brandtsetter RD. Lactic acidosis associated with a normal anion gap. Heart Lung 1996; 25:79–80.
16. Ernest D, Herkes RG, Raper RF. Alterations in the anion gap following cardiopulmonary bypass. Crit Care Med 1992; 20:52–56.
17. Paulson WD. Anion gap-bicarbonate relationship in diabetic ketoacidosis. Am J Med 1986; 81:995–1000.
18. Weil MH, Rackow EC, Trevino R. Difference in acid-base state between venous and arterial blood during cardiopulmonary resuscitation. N Engl J Med 1986; 315:153–156.

37 ORGANISCHE AZIDOSEN

Literaturempfehlungen
Cohn RM, Roth KS. Biochemistry and disease. Baltimore: Williams & Wilkins, 1996.
Rose BD. Clinical physiology of acid-base and electrolyte disorders. 4th ed. New York: McGraw-Hill, 1994.

Allgemeine Übersichtsartikel
1. Laski ME, Kurtzman NA. Acid-base disorders in medicine. Dis Mon 1996; XLII:57–128 (200 Zitate).

Laktatazidose: Übersichtsartikel
2. Mizock BA. Lactic acidosis. Dis Mon 1989; XXXV:235–300 (322 Zitate).
3. Mizock BA, Falk JL. Lactic acidosis in critical illness. Crit Care Med 1992; 20:80–93 (144 Zitate).
4. Stacpoole PW. Lactic acidosis. Endocrinol Metab Clin North Am 1993; 22:221–245.

Laktatazidose: ausgewählte Literatur
5. Aberti KGMM, Cuthbert C. The hydrogen ion in normal metabolism: a review. CIBA Foundation Symposium 87. Metabolic acidosis. London: Pitman Books, 1982; 1–15.
6. Lehninger AL. Bioenergetics. New York: WA Benjamin, 1965; 16.
7. Brooks GA. Lactate production under fully aerobic conditions: the lactate shuttle during rest an exercise. Fed Proc 1986; 45:2924–2929.
8. Weil MH, Afifi AA. Experimental and clinical studies on lactate and pyruvate as indicators of the severity of acute circulatory failure (shock). Circulation 1970; 16:989–1001.
9. Stacpoole PW, Wright EC, Baumgartner TG, et al. Natural history of acquired lactic acidosis in adults. Am J Med 1994; 97:47–54.
10. Aduen J, Bernstein WK, Khastgir T, et al. The use and clinical importance of a substrate-specific electrode for rapid determinations of blood lactate concentration. JAMA 1994; 272:1678–1684.

11. Curtis SE, Cain SM. Regional and systemic oxygen delivery/uptake relation and lactate flux in hyperdynamic, endotoxin-treated dogs. Am Rev Respir Dis 1992; 145:348–354.
12. Chattha G, Arieff AI, Cummings C, Tierney LM. Lactic acidosis complicating the acquired immunodeficiency syndrome. Ann Intern Med 1993: 118:37–39.
13. Campbell CH. The severe lactic acidosis of thiamine deficiency: acute, pernicious or fulminating beriberi. Lancet 1984; 1:446–449.
14. Bersin RM, Arieff AI. Primary lactic alkalosis. Am J Med 1988; 85:867–871.
15. Kruse JA, Zaidi SAJ, Carlson RW. Significance of blood lactate levels in critically ill patients with liver disease. Am J Med 1987; 83:77–82.
16. Brivet F, Bernadin M, Cherin P, et al. Hyerchloremic acidosis during grand mal seizure acidosis. Intensive Care Med 1994; 20:27–31.
17. Mountain RD, Heffner JE, Bracket NC, Sahn SA. Acid-base disturbances in acute asthma. Chest 1990; 98:651–655.
18. Iberti TS, Liebowitz AB, Papadakos PJ, et al. Low sensitivity of the anion gap as a screen to detect hyperlactatemia in critically ill patients. Crit Care Med 1990; 18:275–277.

Laktatazidose
19. Anonymous. The colon, the rumen, and D-lactic acidosis. Lancet 1990; 336:599–600 (editorial).
20. Thurn JR, Perpoint GL. Ludvigsen CW, Eckfeldt JH. D-lactate encephalopathy. Am J Med 1985; 79:717–720.
21. Bustos D, Ponse S, Pernas JC, et al. Fecal lactate and the short bowel syndrome. Dig Dis Sci 1994; 39:2315–2319.

Alkali-Therapie
22. Biebuyck JF. Sodium bicarbonate in the treatment of subtypes of acute lactic acidosis: physiologic considerations. Anesthesiology 1990; 72:1064–1076.
23. Sonnett J, Pagani FD, Baker LS, et al. Correction of intramyocardial hypercarbic acidosis with sodium bicarbonate. Circ Shock 1994; 42:163–173.
24. Mehta PM, Kloner RA. Effects of acid-base disturbance, septic shock, and calcium and phosphorous abnormalities on cardiovascular function. Crit Care Clin 1987; 3:747–758.
25. Gores GJ, Nieminen AL, Fleischman KE, et al. Extracellular acidosis delays onset of cell death in ATP-depleted hepatocytes. Am J Physiol 1988; 255:C315–C322.
26. Rose BD. Clinical physiology of acid-base and electrolyte disorders. 4th ed. New York: McGraw-Hill, 1994; 590.
27. Graf H, Arieff AI. The use of sodium bicarbonate in the therapy of organic acidoses. Intensive Care Med 1986; 12:286-288.
28. Comroe JH. Physiology of respiration. Chicago: Yearbook Medical Publishers, 1974; 203.
29. Rhee KY, Toro LO, McDonald GG, et al. Carbicarb, sodium bicarbonate, and sodium chloride in hypoxic lactic acidosis. Chest 1993; 104:913–918.
30. Benjamin E, Oropello JM, Abalos A, et al. Effects of acid-base correction on hemodynamics, oxygen dynamics, and resuscitability in severe canine hemorrhagic shock. Crit Care Med 1994; 22:1616–1623.
31. Rosenberg JM, Martin GB, Paradis NA, et al. The effect of CO_2 and non-CO_2-generating buffers on cerebral acidosis after cardiac arrest: a ^{31}P NMR study. Am Emerg Med 1989; 18:341–347.

Diabetische Ketoazidose
32. Umpierrez GE, Kitabachi AE. A rational approach to diagnosing diabetic ketoacidosis. J Crit Illness 1996; 11:428–432.
33. Holcombe BJ, Messick CR. Drug: lab interactions: implications for nutrition support. Nitr Clin Pract 1994; 9:196–198.
34. Fish LH. Diabetic ketoacidosis. Postgrad Med 1994; 96:75–96.
35. Brandt KR, Miles JM. Relationship between severity of hyperglycemia and metabolic acidosis in diabetic ketoacidosis. Mayo Clin Proc 1988; 63:1071–1074.
36. Gamblin GT, Ashburn RW, Kemp DG, Beuttel SC. Diabetic ketoacidosis presenting with a normal anion gap. Am J Med 1986; 80:759–760.

37. Umpierrez GE, Kitabachi AE. Management strategies for diabetic ketoacidosis. J Crit Illness 1996; 11:437–443.

Alkoholische Ketoazidose
38. Wrenn KD, Slovis CM, Minion GE, Rutkowsli R. The syndrome of alcoholic ketoacidosis. Am J Med 1991; 91:119–128.

38 METABOLISCHE ALKALOSE

Literaturempfehlungen
Rose BD. Clinical physiology of acid-base and electrolyte disorders. 4th ed. New York: McGraw-Hill, 1994.

Übersichtsartikel
1. Friedmann BS, Lumb PD. Prevention and management of metabolic alkalosis. J Intensive Care Med 1990; 5 (Suppl): S22–S27.
2. Rose BD. Metabolic alkalosis. In: Clinical physiology of acid-base and electrolyte disorders. 4th ed. New York: McGraw-Hill, 1994; 515–539.

Ausgewählte Literatur
3. Driscoll DF, Bistrain BR, Jenkins RL. Development of metabolic alkalosis after massive transfusion during orthotopic liver transplantation. Crit Care Med 1987; 15:905–908.
4. Javaheri S, Kazemi H. Metabolic alkalosis and hypoventilation in humans. Am Rev Respir Dis 1987; 136:1011–1016.
5. Marino PL. Brainstem chemoreception. Ann Arbor: University of Michigan Press, 1974.
6. Rastegar HR, Woods M, Harken AH. Respiratory alkalosis increases tissue oxygen demand. J Surg Res 1979; 26:687–692.
7. Whang R, Flink EB, Dyckner T, et al. Mg depletion as a cause of refractory potassium depletion. Arch Intern Med 1985; 145:1686–1689.
8. Brimioulle S, Vincent JL, Dufaye P, et al. Hydrochloric acid infusion for treatment of metabolic alkalosis: effects on acid-base balance and oxygenation. Crit Care Med 1985; 13: 738–742.
9. Jankauskas SJ, Gursel E, Antonenko DR. Chest wall necrosis secondary to hydrochloric acid use in the treatment of metabolic alkalosis. Crit Care Med 1989; 17:963–964.
10. Kopel R, Durbin CG. Pumonary artery catheter deterioration during hydrochloric infusion for the treatment of metabolic alkalosis. Crit Care Med 1989; 17:688–689.
11. Marik PE, Kussman BD, Lipman J, Kraus P. Acetazolamide in the treatment of metabolic alkalosis in critically ill patients. Heart Lung 1991; 20:455–458.

39 AKUTE OLIGURIE

Literaturempfehlungen
Bellomo R, ed. Acute renal failure. New horizons. Vol. 3, No. 4 Baltimore: Williams & Wilkins, 1995.

Übersichtsartikel
1. Thadani R, Pascual M, Bonventre JV. Acute renal failure. N Engl J Med 1996; 334:1148–1460 (153 Zitate).

Übersichten
2. Anderson RA. Prevention and management of acute renal failure. Hosp Pract 1993; 28:61–75.
3. Garella S. Drug-induced renal disease. Hosp Pract 1993; 28:129–140.
4. Zaloga GP, Hughes SS. Oliguria in patients with normal renal function. Anesthesiology 1990; 72:598–602.

5. Cockroft DW, Gault MN. Prediction of creatinine clearance from serum creatinine. Nephron 1976; 16:31–41.
6. Brivet FG, Kleinknecht DJ, Loirat P, et al. Acute renal failure in intensive care units: causes, outcome, and prognostic factors of hospital mortality: a prospective multicenter study. Crit Care Med 1996; 24:192–198.
7. Johnson JP, Rockaw MD. Sepsis or ischemia in experimental acute renal failure: what have we learned? New Horiz 1995; 308–614.

Unrinparameter
8. Steiner RW. Interpreting the fractional excretion of sodium. Am J Med 1984; 77:699–702.

Low-dose-Dopamin
9. Bersten AD, Holt AW. Vasoactive drugs and the importance of renal perfusion pressure. New Horiz 1995; 3:650–661.
10. Marik PE. Low-dose dopamine in critically ill oliguric patients. Heart Lung 1993; 22: 171–175.
11. Chertow GM, Sayegh MH. Allgren RL, Lazarus JM. Is the administration of dopamine associated with adverse or favorable outcomes in acute renal failure? Am J Med 1996; 1:49–53.
12. Thompson BT, Cockrill BA. Renal-dose dopamine: a Siren song? Lancet 1994; 344:7–8.

Furosemid
13. Brater DC, Anderson SA, Brown-Cartwright D. Response to furosemide in chronic renal insufficiency: rationale for limited doses. Clin Pharmacol Ther 1986; 40:134–139.
14. Martin SJ, Danzinger LH. Continuous infusion of loop diuretics in the critically ill: a review of the literature. Crit Care Med 1994; 22:1323–1329.

Nierenerkrankungen
15. Wish JB, Moritz CE. Preventing radiocontrast-induced acute renal failure. J Crit Illness 1990; 5:16–31.
16. Hock R, Anderson RJ. Prevention of drug-induced nephrotoxicity in the intensive care unit. J Crit Care 1995; 10:33–43.
17. Ten RM, Torres VE, Millner DS, et al. Acute interstitial nephritis. Mayo Clin Proc 1988; 3:921–930.
18. Curry SC, Chang D, Connor D. Drug and toxin-induced rhabdomyolysis. Ann Emerg Med 1989; 18:1069–1084.

Hämofiltration
19. Ronco C, Barbacini S, Digito A, Zoccali G. Achievements and new directions in continuous renal replacement therapy. New Horiz 1995; 3:708–716.
20. Merrill RH. Techniques of continuous arteriovenous hemofiltration and hemodialysis. J Crit Illness 1991; 6:381–387.
21. Vincent J-L, Tielemans C. Continuous hemofiltration in severe sepsis: is it beneficial? J Crit Care 1995; 10:27–32.

40 HYPERTONE UND HYPOTONE SYNDROME

Literaturempfehlungen
Rose BD. Clinical physiology of acid-base and electrolyte disorders. 4th ed. New York: McGraw-Hill, 1994.

Übersichtsartikel
1. Marino PL, Krasner J, O'Moore P. Fluid and electrolyte expert. Philadelphia: WB Saunders, 1987 (software).
2. Oh MS, Carroll HJ. Disorders of sodium netabolism: hypernatremia and hyponatremia. Crit Care Med 1992; 20:94–103 (34 Zitate).

Grundlagen

3. Rose BD. The total body water and the plasma sodium concentration. In: Clinical physiology of acid-base and electrolyte disorders. 4th ed. New York: McGraw-Hill, 1994; 219-234.
4. Sklar AK, Linas SL. The osmolal gap in renal failure. Ann Intern Med 1983; 98:481-482.

Hypernatriämie

5. Geheb M. Clinical approach to the hyperosmolar patient. Crit Care Clin 1987; 5:797-815.
6. Arieff AI. Ayus JC. Strategies for diagnosing and managing hypernatremic encephalopathy. J Crit Illness 1996; 11:720-727.
7. Blevins LS, Wand GS. Diabetes insipidus. Crit Care Med 1992; 20:69-79.
8. Moder KG, Hurley DL. Fatal hypernatremia from exogenous salt intake: report of a case and review of the literature. Mayo Clin Proc 1990; 65:1587-1594.

Hyperglykämie

9. Rose BD. Hyperosmolal states: hyperglycemia. In Clinical physiology of acid-base and electrolyte disorders. 4th ed. New York: McGraw-Hill, 1994; 737-762.
10. Moran SM, Jamison RL. The variable hyponatremic response to hyperglycemia. West J Med 1985; 142:49-53.

Hyponatriämie

11. Terzian C, Frye EB, Piotrowski ZH. Admission hyponatremia in the elderly. J Gen Intern Med 1994, 9:89-91.
12. Ayus JC, Wheeler JM, Arieff AI. Postoperative hyponatremic encephalopathy in menstruant women. Ann Intern Med 1992; 117:891-897.
13. Tang WW, Kaptien EM, Feinstein EI, Massry SG. Hyponatremia in hospitalized patients with the acquired immunodeficiency syndrome (AIDS) and the AIDS-related complex. Am J Med 1993; 94:169-174.
14. Weisberg LS. Pseudohyponatremia: a reappraisal. Am J Med 1988; 86:315-318.
15. Schrier RW, Briner VA. The differential diagnosis of hyponatremia. Hosp Pract 1990; 25:29-37.
16. Ayus JC, Arieff AI. Symptomatic hyponatremia: making the diagnosis rapidly. J Crit Illness 1990; 5:846-856.
17. Arieff AI, Ayus JC. Pathogenesis of hyponatremic encephalopathy. Chest 1993; 103:607-610.
18. Ayus JC, Arieff AI. Pulmonary complications of hyponatremic encephalopathy: noncardiogenic pulmonary edema and hypercapnic respiratory failure. Chest 1995; 107:517-521.
19. Bruner JE, Redmond JM, Haggar AM, et al. Central pontine myelinolysis and pontine lesions after rapid correction of hyponatremia: a prospective magnetic resonance imaging study. Ann Neurol 1990; 27:61-66.

41 KALIUM

Literaturempfehlungen

Androgue HJ, Wesson DE. Potassium. Boston: Blackwell Scientific, 1994.

Kaliumverteilung

1. Rose BD. Potassium homeostasis. In: Clinical physiology of acid-base and electrolyte disorders, 4th ed. New York: McGraw-Hill, 1994; 346-376.
2. Brown RS. Extrarenal potassium homeostasis. Kidney Int 1986; 30:116-127.
3. Sterns RH, Cox M, Feig PU, Singer I. Internal potassium balance and the control of the plasma potassium balance. Medicine 1981; 60:339-351.

Hypokaliämie

4. Freedman BI, Burkhart JM. Hypokalemia. Crit Care Clin 1991; 7:143-153.
5. Bodenhammer J, Bergstrom R, Brown D, et al. Frequently nebulized beta-agonists for asthma: effects on serum electrolytes. Ann Ernerg Med 1992; 21:1337-1342.

6. Lipworth BJ, McDevitt DG, Struthers AD. Prior treatment with diuretic augments the hypokalemic and electrocardiographic effects of inhaled albuterol. Am J Med 1989; 86:653–657.
7. Androgue HJ, Madias NE. Changes in plasma potassium concentration during acute acid-base changes. Am J Med 1981; 71:456–467.
8. Schaller MD, Fischer AP, Perret CH. Hyperkalemia: a prognostic factor during acute, severe hypothermia. JAMA 1990; 264:1842–1845.
9. Salem M, Munoz R, Chernow B. Hypomagnesemia in critical illness. Crit Care Clin 1991; 7:225–252.
10. Flakeb G, Villarread D, Chapman D. Is hypokalemia a cause of ventricular arrhythmias? J Crit Illness 1986; 1:66–74.
11. Stanaszek WF, Romankiewicz JA. Current approaches to management of potassium deficiency. Drug Intell Clin Pharmacol 1985; 19:176–184.
12. Trissel LA. Handbook on injectable drugs. 8th ed. Bethesda, MD: American Society for Hospital Pharmacists, 1994; 886–902.
13. Kruse JA, Carlson RW. Rapid correction of hypokalemia using concentrated intravenous potassium chloride infusions. Arch Intern Med 1990; 150:613–617.
14. Whang R, Flink EB, Dyckner T, et al. Mg depletion as a cause of refractory potassium depletion. Arch Intern Med 1985; 145:1686–1689.

Hyperkaliämie
15. Williams ME. Hyperkalemia. Crit Care Clin 1991; 7:155-174.
16. Rimmer JM, Horn JF, Gennari FJ. Hyperkalemia as a complication of drug therapy. Arch Intern Med 1987; 147:867–869.
17. Don BR, Sebastian A, Cheitlin M, et al. Pseudohyperkalemia caused by fist clenching during phlebotomy. N Engl J Med 1990; 322:1290–1293.
18. Burger GA, Howard R. Acidosis and [K+]. Anesth Analg 1993; 76:680.
19. Orringer CE, Eustace JC, Wunsch CD, Gardner LB. Natural history of lactic acidosis after grand-mal seizure. N Engl J Med 1977; 297:796–799.
20. Medbo JL, Sejersted OM. Plasma potassium changes with high intensity exercise. J Physiol 1990; 42:105–122.
21. Williams ME, Rosa RM. Hyperkalemia: disorders of internal and external potassium balance. J Intensive Care Med 1988; 3:52–64.
22. Oster JR, Singer I, Fishman LM. Heparin-induced aldosterone suppression and hyperkalemia. Am J Med 1995; 98:575–586.
23. Greenberg S, Reiser JW, Chou SY, Porush JG. Trimethoprim-sulfamethoxazole induces reversible hyperkalemia. Ann Intern Med 1993; 119:291–295.
24. Peltz S, Hashmi S. Pentamidine-induced severe hyperkalemia. Am J Med 1989; 87:698–699.
25. Michael JM, Dorner I, Burns D, et al. Potassium load in CPD-preserved whole blood and two types of packed red cells. Transfusion 1975; 15:144-149.
26. Dreyfuss D, Jondeau G, Couturier R, et al. Tall T waves during metabolic acidosis without hyperkalemia: a prospective study. Crit Care Med 1989; 17:404–408.
27. Blumberg A, Weidmann P, Gnadinger M. Effect of various therapeutic approaches on plasma potassium and major regulatig factors in terminal renal failure. Am J Med 1988; 85:507–512.

42 MAGNESIUM

Weiterführende Literatur
1. Elin RJ. Magnesium metabolism in health and disease. Dia Mon 1988; 34:161–219 (238 Zitate).
2. White RE, Hartzell HO. Magnesium ions in cardiac function. Biochem Pharmacol 1989; 38:859–867 (109 Zitate).
3. McLean RM. Magnesium and its therapeutic uses: a review. Am J Med 1994; 96: 63–76 (130 Zitate).

4. Marino PL. Calcium and magnesium in critical illness: a practical approach. In: Sivak ED, Higgins TL, Seiver A, eds. The high risk patient: management of the critically ill. Baltimore: Williams & Wilkins, 1995; 1183–1195 (87 Zitate).

Magnesiumgleichgewicht
5. Reinhart RA. Magnesium metabolism: a review with special reference to the relationship between intracellular content and serum levels. Arch Intern Med 1988; 148:2415–2420.
6. Elin RJ. Assessment of magnesium status. Clin Chem 1987; 33:1965–1970.
7. Lowenstein FW, Stanton MF. Serum magnesium levels in the United States 1971–1974. J Am Coll Nutr 1986; 5:399–414.
8. Kroll MH, Elin RJ. Relationship between magnesium and protein concentrations in serum. Clin Chem 1985; 31:244–246.
9. Alvarez-Lefmans FJ, Giraldez F, Gamino SM. Intracellular free magnesium in excitable cells: ist measurement and its biologic significance. Can J Physiol Pharmacol 1987; 65:915–925.
10. Munoz R, Khilnani P, Salem M, et al. Ionized hypomagnesemia: a frequent problem in critically ill neonates. Crit Care Med 1991; 19: S48.
11. Shils ME. Experimental human magnesium depletion. Medicine 1969; 48:61–82.

Magnesiummangel
Übersichtsartikel
12. Salem M, Munoz R, Chernow B. Hypomagnesemia in critical illness. Crit Care Clin 1991; 7:225–252 (154 Zitate).
13. Reinhart RA. Magnesium deficiency: recognition and treatment in the emergency medicine setting. Am J Emerg Med 1992; 10:78–83.
14. Whang RW, Hampton EM, Whang DD. Magnesium homeostasis and clinical disorders of magnesium deficiency. Ann Pharmacother 1994; 28:220–225 (66 Zitate).

Häufigkeit
15. Whang R, Ryder KW. Frequency of hypomagnesemia and hypermagnesemia: requested vs. routine. JAMA 1990; 263:3063–3064.
16. Martin BJ, Black J, McLelland AS. Hypomagnesemia in elderly hospital admissions: a study of clinical significance. Q J Med 1991; 78:177–184.
17. Rubeiz GJ, Thill-Baharozian M, Hardie D, Carlson RW. Association of hypomagnesemia with mortality in acutely ill medical patients. Crit Care Med 1993; 21:203–209.
18. Ryzen E, Wagers PW, Singer FR, Rude PK. Magnesium deficiency in a medical ICU population. Crit Care Med 1985; 13:19–21.
19. Chernow B, Bamberger S, Stoiko M, et al. Hypomagnesemia in patients in postoperative intensive care. Chest 1989; 95: 391–397.
20. Whang R. Magnesium deficiency: pathogenesis, prevalence, and clinical implications. Am J Med 1987; 82 (3A): 24–29.

Prädisponierende Faktoren
21. Dykner T, Wester PO. Potassium/magnesium depletion in patients with cardiovascular disease. Am J Med 1987; 82 (Suppl 3A): 11–17.
22. Hollifield JW. Thiazide treatment of systemic hypertension: effects on serum magnesium and ventricular ectopic activity. Am J Med 1989; 63:22G–25G.
23. Ryan MP. Diuretics and potassium/magnesium depletion. Am J Med 1987; 82 (Suppl 3A): 38–47.
24. Shah GM, Kirschenbaum MA. Renal magnesium wasting associated with therapeutic agents. Miner Electrolyte Metab 1991; 17:58–64.
25. Zaloga G, Chernow B, Pock A, et al. Hypomagnesemia is a common complication of aminoglycoside therapy. Surg Gynecol Obstet 1984; 158:561–564.
26. Whang R, Oci TO, Watawabe A. Frequency of hypomagnesemia in hospitalized patients receiving digitalis. Arch Int Med 1985; 145:655–656.
27. Whyte K, Addis GJ, Whitesmith R, Reid JL. Adrenergic control of plasma magnesium in man. Clin Sci 1987; 72:135–138.

28. Ashraf M, Scotchel PL, Krall JM, et al. Cis-platinum-induced hypomagnesemia and peripheral neuropathy. Gynecol Oncol 1983; 16:309–318.
29. Thompson CB, June CH, Sullied KM, Themes ED. Association between cyclosporin neurotoxicity and hypomagnesemia. Lancet 1984; ii:1116–1120.
30. Balesteri FJ. Magnesium metabolism in the critically ill. Crit Care Clin 1985; 5:217–226.
31. Martin HE. Clinical magnesium deficiency. Ann N Y Acad Sci 1969; 162:891–903.
32. Dyckner T, Ek B, Nyhlin H, Wester PO. Aggravation of thiamine deficiency by magnesium depletion. Acta Med Scand 1985; 218:129–131.
33. Kassirer JP, Hrick DE, Cohen JJ. Repairing body fluids: principles and practice. Philadelphia: WB Saunders, 1989; 118–129.
34. Sjogren A, Floren CH, Nilsson A. Magnesium deficiency in IDDM related to level of glycosylated hemoglobin. Diabetes 1986; 35:459–463.
35. Lau K. Magnesium metabolism: normal and abnormal. In: Arieff AI, DeFronzo RA, eds. Fluids, electrolytes, and acid-base disorders. New York: Churchill Livingstone. 1985; 575–623.
36. Abraham AS, Rosenmann D, Kramer M, et al. Magnesium in the prevention of lethal arrhythmias in acute myocardial infarction. Arch Intern Med 1987; 147:753–755.

Klinische Symptome
37. Whang R, Oei TO, Aikawa JK, et al. Predictors of clinical hypomagnesemia. Arch Intern Med 1984; 144:1794–1796.
38. Anast CS, Winnacker JL, Forte LR. Impaired release of parathyroid hormone in magnesium deficiency. J Clin Endocrinol Metab 1976; 42:707–717.
39. Rude RK, Oldham SB, Singer FR. Functional hypoparathyroidism and parathyroid hormone end-organ resistance in human magnesium deficiency. Clin Endocrinol 1976; 5:209–224.
40. Graber ML, Schulman G. Hypomagnesemic hypocalcemia independent of parathyroid hormone. Ann Intern Med 1986; 104:804–805.
41. Dominiquez JH, Gray RW, Lemann J Jr. Dietary phosphate deprivation in women and men: effects on mineral and acid balances, parathyroid hormone and metabolism of 25-OH-vitamin D. J Clin Endocrinol Metab 1976; 43:1056–1068.
42. Cohen L, Kitzes R. Magnesium sulfate and digitalis-toxic arrhythmias. JAMA 1983; 249:2808–2810.
43. French JH, Thomas RG, Sikind AP, et al. Magnesium therapy in massive digoxin intoxication. Ann Emerg Med 1984: 13:562–566.
44. Tsivoni DT, Keren A. Suppression of ventricular arrhythmias by magnesium. Am J Cardiol 1990; 65:1397–1399.
45. Langley WF, Mann D. Central nervous system magnesium deficiency. Arch Intern Med 1991; 151:593–596.

Diagnose
46. Fleming CR, George L, Stoner GL, et al. The importance of urinary magnesium levels in patients with gut failure. Mayo Clin Proc 1996; 71:21–24.
47. Rasmussen HS, McNair P, Goransson L, et al. Magnesium deficiency in patients with ischemic heart disease with and without acute myocardial infarction uncovered by an intravenous loading test. Arch Intern Med 1988; 148:329–332.
48. Clague JE, Edwards RHT, Jackson MJ. Intravenous magnesium loading in chronic fatigue syndrome. Lancet 1992; 340:124–125.

Magnesiumsubstitutionstherapie
49. Dipalma JR. Magnesium replacement therapy. Am Fam Physician 1990; 42:173–176.
50. Trissel LA. Handbook on injectable drugs. 8th ed. Bethesda, MD: American Society of Hospital Pharmacists, 1994; 633–639.
51. Oster JR, Epstein M. Management of magnesium depletion. Am J Nephrol 1988; 8:349–354.

Magnesiumkumulation
52. Van Hook JW. Hypermagnesemia. Crit Care Clin 1991; 7:215–223.
53. Iseri LT, French JH. Magnesium: nature's physiologic calcium blocker. Am Heart J 1984; 108:188–193.

43 KALZIUM UND PHOSPHAT

Weiterführende Literatur
1. Zaloga GP, Chernow B. Divalent cations: calcium, magnesium and phosphorus. In: Chernow B, ed. The pharmacologic approach to the critically ill patient. 3rd ed. Baltimore: Williams & Wilkins, 1994; 777–804 (190 Zitate).

Kalzium: Übersichtsartikel
2. Marino PL. Calcium and magnesium in serious illness: a practical approach. In: Sivak ED, Higgins TL, Seiver A, eds. The high risk patient: management of the critically ill. Baltimore: Williams & Wilkins, 1995; 1183–1195 (87 Zitate).
3. Smith JB. Calcium homeostasis in smooth muscle. New Horiz 1996; 4:2–18 (137 Zitate).

Plasmakalzium
4. Weaver CA. Assessing calcium status and matabolism. J Nutr 1990; 120 (Suppl 11): 1470–1473.
5. Foreman DT, Lorenzo L. Ionized calcium: it's significance and clinical usefulness. Ann Clin Lab Sci 1991; 21:297–304.
6. Cagir B, Walsh CB, Mahoney WD, Herz BL. Hypocalcemia in surgical critical care patients: measurements of ionized calcium. Contemp Surg 1994; 45:71–78.

Hypokalzämie
7. Zaloga GP. Hypocalcemia in critically ill patients. Crit Car Med 1992; 20:251–262.
8. Desai TK, Carlson RW, Geheb MA. Prevalence and clinical implications of hypocalcemia in acutely ill patients in a medical intensive care setting. Am J Med 1988; 84:209–214.
9. Burchard KW, Simms H, Robinson A, et al. Hypocalcemia during sepsis. Arch Surg 1992; 127:265–272.
10. Steinberg W, Tenner S. Acute pancreatitis. N Engl J Med 1994; 330:1198–1210.
11. Trissel LA. Handbook of injectable drugs. 8th ed. Bethesda, MD: American Society of Hospital Pharmacists, 1994; 134–148.
12. Shapiro MJ, Mistry M. Calcium regulation and nonprotective properties of calcium in surgical ischemia. New Horiz 1995; 4:134–138.
13. Trump BF, Berezesky IK. Calcium-mediated cell injury and cell death. New Horiz 1995; 4:139–150.

Hyperkalzämie
14. Shek CC, Natkunam A, Tsang V, et al. Incidence, causes and mechanism of hypercalcemia in a hospital population in Hong Kong. Q J Med 1990; 77:1277–1285.
15. Mundy GR. Evaluation and treatment of hypercalcemia. Hosp Pract 1994; 29:79–86.
16. Bilezikian JP. Management of acute hypercalcemia. N Engl J Med 1992; 326:1196–1203.

Phosphat: Übersichtsartikel
17. Peppers M, Geheb M, Desai T. Hypophosphatemia and hyperphosphatemia. Crit Care Clin 1991; 7:201–214 (64 Zitate).

Hypophosphatämie
18. Brown GR, Greenwood JK. Drug- and nutrition-induced hypophosphatemia: mechanism and relevance in the critically ill. Ann Pharmacother 1994; 28:626–632.
19. Halery (J, Bulvik S. Severe hypophosphatemia in hospitalized patients. Arch Intern Med 1988; 148:153–155.
20. Solomon SM, Kirby DF. The refeeding syndrome: a review. J Parenter Enteral Nutr 1990; 14:90–97.

21. Bodenhamer J, Berstrom R, Brown D, et al. Frequently nebulized beta-agonists for asthma: effects on serum electrolytes. Ann Emerg Med 1992; 21:1337–1342.
22. Miller SJ, Simpson J. Medication-nutrient interactions: hypophosphatemia associated with sucralfate in the intensive care unit. Nutr Clin Pract 1991; 6:199–201.
23. King AL, Sica DA, Miller G, Pierpaoli S. Severe hypophosphatemia in a general hospital population. South Med J 1987; 80:831–835.
24. Davis SV, Olichwier KK, Chakko SC. Reversible depression of myocardial performance in hypophosphatemia. Am J Med Sci 1988; 295:183–187.
25. Singhal PC, Kumar A, Desroches L, et al. Prevalence and predictors of rhabdomyolysis in patients with hypophosphatemia. Am J Med 1992; 92:458–464.
26. Agusti AG, Torres A, Estopa R, Agusti-Vidal A. Hypophosphatemia as a cause of failed weaning: the importance of metabolic factors. Crit Care Med 1984; 12:142–143.
27. Gravelyn TR, Brophy N, Siegert C, Peters-Golden M. Hypophosphatemia-associated respiratory muscle weakness in a general inpatient population. Am J Med 1988; 84:870–875.

44 TRANSFUSION VON ERYTHROZYTEN

Konsensuskonferenz
1. Consensus Conference on Perioperative Red Blood Cell Transfusion. JAMA 1988; 260:2700–2702.
2. Practice strategies for elective red blood cell transfusion. A Clinical Practice Guideline from the American College of Physicians. Ann Intern Med 1992; 116:403–406.

Übersichtsartikel
3. Robertie PG, Gravlee GP. Safe limits of isovolemic hemodilution and recommendations for erythrocyte transfusions. Int Anesthesiol Clin 1990, 28:197–204 (54 Zitate).
4. Welch HG, Meehan KR, Goodnough LT. Prudent strategies for elective red blood cell transfusion. Ann Intern Med 1992; 116:393–402 (120 Zitate).
5. Spence RK, Cernaianu AC, Carson J, DelRossi AJ. Transfusion and surgery. Curr Probl Surg 1993; 30:1101–1192 (212 Zitate).

Messung der Anämie
6. Jones JG, Holland BM, Wardrop CAJ. Total circulating red cells versus hematocrit as a primary descriptor of oxygen transport by the blood. Br J Hematol 1990; 76:228–232.
7. Cordts PR, LaMorte WW, Fisher JB, et al. Poor predictive value of hematocrit and hemodynamic parameters for erythrocyte deficits after extensive elective vascular operations. Surg Gynecol Obstet 1992; 175:243–248.

Auswirkungen einer Anämie
8. Brannon ES, Merril AJ, Warren JV, Stead EA Jr. Cardiac output in patients with chronic anemia as measured by the technique of right heart catheterization. J Clin Invest 1945; 24:332–337.
9. Duke M, Abelmann WH. The hemodynamic response to chronic anemia. Circulation 1969; 39:503–515.
10. Rosen AL, Gould S, Sehgal LR, et al. Cardiac output response to extreme hemodilution with hemoglobin solutions of various P_{50} values. Crit Care Med 1979; 7:380–382.
11. Fontana JL, Welborn L, Mongan PD, et al. Oxygen consumption and cardiovascular function in children during profound intraoperative normovolemic hemodilution. Anesth Analg 1995; 80:219–225.
12. Messmer K. Therapeutic threshold values for acute alterations in hemoglobin concentration. In: Zander R, Mertzlufft F, eds. The oxygen status of arterial blood, Basel, Switzerland: Karger Publishers, 1991; 167–173.
13. Levine E, Rosen A, Seghal L, et al. Physiologic effects of acute anemia: implications for a reduced transfusion trigger. Transfusion 1990; 30:11–14.

Transfusionstrigger

14. Wilkerson DK, Rosen AL, Gould SA, et al. Oxygen extraction ratio: a valid indicator of myocardial metabolism in anemia. J Surg Res 1987; 42: 629–634.
15. Levy PS, Chavez RP, Crytal GJ, et al. Oxygen extraction ratio: a valid indicator of transfusion need in limited coronary vascular reserve? J Trauma 1992; 32:769–774.

Effektivität von Erythrozytentransfusionen

16. Sha DM, Gottlieb M, Rahm R, et al. Failure of red cell transfusions to increase oxygen transport or mixed venous P_{O_2} in injured patients. J Trauma 1982; 22:741–746.
17. Silverman H, Tuma P. Gastric tonometry in patients with sepsis: effects of dobutamine and packed red cell transfusions. Chest 1992; 102:184–188.
18. Marik PE, Sibbald W. Effect of stored-blood transfusion on oxygen delivery in patients with sepsis. JAMA 1993: 269:3024–3029.
19. Robbins JM, Keating K, Orlando R, Yeston N. Effects of blood transfusion on oxygen delivery and consumption in critically ill surgical patients. Contemp Surg 1993; 43:281–285.

Erythrozytenpräparate

20. American Association of Blood Banks Technical Manual. 10th ed. Arlington, VA: American Association of Blood Banks, 1990; 37–58, 635–637.
21. Davies SC. Transfusion of red cells. In: Contreras M, ed. ABC of transfusion. London: British Medical Journal 1990; 9–13.

Transfusion von Erythrozytenpräparaten

22. Dula DJ, Muller A, Donovan SW. Flow rate variance of commonly used IV infusion techniques. J Trauma 1981; 21:480–482.
23. Blood Transfusion Practice. In: American Association of Blood Banks Technical Manual. 10th ed. Arlington, VA: American Association of Blood Banks, 1990; 341–375.
24. Kruskall MS, Bergen JJ, Klein HG, et al. Transfusion therapy in ermergency medicine. Ann Emerg Med 1988; 17: 327–335.
25. Iserson KV, Huestis DW. Blood warming: current applications and techniques. Transfusion 1991; 31:558–571.
26. Uhl L, Pacini D. Kruskall MS. A comparative study of blood warmer performance. Anesthesiol 1992; 77:1022–1028.

Risiken homologer Transfusionen

27. Seyfried H, Walewska I. Immune hemolytic transfusion reactions. World J Surg 1987; 11:25–29.
28. Gloe D. Common reactions to transfusions. Heart Lung 1991; 20:506–512.
29. Nicholls MD. Transfusion: morbidity and mortality. Anesth Intensive Care 1993; 21:15–19.
30. Schreiber GB, Busch MP, Akinman S, et al. The risk of transfusion-transmitted viral infections. N Engl J Med 1996; 334:1685–1690.
31. Klein HG. New insights into the management of anemia in the surgical patient. Am J Med 1996; 101 (Suppl 2A):12S–15S.
32. Gottlieb T. Hazards of bacterial contamination of blood products. Anesth Intensive Care 1993; 21:20–23.
33. Isbister JP. Adverse reactions to plasma and plasma components. Anesth Intensive Care 1993; 21:31–38.
34. Gans ROB, Duurkens VAM, van Zundert AA, et al. Transfusion-related acute lung injury. Intensive Care Med 1988; 14:651–657.

Autologe Transfusion

35. Ereth MH, Oliver WC Jr, Santrach PJ. Perioperative interventions to decrease transfusion of allogenic blood products. Mayo Clin Proc 1994; 69:575–586.
36. Bull BS, Bull MH. The salvaged blood syndrome: a sequel to mechanochemical activation of platelets and leukocytes? Blood Cells 1990; 16:5–20.
37. Ward HB, Smith RR, Landis KP, et al. Prospective, randomized trial of autotransfusion after routine cardiac operations. Ann Thorac Surg 1993; 56:137–141.

38. Roberts SR, Early G, Brown B, et al. Autotransfusion of unwashed mediastinal shed blood fails to decrease banked blood requirements in patients undergoing aortocoronary bypass surgery. Am J Surg 1991; 162:477–480.
39. Harbison S, Chung S, Kucick B, Marino PL. Leukocyte disruption and elastase release in autotransfused blood. Crit Care Med 1989; 17:S42.

Literaturempfehlungen

Anderson KC, Ness P. Scientific basis of transfusion medicine: implications for clinical practice. Philadelphia: WB Saunders, 1994.

Blood: Bearer of life and death: New ways to fight diseases caused by faults in the bloodstream. A report from the Howard Hughes Medical Institute. Chevy Chase, MD: Howard Hughes Medical Institute, 1993.

Contreras M, ed. ABC of transfusion. London: British Medical Journal, 1990.

Gravlee GP, ed. Blood conservation. Int Anesthesiol Clin 1990; 28:183–243.

Hillman RS, Pinch CA. Red cell manual. 6th ed. Philadelphia: FA Davis, 1992.

Spence RK, ed. New insights into the management of anemia in the surgical patient. Am J Med 1996; 101 (Suppl 2A): 1S–44S.

45 STÖRUNGEN DER THROMBOZYTEN UND DEREN SUBSTITUTION

Richtlinien für die klinische Praxis

1. College of American Pathologists, Administration Practice Guidelines Development Task Force. Fresh frozen plasma, cryoprecipitate, and platelets. JAMA 1994; 271:777–781.

Übersichtsartikel

2. Rintels PB, Kenney RM, Cowley JP. Therapeutic support of the patient with thrombocytopenia. Hematol Oncol Clin North Am 1994; 8:1131–1157.
3. Machin SJ, Kelsey H, Seghatchian MJ. Platelet transfusion. Thromb Haemost 1995; 74:246–252.
4. Chang JC. Postoperative thrombocytopenia with etiologic, diagnostic, and therapeutic considerations. Am J Med Sci 1996; 311:96–105.

Thrombozyten und Hämostase

5. Tomer A, Harker LA. Megakaryocytopoiesis and platelet kinetics. In: Rossi EC, Simon TL, Moss GS, eds. Principles of transfusion therapy. Baltimore, Williams & Wilkins, 1991; 167–179.
6. American Association of Blood Banks Technical Manual. 10th ed. Arlington, VA: American Association of Blood Banks, 1990; 649.
7. Beutler E. Platelet transfusions: the 20,000 per microliter trigger. Blood 1993; 81:1411–1413.
8. Beutler E. Commentary. Abstr Clin Care Guidelines 1994; 6:4.
9. Rodgers RP, Levin J. A critical reappraisal of the bleeding time. Semin Thromb Hemost 1990; 16:1–20.

Thrombozytopenie

10. Baughman RP, Lower EF, Flessa HC, Tollerud DJ. Thrombocytopenia in the intensive care unit. Chest 1993; 104:1243–1247.
11. Aster RH. Heparin-induced thrombocytopenia and thrombosis. N Engl J Med 1995; 332:1374–1376.
12. Warkentin TE, Kelton JG. A 14-year study of heparin-induced thrombocytopenia. Am J Med 1996; 101:502–507.
13. Laster J, Silver D. Heparin-coated catheters and heparin-induced thrombocytopenia. J Vasc Surg 1988; 7:667–672.
14. Warkentin TE, Levine MN, Hirsh J, et al. Heparin-induced thrombocytopenia in patients treated with low-molecular-weight heparin or unfractionated heparin. N Engl J Med 1995; 332:1330–1335.

15. Warkentin TE, Hirsh J, Kelton JG. Heparin-induced thrombocytopenia. N Engl J Med 1995; 333:1007.
16. Dieck JA, Rizo-Patron C, Unisa A, et al. A new manifestation and treatment alternative for heparin-induced thrombosis. Chest 1990; 98:1524–1526.
17. Doweiko JP, Croopman JE. Hematologic consequences of HIV infection. In: Broder S, Merigan TC, Bolognesi D, eds. Textbook of AIDS medicine. Baltimore: Williams & Wilkins, 1994; 617–628.
18. Bell WR. The pathophysiology of disseminated intravascular coagulation. Semin Hematol 1994; 31 (Suppl 1):19–24.
19. Bovill EG. Laboratory diagnosis of disseminated intravascular coagulation. Semin Hematol 1994; 31(Suppl 1): 35–39.
20. Clark J, Rubin RN. A practical approach to managing disseminated intravascular coagulation. J Crit Illness 1994; 9:265–280.
21. Fourrier F, Chopin C, Huart J-J, et al. Donble-blind, placebo-controlled trial of antithrombin II concentrates in septic shock with disseminated intravascular coagulation. Chest 1993; 104:882–888.
22. Rock GA, Shumack KH, Burkard NA, et al. Comparison of plasma exchange with plasma infusion in the treatment of thrombotic thrombocytopenia purpura. N Engl J Med 1991; 325:393–397.
23. Hayward CP, Sutton DMC, Carter WH Jr, et al. Treatment outcomes in patients with adult thrombotic thrombocytopenic purpura-hemolytic uremic syndrome. Arch Intern Med 1994; 154:982–987.
24. Reiner A, Kickler TS, Bell W. How to administer massive transfusions effectively. J Crit Illness 1987; 2:15–24.
25. Heffner JE. What caused post-op thrombocytopenia in this 82-year-old man? J Crit Illness 1996; 11:666–671.

Thrombozytenfunktionsstörungen
26. George JN, Shattil SJ. The clinical importance of acquired abnormalities of platelet function. N Engl J Med 1991; 324:27–39.
27. Mohr R, Goor DA, Lusky A, Lavee J. Aprotinin prevents cardiopulmonary bypass-induced platelet dysfunction. Circulation 1992; 86 (Suppl II): 405–409.
28. Lemmer JH Jr, Stanford W, Bonney S, et al. Aprotinin for coronary bypass operations: efficacy, safety, and influence on early saphenous vein graft patency. J Thorac Cardiovasc Surg 1994; 107:543–553.
29. Murkin JM, Lux J, Shannon NA, et al. Aprotinin significantly decreases bleeding and transfusion requirements in patients receiving aspirin and undergoing cardiac operations. J Thorac Cardiovasc Surg 1994; 107:554–561.

Thrombozytentransfusion
30. Simon TL. Platelet transfusion therapy. In: Rossi EC, Simon TL, Moss GS, eds. Principles of transfusion medicine. Baltimore: Williams & Wilkins, 1991; 219–222.
31. Heddle NM, Klama L, Singer J, et al. The role of the plasma from platelet concentrates in transfusion reactions. N Engl J Med 1994; 331:625–628.

46 NAHRUNGS- UND ENERGIEBEDARF

Übersichtsartikel
1. Mandt JM, Teasley-Strausberg KM, Shronts EP, Nutritional requirements. In: Teasley-Strausberg KM, ed. Nutrition support handbook. Cincinnati, OH: Harvey-Whitney Books, 1992; 19–36 (61 Zitate).
2. McClave SA, Snider HL. Use of indirect calorimetry in clinical nutrition. Nutr Clin Pract 1992; 7:207–221 (83 Zitate).
3. Dark DS, Pingleton SK. Nutrition and nutritional support in critically ill patients. J Intensive Care Med 1993; 8:16–33 (163 Zitate).

Täglicher Energiebedarf
4. Harris JA, Benedict FG. A biometric study of basal metabolism in man. Washington, DC: Carnegie Institute of Washington, Publication 279, 1919.
5. Paauw JD, McCarnish MA, Dean RE, Ouelette TR. Assessment of caloric needs in stressed patients. J Am Coll Nutr 1984; 3:51–59.
6. Mann S, Westenskow DR, Houtchens BA. Measured and predicted caloric expenditure in the acutely ill. Crit Care Med 1985; 13:173–177.
7. Weissman C, Kemper M, Askanazi J, et al. Resting metabolic rate of the critically ill patient: measured versus predicted. Anesthesiology 1986; 64:673–679.
8. Makk LJK, McClave SA, Creech PW. Clinical application of the metabolic cart to the delivery of total parenteral nutrition. Crit Care Med 1990; 18:1320–1327.
9. Burzstein S, Saphar P, Singer P, Elwyn DH. A mathematical analysis of indirect calorimetry measurements in critically ill patients. Am J Clin Nutr 1989; 50:227–230.
10. Weir JB de V. New methods for calculating metabolic rate with special reference to protein metabolism. J Physiol 1949; 109:1–9.
11. Westenskow DR, Schipke CA, Raymond IL, et al. Calculation of metabolic expenditure and substrate utilization from gas exchange measurements. J Parent Ent Nutr 1988; 12: 20–24.
12. Cunningham JJ. Calculation of energy expenditure from indirect calorimetry: assessment of the Weir equation. Nutrition 1990; 6:222–223.
13. Koea JB, Wolfe RR, Shaw JHF. Total energy expenditure during total parenteral nutrition: ambulatory patients at home versus patients with sepsis in surgical intensive care. Surgery 1995; 118:54–62.

Nicht-proteingebundene Kalorien
14. Rodriguez JL, Askanazi J, Weismann C, et al. Ventilatory and metabolic effects of glucose infusion. Chest 1985; 88:512–518.
15. Talpers SS, Romberger DJ, Bunce SB, Pingleton SK. Nutritionally associated increased CO_2 production. Chest 1992; 102:551–555.
16. Linscheer WG, Vergroesen AJ. Lipids. In: Shils ME, Olson JA, Shike M, eds. Modern nutrition in health and disease. 8th ed. Philadelphia: Lea & Febiger, 1994; 47–88.

Proteinbedarf
17. Crim MC, Munro HN. Proteins and amino acids. In: Shils ME, Olson JA, Shike M, eds. Modern nutrition in health and disease. 8th ed. Philadelphia: Lea & Febiger, 1994; 3–35.
18. Blackburn G, Bistrian B, Maini B, et al. Nutritional and metabolic assessment of the hospitalized patient. J Parent Ent Nutr 1977; 1:11–22.
19. Velasco N, Long CL, Otto DA, et al. Comparison of three methods for the estimation of total nitrogen losses in hospitalized patients. J Parent Ent Nutr 1990; 14:517–522.
20. Konstantinides F, Konstantinides N, Li J, et al. Urinary urea nitrogen: too insensitive for calculating nitrogen balance studies in surgical clinical nutrition. J Parent Ent Nutr 1991; 15:189–193.
21. Burge JC, Choban P, McKnight T, et al. Urinary ammonia excretion as an estimate of total urinary nitrogen in patients receiving parenteral nutritional support. J Parent Ent Nutr 1993; 17:529–531.

Vitaminbedarf
22. Dempsey DT, Mullen JL, Rombeau JL, et al. Treatment effects of parenteral vitamins in total parenteral nutrition patients. J Parent Ent Nutr 1987; 11:229–237.
23. Beard M, Hatipov C, Hamer J. Acute onset of folate deficiency in patients unter intensive care. Crit Care Med 1980; 8:500–503.
24. Tanphaichitr V. Thiamine. In: Shils MER, Olson JA, Sike M, eds. Modern nutrition in health and disease. 8th ed. Philadelphia: Lea & Febiger. 1994: 359–365.
25. McConachie I, Haskew A. Thiamine status after major trauma. Intensive Care Med 1988; 14:628–631.

26. Seligmann H, Halkin H, Rauchfleisch S, et al. Thiamine deficiency in patients with congestive heart failure receiving long-term furosemide therapy: a pilot study. Am J Med 1991; 91:151–155.
27. Dyckner T, Ek B, Nyhlin H, Wester PO. Aggravation of thiamine deficiency by magnesium depletion. Acta Med Scand 1985; 218:129–131.
28. Tan GH, Farnell GF, Hemsrud DD, Litin SC. Acute Wernicke's encephalopathy attributable to pure dietary thiamine deficiency. Mayo Clin Proc 1994; 69:849–850.
29. Oriot D, Wood C, Gottesman R, Huault G. Severe lactic acidosis related to acute thiamine deficiency. J Parent Ent Nutr 1991; 15:105–109.
30. Skelton WP, Skelton NK. Thiamine deficiency neuropathy: it's still common today. Postgrad Med 1989, 85:301–306.
31. Boni L, Kieckens L, Hendrikx A. An evaluation of modified erythrocyte transketolase assay for assessing thiamine nutritional adequacy. J Nutr Sci Vitaminol 1980; 26:507–514.

Essentielle Spurenelemente
32. Fleming CR. Trace element metabolism in adult patients requiring total parenteral nutrition. Am J Clin Nutr 1989; 49:573–579.
33. Halliwell B, Gutteridge JMC. Free radicals in biology and medicine. 2nd ed. Oxford: Clarendon Press, 1989; 34–38.
34. Shanbogue LKR, Paterson N. Effect of sepsis and surgery on trace minerals. J Parent Ent Nutr 1990; 14:287–289.
35. Guyatt GH, Patterson C, Ali M, et al. Diagnosis of iron deficiency anemia in the elderly. Am J Med 1990; 88:205–209.
36. Hawker FH, Stewart PM, Switch PJ. Effects of acute illness on selenium homeostasis. Crit Care Med 1990; 18:442–446.
37. Sando K, Hoki M, Nezu R, et al. Platelet glutathione peroxidase activity in long-term total parenteral nutrition with and without selenium supplementation. J Parent Ent Nutr 1992; 16:54–68.
38. Food and Nutrition Board, National Research Council. Recommended dietary allowances. 10th ed. Washington, DC: National Academy Press, 1989; 217–223.

Nahrung zum Denken
39. Marino PL, Finnegan MJ. Nutrition support ist not beneficial, and can be harmful, in critically ill patients. Crit Care Clin 1996; 12:667–676.
40. Gunther B, Jauch K-W, Hartl W, et al. Low-dose glucose infusion in patients who have undergone surgery. Arch Surg 1987; 122:765–771.
41. Degoute C-S, Ray M-J, Manchon M, et al. Intraoperative glucose infusion and blood lactate: endocrine and metabolic relationships during abdominal aortic surgery. Anesthesiology 1989; 71:355–361.

Literaturempfehlungen
Burzstein S, Elwyn DH, Askanazi J, Kinney JM, eds. Energy metabolism, indirect calorimetry, and nutrition. Baltimore: Williams & Wilkins, 1989.
Food and Nutrition Board, National Research Council. Recommended dietary allowances. 10th ed. Washington, DC: National Academy Press, 1989.
Shils ME, Olson JA, Shike M, eds. Modern nutrition in health and disease. 8th ed. Philadelphia: Lea & Febiger, 1994.

47 ENTERALE ERNÄHRUNG

Richtlinien
1. A.S.P.E.N. Board of Directors. Guidelines for the use or parenteral and enteral nutrition in adult and pediatric patients. J Parent Ent Nutr 1993; 17 (Suppl):1SA–51SA.
2. American Gastroenterological Association Medical Position Statement: Guidelines for the use of enteral nutrition. Gastroenterology 1995; 108:1280–1281.

Übersichtsartikel
3. Benya R, Mobarhan S. Enteral alimentation: administration and complications. J Am Coll Nutr 1991; 10:209–219 (92 Zitate).

Trophismus
4. Deitch EA, Wintertron J, Li MA, Berg R. The gut as a portal of entry for bacteremia. Ann Surg 1987; 205:681–690.
5. Herskowitz A, Souba WW. Intestinal glutamine metabolism during critical illness: a surgical perspective. Nutrition 1990; 6:199–206.
6. Mainous MR, Deitch EA. The gut barrier. In: Zaloga GP, ed. Nutrition in critical care. St. Louis: Mosby, 1994; 557–568.

Ernährungssonden
7. Dotson RG, Robinson RG, Pingleton SK. Gastroesophageal reflux with nasogastric tubes. Am J Respir Crit Care Med 1994; 149:1659–1662.
8. Metheny N. Minimizing respiratory complications of nasoenteric tube feedings: state of the science. Heart Lung 1993; 22:213–223.
9. Rombeau JL, Caldwell MD, Forlaw L, Guenter PA, eds. Atlas of nutritional support techniques. Boston: Little, Brown, 1989; 77–106.
10. Metheny NA, Clouse RE, Clark JM, et al. pH testing of feeding-tube aspirates to determine placement. Nutr Clin Pract 1994; 9:185–190.
11. Zaloga GP. Bedside method for placing small bowel feeding tubes in critically ill patients. Chest 1991; 100:1643–1646.
12. Strong RM, Condon SC, Solinger MR, et al. Equal aspiration rates from postpylorus and intragastric-placed small-bore nasoenteric feeding tubes: a randomized, prospective study. J Parent Ent Nutr 1992; 16:59–63.

Ernährungslösungen
13. Shronts EP, Havala T. Enteral formulas. In: Teasley-Strausburg KM, Cerra F, Lehmann S, Shronts EP, eds. Nutrition support handbook. Cincinnati, OH: Harvey Whitney Books, 1992: 147–186.
14. Al-Saady NM, Blackmore CM, Bennett ED. High fat, low carbohydrate, enteral feeding lowers Pa_{CO_2} and reduces the period of ventilation in artificially ventilated patients. Intensive Care Med 1989; 15:290–295.
15. Bagley JS, Wan JMF, Georgieff M, et al. Cellular nutrition in support of multiorgan failure. Chest 1991; 100 (Suppl): 182S–188S.
16. Daly JM, Lieberman MD, Goldfine J, et al. Enteral nutrition with supplemental arginine, RNA, and omega-3 fatty acids in patients after operation: immunologic, metabolic, and clinical outcome. Surgery 1992; 112:56–67.

Zusätze
17. Lacey JM, Wilmore DW. Is glutamine a conditionally essential amino acid? Nutr Rev 1990; 48:297–310.
18. Swails WS, Bell SJ, Borlase BC, et al. Glutamine content of whole proteins: implications for enteral formulas. Nutr Clin Pract 1992; 7:77–80.
19. Alitra Q. Manufacturer's product description. Ross Laboratories, 1991.
20. Ziegler TR, Benfell K, Smith RJ, et al. Safety and metabolic effects of L-glutamine administration in humans. J Parent Ent Nutr 1990; 14 (Suppl): 137S–146S.
21. Palacio JC, Rombeau JL. Dietary fiber: a brief review and potential application to enteral nutrition. Nutr Clin Prakt 1990; 5:99–106.
22. Homan H-H, Kemen M, Fuessenich C, et al. Reduction in diarrhea incidence by soluble fiber in patients receiving total or supplemental enteral nutrition. J Parent Ent Nutr 1994; 18:486–490.
23. Frankenfield DC, Beyer PL. Soy-polysaccharide fiber: effect on diarrhea in tube-fed, head-injured patients. Am J Clin Nutr 1989; 50:533–538.
24. Alexander WF, Spindel E, Harty RF, Cerda JJ. The usefulness of branched chain amino acids in patients with acute or chronic hepatic encephalopathy. Am J Gastroenterol 1989; 84:91–96.

25. Vockley J. The changing face of disorders of fatty acid oxidation. Mayo Clin Proc 1994; 69:249–257.

Ernährungsregime
26. Rees RGP, Keohane PP, Grimble GK, et al. Elemental diet administered nasogastrically without starter regimens to patients with inflammatory bowel disease. J Parent Ent Nutr 1986; 10:258–262.
27. Mizock BA. Avoiding common errors in nutritional management. J Crit Illness 1993; 10:1116–1127.

Komplikationen
28. Marcuard SP, Perkins AM. Clogging of feeding tubes. J Parent Ent Nutr 1988; 12:403–405.
29. Benson DW, Griggs BA, Hamilton F, et al. Clogging of feeding tubes: a randomized trial of a newly designed tube. Nutr Clin Pract 1990; 5:107–110.
30. Marcuard SP, Stegall KS. Unclogging feeding tubes with pancreatic enzyme. J Parent Ent Nutr 1990; 14:198–200.
31. Potts RG, Zaroukian MH, Guerrero PA, Baker CD. Comparison of blue dye visualization and glucose oxidase test strip methods for detecting pulmonary aspiration of enteral feedings in intubated adults. Chest 1993; 103:117–121.
32. Edes TE, Walk BE, Austin JL. Diarrhea in tube-fed patients: feeding formula not necessarily the cause. Am J Med 1990; 88:91–93.
33. Eisenberg PG. Causes of diarrhea in tube-fed patients: a comprehensive approach to diagnosis and management. Nutr Clin Pract 1993; 8:119–123.
34. Cheng EY, Hennen CR, Nimphius N. Unsuspected source of diarrhea in an ICU patient. Clin Intensive Care 1992; 3:33–36.

Ernährung über Jejunostomie
35. Sagar PM, Kreuger G, Macfie J. Nasogastric intubation and elective abdominal surgery. Br J Surg 1992; 79:1127–1131.
36. Nance ML, Gorman RC, Morris JB, Mullen JL. Techniques for long-term jejunal access. Contemp Surg 1995; 46:21–25.
37. Collier P, Kudsk KA, Glezer J, Brown RO. Fiber-containing formula and needle catheter jejunostomies: a clinical evaluation. Nutr Clin Pract 1994; 9:101–103.
38. Antinori CH, Andrew C, Villanueva DT, et al. A technique for converting a needle catheter jejunostomy into a standard jejunostomy. Am J Surg 1992; 164:68–69.

Literaturempfehlungen
Lipman TO, ed. A bibliography for specialized nutrition support. 4th ed. Silver Springs, MD: American Society of Parenteral and Enteral Nutrition, 1994.
Rombeau JL, Caldwell MD, eds. Clinical nutrition: enteral and tube feeding. 2nd ed. Philadelphia: WB Saunders, 1990.
Teasley-Strausburg KM, Cerra F, Lehmann S, Shronts EP, eds. Nutrition support handbook. Cincinnati, OH: Harvey Whitney Books, 1992.
Zaloga GP, ed. Nutrition in critical care. St. Louis: Mosby, 1994.

48 PARENTERALE ERNÄHRUNG

Richtlinien
1. A.S.P.E.N. Board of Directors. Guidelines for the use of parenteral and enteral nutrition in adult and pediatric patients. J Parent Ent Nutr 1993; 17 (Suppl): 1SA–52SA.

Übersichtsartikel
2. Phelps SJ, Brown RO, Helms RA, et al. Toxicities of parenteral nutrition in the critically ill patient. Crit Care Clin 1991; 7:725–753 (212 Zitate).

Intravenöse Ernährungslösungen
3. Teasley-Strausburg KM. Amino acid solutions. In Teasley-Strausburg KM, Cerra PB, Lehmann S, Shronts EP, eds. Nutrition support handbook. Cincinnati, OH: Harvey Whitney Books, 1992:47–72.
4. Andris DA, Krzywda EA. Nutrition support in specific diseases: back to basics. Nutr Clin Pract 1994; 9:28–32.
5. Souba WW, Klimberg VS, Plumley DA, et al. The role of glutamine in maintaining a healthy gut and supporting the metabolic response to injury and infection. J Surg Res 1990; 48: 383–391.
6. Grant J. Use of L-glutamine in total parenteral nutrition. J Surg Res 1988; 44:506–510.
7. Warshawsky KY. Intravenous fat emulsions in clinical practice. Nutr Clin Pract 1992; 7:187–196.
8. Hardin TC. Cytokine mediators of malnutrition: clinical implications. Nutr Clin Pract 1993; 8:55–59.
9. Manufacturer's product description for M.V.I.-12. Westborough, MA: Astra USA, 1995.
10. LaFrance RJ, Miyagawa CI. Pharmaceutical considerations in total parenteral nutrition. In: Fischer JE, ed. Total parenteral nutrition. 2nd ed. Boston: Little, Brown, 1991; 57–98.

Komplikationen
11. Perry DA, Markin RS, Rose SG, Schenken JR. Changes in laboratory values in patients receiving total parenteral nutrition. Lab Med 1990; 21:97–102.
12. Benotti PN, Bistrian BR. Practical aspects and complications of total parenteral nutrition. Crit Care Clin 1987; 3:115–131.
13. Trissel LA. Handbook on injectable drugs. 8th ed. Bethesda, MD: American Society of Hospital Pharmacists, 1994; 585–590.
14. Freund HR. Abnormalities of liver function and hepatic damage associated with total parenteral nutrition. Nutrition 1991; 7:1–6.
15. Talpers SS, Romberger DJ, Bunce SB, Pingleton SK. Nutritionally associated increased carbon dioxide production. Chest 1992; 102:551–555.
16. Sleie B, Askanazi J, Rothkopf M, et al. Intravenous fat emulsions and lung function: a review. Crit Care Med 1988; 16:183–193.
17. Alverdy JC, Aoys E, Moss GS. Total parenteral nutrition promotes bacterial translocation from the gut. Surgery 1988; 104:185–190.

Periphere parenterale Ernährung
18. Teasley-Strausburg KM. Indications for parenteral and enteral nutrition. In: Teasley-Strausburg KM, Cerra FB, Lehmann S, Shronts EP, eds. Nutrition support handbook. Cincinnati, OH: Harvey Whitney Books, 1992; 37–46.

Literaturempfehlungen
Fischer JE. Total parenteral nutrition. 2nd ed. Boston: Little, Brown, 1991.
Grant JP, Handbook of total parenteral nutrition. 2nd ed. Philadelphia: WB Saunders, 1992.
Lipman TO, ed. A bibliography for specialized nutrition support. 4th ed. Silver Springs, MD: American Society of Parenteral and Enteral Nutrition, 1994.
Teasley-Strausburg KM, Cerra F, Lehmann S, Shronts EP, eds. Nutrition support handbook. Cincinnati, OH: Harvey Whitney Books, 1992.
Zaloga GP, ed. Nutrition in critical care. St. Louis: Mosby, 1994.

49 STÖRUNGEN DER NEBENNIEREN- UND DER SCHILDDRÜSENFUNKTION

Übersichtsartikel: Störung der Nebennierenfunktion
1. Knowlton AI. Adrenal insufficiency in the intensive care setting. J Intensive Care Med 1988; 4:35–45 (111 Zitate).
2. Chin R. Adrenal crisis. Crit Care Clin 1991; 7:23–42 (58 Zitate).
3. Oelkers W. Adrenal insufficiency. N Engl J Med 1996; 335:1206–1212 (43 Zitate).

Übersichtsartikel: Störung der Schilddrüsenfunktion

4. Brent GA. The molecular basis of thyroid hormone action. N Engl J med 1994; 331:847–853 (59 Zitate).
5. Myers L, Hays J. Myxedema coma. Crit Care Clin 1991; 7:43–56 (48 Zitate).
6. Toft AD. Thyroxine therapy. N Engl J Med 1994; 331:174–180 (74 Zitate).
7. Reasner CA 2nd, Isley WL. Thyrotoxicosis in the critically ill. Crit Care Clin 1991; 7:57–74 (117 Zitate).
8. Franklyn JA. The management of hyperthyroidism. N Engl J Med 1994; 330:1731–1738 (89 Zitate).

Nebenniereninsuffizienz

9. Rothwell PM, Udwadia ZF, Lawler PG. Cortisol response to corticotrophin and survival in septic shock. Lancet 1991; 337:582–583.
10. Moran JL, Chapman MJ, O'Fathartaigh MS, et al. Hypocortisolemia and adrenocortical responsiveness at onset of septic shock. Intensive Care Med 1994; 20:489–495.
11. Soni A, Pepper GM, Wyrwinski PM, et al. Adrenal insufficiency occurring during septic shock: incidence, outcome, and relationship to peripheral cytokine levels. Am J Med 1995; 98:266–271.
12. Dorin RI, Kearns PJ. High output circulatory failure in acute adrenal insufficiency. Crit Care Med 1988; 16:296–297.
13. Passmore JM Jr. Adrenal cortex. In: Geelhoed SW, Chernow B, eds. Endocrine aspects of acute illness. Clinics in critical care medicine. Volume 5. New York: Churchill Livingstone, 1985; 97–134.

Diagnostik der Schilddrüsenfunktion

14. Simons RJ, Simon JM, Demers LM, Santen RJ. Thyroid dysfunction in elderly hospitalized patients. Arch Intern Med 1990; 150:1249–1253.
15. Sumita S, Ujike Y, Namika A, et al. Suppression of the thyrotropin response to thyrotropin-releasing hormone and its association with severity of critical illness. Crit Care Med 1994; 22:1603–1609.
16. Isley WL. Thyroid dysfunction in the severely ill and elderly. Postgrad Med 1993; 94:111–128.
17. Surks MI, Chopra IJ, Mariash CN, et al. American Thyroid Association guidelines for use of laboratory tests in thyroid disorders. JAMA 1990; 263:1529–1532.

Hyperthyreose

18. Trip MD, Wirsinga W, Plomp TA. Incidence, predictability, and pathogenesis of amiodarone-induced thyrotoxicosis and hypothyroidism. Am J Med 1991; 91:507–511.
19. Klein I. Thyroid hormone and the cardiovascular system. Am J Med 1990; 88:631–637.
20. Ehrmann DA, Sarne DH. Early identification of thyroid storm and myxedema coma. Crit Illness 1988; 3:111–118.

Hyperthyreose

21. Ladenson PW. Recognition and management of cardiovascular disease related to thyroid dysfunction. Am J Med 1990; 88:638–641.
22. Lafayette RA, Costa ME, King AJ. Increased serum creatinine in the absence of renal failure in profound hypothyroidism. Am J Med 1994; 96:298–299.
23. McCulloch W, Price P, Hinds CJ, Wass JAH. Effects of low dose triiodothyronine in myxedema coma. Intensive Care Med 1985; 11:259–262.

50 STÖRUNGEN DER MENTALEN FUNKTION

Einführung

1. Bleck TP, Smith MC, Pierre-Louis J-C, et al. Neurologic complications of critical medical illnesses. Crit Care Med 1993; 21:98–103.
2. Kelly BJ, Matthay MA. Prevalence and severity of neurologic dysfunction in critically ill patients. Chest 1993; 104:1818–1824.

Bewußtseinsstörung

3. Roberts JR, Wason S, Soegel E. Pneumonic for diagnosis of acute mental status changes. Ann Emerg Med 1990; 19:221–222.
4. Mahler J, Young GB. Septic encephalopathy. Intensive Care Med 1993; 38:177–187.
5. Sprung CL, Cerra FB, Freund HR, et al. Amino acid alterations and encephalopathy in the sepsis syndrome. Crit Care Med 1991; 19:753–757.
6. Goetting MG, Contreras E. Systemic atropine administration during cardiac arrest does not cause fixed and dilated pupils. Ann Emerg Med 1991; 20:55–57.
7. Ong GL, Bruning HA. Dilated fixed pupils due to administration of high doses of dopamine hydrochloride. Crit Care Med 1981; 9:658–660.
8. Steen-Hansen JE, Hansen NN, Vaagenes P, Schreiner B. Pupil size and light reactivity during cardiopulmonary resuscitation: a clinical study. Crit Care Med 1988; 16:69–70.
9. Weisberg LA. Differential diagnosis of coma: a step-by-step strategy. J Crit Illness 1989; 4:97–108.

Glasgow-Coma-Scale

10. Teasdale G, Jennett B. Assesment of coma and impaired consciousness. Lancet 1974; 2:81–84.
11. Sacco RL, VanGool R, Mohr JP, Hauser WA. Nontraumatic coma: Glasgow Coma Score and coma etiology as predictors of 2-week outcome. Arch Neurol 1990: 47:1181–1184.
12. Hamel MB, Goldman L, Teno J, et al. Identification of comatose patients at high risk for death or severe disability. JAMA 1995; 273:1842–1848.
13. Segatore M, Way C. The Glasgow Coma Scale: time for change. Heart Lung 1992; 21:548–57.
14. Marion D. The Glasgow Coma Scale score: contemporary application. Intensive Care World 1994; 11:101–102.
15. Edgren E, Hedstrand U, Kelsey S, et al. Assessment of neurologic prognosis in comatose survivors of cardiac arrest. Lancet 1994; 343:1055–1059.

Delirium

16. Inouye SK. The dilemma of delirium: clinical and research controversies regarding diagnosis and evaluation of delirium in hospitalized elderly medical patients. Ann Intern Med 1994; 97:278–288.
17. Rummans TA, Evans JM, Krahn LE, Fleming KC. Delirium in elderly patients: evaluation and management. Mayo Clin Proc 1995; 70:989–998.
18. Francis J, Martin D, Kapoor WN. A prospective Study of delirium in the hospitalized elderly. JAMA 1990; 263:1097–1101.
19. Marcantonio ER, Juarez G, Goldman L, et al. The relationship of postoperative delirium with psychoactive medications. JAMA 1994; 272:1518–1522.
20. Inouye SK, van Dyck CH, Alessi CA, et al. Clarifying confusion: the confusion assessment method: a new method for detection of delirium. Ann Intern Med 1990; 113:941–948.
21. Fleming KC, Adams AC, Petersen RC. Dementia: diagnosis and evaluation. Mayo Clin Proc 1995; 70:1093–1107.
22. Weissman C. Strategies for managing delirium in critically ill patients. J Crit Illness 1996; 11:295–307.
23. Hoffman RS. An effective strategy for managing cocaine-induced agitated delirium. J Crit Illness 1994; 9:139–149.

Delirium tremens

24. Lohr RH. Treatment of alcohol withdrawal in hospitalized patients. Mayo Clin Proc 1995; 70:777–782.
25. Crippen DW. Strategies for managing delirium tremens in the ICU. J Crit Illness 1997; 12:140–149.
26. Gales MA. Oral antihypertensives for hypertensive urgencies. Ann Pharmacother 1994; 28:352–357.

Hirntod

27. Curry PD, Bion JF. The diagnosis and management of brain death. Curr Anaesth Crit Care 1994; 5:36–40.
28. Wijdicks EFM. Diagnosis and management of brain death in the intensive care unit. In: Neurology of critical illness. Philadelphia: FA Davis, 1995; 323–337.
29. Benzel EC, Gross CD, Haden TA, et al. The apnea test for the determination of brain death. J Neurosurg 1989; 71:191–194.
30. Marks SJ, Zisfein J. Apneic Oxygenation in apnea tests for brain death. Arch Neurol 1990; 47:1066–1068.
31. Detterbeck, FC, Mill MR, Williams W, Egan TM. Organ donation and the management of the multiple organ donor. Contemp Surg 1993; 42:281–285.
32. Gutmann D, Marino PL. An alternative apnea test for the evaluation of brain death. Ann Neurol 1991; 30:852–853.

Literaturempfehlungen

Grotta JC, ed. Management of the acutely ill neurologic patient. New York: Churchill Livingstone, 1993.
Plum F, Posner JB. The diagnosis of stupor and coma. 3d ed. Philadelphia: FA Davis, 1982.
Wijdicks EFM. Neurology of critical illness. Philadelphia: FA Davis, 1995.

51 BEWEGUNGSSTÖRUNGEN

Epileptische Anfälle

1. Bleck TP, Smith MC, Pierrer-Louis SJ C, et al. Neurologic complications of critical medical illnesses. Crit Care Med 1993; 21:98–103.
2. Mosewich RK, So EL. A clinical approach to the classification of seizures and epileptic syndromes. Mayo Clin Proc 1996; 71:405–414.
3. Seamens CM, Slovis CM, Kramer D, Gavin LJ. Seizures: current clinical guidelines for evaluation and emergency management. Emerg Med Rep 1995; 16:23–30.
4. Wijdicks EFM, Sharbrough FW. New-onset seizures in critically ill patients. Neurology 1993; 43:1042–1044.
5. Wijdicks EFM. Seizures in the intensive care unit. In: Neurology of critical illness. Philadelphia: FA Davis, 1995; 18–33.
6. Epilepsy Foundation of America's Working Group on Status Epilepticus. Treatment of Convulsive Status Epilepticus. JAMA 1993; 270:854–859.
7. Louis S, Kott H, McDonell F. The cardiocirculatory changes caused by intravenous Dilantin and its solvent. Am Heart J 1967; 74:523–529.
8. Bertz RJ, Howrie DL. Diazepam by continuous intravenous infusion for status epilepticus in anticonvulsant hypersensitivity syndrome. Ann Pharmacother 1993; 27:298–301.
9. Jagoda A, Riggio S. Refractory status epilepticus in adults. Ann Emerg Med 1993; 22:1337–1348.

Myasthenia gravis

10. Drachman DB. Myasthenia gravis. N Engl J Med 1994; 330:1797–1810.
11. London SF, Ringel SP. Neuromuscular emergencies. In: Weiner WJ, ed. Emergent and urgent neurology. Philadelphia: JB Lippincott, 1992; 59–78.

Guillain-Barré-Syndrom

12. Ropper AH. Guillain-Barré syndrome. N Engl J Med 1992; 326:1130–1136.
13. Hund EF, Borel CO, Cornblath DR, et al. Intensive management and treatment of Guillain-Barré syndrome. Crit Care Med 1993; 21:433–446.
14. van der Meche FGA, Schmitz PIM, the Dutch Guillain-Barré Study Group. A randomized trial comparing intravenous immune globulin and plasma exchange in Guillain-Barré syndrome. N Engl J Med 1992; 326:1123–1129.

Intensiv-Polyneuropathie
15. Bolton CF. Polyneuropathy in critically ill patients. J Neurol Neurosurg Psychiatry 1984; 47:1223–1231.
16. Witt NJ, Zochodne DW, Bolton CF, et al. Peripheral nerve function in sepsis and multiple organ failure. Chest 1991; 99:176–184.
17. Leijten FSS, Harinck-de Weerd JE, Poortvliet DCJ, de Weerd AW. The role of polyneuropathy in motor convalescence after prolonged mechanical ventilation. JAMA 1995; 274:1221–1225.

Pulmonale Komplikationen
18. Newton-John H. Prevention of pulmonary complications in severe Guillain-Barré syndrome by early assisted ventilation. Med J Aust 1985; 142:444.
19. Mier-Jedrzejowicz AK, Brophy C, Green M. Respiratory muscle function in myasthenia gravis. Am Rev Respir Dis 1988; 138:867–873.

Neuromuskuläre Blockade
20. Hansen-Flaschen J, Cowen J, Raps E. Neuromuscular blockade in the intensive care unit. More than we bargained for. Am Rev Respir Dis 1993; 147:234–236.
21. Prielipp RC, Coursin DB. Applied pharmacology of common neuromuscular blocking agents in critical care. New Horiz 1994; 2:34–47.
22. Armstrong DK, Crisp CB. Pharmacoeconomic issues of sedation, analgesia, and neuromuscular blockade in critical care. New Horiz 1994; 2:85–93.
23. Davidson JE. Neuromuscular blockade: indications, peripheral nerve stimulation, and other concurrent interventions. New Horiz 1994; 2:75–84.
24. Watling SM, Dasta JF. Prolonged paralysis in intensive care unit patients after the use of neuromuscular blocking agents: a review of the literature. Crit Care Med 1994; 22:884–893.

Literaturempfehlungen
Grotta JC, ed. Management of the acutely ill neurologic patient. New York: Churchill Livingstone, 1993.
Wijdicks EFM. Neurology of critical illness. Philadelphia: FA Davis, 1995.

52 DER APOPLEX UND VERWANDTE KRANKHEITSBILDER

Übersichtsartikel
1. Stroke Council of the American Heart Association. Guidelines for the management of patients with acute ischemic stroke. Circulation 1994; 90:1588–1801 (179 Zitate).
2. Naradzay JFX, Gaasch WR. Acute stroke. Emerg Med Clin North Am 1996; 14:197–216 (123 Zitate).

Definitionen
3. Special Report from the National Institute of Neurologic Disorders and Stroke. Classification of cerebrovascular diseases III. Stroke 1990; 21:637–676.
4. Bamford J. Clinical examinatin in diagnosis and subclassification of stroke. Lancet 1992; 339:400–405.
5. D'Costa DF. Subclassification of strokes. Lancet 1992; 339:1541.
6. Hart RG. Cardioembolic stroke. Am J Med 1996; 100:465–474.
7. Di Tullio M, Sacco RL, Gopal A, et al. Patent foramen ovale as a risk factor for cryptogenic stroke. Ann Intern Med 1992; 117:461–465.

Diagnosestellung
8. Goldstein LB, Matchar DB. Clinical assessment of stroke. JAMA 1994; 271:1114–1120.
9. Oppenheimer S, Hachinski V. Complications of acute stroke. Lancet 1992; 339:721–724.
10. Damasio A. Aphasia. N Engl J Med 1992; 326:531–559.
11. Brott T, Adams HP, Olinger CP, et al. Measurements of acute cerebral infarctions: a clinical examination scale. Stroke 1989; 20:864–870.

12. Bolton CF, Young GB. Neurologic complications of renal failure. Toronto: Butterworths, 1990.
13. Maher J. Young GB. Septic encephalopathy. Intensive Care Med 1993; 8:177–187.
14. National Stroke Association Consensus Statement. Stroke: the first 6 hours. Stroke, Clinical Updates. Vol. IV. Englewood, CO: National Stroke Association, 1993.
15. McCarthy M. Time is brain. Lancet 1993; 341:1339–1340.
16. Graves VB, Partington VB. Imaging evaluation of acute neurologic disease. In: Goodman LR, Putman CE, eds. Critical care imaging. 3rd ed. Philadelphia: WB Saunders, 1992; 391–409.
17. Bryan RN, Levy LM, Whitlow WD, et al. Diagnosis of acute cerebral infarction: comparison of CT and MR imaging. Am J Neuroradiol 1991; 12:611–620.
18. Kent DL, Haynor DR, Longstreth WT, Larson EB. The clinical efficacy of magnetic resonance imaging in neuroimaging. Ann Intern Med 1994; 120:856–874.

Behandlung
19. Phillips SJ. Pathophysiology and management of hypertension in acute, ischemic stroke. Hypertension 1994; 23:131–136.
20. O'Connell JE, Gray CS. Treating hypertension after stroke. BMJ 1994; 308:1523–1524.
21. Britton M, Roden A. Progression of stroke after arrival at hospital. Stroke 1983, 16:629–633.
22. Rothrock JF, Hart RG. Antithrombotic therapy in cerebrovascular disease. Ann Intern Med 1991; 115:885–895.
23. The National Institute of Neurologic Disorders and Stroke rt-PA Stroke Study Group. Tissue plasminogen activator for acute ischemic stroke. N Engl J Med 1995; 333:1581–1587.
24. Bleck TP. Thrombolysis for acute ischemic stroke: how, when, and why. J Crit Illness 1996; 11:645–657.
25. Cold GE, Holdgaard HO. Treatment of intracranial hypertension in acute head injury with special reference to the role of hyperventilation and sedation with barbiturates: a review. Intensive Care World 1992; 9:172–178.
26. Rudy EB, Turner BS, Baun M, et al. Endotracheal suctioning in adults with head injury. Heart Lung 1991; 20:667–674.
27. Nath F, Galbraith S. The effect of mannitol on cerebral white matter water content. J Neurosurg 1986; 65:41–43.
28. Ozer MN, Materson RS, Caplan LR. Management of persons with stroke. St. Louis: Mosby, 1994; 83–84.

Subarachnoidalblutung
29. Saper JR. Headache: urgent considerations in diagnosis and treatment. In: Weiner WJ. Emergent and urgent neurology. Philadelphia: JB Lippincott, 1992; 509–531.
30. Allen GS, Ahn HS, Preziosi TJ, et al. Cerebral arterial spasm – a controlled trial of nimodipine in patients with subarachnoid hemorrhage. N Engl J Med 1983; 308:619–624.
31. Petruk KC, West M, Mohr G, et al. Nimodipine treatment in poor-grade aneurysm patients: results of a multicenter double-blind placebo-controlled trial. J Neurosurg 1988; 68: 505–517.

Literaturempfehlungen
Ozer MN, Materson RS, Caplan LR. Management of persons with stroke. St. Louis: Mosby, 1994.
Wijdicks EFM. Neurology of critical illness. Philadelphia: FA Davis, 1995.

53 Pharmazeutische Giftstoffe und Antidote

Einführung
1. Dasta JF. Drug prescribing issues in the intensive care unit: finding answers to common questions. Crit Care Med 1994; 22:909–912.

2. Trunet P, Borda IT, Rouget AV, et al. The role of drug-induced illness in admissions to an intensive care unit. Intensive Care Med 1986; 12:43–46.
3. Jankel CA, Speedie SM. Detecting drug interactions: a review of the literature. DICP Ann Pharmacother 1990; 24:982–989.

Acetaminophen = Paracetamol
4. Litovitz TL, Holm KC, Clancy C, et al. 1992 Annual Report of the American Association of Poison Control Centers Toxic Exposure Surveillance System. Am J Emerg Med 1993; 11:494–555.
5. Anker AL, Smilkstein MJ. Acetaminophen: concepts and controversies. Emerg Med Clin North Am 1994; 12:335–350.
6. Janes J, Routledge PA. Recent developments in the management of paracetamol (acetaminophen) poisoning. Drug Safety 1992; 7:170–177
7. Whitcomb DC, Block GD. Association of acetaminophen hepatotoxicity with fasting and ethanol use. JAMA 1994; 272:1845–1850.
8. Dequay B, Malinverni R, Lauterburg BH. Glutathione depletion in HIV-infected patients: role of cysteine deficiency and effect of oral N-acetylcysteine. AIDS 1992; 6:815–820.
9. British National Formulary No. 27. London: British Medical Association, 1994; 20–21.
10. Holdiness MR. Clinical pharmacokinetics of N-acetylcysteine. Clin Pharmacokinet 1991; 20:123–134.
11. Smilkstein MJ, Knapp GL, Kulig KW, Rumack BH. Efficacy of oral N-acetylcysteine in the treatment of acetaminophen overdose. Analysis of the National Multicenter Study. N Engl J Med 1988; 319:1557–1562.
12. Harrison PM, Keays R, Bray GP, et al. Improved outcome of paracetamol-induced fulminant hepatic failure by late administration of N-acetylcysteine. Lancet 1990; 335: 1572–1573.
13. Miller LF, Rumack BH. Clinical safety of high doses of acetylcysteine. Semin Oncol 1983; 10 (Suppl 1):76–85.
14. Sunman W, Hughes A, Sever P. Anaphylactoid response to intravenous acetylcysteine. Lancet 1992; 339:1231–1232.
15. Spiller HA, Krenzelok EP, Grande GA, et al. A prospective evaluation of the effect of activated charcoal before oral N-acetylcysteine in acetaminophen overdose. Ann Emerg Med 1994; 23:519–523.

Benzodiazepine
16. Dasta JF, Fuhrman TM, McCandles C. Patterns of prescribing and administering drugs for agitation and pain in a surgical intensive care unit. Crit Care Med 1994; 22:974–980.
17. Hansen-Flaschen JH, Brazinsky S, Basile C, Lanken PN. Use of sedating drugs and neuromuscular blocking agents in patients requiring mechanical ventilation for respiratory failure. JAMA 1991; 266:2870–2875.
18. Gaudreault P, Guay J, Thivierge RL, Verdy I. Benzodiazepine poisoning. Drug Safety 1991; 6:247–265.
19. Bodenham A. Reversal of prolonged sedation using flumazenil in critically ill patients. Anesthesia 1989; 44:603–605.
20. Ritz R, Elsasser S, Schwander J. Controlled sedation in ventilated intensive care patients. Resuscitation 1988; 16 (Suppl):S83–S89.
21. Pepperman ML. Double-blind study of the reversal of midazolam-induced sedation in the intensive care unit with flumazenil (RO 15-1788): effect on weaning from ventilator. Anesth Intensive Care 1990; 18:38–44.
22. Breheny FX. Reversal of midazolam sedation with flumazenil. Crit Care Med 1992; 20: 736–739.
23. Howland MA. Flumazenil. In: Goldfrank LR, Flomenbaum NE, Lewin NA, et al., eds. Goldfrank's toxicologic emergencies. Norwalk, CT: Appleton & Lange, 1994; 805–810.
24. Shalansky SJ, Naumann TL, Englander FA. Therapy update: effect of flumazenil on benzodiazepine induced respiratory depression. Clin Pharmacol 1993: 12:483–487.

25. Martens F, Koppel C, Ibe K, et al. Clinical experience with the benzodiazepine antagonist flumazenil in suspected benzodiazepine or ethanol poisoning. J Toxicol Clin Toxicol 1990; 28:341–356.
26. Doyon S, Roberts JR. Reappraisal of the "coma cocktail" Emerg Med Clin North Am 1994; 12:301–316.
27. Chern TL, Hu SC, Lee CH, Deng JF. Diagnostic and therapeutic utility of flumazenil in comatose patients with drug overdose. Am J Emerg Med 1993; 11:122–124.
28. Haverkos GP, DiSalvo RP, Imhoff TE. Fatal seizures after flumazenil administration in a patient with mixed overdose. Ann Pharmacother 1994; 28:1347–1349.

Betarezeptorenblocker
29. Kerns W II, Kline J, Ford MD. Beta blocker and calcium channel blocker toxicity. Emerg Med Clin North Am 1994; 12:365–390.
30. Weinstein RS. Recognition and management of poisoning with beta-adrenergic blocking drugs. Ann Emerg Med 1984; 13:1123–1131.
31. Brancato DJ. Recognizing potential toxicity of phenol. Vet Hum Toxicol 1982; 24:29–30.

Kalziumantagonisten
32. Chernow B, Zaloga G, Malcolm D, et al. Glucagon's chronotropic action is calcium-dependent. J Pharmacol Exp Ther 1987; 241:833–837.
33. Luccesi BR. The role of calcium in excitation-contraction coupling in cardiac and vascular smooth muscle. Circulation 1989; 80: IV1–IV10.
34. Ramoska EA, Spiller HA, Winter M, Borys D. A one-year evaluation of calcium channel blocker overdoses: toxicity and treatment. Ann Emerg Med 1993; 22:196–200.
35. Ramoska EA, Spiller HA, Myers A. Calcium channel blocker toxicity. Ann Emerg Med 1990; 19:649–653.
36. Jameson SJ, Hargarten SW. Calcium pretreatment to prevent verapamil-induced hypotension in patients with SVT. Ann Emerg Med 1992; 21:84 (editorial).
37. Zaritsky A, Morowicz M, Chernow B. Glucagon antagonism of calcium blocker-induced myocardial dysfunction. Crit Care Med 1988; 16:246–251.
38. Doyon S, Roberts J. The use of glucagon in a case of calcium channel blocker overdose. Ann Emerg Med 1993; 22:1229–1233.
39. Walter FG, Frye G, Mullen JT, et al. Amelioration of nifedipine poisoning associated with glucagon therapy. Ann Emerg Med 1993; 22:1234–1237.
40. Wolf LR, Spadafora MP, Otten EJ. Use of amrinone and glucagon in a case of calcium channel blocker overdose. Ann Emerg Med 1993; 22:1225–1228.
41. Goenen M, Col J, Compere A, et al. Treatment of severe verapamil poisoning with combined amrinone-isoproterenol therapy. Am J Cardiol 1986; 58:1142–1143.
42. Kuhn M. Severe bradyarrhythmias following calcium pretreatment. Am Heart J 1991; 121:1813–1814.

Digitalisglykoside
43. Red Book. 100th ed. Montvale, NJ: Medical Economics, 1996; 98.
44. Krisanda TJ. Digitalis toxicity. Postgrad Med 1992; 91:273–284.
45. Evans PS, Pestotnik SL, Classen DC, et al. Preventing adverse drug events in hospitalized patients. Ann Pharmacother 1994; 28:523–527.
46. McDonnell Cooke D. The use of central nervous system manifestations in the early detection of digitalis toxicity. Heart Lung 1993; 22:477–481.
47. Moorman JR, Pritchett ELC. The arrhythmias of digitalis intoxication. Arch Intern Med 1986; 145:1289–1292.
48. Martiny SS, Phelps SJ, Massey KL. Treatment of digitalis intoxication with digoxin-specific antibody fragments: a clinical review. Crit Car Med 1988; 16:629–635.
49. Lalonde RL, Deshpande R, Hamilton PP, et al. Acceleration of digoxin clearance by activated charcoal. Clin Pharmacol Ther 1985; 37:367–371.
50. Antmann EM, Wenger TL, Butler VP, et al. Treatment of 150 cases of life-threatening digitalis intoxication with digoxin-specific Fab antibody fragments. Circulation 1990; 81:1744–1752.

51. Ujhelyi MR, Robert S, Cummings DM, et al. Influence of digoxin immune Fab therapy and renal dysfunction on the disposition of total and free digoxin. Ann Intern Med 1993; 119:273–277.

Nitroprussid-Natrium
52. Robin ED, McCauley R. Nitroprusside-related cyanide poisoning. Time (long past due) for urgent, effective interventions. Chest 1992; 102:1842–1845.
53. Curry SC, Arnold-Capell P. Nitroprusside, nitroglycerin, and angiotensin-converting enzyme inhibitors. In: Blumer JL, Bond GR, eds. Toxic effects of drugs used in the ICU. Critical care clinics. Philadelphia: WB Saunders, 1991; 555–582.
54. Hall VA, Guest JM. Sodium nitroprusside-induced cyanide intoxication and prevention with sodium thiosulfate prophylaxis. Am J Crit Care 1992; 2:19–27.
55. Arieff AI. Is measurement of venous oxygen saturation useful in the diagnosis of cyanide poisoning? Am J Med 1992; 93:582–583.
56. Kirk MA, Gerace R, Kulig KW. Cyanide and methemoglobin kinetics in smoke inhalation victims treated with the Cyanide Antidote Kit. Ann Emerg Med 1993; 22:1413–1418.
57. Curry SC, Connor DA, Raschke RA. Effect of the cyanide antidote hydroxycobalamin on commonly ordered serum chemistry studies. Ann Emerg Med 1994; 24:65–67.

Opioide
58. Naloxone hydrochloride. AHFS Drug Information 95. Bethesda, MD: American Society of Hospital Systems Pharmacists, 1995; 1418–1420.
59. Tandleberg D, Abercrombie D. Treatment of heroin overdose with endotracheal naloxone. Ann Emerg Med 1982; 11:443–445.
60. Maio RF, Gaukel B, Freeman B. Intralingual naloxone injection for narcotic-induced respiratory depression. Ann Emerg Med 1987; 16:572–573.
61. Salvucci AA Jr, Eckstein M, Iscovich AI. Submental injection of naloxone. Ann Emerg Med 1995; 25:719–720.
62. Doyon S, Roberts J. Reappraisal of the "coma cocktail". Emerg Med Clin 1994; 12:301–316.
63. Goldfrank L, Weisman RS, Errick JK, et al. A dosing nomogram for continuous infusion intravenous naloxone. Ann Emerg Med 1986; 15:566–569.
64. Hoffman JR, Schriger DL, Luo JS. The empiric use of naloxone in patients with altered mental status: a reappraisal. Ann Emerg Med 1991; 20:246–252.

Trizyklische Antidepressiva
65. Weisman R, Howland MA, Hoffman RS, Cohen H, et al. Cyclic antidepressants. In: Goldfrank LR, Flomenbaum NE, Lewin NA, et al., eds. Goldfrank's toxicologic emergencies. 5th ed. Norwalk, CT: Appleton & Lange, 1994; 725–734.
66. Boehnert M, Lovejoy FH Jr. Value of the QRS duration versus the serum drug level in predicting seizures and ventricular arrhythmias after acute overdose of trycyclic antidepressants. N Engl J Med 1985; 313:474–479.
67. Kumar A, Bleck TP. Intravenous midazolam for the treatment of refractory status epilepticus. Crit Care Med 1992; 20:483–488.
68. Hoffman JR, Votey SR, Bayer M, Silver L. Effect of hypertonic sodium bicarbonate in the treatment of moderate to severe cyclic antidepressant overdose. Am J Emerg Med 1993; 11:336–341.

Literaturempfehlungen
Goldfrank LR, Flomenbaum NE, Lewin NA, et al., eds. Goldfrank's toxicologic emergencies. 5th ed. Norwalk, CT: Appleton & Lange, 1994.

54 DOSIERUNGSANPASSUNGEN AUF DER INTENSIVSTATION

Allgemeine Arzneimittelinformationen
1. Young DS. Effects of drugs on clinical laboratory tests. 3rd ed. Washington, DC: American Association for Clinical Chemistry, 1990.

2. Rizock MA, Hillman CDM, eds. The Medical Letter handbook of adverse drug interactions. New Rochelle, NY: The Medical Letter, 1991.
3. Schrier RW, Gambertoglio JG, eds. Handbook of drug therapy in liver and kidney disease. Boston: Littel, Brown, 1991.
4. Trissel LA. Handbook on injectable drugs. 8th ed. Bethesda, MD: American Society of Hospital Pharmacists, 1994.
5. Bennett WM, Aronoff GR, Golper TA, et al. Drug prescribing in renal failure: dosing guidelines for adults. 3d ed. Philadelphia: American College of Physicians, 1994.
6. Chernow B, ed. The pharmacologic approach to the critically ill patient. 3rd ed. Baltimore: Williams & Wilkins, 1994.
7. McEvoy GK, ed. AHFS Drug Information, 1995. 38th ed. Bethesda, MD: American Society of Health-System Pharmacists, 1995.
8. Semla TP, Beizer JL, Higbee MD. Geriatric dosage handbook. 2nd ed. Hudson, OH: Lexi-Comp Inc., 1995.

Übersichtsartikel
1. Bass NM, Williams RL. Guide to drug dosage in hepatic disease. Clin Pharmacokinet 1988; 15:396–420.
2. Zawada ET, Boice JL. Clinical pharmacology in aged intensive care unit patients. J Intensive Care Med 1993; 8:289–297 (38 Zitate).
3. Kubisty CA, Arns PA, Wedlund PJ, Branch RA. Adjustment of medications in liver failure. In: Chernow B, ed. The pharmacologic approach to the critically ill patient. 3rd ed. Baltimore: Williams & Wilkins, 1994; 95–113 (186 Zitate).
4. Kroh UF. Drug administration in critically ill patients with acute renal failure. New Horiz 1995; 3:748–759 (42 Zitate).
5. Preston L, Briceland LL, Lomaestro BM, et al. Dosing adjustment of 10 antimicrobials for patients with renal impairment. Ann Pharmacother 1995; 29:1202–1207.

Glomeruläre Filtrationsrate
1. Cockroft DW, Gault MN. Prediction of creatinine clearance from serum creatinine. Nephron 1976; 16:31–41.
2. Robert S, Zarowitz BJ, Peterson EL, et al. Predictability of creatinine clearance estimates in critically ill patients. Crit Care Med 1993; 21:1487–1495.

Adenosin
1. McCollam PL, Uber W, Van Bakel AB. Adenosine-related ventricular asystole. Ann Intern Med 1993; 118:315–316.
2. Rankin AC, Brooks R, Ruskin JM, McGovern BA. Adenosine and the treatment of supraventricular tachycardia. Am J Med 1992; 92:655–664.
3. Chronister C. Clinical management of supraventricular tachycardia with adenosine. Am J Crit Care 1993; 2:41–47.

Aminoglykoside
1. Bennett WM, Aronoff GR, Golper TA, et al. Drug prescribing in renal failure: dosing guidelines for adults. 3d ed. Philadelphia: American College of Physicians, 1994. pp. 18–19.

Amphotericin
1. Bennett WM, Aronoff GR, Golper TA, et al. Drug prescribing in renal failure: dosing guidelines for adults. 3d ed. Philadelphia: American College of Physicians, 1994. p. 31.

Amrinon
1. Bottorff MB, Rutledge DR, Pieper JA. Evaluation of intravenous amrinone: the first of a new class of positive inotropic agents with vasodilator properties. Pharmacotherapy 1984; 5:227–236.

Aztreonam
1. See Bennett WM, et al. p. 25.

2. McLeod CM, Bartley EA, Payne JA, et al. Effects of cirrhosis on kinetics of aztreonam. Antimicrob Agents Chemother 1984; 26:493–497.

Benzodiazepine
1. Levine RL. Pharmacology of intravenous sedatives and opioids in critically ill patients. Crit Care Clin 1994; 10:709–731.
2. Hoegholm A, Steptoe P, Fogh B, et al. Benzodiazepine antagonism by aminophylline. Acta Anesth Scand 1989; 33:164–166.
3. Olkkola KT, Aranko K, Luurila H, et al. A potentially hazardous interaction between erythromycin and midazolam. Clin Pharmacol Ther 1993; 53:298–305.

Cephalosporine
1. Gustaffero CA, Steckelberg JM. Cephalosporin antimicrobial agents and related compounds. Mayo Clin Proc 1991; 66:1064–1073.

Cimetidin
1. Ben-Menachem T, Fogel R, Patel RV, et al. Prophylaxis for stress-related gastric hemorrhage in the medical intensive care unit. Ann Intern Med 1994; 121:568–575.

Cumarin
1. Crussel-Porter LL, Rindone JP, Ford MA, Jaskar DW. Low-dose fluconazole therapy potentiates the hypoprothrombinemic response to warfarin. Arch Intern Med 1993; 153:102–104.
2. McEvoy GK, ed. AHFS Drug Information, 1995. 38th ed. Bethesda, MD: American Society of Health-System Pharmacists, 1995., p. 928.

Digoxin
1. Marcus MI. Pharmacokinetic interactions between digoxin and other drugs. J Am Coll Cardiol 1985; 5:82A–90A.

Fluconazol
1. Terrell CL, Hughes CE. Antifungal agents used for deep-seated mycotic infections. Mayo Clin Proc 1992; 67:69–91.

Heparin
1. Holliday DM, Watling SM, Yanos J. Heparin dosing in a morbidly obese patient. Ann Pharmacother 1994; 28:1110–1111.
2. Jaffrani NA, Ehrenpreis S, Laddu A, Somburg J. Therapeutic approach to unstable angina: nitroglycerin, heparin, and combined therapy. Am Heart J 1993; 126:1239–1242.

Imipenem
1. Hellinger WC, Brewer NS. Imipenem. Mayo Clin Proc 1991; 66:1074–1081.
2. Vos MC, Vincent HH, Yzerman EPF. Clearance of imipenem/cilastatin in acute renal failure patients treated by continuous hemodiafiltration (CAVHD). Intensive Care Med 1992; 18:282–285.

Insulin
1. Trissel LA. Handbook on injectable drugs. 8th ed. Bethesda, MD: American Society of Hospital Pharmacists, 1994, pp. 585–590.

Lidocain
1. Marcus FI, Opie LH. Antiarrhythmic drugs. In: Opie LH, ed. Drugs for the heart. 4th ed. Philadelphia: WB Saunders, 1995; 221–222.

Nitroglycerin
1. Trissel LA. Handbook on injectable drugs. 8th ed. Bethesda, MD: American Society of Hospital Pharmacists, 1994, pp. 777–780.

Nitroprussid
1. Curry SC, Arnold-Cappell P. Nitroprusside, nitroglycerin, and angiotensin-converting enzyme inhibitors. Crit Care Clin 1991; 7:555–582.
2. FDA Medical Bulletin 21:3–4, March, 1991.

Opiate
1. Shochet RB, Murray GB. Neuropsychiatric toxicity of meperidine. J Intensive Care Med 1988; 3:246–252.
2. Chauvin M, Sandouk P, Scherrmann JM, et al. Morphine pharmacokinetics in renal failure. Anesthesiology 1987; 66:327–331.

Phenytoin
1. Cadle RM, Zenon GJ, Rodriguez-Barradas MC, Hamill RJ. Fluconazole-induced symptomatic phenytoin toxicity. Ann Pharmacother 1994; 28:191–195.
2. Smart HL, Somerville KW, Williams J, et al. The effects of sucralfate upon phenytoin absorption in man. Br J Pharmacol 1985; 20:238–240.
3. Lindow J, Wijdicks EFM. Phenytoin toxicity associated with hypoalbuminemia in critically ill patients. Chest 1994; 105:602–604.
4. Wijdicks EFM. Seizures in the intensive care unit. In Neurology of critical illness. Philadelphia: FA Davis, 1995; 19–33.
5. Epilepsy Foundation of America's Working Group on Status Epilepticus. Treatment of convulsive status epilepticus. JAMA 1993; 270:854–859.

Procainamid
1. Marcus FI, Opie LH. Antiarrhythmic drugs. In: Opie LH, ed. Drugs for the heart. Philadelphia: WB Saunders, 1995; 216–217.

Propofol
1. Barr J. Propofol: A new drug for sedation in the intensive care unit. Int Anesthesiol Clin 1993; 31:131–154.

Ranitidin
1. McEvoy GK. AHFS Drug Information 1995. Bethesda, MD: American Society of Health System Pharmacists, 1995; 2057–2062.

Theophyllin
1. Sessler CN, Brady W. Theophylline toxicity: How to minimize the potential risk. J Crit Illness 1991; 6:1045–1054.
2. Joeng CS, Huang SC, Jones DW. Theophylline disposition in Korean patients with congestive heart failure. Ann Pharmacother 1994; 28:396–401.
3. Spivey JM, Laughlin PH, Goss TF. Theophylline toxicity secondary to ciprofloxacin administration. Ann Emerg Med 1991; 20:1131–1134.
4. Rizzo A, Mirabella A, Bonanno A. Effect of body weight on the volume of distribution of theophylline. Lung 1988; 166:269–276.

Thiamin
1. Dyckner T, Nyhlin H, Wester PO. Aggravation of thiamine deficiency by magnesium depletion. Acta Med Scand 1985; 218:129–131.
2. LaFrance RJ, Miyagawa CI. Pharmaceutical considerations in total parenteral nutrition. In: Fischer JE, ed. Total parenteral nutrition. 2nd ed. Boston: Little, Brown, 1991:57–98.

Trimethoprim-Sulfamethoxazol
1. Paap CM, Nahata MC. Trimethoprim/sulfamethoxazole dosing during renal dysfunction. Ann Pharmacother 1995; 29:1300.

Vancomycin
1. Brown DL, Manro LS. Vancomycin dosing chart for use in patients with renal impairment. Am J Kidney Dis 1988; 11:15–19.

Verapamil
1. Piepho RW, Culbertson VL, Rhodes RS. Drug interactions with the calcium entry blockers. Circulation 1987; 75:V181–V194.
2. McEvoy GK, ed. AHFS Drug Information, 1995. 38th ed. Bethesda, MD: American Society of Health-System Pharmacists, 1995. pp. 1153–1154.

Sachverzeichnis

A

A-a-P$_{O_2}$-Gradient s.
 Sauerstoffpartialdruck-
 differenz, alveoloarterielle
AB0-Antigene, Thrombozyten-
 transfusion 627
AB0-Inkompatibilitäten,
 Thrombozytentransfusion
 627
Abdomen, retikuloendothe-
 liales System 88
Abdominalabszeß
– s.a. Abszeß
– Abdominalchirurgie 470
– Fieber, postoperatives 427
– Sepsis 470–471
Abdominalchirurgie, Chole-
 zystitis, akalkulöse 463
Abdominalschmerzen
– Cholezystitis, akalkulöse 463
– Clostridium-difficile-
 Colitis 467
– Digitalisintoxikation 726
– Ketoazidose, alkohol-
 induzierte 528
– durch Naloxon 734
Absaugen, endotracheales,
 Apoplex 708
Abszeß
– s.a. Abdominalabszeß
– Krampfanfälle 692
Abwehrmechanismen,
 Fieber 435
ACC s. N-Acetylcystein
ACE-Hemmer
– Herzinsuffizienz 218
– Hyperkaliämie 572–573
– Linksherzversagen,
 diastolisches 218
Acetaminophen 714–716
– s.a. Paracetamol
– Arzneimittelvergiftung
 714
– Dosierungsanpassung,
 Intensivstation 737
– Hepatotoxizität 715
– Serumkonzentration 716
– Wirkungsmechanismus,
 toxischer 714
Acetaminophen-
 Überdosierung
– N-Acetylcystein 717–718
– Aktivkohle 718
– Diagnose 715
– Klinik 715
Acetazolamid
– Alkalose, chlorid-
 refraktäre 537
– Dosierungsanpassung,
 Intensivstation 737
Acetessigsäure 525

Acetoacetat, Referenzbereiche
 752
N-Acetylcystein 37, 40, 362
– Acetaminophen-
 Überdosierung 717–718
– Aerosoltherapie 362
– Anwendung,
 intratracheale 363
– ARDS 445
– Nebenwirkungen 718
– Nitroprussidreaktion 526
– Paracetamol-Überdosierung
 717–718
Acetylsalicylsäure,
 Myokardinfarkt 268–270
Achlorhydrie,
 Malabsorption 93
ACLS (advanced cardiac life
 support) 228
ACLS-Richtlinien, Kardio-
 version, elektrische 280
ACTH-Stimulationstest
– Ergebnisse 671
– Interpretation 671
– Nebenniereninsuffizienz
 669–671
– Plasmakortisolkonzen-
 tration 670
ACV (assisted control
 ventilation) 378
Adenosin
– AV-Knoten-Reentry-
 Tachykardie 287–288
– Dosierungsanpassung,
 Intensivstation 737
– Medikamentenwechsel-
 wirkungen 282
– Tachykardie, supraventriku-
 läre 287
Adenosinmonophosphat,
 zyklisches (cAMP) 721
Adenosintriphosphat (ATP)
 721
ADH-Mangel, Diabetes
 insipidus 559
Adrenalin 241–243
– Anaphylaxie 448
– Asystolie 231
– Dosierung 233, 242–243
– Dosis, endobronchiale
 233
– Indikationen 243
– Inkompatibilität 243
– Kammerflimmern 229
– Kammertachykardie,
 pulslose 229
– Nebenwirkungen 243
– pulslose elektrische
 Aktivität (PEA) 230
– Pupillendilatation 240
– Reanimation 233

Adrenalin
– β-Rezeptoren, Aktivierung
 242
– stoffwechselsteigernder
 Effekt 243
– Wirkung,
 antiinflammatorische 242
– – metabolische 242
Adrenalininfusion,
 Hyperlaktatämie 520
Aerosole, blande,
 mukolytische Therapie 362
Aerosolgeräte,
 kleinvolumige 353
Aerosoltherapie 352–355
– N-Acetylcystein 362
– Albuterol 352
– Fenoterol 352
– Isoetharin 352
– Metaproterenol 352
– β-Rezeptoragonisten 352
– Salbutamol 352
– Terbutalin 352
Äthanolintoxikation,
 Nitroglycerin 254
Agitiertheit
– Antidepressiva, trizyklische,
 Überdosierung 734
– Hyperthyreose 674
– Theophyllinintoxikation 359
AIDS
– Hyponatriämie 561
– Thrombozytopenie 622
AKA s. Ketoazidose,
 alkoholinduzierte
Aktivkohle
– Acetaminophen-
 Überdosierung 718
– Digitalisintoxikation 726
– Paracetamol-Überdosierung
 718
Alaninaminotransferase
 (SGPT)
– Körperposition, Einflußrate
 754
– Referenzbereiche 752
Albumin(lösung) 38, 204
– Eigenschaften 203–204
– Hypovolämie 204
– Kochsalzlösung, isotone
 204
– Kosten 207
– Nachteile 204
– Referenzbereiche 752
Albuterol
– Aerosoltherapie 352
– Bronchodilatation 354
Aldolase
– Hypothyreose 676
– Referenzbereiche 752
Alkaliämie 512

Alkalitherapie
- Ketoazidose, diabetische 528
- Laktatazidose 521–524
Alkalose
- Azidose, kombinierte 515
- chloridreaktive 534
- chloridrefraktäre 534–535
– – Acetazolamid 537
– – Hypokaliämie 537
– – Mineralkortikoid-
  überschuß 537
- Hyperlaktatämie 174, 520
- Hypokaliämie 568
- Hypokalzämie 590
- Laktatazidose 520
- metabolische 509–510,
  530–537
– – Ammoniumchlorid 537
– – Anionen, organische 531
– – Argininhydrochlorid 537
– – Auswirkungen 533
– – Chloridbestimmung im
  Urin 534–535
– – Chloridlösungen 537
– – Diuretika 530–531
– – Einteilung 534
– – Gewebeoxygenierung 533
– – Herzzeitvolumen 533
– – Histamin-H$_2$-Blocker 537
– – Hyperkapnie 531, 534
– – Hypoventilation 532–533
– – Kaliumchlorid 535–536
– – Kochsalzinfusion 535
– – Linksverschiebung 533
– – Magensaft, Ableitung,
  nasogastrale 530
– – Magnesiummangel 536
– – Manifestation,
  neurologische 532
– – myokardiale Kontraktilität
  533
– – primäre 511
– – Salzsäurelösung 536
– – Volumenmangel 531
– – Wirkungen, unerwünschte
  532
- respiratorische 509, 511
– – akute 510
– – Beatmung, kontrolliert-
  assistierte 380
– – chronische 511
– – Hyperventilation 596
– – Hypophosphatämie 596
– – IMV 382
Alkoholabusus/Alkoholismus
- Antisepsis 52
- Delir 686–687
- Hypomagnesiämie 580
- Hypophosphatämie 595
Alkoholentzugsdelir 686–687
Allen-Test 59

allergische Reaktionen
- Erythrozytentransfusion 617
- Lysetherapie 267
allgemeinchirurgische
  Eingriffe, Thrombose-
  prophylaxe 99
Allopurinol, Nephritis,
  interstitielle 548
Alteplase, Myokardinfarkt
  266–267
Alter
- Blutvolumina 757
- glomeruläre Filtrationsrate
  737
Aluminium(hydroxid),
  Hypophosphatämie 597
Alveolardruck 368
- Übertragung auf die
  pulmonalen Kapillaren 369
Alveolarkollaps, IRV 383
Alveolarruptur
- Auto-PEEP 403
- Beatmung, maschinelle
  397–398
- Emphysem, interstitielles
  397
- Hautemphysem 397–398
- Pneumomediastinum 397
- Pneumoperitoneum 398
- Pneumothorax 398
- Zeichen, klinische 397
Amikacin 491–493
- Dosierungsanpassung,
  Intensivstation 737
- Dosierungsempfehlungen
  491
- Therapiekosten 502
Aminoglykoside 491–493
- Delir 687
- Dosierungsanpassung,
  Intensivstation 737
- Dosierungsempfehlungen
  491
- Einmalgabe, tägliche 492
- Enterobakterien 491
- Hypokalzämie 590
- Magnesiummangel 580
- Monitoring 492
- Myasthenia gravis 695
- Nephrotoxizität 492–494
- neuromuskuläre Blockade
  492–493
- Nierenversagen, renales 542
- Ototoxizität 492
- Pneumonie, nosokomiale
  461
- Pseudomonas aeruginosa
  491
- Sepsis 443
– – gramnegative 434
- Therapiekosten 502

Aminoglykoside
- Toxizität 492
- Urosepsis 474
Aminopenicilline 500
Aminophyllin 357
- Dosierung 357–359
Aminosäurelösungen, Ernäh-
  rung, parenterale 658–660
Aminosäuren
- essentielle, Ernährung,
  parenterale 658
- verzweigtkettige,
  Ernährungslösungen 653
Aminosteroide 38
Amitriptylin, Überdosierung
  734–735
Ammoniak, Referenzbereiche
  752
Ammoniumchlorid, Alkalose,
  metabolische 537
Amnesie, anterograde,
  Benzodiazepine 117
Amoxicillin 500
Amphotericin B 493–495
- Candidämie,
  katheterinduzierte 493
- Candiduria 475
- Delir 687
- Dosierung 493–494
- Dosierungsanpassung,
  Intensivstation 737
- Fieber, arzneimittel-
  induziertes 432
- Kryptokokken-Meningitis
  485
- Magnesiummangel 580
- Nebenwirkungen 493
- Therapiekosten 502
Ampicillin 500
- Dosierungsanpassung,
  Intensivstation 737
- Urosepsis 474
Amrinon 241, 244–245
- Dosierung 244
- Dosierungsanpassung,
  Intensivstation 737
- Herzinsuffizienz 216
- Indikationen 244
- Inkompatibilität 245
- Kontraindikationen 245
- Linksherzversagen,
  systolisches 216
- Nebenwirkungen 245
Amylase,
  Referenzbereiche 752
Anämie
- ARDS 335
- Auswirkungen 607–609
- Definition, klinische 606
- Erythrozytenpräparate 605
- durch Ganciclovir 488

Sachverzeichnis

Anämie
- Gewebeoxygenierung 607
- Hämatokrit 606, 609
- Hämoglobinkonzentration 606
- hämolytische, Hypophosphatämie 598
- – Purpura, thrombotischthrombozytopenische 623
- Herzzeitvolumen 607
- isovolämische 608
- Laktatazidose 519
- Messung 606
- Oxygenierung, arterielle 20
- Pulsoxymetrie 314
- Sauerstoffaufnahme 607
- Sauerstoffextraktionsrate 607
- Sauerstofftransportkapazität 606

Anaerobier, Antibiotikatherapie 490

Analgesie
- epidurale 114–115
- Opioidrezeptoren, Stimulation 113
- patientenkontrollierte (PCA) 114

Analgosedierung 110–123
- s.a. Opioidanalgesie
- Reanimation 239

Analysegeräte, Materialbedarf 755

anaphylaktische Reaktionen
s. unter Anaphylaxie

Anaphylaxie/anaphylaktische Reaktionen 446–448
- Adrenalin 448
- Antihistaminika 448
- Bronchospasmus 447
- Cephalosporine 498
- Cimetidin 448
- Dextrane 206
- Diphenhydramin 448
- Erythrozytentransfusion 617
- HAES 205
- Hypotonie 447
- Klinik 447
- Quincke-Ödem 447
- Stridor laryngealis 447
- Thrombozytentransfusion 627
- Urtikaria 447

Aneurysmablutung, Subarachnoidalblutung 709

Aneurysmaclipping, intrazerebrales,
 Kernspintomographie, Kontraindikation 705

Anfälle, epileptische 691–694
- s.a. Epilepsia

Anfälle, epileptische
- Apoplex 702
- Benzodiazepine 693
- Muskelaktivität 691
- durch Penicilline 501
- Phenobarbital 694
- Phenytoin 693

Angina pectoris, Ballongegenpulsation, intraaortale 220

Angiographie, Subarachnoidalblutung 710

Angststörungen
- Intensivstation 117
- Sedierung 117–121

Anionen, organische, Alkalose, metabolische 531

Anionenlücke 513–514
- Azidose, metabolische 514
- Determinanten 513
- große 514
- Ketoazidose, diabetische 526
- Laktatazidose 514–515, 520
- Nierenversagen 514
- normale 514
- Referenzbereich 514

Anistreplase, Myokardinfarkt 266–267

Antazida
- aluminiumhaltige, Hyperphosphatämie 600
- Gastrointestinaltrakt, oberer, Kolonisation 466
- Hypophosphatämie 597
- Medikamentenwechselwirkungen 91
- Streßulkusprophylaxe 92

Antiarrhythmika
- Digitalisintoxikation 727
- Medikamentenwechselwirkungen 282
- Torsade de pointes 290

Antibiotika(therapie)
- erregerspezifische 490
- Fieber 434–436
- Myasthenia gravis 695
- Neutropenie, febrile 486–487
- Pneumonie, nosokomiale 461
- Sepsis 443
- Urosepsis 474

Antidepressiva, trizyklische 734

Antidepressiva, trizyklische, Überdosierung 734–735

Antidote 713–735

Antihistaminika
- Anaphylaxie 448
- Erythrozytentransfusion 617

Antikoagulation
- Apoplex 707
- Laborbefunde, abnorme 107
- Thrombembolie, venöse 106–107

Antikörper
- antientzündliche, Sepsis/septischer Schock 444–445
- gegen Leukozyten, Fieber 428
- neutralisierende, Lysetherapie 267

Antikörperfragmente, digoxinspezifische
- Digitalisintoxikation 727–730
- Dosierungsempfehlungen 728
- Plasmadigoxinkonzentration 729

antimikrobielle Therapie 489–503
- s.a. Antibiotika(therapie)
- s.a. antimikrobielle Therapie
- Katheterinfektionen 81–82

Antimykotika 493–496
- Fieber, persistierendes 82
- Herzklappenersatz 82
- Neutropenie 82
- Sepsis 82
- Therapiekosten 502

Antioxidanzien/antioxidative Therapie 43–45
- ARDS 336
- endogene 37
- Entzündung 438
- enzymatische 36–39
- exogene 37
- kettenreaktionsunterbrechende 40
- Mangel, Sauerstofftherapie 345–346
- nichtenzymatische 39–42
- Plasma 41–42
- Sepsis/septischer Schock 445
- Stoffwechselunterstützung 45
- Vitamin C 640

antioxidativer Schutz 36–42

Antiphlogistika, nichtsteroidale s. NSAID

Antipseudomonaspenicilline 500

Antischockhose, Hypovolämie 192

Antiseptika 51–52

Antithrombin III
- DIG 623
- Thrombose 98

Antithrombosestrümpfe,
  Thromboseprophylaxe 100
antithrombotische Therapie
  s. Thrombolyse/-lytika
Aortendissektion
– akute 272–274
– – Echokardiographie,
    transösophageale 273
– – Labctalol 274
– – Magnetresonanztherapie
    273
– – Nitroprussid 273
– – α/β-Rezeptorenblocker
    274
– – Schmerzen, retrosternale
    272
– – Trimethaphan 273
– Ballongegenpulsation,
  intraaortale,
  Kontraindikation 220
– Labetalol 250
– Lysetherapie, Kontra-
  indikationen 265
– Thoraxschmerzen 264
Aortenklappeninsuffizienz
– Aortendissektion, akute 273
– Ballongegenpulsation,
  intraaortale,
  Kontraindikation 220
APACHE-II-Score 759
– Einschränkungen 762
– Erkrankungen, chronische,
  Erfassung 761
– Mortalität 761
– Patientenalter, Erfassung 761
Aphasie, Apoplex 703
Apnoe, Hyperkapnie 688
Apnoe-Test
– Hirntod 688–690
– sicherer, Hyperkapnie 689
– – Hypoventilation 689
Apoplex 701–710
– Absaugen,
  endotracheales 708
– Anfälle, epileptische 702
– Antikoagulation 707
– Aphasie 703
– Beinvenenthrombose 702
– Bewußtseinsstörungen
  680–681, 702
– Blutungen, intrazerebrale
  701, 708
– Computertomographie
  704–705
– Definition 701
– Diagnose 702
– Druckerhöhung,
  intrakranielle 708
– Druckmessung,
  intrakranielle 708
– Echokardiographie 706

Apoplex
– Elektroenzephalogramm 707
– Embolie, zerebrale 702
– Fieber 702
– Frühbehandlung 707
– Hirnödem 708
– Hypernatriämie 704
– Hypertonie, arterielle 707
– Hyperventilation 708
– Hypoglykämie 704
– Hyponatriämie 704
– ischämischer 701–702
– – Thrombembolie 99
– – Thromboseprophylaxe 99
– Kernspintomographie
  705–706
– Klassifikation 701
– Konvulsionen 702
– Kopfhochlagerung 708
– Kortison 708
– Krampfanfälle, generalisierte
  702
– Luftembolie, venöse 67
– Lumbalpunktion 706
– Mannitol 708
– muskuläre Schwäche 703
– oxidativer Streß 44
– Routinediagnostik 704
– Status epileptics 702
– Subarachnoidalblutung 701
– Thrombolyse 707
– Vorhofflimmern 702
Apothekenumrechnung 749
Aprotinin, Thrombozyten-
  aggregation 625
Arachidonsäure 34
ARDS (acute/adult respiratory
  distress syndrome) 323–336
– s.a. respiratorische
  Insuffizienz
– N-Acetylcystein 40, 445
– Anämie 335
– Antioxidanzien 336
– Atemwegsdrücke,
  proximale 376
– Autotransfusion,
  intraoperative 618
– BAL 331
– Beatmungstherapie 333
– Bewußtseinsstörungen
  681
– Bluttransfusion 335
– Diagnose, Hilfen 329–331
– – Schwierigkeiten 327–329
– DIG 623
– Diuretika 333–334
– Dopamin 335
– Druck, hydrostatischer 329
– – kolloidosmotischer 330
– Erkrankungen,
  prädisponierende 325

*ARDS (acute/adult
respiratory distress syndrome)*
– Erscheinungsbild,
  klinisches 326
– Erythrozytentransfusion 617
– Faktoren, prädisponierende
  325–326, 329
– Füllungsdruck, kardialer 335
– Geweboxygenierung 335
– Herzindex 335
– Herzzeitvolumen 335
– Hyponatriämie 564
– Hypoxämie 323, 328–329
– KOD-Messung 330–331
– Kriterien, klinische 326
– Lungeninfiltrate 327, 333
– Lungenschädigung 324–325
– Lungenwasser, extravasales,
  PEEP 334
– – Verringerung 333
– Methylprednisolon 336
– MODS 440
– Mortalität 326
– Multiorganversagen 332
– oxidativer Streß 44
– Pathogenese 323–326
– PEEP 334, 388
– Pneumocystis-carinii-
  Pneumonie 482
– Pneumonie,
  nosokomiale 454
– Schädigung,
  entzündliche 325
– Sepsis 326
– Septikämie 454
– SIRS 325
– Steroide 336
– Stickoxid 336
– Surfactant 336
– Symptomatik 328
– Therapie 332–336
– Thoraxröntgenaufnahme 329
– Untersuchung,
  körperliche 327
– Urosepsis 454
– Vasodilatatoren,
  Kontraindikation 335
– Venendruck, zentraler 335
– Wedge-Druck 155, 329–330
Argininhydrochlorid, Alka-
  lose, metabolische 537
Arrhythmien
– Antidepressiva, trizyklische,
  Überdosierung 735
– asymptomatische,
  Myokardinfarkt 271
– Hypokaliämie 570
– Magnesiummangel 582
– Pulmonalarterienkatheter
  140–141
– Theophyllin 359

Arteria
- carotis, Punktionstechnik 63
- femoralis 65
- radialis 59
- - Punktionstechnik 59–60
- ulnaris 59
arteriovenöse Malformationen, Lysetherapie, Kontraindikationen 265
Arzneimittelvergiftung, Acetaminophen 714
Ascorbinsäure s. Vitamin C
Aspartataminotransferase (SGOT), Referenzbereiche 752
Aspiration
- ARDS 326
- Ernährung, enterale 654–655
- Tracheotomie 396
Aspirin
- Notfallchirurgie 625
- Thrombozytenaggregation 625
assisted control ventilation s. ACV
Asthma bronchiale
- Hyperlaktatämie 520
- Inhalator, genau dosierender 354
- Jet-Vernebler 354
- Kortikosteroide 360–361
- Labetalol, Kontraindikationen 274
- Latexallergie 51
- oxidativer Streß 44
- Peak flow, exspiratorischer 351, 358
- Shunt, intrapulmonaler 297
Asthmaanfall, akuter
- Ersttherapie 356
- Kortikosteroide 360
- β-Rezeptoragonisten 355
Asystolie
- Adrenalin 243
- Algorithmen 231
Ataxie, Magnesiummangel 582
Atelektasen
- Fieber, postoperatives 425–426
- neuromuskuläre Schwäche 697
- Oberbaucheingriffe 426
- Pa_{CO_2}-PET_{CO_2}-Gradient 321
- postoperative 426
- Residualkapazität, funktionelle 426
Atemarbeit
- Auto-PEEP 403
- Beatmung, kontrolliert-assistierte 380

Atemarbeit
- IMV 381
- Tubusentfernung 415
Atemdepression
- Epiduralanalgesie 115
- Naloxon 733
- Opioide 115–116
- Opioidrezeptoren, Stimulation 113
- durch Propofol 122
Atemfrequenz 760
- Weaning 409
Atemhubvolumen 376
- Normalwerte 372
- Überdruckbeatmung 372
Atemmuskulaturschwäche, Hypoventilation, alveoläre 307–308
Atemnot s. Dyspnoe
Atemwegsbereich, Pharmakotherapie 349–363
Atemwegsdruck, proximaler 368, 373–376
- ARDS 376
- Bronchodilatatoren 376
- Bronchospasmus 374
- Cuff-Leck 376
- Lappenatelektase 376
- Lungenerkrankung, obstruktive 376
- Lungenödem 376
- Pneumonie 376
- Pneumothorax 376
- Tachypnoe 376
- transthorakaler 377
- Überdruckbeatmung 374
- Veränderungen, Beurteilung 375
Atemwegswiderstand 368, 374, 377
- Einschränkungen 377
- Endotrachealtuben 377
- Hubvolumen 369
Atemzugvolumen, Weaning 409
Atemzyklus, Beatmung, kontrolliert-assistierte 379
Atenolol
- Dosierung, intravenöse 720
- Potenz, relative 720
Atmung, Pa_{CO_2}-PET_{CO_2}-Gradient 319
Atome, Oxidation 29
Atropin
- Asystolie 231
- Dosierung 234
- - endobronchiale 233
- Pupillendilatation 240
- Reanimation 233–234
- β-Rezeptorenblocker, Intoxikation 721–723

Aufmerksamkeitsstörungen 686
Aufmerksamkeitsstörungen, Delir 686
Augenmotilität, Bewußtseinsstörungen 682
Augenreflexe
- Bewußtseinsstörungen 682
- Koma 683
Ausflußimpedanz 10
Austauscherharze, Hyperkaliämie 576
Auswurffraktion s. Ejektionsfraktion
Auto-PEEP 352, 380, 401–405
- Alveolarruptur 403
- Atemarbeit 403
- Compliance, thorakale 403
- extrinsischer 404
- Faktoren, prädisponierende 403
- Herzauswurfleistung 403
- IRV 383
- Konsequenzen 403
- Management 404
- Okklusion, endexspiratorische 404
- Pathogenese 402
- Überblähung 380
- Überwachung 404
Autotransfusion
- Hypovolämie 190–192
- intraoperative 618
- - ARDS 618
- - Retransfusionssyndrom 618
- - Verdünnungskoagulopathie 618
- postoperative 619
- - Sternotomie, mediane 619
AV-Block
- III. Grades, Rechtsherzversagen 219
- kaliumrefraktärer, Hyperkaliämie 573
- Kalzium 283
- Labetalol 274
- Magnesium 271
- Pulmonal-arterienkatheter 141
- β-Rezeptorenblocker 269
- Vorhofflattern 276
AV-Dissoziation, Rechtsherzversagen 219
AV-Knoten-(Reentry-)Tachykardie 276, 286–288
- Adenosin 287–288
- Diltiazem 287
- Theophyllin 288
- Verapamil 287

AV-Knotentachykardie 275–276
AVNRT s. AV-Knoten-(Reentry-)Tachykardie
AV-Überleitung
- Kalziumantagonisten, Überdosierung 724
- Tachykardie, supraventrikuläre 277
Azetylcholinrezeptoren, Myasthenia gravis 695
Azidämie 512
- Blutgase 516
- Laktatazidose 521
Azidose
- Alkalose, kombinierte 515
- Asystolie 231
- Hyperkaliämie 572
- metabolische 509–510
- – Anionenlücke 514
- – Hyperkaliämie 573
- – Kochsalzlösung, isotone 200
- – kombinierte 514
- – Magnesiummangel 582
- – primäre 511
- organische 517–529
- pulslose elektrische Aktivität (PEA) 230
- respiratorische 509, 511
- – akute 510
- – chronische 511
- Tachykardie, ventrikuläre 290
Azlocillin 500
Aztreonam 496
- Dosierung 496
- Nebenwirkungen 496
- Pneumonie, nosokomiale 461
- Sepsis 443
- – gramnegative 434
- Therapiekosten 502
- Urosepsis 474

B
Bacteroides, fragilis
- Antibiotikatherapie 490
- Imipenem 498
Bakterien
- gramnegative, aerobe, Antibiotikatherapie 490
- – – Oropharynx 451
- – Pneumonie, nosokomiale 461
Bakteriurie, asymptomatische, Urosepsis 472
Bakterizidie, Stickstoffmonoxid 36
BAL s. bronchoalveoläre Lavage

Ballaststoffe, Ernährungslösungen 651–652
Ballongegenpulsation, intraaortale
- Entwöhnung 221
- Hämodynamik 219–220
- Herzinsuffizienz 219–221
- Indikationen 220
- Komplikationen 221
- Kontraindikationen 220
- Schock, kardiogener 272
Ballonmanschette, Größenverhältnisse, Blutdruckmessung 128–129
Barbiturate, Präzipitate, unlösliche 73
Barotrauma 372
Basendefizit, Volumenersatztherapie 195–196
Bauchaortenaneurysma
- Herzindex 167
- Laktatkonzentration 167
- Sauerstoffaufnahme 167
Bauchwandbewegung, paradoxe, Weaning 413–415
Beatmung 390–405
- druckkontrollierte 382–383
- – Hubvolumina, wechselnde 382
- – Vorteile und Risiken 382
- druckunterstützte 384–389
- – Beatmungsmuster 384
- – Nutzen, klinischer 384
- Intubation, endotracheale 390
- Koniotomie 390
- kontrolliert-assistierte 378–380
- – Alkalose, respiratorische 380
- – Atemarbeit 380
- – Atemzyklus 379
- – Beatmungsmuster 379
- – Hyperventilation 380
- – Überblähung 380
- – Wirkungen, nachteilige 380
- Krikothyreoidotomie 390
- Luftweg, künstlicher 390–397
- lungenprotektive 373
- maschinelle 365–417
- – s.a. Überdruckbeatmung
- – Alveolarruptur 397–398
- – Atemvolumen, hohes 372
- – Bronchodilatatoren 351, 376
- – Compliance, thorakale 376–377
- – Druck, transmuraler 369
- – druckgesteuerte 367

Beatmung
- – Endotrachealtuben 371
- – Entwöhnung 406–417
- – Guillain-Barré-Syndrom 696
- – Herzleistung 369
- – Herzzeitvolumen 371
- – Indikationen 371
- – Intubation 371
- – konventionelle 367–371
- – Lungeneigenschaften, Überwachung 373
- – Lungenschädigung, respiratorbedingte 372
- – Myasthenia gravis 696
- – Nachlast 371
- – Pleuradrainage 400
- – Pneumothorax 398, 400
- – Prinzipien 367–377
- – Spannungspneumothorax 400
- – Streßulkusprophylaxe 89
- – Tracheotomie 395–398
- – volumenkontrollierte 367
- – Vorlast 370
- – Weaning 406–417
- – – Infrarot-Kapnometrie 322
- Spitzendruck, inspiratorischer 351
- volumenkontrollierte 378
- – Druckkurven 368
Beatmungsdrücke 368–369
Beatmungsmuster 378–389
- Beatmung, kontrolliertassistierte 379
- IMV 381
beatmungspflichtige Patienten
- Inhalator, genau dosierender 355
- Jet-Vernebler 355
Beatmungsstrategien 372
Beatmungssystem, offenes, Pa_{CO_2}-$P_{ET_{CO_2}}$-Gradient 319
Beatmungstherapie
- ARDS 333
- Sauerstofftoxizität 333
Beckentumoren, Thrombembolie 99
Beinvenenthrombose
- Apoplex 702
- Lungenembolie, akute 104
- proximale, Lungenembolie, akute 97
Benzodiazepine 117–121, 686, 718–719
- Amnesie, anterograde 117
- Anfälle, epileptische 693
- Antidepressiva, trizyklische, Überdosierung 735

Benzodiazepine
- Arzneimittelkumulation 718
- Delir 686–687
- Dosierungsanpassung, Intensivstation 738
- Entzugssyndrome 120
- – Flumazenil 719
- Erythromycin 120
- Krampfanfälle 693
- Medikamentenwechselwirkungen 120–121
- Midazolam 120
- Theophyllin 121
- Toxizität, klinische 718
- Wirkungen, toxische 119
Benzodiazepinintoxikation 119
- Flumazenil 719
- Kreislaufstörungen 718
Beriberi-Herzkrankung, Thiaminmangel 639
Bewegungsstörungen 691–700
Bewußtseinsstörungen 679–685
- s.a. Delir
- Apoplex 702
- Augenmotilität 682
- Augenreflexe 682
- Diagnose am Krankenbett 681–683
- Glasgow Coma Scale 683–685
- Grade 680
- Hypothyreose 674
- Lichtreaktion 682
- Magnesiummangel 582
- Pupillengröße 681
- Pupillenreaktivität 682
- Reflex, okulovestibulärer 682
- – okulozephaler 682
- Ursachen 680
Bewußtseinstrübung
- Alkalose, metabolische 532
- fortschreitende, Magnesiummangel 582
- Naloxon 733
- β-Rezeptorenblocker 720
Bikarbonat
- Ionen 25
- Konzentration 508
- – Magen 178
- Laktazidose 522
- – ischämische 234
- Reanimation 234
- Referenzbereiche 752
- Wirkungen, unerwünschte 523
Bilirubin, Referenzbereiche 752
Biotin, Bedarf, täglicher 638

Biphosphonate, Hyperkalzämie 594
BiVAD, Herzinsuffizienz 221
Blindpunktion
- Ellenbeugenvene 57–58
- Vena femoralis 66
Blut
- arterielles, Sauerstoffgehalt 18
- okkultes, Streßulkusprophylaxe 94
- respiratorische Funktion 17
Blutbild, Probenvolumen 755
Blutdruck
- arterieller 127–135
- – Druckwellen 131
- – Flußwellen 131
- – Impedanz, pathologische 132
- – mittlerer 135, 760
- – Verstärkung, systolische 133
- Blutverlust 184
- hoher 216
- Linksherzversagen, systolisches 216
- systolischer 8, 135
Blutdruckabfall s. Hypotonie
Blutdruckmessung
- arterielle 127
- auskultatorische 129–131
- – Korotkow-Töne 129
- – Low-flow-Bedingungen 129–130
- Ballonmanschette, Größenverhältnisse 128–129
- Hypovolämie 184
- indirekte 128–131
- – Fehlerquellen 128
- – intravasale 131
- – Artefakte in der Aufzeichnung 133
- – Flush-Test 133–135
- – Resonanzfrequenz 135
- – Resonanzsysteme 133
- – Signalverzerrung 135
- – Wellenform, Veränderung 133
- – Manometrie 127
- oszillometrische 130
- Schock 129–130
Blutentnahme, Kalzium 589
Bluterwärmung, Vorrichtungen, Erythrozytenpräparate 614
Blutfilter, Erythrozytenpräparate 614
Blutfluß
- hämodynamische Effekte 15
- Herzdruckmassage bei geschlossenem Thorax 227

Blutfluß
- peripherer 10–16
- in Röhren, komprimierbaren 13
- – mit variierendem Durchmesser 12
- – starren 11
- – systemischer, Sauerstofftherapie 339
- – zirkulatorischer 3–16
Blutgasanalyse, Hypoxämie 303
Blutgasbestimmung, routinemäßige 302
Blutgase
- arterielle 295, 297–298
- – Normwerte 300
- – Probenvolumen 755
- – venöse, Reanimation 236
- – Säure-Basen-Status, Störungen 516
Blutgasvariabilität
- Hyperkapnie 302–303
- Hypoxämie 302–303
- spontane 302
Blutharnstoffstickstoff (BUT)
- Ernährung, parenterale 658
- Referenzbereiche 752
Blutkultur
- Blutvolumen 434
- Candidiasis, disseminierte 475
- Fieber 434
- Septikämie, katheterassoziierte 78–80
Blutlaktat s. Laktatkonzentration im Blut
Blutprodukte
- ARDS 325
- Volumenersatztherapie 193
Bluttransfusion
- ARDS 335
- autologe 618–619
- Fieber 428
- homologe, Risiken 615
- Hyperkaliämie 573
- Hypokalzämie 590
- Thrombozytopenie 624
Bluttransfusionen, multiple, ARDS 326
Blutungen 181–197
- s.a. Gastrointestinalblutungen
- akute, Thrombozytentransfusion 626
- intrazerebrale, Apoplex 701, 708
- – Lysetherapie 267
- Magenerosionen 89
- mediastinale, PEEP 389

Blutungen
- Volumenersatztherapie 196–197

Blutungsneigung, Dextrane 205

Blutverlust 181
- akuter, Hämatokrit 186
- Blutdruck 184
- Füllungsdruck, kardialer 184
- geringer 182
- Hypovolämie 182
- Phasen 182
- Schweregrade 183
- Überwachung, klinische 184
- Venendruck, zentraler 184
- Wedge-Druck 184

Blutviskosität 14–15
- Centipoise 15
- Flußrate 15
- Hämatokrit 14
- Messung 16

Blutvolumen 182
- Alter 757
- Blutkultur 434
- Erwachsene 757
- Körperbau 757
- Korrekturfaktoren 182
- Normwerte 181

Body Mass Index (BMI) 756

Bolusernährung, intermittierende 653

Box-plot-Diagramme, oxidativer Streß 42

Bradykardie
- Atropin 233
- Opioidrezeptoren, Stimulation 113
- pulslose elektrische Aktivität (PEA) 230
- symptomatische, Glukagon 722

Breitspektrumpenicilline 500–501

Brennstoffe, organische 632

Bretylium
- Kammerflimmern 229
- Kammertachykardie 290
- – pulslose 229
- Tachykardie, ventrikuläre 289

Bronchitis, chronische 297

bronchoalveoläre Lavage (BAL)
- ARDS 331
- Pneumonie 428
- – nosokomiale 459–460
- Proteingehalt, ARDS 328

Bronchodilatation, Albuterol 354

Bronchodilatatoren 349
- Atemwegsdrücke, proximale 376
- Beatmung, maschinelle 351, 376
- Hypokaliämie 568
- β-Rezeptoragonisten 352

Bronchokonstriktion durch Adenosin 288

Bronchoskopie
- fiberoptische, Fieber 427
- Pneumonie, HIV-Infektion 481–482
- – nosokomiale 453

Bronchospasmus
- Anaphylaxie 447
- Atemwegsdrücke, proximale 374
- durch Labetalol 250
- Theophyllin 448

Brustschmerzen, Transfusionsreaktion 615

Bürstenproben, geschützte 457–459

Butterfly-Infusionsnadeln, Skalierung 751

Bypass, kardiopulmonaler 135
- ARDS 325
- Linksherzversagen 210
- oxidativer Streß 44
- PEEP 389

C

Calcitonin, Hyperkalzämie 593–594

Candida s. Candidiasis

Candidiasis
- disseminierte 475
- – Fluconazol 475
- – Harnwegsinfektionen 474
- – Katheterinfektionen 82
- – Endophthalmitis 475
- – Fluconazol 495
- – katheterassoziierte, Septikämie 77
- – katheterinduzierte, Amphotericin B 493
- – Latexagglutinationstest 82
- – Ophthalmitis, HIV-Infektion 487
- – Zystitis 474

Candidurie 474–475
- Amphotericin B 475
- Harnblasenspülung 475

Capillary-leak-Syndrom, Beatmung, maschinelle 372

Captopril, Nephritis, interstitielle 548

Carbamazepin, Fieber, arzneimittelinduziertes 432

Carbenicillin 500
- Pneumonie, nosokomiale 461

Carboanhydrase 25

Carboxyhämoglobin 310
- Kohlenmonoxidvergiftung 313

Carboxypenicilline 500

cardiac index s. Herzindex

Carnitin, Ernährungslösungen 653

CAVH s. Hämofiltration, kontinuierliche, arteriovenöse

Cefalotin, Nephritis, interstitielle 548

Cefamandol 497

Cefazolin 496–497
- Dosierung, parenterale 497
- Dosierungsanpassung, Intensivstation 738
- Therapiekosten 502

Cefepim 496–497

Cefotaxim 497
- Dosierung, parenterale 497
- Dosierungsanpassung, Intensivstation 738

Cefoxitin 496–497

Ceftazidim 496–497
- Dosierung, parenterale 497
- Dosierungsanpassung, Intensivstation 738
- Neutropenie, febrile 486–487
- Pneumonie, nosokomiale 461
- Therapiekosten 502

Ceftriaxon 496–497
- Dosierung, parenterale 497
- Therapiekosten 502

Cell-Saver 618

Centipoise, Blutviskosität 15

Cephalosporine 496–498
- anaphylaktische Reaktion 498
- Delir 687
- Dosierung 497
- Dosierungsanpassung, Intensivstation 738
- Fieber, arzneimittelinduziertes 432
- Haemophilus influenzae 497
- Pseudomonas aeruginosa 497
- Staphylococcus aureus 497
- – epidermidis 497
- Therapiekosten 502
- Toxizität 498
- Urosepsis 474

CGS-Einheiten, Gefäßwiderstand 9

Chemorezeptoren, Glomus caroticum 509
Chinidin
- Fieber, arzneimittelinduziertes 432
- Myasthenia gravis 695
- Torsade de pointes 290
Chinolone 501
- Enterobakterien 501
- Pseudomonas aeruginosa 501
- Staphylokokken 501
- Theophyllintoxizität 501
- Toxizität 501
Chlorhexidingluconat, Antisepsis 52
Chlorid
- Diuretika 531
- Referenzbereiche 752
- im Urin, Alkalose, metabolische 534–535
Chloridlösungen, Alkalose, metabolische 537
Cholesterol, Körperposition, Einflußrate 754
Cholezystitis
- akalkulöse, Cholezystostomie 464
- – Ernährung, parenterale 666
- – Fieber, nosokomiales 431
- – Gallenblasenruptur 464
- – HIV-Infektion 463
- – Sepsis 463–464
Cholezystostomie, Cholezystitis, akalkulöse 464
Cholinesterasehemmer, Myasthenia gravis 695
choreiforme Bewegungsabläufe, Toxoplasmen-Enzephalitis 485
Chrom
- Bedarf, täglicher 640
- Referenzbereiche 754
Chvostek-Zeichen, Hypokalzämie 591
Ciclosporin
- Hyperkaliämie 572
- Magnesiummangel 580
Cilastatin, Therapiekosten 502
Cimetidin
- Anaphylaxie 448
- Delir 687
- Dosierungsanpassung, Intensivstation 739
- Fieber, arzneimittelinduziertes 432
- Hypokalzämie 590
- Medikamentenwechselwirkungen 91
- Nephritis, interstitielle 548

Cimetidin
- Streßulkusprophylaxe 92
- Tachykardie, ventrikuläre 289
Ciprofloxacin 501
- Dosierungsanpassung, Intensivstation 739
- Nephritis, interstitielle 548
- Therapiekosten 502
- Urosepsis 474
Cisplatin, Magnesiummangel 580
Clavulansäure, Therapiekosten 502
Clindamycin
- Pneumonie, nosokomiale 461
- Sepsis 444
- Toxoplasmen-Enzephalitis 486
Clinical Guideline on Elective Red Cell Transfusions 196
Clonidin, Delirium tremens 687
Clostridien, Wundinfektionen, nekrotisierende 425
Clostridium
- difficile, Antibiotikatherapie 490
- – Fieber, nosokomiales 431
- – Vancomycin 502
- tetani, Antibiotikatherapie 490
Clostridium-difficile-Colitis/ -Enterocolitis 465–466, 655
- s.a. Kolitis, pseudomembranöse
- Computertomographie 469
- Diagnose 467–469
- Endoskopie 469
- Latexagglutinationstest 467
- Metronidazol 469
- MODS 469
- Peritonitis 469
- Saccharomyces boulardii 469
- Stuhlkultur 467
- Vancomycin 469
- Zytotoxinassay 468
CMV-Infektion, Eulenaugenzellen 488
CMV-Infektion/-Pneumonie 488
- s.a. Pneumonie
- Ganciclovir 488
- HIV-Infektion 480
- Immunsuppression 488
CO s. Kohlenmonoxid
CO_2 s. Kohlendioxid
CO_2-Detektor s. Kohlendioxiddetektor

Cochlearimplant, Kernspintomographie, Kontraindikation 705
Cockroft-Gault-Gleichung 737
Coeruloplasmin 38, 41–42
COHb s. Carboxyhämoglobin
Compliance
- Hubvolumen 369
- Lungen 351
- thorakale, Auto-PEEP 403
- vaskuläre 9
- ventrikuläre 6
- – Hypovolämie 184
Computer-Profile, Pulmonalarterienkatheter 146
Computertomographie, Apoplex 704–705
continuous positive airway pressure s. CPAP
Coombs-Test, direkter, Erythrozytentransfusion 616
COPD s. Lungenerkrankungen, chronisch-obstruktive
CPAP (continuous positive airway pressure) 389
- Lungenerkrankungen, chronisch obstruktive 389
- Masken 389
Cryptococcus neoformans, HIV-Infektion 479
Cryptosporidium, Cholezystitis, akalkulöse 463
Cuff-Leck
- Atemwegsdrücke, proximale 376
- Tracheotomie 397
Cuff-Typen, Tracheotomie 396
Cumarin, Dosierungsanpassung, Intensivstation 739
Cyanid s. Zyanid

D

Dantrolen, Hyperthermie, maligne 425
Darmdekontamination, selektive 94–96
- Gastrointestinalprophylaxe 94–96, 466
- Pneumonie, nosokomiale 462
Darmkeime, pathogene
- Katheterinfektionen 84
- Schutzmechanismen 88
- Septikämie, katheterassoziierte 84
- Translokation 87–88
Darmmotilität, Opioide 116
Darmschleimhautatrophie, Glutaminmangel 659
Dauerkatheter, intravasale, Wechsel 71–74

Débridement, Fieber,
  postoperatives 425
Defibrillation
– Dosierung 228
– Kammerflimmern 229
– Kammertachykardie,
  pulslose 229
– Reanimation 228
Dekompression, Reanimation
  227
Delir(ium) 685–687
– s.a. Bewußtseinsstörungen
– durch Penicilline 501
– tremens 686–687
– – Clonidin 687
– – Haloperidol 687
– – Hypertonie 687
Demenz 685
Demenz, Delir 685
Dermatitis, exsudative,
  HIV-Infektion 478
Desipramin, Überdosierung
  734–735
Desmopressin, Hirntod 690
Dexamethason 360
– Nebennierenuinsuffizienz 671
Dextrane 205–206
– anaphylaktische Reaktion
  206
– Eigenschaften 203, 205
– Kosten 207
– Nachteile 205
– Thrombozytenaggregation
  626
Diabetes insipidus
– ADH-Mangel 559
– Hirntod 690
– Hypernatriämie 558–559
– nephrogener 559
– Vasopressin 559
– zentraler 559
Diabetes mellitus, Magnesium-
  mangel 580
Diarrhö
– Anaphylaxie 447
– Digitalisintoxikation 726
– Ernährung, enterale 655
– Hypokaliämie 568
– Hypomagnesiämie 580
– Hyponatriämie,
  hypovolämische 563
– Jejunostomie, perkutane 657
– Theophyllinintoxikation 359
– wäßrige, Clostridium-
  difficile-Colitis 467
Diastole 4
Diazepam 118
– Delir 686
– Dosierungsanpassung,
  Intensivstation 738
– Krampfanfälle 693

Diazepam
– Präzipitate, unlösliche 73
– Status epilepticus 693
Dichloracetat, Laktatkonzen-
  tration 174
DIG (disseminierte intravasale
  Gerinnung) 623
– Antithrombin III 623
– MODS 440
Digitalis(intoxikation)
  726–729
– Aktivkohle 726
– Antiarrhythmika 727
– Antikörperfragmente,
  digoxinspezifische
  727–730
– Delir 687
– Hyperkaliämie 572, 575
– Immuntherapie 727–730
– Kardiotoxizität 726
– Lidocain 727
– Magnesium 727
– Magnesiummangel 580
– Neurotoxizität 726
– Phenytoin 727
Digoxin
– Dosierungsanpassung,
  Intensivstation 739
– Medikamentenwechsel-
  wirkungen 282
– Präzipitate, unlösliche 73
– Vorhofflattern/-flimmern
  281, 284
Dihydralazin, Fieber, arznei-
  mittelinduziertes 432
Diltiazem
– AV-Knoten-Reentry-
  Tachykardie 287
– Toxizität, klinische 724
– Vorhofflattern/-flimmern
  281, 283–284
Diphenhydramin, Anaphylaxie
  448
disseminierte intravasale
  Gerinnung s. DIG
Diuretika(therapie)
– Alkalose, metabolische
  530–531
– ARDS 333–334
– Chlorid 531
– Hyperkaliämie 573
– Hyponatriämie,
  hypovolämische 563
– Kalium 531
– kaliumsparende,
  Hyperkaliämie 572
– Magnesiummangel 270,
  531, 579–580
D_{O_2} s. Sauerstoffangebot
Dobutamin 241, 245–247
– Dosierung 247

Dobutamin
– Effekte, inotrope/chrono-
  trope 245
– Herzinsuffizienz 216
– Indikationen 246
– Kontraindikationen 247
– Linksherzversagen,
  systolisches 216
– Myokardinfarkt 272
– Nebenwirkungen 247
– Organspender 690
– Rechtsherzversagen 219
– Schlagvolumen 245
– Schock, septischer 443
– Unverträglichkeit 247
– Wirkung 245
Dopamin 241, 248–250
– Antidepressiva, trizyklische,
  Überdosierung 735
– Applikation, paravasale
  249–250
– ARDS 335
– Dosierung 249
– Herzinsuffizienz 216
– Herzzeitvolumen 248
– Indikationen 248
– Linksherzversagen,
  systolisches 216
– Nebenwirkungen 249
– Organspender 690
– α-Rezeptoren, Stimulation
  248
– Unverträglichkeit 249
– Wedge-Druck 248
– Wirkung 248
Doppler-Sonographie,
  Thrombembolie, venöse 103
Dormicum® s. Midazolam
Dosierungsanpassung
– glomeruläre Filtrationsrate
  736
– Intensivstation 736–743
Doxepin, Überdosierung
  734–735
Druck
– hydrostatischer, ARDS 329
– – Umrechnung 155
– – Wedge-Druck, pulmonal-
    kapillärer 154
– intrakranieller, Intubation,
  endotracheale 391–392
– intrathorakaler,
  Venendruck, zentraler
  147–148
– kolloidosmotischer 204
– – ARDS 330
– linksatrialer, Wedge-Druck,
  pulmonalkapillärer 152
– linksventrikulärer, diastolischer, Pulmonalarterienkatheter 142

Druck
– – enddiastolischer,
  Wedge-Druck, pulmonal-
  kapillärer 153–154
– ventrikulärer, enddia-
  stolischer 4
– zentralvenöser s. Venendruck, zentraler
Druck, positiver endexspiratorischer s. PEEP
Druckbeatmung, positive,
  Sauerstoffpartialdruck-
  differenz, alveolo arterielle
  301–302
Druckempfindlichkeit, Cholezystitis, akalkulöse 463
Druckerhöhung, intra-
  kranielle, Apoplex 708
Druckkurve
– arterielle, Form 132
– Beatmung, volumen-
  kontrollierte 368
Druckmonitor, Venendruck,
  zentraler 149
Drucktransfusion, Erythro-
  zytenpräparate 614
Druckumrechnung 749
Druck-Volumen-Kurve 4
– Herz 4–5
Druckwellen, Blutdruck,
  arterieller 131
drug fever 432
Dubois-Formel, Körperober-
  fläche, Berechnung 141
Ductus thoracicus,
  Verletzung 62
Duplex-Sonographie,
  Thrombembolie, venöse 103
durch Pethidin 116
Dyshämoglobinämie, Puls-
  oxymetrie 313
Dysoxie 169
Dysphorie, Opioidrezeptoren,
  Stimulation 113
Dyspnoe
– Erythrozytentransfusion
  617
– Luftembolie, venöse 67
– Tracheotomie 396
– Transfusionsreaktion 615
– – fieberhafte 616
– Weaning 412
Dysurie, Urosepsis 472

E
Echokardiographie
– Apoplex 706
– Linksherzversagen 214
– Rechtsherzversagen 214
– transösophageale,
  Aortendissektion, akute 273

Echokardiographie
EDP s. Druck, ventrikulärer,
  enddiastolischer
EDV s. Volumen, ventriku-
  läres, enddiastolisches
Eigenblutspende 618
Einheiten 747–751
– Umrechnung, Gesamt-
  körper-Kohlendioxid 26
Eisen 641
– Bedarf, täglicher 640
– Hydroxylradikale 641
– Oxidationsschaden 641
– Referenzbereiche 754
Ejektionsfraktion
– Pulmonalarterienkatheter
  142
– Rechtsherzversagen 213
– rechtsventrikuläre, Pul-
  monalarterienkatheter 143
– Thermodilution 162
– ventrikuläre, Thermodilu-
  tion 162
EKG-Veränderungen
– Hyperkaliämie 573–574
– Hypokaliämie 569
– Tachykardie 275
Elastinfasern, nosokomiale,
  Diagnostik 456
Elektroden, ionenspezifische,
  Pseudohyponatriämie 562
Elektrolyte, Ernährung,
  parenterale 661
Elektrolytlösungen
– Viskosität 189
– Volumenersatztherapie 193
Elektrolytstörungen/-mangel
  539–601
– durch Adrenalin 243
– Magnesiummangel 581
– Nebenniereninsuffizienz 669
– Weaning 413
elektromechanische Entkopp-
  lung (EME)
– Adrenalin 243
– pulslose elektrische
  Aktivität 230
Ellenbeuge, Gefäßtopo-
  graphie 58
Ellenbeugenvene
– Blindpunktion 57–58
– Kanülierung 57–58
Embolie
– s.a. Fruchtwasserembolie
– s.a. Luftembolie, venöse
– s.a. Lungenembolie
– Vorhofflattern/-flimmern
  279
– zerebrale, Apoplex 702
EME s. elektromechanische
  Entkopplung

Emphysem
– interstitielles, Alveolarruptur
  397
– – Beatmung, maschinelle
  372
enddiastolisches Volumen
  s. Unter Volumen
Endokarditis, Fieber, noso-
  komiales 431
Endophthalmitis, Candidiasis,
  disseminierte 475
Endoskopie, Fieber 427
Endotoxinämie
– ARDS 325
– Hyperlaktatämie 519
– Laktatazidose 519
– Laktatkonzentration 174
– Sepsis/septischer Schock
  444
– Wedge-Druck 155
Endotrachealtuben
– Atemwegswiderstand 377
– Beatmung, maschinelle 371
– Tubusentfernung 416
Energiebedarf 631–643
– Berechnung 633
– Bestimmungsmethoden 633
– täglicher 633–634
Energiereserven, endogene 636
Energieumwandlung,
  oxidative 631
Energiezufuhr, Stickstoff-
  bilanz 638
Enterobacter, Sepsis/septi-
  scher Schock 441
Enterobakterien
– Aminoglykoside 491
– Antibiotikatherapie 490
– Chinolone 501
Enterococcus/Enterokokken
– faecalis, Antibiotikatherapie
  490
– – Imipenem 498
– Sepsis/septischer Schock
  441
– Septikämie,
  katheterassoziierte 78
– Vancomycin 502
Enterokolitis
– Clostridium difficile 467,
  655
– pseudomembranöse, Fieber,
  nosokomiales 431
Entzündung 437–439
– Antioxidanzien 438
– Fieber 424
– oxidativer Streß 43
– Reaktion 437–439
Entzugssyndrome,
  Benzodiazepine 120
Enzephalopathie 686

Enzephalopathie
- Bewußtseinsstörungen 680
- Delir 686
- hepatische, Krampfanfälle 692
- Hyperglykämie, nichtketotische 560
- hypernatriämische 557
- metabolische, Hyponatriämie 564
-- klonische Bewegungen 683
-- MODS 440
-- Thiaminmangel 639
- septische 680–681
- urämische, Krampfanfälle 692
Epiduralanästhesie 114–115
- Sympatikolyse, lokale 114
Epiduralanalgesie 114–115
- Nebenwirkungen 115
Epilepsia
- s.a. Anfälle, epileptische
- partialis continua 692
epileptische Anfälle 691–694
Epistaxis, Intubation, nasotracheale 390
Erbrechen
- durch N-Acetylcystein 362
- Cholezystitis, akalkulöse 463
- Glukagon 723
- Hyperkalzämie 593
- Hyponatriämie, hypovolämische 563
- durch Naloxon 734
Erhaltungstherapie, Phosphat 599
Ernährung 629–676
- enterale 644–657
-- Aspiration 654–655
-- Diarrhö 655
-- Glukosebestimmung, Trachealsekret 655
-- Jejunostomie 656–657
-- Komplikationen 654–656
-- Kontraindikationen 646
-- osmotische Lücke, Stuhl 655
-- Patientenauswahl 646
-- Reflux 655
-- Restvolumen, gastrales 653
-- Retention im Magen 653
-- Sondenokklusion 654
-- Startregime 654
-- Streßulkusprophylaxe 90
- hyperkalorische, Weaning 413
- parenterale 658–667
-- Aminosäurelösungen 658–659
-- Blutharnstoffstickstoff 658

Ernährung
-- Cholezystitis, akalkulöse 463, 666
-- Elektrolyte 661
-- Fettzufuhr, Einschränkung 661
-- Glukoselösungen 658
--- intravenöse 659
-- Glutamin 659
-- Hyperglykämie 665
-- Hyperkapnie 665
-- Hypophosphatämie 595, 665
-- Infusionsrate 662
-- Kalorienbedarf 662
-- Katheterfehllage 663–664
--- Lagekorrektur 664
-- Kohlenhydratinfusionen, Komplikationen 665
-- Komplikationen 663
--- gastrointestinale 666
--- katheterbedingte 663–664
-- Leberverfettung 665
-- Lipidemulsionen 660–661
-- Lipidinfusionen, Komplikationen 665–666
-- Oxygenierung 666
-- periphere 666–667
-- Proteinbedarf 662
-- Schleimhautatrophie 666
-- Spurenelemente 661–662
-- Therapieregime 662–663
-- Verordnung, tägliche 663
-- Vitamine 661
-- Zusatzstoffe 661–662
Ernährungslösungen 648–651
- Aminosäurelösungen 653, 658–659
- Ballaststoffe 651–652
-- Nutzen, klinischer 652
- Carnitin 653
- Fettsäuren, ungesättigte 650
- Glutamin 651
- Kaloriengehalt 648–649
- Lignine 652
- Lipide 650
- Öle, pflanzliche 650
- Osmolalität 649
- Pektin 651
- Proteingehalt 649–650
- Zellulose 651
- Zusätze 651
Ernährungsregime 653
Ernährungssonden 646–648
- Applikationsorte 648
- dünnlumige, Skalierung 750
- Intubation, akzidentelle 647
- Plazierung 646
-- duodenale 648

Ernährungssonden
-- tracheale 647
- Röntgenkontrolle 647
Erreger, Antibiotikatherapie 490
Erwachsene, Idealgewicht 755
Erythromycin
- Benzodiazepine 120
- Torsade de pointes 290
Erythrozyten
- Normalwerte 607
- Transfusionstrigger 609
- zirkulierende, Hämatokrit 14
Erythrozytenkonzentrate/ -präparate 606, 611–615
- Anämie 605
- Bluterwärmung, Vorrichtungen 614
- Blutfilter 614
- Drucktransfusion 614
- gewaschene 612
- Hypovolämie 196
- Infusion 612–614
- leukozytenarme 612
- Verdünnung mit NaCl 613
-- mit NaCL 613
- Volumenersatztherapie 193, 196
Erythrozytentransfusion 605–619
- allergische/anaphylaktische Reaktion 617
- Antihistaminika 617
- ARDS 617
- Coombs-Test, direkter 616
- Effektivität 610–611
- Gewebeoxygenierung 611
- Hämoglobin 610
- Herzzeitvolumen 610
- Indikationen 611
- Lungenschädigung 617
- Sauerstoffaufnahme 610
- Sauerstoffversorgung, Gewebe 611
- Transfusionsreaktion, hämolytische, akute 615–616
- Unverträglichkeitsreaktionen 615
Erythrozytenvolumen 606
- Erwachsene 757
- Korrekturfaktoren 182
- Normwerte 181, 607
Escherichia coli
- Antibiotikatherapie 490
- Pneumonie, nosokomiale 454
- Sepsis/septischer Schock 441
- Urosepsis 472

Esmolol
- Dosierung, intravenöse 720
- Linksherzversagen, systolisches 217
- Potenz, relative 720
- Vorhofflattern/-flimmern 281, 283
Etacrynsäure, Magnesiummangel 580
Eulenaugenzellen, CMV-Infektion 488
Euphorie, Opioidrezeptoren, Stimulation 113
exspiratorischer Fluß, maximaler s. Peak flow, exspiratorischer
extrakorporaler Kreislauf, Thrombozytenaggregation 625
Extrasystolen, ventrikuläre, Myokardinfarkt 271
extrazelluläres Volumen 555–556
- Gewichtsverlust 555
- Hypernatriämie 555
- Hyponatriämie 564
- normales 555
- Ödeme, periphere 555
Extremitäten
- Ischämie nach Ballongegenpulsation, intraaortaler 221
- Lähmung, Thrombembolie 99
- Nekrose durch Dopamin 249
Extubation
- Larynxödem 416
- Trachealkanülen 417
- Weaning 415–417
EZV s. extrazelluläres Volumen

F
Faktor VIII, Dextrane 205
Fast-response-Thermistor, Herzinsuffizienz 213
Faustschlag, präkordialer
- Kammerflimmern 229
- Kammertachykardie, pulslose 229
febrile Reaktion s. Fieber
Femoralispuls 66
Femoralisscheide, Anatomie 65
Femoralisvenenkatheter, Infektionsrate 64
Fenoterol, Aerosoltherapie 352
Fentanyl 113
- Dosierungsanpassung, Intensivstation 741
- Lipidlöslichkeit 113

Ferritin 641
- Referenzbereiche 754
Ferrizyanidkomplex 729
Fette 636
Fettembolie, Bewußtseinsstörungen 681
Fettsäuren
- Linolensäuremangel 636
- ungesättigte, Ernährungslösungen 650
- - Lipidperoxidation 34
- - Peroxidation 35
Fettsucht-Hypoventilations-Syndrom 308
Fettzufuhr, Einschränkung, Ernährung, parenterale 661
Fibrinogen, Referenzbereiche 753
Fibrinogen-Spaltprodukte, Referenzbereiche 753
Fibrinolytika
- Lungenembolie 108
- Myokardinfarkt 262
- Thrombembolie, venöse 107
- Venenthrombose 108
Fieber 421–436
- Abwehrmechanismen 435
- Antibiotika 434–436
- Antidepressiva, trizyklische, Überdosierung 734
- Apoplex 702
- ARDS 328
- arzneimittelinduziertes 432
- Blutkultur 434
- Bluttransfusion 428
- Bronchoskopie, fiberoptische 427
- Cholezystitis, akalkulöse 463
- Clostridium-difficile-Colitis 467
- Definition 423
- nach diagnostischen/ therapeutischen Eingriffen 427–428
- Endoskopie 427
- Entzündung 424
- Hämodialyse 427
- Hyperthyreose 674
- iatrogen verursachtes 428
- Intensivpatient 424
- - Infektionen 428–431
- Kühlmatten 435
- Lysetherapie 267
- Mesenterialinfarkt 433–434
- nicht-infektiöses 432
- nosokomiales, Cholezystitis, nicht-steinbedingte 431
- - Clostridium difficile 431
- - Endokarditis 431
- - Enterokolitis, pseudomembranöse 431

Fieber
- - Intensivpatient 423–424
- - Kathetersepsis 429
- - Meningitis 431
- - Ösophagogastrektomie 84
- - Peritonitis, bakterielle, spontan auftretende 431
- - Pneumonie 428
- - Sinusitis 429
- - Urosepsis 428
- - Ursachen 423
- persistierendes, antimykotische Therapie 82
- - HIV-Infektion 487
- Pneumonie, nosokomiale 452
- postoperatives 424–427
- - Abdominalabszeß 427
- - Atelektasen 425–426
- - Débridement 425
- - Thrombembolie 427
- - Wundinfektionen 425
- Purpura, thrombotisch-thrombozytopenische 624
- Schweregrade 424
- SIRS 433
- Sternotomie, mediane 425
- Therapie 435
- Toxoplasmen-Enzephalitis 485
- Transfusionsreaktion 615–617
- Urosepsis 472
Flammenemissionsspektrophotometrie, Pseudohyponatriämie 562
Fluconazol 495
- Candidiasis 495
- - disseminierte 475
- Dosierung 495
- Dosierungsanpassung, Intensivstation 740
- Hepatotoxizität 495
- Kryptokokken 495
- - Meningitis 485
- Therapiekosten 502
- Wechselwirkungen 495
Flüssigkeiten s. Infusionslösungen
Flüssigkeitskompartimente 181–182
Flüssigkeitstherapie s. Volumenersatztherapie
Flüssigkeitsverteilung, Erwachsene 757
Flumazenil
- Anwendung, klinische 719
- Benzodiazepin-Entzugssyndrom 719
- Benzodiazepin-Intoxikation 719

Flumazenil
- Krampfanfälle 719
- Nebenwirkungen 719
Flurazepam, Delir 686
Flush(-Test)
- Anaphylaxie 447
- Blutdruckmessung, intravasale 133–135
Fluß in Röhren
- komprimierbaren 13
- mit variierendem Durchmesser 12
- - starren 11
Flußgeschwindigkeit
- Kreislaufsystem 12
- Querschnitt 12–13
Flußrate 14
- Blutviskosität 15
- volumetrische 3–4
Flußwellen, Blutdruck, arterieller 131
Flußwiderstand, hydraulischer 11
Folinsäure, Toxoplasmen-Enzephalitis 486
Folsäure
- Bedarf, täglicher 638
- Referenzbereiche 754
Frakturen, ARDS 325–326
Frank-Starling-Gesetz 4–5
Freies-Thyroxin-Index, Schilddrüsenfunktion 672
Fremdkörper, intraokuläre, Kernspintomographie, Kontraindikation 705
Fruchtwasserembolie
- s.a. Embolie
- ARDS 325
Füllungsdruck, kardialer
- ARDS 335
- Blutverlust 184
- Oligurie 546
- Rechtsherzversagen 213
Furosemid
- Herzinsuffizienz 217
- Hyperkalzämie 593–594
- Linksherzversagen 218
- - systolisches 217
- Lungenödem, akutes 217
- Magnesiummangel 580
- Nephritis, interstitielle 548
- Oligurie, akute 547

G
Galenik, Glukagon 722
Gallenblasenruptur, Cholezystitis, akalkulöse 464
Ganciclovir, CMV-Infektion 488
Gasaustausch, pulmonaler 295–302

Gastransport, respiratorischer 17–28
Gastrointestinalblutungen
- s.a. Blutungen
- DIG 623
- Ketoazidose, alkoholinduzierte 528
Gastrointestinalprophylaxe 86–96
- Darmdekontamination, selektive 94–96
- Darmkeime, pathogene, Translokation 87–88
- Streßulzera 88–94
Gastrointestinaltrakt, Keimdichte 86
Gastrointestinaltrakt, oberer
- Kolonisation, Darmdekontamination, selektive 466
- - Kolonisation, Antazida 466
- - Magensäuresekretion, Hemmung 465
- - Protonenpumpenhemmer 466
- - Sepsis 464–466
- Oxygenierung 175
Gastroparese, MODS 440
Gefäßperforation
- katheterinduzierte 74
- Katheterspitze 68
- Pleurapunktion 76
Gefäßwiderstand
- CGS-Einheiten 9
- pulmonaler 9, 14
- pulmonalvenöser, Pulmonalarterienkatheter 142
- - Wedge-Druck, pulmonalkapillärer 154–155
- systemischer 9
- systemvaskulärer, Pulmonalarterienkatheter 142
Gefäßzugang
- Händewaschen 49
- Kanülierung 57–66
- Volumenersatztherapie 187–189
Gefrierpunktserniedrigung 553
Gentamicin 491–493
- Dosierungsanpassung, Intensivstation 737
- Dosierungsempfehlungen 491
- Neutropenie, febrile 487
- Therapiekosten 502
- Urosepsis 474
Gesamteiweiß
- Körperposition, Einflußrate 754
- Referenzbereiche 753

Gesamtenergieverbrauch 635
Gesamtkalzium 587–588
Gesamtkörperkalium 567
Gesamtkörperkohlendioxid 24
- Einheiten, Umrechnung 26
Gesamtkörperwasser 181
- Berechnung 557–558
- Erwachsene 757
- Normwerte 181
Gesamtkörperwasserdefizit 558
- Volumenersatz 558
Gesamtproteinkonzentration, BAL, ARDS 331
Gesamtpufferkapazität, Hämoglobin 26
Gesamtstickstoff 637
Gesichtsmasken
- Sauerstofftherapie 341
- Vor- und Nachteile, Sauerstofftherapie 342
Gesundheitswesen, amerikanisches, Daten, statistische 764–767
Gewebehypoxie
- Sauerstoffpartialdruck, arterieller 338
- Sauerstofftherapie 338
Gewebeoxygenierung 164, 166–178
- Alkalose, metabolische 533
- Anämie 607
- ARDS 335
- Erythrozytentransfusion 611
- Hämatokrit 609
- Schock, septischer 443
- Sepsis 443
- unzureichende 166
Gewebesauerstoffbilanz 164–166
Gewebsnekrosen durch Salzsäureinfusion 536
Gewebsplasminogenaktivator, Myokardinfarkt 267
Gewichtsverlust, extrazelluläres Volumen 555
Giftstoffe, pharmazeutische 713–735
Glasgow Coma Scale 762
- Bewußtseinsstörungen 683–685
- Einschränkungen 684
- Herz-Kreislauf-Stillstand 684
- Reanimation 239
- Wertigkeit, prädiktive 685
glomeruläre Filtrationsrate
- Alter 737
- Dosierungsanpassungen 736
- Oligurie, akute 546
Glomus caroticum, Chemorezeptoren 509

Glukagon
- Bradykardie, symptomatische 722
- Dosierungsempfehlungen 722
- Erbrechen 723
- Galenik 722
- Hypotonie, arterielle 722
- Kalziumantagonisten, Überdosierung 725
- Kontraindikation, Hypertonie 723
- - Phäochromozytom 723
- Nebenwirkungen 723
- β-Rezeptorenblocker, Intoxikation 721–723
- Übelkeit 723
Glukokortikoidstoffwechsel, thyreotoxische Krise 675
Glukoneogenese, Adrenalin 243
Glukosebelastung, Hypophosphatämie 595–596
Glukosebestimmung, Trachealsekret, Ernährung, enterale 655
Glukose(lösungen) 201–203
- Ernährung, parenterale 658–659
- Ketoazidose, alkoholinduzierte 529
- Kosten 207
- Laktatproduktion 202–203
- Metabolismus, oxidativer 635
- Nachteile 202
- Probenvolumen 755
- Reanimation 235
- Referenzbereiche 753
Glukosemangel, Bewußtseinsstörungen 680
Glukosemetabolismus 518
Glukoseoxidation 175
Glukosurie
- Hypophosphatämie 597
- Magnesiummangel 580
Glutamin 644
- Aminosäurelösungen 660
- Ernährung, parenterale 659
- Ernährungslösungen 651
Glutaminmangel, Darmschleimhautatrophie 659
Glutathion 37, 39–40
- Plasmakonzentration 40
Glutathionmangel, HIV-Infektion 43
Glutathionperoxidase 37, 641
- Selen 38
Gram-Färbung, Katheterspitze 81

Greenfield-Vena-cava-Filter 101
Grippe, TSS 446
Grundumsatz 633
- Adaptation 634
Guillain-Barré-Syndrom 695–696
- Beatmung, maschinelle 696
- Nervenleitfähigkeit 696
- respiratorische Insuffizienz 696

H

Haarentfernung, Kanülierung, vaskuläre 52
Hämatokrit 760
- Anämie 606, 609
- Blutverlust, akuter 186
- Blutviskosität 14
- Erwachsene 757
- Erythrozyten, zirkulierende 14
- Gewebeoxygenierung 609
- Hypovolämie 186–187
- Körperposition, Einfluß 754
- Normalwerte 607
Hämatothorax, Vena-subclavia-Punktion 60
Hämodialyse
- febrile Reaktion 427
- Fieber 427
- Hyperkaliämie 576
- Hyperkalzämie 595
- Hypermagnesiämie 586
- Hyperphosphatämie 601
- Thrombozytenaggregation 625
Hämodilution, Herzzeitvolumen 15–16
Hämodynamik
- Ballongegenpulsation, intraaortale 219–220
- Blutfluß 15
- Nebennierenisuffizienz 669
- Oligurie, akute 546
- Organspender 690
- Schock, septischer 442
- Sepsis 442
hämodynamisch wirksame Medikamente 241–258
- Infusionsraten 241–242
Hämofiltration
- Anwendungen 550–551
- kontinuierliche, arteriovenöse 549–551
- Nierenversagen 549–551
Hämoglobin(konzentration) 19–20, 309
- Anämie 606
- desoxygeniertes 309
- - Extinktion 310

Hämoglobin(konzentration)
- Erythrozytentransfusion 610
- Gesamtpufferkapazität 26
- Histidinreste 26
- Hypophosphatämie 598
- Körperposition, Einflußrate 754
- Normalwerte 607
- oxygeniertes 309
- - Extinktion 310
- Puffer 26–27
- Sauerstoffgehalt 18
- Sauerstoffpartialdruck 19
- Vollblut 20
Hämoglobinurie, Tubulusnekrose 548
Hämolyse
- Hypermagnesiämie 585
- intravasale, Tubulusnekrose 548
Haemophilus influenzae
- Antibiotikatherapie 490
- Cephalosporine 497
- HIV-Infektion 479–480
- Pneumonie, nosokomiale 461
Hämostase, Thrombozyten 620–621
Händewaschen, Zugang, vaskulärer 49
HAES s. Hydroxyäthylstärke
Hagen-Poiseuille-Gesetz 11, 55, 188–189
Haldane-Effekt 27
Halluzinationen
- Digitalisintoxikation 726
- Opioidrezeptoren, Stimulation 113
- durch Pethidin 116
Haloperidol 122–123
- Delirium tremens 687
- Dosierungsanpassung, Intensivstation 740
- Nebenwirkungen 123
- Torsade de pointes 290
Handgelenk, Gefäßtopographie 58
Harn, Magnesiumkonzentration 578–579
Harnanalyse, Oligurie 544–545
Harnblasendauerkatheter, Urosepsis 471
Harnblasenspülung, Candidurie 475
Harnblasenstriktur, Nierenversagen, postrenales 544
Harndrang, Urosepsis 472
Harnkaliumkonzentration, Hyperkaliämie 571–572

Harnleitertumoren, retroperitoneale, Nierenversagen, postrenales 544
Harnnatrium, Oligurie, akute 545
Harnproduktion, reduzierte, Blutverlust 183
Harnretention
- nach Epiduralanalgesie 115
- durch Trimethaphan 274
Harnsäure 38
Harnstickstoff 637
Harnstoff 637
Harnuntersuchung, mikroskopische, Oligurie, akute 545
Harnwegsinfektionen
- Candidiasis, disseminierte 474
- Darmdekontamination, selektive 96
- nosokomiale, Bakterienadhärenz 471
-- Erreger 471-473
-- Urosepsis 471
Harris-Benedict-Formeln 634
Hartmannlösung s. Ringerlaktatlösung
Harzhämoperfusion, Theophyllinintoxikation 359
Hautemphysem, Alveolarruptur 397-398
Hautkeime, Katheterinfektionen 83
Hautreinigung, Kanülierung, vaskuläre 51-52
Hautveränderungen, Linolensäuremangel 636
HbsAG-positiv nach Nadelstichverletzungen 50
Hefen, Sinusitis 431
Heimlich-Handgriff, Reanimation 226
Hemiparesen, Toxoplasmen-Enzephalitis 485
Hemithorax, Intubation, endotracheale 393
Henderson-Hasselbalch-Gleichung 176
Heparin
- Dosierungsanpassung, Intensivstation 740
- Hyperkaliämie 107, 572-573
- Hypokalzämie 590
- Katheterspüllösung 72
- Myokardinfarkt 268, 270
- niedermolekulares, Thromboseprophylaxe 99-101
- Serumtransaminasen 107
- Thrombozytopenie 621

Heparin-Aminoglykosid-Komplexe, Präzipitate, unlösliche 73
Heparinbeschichtung, Katheter 55
Heparinschloß, Verweilkatheter 72
Hepatitis
- Ketoazidose, alkoholinduzierte 528
- nicht-infektiöse, MODS 440
Hepatitis-B-Status, Nadelstichverletzungen 50
Hepatotoxizität
- Acetaminophen 715
- Fluconazol 495
Herz, Druck-Volumen-Kurve 4-5
Herzauswurfleistung 4
- Antidepressiva, trizyklische, Überdosierung 734
- Auto-PEEP 403
Herzbeuteltamponade
- Klinik 222
- Pulsus paradoxus 222
- tödliche, Venenkatheter, zentraler 61
- Venendruck, zentraler 222
- Wedge-Druck 222
Herzdruckmassage
- bei geschlossenem Thorax 225
-- Blutfluß 227
- offene, Reanimation 227
- Pleuradrücke, positive 9
Herzfrequenz 760
- Blutverlust 183
- Herzinsuffizienz 210
Herzindex 141
- ARDS 335
- Bauchaortenaneurysma 167
- Pulmonalarterienkatheter 142-143
- Volumenersatztherapie 195
Herzinsuffizienz 209-223
- s.a. Herzversagen
- s.a. Pumpversagen, kardiales
- ACE-Inhibitoren 218
- akute 209-223
- Amrinon 216
- Ballongegenpulsation, intraaortale 219-221
- Behandlungsstrategien 215-219
- BiVAD 221
- Dobutamin 216
- Dopamin 216
- Fast-response-Thermistor 213
- Furosemid 217
- Hämodynamik 146, 212

Herzinsuffizienz
- Herzfrequenz 210
- Herzzeitvolumen 210
- Hyponatriämie, hypervolämische 563
- kompensierte 210
- durch Labetalol 250
- Linolensäuremangel 636
- LVAD 221
- Myokardinfarkt 264
- Nitroglycerin 216
- Nitroprussid 216
- Radionuklidventrikulographie 213
- RVAD 221
- Schlagvolumen 210
- Thiaminmangel 639
- Unterstützungssysteme, mechanische 219-221
- VAD 221
- Ventrikelunterstützungssysteme, mechanische 221
- Volumen, enddiastolisches 212-213
- Vorhoftachykardie, multifokale 286
- Wedge-Druck 210
Herzkatheteruntersuchungen, N-Acetylcystein 40
Herzklappenersatz, antimykotische Therapie 82
Herz-Kreislauf-Stillstand 224
- s.a. Herzstillstand
- Adrenalin 243
- Glasgow Coma Scale 684
Herzleistung
- PEEP 386
- Überdruckbeatmung 369-371
Herz-Lungen-Maschine 222
Herzminutenvolumen, Oligurie, akute 546
Herzoperationen
- Herz Lungen Maschine 222
- Komplikationen, hämodynamische 221-223
- Perikardtamponade 221-222
- Vorhofflattern/-flimmern 278
Herzrhythmusstörungen
- Antidepressiva, trizyklische, Überdosierung 734
- Hypomagnesiämie 584
- Magnesium 270
- Myokardinfarkt 271
- tachykarde 275-291
Herzstillstand 224-240
- s.a. Herz-Kreislauf-Stillstand
- Luftembolie, venöse 67
- Überlebensrate 225, 232

Herztransplantation,
  Ballongegenpulsation,
  intraaortale 220
Herzversagen
– s.a. Herzinsuffizienz
– Amrinon 244
– diastolisches 211–213
– – Dobutamin,
  Kontraindikation 247
– – Druck-Volumen-
  Beziehung 212
– systolisches 211–213
– – s.a. Linksherzversagen
– – Druck-Volumen-
  Beziehung 212
– – Therapie 215–217
Herzwandperforation
– Katheterspitze, Vorhof,
  rechter 69
– Venenkatheter, zentraler 61
Herzzeitvolumen 3–10, 141
– Alkalose, metabolische 533
– Anämie 607
– ARDS 335
– Dopamin 248
– Erythrozytentransfusion 610
– Hämodilution 15–16
– Herzinsuffizienz 210
– Hypernatriämie 555
– Hypophosphatämie 597
– IMV 382
– Labetalol 250
– Laktatazidose 521
– niedriges, Linksherz-
  versagen, systolisches 217
– – Pa_{CO_2}-PET_{CO_2}-Gradient
  319, 321
– – Thermodilution 161
– Nitroglycerin 252
– Nitroprussid 256
– normales,
  Linksherzversagen,
  systolisches 217
– Rechtsherzversagen 219
– Reduktion,
  Sauerstoffextraktion 184
– Sauerstofftherapie 339
– Sepsis/septischer Schock
  173, 442
– Thermodilution 157–159,
  163
– Trendelenburg-Lagerung
  191
– Überdruckbeatmung 371
– Überwachung, Infrarot-
  Kapnometrie 320
– Venendruck, zentraler 169
– Weaning 412–413
– Wedge-Druck 169
Herzzeitvolumenindex
  s. Herzindex

Hexachlorophen, Antisepsis
  52
High-flow-Sauerstoffmaske
  343
High-flow-Systeme, Sauer-
  stofftherapie 340, 343–344
Hirnaktivität
– Ausfall, Hypothermie 687
– – Sedativa 687
Hirndrucksteigerung, ARDS
  325
Hirnödem
– Apoplex 703, 708
– Hypernatriämie 558
– Hyponatriämie 564
Hirnschaden, ischämischer,
  Glukoselösung 202
Hirnstamminfarkt, Apoplex
  703
Hirnstammreflexe,
  Reanimation 239
Hirntod 687–690
– Apnoe-Test 688–690
– Diagnostik 687–688
– – Checkliste 688
– Hypophyseninsuffizienz 690
– Organspende 689–690
Histamin-H_2-Rezeptoren-
  blocker
– Alkalose, metabolische 537
– Magensäuresekretion 177
– Streßulkusprophylaxe 92
Histidinreste, Hämoglobin 26
HIV-Infektion 476–486
– Candida-Ophthalmitis 487
– Cholezystitis, akalkulöse
  463
– Dermatitis, exsudative 478
– Fieber, persistierendes 487
– Glutathionmangel 43
– Händewaschen 478
– Handschuhe 478
– Immunität, zellvermittelte
  479
– Inzidenz 479
– Kryptokokkenmeningitis
  478, 485
– Nadelstichverletzungen 50,
  477
– – Vorsichtsmaßnahmen 478
– Neutropenie 486–487
– opportunistische
  Infektionen, Therapie-
  empfehlungen 483
– oxidativer Streß 43
– Pneumocystis-carinii-
  Pneumonie 482–485
– Pneumonie 478–482
– – Bronchoskopie 481–482
– – Lungenbiopsie, offene
  482

HIV-Infektion
– respiratorische Insuffizienz,
  akute 478
– Schutzbarrieren 478
– Toxoplasmen-Enzephalitis
  485–486
– Vorsichtsmaßregeln,
  allgemeine 477–480
– ZNS-Toxoplasmose 479
HIV-Übertragung,
  Schleimhautexposition 477
Hörverlust
– durch Aminoglykoside 492
– durch Vancomycin 503
Hubvolumen
– Atemwegswiderstand 369
– Compliance 369
– niedriges, PEEP 388
– wechselndes, Beatmung,
  druckkontrollierte 382
Hüftgelenksersatz,
  Thromboseprophylaxe 99
Hüftgelenksfraktur,
  Thromboseprophylaxe 99
Hydratationsreaktion, Kohlen-
  dioxidtransport 24–25
Hydrocortison 360
– Hyperkalzämie 594
– Nebenniereninsuffizienz 671
– thyreotoxische Krise 675
Hydroxocobalamin,
  Zyanidintoxikation 732
Hydroxyäthylstärke (HAES)
  204–205
– anaphylaktische Reaktion
  205
– Eigenschaften 205
– Kosten 207
– Nachteile 205
– Thromboplastinzeit 205
β-Hydroxybuttersäure 525
– Ketoazidose 526
β-Hydroxybutyrat,
  Referenzbereiche 752
Hydroxylradikale 33–34
– Eisen 641
Hypalbuminämie,
  Hypokalzämie 588
Hyperchlorämie, Kochsalz-
  lösung, isotone 200
Hyperglykämie 560–561
– Adrenalin 243
– Bewußtseinsstörungen
  680–681
– Ernährung, parenterale 665
– Insulin 560
– Ketoazidose 560
– – diabetische 526
– nichtketotische,
  Flüssigkeitstherapie
  560–561

Hyperglykämie
– – Symptomatik, klinische 560
– durch Pentamidin 483
– Serumglukose 561
Hyperinflation, dynamische 402
Hyperkaliämie 571–576
– Akutbehandlung 575
– Antagonismus an den Zellmembranen 573
– Asystolie 231
– Ausscheidung, verbesserte 576
– Austauscherharze 576
– AV-Block, kaliumrefraktärer 573
– Azidose 572
– – metabolische 573
– Bluttransfusion 573
– Digitalis(intoxikation) 572, 575
– EKG-Veränderungen 573–574
– Hämodialyse 576
– Harnkaliumkonzentration 571–572
– Heparintherapie 107
– Insulin-Glukose-Infusion 576
– Kalzium 234
– Kalziumchlorid 575
– Kalziumglukonat 575
– Ketoazidose 572
– Laktatazidose 572
– Massivtransfusion 573
– medikamenteninduzierte 572–574
– Muskelnekrosen 572
– Natriumbikarbonat 576
– Nebenniereninsuffizienz 572, 669
– Niereninsuffizienz 572
– Polystyrolsulfonsäure 576
– pulslose elektrische Aktivität (PEA) 230
– Renin-Angiotensin-Aldosteron-System 573
– β-Rezeptorenblocker 572
– Schleifendiuretika 576
– Symptomatik 573
– Therapie 573–576
– durch Trimethoprim-Sulfamethoxazol 483
– Verschiebung, transzelluläre 572, 576
Hyperkalzämie 592–595
– Bewußtseinsstörungen 680
– Biphosphonate 594
– Calcitonin 593–594
– Furosemid 593–594

Hyperkalzämie
– Hämodialyse 595
– Hydrocortison 594
– Kochsalzlösung, isotone 593–594
– Pamidronat 594
– Peritonealdialyse 595
– Phosphate 594
– Plicamycin 594–595
Hyperkapnie 295, 306–308
– Alkalose, metabolische 531, 534
– Apnoe(-Test) 688–689
– Beurteilung, diagnostische 306
– – Flußdiagramm 307
– Bewußtseinsstörungen 680
– Blutgase 302–303, 516
– Ernährung, parenterale 665
– Hypoventilation 306
– IRV 383
– Kalorimetrie 306
– Kohlendioxidkonzentration 306
– Kohlendioxidpartialdruck 306
– Kohlendioxidproduktion 306–307
– Lungenerkrankungen 307
– respiratorische Insuffizienz 307
– Totraumventilation 306
– Ursachen 306
– Weaning 415
Hyperkatabolismus 636
Hyperlaktatämie 518
– Adrenalin 243, 520
– Ätiologie 518–520
– Alkalose 174, 520
– Asthma bronchiale 520
– Diagnose 520–521
– Endotoxinämie 519
– Krämpfe 520
– Leberinsuffizienz 174, 520
– Nitroprussidtoxizität 520
– Schock 519
– Sepsis 443, 520
– Thiaminmangel 174, 520
Hyperlipidämie, Pseudohyponatriämie 561
Hypermagnesiämie 585–586
– Hämodialyse 586
– Hämolyse 585
– Niereninsuffizienz 585
– durch Vollelektrolytlösung 201
Hypermetabolismus
– Adrenalin 243
– Dobutamin 246

Hypernatriämie 554–560
– Apoplex 704
– Bewußtseinsstörungen 680
– Diabetes insipidus 558–559
– extrazelluläres Volumen 555
– Gesamtkörpernatrium und -wasser 555
– Herzzeitvolumen 555
– Hirnödem 558
– hypertone, Enzephalopathie, metabolische 557
– – Hirntod 690
– hypervolämische 559–560
– hypovolämische 556–558
– – Flüssigkeitstherapie 557–558
– Natriumkonzentration 554
Hyperphosphatämie 600–601
– Antazida, aluminiumhaltige 600
– Hämodialyse 601
– Niereninsuffizienz 600
– Rhabdomyolyse 600
– Sucralfat 600
– Tumorlyse 600
– Zellnekrose 600
Hyperpigmentation, Nebenniereninsuffizienz 669
Hyperproteinämie, Pseudohyponatriämie 561
Hyperpyrexie 423
Hyperreflexie
– Hypokalzämie 591
– Magnesiummangel 582
Hypertension s. Hypertonie
hypertensive Krise
– Labetalol 250
– Nitroprussid 256
Hyperthermie 423
– Bewußtseinsstörungen 680
– maligne 424–425
– – Dantrolen 425
– – neuroleptisches Syndrom 432
Hyperthyreose 674–675
– Bewußtseinsstörungen 680–681
– Diagnose 674
– Jodid 675
– Methimazol 675
– Propranolol 675
– Propylthiouracil 675
– β-Rezeptorenblocker 675
– Thyreostatika 675
– Vorhofflattern/-flimmern 278
Hypertonie 552–565
– Aortendissektion, akute 272
– arterielle, Antidepressiva, trizyklische, Überdosierung 734

Hypertonie
- – Apoplex 707
- Delirium tremens 687
- Glukagon, Kontraindikation 723
- Myokardinfarkt 269
- pulmonale, Pulmonalarteriendruck 151
- – Wedge-Druck 155
Hypertonizität 557
- Hypernatriämie 556
Hyperventilation
- Alkalose, respiratorische 596
- Apoplex 708
- Beatmung, kontrolliert-assistierte 380
- IMV 382
- kontrollierte, Infrarot-Kapnometrie 322
- Shunt, intrapulmonaler 298
Hypnotika, Bewußtseinsstörungen 680
hypoaktives 685
Hypochlorit 33
Hypoglykämie
- Apoplex 704
- Bewußtseinsstörungen 681
- Ketoazidose, alkoholinduzierte 528
- Krampfanfälle 692
- durch Pentamidin 483
- Status epilepticus 692
Hypokaliämie 568–571
- Alkalose, chloridrefraktäre 537
- durch Aminoglykoside 492
- Arrhythmien 570
- Asystolie 231
- Diarrhö 568–569
- Kaliumdefizit 570
- Kaliumphosphatlösung 570
- Kaliumsubstitution 570–571
- Ketoazidose, alkoholinduzierte 528
- – diabetische 527
- Magnesiummangel 270, 568, 571, 581
- refraktäre, Magnesiummangel 571
- durch β-Rezeptoragonisten 355
- Symptomatik 569
- Tachykardie, ventrikuläre 290
- Theophyllinintoxikation 359
- Torsade de pointes 290
- Verschiebung, transzelluläre 568
- Vorhoftachykardie, multifokale 286

Hypokalzämie
- Alkalose 590
- Bluttransfusionen 590
- durch Ganciclovir 488
- Hypalbuminämie 588
- Hypokaliämie 569
- Intensivstation 589
- Kalzium, ionisiertes, Erniedrigung 588–591
- Krampfanfälle 692
- Magnesiummangel 270, 581, 589
- neuromuskuläre Erregbarkeit 591
- Niereninsuffizienz 590
- Pankreatitis 591
- Sepsis 590
- Symptomatik, klinische 591
- Tachykardie, ventrikuläre 290
- Torsade de pointes 290
- Wirkungen, kardiovaskuläre 591
Hypomagnesiämie 579–585
- Alkalose, metabolische 536
- Alkoholkrankheit 580
- Aminoglykoside 492, 580
- Amphotericin B 580
- Antibiotikatherapie 580
- Arrhythmien 582
- – refraktäre 582
- asymptomatische 584
- Diabetes mellitus 580
- Diagnose 582
- Diarrhö 580
- Diuretikatherapie 579–580
- Elektrolytstörungen 581
- durch Ganciclovir 488
- Glukosurie 580
- Hypokaliämie 568–569, 581
- – refraktäre 571
- Hypokalzämie 581, 589
- Hypophosphatämie 581
- Kaliummangel 571
- Kardiotoxizität, digitalisinduzierte 582
- Ketoazidose, alkoholinduzierte 528
- lebensbedrohliche 584
- mäßige 584
- Magnesiumretentionstest 582–583
- Myokardinfarkt, akuter 581
- Niereninsuffizienz 585
- Pentamidin 580
- Symptome 581–582
- – neurologische 582
- Tachykardie, ventrikuläre 290, 582
- Torsade de pointes 290, 582
- Vorhoftachykardie, multifokale 286

Hyponatriämie 561–564
- AIDS 561
- Apoplex 704
- Bewußtseinsstörungen 680
- echte 561
- Enzephalopathie, metabolische 564
- extrazelluläres Volumen 564
- Gesamtkörpernatrium und -wasser 555
- Hirnödem 564
- hypervolämische 563
- Hypothyreose 674
- hypotone 561–562
- hypovolämische 563
- isovolämische 563
- Ketoazidose, alkoholinduzierte 528
- Kochsalzlösung, hypertone 565
- Krampfanfälle 692
- Natriumersatz 565
- Nebennierinsuffizienz 669
- symptomatische 564
- Therapiemaßnahmen 564–565
Hypophosphatämie 595–600
- Alkalose, respiratorische 596
- Alkoholabusus 595
- Aluminium 597
- Anämie, hämolytische 598
- Antazida 597
- Ernährung, parenterale 595, 665
- Faktoren, prädisponierende 595–597
- durch Ganciclovir 488
- Glukosebelastung 595–596
- Glukosurie 597
- Hämoglobin 598
- Herzzeitvolumen 597
- Ketoazidose, alkoholinduzierte 528
- – diabetische 528, 597
- Magnesiummangel 581
- Muskelschwäche 599
- phosphatbindende Substanzen 597
- β-Rezeptoragonisten 596
- Sauerstoffbindungskurve 598
- Streßulkusprophylaxe 597
- Sucralfat 597
- Zwerchfell, Inaktivitätsatrophie 407
Hypophyseninsuffizienz, Hirntod 690
Hypotension s. Hypotonie
Hypothermie
- Asystolie 231
- Bewußtseinsstörungen 680

Hypothermie
- Hirnaktivität, Ausfall 687
- Hypokaliämie 568
- Hypothyreose 674
- Myxödemkoma 676
- pulslose elektrische Aktivität (PEA) 230

Hypothyreose 675–676
- Bewußtseinsstörungen 680–681
- Diagnose 676
- Myxödemkoma 676
- T$_3$-Substitutionstherapie 676
- L-Thyroxin 676

Hypotonie 552–565
- durch Amrinon 245
- Anaphylaxie 447
- Antidepressiva, trizyklische, Überdosierung 734–735
- arterielle, Glukagon 722
- – Organspender 690
- Bewußtseinsstörungen 680
- Blutverlust 183
- hyperdyname, MODS 440
- Hyperkalzämie 593
- hypovolämische 146
- Kalzium, Kontraindikation 283
- Kalziumantagonisten, Überdosierung 724
- kardiogene 146
- Luftembolie, venöse 67
- Magnesium, Kontraindikation 271
- medikamentenrefraktäre, Nebenniereninsuffizienz 669
- Noradrenalin 257
- orthostatische durch Labetalol 250
- persistierende, Anaphylaxie 447
- – Steroide 448
- durch Propofol 122
- Pulmonalarterienkatheter 145
- Pulsoxymetrie 314
- theophyllininduzierte 359–360
- Transfusionsreaktion 615
- vasogene 146
- verapamilinduzierte 725
- durch Vollelektrolytlösung 201

Hypoventilation
- Alkalose, metabolische 532–533
- alveoläre 307–308
- – Atemmuskulaturschwäche 307–308
- – Intensivpatienten 308
- – Kohlendioxidretention 308

Hypoventilation
- – Myopathien 308
- – Neuropathie 308
- – primäre 308
- Apnoe-Test, sicherer 689
- Hyperkapnie 306
- neuromuskuläre Schwäche 697
- Syndrome, zentrale 308

Hypovolämie 181–197, 557
- Albumin 204
- durch Aminoglykoside 492
- durch Amphotericin B 495
- Antischockhose 192
- Auswirkungen, klinische 182–183
- Autotransfusion 190–192
- Blutdruckmessung 184
- Blutverlust 182
- Compliance, ventrikuläre 184
- Ersatz von freiem Wasser 557–558
- Erythrozytengabe 196
- Hämatokrit 186–187
- Hirntod 690
- Hyperkalzämie 593
- Hypernatriämie 556
- Kohlendioxid, endexspiratorisches 185
- Kohlendioxidpartialdruck, endtidaler 185
- Kompressionsstiefel, pneumatische 192
- pulslose elektrische Aktivität (PEA) 230
- Sauerstoffextraktionsrate 184–185
- Sepsis/septischer Schock 442–443
- Sinustachykardie 278
- Trendelenburg-Lagerung 190–191

Hypoxämie 295, 303 305
- ARDS 323, 326, 328–329
- arterielle, Sauerstofftherapie 338
- Beurteilung, diagnostische 304
- – Flußdiagramm 305
- – Sauerstoffpartialdruckdifferenz, alveoloarterielle 304–305
- Blutgasanalyse 303
- Blutgasvariabilität 302–303
- Erythrozytentransfusion 617
- Laktatazidose 519
- Lungenembolie 102
- Lungenödem, kardiogenes 328

Hypoxämie
- neuromuskuläre Schwäche 697
- Oxygenierung, arterielle 20
- Pulsoxymetrie 314
- Sauerstoffpartialdruck, arterieller 338
- – gemischtvenöser 303, 305
- Shunt, intrapulmonaler 298
- Shuntfraktion 304
- Sinustachykardie 278
- Tachykardie, ventrikuläre 290
- Weaning 415
- Wedge-Druck 155

Hypoxie
- Asystolie 231
- Bewußtseinsstörungen 680
- IRV 383
- Laktatkonzentration 174
- pulslose elektrische Aktivität (PEA) 230

HZV s. Herzzeitvolumen

I
IABP s. Ballongegenpulsation, intraaortale
Ibuprofen, Delir 687
Idealgewicht, Erwachsene 755
Ileus
- Clostridium-difficile-Colitis 467
- Ernährung, enterale, Kontraindikation 646
- Hyperkalzämie 593
- MODS 440
- durch Trimethaphan 274
Imipenem 498–499
- Bacteroides fragilis 498
- Dosierung 499
- Dosierungsanpassung, Intensivstation 740
- Enterococcus faecalis 498
- Neutropenie, febrile 487
- Pseudomonas 498
- Sepsis 444
- Therapiekosten 502
- Toxizität 499
- Urosepsis 474
- Wirkungsspektrum 498
Imipramin, Überdosierung 734–735
Immunität, zellvermittelte, HIV-Infektion 479
Immunkomplexnephritis, interstitielle durch Ciprofloxacin 501
Immunperoxidase-Färbung, Toxoplasmen-Enzephalitis 486

Immunsuppression 476–488
– CMV-Infektion 488
– Neutropenie 486–487
– Transplantatempfänger 488
Immuntherapie, Digitalisintoxikation 727–730
Impedanz 9
IMV (intermittent mandatory ventilation) 380–382
– Alkalose, respiratorische 382
– Atemarbeit 381
– Beatmungsmuster 381
– Grundeigenschaften 380
– Herzzeitvolumen 382
– Hyperventilation 382
– Nachteile 381
– Überblähung 382
IMV-Weaning 411
– s.a. Weaning
– Sicherheit, falsche 411
Infektionen 419–503
– Anfälligkeit, Linolensäuremangel 636
– Fieber, Intensivpatient 428–431
– katheterassoziierte s. Katheterinfektionen
– Krampfanfälle 692
– nosokomiale, Darmdekontamination, selektive 96
– Status epilepticus 692
– Thrombozytopenie 622
Infektionsprophylaxe 476
Infektionswege, Katheterinfektionen 77
Infrarot-Kapnometrie 318
– s.a. Kapnometrie
– Anwendungen, klinische 320
– Beatmungsgerät, Entwöhnung 322
– Herzzeitvolumenüberwachung 320
– Hyperventilation, kontrollierte 322
– Komplikationen, nosokomiale, Früherkennung 321
– Reanimation, kardiopulmonale 320
– Schock, hypovolämischer 320
– Zwischenfälle durch das Beatmungsgerät 321
Infusionen
– Erythrozytenkonzentrate 612–614
– hämodynamisch wirksame Medikamente 241–242
Infusionslösungen
– blutfreie, Volumenersatztherapie 193–194

Infusionslösungen
– hypertone 208
– kolloidale 203–208
– – Effektivität 206–208
– – Eigenschaften 203
– – Kosten 207
– – Überlebensrate 207
– – Viskosität 189
– – Kosten 207
– kristalloide 198–203, 206
– – Kosten 207
– – Volumeneffekte 198–199
– – Volumenersatztherapie 194
– – Zusammensetzung 200
Inhalator, genau dosierender 353
– Anwendungsbereiche 354
– Asthma bronchiale 354
– beatmungspflichtige Patienten 355
inspiratorischer Flow 368
– konstanter 368
inspiratorischer Sog, maximaler, Weaning 408
Insulin
– Dosierungsanpassung, Intensivstation 740
– Hyperglykämie 561
– Hypokaliämie 568
– Ketoazidose, diabetische 526–527
– Kohlenhydrate 635
Insulinfreisetzung, Adrenalin 243
Insulin-Glukose-Infusion, Hyperkaliämie 576
Integrine, Thrombozyten 620
Intensivpatienten
– Angststörungen 117
– Dosierungsanpassungen 736–743
– Fieber 424
– – nosokomiales 423–424
– Hypokalzämie 589
– Hypoventilation, alveoläre 308
– Schmerzen 110–112
– Sedierung 117
– Thrombozytenaggregation 624
– Thrombozytenstörungen 621
– Thrombozytopenie 621–622
Interdependenz, interventrikuläre, Überdruckbeatmung 370
Interleukin-1, Sepsis/septischer Schock 444
intermittent mandatory ventilation s. IMV
interstitielle Flüssigkeit, Erwachsene 757

intestinale Ischämie, oxidativer Streß 44
Intoxikationen, pulslose elektrische Aktivität (PEA) 230
Intrinsic PEEP 402
Intubation 391
– akzidentelle, Ernährungssonden 647
– Beatmung, maschinelle 371
– einseitige 392
– endotracheale 391
– – Auswirkungen, physiologische 391
– – Beatmung 390–395
– – Diagnostik, radiologische 394
– – Druck, intrakranieller 391–392
– – Hemithorax 393
– – Komplikationen 392
– – Larynxödem 395
– – Lidocain 391
– – Lungenherniation 393
– – Orientierungspunkte, radiologische 394
– – Sinusitis 394
– – Stimmbandlähmung 395
– – Trachealtubus, Lage 392–393
– nasotracheale 391
– – Epistaxis 390–395
– orotracheale 391
– rechtsseitige 393
IRV (Inverse-ratio-Ventilation) 383
– Alveolarkollaps 383
– Auto-PEEP 383
– Hyperkapnie 383
– Hypoxie 383
Ischämie
– Apoplex 701
– intestinale, Ernährung, enterale, Kontraindikation 646
– kalziuminduzierte 592
– myokardiale s. Myokardischämie
Ischämiezeit, Reanimation 237
Isoetharin, Aerosoltherapie 352
Isoniazid, Delir 687
Isoproterenol, β-Rezeptorenblocker, Intoxikation 721–723

J
Jejunostomie
– Ernährung, enterale 656–657
– perkutane 656–657
– – Diarrhö 657
– – Sondenokklusion 657

Jet-Ventilation 12
Jet-Vernebler 352–353
– Anwendungsbereiche 354
– Asthma bronchiale 354
– beatmungspflichtige Patienten 355
Jod
– Antisepsis 52
– Bedarf, täglicher 640
Jodid, Hyperthyreose 675

K
Kalium 566–576
– Diuretika 531
– Ketoazidose, diabetische 527
– Referenzbereiche 753
Kaliumchlorid, Alkalose, metabolische 535–536
Kaliummangel s. Hypokaliämie
Kaliumphosphatlösung, Hypokaliämie 570
Kaliumsubstitution
– Hypokaliämie 570–571
– Infusionsgeschwindigkeit 571
Kaliumverlust
– extrarenaler 568–569
– renaler 568
Kaliumverteilung 566
Kalorien, nichtproteingebundene 635–636
Kalorienbedarf, Ernährung, parenterale 662
Kaloriengehalt, Ernährungslösungen 648
Kalorimetrie
– Hyperkapnie 306
– indirekte 634
– – Grenzen 635
Kalzium 587–595, 723
– Blutentnahme 589
– Dosierungsanpassung, Intensivstation 738
– Erhaltungsdosis, tägliche 592
– intravenöses, Kalziumantagonisten, Überdosierung 724
– – Kalziumkanalblockade 724
– ionisiertes 587–588
– – Messung 589
– Normalwerte 588
– Plasma 587
– Reanimation 234
– Referenzbereiche 752
– Vorhofflattern/-flimmern 283
Kalziumantagonisten 723–725
– Kalzium, intravenöses 724
– Kalziumeinwärtsstrom 723

Kalziumantagonisten
– Linksherzversagen, diastolisches 218
– Subarachnoidalblutung 710
– Toxizität, klinische 724
Kalziumantagonisten-Überdosierung
– Glukagon 725
– Kalzium, intravenöses 724
– Katecholamine 725
– Phosphodiesterasehemmstoffe 725
– Zeichen, klinische 724
Kalziumchlorid 591
– Hyperkaliämie 575
Kalziumeinwärtsstrom, Kalziumantagonisten 723
Kalziumglukonat 591
– Hyperkaliämie 573
Kalziumkanalblocker s. Kalziumantagonisten
Kalziumlösungen 591
– Dosierungsempfehlungen 591
Kalziumphosphat, Präzipitate, unlösliche 73
Kalziumsubstitutionstherapie 591
– intravenöse 592
– – Vasokonstriktion 592
Kammerasystolie, Atropin 233
Kammerflimmern
– Adrenalin 243
– Algorithmen 229
– Defibrillation 228
– Myokardinfarkt 271
– Theophyllinintoxikation 359
Kammertachykardie 288
– Bretylium 290
– pulslose, Adrenalin 243
– – Algorithmen 229
Kanülen, Mandrin, innenliegender 52–53
Kanülierung
– Arteria femoralis 66
– – radialis 59
– Ellenbeugenvene 57–58
– vaskuläre, Haarentfernung 52
– – Hautreinigung 51–52
– – Katheterspitze, Position 68–69
– – Komplikationen 66–69
– – Seldinger-Technik 53–54
– – Vorbereitung 49–52
– – Vorsichtsmaßnahmen 49–51
– – Zugangswege 57–66
– Vena femoralis 64–66
– – jugularis externa 64
– – – interna 62–63
– – subclavia 60

Kapillarpermeabilität, Hypothyreose 676
Kapnographie 318–319
– Definition 309
Kapnometrie 313
– s.a. Infrarot-Kapnometrie
– Kohlendioxidmessung 318
– Pa_{CO_2}-Pet_{CO_2}-Gradient 319
– Pet_{CO_2} 313
– Sp_{O_2}/Sv_{O_2} 313
Kardiomyopathie
– dilatative, Vorhofflattern/-flimmern 278
– hypertrophe, Dobutamin, Kontraindikation 247
– – idiopathische, Linksherzversagen, diastolisches 218
Kardioplegie, oxidativer Streß 44
kardiopulmonaler Bypass s. Bypass, kardiopulmonaler
Kardiotoxizität
– Digitalis 726
– digitalisinduzierte, Magnesiummangel 582
kardiovaskulärer Status, Pulmonalarterienkatheter 142
Kardioversion, elektrische
– ACLS-Richtlinien 280
– Tachykardie, ventrikuläre 288–289
– Vorhofflattern/-flimmern 279–280
– Wolff-Parkinson-White-Syndrom 285
Karpopedalspasmen, Alkalose, metabolische 532
Katalase 36–37
– Wasserstoffperoxid 37
Katecholamine
– Kalziumantagonisten, Überdosierung 725
– Laktatazidose 521
– Linksherzversagen, systolisches 216
Katheter 55–57
– arterielle, Spüllösungen 72
– dicklumige 56
– dreilumige 56
– Durchspülen 72–73
– einlumige 56
– Größen 55
– – Volumenersatztherapie 188
– heparinbeschichtete 55, 72
– – Thrombose 622
– intravaskuläre, Skalierung 751
– mehrlumige 56
– periphervenöse, Skalierung 751

Katheter
- Spüllösungen 72
- Schleusen 57
- Skalierung 750
- Thrombose 622
- zentralvenöse, Länge 61
- - Skalierung 751
- - Spüllösungen 72
Kathetereinführungsbestecke 52–54
Katheterfehllage, Ernährung, parenterale 663–664
Katheterinfektionen 76–83
- Candidiasis, disseminierte 82
- Darmkeime 84
- Hautkeime 83
- Infektionswege 77
- Katheterwechsel 71
- Okklusionsverbände 70–71
- Therapie, antimikrobielle 81–82
- Thrombophlebitis, eitrige 82
Katheterkolonisation 76
Katheterpflege
- routinemäßige 70–71
- Verbände, schützende 70–71
Katheterpunktion, Verbände, schützende 70–71
Kathetersepsis
- ARDS 325
- Fieber, nosokomiales 429
- persistierende 82
- Vorgehen bei Verdacht 429
Katheterspitze
- Blutkulturen, quantitative 79–80
- - semiquantitative 80
- - Septikämie 78
- Gefäßperforation 68
- Gram-Färbung 81
- Position, Kanülierung, vaskuläre 68–69
- Vena-cava-superior-Perforation 68
- Vorhof, rechter, Herzwandperforation 69
Katheterthrombose, Vena-jugularis-interna-Punktion 63
Katheterverschluß 73
- Durchgängigkeit, Wiederherstellung 73–74
- Präzipitate, unlösliche 73
- Streptokinase 74
- Thrombolytika 73
- Urokinase 74
Katheterwechsel, Katheterinfektionen 71
Kehlkopfödem, Anaphylaxie 447

Keimdichte, Verdauungstrakt 86
Keime
- gramnegative, Urosepsis 474
- Septikämie, katheterassoziierte 83
Kernspintomographie, Apoplex 705–706
Ketoazidose
- alkoholinduzierte 528–529
- - Glukose-Kochsalzlösung 529
- - Nitroprussidreaktion 529
- Anionenlücke 514
- diabetische 515, 526–528
- - Alkalitherapie 528
- - Anionenlücke 526
- - Flüssigkeitstherapie 527
- - Hyperglykämie 526
- - Hypophosphatämie 597
- - Insulin 526–527
- - Kalium(mangel) 527
- - Phosphat(mangel) 528
- - Schock, hypovolämischer 527
- β-Hydroxybuttersäure 526
- Hyperglykämie 560
- Hyperkaliämie 572
Ketonkörper 524
- Kohlenhydratstoffwechsel 524
Ketorolac, Dosierungsanpassung, Intensivstation 740
Ketose 524–526
- Nitroprussidreaktion 525–526
Kettenreaktion 34
Klebsiellen
- Antibiotikatherapie 490
- Sepsis/septischer Schock 441
- Septikämie, katheterassoziierte 77
klonische Bewegungen, Enzephalopathie, metabolische 683
Knieoperation, Thromboseprophylaxe 99
Knotentachykardie 286–288
Koagulopathie, Streßulkusprophylaxe 89
Kochsalzinfusion, Alkalose, metabolische 535
Kochsalzlösung
- hypertone, Hyponatriämie 565
- isotone 199–200
- - Albumin 204
- - Eigenschaften 199–200
- - Hyperkalzämie 593–594
- - Kosten 207
- - Nachteile 200

KOD s. Druck, kolloidosmotischer
KOD-Messung, ARDS 330–331
Körperbau, Blutvolumina 757
Körperflüssigkeiten, Natriumkonzentrationen 557
Körpergewicht, ideales 756
Körperkerntemperatur 422
Körpermaße, Berechnung 756
Körperoberfläche
- Berechnung 756
- - Dubois-Formel 141
Körpertemperatur 421–423, 760
- axillär gemessene 422
- normale 422
- - Rhythmus, zirkadianer 422
- oral gemessene 422
- rektal gemessene 422
Kohlehämoperfusion, Theophyllinintoxikation 359
Kohlendioxid
- endexspiratorisches, Hypovolämie 185
- Löslichkeitskoeffizient 19
Kohlendioxiddetektor, kolorimetrischer 316–317
Kohlendioxid-Elimination 27–28
- Säureausscheidung 28
Kohlendioxidkonzentration
- Hyperkapnie 306
- Vollblut 24
Kohlendioxidmessung 317
- endtidale, Nasensonde, modifizierte 320
- Kapnometrie 318
Kohlendioxidpartialdruck 508
- arterieller (Pa_{CO_2}) 319
- endtidaler 185–186, 319
- - s.a. $P_{ET_{CO_2}}$
- - Hypovolämie 185
- - Reanimation 235–236
- - Hyperkapnie 306
- - Magenmukosa 176
- - Mittelwert 302
- - Schwankungsbreite 302
- - Shunt, intrapulmonaler 297
Kohlendioxidproduktion, Hyperkapnie 306–307
Kohlendioxidretention, Hypoventilation, alveoläre 308
Kohlendioxidtransport 24–28
- Hydratationsreaktion 24–25
- Parameter 20
- Transportschema 24–26
Kohlendioxid-Überwachung, Patienten, nichtintubierte 319–320

Kohlenhydrate 635–636
– Insulin 635
Kohlenhydratinfusionen,
 Komplikationen 665
Kohlenhydratstoffwechsel,
 Ketonkörper 524
Kohlenmonoxid-Oxymeter
 311
Kohlenmonoxidoxymeter 311
Kohlenmonoxidvergiftung
– Carboxyhämoglobin 313
– Pulsoxymetrie 313
Kohlensäure 25
Kohlensäure-Bikarbonat-
 Puffersystem 523
Kohlenstoffradikale 34
Kokain
– Delir 687
– Subarachnoidalblutung 709
– kokaininduziertes 687
Kokken
– grampositive, aerobe,
 Antibiotikatherapie 490
– – Pneumonie, nosokomiale
 461
– – Urosepsis 474
Kolitis, pseudomembranöse
 466–470
– s.a. Clostridium-difficile-
 Colitis
Kolloide
– Effektivität 206–208
– Volumenersatztherapie
 193–194
Koma
– Antidepressiva, trizyklische,
 Überdosierung 734
– Augenreflexe 683
– Hyperglykämie, nicht-
 ketotische 560
– psychogenes, Bewußtseins-
 störungen 680
– Reanimation 238
– Theophyllinintoxikation 359
Koma-Scores, Reanimation
 239
Kompression, aktive, Reani-
 mation 227
Kompressionssonographie,
 Thrombembolie,
 venöse 103
Kompressionsstiefel, pneu-
 matische
– Hypovolämie 192
– Thromboseprophylaxe
 99–100
Kompressionsstrümpfe,
 Thromboseprophylaxe 100
Koniotomie, Beatmung 390
Konjunktivitis, Latexallergie
 51

Kontaktdermatitis, Latex-
 allergie 51
Kontraktilität
– Muskelfaser 10
– Myokard 10
Kontraktionskraft, ventriku-
 läre 6
Konvulsionen, Apoplex 702
Konzentrationen, toxische,
 PEEP 388
Kopfhochlagerung,
 Apoplex 708
Kopfschmerzen, Subarachno-
 idalblutung 709
Koronarangioplastie, Myo-
 kardinfarkt 271
koronare Herzerkrankung
– Erythrozytentransfusion 611
– Vorhofflattern/-flimmern
 278
Koronarthrombose
– Myokardinfarkt 261–262
– oxidativer Streß 44
– Thrombolyse 262–264
Korotkow-Töne, Blutdruck-
 messung, auskultatorische
 129
Kortikosteroide 349
– antiinflammatorische 360
– Asthma bronchiale 360–361
– Delir 687
– Geisteszustand 361
– Lungenerkrankungen,
 chronisch-obstruktive 361
– Myopathien 361
– Nebenwirkungen 361
Kortison, Apoplex 708
KPD s. Perfusionsdruck, koro-
 narer
Krämpfe, Hyperlaktatämie 520
Krampfanfälle
– Antidepressiva, trizyklische,
 Überdosierung 735
– Benzodiazepine 693
– Bewußtseinsstörungen
 680–681
– Diagnose 692–693
– Diazepam 693
– Digitalisintoxikation 726
– drogen-/medikamenten-
 induzierte 692
– Flumazenil 719
– fokale 691–692
– generalisierte 691
– – Alkalose, metabolische 532
– – Antidepressiva, trizykli-
 sche, Überdosierung 734
– – Apoplex 702
– – Hypokalzämie 591
– – Hypomagnesiämie 582,
 584

Krampfanfälle
– – durch Imipenem 499
– – durch Pethidin 116
– – Purpura, thrombotisch-
 thrombozytopenische 624
– – durch β-Rezeptoren-
 blocker 720
– Hyperglykämie, nicht-
 ketotische 560
– Hyponatriämie 564
– Ketoazidose, alkohol-
 induzierte 528
– Lorazepam 693
– Magnesiummangel 582
– Medikamentenintoxikation
 692
– Phenytoin 693
– Theophyllinintoxikation 359
Kreatinin
– Hypothyreose 674, 676
– Referenzbereiche 752
Kreatinin-Clearance
– Morphin 114
– Nierenfunktion 542
– Oligurie, akute 545
Kreislaufinsuffizienz
– Benzodiazepin-Intoxikation
 718
– Bewußtseinsstörungen 681
– durch Nitroglycerin 254
Kreislaufsystem,
 Flußgeschwindigkeit 12
kreislaufwirksame
 Medikamente 241
Krikothyroidotomie,
 Beatmung 390
kritisch Kranke, Polyneuro-
 pathie 696–697
Kryptokokken-Meningitis
– Amphotericin B 485
– Fluconazol 485, 495
– HIV-Infektion 478, 485
Kühlmatten, Fieber 435
Kulturmethoden, Septikämie,
 katheterassoziierte 78–80
Kupfer
– Bedarf, täglicher 640
– Referenzbereiche 754

L
Labetalol 241, 250–251
– Aortendissektion,
 akute 274
– Bolusinjektion 250
– Dosierung 250
– – intravenöse 720
– Indikationen 250
– Infusion, kontinuierliche
 250
– Linksherzversagen,
 systolisches 217

Labetalol
- Nebenwirkungen 250
- Potenz, relative 720
- Wirkung 250

Labortests, klinische, Referenzbereiche 752–753

Lähmung, Thromboseprophylaxe 99

Lagerung, Thermodilution 159

β-Laktamantibiotika, Thrombozytenaggregation 626

Laktat
- als Brennstoff 175
- Energielehre 517–518
- Glukoselösung 202
- Referenzbereiche 753

Laktatazidose 513, 517–524
- Alkalitherapie 521–524
- – Durchführung 522
- – Hämodynamik 523
- – Wirksamkeit 522–523
- – Wirkungen, unerwünschte 523–524
- Alkalose 520
- Anionenlücke 514–515, 520
- Azidämie 521
- Bikarbonat 522
- Blutlaktat 520–521
- Diagnose 520–521
- Endotoxinämie 519
- Hyperkaliämie 572
- hypoxische, Asystolie 231
- – Kammerflimmern 229
- – Kammertachykardie, pulslose 229
- – pulslose elektrische Aktivität (PEA) 230
- ischämische, Bikarbonat 234
- Pufferlösungen, bikarbonathaltige 522
- Sauerstoffmangel 519
- THAM 524
- Thiaminmangel 520, 639
- TRIS 524
- Tromethamin 524

Laktatdehydrogenase (LDH) 174
- Hypothyreose 676
- Referenzbereiche 753

Laktatkonzentration
- Bauchaortenaneurysma 167
- im Blut 172–175
- – Laktatazidose 520–521
- – Schwellenwert, optimaler 173
- – Überlebenswahrscheinlichkeit 173
- – Volumenersatztherapie 195
- Dichloracetat 174
- Endotoxin 174

Laktatkonzentration
- Hypoxie 174
- Schock, septischer 173
- Venendruck, zentraler 169
- Wedge-Druck 169

Laktatmetabolismus 517–521
Laktatoxidation 175

Laktatschwellenwert, Mortalität 173

Laktat-Shuttle 518

LAP s. Vorhofdruck, linker

Laplace-Gesetz 7

Lappenatelektase, Atemwegsdrücke, proximale 376

Larynxödem
- Extubation 416
- Intubation, endotracheale 395

Latexagglutinationstest
- Candidiasis 82
- Clostridium-difficile-Colitis 467

Latexallergie 51

LDH s. Laktatdehydrogenase

leaky-capillary pulmonary edema 323

Leberinsuffizienz, Hyperlaktatämie 174, 520

Leberschädigung durch Fluconazol 495

Leberverfettung, Ernährung, parenterale 665

Leberversagen
- Bewußtseinsstörungen 681
- Hyponatriämie, hypervolämische 563

Legionella, Antibiotikatherapie 490

Lethargie
- Hyperthyreose 674
- durch β-Rezeptorenblocker 720
- Thyreotoxikose 674

Leukozyten 760

Leukozytose
- ARDS 328
- Urosepsis 472

Lidocain
- Delir 687
- Digitalisintoxikation 727
- Dosierungsanpassung, Intensivstation 740
- Dosis, endobronchiale 233
- Intubation, endotracheale 391
- Kammerflimmern 229
- Kammertachykardie, pulslose 229
- Medikamentenwechselwirkungen 282
- Myasthenia gravis 695

Lidocain
- Tachykardie, ventrikuläre 288–289
- Torsade de pointes 291

Lignine, Ernährungslösungen 652

Linksherzversagen 209, 215–218
- s.a. Herzversagen, systolisches
- Bypass-Operation, koronare 210
- diastolisches 218
- Echokardiographie 214
- Furosemid 218
- hämodynamische Profile 145
- systolisches, Furosemid 217
- – Therapie 215–217
- Wedge-Druck, suboptimaler 215

Linksverschiebung, Alkalose, metabolische 533

Linolensäure 636

Lipase, Referenzbereiche 753

Lipidemulsionen/-infusionen 650
- Ernährung, parenterale 660–661
- – Komplikationen 665–666
- intravenöse 660
- Oxygenierung 666
- Schäden durch Oxidanzien 665

Lipidperoxidation 34
- Fettsäuren, ungesättigte 34
- Vitamin E 40

Lipolyse, Adrenalin 243

Loch-im-Eimer-Analogie, Volumenersatztherapie 208

Locked-in-Syndrom 680

Löslichkeitskoeffizienten
- Kohlendioxid 19
- Sauerstoff 19

Lösungen s. Infusionslösungen

Lorazepam 118
- Krampfanfälle 693
- Status epilepticus 693

Low-dose-Dopamin, Oligurie, akute 546–547

Low-dose-Heparin, Thromboseprophylaxe 99–100

Low-flow
- Blutdruckmessung, auskultatorische 129–130
- Sauerstofftherapie 340–341
- durch Vollelektrolytlösung 201

Low-output-Syndrom, Amrinon 244

Luftembolie, venöse
- s.a. Embolie
- Trendelenburg-Lagerung 67
- Venenkatheter, zentraler 66–67
Luftweg, künstlicher, Beatmung 390–397
Lugol-Lösung, Hyperthyreose 675
Lumbalpunktion
- Apoplex 706
- Toxoplasmen-Enzephalitis 486
Lunge
- Compliance 351
- nasse 323
- Wedge-Druck, pulmonalkapillärer 152
Lungenbiopsie, offene, Pneumonie, HIV-Infektion 482
Lungenblähung, exzessive, Pa_{CO_2}-PET_{CO_2}-Gradient 319
Lungendurchblutung
- Druck 14
- Überwachung, Beatmung, maschinelle 373
Lungenembolie
- s.a. Embolie
- akute 97
- – Befunde, klinische 103
- – Beinvenenthrombose 104
- – Pa_{CO_2}-PET_{CO_2}-Gradient 321
- – P_{O_2}-Gradient, alveoloarterieller 103
- – Thoraxschmerzen 264
- – Vorgehen, diagnostisches 104
- Diagnostik 102–106
- Fibrinolytika 108
- Hypoxämie 102
- Pa_{CO_2}-PET_{CO_2}-Gradient 319
- pulslose elektrische Aktivität (PEA) 230
- Vorhoftachykardie, multifokale 286
Lungenemphysem
s. Emphysem
Lungenerkrankungen
- chronisch-obstruktive, Atemwegsdrücke, proximale 376
- – CPAP 389
- – Kortikosteroide 361
- – Pa_{CO_2}-PET_{CO_2}-Gradient 319
- diffuse, PEEP 388
- Hyperkapnie 306–307
- obstruktive, PEEP 388
- – β-Rezeptorenblocker, Kontraindikation 269
Lungenherniation, Intubation, endotracheale 393

Lungeninfiltrate
- ARDS 327–328, 333
- Neutropenie, febrile 487
- Pneumonie, nosokomiale 452
Lungenkontusion, ARDS 325–326
Lungenödem 297
- akutes, Furosemid 217
- Atemwegsdrücke, proximale 376
- hydrostatisches 330
- – BAL 330
- inflammatorisches, BAL 330
- Kapillarleck 323
- kardiogenes, Hypoxämie 328
- – Wedge-Druck 329
- Myokardinfarkt 327
- Myokarditis 327
- Pa_{CO_2}-PET_{CO_2}-Gradient 321
- PEEP 388
- Volumenersatztherapie 207
Lungenoperationen, Vorhofflattern/-flimmern 278
Lungenschädigung
- Erythrozytentransfusion 617
- respiratorbedingte, Überdruckbeatmung 372
- Sauerstofftoxizität 345
Lungenszintigraphie, Thrombembolie, venöse 105–106
Lungenversagen, akutes, Wedge-Druck 155
Lungenwasser
- extravasales, ARDS, PEEP 334
- Verringerung, ARDS 333
LVEDP s. Volumen, enddiastolisches, linksventrikuläres
LVSWI s. Schlagarbeitsindex, linksventrikulärer
Lysetherapie
- Blutungen, intrazerebrale 267
Myokardinfarkt 265 268

M
Magen
- Bikarbonatkonzentration, arterielle 178
- – mukosale 178
- pH-Messung, intramukosale 176
- Tonometrie 175–178
- – Magensäuresekretion 177–178
- – Säure-Basen-Störung 178
- – Schwierigkeiten 177
- – Verfahren 176
Magenerosionen
- Blutungen 89
- Streßulzera 88

Mageninhaltaspiration, ARDS 326
Magenmukosa, Kohlendioxidpartialdruck 176
Magensäure(sekretion) 93–94
- Abwehrmechanismen, antibakterielle 94
- Hemmung 465
- – Histamin-H_2-Rezeptorantagonisten 177
- Streßulkusprophylaxe 93
Magensaft, Ableitung, nasogastrale, Alkalose, metabolische 530
Magnesium 577–586
- Digitalisintoxikation 727
- Diuretika 531
- Gleichgewicht 577
- ionisiertes 578
- Myasthenia gravis 695
- Myokardinfarkt 270–271
- Präparate, orale und parenterale 584
- Referenzbereiche 578, 753
- Reperfusionsschaden 270
- Tachykardie, ventrikuläre 289
- Vorhofflattern/-flimmern 281, 284
- Vorhoftachykardie, multifokale 286
Magnesiumakkumulation 585–586
Magnesiumkonzentration
- Harn 578–579
- Plasma 579
- Serum 578
Magnesiummangel
s. Hypomagnesiämie
Magnesiumretentionstest
- Magnesiummangel 582–583
- renaler 583–584
Magnesiumsubstitutionstherapie 583–585
- Protokolle 584
Magnesiumsulfat 583
- Torsade de pointes, Kammerflimmern 229
- – Kammertachykardie, pulslose 229
Magnetresonanztomographie, Aortendissektion, akute 273
Malabsorption, Achlorhydrie 93
Mandrin, innenliegender, Kanülen 52–53
Mangan
- Bedarf, täglicher 640
- Referenzbereiche 754
Mannitol, Apoplex 708

Manometrie, Blutdruck-
   messung 127
MAP s. Blutdruck, arterieller,
   mittlerer
Marfan-Syndrom, Aorten-
   dissektion, akute 272
Masken mit Reservoirbeutel,
   Sauerstofftherapie 342
Maßeinheiten 748
Massivtransfusion
– Hyperkaliämie 573
– Thrombozytentransfusion
   626
– Thrombozytopenie 624
MAT s. Vorhoftachykardie,
   multifokale
Materialbedarf, Analysegeräte
   755
medikamenteninduziertes
   687
Medikamentenintoxikation/
   -überdosierung
– ARDS 326
– Asystolie 231
– Krampfanfälle 692
Medikamentenwechsel-
   wirkungen
– Adenosin 282
– Antazida 91
– Antiarrhythmika 282
– Benzodiazepine 120–121
– Cimetidin 91
– Digoxin 282
– Lidocain 282
– Metoprolol 282
– Procainamid 282
– Ranitidin 91
– β-Rezeptorenblocker 282
– Sucralfat 91
Megakolon, toxisches, Clostri-
   dium-difficile-Colitis 467
Mehrlumenkatheter,
   Volumenersatztherapie 189
Membranlipide,
   Peroxidation 34
Meningitis, Fieber,
   nosokomiales 431
Meningoenzephalitis
– Bewußtseinsstörungen
   680–681
– Krampfanfälle 692
mentale Funktion 679
– Störungen 679–690
Mesenterialinfarkt, Fieber
   433–434
metabolische Störungen
– kombinierte, Säure-Basen-
   Status 515
– Krampfanfälle 692
– primäre, Säure-Basen-Status
   511

Metabolismus s. Stoffwechsel
Metaproterenol, Aerosol-
   therapie 352
Meteorismus, Clostridium-
   difficile-Colitis 467
Methämoglobin 310
Methämoglobinämie
– Nitroglycerin 252–254
– Pulsoxymetrie 253, 313
– Zyanidintoxikation 732
MetHb s. Methämoglobin
Methicillin 500
Methimazol, Hyperthyreose
   675
Methylprednisolon 38,
   360
– ARDS 336
– Nebennnierneinsuffizienz
   671
– Pneumocystis-carinii-
   Pneumonie 484–485
Methylzellulosepaste, Pneu-
   monie, nosokomiale 462
Metoclopramid, Delir 687
Metoprolol
– Dosierung, intravenöse
   720
– Medikamentenwechsel-
   wirkungen 282
– Potenz, relative 720
– Vorhofflattern/-flimmern
   281, 283
– Vorhoftachykardie, multi-
   fokale 286
Metronidazol
– Clostridium-difficile-Colitis
   469
– Delir 687
– Dosierungsanpassung,
   Intensivstation 741
– Pneumonie, nosokomiale
   461
– Sepsis 444
Mezlocillin 500
Midazolam 119, 686
Midazolam
– Anschlagszeit 119
– Benzodiazepine 120
– Delir 686
– Dosierungsanpassung,
   Intensivstation 738
– Sättigungsdosis 119
Mikroangiopathie, Purpura,
   thrombotisch-thrombo-
   zytopenische 623
Milliosmol 552
Mineralkortikoidüberschuß,
   Alkalose, chloridrefraktäre
   534, 537
Miosis, Opioidrezeptoren,
   Stimulation 113

Mithramycin s. Plicamycin
Mitralklappeninsuffizienz,
   akute, Ballongegenpul-
   sation, intraaortale 220
MODS (multiple organ
   dysfunction syndrome)
   s. Multiorganversagen
Moleküle, Oxidation 29
Morphin 113
– Dosierungsanpassung,
   Intensivstation 741
– Kreatinin-Clearance 114
– Lipidlöslichkeit 113
– Myokardinfarkt, Thorax-
   schmerzen 264
– Niereninsuffizienz 114
Mortalität, Laktatschwellen-
   wert 173
MP s. Methylprednisolon
Mühlradgeräusch, Luft-
   embolie, venöse 67
mukokinetische Therapie 349
mukolytische Therapie
   361–363
– Aerosole, blande 362
Multiorgandysfunktion,
   DIG 623
Multiorganversagen 439–441
– s.a. Postreanimations-
   schaden
– ARDS 332, 440
– Clostridium-difficile-Colitis
   469
– Intensivpatienten, Mortalität
   763
– Mortalität 440
– Nierenversagen, akutes
   543–544
– oxidativer Streß 44
– Pathogenese 440
– Polyneuropathie 696
– Sauerstoffschuld 166
– Score-System 762–763
– Sepsis/septischer Schock
   441
– Streßulkusprophylaxe 89
– Transfusionsreaktion 615
– Urosepsis 472
multiple organ dysfunction
   syndrome (MODS)
   s. Multiorganversagen
Mund-zu-Mund-Beatmung,
   Reanimation 226
Muskelaktivität, Anfälle,
   epileptische 691
Muskelfaser, Kontraktilität 10
Muskelnekrosen,
   Hyperkaliämie 572
Muskelrelaxanzien 697–700
– depolarisierende 697
– Dosierung 698

Muskelrelaxanzien
– Pneumonie, basale 699
– Relaxansüberhang 699
– Thrombembolie, venöse 699
– Thromboseprophylaxe 699
– Wirkungsdauer 698
– Wirkungsmechanismus 697–700
Muskelschwäche
– Apoplex 703
– Hypokaliämie 569
– Hypophosphatämie 599
Muskelspasmen, Magnesiummangel 582
Myasthenia gravis 694–695
– Azetylcholinrezeptoren 695
– Beatmung, maschinelle 696
– Cholinesterasehemmer 695
– Prednison 695
– Pyridostigmin 695
– Thymektomie 695
myasthenische Krise 695
Mycobacterium
– avium, HIV-Infektion 480
– tuberculosis, HIV-Infektion 480
Mydriasis, Antidepressiva, trizyklische, Überdosierung 734
Myoglobinurie, oxidativer Streß 44
Myokard, Reperfusionsschaden, N-Acetylcystein 40
myokardiale Kontraktilität 10
– Alkalose, metabolische 533
– Laktatazidose 521
Myokardinfarkt 261–274
– Acetylsalicylsäure 268–270
– akuter 261–274
– – Hypomagnesiämie 581
– – oxidativer Streß 44
– Alteplase 266–267
– Anistreplase 266–267
– Aortendissektion, akute 273
– Ballongegenpulsation, intraaortale 220
– Erstversorgung 264
– Fibrinolytika 262
– Gefäßverschluß, erneuter, Prävention 268
– Gewebsplasminogenaktivator 267
– Heparin 268, 270
– Herzinsuffizienz 264
– Herzrhythmusstörungen 271
– Hypertension 269
– Komplikationen, frühe 271–272
– Koronarangioplastie 271
– Koronarthrombose 261
– Lungenödem 327

Myokardinfarkt
– Lysetherapie 265–268
– – Beginn 266
– – Indikationen 265
– – Komplikationen 267
– – Kontraindikationen 265
– – Kosten 268
– – Überlebensrate 267
– Magnesium 270–271
– Nitroglycerin 264, 270
– pulslose elektrische Aktivität (PEA) 230
– Pumpversagen, myokardiales 271
– Reperfusionsschaden 268
– β-Rezeptorenblocker 269
– Schock, kardiogener 264, 271
– Sinustachykardie 278
– Streptokinase 262, 266
– Tachykardie 269
– Thoraxschmerzen 264
– – Morphin 264
– Thrombembolie 99
– Thrombolyse/Thrombolytika 262, 265
– – Timing 263–264
– Thromboseprophylaxe 99
– transmuraler 261
– Überlebensprognose 262
– Vorhofflattern/-flimmern 278
– Vorhoftachykardie, multifokale 286
Myokardischämie
– durch Adrenalin 243
– Aortendissektion, akute 273
– Herzversagen, diastolisches 211
– Sinustachykardie 278
– Tachykardie, ventrikuläre 290
Myokarditis, Lungenödem 327
Myokardversagen, Thiaminmangel 639
Myopathien
– Hypothyreose 674, 676
– Hypoventilation, alveoläre 308
Myxödemkoma
– Hypothermie 676
– Hypothyreose 674, 676

N
Nachblutungen, Subarachnoidalblutung 710
Nachlast 7
– Beatmung, maschinelle 371
– Linksherzversagen, diastolisches 218
– Monitoring, klinisches 10

Nachlast
– Überdruckbeatmung 371
– ventrikuläre 8
Nadelstichverletzungen
– HbsAG-positive 50
– HIV-Infektion 50, 477
Nährlösungen, intravenöse 658
Nährstoffe, enterale
– Effekte, trophische 644
– Translokation 644–646
Nährstofftoxizität 643
Nährstoffverwertung
– anormale 643
– gestörte 642–643
Nafcillin 500
– Therapiekosten 502
– TSS 446
Nahrungsbedarf 631–643
Nahrungsfette 636
Naloxon
– Applikation 733
– Atemdepression 733
– Bewußtseinstrübung 733
– Dosierungsempfehlungen 733
– Nebenwirkungen 734
– Opioidvergiftung 733
Nasen-CPAP 389
Nasensonde
– modifizierte, Kohlendioxid-Messung, endtidale 320
– Sauerstofftherapie 340–341
Natriumbikarbonat
– Antidepressiva, trizyklische, Überdosierung 735
– Asystolie 231
– Hyperkaliämie 576
– Kammerflimmern 229
– Kammertachykardie, pulslose 229
– pulslose elektrische Aktivität (PEA) 230
Natriumchlorid (NaCl)
s. Kochsalzlösung, isotone
Natrium-Clearance, Oligurie, akute 545
Natriumersatz, Hyponatriämie 565
Natriumexkretion
– fraktionelle, Nierenfunktion 542
– – Oligurie, akute 545
Natrium(konzentration)
– Hypernatriämie 554
– Körperflüssigkeiten 557
– Referenzbereiche 753
– im Urin, Oligurie, akute 545
Nausea nach Epiduralanalgesie 115

Nebennieren(rinden)insuffizienz 668–672
- ACTH-Stimulationstest 669–671
- Bewußtseinsstörungen 681
- Dexamethason 671
- Elektrolytstörungen 669
- Hämodynamik 669
- Hydrocortison 671
- Hyperkaliämie 572, 669
- Hyperpigmentation 669
- Hyponatriämie 669
- – hypovolämische 563
- Hypotension, medikamentenrefraktäre 669
- Inzidenz 669
- klinisches Bild 669
- Methylprednisolon 671
- MODS 440
- primäre 668
- Risikofaktoren 669
- sekundäre 668
- – Hirntod 690
- Steroidtherapie 671–672
- Streß 668
- thyreotoxische Krise 675
Nephritis
- akute, interstitielle 542
- interstitielle 547–548
- – arzneimittelinduzierte 548
Nephrokalzinose, Hyperkalzämie 593
Nephrotoxine, Nierenversagen, renales 542
Nephrotoxizität
- Aminoglykoside 492–494
- Vancomycin 503
Nervenleitfähigkeit, Guillain-Barré-Syndrom 696
Nervus femoralis 65
neurochirurgische Eingriffe, Thromboseprophylaxe 99
neuroleptisches Syndrom, malignes 432
neurologische Erholung, Reanimation 237–238
neurologische Störungen 677–710
neuromuskuläre Blockade 697–700
- Aminoglykoside 492–493
- Nachteile 699
- Sedierung 699
- Überwachung 699
neuromuskuläre Erkrankungen, Differentialdiagnose 694
neuromuskuläre Erregbarkeit, Hypokalzämie 591

neuromuskuläre Schwäche 694–697
- Komplikationen, pulmonale 697
- respiratorische Insuffizienz 697
Neuropathie
- Hypoventilation, alveoläre 308
- periphere, Thiaminmangel 639
Neurotoxizität
- Digitalis 726
- Penicilline 501
- Pethidin 116
- β-Rezeptorenblocker 720
Neurotransmitter, Stickstoffmonoxid 36
Neutropenie
- antimykotische Therapie 82
- febrile, Antibiotika 486–487
- – Ceftazidim 486–487
- – Gentamicin 487
- – Imipenem 487
- – Lungeninfiltrate 487
- – Piperacillin 487
- – Vancomycin 487
- HIV-Infektion 486–487
- Immunsuppression 486–487
- durch Pentamidin 483
- durch Trimethoprim-Sulfamethoxazol 483
Neutrophile, BAL, ARDS 331
nichthämolytische Reaktionen, febrile 616
Nichtradikale und Radikale 34
Nichtrückatmungssystem, Sauerstofftherapie 343
Nierenfunktion
- Einschätzung, quantitative 542
- Kreatinin-Clearance 542
- Natriumexkretion, fraktionelle 542
Niereninsuffizienz
- Anionenlücke 514
- durch Ganciclovir 488
- Hyperkaliämie 572
- Hypermagnesiämie 585
- Hyperphosphatämie 600
- Hypokalzämie 590
- Hypomagnesiämie 585
- Hyponatriämie, hypervolämische 563
- Magnesium, Kontraindikation 271
- Morphin 114
- durch Pentamidin 483
- Thrombozytenaggregation, Hämodialyse 625

Niereninsuffizienz
- – Peritonealdialyse 625
- durch Vancomycin 503
Nierenversagen
- akutes 542–545
- – durch Aminoglykoside 492
- – Multiorganversagen 543–544
- – oxidativer Streß 44
- – Purpura, thrombotisch-thrombozytopenische 623
- – Transfusionsreaktion 615
- amphotericininduziertes 494
- Anionenlücke 514
- Bewußtseinsstörungen 681
- Folgen 549
- Hämofiltration 549–551
- – kontinuierliche, arteriovenöse 549–550
- kontrastmittelinduziertes 547
- myoglobinurisches, Hyperthermie, maligne 424
- oligurisches, Dopamin 248
- postrenales 544
- prärenales 542
- renales 542–544
- Tubulusnekrose 548
Nifedipin, Toxizität, klinische 724
Nitrattoleranz 254
Nitroglycerin 241, 251–254
- Absorption 252
- Äthanolintoxikation 254
- Dosierung 252–253
- Dosierungsanpassung, Intensivstation 741
- Eigenschaften, vasodilatierende 251
- Herzinsuffizienz 216
- Herzzeitvolumen 252
- Indikationen 252
- Linksherzversagen, systolisches 216–217
- Methämoglobinämie 253–254
- Myokardinfarkt 264, 270
- Nebenwirkungen 252
- Organdurchblutung 253
- pektanginöse Schmerzen 270
- Stickstoffmonoxid 251
- Toxizität des Lösungsmittels 254
- Wirkung 251–252
- – thrombozytenhemmende 252
Nitroprussid(natrium) 241, 254–257, 729–733
- Aortendissektion, akute 273
- Dosierung 256–257

Nitroprussid(natrium)
- Dosierungsanpassung, Intensivstation 741
- Herzinsuffizienz 216
- Hyperlaktatämie 520
- hypertensive Phase, postoperative 223
- Indikationen 256
- Linksherzversagen, systolisches 216
- Nebenwirkungen 257
- Rechtsherzversagen 219
- Thiozyanatintoxikation 256–257
- Toxikologie 255
- Wirkung 256
- Zyanidgehalt 729
- Zyanidintoxikation 217–218, 255, 257, 731

Nitroprussidreaktion
- Acetylcystein 526
- Ketoazidose, alkoholinduzierte 529
- Ketose 525–526

Noradrenalin 241, 257–258
- Dosierung 258
- Indikationen 257
- Nebenwirkungen 258
- Wirkungen 257

No-reflow-Phänomen, Volumenersatztherapie 197
Notfallchirurgie
- Aspirin 625
- Streßulkusprophylaxe 89

NSAID
- Hyperkaliämie 572–573
- Nephritis, interstitielle 548
- Thrombozytenaggregation 626

O

O₂ER s. Sauerstoffextraktionsrate
Oberbaucheingriffe, Atelektasen 426
Oberschenkelvenenthrombose, tiefe, Diagnostik 102–106
Obstipation
- Hyperkalzämie 593
- Opioidrezeptoren, Stimulation 113
- durch Trimethaphan 274

Ödeme
- periphere, extrazelluläres Volumen 555
- Volumenersatztherapie 207–208
- zerebrale s. Hirnödem

Öle, pflanzliche, Ernährungslösungen 650

Ösophagogastrektomie, Fieber, nosokomiales 84
Ösophagusruptur, Thoraxschmerzen 264
Ofloxacin 501
Ohmsches Gesetz 11
Ohroxymetrie 311
Okklusion, endexspiratorische, Auto-PEEP 404
Okklusionsmessung, Kurvenprofil, Wedge-Druck, pulmonalkapillärer 155–156
Okklusionsverbände
- Katheterinfektionen 70–71
- wasserdampfdurchlässige 71
- wasserdampfundurchlässige 71

Oligurie 541–551
- akute 541–551
- - Füllungsdrücke, kardiale 546
- - Furosemid 547
- - glomerulo-tubulärer Fluß 546
- - Hämodynamik 546
- - Harnnatrium 545
- - Harnuntersuchung, mikroskopische 545
- - Herzminutenvolumen 546
- - Kreatinin-Clearance 545
- - Low-dose-Dopamin 546–547
- - Natrium im Urin 545
- - Natrium-Clearance 545
- - Natriumexkretion, fraktionelle 545
- - Pulmonalarterienverschlußdruck 546
- - Therapie 545–547
- - Ursachen 543
- - Venendruck, zentraler 546
- Blutverlust 183
- Harnanalyse 544–545
- Nierenversagen, kontrastmittelinduziertes 547
- Serumkreatinin 541

Opiate s. Opioide
Opioidanalgesie 112–116
- s.a. Analgosedierung
- epidurale 114–115
- intravenöse 113

Opioidanalgetika, Suchtpotential 111
Opioide 112, 733–734
- Applikation, epidurale 114–115
- - intrathekale 115
- - intravenöse 113–114
- Atemdepression 115–116
- Bewußtseinsstörungen 680

Opioide
- Darmmotilität 116
- Delir 686–687
- Dosierungsanpassung, Intensivstation 741
- Nebenwirkungen 115
- - kardiovaskuläre 116
- Pruritus 116

Opioidentzugssyndrom durch Naloxon 734
Opioidphobie, Schmerztherapie 111
Opioidrezeptoren 112, 113
Opioidvergiftung 733
- Naloxon 733

Orbitaldiagramm, Sauerstoff 31
Organischämie durch Noradrenalin 258
organische Brennstoffe 632
Organschäden, Volumenersatztherapie 197
Organspender
- Dobutamin 690
- Dopamin 690
- Hämodynamik 690
- Hirntod 689–690
- Hypotonie, arterielle 690

Organversagen, Blutverlust 183
Orientierung 679
Oropharynx, Bakterien, aerobe, gramnegative 451
orthostatische Störungen, Blutverlust 183
Osmolalität 552–553
- Bestimmung 553
- Ernährungslösungen 649–650
- Referenzbereiche 753
Osmolarität 552–553
osmotische Aktivität 552–553
osmotische Lücke 554
- Stuhl, Ernährung, enterale 655

Ototoxizität
- Aminoglykoside 492
- Vancomycin 503

Oxacillin 500
Oxidanzien 29–45
- s.a. Radikale, freie
- Hydroxylradikal 33
- Hypochlorit 33
- Peroxid 32

Oxidation
- Atome 29
- Moleküle 29

Oxidationsmittel s. Oxidanzien
Oxidationsreaktion 29

Sachverzeichnis

oxidative Verbrennung 631
oxidativer Streß 42–45
– Box-plot-Diagramme 42
– Entzündung 43
– HIV-Infektion 43
– Klinik 43–45
– Lipidhydroperoxidase 43
– Raucher 43
– Situationen,
  prädisponierende 42–45
Oxygenierung
– arterielle, Anämie 20
– – Hypoxämie 20
– – PEEP 386–387
– – Sauerstofftherapie
   338–339
– Gastrointestinaltrakt 175
– Lipidinfusionen 666
Oxyhämoglobinsättigung,
  prozentuale 310
Oxymetrie 309–316
– Definition 309
– duale 316
– gemischtvenöse 311–312,
  315–316
– – Anwendung, klinische 315
– – Genauigkeit 315
– – Grenzen 310–311
– – Methoden 311–312
– $P_{ET_{CO_2}}$ 313
– Sauerstoffsättigung,
  gemischtvenöse 315
– Sp_{O_2} 313
– $S\bar{v}_{O_2}$ 313
– Veränderlichkeit 313

P

Pa_{CO_2} s. Kohlendioxid-
  partialdruck, arterieller
Pa_{CO_2}-$P_{ET_{CO_2}}$-Gradient
– Atelektasen 321
– Herzzeitvolumen,
  niedriges 321
– Kapnometrie 319
– Lungenembolie, akute 321
– Lungenödem 321
– Pneumonie 321
– Schädel-Hirn-Trauma 322
PA-Katheter s. Pulmonal-
  arterienkatheter
Pamidronat, Hyperkalzämie
  594
Pancuronium 698
Pankreassekret, Reflux, Chole-
  zystitis, akalkulöse 463
Pankreatitis
– ARDS 325
– Hyperkalzämie 593
– Hypokalzämie 591
– Ketoazidose, alkohol-
  induzierte 528

Pankreatitis
– durch Pentamidin 483
– tödlich verlaufende durch
  Trimethoprim-Sulfamethox-
  azol 483
Pantothensäure, Bedarf,
  täglicher 638
Pa_{O_2} s. Sauerstoffpartialdruck,
  arterieller
PAP s. Pulmonalarterien-
  druck, mittlerer
Papillennekrose, Nieren-
  versagen, postrenales 544
Paracetamol 714–716
– s.a. Acetaminophen
– Dosierungsanpassung,
  Intensivstation 737
– Hepatotoxizität 715
– Serumkonzentration 716
– Wirkungsmechanismus,
  toxischer 714
Paracetamol-Überdosierung
– N-Acetylcystein 717–718
– Aktivkohle 718
– Diagnose 715
– Klinik 715
Parästhesien, Guillain-Barré-
  Syndrom 695
Patient, beatmungspflichtiger
  s. Beatmung
PCA (patientenkontrollierte
  Analgesie) 114
PCV s. Beatmung,
  druckkontrollierte
PCWP s. Wedge-Druck,
  pulmonalkapillärer
PDE-Hemmer s. Phospho-
  diesterasehemmer
PEA s. pulslose elektrische
  Aktivität
Peak flow, exspiratorischer
  349–351, 758
– Anwendungen, klinische 351
– Asthma bronchiale 351, 358
– Beatmung 351
– Interpretation 351
– Variabilität 350
Peak-flow-Meter 349–350
PEEP (positiver endexspirato-
  rischer Druck) 385–389
– Anwendungen, klinische 388
– – – falsche 388
– ARDS 334, 388
– Auswirkungen auf physio-
  logische Vorgänge 386
– Blutung ins Mediastinum
  389
– Bypass, kardiopulmonaler
  389
– Einsatz, routinemäßiger 388
– extrinsischer 385

*PEEP (positiver
endexspiratorischer Druck)*
– – Auto-PEEP 404
– Herzleistung 386
– Hubvolumina, niedrige 388
– Konzentrationen,
  toxische 388
– Lungenerkrankungen,
  obstruktive 388
– Lungenödem 388
– okkulter 402
– Oxygenierung, arterielle 387
– Plateaudruck 376
– Sauerstofftransport 386–387
– Wedge-Druck,
  pulmonalkapillärer 153
PEFR (peak expiratory flow
  rate) s. Peak flow,
  exspiratorischer
pektanginöse Schmerzen,
  Nitroglycerin 270
Pektin, Ernährungslösungen
  651
Penicillin G 499
– Therapiekosten 502
Penicilline 499–501
– Delir 687
– Dosierung 500
– – parenterale 500
– Fieber, arzneimittelindu-
  ziertes 432
– kaliumhaltige, Hyperkali-
  ämie 572
– natürliche 499
– Nephritis, interstitielle 548
– penicillinasefeste 500
– Pneumokokkenpneumonie
  499
– Pneumokokkensepsis,
  disseminierte 499
– Streptococcus
  pneumoniae 499
– – pyogenes 499
– Therapiekosten 502
– Toxizität 501
Pentamidin
– Dosierungsanpassung,
  Intensivstation 741
– Hyperkaliämie 572–573
– Magnesiummangel 580
– Torsade de pointes 290
Perforation, Vena cava
  superior 75
Perfusionsdruck, koronarer,
  Reanimation 227
Perikarderguß
– Aortendissektion,
  akute 273
– Herzversagen, diastolisches
  211
– Hypothyreose 674, 676

Perikarditis, Thoraxschmerzen 264
Perikardtamponade
– Aortendissektion, akute 273
– Diagnose 222
– Herzoperationen 221–222
– pulslose elektrische Aktivität (PEA) 230
Peritonealdialyse
– Hyperkalzämie 595
– Niereninsuffizienz, Thrombozytenaggregation 625
Peritonitis
– bakterielle, spontan auftretende, Fieber, nosokomiales 431
– Clostridium-difficile-Colitis 469
Peroxidasereaktion 36, 38
Peroxidation
– Fettsäuren, ungesättigte 35
– Membranlipide 34
Peroxidradikal 34
PET_{CO_2} 319
– s.a. Kohlendioxidpartialdruck, endtidaler
– Kapnometrie 313
– Oxymetrie 313
Pethidin 116
– Delir 686
– Dosierungsanpassung, Intensivstation 741
– Neurotoxizität 116
Phäochromozytom, Glukagon, Kontraindikation 723
Pharmakotherapie, Atemwegsbereich 349–363
Phenobarbital
– Anfälle, epileptische 694
– Status epilepticus 693
Phenothiazine, Torsade de pointes 290
Phentolamin, Extremitätenischämie 249
Phenytoin
– Allergie 694
– Anfälle, epileptische 693
– Delir 687
– Digitalisintoxikation 727
– Dosierungsanpassung, Intensivstation 741
– Fieber, arzneimittelinduziertes 432
– Krampfanfälle 693
– Nephritis, interstitielle 548
– Präzipitate, unlösliche 73
– Status epilepticus 693
pH-Messung, intramukosale, Magen 176

Phosphat 595–601
– Erhaltungstherapie 599
– Hyperkalzämie 594
– Ketoazidose, diabetische 528
– Normalwerte 588
– Referenzbereiche 753
– Sondenkost 600
Phosphatase, alkalische
– Körperposition, Einfluß 754
– Referenzbereiche 752
phosphatbindende Substanzen, Hypophosphatämie 597
Phosphatmangel s. Hypophosphatämie
Phosphatsubstitutionstherapie 599–600
– intravenöse 599
Phosphodiesterasehemmer
– Kalziumantagonisten, Überdosierung 725
– Linksherzversagen, systolisches 216
pH-Wert 508–509, 750
– arterieller 760
– normaler 512
– Wasserstoffionenkonzentration 508
Pigmentierung, Pulsoxymetrie 314
Piloerektion durch Naloxon 734
Piperacillin 500
– Neutropenie, febrile 487
Plasma
– Antioxidationsmittel 41–42
– Digoxinkonzentration, Antikörperfragmente, digoxinspezifische 729
– Kalziumkonzentration 587
– Magnesiumkonzentration 579
– Osmolalität 553
– Proteine, Pufferkapazität 26
– Thiaminkonzentration 639
– Tonizität 554
Plasmavolumen
– Erwachsene 757
– Korrekturfaktoren 182
– Normwerte 181
Plateaudruck
– endinspiratorischer 373
– PEEP 376
Plattenepithelzellenmorphologie, Infektionen, nosokomiale, Diagnostik 455
Pleuradrainage
– Beatmung, maschinelle 400
– Sekretauffangflasche 400
– Sogregulation 401
– Wasserschloß 401

Pleuradrücke 7–9
– negative 7
– positive 8–9
– – Herzdruckmassage 9
Pleuraerguß
– ARDS 328
– Hypothyreose 674, 676
– parapneumonischer 460
– Pneumonie, nosokomiale 460
– Vena-cava-Perforation 75
Pleurapunktion, Gefäßperforation 76
Plicamycin, Hyperkalzämie 594–595
Pneumocystis-carinii-Pneumonie
– s.a. Pneumonie
– ARDS 482
– HIV-Infektion 479, 482–485
– Methylprednisolon 484–485
– Pentamidin 483–484
– Prednisolon 484–485
– Steroide 484–485
– Trimethoprim-Sulfamethoxazol 482
Pneumokokken, HIV-Infektion 480
Pneumokokkenpneumonie, Penicilline 499
Pneumokokkensepsis, disseminierte, Penicilline 499
Pneumomediastinum, Alveolarruptur 397
Pneumonie 297
– s.a. CMV-Pneumonie
– s.a. Pneumocystis-carinii-Pneumonie
– ARDS 325
– Atemwegsdrücke, proximale 376
– BAL 428
– basale, Muskelrelaxanzien 699
– Bewußtseinsstörungen 681
– Darmdekontamination, selektive 96
– Fieber, nosokomiales 428
– HIV-Infektion 478–482
– – Bronchoskopie 481–482
– – Lungenbiopsie, offene 482
– nekrotisierende, Elastinfasern 456
– nosokomiale 449–462
– – Aminoglykosid 461
– – Antibiotika 461
– – ARDS 454
– – Aztreonam 461
– – Bakterien, gramnegative 461
– – Bakterienadhärenz 451

Pneumonie
- – BAL 459–460
- – Bürstenproben, geschützte 457–459
- – Carbenicillin 461
- – Ceftazidim 461
- – Clindamycin 461
- – Darmdekontamination, selektive 462
- – Diagnostik 455
- – Elastinfasern 456
- – Escherichia coli 454
- – Fieber 452
- – Granulozyten, neutrophile 457
- – Haemophilus influenzae 461
- – Isolate, mikrobiologische 450
- – Klinik 452
- – Kokken, grampositive 461
- – Lungeninfiltrate 452
- – Magenschleimhaut, Besiedelung 451–452
- – Makrophagen, alveoläre 456
- – Methylzellulosepaste 462
- – Metronidazol 461
- – Mischflora 461
- – Oropharynx, Kolonisation 450–451
- – Pathogenese 449–452
- – Plattenepithelzellenmorphologie 455
- – Pleuraerguß 460
- – Prophylaxe 461–462
- – Pseudomonas 461
- – Röntgenthoraxaufnahme 452
- – Sputummorphologie 455
- – Streßulkusprophylaxe 452
- – Sucralfat 452
- – Thoraxdrainage 460
- – Ticarcillin 461
- – Trachealsekretprobe 455
- – Trikuspidalklappen-Endokarditis 454
- Pa_{CO_2}-PET_{CO_2}-Gradient 321
- Shunt, intrapulmonaler 298
Pneumoperitoneum, Alveolarruptur 398
Pneumothorax
- Alveolarruptur 398
- Atemwegsdrücke, proximale 376
- Beatmung, maschinelle 398, 400
- Hautfalten, projizierte 399–400
- Kanülierung, vaskuläre 67–68

Pneumothorax
- Vena-subclavia-Punktion 60
- verzögert auftretender, Punktion, zentralvenöse 68
- Zeichen, klinische 398
- – radiologische 399
P_{O_2}-Gradient s. Sauerstoffpartialdruckdifferenz, alveolo arterielle
Polydipsie, psychogene, Hyponatriämie, isovolämische 563
Polyneuropathie
- Diagnose 696
- Guillain-Barré-Syndrom 695
- kritisch Kranke 696–697
- Multiorganversagen 440, 696
- Sepsis 696
Polystyrolsulfonsäure, Hyperkaliämie 576
Polytrauma
- Cholezystitis, akalkulöse 463
- DIG 435
- oxidativer Streß 44
- Streßulkusprophylaxe 89
Polyurie, Hyperkalzämie 593
Polyzythämie, sekundäre 15
positiver endexspiratorischer Druck s. PEEP
postoperatives 686
Postreanimationsschaden 238
- s.a. Multiorganversagen
- oxidativer Streß 44
Prednisolon 360
- Pneumocystis-carinii-Pneumonie 484–485
Prednison, Myasthenia gravis 695
PRIND (prolongiertes reversibles ischämisches neurologisches Defizit) 702
Procainamid
- Dosierungsanpassung, Intensivstation 742
- Fieber, arzneimittelinduziertes 432
- Kammerflimmern 229
- Kammertachykardie, pulslose 229
- Medikamentenwechselwirkungen 282
- Myasthenia gravis 695
- Tachykardie, ventrikuläre 289
- Torsade de pointes 290–291
- Vorhofflattern/-flimmern 280–281, 284–285
- Wolff-Parkinson-White-Syndrom 285

prolongiertes reversibles ischämisches neurologisches Defizit s. PRIND
Propofol 121–122
- Anschlagszeit 119
- Dosierungsanpassung, Intensivstation 742
- Nebenwirkungen 122
- Sättigungsdosis 119
Proportionalitätskonstante 11
Propranolol
- Dosierung, intravenöse 720
- Hyperthyreose 675
- Potenz, relative 720
Propylthiouracil, Hyperthyreose 675
Prostatachirurgie, Thromboseprophylaxe 99
Prostataerkrankungen, Nierenversagen, postrenales 544
Protected Specimen Brushing (PSB) s. Bürstenproben, geschützte
Proteinbedarf 636–638
- Ernährung, parenterale 662
Proteine, Pufferkapazität 26
Proteinurie durch Aminoglykoside 492
Proteus, Antibiotikatherapie 490
Protonenpumpenhemmer, Gastrointestinaltrakt, oberer, Kolonisation 466
Protozoen, HIV-Infektion 479
Pruritus
- nach Epiduralanalgesie 115
- Opioide 116
PSB s. Bürstenproben, geschützte
Pseudohyperkaliämie 571
Pseudohyponatriämie 561–562
- Elektroden, ionenspezifische 562
- Flammenemissionsspektrophotometrie 562
- Hyperlipidämie 561
- Hyperproteinämie 561
Pseudomonas aeruginosa
- Aminoglykoside 491
- Antibiotikatherapie 490
- Breitspektrumpenicilline 500
- Cephalosporine 497
- Chinolone 501
- Imipenem 498
- Pneumonie, nosokomiale 450, 461
- Sepsis/septischer Schock 441
- Septikämie, katheterassoziierte 78

PSV s. Beatmung, druck-
  unterstützte
Psychose durch Pethidin 116
Puffer, Hämoglobin 26–27
Pufferkapazität
– Plasmaproteine 26
– Proteine 26
Pufferlösungen, bikarbonat-
  haltige, Laktatazidose 522
Pulmonalarteriendruck
– Hypertonie, pulmonale 151
– mittlerer 14
Pulmonalarterienkatheter
  136–146
– Arrhythmie 140–141
– Ausstattung, zusätzliche 137
– AV-Block 141
– Ballonruptur 140
– Computer-Profile 146
– Druck, linksventrikulärer,
  enddiastolischer 142
– Druckkurven bei
  Einführung 139
– Ejektionsfraktion 142
– – rechtsventrikuläre 143
– Füllen des Ballons 140
– Gefäßwiderstandsindex,
  pulmonalvaskulärer 142
– – systemvaskulärer 142
– hämodynamische Parameter
  141–146
– – Körperoberfläche 141
– Herzzeitvolumenindex
  142–143
– Hypotonie 145
– kardiovaskulärer Status
  141–142
– Plazierung 137–141
– Probleme 140
– Pumpversagen, kardiales 145
– rapid response thermistor
  137
– Rechtsherzversagen 213
Sauerstoffangebot 144
– Sauerstoffaufnahme 145
– Sauerstoffextraktionsrate
  145, 185
– Sauerstoffsättigung, Blut,
  gemischt-venöses 145
– Sauerstofftransport,
  systemischer 144
– Schlagarbeitsindex,
  linksventrikulärer 142–143
– – rechtsventrikulärer 142,
  144
– Schlagvolumen(index)
  142–143
– Schlingenbildung 140
– Standardversion 137
– Tachykardie, ventrikuläre
  141

Pulmonalarterienkatheter
– Thermofilament 137
– Venendruck, zentraler 142
– Volumen, enddiastolisches
  142–143
– Volumenersatztherapie 189
– Vorhofdruck, linker 142
– Wedge-Druck, pulmonal-
  kapillärer 139, 141–142
– Widerstandsindex,
  pulmonalvaskulärer 144
– – systemvaskulärer 144
Pulmonalarterienverschluß-
  druck, Oligurie, akute 546
Pulmonalisangiographie,
  Thrombembolie, venöse 106
Pulmonalkreislauf 14
pulslose elektrische Aktivität
  (PEA)
– Algorithmen 230
– Atropin 233
Pulsoxymetrie 311–315
– Anämie 314
– Anwendungsbereiche 314
– Bedenken 312
– Dyshämoglobinämie 313
– Genauigkeit 312–313
– Grenzen 315
– Hypotonie 314
– Hypoxämie 314
– Kohlenmonoxidvergiftung
  313
– Methämoglobinämie 253,
  313
– Pigmentierung 314
– Prinzip 312
– Sauerstoffextraktionsrate
  185
– Sauerstoffsättigung 312
Pulsus paradoxus 9
– Herzbeuteltamponade 222
– umgekehrter, Überdruck-
  beatmung 371
Pumpversagen
– kardiales 209
– – s.a. Herzinsuffizienz
– – frühe Zeichen 210–211
– – Magnesium, Kontra-
  indikation 271
– – Myokardinfarkt 271
– – Pulmonalarterienkatheter
  145
– β-Rezeptorenblocker,
  Kontraindikation 269
Punktionstechnik
– Arteria carotis 63
– – radialis 59–60
Pupillengröße, Bewußtseins-
  störungen 681
Pupillenreaktivität,
  Bewußtseinsstörungen 682

Pupillenreflex, Reanimation
  239–240
Purpura, thrombotisch-
  thrombozytopenische
  623–624
PVR s. Gefäßwiderstand
  (sindex), pulmonaler
PVRI s. Widerstandsindex,
  pulmonalvaskulärer
Pyridostigmin, Myasthenia
  gravis 695
Pyridoxin
– Bedarf, täglicher 638
– Referenzbereiche 754
Pyrimethamin, Toxoplasmen-
  Enzephalitis 486
Pyrogene 423
Pyruvat 174
Pyruvatdehydrogenase 519

Q
QT-Intervall
– Hyperkalzämie 593
– verlängertes durch
  Haloperidol 123
– – Tachykardie, ventrikuläre
  289
Querschnittsflächen, Kreis-
  laufsystem 12
Quincke-Ödem, Anaphylaxie
  447

R
Radikale, freie 30, 34, 36
– s.a. Oxidanzien
– Auswirkungen 35
– Reaktionen 34–36
Radikal-Radikal-Reaktion 36
Radionuklidventrikulographie,
  Herzinsuffizienz 213
Ranitidin
– Delir 687
– Dosierungsanpassung,
  Intensivstation 742
– Medikamentenwechsel-
  wirkungen 91
Raucher, oxidativer Streß 43
Reanimation
– ABC 226–227
– Adrenalin 233
– Analgosedierung 239
– Atropin 233–234
– Basismaßnahmen 226–227
– Bikarbonat 234
– Blutgase, venöse 236
– Dauer 237–238
– Defibrillation 228
– Dekompression 227
– Glasgow Coma Scale 239
– Glukoseinfusionen 235

Reanimation
- Heimlich-Handgriff 226
- Herzdruckmassage, offene 227
- Hirnstammreflexe 239
- Ischämiezeit 237
- Kalzium 234
- kardiopulmonale 224
- – Infrarot-Kapnometrie 320
- – Probleme 227
- Kohlendioxidpartialdruck, endtidaler 235–236
- Koma(-Scores) 238–239
- Kompression, aktive 227
- Maßnahmen, erweiterte 228–232
- – – Algorithmen 228
- Medikamentengabe, endobronchiale 233
- Monitoring, klinisches 235–237
- Mund-zu-Mund-Atemspende 226
- neurologische Erholung 237–238
- Perfusionsdruck, koronarer 227
- Postreanimationsschaden 238
- Probleme 238–240
- Pupillenreflex 239–240
- Thorakotomie 227
- Thoraxkompression 226–227
- Venenzugang, peripherer 232
- – – zentraler 232
Rechtsherzversagen 209, 218–219
- Auswurffraktion, rechtsventrikuläre 213
- Echokardiographie 214
- Füllungsdruck, kardialer 213
- hämodynamische Profile 145
- Pulmonalarterienkatheter 213
- Therapie 218–219
- Venendruck, zentraler 213
- Verschlußdruck, pulmonalkapillärer 213
- Volumen, enddiastolisches, rechtsventrikuläres 213
Reduktasereaktion 38
Reentry 275
- Wolff-Parkinson-White-Syndrom 285
Referenzbereiche 752–758
- Labortests, klinische 752–753
- Spurenelemente 754
- Vitamine 754

Reflex
- okulovestibulärer, Bewußtseinsstörungen 682
- okulozephaler, Bewußtseinsstörungen 682
Reflux, Ernährung, enterale 655
Renin-Angiotensin-Aldosteron-System, Hyperkaliämie 573
Reperfusionsödem, pulmonales, oxidativer Streß 44
Reperfusionsschaden
- Magnesium 270
- Myokard, oxidativer Streß 44
- Myokardinfarkt 268
- Volumenersatztherapie 197
Residualkapazität, funktionelle, Atelektasen 426
Resistance s. Atemwegswiderstand
Resonanzfrequenz, Blutdruckmessung, intravasale 135
Resonanzsysteme, Blutdruckmessung, intravasale 133
respiratorische Funktion, Blut 17
respiratorische Insuffizienz
- s.a. ARDS
- akute, HIV-Infektion 478
- – Pneumonie, nosokomiale 453
- Erythrozytentransfusion 617
- Guillain-Barré-Syndrom 696
- Hyperkapnie 307
- Multiorganversagen 440
- neuromuskuläre Schwäche 697
- Pneumonie, nosokomiale 453
- Thoraxröntgenaufnahme 328
respiratorische Störungen, primäre, Säure-Basen-Status 511
respiratorischer Quotient 28
respiratory burst 33
Restvolumen, gastrales, Ernährung, enterale 653
retikuloendotheliales System, Abdomen 88
Retinopathie, hämorrhagische, Lysetherapie, Kontraindikationen 265
Retransfusionssyndrom, Autotransfusion, intraoperative 618
α-Rezeptoren, Stimulation, Dopamin 248
α-Rezeptorenblocker, Aortendissektion, akute 274

β-Rezeptoren, Aktivierung, Adrenalin 242
β-Rezeptorenblocker
- Aerosoltherapie 352
- Aortendissektion, akute 274
- Asthmaanfall, akuter 355
- Bronchodilatatoren 352
- Delir 687
- Hyperkaliämie 572
- Hyperthyreose 675
- Hypophosphatämie 596
- Intoxikation, Atropin 721–723
- – – Glukagon 721–723
- – – Isoproterenol 721–723
- Medikamentenwechselwirkungen 282
- Myokardinfarkt 269
- Nebenwirkungen 355–356
- Neurotoxizität 720
- Sinustachykardie 278
- Tachykardie, ventrikuläre 289
- Toxizität, kardiovaskuläre 720
- – – klinische 720
- Vorhofflattern/-flimmern 283
Rhabdomyolyse
- Hyperphosphatämie 600
- Hyperthermie, maligne 424
- MODS 440
- Tubulusnekrose 548
Rhinitis, Latexallergie 51
Riboflavin
- Bedarf, täglicher 638
- Referenzbereiche 754
Rifampicin
- Fieber, arzneimittelinduziertes 432
- Nephritis, interstitielle 548
Rigor, Transfusionsreaktion, fieberhafte 616
Ringer-Laktat(lösung) 200–201
- Eigenschaften 200–201
- Kosten 207
- und Medikamente, Unverträglichkeit 201
- Nachteile 201
- Volumenersatztherapie 193
Röntgenkontrastmittel, Nierenversagen 547
Rückenmarksverletzung, Thromboseprophylaxe 99
Rückenschmerzen, Transfusionsreaktion 615
Rückstelldruck, elastischer 376
Ruheenergieverbrauch 635
Ruhetachykardie, Blutverlust 183

RVAD, Herzinsuffizienz 221
RVEDV s. Volumen, enddiastolisches, rechtsventrikuläres
RVEF s. Ejektionsfraktion, rechtsventrikuläre

S

Saccharomyces boulardii, Clostridium-difficile-Colitis 469
Säure, unterchlorige 33
Säureaspiration, oxidativer Streß 44
Säureausscheidung, Kohlendioxid-Elimination 28
Säure-Basen-Haushalt 507–516
– Kompensation, metabolische 510
– – respiratorische 509–510
– metabolische Störungen, kombinierte 515
– Störungen 505–533
– – Blutgase, venöse 516
– – metabolische 511
– – primäre 509
– – respiratorische 511
– – sekundäre 509
– Veränderungen, kompensatorische 509–512
Salben, antimikrobielle 71
Salbutamol
– Aerosoltherapie 352
– Hypokaliämie 568
Salivation, exzessive, Magnesiummangel 582
Salmonelen, Antibiotikatherapie 490
Salzsäurelösung, Alkalose, metabolische 536
Sauerstoff
– Löslichkeitskoeffizient 19
– molekularer, Verstoffwechselung zu Wasser 31
– Orbitaldiagramm 31
– Stoffwechsel 32–34
– Zyanidintoxikation 731
Sauerstoffangebot 20–21, 165
– kritisches 22–23
– Pulmonalarterienkatheter 144
– Sauerstoffaufnahme 22
Sauerstoffaufnahme 21, 165, 171
– Anämie 607
– angebotsabhängige 23–24, 170–171
– Bauchaortenaneurysma 167
– berechnete versus gemessene 171–172

Sauerstoffaufnahme
– Defizit 166
– – drohendes 169–170
– Determinanten 192
– Erythrozytentransfusion 610
– Ganzkörper versus systemische 172
– Gasaustausch 172
– Pulmonalarterienkatheter 145
– Regulation 22–24
– Sauerstoffangebot 22
– Schock, septischer 173
– Venendruck, zentraler 167–169
– Volumenersatztherapie 195
– Wedge-Druck 167–169
Sauerstoffbindungskurve, Hypophosphatämie 598
Sauerstoffextraktion(srate) 22–23
– Anämie 607
– Herzzeitvolumen, Reduktion 184
– Hypovolämie 184–185
– Pulmonalarterienkatheter 145, 185
– Pulsoxymetrie 185
– Schock, hypovolämischer 185
– Transfusionstrigger, Erythrozyten 609
Sauerstoff-Flowrate, Sauerstofftherapie 342
Sauerstoffgehalt/-konzentration
– Blut, arterielles 18
– gelöste 18
– Hämoglobinkonzentration 18
– totale 18
– Vollblut 18
Sauerstoff-Gesamtkörperverbrauch 18
Sauerstoffinhalation s. Sauerstofftherapie
Sauerstoffmangel, Laktatazidose 519
Sauerstoffmasken 341
Sauerstoffmetabolismus 30–34
Sauerstoffmolekül 30
Sauerstoffpartialdruck 21
– arterieller, Erniedrigung durch β-Rezeptoragonisten 355
– – Gewebehypoxie 338
– – Hypoxämie 338
– gemischtvenöser, Hypoxämie 303, 305
– Hämoglobin 19
– Mittelwert 302

Sauerstoffpartialdruck
– Schwankungsbreite 302
– Shunt, intrapulmonaler 297
– Shuntfraktion 298
Sauerstoffpartialdruckdifferenz
– alveolo-arterielle 299–302
– – Alter 300
– – Druckbeatmung, positive 301–302
– – Hypoxämie, Beurteilung 304–305
– – Sauerstoff, eingeatmeter 300
– alveolo-arterieller, Lungenembolie, akute 103
Sauerstoffsättigung
– arterielle 21
– Blut, gemischt-venöses, Pulmonalarterienkatheter 145
– gemischtvenöse, Bestimmung 315
– – Oxymetrie 315
– Kapnometrie 313
– Oxymetrie 313
– Pulsoxymetrie 312
– venöse 21
Sauerstoffschuld 166–167
– Korrektur 167–169
Sauerstofftherapie 337–348
– Antioxidanzien, Schutzfunktion, Unterstützung 348
– Antioxidanzienmangel 345–346
– Bedarf 337
– Blutfluß, systemischer 339
– F_{IO_2}, Begrenzung 347–348
– – optimale 346
– – toxische 345
– – ungefährliche 345
– Flowrate 342
– Gesichtsmasken 341
– – Vor- und Nachteile 342
– Gewebehypoxie 338
– Herzzeitvolumen 339
– High-flow-Systeme 340, 343–344
– Hypoxämie, arterielle 338
– Indikationen 338
– Inhalation, Begrenzung 347
– Konzentration, optimale 346
– – toxische 345
– Low-flow-Systeme 340–341
– Masken 341
– – mit Reservoirbeutel 342
– Methoden 340–344
– Nasensonden 340–341
– – Vor- und Nachteile 341
– Nichtrückatmungssystem 343

Sauerstofftherapie
- Oxygenierung, arterielle 338–339
- Physiologie, vergleichende 345
- Teilrückatmungssystem 342
- Überwachung 338–339
- Sauerstofftoxizität 344–345
- Beatmungstherapie 333
- Lungenschädigung 345
- Präventivmaßnahmen 346–347
- pulmonale 345
- – oxidativer Streß 44
Sauerstofftransport 17–22
- Monitoring 165–172
- Parameter 20
- PEEP 386–387
- Schock, septischer 442–443
- Sepsis 442–443
- systemischer, Pulmonalarterienkatheter 144
Sauerstofftransportkapazität, Anämie 606
Sauerstoffverbrauch 165
- berechneter versus gemessener 171–172
- Kapnometrie 313
- Oxymetrie 313
Sauerstoffverfügbarkeit 165
Sauerstoffversorgung, Gewebe s. Gewebesauerstoffbilanz
Schädel-Hirn-Trauma
- oxidativer Streß 44
- Pa_{CO_2}-PET_{CO_2}-Gradient 322
- Streßulkusprophylaxe 89
Schellong-Test, positiver, Blutverlust 183
Scherkraft 14
Schilddrüsenfunktion
- Bestimmung 672–673
- Labordiagnostik 672
- Thyroxin (T_4) 672
- – freies 672–673
- Thyroxinindex, freier 672–673
- TSH 672–673
schilddrüsenstimulierendes Hormon s. TSH
Schlafapnoe-Syndrom und Opioide 115
Schlaganfall s. Apoplex
Schlagarbeitsindex
- linksventrikulärer, Pulmonalarterienkatheter 142–143
- rechtsventrikulärer, Pulmonalarterienkatheter 142, 144
Schlagvolumen 4–5
- Dobutamin 245

Schlagvolumen
- Herzinsuffizienz 210
- Pulmonalarterienkatheter 142–143
Schlauchmaterialien, Skalierung 750
Schleifendiuretika, Hyperkaliämie 576
Schleimhautatrophie, Ernährung, parenterale 666
Schleimhautexposition, HIV-Übertragung 477
Schleimhautschädigung, medikamenteninduzierte, oxidativer Streß 44
Schleusen
- Katheter 57
- Skalierung 751
Schmerzen
- Intensitätsskalen 111–112
- Intensivstation 110–112
- retrosternale, Aortendissektion, akute 272
Schmerztherapie, Opioidphobie 111
Schock
- anaphylaktischer 447–448
- Blutdruckmessung 129–130
- Cholezystitis, akalkulöse 463
- Clostridium-difficile-Colitis 467
- Ernährung, enterale, Kontraindikation 646
- hyperdynamer, Hyperthyreose 674
- Hyperlaktatämie 519
- hypovolämischer, Blutverlust 183
- – Blutvolumen, normales 194
- – Flüssigkeitstherapie 194
- – Infrarot-Kapnometrie 320
- – Ketoazidose, diabetische 527
- – Laktatazidose 519
- – Sauerstoffextraktionsrate 185
- – Volumendefizit, Berechnung 194
- – Volumenersatztherapie 187–190
- – Volumenverlust, prozentualer 194
- kardiogener, Ballongegenpulsation, intraaortale 220, 272
- – Dobutamin 246
- – Dopamin 248
- – hämodynamische Profile 146
- – Laktatazidose 519

Schock
- – Myokardinfarkt 264, 271
- – Nierenversagen, renales 542
- septischer 438, 441–445
- – s.a. Sepsis
- – Antibiotika 434
- – Antikörper, antientzündliche 444–445
- – Antioxidanzien 445
- – Dobutamin 246, 443
- – Dopamin 248
- – Endotoxin 444
- – Gewebeoxygenierung 443
- – Hämodynamik 442
- – Herzzeitvolumen 173
- – Hypovolämie 443
- – Interleukin-1 444
- – Laktatazidose 519
- – Laktatkonzentration 173
- – Noradrenalin 257
- – oxidativer Streß 44
- – Sauerstoffaufnahme 173
- – Sauerstofftransport 442–443
- – Steroide 444
- – Toxoplasmen-Enzephalitis 485
- – Tumornekrosefaktor 444
- – Volumenersatzmittel, kolloidale 443
- – Volumentherapie 443
- – Streßulkusprophylaxe 89
Schocklunge 323
Schocksyndrom, toxisches (TSS) 146, 446
Schrittmacher
- AV-sequentielle, Rechtsherzversagen 219
- Kernspintomographie, Kontraindikation 705
Schwangerschaft, Lysetherapie, Kontraindikationen 265
Score-Systeme 759–763
SDD s. Darmdekontamination, selektive
Sedativa
- Bewußtseinsstörungen 680
- Hirnaktivität, Ausfall 687
Sedierung
- Angststörungen 117
- Benzodiazepine 117–121
- Intensivstation 117
- neuromuskuläre Blockade 699
- Opioidrezeptoren, Stimulation 113
Sehstörungen, Digitalisintoxikation 726
Seldinger-Technik, Kanülierung, vaskuläre 53–54

Selen 37–39, 641
– Bedarf, täglicher 640–641
– Glutathionperoxidase 38
– Höchstdosis 39
– Mangelerkrankung 39
– Referenzbereiche 754
Sepsis s.a. Urosepsis
Sepsis/Septikämie 438
– s. Schock, septischer
– von Abdomen und Becken ausgehend 463–474
– Abdominalabszeß 470–471
– Aminoglykoside 443
– Antibiotika 443
– Antikörper, antientzündliche 444–445
– antimykotische Therapie 82
– Antioxidanzien 445
– ARDS 326, 454
– Aztreonam 443
– nach Ballongegenpulsation, intraaortaler 221
– Bewußtseinsstörungen 681
– Cholezystitis, akalkulöse 463–464
– – nicht-steinbedingte 463–464
– Clindamycin 444
– Darmmukosa, bakterielle, Translokation 466
– DIG 623
– Endotoxin 444
– Enzephalopathie 680–681
– Gastrointestinaltrakt, oberer, Besiedelung 464–466
– Gewebeoxygenierung 443
– gramnegative, Aminoglykoside 434
– – Aztreonam 434
– Hämodynamik 442
– Hyperlaktatämie 443, 520
– Hypokalzämie 590
– Hypovolämie 443
Imipenem 444
– Interleukin 1 444
– katheterassoziierte 71, 76
– – Blutkulturen, quantitative 78–79
– – Darmdekontamination, selektive 96
– – Darmkeime 84
– – Infektionswege 77
– – Katheterspitze, Kulturen 78
– – Keime 83
– – Kulturmethoden 78–80
– – Mikrobiologie 77
– – Thrombophlebitis, eitrige 82
– Metronidazol 444
– Nierenversagen, renales 542

Sepsis/Septikämie
– nosokomiale 441
– persistierende, Katheterinfektionen 82
– Polyneuropathie 696
– Sauerstofftransport 442–443
– schwere 441–445
– Sinustachykardie 278
– Thrombozytopenie 622
– Tumornekrosefaktor 444
– Vancomycin 443
– Volumentherapie 443
Serratia, Septikämie, katheterassoziierte 78
Serumalbumin, Körperposition, Einflußrate 754
Serumbikarbonat 760
Serumelektrolyte, Probenvolumen 755
Serumglukose, Hyperglykämie 561
Serumkalium 566–568, 760
– Adrenalin 243
– Erniedrigung durch β-Rezeptoragonisten 355
Serumkalzium, Körperposition, Einfluß 754
Serumkreatinin 760
– durch Aminoglykoside 492
– Oligurie 541
Serummagnesium, Konzentration 578
Serumnatrium 760
Serumthyroxin 672
Serumtransaminasen, Heparintherapie 107
Seufzeratmung 373
SGOT s. Aspartataminotransferase
SGPT s. Alaninaminotransferase
Shunt
– echter 296
– intrakardialer, Thermodilution 161
– intrapulmonaler 296–298
– – Hyperventilation 298
– – Hypoxämie 298
– – Pneumonie 298
Shuntfraktion 297
– Bestimmung 299
– Hypoxämie 304
– Sauerstoffpartialdruck 298
Signalverzerrung, Blutdruckmessung, intravasale 135
SIMV (synchronized intermittent mandatory ventilation) 381

Sinusbradykardie, Kalziumantagonisten, Überdosierung 724
Sinusitis
– akute 430
– Diagnose, radiologische 429
– eitrige 429
– Fieber, nosokomiales 429
– Hefen 431
– Intubation, endotracheale 394
– Sonden, nasogastrale 429
– Staphylokokken 431
– Streptokokken 431
– Therapie 431
– TSS 446
– Tuben, nasotracheale 429
Sinustachykardie 275–276, 278
– durch Dopamin 249
– Hyperthyreose 674
– Kalziumantagonisten, Überdosierung 724
– β-Rezeptorenblocker 278
SIRS (systemic inflammatory response syndrome) 438–439
– N-Acetylcystein 40
– ARDS 325
– Fieber 433
Skalierung, Schlauchmaterialien 750
SOD s. Superoxiddismutase-Enzym
Sogregulation, Pleuradrainage 401
Sonden
– nasogastrale 646
– – Sinusitis 429
– nasogastrische, Skalierung 750
Sondenernährung, gastrale 653
Sondenkost, Phosphatgehalt 600
Sondenlage, tracheale, Ernährungssonden 647
Sondenokklusion
– Ernährung, enterale 654
– Jejunostomie, perkutane 657
Spannungspneumothorax
– Beatmung, maschinelle 400
– pulslose elektrische Aktivität (PEA) 230
spinale Schädigung, oxidativer Streß 44
Splanchnikusdurchblutung, Streßulkusprophylaxe 89–90
Sp_{O_2} s. Sauerstoffsättigung
Sprache, verwaschene, Magnesiummangel 582

Sprachstörungen durch Nitroglycerin 254
Spüllösungen, heparinisierte, Alternativen 72
Spurenelemente
– Bedarf, täglicher 662
– Ernährung, parenterale 661–662
– essentielle 640–641
– Referenzbereiche 754
Sputummorphologie, nosokomiale, Diagnostik 455
Staphylococcus
– aureus, Antibiotikatherapie 490
– – Cephalosporine 497
– – Pneumonie, nosokomiale 450–451
– – Sepsis/septischer Schock 441
– – Septikämie, katheterassoziierte 77
– epidermidis, Antibiotikatherapie 490
– – Cephalosporine 497
– – Sepsis/septischer Schock 441
– – Septikämie, katheterassoziierte 77
– – Vancomycin 502
Staphylokokken
– Chinolone 501
– Pneumonie, nosokomiale 461
– Sepsis/septischer Schock 441
– Sinusitis 431
– Vancomycin 502
Status
– epilepticus 692
– – Apoplex 702
– – Diazepam 693
– – Lorazepam 693
– – Phenobarbital 693
– – Phenytoin 693
– febrilis 423
Sternotomie
– mediane, Autotransfusion, postoperative 619
– – Fieber 425
Steroide
– ARDS 336
– Hypotension, persistierende 448
– Nebenniereninsuffizienz 671–672
– Pneumocystis-carinii-Pneumonie 484–485
– Schock, septischer 444
Stethoskopkopf, Form 129
Stickstoffbilanz 637–638
– Energiezufuhr 638

Stickstoffmonoxid
– ARDS 336
– Nitroglycerin 251
– Umwandlung 36
Stickstoffverluste, nicht-renale 637
Stimmbandlähmung, Intubation, endotracheale 395
Stoffwechsel 629–676
– normaler 636
– oxidativer, Glukose 635
– Raten, basale 756
Stoffwechselunterstützung, Antioxidationsmittel 45
Streptococcus
– faecalis, Vancomycin 502
– pneumoniae, Antibiotikatherapie 490
– – HIV-Infektion 479–480
– – Penicilline 499
– – Pneumonie, nosokomiale 449
– pyogenes, Antibiotikatherapie 490
– – Penicilline 499
Streptokinase
– Fieber, arzneimittelinduziertes 432
– Katheterverschluß 74
– Myokardinfarkt 262, 266
Streptokokken
– β-hämolysierende, Pneumonie, nosokomiale 450
– – Wundinfektionen, nekrotisierende 425
– Pneumonie, nosokomiale 461
– Sinusitis 431
– Vancomycin 502
Streß
– Nebenniereninsuffizienz 668
– oxidativer s. oxidativer Streß
Streßulkusprophylaxe 89–94
– Antazida 92
– Blut, okkultes 94
– Cimetidin 92
– Ernährung, enterale 90
– Histamin-H_2-Rezeptorenblocker 92
– Hypophosphatämie 597
– Magensäure 93
– Pneumonie, nosokomiale 452
– Splanchnikusdurchblutung 89–90
– Sucralfat 91
– – versus H_2-Rezeptorenblocker 92
– Therapie, pharmakologische 90

Streßulzera 88–94
– Magenerosionen 88
– Risikofaktoren 89
Stridor laryngealis, Anaphylaxie 447
Stuhl, osmotische Lücke, Berechnung 655
Stuhlkultur, Clostridium-difficile-Colitis 467
Subarachnoidalblutung 709–710
– Aneurysmablutung 709
– Angiographie 710
– Apoplex 701
– Kalziumkanalblocker 710
– Kokainmißbrauch 709
– Kopfschmerzen 709
– Nachblutungen 710
– Vasospasmus, zerebraler 710
Succinylcholin 698
– Hyperkaliämie 572
Sucralfat
– Hyperphosphatämie 600
– Hypophosphatämie 597
– Medikamentenwechselwirkungen 91
– Pneumonie, nosokomiale 452
– Streßulkusprophylaxe 36, 91–92
Superoxiddismutase (SOD) 36
Superoxidradikal 32, 34
Surfactant, ARDS 336
$S\bar{v}_{O_2}$ s. Sauerstoffverbrauch
SVRI s. Widerstandsindex, systemvaskulärer
Sympatholyse, lokale, Epiduralanästhesie 114
Sympathomimetika, Sinustachykardie 278
Symptome 686
Syndrom
– der inadäquaten ADH-Sekretion (SIADH), Hyponatriämie, isovolämische 563
– der multiplen Organdysfunktion s. Multiorganversagen
systemic inflammatory response syndrome s. SIRS
Systole 4

T
Tachyarrhythmie 271–287
– durch Dobutamin 247
– durch Dopamin 249
– supraventrikuläre, Verapamil 725
Tachykardie 275
– Antidepressiva, trizyklische, Überdosierung 734

896 Sachverzeichnis

Tachykardie
- durch Dobutamin 247
- EKG 275
- – Kammerkomplex, schmaler 275–276
- – – – verbreiterter 288
- – QRS-Komplex, verbreiterter 277
- Myokardinfarkt 269
- durch β-Rezeptoragonisten 355
- supraventrikuläre 275
- – Adenosin 287
- – AV-Überleitungszeit 277
- Theophyllinintoxikation 359
- durch Trimethaphan 274
- ventrikuläre 275, 288–290
- – Bretylium 289
- – Cimetidin 289
- – Defibrillation 228
- – Faktoren, prädisponierende 290
- – Kardioversion, elektrische 288–289
- – Lidocain 288–289
- – Magnesium(mangel) 289, 582
- – Myokardinfarkt 271
- – Procainamid 289
- – Pulmonalarterienkatheter 141
- – QT-Intervall, verlängertes 289
- – β-Rezeptorenblocker 289

Tachypnoe
- ARDS 326
- Atemwegsdrücke, proximale 376
- Weaning 413–414

Tampons, TSS 446
Taubheit s. Hörverlust
Tavor® s. Lorazepam
Teilrückatmungssystem, Sauerstofftherapie 342
Temperaturumrechnung 422, 749
Temporallappenepilepsie 692
Terbutalin, Aerosoltherapie 352
Tetanie, Hypokalzämie 591
THAM, Laktatazidose 524
Theophyllin 357–360
- AV-Knoten-Reentry-Tachykardie 288
- Benzodiazepine 121
- Bronchospasmus 448
- Delir 687
- Dosierung 357–359
- Dosierungsanpassung, Intensivstation 742
- Gebrauchsinformation 357

Theophyllin
- Hypokalzämie 590
- Toxizität 359
- Vorhoftachykardie, multifokale 286
Theophyllin-Ethylendiamin-Zubereitung s. Aminophyllin
Theophyllinintoxikation 359
- Chinolone 501
- Harzhämoperfusion 359
- Kohlehämoperfusion 359
- Symptomatik 359
thermale Schädigung, oxidativer Streß 44
Thermodilution 157–163
- Ejektionsfraktion 162
- – ventrikuläre 162
- enddiastolisches Volumen 163
- Genauigkeit und Zuverlässigkeit 161
- Herzzeitvolumen 157–159, 163
- – Messung, kontinuierliche 163
- – niedriges 161
- Indikatorlösung 160
- Injektatvolumen 160
- Injektionswege, alternative 160
- Injektionszeit 160
- Lagerung 159
- Messungen, Anzahl 161
- Shunt, intrakardialer 161
- Temperatur 160
- Trikuspidalinsuffizienz 161
- Überlegungen, technische 159–160
- Verfahren, herkömmliche 157–158
Thermodilutionskurven 158–160
Thiamin s. Vitamin B_1
Thiaminpyrophosphat 640
Thiazide, Nephritis, interstitielle 548
Thiozyanatintoxikation 732
- Nitroprussid 256–257
Thorakotomie, Reanimation 227
Thoraxdrainage
- Pneumonie, nosokomiale 460
- Skalierung 750
Thoraxröntgenaufnahme, ARDS 329
Thoraxschmerzen
- Myokardinfarkt 264
- – Morphin 264
- retrosternale, Differentialdiagnose 264

Thoraxverletzung, penetrierende, Kompression, pneumatische 192
Thrombembolie
- Fieber, postoperatives 427
- venöse 97–109
- – Antikoagulation 106–107
- – – antithrombotische Therapie 106–109
- – Diagnostik 102–106
- – Doppler-Sonographie 103
- – Duplex-Sonographie 103
- – Erkrankungen, internistische 99
- – Fibrinolytika 107
- – Kompressionssonographie 103
- – Lungenszintigraphie 105–106
- – Muskelrelaxanzien 699
- – Prophylaxe 99–102
- – Pulmonalisangiographie 106
- – Risikopatienten 98
- – Thrombolyse 107
- – Trauma 98
Thromben, Vorhofflattern/-flimmern 279
Thrombolyse/-lytika, Thrombembolie, venöse 106–109
Thrombolyse/Thrombolytika
- Apoplex 707
- Katheterverschluß 73
- Koronarthrombose 262–264
- Myokardinfarkt 262, 265
- oxidativer Streß 44
- Thrombembolie, venöse 107
Thrombophlebitis, eitrige, Katheterinfektionen 82
Thromboplastin, Thrombose 98
Thromboplastinzeit, HAES 205
Thrombose 620
- Antithrombin-III-Konzentration 98
- Heparin 622
- Katheter, heparinbeschichtete 622
- Thromboplastin 98
- Thrombozytopenie, heparininduzierte 621
- venöse s. Venenthrombose
Thromboseprophylaxe 99
- Antithrombosestrümpfe 100
- Heparin, niedermolekulares 99–101
- Kompressionsstiefel, pneumatische, intermittierende 99–100
- Kompressionsstrümpfe 100

Thromboseprophylaxe
- Low-dose-Heparin 99–100
- Muskelrelaxanzien 699
- Vena-cava-Filter 101–102
- Verfahren 99
Thrombozyten 620–627
- Hämostase 620–621
- Integrine 620
Thrombozytenadhäsion 621
Thrombozytenaggregation
- Antiphlogistika 626
- Aprotinin 625
- Aspirin 625
- Dextrane 205, 626
- extrakorporaler Kreislauf 625
- Intensivpatienten 624
- β-Laktam-Antibiotika 626
- Niereninsuffizienz, Hämodialyse 625
- – Peritonealdialyse 625
- NSAID 626
Thrombozytenfunktionsstörungen 624–626
Thrombozytenkonzentrate 627
- Effizienz 627
- Komplikationen 627
Thrombozytenstörungen, Intensivpatienten 621
Thrombozytentransfusion
- AB0-Antigene 627
- AB0-Inkompatibilitäten 627
- anaphylaktoide Reaktionen 627
- Indikationen 626–627
Thrombozytopenie 621
- AIDS 622
- durch Amrinon 245
- Bluttransfusionen 624
- DIG 623
- heparininduzierte 72, 101, 621–622
- – Thrombose 621
- Infektionen 622
- Intensivpatienten 621–622
- Massivtransfusionen 624
- Purpura, thrombotischthrombozytopenische 623
- Sepsis 622
- durch Trimethoprim-Sulfamethoxazol 483
Thymektomie, Myasthenia gravis 695
Thyreostatika, Hyperthyreose 675
thyreotoxische Krise 674
- apathische 674
- Glukokortikoidstoffwechsel 675
- Hydrocortison 675
- Nebenniereninsuffizienz 675

Thyroxin (T_4) 672
- freies, Schilddrüsenfunktion 672–673
- Hypothyreose 676
- Referenzbereiche 753
- Schilddrüsenfunktion 672
Thyroxinindex, freier, Schilddrüsenfunktion 673
TIA (transitorische ischämische Attacke) 702
Ticarcillin 500
- Pneumonie, nosokomiale 461
- Therapiekosten 502
Tidalvolumen, Weaning 409, 413
Timolol
- Dosierung, intravenöse 720
- Potenz, relative 720
TMP-SMX s. Trimethoprim-Sulfamethoxazol
Tobramycin 491–493
- Dosierungsanpassung, Intensivstation 737
- Dosierungsempfehlungen 491
- Therapiekosten 502
α-Tocopherol s. Vitamin E
Tonizität 553
Tonometrie
- Magen 175–178
- – Magensäuresekretion 177–178
- – Säure-Basen-Störung 178
- – Schwierigkeiten 177
- – Verfahren 176
Torsade de pointes 290–291
- durch Haloperidol 123
- Lidocain 291
- Magnesiummangel 582
- Magnesiumsulfat, Kammerflimmern 229
- – Kammertachykardie, pulslose 229
- durch Pentamidin 483
- Procainamid 291
Totraum
- anatomischer 295, 391
- physiologischer 295
Totraumventilation 295–296
- Bestimmung 299
- Hyperkapnie 306
- Pathophysiologie 296
toxisches Schocksyndrom s. Schocksyndrom, toxisches
Toxoplasma gondii, HIV-Infektion 479
Toxoplasmen-Enzephalitis
- Clindamycin 486
- Folinsäure 486
- HIV-Infektion 485–486

Toxoplasmen-Enzephalitis
- Pyrimethamin 486
- Schock, septischer 485
TPA s. Alteplase/Gewebsplasminogenaktivator
Tracheakanülen
- Extubation 417
- Tubusentfernung 416
Trachealnekrosen, Tracheotomie 397
Trachealsekretprobe, Pneumonie, nosokomiale 455
Trachealstenose, Tracheotomie 395, 417
Trachealtubus, Lage 392–393
Tracheostoma, Vena-jugularisinterna-Punktion 63
Tracheotomie
- Aspiration 396
- Beatmung, maschinelle 395–398
- Cuff-Leck 397
- Cuff-Typen 396
- Komplikationen 395
- Luftprobleme 396
- Trachealnekrosen 397
- Trachealstenose 395, 417
- Zeitpunkt der Durchführung 395
Transferrin 38, 41–42, 641
Transfusionsreaktion 615–616
- Fieber 616–617
- fieberhafte 616
- hämolytische, akute 616
- – – Erythrozytentransfusion 615–616
Transfusionstrigger
- Erythrozyten 609
- – Sauerstoffextraktionsrate 609
transitorische ischämische Attacke s. TIA
Translokation, Darmkeime, pathogene 87–88
Transplantatempfänger, Immunsuppression 488
Transportschema, Kohlendioxidtransport 24–26
Trauma
- Streßulkusprophylaxe 89
- Thrombembolie, venöse 98
Tremor
- Hyperthyreose 674
- Magnesiummangel 582
- durch β-Rezeptoragonisten 355
- Theophyllinintoxikation 359
Trendelenburg-Lagerung 190
- hämodynamische Effekte 191
- Herzzeitvolumen 191
- Hypovolämie 190–191

Trendelenburg-Lagerung
- Luftembolie, venöse 67
- Vena-jugularis-externa-Punktion 64
Triglyceride, Linolensäuremangel 636
Trijodthyronin (T₃) 672
- Referenzbereiche 753
Trikuspidalinsuffizienz, Thermodilution 161
Trikuspidalklappen-Endokarditis, Pneumonie, nosokomiale 454
Trimethaphan
- Aortendissektion, akute 273
- Linksherzversagen, systolisches 217
Trimethoprim, Präzipitate, unlösliche 73
Trimethoprim-Sulfamethoxazol
- Delir 687
- Dosierungsanpassung, Intensivstation 743
- Hyperkaliämie 572–573
- Pentamidin 483–484
- Pneumocystis-carinii-Pneumonie 482
Trimethoprim-Sulfamethoxazol, Nephritis, interstitielle 548
TRIS
- Hyperkaliämie 572
- Laktatazidose 524
Tromethamin, Laktatazidose 524
Trousseau-Zeichen, Hypokalzämie 591
TSH (schilddrüsenstimulierendes Hormon) 672–673
TSS s. Schocksyndrom, toxisches
T-Stück-Weaning 109, 111
- s.a. Weaning
- Druckunterstützung, minimale 410
- Vorgehensweise 410
TTP s. Purpura, thrombotisch-thrombozytopenische
Tuben, nasotracheale, Sinusitis 429
Tubulusnekrose
- akute 542
- - MODS 440
- - myoglobinurische 548–549
- Nierenversagen 548
- Rhabdomyolyse 548
Tubulusschädigung durch Amphotericin B 495

Tubusentfernung
- Atemarbeit 415
- Endotrachealtuben 416
- Trachealkanülen 416
- Weaning 415–417
Tumoren
- spinale, Lysetherapie, Kontraindikationen 265
- zerebrale, Lysetherapie, Kontraindikationen 265
Tumorlyse, Hyperphosphatämie 600
Tumornekrosefaktor, Sepsis/septischer Schock 444

U
Übelkeit
- durch N-Acetylcystein 362
- Glukagon 723
- Hyperkalzämie 593
- Theophyllinintoxikation 359
Überblähung
- Auto-PEEP 380
- Beatmung, kontrolliert-assistierte 380
- IMV 382
Überdruckbeatmung
- s.a. Beatmung, maschinelle
- Atemhubvolumen, hohes 374
- Atemwegsdrücke, proximale 374
- Herzleistung 369–371
- Herzversagen, diastolisches 211
- Herzzeitvolumen 371
- Interdependenz, interventrikuläre 370
- Lungenschädigung, respiratorbedingte 372
- Nachlast 371
- Pulsus paradoxus, umgekehrter 371
Vorlast 370
Ulzera, peptische, oxidativer Streß 44
Umrechnungen 747–751
unterchlorige Säure 33
Unverträglichkeitsreaktionen, Erythrozytentransfusion 615
Ureidopenicilline 500
Urin s. Harn
Urokinase, Katheterverschluß 74
Urosepsis 471–475
- s.a. Sepsis
- Aminoglykoside 474
- Ampicillin 474
- Antibiotika 474
- ARDS 325, 454
- Aztreonam 474

Urosepsis
- Bakteriurie, asymptomatische 472
- Bewußtseinsstörungen 681
- Cephalosporine 474
- Ciprofloxacin 474
- Diagnostik 473–474
- Escherichia coli 472
- Fieber, nosokomiales 428
- Gentamicin 474
- Harnblasendauerkatheter 471
- Harnkulturen 473
- Harnsediment 473
- Harnwegsinfektionen, nosokomiale 471
- Imipenem 474
- Keime, gramnegative 474
- Kokken, grampositive 474
- Vancomycin 474
Ursachen 686
Urtikaria, Anaphylaxie 447

V
VAD, Herzinsuffizienz 221
Vaginalspülungen, TSS 446
Valium® s. Diazepam
Vancomycin 502–503
- Clostridium difficile 469, 502
- Dosierungsanpassung, Intensivstation 743
- Enterokokken 502
- Fieber, arzneimittelinduziertes 432
- Nephrotoxizität 503
- Neutropenie, febrile 487
- Ototoxizität 503
- Sepsis 443
- Staphylococcus epidermidis 502
- Streptococcus faecalis 502
- Therapiekosten 502
- Toxizität 503
- - infusionsbedingte 503
- TSS 446
- Urosepsis 474
vaskuläre Compliance 9
vaskulärer Zugang 49–69
Vasodilatation, Laktatazidose 521
Vasodilatatoren
- ARDS, Kontraindikation 335
- Linksherzversagen, diastolisches 218
- Myokardinfarkt 272
Vasokonstriktion
- Kalziumsubstitutionstherapie, intravenöse 592
- renale durch Adrenalin 243

Vasopressin, Diabetes insipidus 559
Vasospasmus, zerebraler, Subarachnoidalblutung 710
$\dot{V}_{CO_2}$ s. Kohlendioxid-Elimination
Vecuronium 698
vegetativer Status 680
Vena
– axillaris 60
– basilica 57
– brachialis 57
– brachiocephalica 60
– cava superior 60
– cephalica 57
– femoralis 65
– – Blindpunktion 66
– – Femoralispuls 66
– – Kanülierung 64–66
– jugularis externa, Kanülierung 64
– – interna 60
– – – Distanzen, anatomische 61
– – – Kanülierung 62–63
– subclavia 60
– – Distanzen, anatomische 61
– – Kanülierung 60
– – Thrombose 74
– – Zugang, infraklavikulärer 62
– – – supraklavikulärer 62
Vena-cava-Filter
– Greenfield-Filter 101
– Kernspintomographie, Kontraindikation 705
– Thromboseprophylaxe 101–102
Venendruck, zentraler 147–150
– ARDS 335
– Blutverlust 184
– Druck, atemabhängiger 148
– – intrathorakaler 147–148
– Druckmessung, manometrische 149–150
– Druckschwankungen 147–150
– endexspiratorische Phase 148
– Herzbeuteltamponade 222
– Herzzeitvolumen 169
– Laktatkonzentration 169
– Oligurie, akute 546
– Pulmonalarterienkatheter 142
– Rechtsherzversagen 213
– Referenz-Nullpunkt 147
– Sauerstoffaufnahme 167–169
– Volumenersatztherapie 195
– Vorlast 147

Venenkatheter, zentraler
– Herzbeuteltamponade 61
– Herzperforation 61
– Luftembolie 66–67
– Vena-cava-Perforation 75
– Volumenersatztherapie 188
Venen(kompressions)sonographie, Thrombembolie, venöse 103
Venenthrombose 97
– Fibrinolytika 108
– tiefe, proximale 98
– Vena-jugularis-interna-Punktion 63
Venenzugang
– peripherer, Reanimation 232
– zentraler, Reanimation 232
Venokonstriktion, pulmonale, Wedge-Druck 155
Ventilations-Perfusions-Störungen
– Bestimmungen, quantitative 299
– Sauerstoffpartialdruckdifferenz, alveoloarterielle 299
– Shuntfraktion 299
– Totraumventilation 299
Ventilations-Perfusions-Verhältnis 295
Ventrikeldruck, transmuraler 7
Ventrikelfunktionskurven 5–6, 10
Ventrikelhypertrophie, Herzversagen, diastolisches 211
Ventrikelwandspannung, systolische 7
ventrikuläre Compliance 6
Verätzungen durch Salzsäureinfusion 536
Verapamil
– AV-Knoten-Reentry-Tachykardie 287
– Dosierungsanpassung, Intensivstation 743
– Linksherzversagen, diastolisches 218
– Tachyarrhythmie, supraventrikuläre 725
– Toxizität, klinische 724
– Vorhofflattern/-flimmern 281–282
– Vorhoftachykardie, multifokale 286
Verbände, schützende, Katheterpunktion 70–71
Verbrauchskoagulopathie, Transfusionsreaktion 615
Verbrauchsthrombozytopenie, Heparin 622

Verbrennungen
– oxidative 631
– Streßulkusprophylaxe 89
Verdünnungskoagulopathie, Autotransfusion, intraoperative 618
Verschlußdruck, kritischer 404
Verweilkatheter
– Heparinschloß 72
– intravasaler 70–85
– – Wechsel, routinemäßiger 71
– Komplikationen, infektiöse 76–83
– – mechanische 73–76
Verwirrung, Theophyllinintoxikation 359
Viskosimetrie 16
Viskosität 14
– Volumenersatztherapie 189–190
Vitamin A
– Bedarf, täglicher 638
– Referenzbereiche 754
Vitamin B_1 639–640
– Bedarf, täglicher 638
– Dosierungsanpassung, Intensivstation 742
– Laborbestimmung 639–640
– Plasmakonzentration 639
– Referenzbereiche 754
Vitamin-B_1-Mangel 639–640
– Bewußtseinsstörungen 680–681
– Hyperlaktatämie 174, 520
– Laktatazidose 520
Vitamin B_{12}
– Bedarf, täglicher 638
– Referenzbereiche 754
Vitamin C 38, 40–41, 640
– Antioxidanzien 640
– Bedarf, täglicher 638
– Referenzbereiche 754
Vitamin D, Referenzbereiche 754
Vitamin E 37, 40, 640
– Bedarf, täglicher 638
– Referenzbereiche 754
Vitamin-E-Radikale 40
Vitamin K, Bedarf, täglicher 638
Vitaminbedarf 638–640
Vitamine
– antioxidative 640
– Ernährung, parenterale 661
– Referenzbereiche 754
$\dot{V}_{O_2}$ s. Sauerstoffaufnahme
Vollblut 612
– Hämoglobinkonzentration 20
– Kohlendioxidgehalt 24
– Sauerstoffgehalt 18

Vollelektrolytlösung 201
- Kosten 207
Volumen, enddiastolisches, Thermodilution 163
Volumen, enddiastolisches
- Herzinsuffizienz 212–213
- Pulmonalarterienkatheter 142–143
- rechtsventrikuläres, Rechtsherzversagen 213
- ventrikuläres 4
Volumeneffekte, Flüssigkeitsersatz, kristalloider 198–199
Volumenersatz, Gesamtkörperwasserdefizit 558
Volumenersatztherapie
- s.a. Flüssigkeitsersatz
- Basendefizit 195–196
- Blutlaktatkonzentration 195
- Blutprodukte 193
- Blutungen 196–197
- Elektrolytlösung 193
- Erythrozytenkonzentrate 193, 196
- flow orientierte 192–195
- Flußrate 189
- Gefäßzugang 187–189
- Herzindex 195
- Hypernatriämie, hypovolämische 557–558
- hypertone 208
- Infusionslösung, blutfreie 193–194
- Kathetergröße 188
- Kolloide 193–194
-- Schock, septischer 443
-- Überlebensrate 207
- Kosten 207
- Loch-im-Eimer-Analogie 208
- Lungenödem 207
- Mehrlumenkatheter 189
- No-reflow-Phänomen 197
- Ödeme 207–208
- Organschäden 197
- Pulmonalarterienkatheter 189
- Reperfusionsschaden 197
- Richtlinien 192–197
- Ringer-Laktat 193
- Sauerstoffaufnahme 195
- Sauerstofftransport, Variablen 196
- Schnellinfusion 189
- Schock, hypovolämischer 187–190, 194
- Sepsis 443
- Venendruck, zentraler 345
- Venenkatheter, zentraler 188
- Viskosität 189–190
- Volumen, Bestimmung 195

Volumenersatztherapie
- Wedge-Druck 195
- Zielgröße 195
Volumenmangel, Alkalose, metabolische 531
Volumenstörungen 539–601
Volumentherapie, Schock, septischer 443
Vorhofdruck, linker, Pulmonalarterienkatheter 142
Vorhofflattern 275, 278–285
- AV-Block 276
- Digoxin 284
- Diltiazem 283–284
- Hyperthyreose 674
- Kalzium 283
- Kardioversion, elektrische 279–280
- Magnesium 284
- Procainamid 280, 284–285
- β-Rezeptorenblocker 283
- Überwachung und Therapie 279
- Verapamil 282
Vorhofflimmern 275–276, 278–285
- Apoplex 702
- Auswirkungen, unerwünschte 279
- Digoxin 281, 284
- Diltiazem 281, 283–284
- Esmolol 281
- Kalzium 283
- Kardioversion, elektrische 279–280
- Magnesium 281, 284
- Metoprolol 281
- postoperatives 278–279
- Procainamid 280–281, 284–285
- β-Rezeptorenblocker 283
- Thyreotoxikose 674
- Überwachung und Therapie 279
- Verapamil 281–282
Vorhoftachykardie, multifokale 276, 286
Vorlast 4–5
- aktuelle 7
- Beatmung, maschinelle 370
- Messung 7
- Überdruckbeatmung 370
- Venendruck, zentraler 147
- ventrikuläre 7
- Wedge-Druck, pulmonalkapillärer 152

W
Wahrnehmungsstörungen 679
Wandspannung, ventrikuläre 7
Wassergehalt, Körper 33, 181

Wasserintoxikation
- Bewußtseinsstörungen 681
- Hyponatriämie, isovolämische 563
Wasserstoffionenkonzentration 25, 508, 750
- pH-Wert 508
Wasserstoffperoxid 32
- Katalase 37
Weaning 407–417
- s.a. IMV-Weaning
- s.a. T-Stück-Weaning
- Atemfrequenz 409
- Atemzugvolumen 409
- Bauchwandbewegung, paradoxe 413–415
- Beatmung, maschinelle 406–417
- Dyspnoe 412
- Elektrolytmangel 413
- Endotrachealtuben 416
- Ernährung, hyperkalorische 413
- Faktoren, komplizierende 412–413
- Herzzeitvolumen 412–413
- Hyperkapnie 415
- Hypoxämie 415
- inspiratorischer Sog, maximaler 408
- Methoden 409–412
-- Wahl 412
- problematisches 413–415
- Tachypnoe 413–414
- Tidalvolumen 409, 413
- Tracheakanülen 416
- Tubusentfernung 415–417
- Vorstellungen, falsche 406–407
Weaning-Kriterien
- klinische 407
- am Krankenbett 407–409
Wedge-Druck 150–155
- ARDS 328–330
- Blutverlust 184
- Dopamin 248
- Herzbeuteltamponade 222
- Herzinsuffizienz 210
- Herzzeitvolumen 169
- hoher, Linksherzversagen, systolisches 217
- Laktatkonzentration 169
- Lungenödem, kardiogenes 329
- niedriger, Linksherzversagen, systolisches 216
- optimaler, Linksherzversagen, systolisches 216

Wedge-Druck
– pulmonalkapillärer, Blutgasanalyse 153
– – Druck, enddiastolischer, linksventrikulärer 153–154
– – – hydrostatischer 154
– – – linksatrialer 152
– – Gefäßwiderstand, pulmonalvenöser 154–155
– – Katheterspitze, Positionen 152–153
– – Lungenzonen 152
– – Okklusionsmessung, Kurvenprofil 155–156
– – PEEP 153
– – Pulmonalarterienkatheter 139, 141–142
– – Rechtsherzversagen 213
– – Validierung 153
– – Vorlast 152
– Rechtsherzversagen 219
– Sauerstoffaufnahme 167–169
– suboptimaler, Linksherzversagen 215
– Umrechnung 155
– Volumenersatztherapie 195
Wedge-Druck-Kurve 150–152
Wernicke-Enzephalopathie, Thiaminmangel 639
wet lung 323
Widerstand(sindex)
– pulmonalvaskulärer 4

Widerstand(sindex)
– – Pulmonalarterienkatheter 144
– systemvaskulärer 4
– – Pulmonalarterienkatheter 144
Wolff-Parkinson White-(WPW-) Syndrom 285
– Kalzium, Kontraindikation 283
Wundinfektionen
– Fieber, postoperatives 425
– nekrotisierende, Clostridien 425
– – Streptokokken, β-hämolysierende 425

Z
Zellnekrose, Hyperphosphatämie 600
Zellulose, Ernährungslösungen 651
zentralvenöser Druck
s. Venendruck, zentraler
zerebrovaskuläre Insuffizienz, Erythrozytentransfusion 611
Zink
– Bedarf, täglicher 640
– Referenzbereiche 754
ZNS-Toxoplasmose, HIV-Infektion 479
Zugang
– hinterer/vorderer, Vena jugularis interna 63

Zugang
– infra-/supraklavikulärer, Vena subclavia 62
– vaskulärer s. Gefäßzugang
Zusatzstoffe, Ernährung, parenterale 661–662
ZVD s. Venendruck, zentraler
Zwerchfell, Inaktivitätsatrophie, Hypophosphatämie 407
Zyanid
– freies, Abbau 730
– Metabolismus 729
– Referenzbereiche 753
Zyanidgehalt, Nitroprussid 729
Zyanidinelimination, Kapazität 729–731
Zyanidintoxikation
– Diagnose 731–732
– Hydroxocobalamin 732
– Linksherzversagen, systolisches 216
– Methämoglobinämie 732
– Nitroprussid 217–218, 255, 257, 731
– Prävention 731
– Sauerstoff 731
– Therapie 732
Zytochromoxidase 729
Zytomegalie s. CMV-Infektion
Zytotoxinassay, Clostridiumdifficile-Colitis 468